Heinz-Jürgen Voß
Making Sex Revisited

Heinz-Jürgen Voß (Dr. phil., Dipl.-Biol.) lehrt zu Geschlecht und Biologie an verschiedenen Universitäten. Forschungsschwerpunkte sind biologische Geschlechtertheorien, Queer Theory und Queer Politics.

Heinz-Jürgen Voss

Making Sex Revisited

Dekonstruktion des Geschlechts
aus biologisch-medizinischer Perspektive

[transcript]

Diese Veröffentlichung lag dem Promotionsausschuss Dr. phil. der Universität Bremen als Dissertation vor. Gutachter/innen: Prof. Dr. iur. utr. Dr. phil. Rüdiger Lautmann, HD Dr. rer. nat. habil. Sigrid Schmitz. Das Kolloquium fand am 04.12.2009 statt.

Die Veröffentlichung dieser Publikation erfolgt mit freundlicher Unterstützung der Rosa-Luxemburg-Stiftung, Berlin.

Bibliografische Information der Deutschen Nationalbibliothek
Die Deutsche Nationalbibliothek verzeichnet diese Publikation in der Deutschen Nationalbibliografie; detaillierte bibliografische Daten sind im Internet über http://dnb.d-nb.de abrufbar.

2., unveränderte Auflage 2010

Umschlaggestaltung: Kordula Röckenhaus, Bielefeld
Umschlagabbildung: Abbildung nach: R. Leuckart, 1847, S.92
Lektorat: Salih Alexander Wolter
Satz: Heinz-Jürgen Voß
Druck: Majuskel Medienproduktion GmbH, Wetzlar
ISBN 978-3-8376-1329-2

Gedruckt auf alterungsbeständigem Papier mit chlorfrei gebleichtem Zellstoff.

Besuchen Sie uns im Internet: *http://www.transcript-verlag.de*

Bitte fordern Sie unser Gesamtverzeichnis und andere Broschüren an unter: *info@transcript-verlag.de*

Inhalt

Dank

Eine größere interdisziplinäre wissenschaftliche Arbeit ist ohne den Gedankenaustausch mit interessierten Menschen nicht möglich. Zu Diskussionen hatte ich zahlreiche Gelegenheiten. Sowohl diejenigen Menschen, die mich durch ihre kritischen Anmerkungen dazu angeregt haben, einige Bestandteile der Arbeit immer wieder zu reflektieren, wie auch die, die ungeteilte Zustimmung äußerten, haben zum Gelingen der Arbeit beigetragen. Ihnen allen habe ich zu danken.

Prof. Dr. iur. utr. Dr. phil. Rüdiger Lautmann (Universität Bremen) danke ich herzlich dafür, dass er die Erstbetreuung der Dissertation übernommen hat. In Gesprächen und intensiven Diskussionen hat er mich stets darin bestärkt, die Forschungen voranzutreiben, er hat mich auf Klippen hingewiesen und war mir behilflich, sie zu überwinden.

HD Dr. rer. nat. habil. Sigrid Schmitz (Universität Freiburg) hat entscheidend dazu beigetragen, dass die Dissertation auf dem von mir gewünschten Gebiet möglich wurde. Sie vermittelte den Kontakt zu Prof. Lautmann und übernahm die Zweitbetreuung der Dissertation. Stets konnte ich mit ihrem sachkundigen Rat rechnen. Ihren Hinweisen ist auch der starke rote Faden zu danken, der durch die nun vorliegende Arbeit läuft.

Prof. Dr. Barbara Duden und Prof. Dr. Kathrin Braun danke ich dafür, dass sie mich in Hannover in ihr Doktorand/innen-Seminar aufgenommen haben. So manche im Seminar geäußerten Gedanken und die anregenden Aussprachen waren fruchtbar für die Dissertation.

Ich hatte die Freude, mit Frank Richter, Julia Riedel, Dr. Dana Pfefferle und Dr. Yvonne Willer biologische Fachprobleme zu diskutieren und konnte an ihrem wohlgemeinten Widerspruch und Zuspruch wachsen.

Zu danken habe ich Prof. Dr. Smilla Ebeling, Dr. Kerstin Palm, Prof. Dr. Bettina Wahrig, Prof. Dr. Britta Schinzel, Dr. Pascal Grosse, Dr. Michael Stoeter, Claudius Laumanns und dem Arbeitskreis ANNA (www.ak-anna.org); sie alle standen mir bei der anfänglichen Projektierung der Dissertation mit ihrem Rat zur Seite.

Der Rosa Luxemburg Stiftung bin ich sehr dankbar für die Gewährung eines dreijährigen Promotionsstipendiums. Erst diese Förderung ermöglichte es mir, mich ganz auf die wissenschaftliche Arbeit zu konzentrieren. Insbesondere Dr. Katrin Schäfgen, Dr. Hella Hertzfeld, Silke van Issem, Dr. Sandra Thieme und Daniela Landgraf haben stetes Interesse am Fortgang der Arbeit gezeigt; zudem boten sich mir im Rahmen der Rosa Luxemburg Stiftung – in Seminaren, in Arbeitskreisen, in der Ferienakademie – immer wieder Gelegenheiten, meine Gedanken vorzustellen und darüber zu diskutieren. Besonders dankbar bin ich Prof. Dr. Rainer W. Hoffmann, der sich als Vertrauensdozent der Rosa Luxemburg Stiftung nicht auf die Begutachtung des Fortschritts meiner Dissertation beschränkte, sondern mir auch wichtige Anregungen gab und mich stets in meinem wissenschaftlichen Anliegen bestärkte.

Dank gebührt meinen Eltern, meiner Mutter Waltraud Voss und meinem leider bereits verstorbenen Vater Heinz-Jürgen Voss: Eine sorgenfreie Kindheit und ein finanziell abgesichertes Studium bereiteten den Boden dafür, dass ich heute im Stande bin, ein solch komplexes, interdisziplinäres Thema wie das meiner Dissertation erfolgreich zu bearbeiten. Meine Mutter las das Manuskript und gab mir etliche sachdienliche Hinweise.

Ralf Buchterkirchen danke ich für das Zuhören, für seine Zuneigung und die vielen warmen Worte, für fachkundige queer-theoretische Diskussionen, die Lektüre des Manuskripts und die guten Ratschläge zur Dissertation. Ralf war es, der sich abends oft neue, mir ganz bedeutsam erscheinende Gedanken anhören musste. Er tat dies nicht nur geduldig, sondern kommentierte sie qualifiziert und bestärkte mich darin, sie weiter zu verfolgen.

Salih Alexander Wolter danke ich für seine Freundschaft, für Anregungen zu philosophischen Problemen und die gründliche Durchsicht des Manuskripts. Die lebhaften Diskussionen mit ihm brachten mich zu vielen neuen Gedanken, sein Widerspruch regte mich zur Lektüre zahlreicher schöner Bücher an, sein Zuspruch half mir über schwierige Phasen der Dissertation hinweg.

Allen Verwandten und Freund/innen danke ich für die lieben Worte und Umarmungen, für mannigfache Unterstützung. Sie mögen mir verzeihen, wenn ich sie in den Phasen intensiver Arbeit und damit verbundener „Weltabgewandtheit“ so manches Mal vernachlässigt habe.

Hannover im Juni 2009

Heinz-Jürgen Voß

Einleitung

1. Situierung der Arbeit im Forschungskontext der Geschlechterforschung

Die Gesellschaftsordnungen moderner westlicher Gesellschaften gehen von dem Vorhandensein ausschließlich zweier Geschlechter beim Menschen aus. Jeder Mensch sei Frau oder Mann. Orientiert wird diese Einteilung an physischen und physiologischen Merkmalen – sie wird mit der Betonung solcher körperlicher Merkmale als ‚natürlich' betrachtet, wobei ‚natürlich' als Metapher für vorgegeben, unabänderlich herangezogen wird. Die vorliegende Arbeit entnimmt dieser Bedeutung physischer und physiologischer Merkmale bei der Fundierung dichotomer Geschlechter in modernen westlichen Gesellschaften Relevanz und Ausgangspunkt. Oftmals erfolgen Betrachtungen physischer und physiologischer Merkmale durch biologisch-medizinische Wissenschaften, diese bilden den Fokus der Arbeit.[1]

Physische und physiologische Merkmale, die als geschlechtlich kennzeichnend gelten, werden mit geschlechtlich unterscheidenden Namen, mit geschlechtlich diversifizierender Kleidung, mit Geschlechtseinträgen in Geburtenregistern und Ausweispapieren unterstrichen. Jeder Mensch lernt, beginnend schon in den ersten Lebensjahren und mehr beiläufig, Menschen anhand äußerlicher Merkmale wie Kleidung, Namen, berufliche Tätigkeiten, Gesten etc. geschlechtlich zu unterscheiden. Die Unsicherheiten, die Kinder in frühen Jahren dabei noch zeigen, werden situativ durch betreuende Personen oder durch die geschlechtlich ‚falsch' eingeordneten Personen selbst rasch korrigiert. In späteren Lebensjahren kommen solche Unsicherheiten bei der Geschlechtseinordnung in der Regel nicht mehr oder nur noch sehr selten vor. Gleichwohl muss das äußerlich repräsentierte

1 Vgl. zur Bedeutung der ‚Naturalisierung' bei der Genese von Geschlechterdifferenz: Hirschauer, 1994 S.681/682.

Geschlecht keinesfalls mit dem sozialisierten Geschlecht und der eigenen Geschlechtsdefinition einer Person übereinstimmen.[2]

Mit der Zuordnung ‚Frau' oder ‚Mann' sind weitreichende gesellschaftliche Auswirkungen verbunden. Die Zuordnung hat Einfluss auf Möglichkeiten, die sich der Person in der Gesellschaft bieten; so ist es für Männer noch immer wesentlich leichter, einträgliche und prestigeträchtige Positionen in der Gesellschaft – in Wirtschaft, Wissenschaft und Politik – zu erlangen, während Frauen in solchen gut dotierten Positionen nur in geringer Zahl anzutreffen sind.[3] Hier wird am augenfälligsten und für sehr viele Menschen spürbar, wie die Bedeutung von Geschlecht in die Verfasstheit der Gesellschaft eingewoben ist. Aber auch in vielen anderen gesellschaftlichen Bereichen wird man unentwegt mit der Relevanz von Geschlecht konfrontiert: Sei es in der medialen Berichterstattung, im Sport, in Kaufhäusern, in der Werbung, an Toilettentüren – zielgruppenspezifisch werden ‚Männer' und ‚Frauen', ‚Jungen' und ‚Mädchen' angesprochen.

Die geschlechtsabhängig unterschiedlichen Chancen in der Gesellschaft haben vehemente Kritik erfahren, sowohl in der Vergangenheit als auch in der Gegenwart. Engagierte Frauen – und einige Männer – wandten sich gegen die gesellschaftlichen Beschränkungen, von denen Frauen betroffen waren und sind. Sie forderten gleiche Rechte und gleiche Möglichkeiten für ‚Frau' und ‚Mann' und erstritten zunächst Zugänge zu gesellschaftlichen Bereichen, so zu den Wissenschaften und zum aktiven und passiven Wahlrecht. Davon ausgehend, wurden Diskriminierungen von Frauen und Gewaltverhältnisse, denen insbesondere Frauen unterlagen und unterliegen, offengelegt, und es wurde und wird für deren Ende gestritten. Ebenso wurde deutlich gemacht, dass auch Männer in der zweigeschlechtlichen Ordnung mit Anforderungen konfrontiert sind, die ihre Möglichkeiten beschränken.[4]

Zu den Debatten und Kämpfen gegen die ungleichen Möglichkeiten von Frauen und Männern gesellten sich seit Ende der 1980er Jahre Erörterungen, die grundsätzliche Kritik an der dichotom geschlechtlichen Ordnung übten. Gebündelt machen diese heute die „Queer-Theorie" aus. In der Queer-Theorie wurde u.a. die Frage aufgeworfen, wozu die geschlechtliche Einordnung ‚weiblich' oder ‚männlich' überhaupt nötig sei. Es wurde herausgestellt, dass nicht alle Menschen nach der Geburt eindeutig einem der zwei Geschlechter – ‚weiblich' oder ‚männlich' – zuzuordnen sind, dass es vielmehr auch Menschen uneindeutigen

2 U.a. Garfinkel, 2007 (1967) S.116-185, insbesondere S.122-128; Kessler, 1985 (1978) S.59, 142-163; Hagemann-White, 1984; Hirschauer, 1994 S.675-679; Hirschauer, 2001.

3 U.a. Beauvoir, 1989 (1949); Hagemann-White, 1984; Hirschauer, 1994; Meuser, 2004.

4 Zu Männern und Männlichkeit bildet sich seit einigen Jahren eine Forschungsrichtung heraus, bemerkenswerte und für die Betrachtungen dieser Arbeit nützliche Schriften sind u.a.: Bauer, 2007; Kucklick, 2008.

Geschlechts – ‚Intersexuelle'[5] – gibt, die erst nach genaueren medizinischen Untersuchungen und Behandlungen in die dichotome Ordnung eingefügt werden können – nach Prozeduren (*vgl. Kapitel II, S.188ff*), die von den Betroffenen oftmals rückblickend als gewaltvoll und traumatisierend beschrieben werden. Herausgestellt wurde ebenfalls, dass Menschen, die das Ablegen der Geschlechterrolle, in der sie sozialisiert wurden, auch in ihrem Vornamen, im Geburtenregister und in Ausweispapieren dokumentieren wollten, mit hohen gesetzlichen Hürden konfrontiert waren (und sind). Kritisiert wurde die Institution der Ehe, die sich ausschließlich auf zwei gegengeschlechtliche Partner/innen richtete und oftmals noch richtet und diese gegenüber gleichgeschlechtlichen Paaren, die ihre Gemeinschaft registrieren lassen wollten, privilegierte. Solche für die Geschlechterordnung weitreichenden Fragen der Queer-Theorie, die dichotome Geschlechtlichkeit in Zweifel ziehen, und statt ihrer auf die Individualität jedes Menschen und die Vielfalt von Identitäten und Lebensentwürfen von Menschen verweisen, werden in den Sozial- und Kulturwissenschaften in zunehmendem Maße thematisiert. Diskriminierungen auf Grund dichotomer geschlechtlicher Einordnung werden offengelegt, und es wird ggf. für die Überwindung solcher Diskriminierungen gestritten.[6]

Die Queer-Theorie der Sozial- und Kulturwissenschaften zielt seit den 1970/80er Jahren auch auf die Überwindung der – in früheren feministischen Theorien vorgenommenen – Einteilung von Geschlecht in eine als gesellschaftlich konstruiert erweisbare Geschlechtsidentität *gender* und ein, als (mit der Geburt) gegeben angenommenes, biologisches Geschlecht *sex*. Feministische Theorien hatten mit Hilfe dieser Aufsplittung gezeigt, dass Geschlechtsidentität in der Gesellschaft unabhängig von einer biologischen Bestimmtheit existiert, dass *sex*

5 Zur Begriffsdefinition und -verwendung: ‚Hermaphroditismus' bezeichnet Menschen mit sowohl männlichen als auch weiblichen physischen, physiologischen, psychischen und sozialen/kulturellen Geschlechtsmerkmalen. Als gebräuchliche Bezeichnung wurde ‚Hermaphrodit' benutzt, was beinhaltete, dass ein Mensch sowohl als *Geschlechtsmerkmale von beiden Geschlechtern tragend* als auch *zwischen zwei Geschlechtern stehend* verstanden werden konnte. Heute ist ‚intersexuell' gebräuchlich, was einen stärkeren Fokus auf eine Verortung *zwischen zwei Geschlechtern* (engl., intersexual) legt. Die Begriffe ‚Intersex' und ‚Intersexualität' wurden 1915/1916 von R. Goldschmidt begründet, um uneindeutige phänotypische Erscheinungen zu bezeichnen, die chromosomal allerdings einem eindeutigen Geschlecht – weiblich oder männlich – zuzuordnen seien [Goldschmidt, 1916a S.54; Goldschmidt, 1916b S.6]. Ergänzend verwendete Goldschmidt den Begriff ‚Hermaphroditismus' für Individuen, bei denen in einem Körper sowohl weibliche als auch männliche Geschlechtszellen, also sowohl Ei-, als auch Samenzellen, aufträten [Goldschmidt, 1920 S.159/160; 159-185]. In dieser Arbeit wird ‚Hermaphroditismus' als allgemeiner Begriff verwendet, nur für chromosomale Erklärungen im Sinne Goldschmidts werden ‚Intersexualität' und ‚Intersex' herangezogen, und es wird – da freie, gewählte Selbstbezeichnung – auch bei der Intersexuellen-Bewegung ab den 1990er Jahren die Begrifflichkeit ‚intersexuell' verwendet.

6 Vgl. einführend u.a.: Jagose, 2001; Woltersdorff, 2003; Voß, 2005.

also nicht genutzt werden kann, um Rollenverhalten, Bevorzugungen und Benachteiligungen abzuleiten.[7] Durch die Unterscheidung von *gender* und *sex* wurde es möglich, auch ohne vordergründige Sicht auf das vermeintlich feste biologische Geschlecht *sex* gegen die gesellschaftliche Benachteiligung von Frauen zu streiten. Andererseits hielten solche feministischen Theorien daran fest, dass das biologische Geschlecht *sex* ‚natürlich' vorgegeben sei. Die – ebenfalls feministische – Queer-Theorie überwindet diese Schranke. Sie stellt dar, dass sowohl *gender* als auch *sex* gesellschaftlich erzeugt werden. Erst durch Sprache, Diskurse, gesellschaftlich geprägte Interpretationen werden Merkmale von Körpern, wird *sex*, geschlechtlich gedeutet und durch eingeschliffene Rituale des Alltagslebens verfestigt. Die Queer-Theorie nimmt auch naturphilosophische und biologisch-medizinische Geschlechtertheorien vor dem Hintergrund der gesellschaftlichen Geschlechterordnung(en) in den Blick.[8]

Die feministischen Interventionen finden vermehrt auch in biologisch-medizinischen Wissenschaften Widerhall; auch dort zeigen sich Revisionen in den Geschlechtertheorien. So werden bspw. in aktuellen genetischen Theorien der Geschlechtsentwicklung auch für die Ausbildung eines weiblichen Embryos aktive Entwicklungsschritte beschrieben. Dies war zuvor, bis in die 1980/90er Jahre, nicht – zumindest nicht dominant – der Fall. Bis zu diesem Zeitpunkt wurde weibliche Entwicklung in genetischen Theorien als ohne aktive Entwicklungsschritte erfolgend, der männlichen Entwicklung vorausgehend beschrieben. Männliche Entwicklung sollte eine an aktive Entwicklungsschritte gebundene Fortentwicklung der weiblichen darstellen (*vgl. Kapitel III*). Deutlich wird hier, wie gesellschaftliche Vorannahmen – der Vorrangstellung des Mannes gegenüber der Frau – den Fokus biologisch-medizinischer Wissenschaft prägen und wie sich die Sichtweise, angeregt insbesondere durch feministische Naturwissenschaftskritik, ändern kann.

Bemerkenswerte sozial- und kulturwissenschaftliche Arbeiten, in denen die gesellschaftliche Prägung historischer naturphilosophischer und biologisch-medizinischer Geschlechtertheorien herausgearbeitet wird, legten T. Laqueur[9] (1986; 2003 [1990]), C. Honegger (1991) und L. Schiebinger (1986; 1993 [1989][10]) vor. Laqueur formulierte ein „Ein-Geschlechter-Modell", das in der Antike und bis in die Renaissance gewirkt habe, und unterschied es von einem „Zwei-Geschlechter-Modell" moderner biologisch-medizinischer Wissenschaften.

---

7 Raymond, 1979; McIntosh, 1991; Nicholson, 1994. In der Medizin wurde die Auftrennung in *sex* und *gender* in den 1950er Jahren vorgeschlagen, vgl.: Money, 1955a; Money, 1955b; Money, 1957.

8 Vgl. Butler, 1997 (1993) S.13-49, 305-332; Butler, 1991 (1990); vgl. für eine Einordnung: Angerer, 1999; Krüger-Fürhoff, 2005 u.a. S.70/71.

9 Zur Begründung der Abkürzung von Vornamen *vgl. S.30f dieser Einleitung.*

10 Bei Schiebinger 1993 (1989), insbesondere die Kapitel 6, 7, 8.

Das „Ein-Geschlechter-Modell"

Laqueur (1986; 2003 [1990]) konstatierte, dass sich in der Antike naturphilosophische Geschlechtertheorien an der gesellschaftlichen Geschlechterordnung orientierten und dass in diesen die Frau nicht als grundsätzlich verschieden zum Mann, sondern als unvollkommene Version des Menschen, der Mann hingegen als vollkommene Version des Menschen betrachtet wurde. Unterschiede seien lediglich in einem Mehr und Weniger, jedoch nicht in einer sich grundsätzlich unterscheidenden ‚Natur' angenommen worden.

Bei diesen Beschreibungen stützte sich Laqueur insbesondere auf die Ausführungen des im 2. Jh. u.Z. lebenden Arztes Galenos von Pergamon. Dieser hatte u.a. ausgeführt, dass die Geschlechtsorgane von Frau und Mann identisch seien, verschieden seien sie nur bezüglich ihrer Lage im Körper. So seien die weiblichen Geschlechtsorgane Vagina, Gebärmutterhals, (weibliche) Hoden, Samenleiter und Gebärmutter zu den männlichen Geschlechtsorganen Vorhaut, Penis, (männliche) Hoden, Samenleiter und Hodensack äquivalent; weibliche und männliche Geschlechtsorgane unterschieden sich lediglich darin, dass die weiblichen Organe nach innen, die männlichen nach außen gekehrt seien. Das Ausstülpen der Geschlechtsorgane sei ein an Hitze gebundener Prozess, wobei der Mann für diesen Prozess über ausreichend Hitze verfüge, an der es der Frau hingegen mangele. Bezüglich an Hitze gekoppelter Perfektion an Aristoteles (4. Jh. v.u.Z.) anschließend, folgte Galenos bezüglich des Samens solchen Auffassungen, die sowohl bei dem Mann als auch bei der Frau einen Samen beschrieben hatten (Aristoteles hatte diesbezüglich ausgeführt, dass der Frau auf Grund mangelnder Hitze die Fertigstellung des Samens versagt sei) (*vgl. Kapitel I*).

Laqueur leitete aus diesen Betrachtungen die Folgerung ab, dass in der Antike nur der Grad der Vollkommenheit unterschieden wurde. Frau und Mann seien qualitativ identisch, würden sich physiologisch lediglich auf Grund von Hitze in ihrer Vollkommenheit unterscheiden, wobei der Mann die vollkommene Version des Menschen darstelle, die Frau hingegen die unvollkommene Version. Laqueur deutete dies in einem Sinne, dass in der Antike die in zwei Geschlechter unterschiedene soziale Ordnung nicht über naturphilosophische (biologische, medizinische) Theorie fundiert wurde.

Eine Abkehr von solchen Auffassungen hat sich nach Laqueur im 18. Jh. ergeben.

Das „Zwei-Geschlechter-Modell"

Den Begriff „Zwei-Geschlechter-Modell" führte Laqueur (1986; 2003 [1990]) für biologisch-medizinische Geschlechtertheorien, beginnend mit dem 18. Jh., ein. Laqueur legte dar, dass sich diese Theorien nicht mehr auf die Beschreibung gradueller Unterschiede beschränkten, sondern wesentliche physische und physiologische Differenzen postulierten. Damit habe sich auch ein Wandel der Begründung gesellschaftlicher Ungleichbehandlung auf Grund des Geschlechts vollzogen – weg von sozialen Argumenten, hin zu biologischen und medizinischen. Anders als beim „Ein-Geschlechter-Modell" seien jetzt physische und physiologische Merkmale angeführt worden, um die gesellschaftliche Position von Frauen zu beschränken.

C. Honegger (1991) betrachtete dezidiert die Geschlechterbeschreibungen in den sich konstituierenden modernen westlichen Wissenschaften, u.a. in den biologisch-medizinischen, und konnte die These erhärten, dass in diesen die Herausstellung der Differenzen zwischen den beiden Geschlechtern zunimmt. Sie stellte die „Genese einer weiblichen Sonderanthropologie", beginnend mit dem 18. Jh., fest. Seit dem Ende des 18. Jh. habe sich eine solche auf Geschlechterdifferenz fokussierende Betrachtungsweise in vielfältigen speziellen Theorien entfaltet. Widerstand habe sich nur vereinzelt, so durch K. A. Erb, geregt.

L. Schiebinger (1986; 1993 [1989][11]) stellte ebenfalls eine solche Entwicklung zunehmender Differenzbeschreibungen bezüglich des Geschlechts fest, von ihr insbesondere in Theorien menschlichen Skeletts herausgearbeitet. Sie legte dar, dass sich im 16. Jh. nur vereinzelt, ab dem 17. und 18. Jh. oftmals Darstellungen von Skeletten fanden, die als ‚weiblich' oder ‚männlich' gekennzeichnet wurden. Zuvor habe es bezüglich des Skeletts keine unterscheidenden Darstellungen gegeben, geschlechtlich differenzierende Darstellungen hätten sich, sofern sie überhaupt erfolgten, auf Haut, Muskeln und Fleisch erstreckt. Im Unterschied zu Honegger griff Schiebinger explizit auf die Betrachtungen Laqueurs zu einem dem 18. Jh. vorausgehenden „Ein-Geschlechter-Modell" zurück.

Die genannten Wissenschaftler/innen legten dar, dass seit dem 18. Jh. durch biologische und medizinische Nachweise die Ungleichheit der Körper von Männern und Frauen herausgestellt und betont und daraus die gesellschaftliche Ungleichbehandlung der Geschlechter abgeleitet wurde. Sie haben deutlich herausgearbeitet, dass naturphilosophische bzw. biologisch-medizinische Geschlechterbetrachtungen vor dem Hintergrund gesellschaftlicher Bedingungen zu sehen sind. Auch kommt ihnen das Verdienst zu, historische naturphilosophische und biologisch-medizinische Arbeiten in den Blick sozial- und kulturwissenschaftlicher Geschlechterforschung gerückt zu haben.

2. Aufbau und inhaltliche Schwerpunkte der Arbeit

In der vorliegenden Arbeit werden aus der Perspektive der Geschlechterforschung interdisziplinäre Untersuchungen von naturphilosophischen und biologisch-medizinischen Geschlechtertheorien vorgenommen. In ihr werden Leerstellen bisheriger Forschung nachgewiesen, neue Perspektiven aufgezeigt und

11 Bei Schiebinger 1993 (1989), insbesondere die Kapitel 6, 7, 8.

Interpretationen vorgeschlagen. Sie will Diskussionen befördern und weitere Forschungen anregen.

In den *beiden ersten Kapiteln* werden naturphilosophische und biologisch-medizinische Geschlechtertheorien in verschiedenen kulturellen Kontexten vorgestellt. Zunächst werden antike naturphilosophische Geschlechtertheorien besprochen und wird deren Differenziertheit erwiesen. Danach werden biologisch-medizinische Geschlechtertheorien der sich konstituierenden modernen biologisch-medizinischen Wissenschaften betrachtet. Dabei wird klar herausgearbeitet, dass für die Geschlechtertheorien sowohl der antiken Naturphilosophie als auch der modernen biologisch-medizinischen Wissenschaften die Bezeichnungen „Ein-Geschlechter-Modell" und „Zwei-Geschlechter-Modell" nicht treffend sind, da sich in ihnen unter den als ‚geschlechtlich' gewerteten Merkmalen stets beides findet: Elemente der Entsprechung und Elemente der Differenz. Es wird augenscheinlich, dass man sich von der Vorstellung radikaler Brüche in der Entwicklung naturphilosophischer und biologisch-medizinischer Geschlechtertheorien lösen sollte, um sich den Blick auf Kontinuität und Wandel in den Auffassungen zu ‚Entsprechungen' und ‚Differenzen' bei den Geschlechtern in den einzelnen Theorien nicht zu verstellen.

Für die modernen biologisch-medizinischen Wissenschaften wird herausgearbeitet, dass sich die Suche nach den geschlechtsbestimmenden Faktoren zunehmend von den äußerlich sichtbaren Geschlechtsmerkmalen in die Keimzellen, die Orte ihrer Bildung und ihre molekularen Komponenten verlagert hat. Das bedeutet den Übergang vom Makroskopischen zum Mikroskopischen, d. h. bei der Aushandlung von Entsprechung und Differenz der Geschlechter nehmen in biologisch-medizinischen Forschungen nicht mehr die sichtbaren Merkmale die entscheidende Position ein, sondern für das Auge ‚unsichtbare' Strukturen, die nur von Experten (später: von Expert/innen) unter dem Mikroskop sichtbar zu machen sind und von ihnen gedeutet werden. Dieser Folgerung aus den Betrachtungen des *zweiten Kapitels* wird im *dritten* Rechnung getragen, das sich den aktuellen Theorien der Geschlechtsentwicklung an der Wende vom 20. zum 21. Jh. zuwendet. Nach einer Analyse der aktuellen Publikationen, vor allem aus der Genetik, wird herausgearbeitet, dass in künftigen biologisch-medizinischen Forschungen von Auffassungen in simpler Aufeinanderfolge wirkender Gene abzugehen sein wird und stattdessen einer Komplexität, die über den Gedanken des Netzwerks hinausreicht, und insbesondere der Prozesshaftigkeit beteiligter Faktoren nachzugehen sein wird. Interdisziplinäre Zusammenarbeit verschiedener biologischer und medizinischer Spezialdisziplinen wird hierfür von zentraler Bedeutung sein. In den die Arbeit abschließenden *Schlussfolgerungen* werden die Ergebnisse der Kapitel I, II und III kurz in ihrem inneren Zusammenhang dargestellt; Ideen für weiterführende Untersuchungen – in den Geisteswissenschaften und in Biologie/Medizin – werden vorgestellt.

Im Folgenden werden Begrifflichkeiten und wesentliche Schwerpunkte die für die gesamte Arbeit relevant sind kurz vorgestellt:

Die Einteilung in ein „Ein-Geschlechter-Modell" und ein „Zwei-Geschlechter-Modell" ist unzutreffend

Die Arbeiten Laqueurs, Schiebingers und Honeggers wurden beinahe euphorisch rezipiert,[12] regten aber nur in geringem Maße – und dies weitgehend begrenzt auf die Geschichtswissenschaften – fortgesetzte wissenschaftliche Auseinandersetzungen mit den aufgestellten Thesen an. Nicht bestritten wurde von den Kritiker/innen aus den Geschichtswissenschaften die gesellschaftliche Prägung naturphilosophischer bzw. biologisch-medizinischer Geschlechtertheorien, und das wird, nach gründlicher Prüfung und sorgfältigem Abwägen, auch in dieser Arbeit nicht geschehen. Die Kritiken richteten sich vielmehr auf die strikte Abgrenzung des (aus der Antike überkommenen) „Ein-Geschlechter-Modells" von dem „Zwei-Geschlechter-Modell", das sich seit der Aufklärung ausgeprägt habe.

So wiesen bspw. K. Park und R. A. Nye (1991) sowie M. Stolberg (2003a) nach, dass es bereits im 16. Jh. deutlich dichotome geschlechtliche Unterscheidungen in naturphilosophischen Geschlechtertheorien gegeben hat. Zudem kritisierten Park und Nye die homogenisierende Herangehensweise von Laqueur, der über eine lange – und starken Änderungen unterworfene – geschichtliche Periode ein konsistentes Geschlechtermodell festgeschrieben hatte. Sie führten an, es wäre Laqueur bei einer intensiveren Auseinandersetzung mit den Quellen möglich gewesen, festzustellen, dass es weder in Aristoteles' noch in Galenos' Schriften ein „Ein-Geschlechter-Modell" in dem von ihm behaupteten Sinne gegeben habe.

Um weitere Untersuchungen zu ermöglichen, ist es relevant, die Berechtigung eines „Ein-Geschlechter-Modells" und eines „Zwei-Geschlechter-Modells" sowie deren zeitlichen Geltungsbereich zu prüfen. Begriffliche Zuspitzungen und starre Abgrenzungen behindern, wo sie nicht wirklich berechtigt sind, die unverstellte Untersuchung von Kontinuität und Wandel in naturphilosophischen bzw. biologisch-medizinischen Geschlechtertheorien und deren Anteil an der spezifischen gesellschaftlichen Herstellung von Geschlecht. Anders ausgedrückt, und dies ist auch auf naturphilosophische und biologisch-medizinische Geschlechtertheorien anwendbar, heißt dies: „Weder die naive Annahme einer linear fortschreitenden Verbesserung der Geschlechterordnung noch die entgegengesetzte These der Verschärfung oder sogar eigentlichen ‚Erfindung' der Geschlechterhierarchie in der Moderne bieten einen Anreiz zu einer genaueren Untersuchung ihres historischen Wandels. Es wird angenommen, dass die herrschaftliche Strukturierung der Geschlechterordnung entweder nur die vormodernen Epochen oder ausschließlich das moderne Zeitalter betreffe. In beiden Fällen wird von einem Bruch zwischen Moderne und vormoderner Vergangenheit ausgegangen, so dass

12 Vgl. für eine Rezeptionsübersicht: Hoff, 2005 S.276-278.

sich die Frage nach Zusammenhang und Veränderung, nach Kontinuität und Wandel nicht eigentlich stellen lässt."[13]

Unbestreitbar bieten sich mit dem Konstruktivismus[14] und der Queer-Theorie neue Leseweisen historischer Texte an. Sie werfen weitere Fragen auf, u.a. ob die historischen Texte zu naturphilosophischen und biologisch-medizinischen Geschlechtertheorien Interpretationen in Richtung dichotomer Geschlechtlichkeit überhaupt zulassen oder ob sich in solchen Interpretationen eine Vorannahme aktueller Rezipient/innen widerspiegelt, die sich aus der derzeitigen Relevanz dichotomer Geschlechtlichkeit ergibt.

Bereits J. F. Ackermann grenzte in seiner Dissertation (1787, dt. 1788) – die nach Honegger eine der Arbeiten ist, die biologisch-medizinische Geschlechtertheorien moderner Wissenschaften begründeten – die Reichweite der Differenz-Beschreibungen ein. Er beschränkte sich auf idealtypische weibliche Menschen und bezog sich keineswegs auf alle Frauen. In einer anderen Schrift (1805b) formulierte er die Entsprechung weiblicher und männlicher Geschlechtsteile; – das verweist eher auf das von Laqueur als „Ein-Geschlechter-Modell" benannte Modell als auf eines, das der Betonung der Differenz zwischen weiblichem und männlichem Geschlecht Rechnung trägt (*vgl. Kapitel II*). Die Intervention K. A. Erbs (1824), die Honegger als Einzelfall herausstellte, war, bei genauer Betrachtung, kein Einzelfall, sondern in eine ganze Richtung eingebettet, die Gemeinsamkeiten physischer und physiologischer Merkmale weiblichen und männlichen Geschlechts in den Blick nahm, darunter auch die Entsprechung – oder zumindest den gemeinsamen Ursprung – der Geschlechtsteile. In der Entwicklungsbiologie wurde die Annahme einer gemeinsamen geschlechtlichen embryonalen Anlage im 19. Jh. dominant, und sie wird bis heute favorisiert. Um 1900 zeigten sich vermehrt solche Auffassungen, die zwar *weibliche und männliche Kräfte* (im Sinne typisierter Merkmale) durchaus als unterschiedlich beschrieben, aber betonten, dass jeder Mensch in unterschiedlicher Zusammensetzung sowohl weibliche als auch männliche Kräfte beinhalte oder zumindest solche Menschen, die sowohl weibliche als auch männliche Kräfte beinhalteten, vielfach vorkämen (*vgl. Kapitel II*).

Physiologie und Anatomie

Die Unterscheidung von Physiologie und Anatomie und die Wertigkeit beider wurden in den bisherigen Arbeiten der neueren Geschlechterforschung als bedeutsam für die Aufstellung von Geschlechtertheorien herausgearbeitet. Wurden für antike naturphilosophische Geschlechtertheorien in Anknüpfung an Laqueur oftmals physiologische Merkmale, die lediglich quantitative Differenzen zwi-

---

13 Klinger, 2000 S.6.

14 Zur Definition des Begriffes und Erläuterung des Konzeptes des in dieser Arbeit bezeichneten ‚Konstruktivismus' *vgl. S.23 dieser Einleitung.*

schen zwei Geschlechtern beschrieben hätten, als wesentlich herausgestellt, wurde für moderne biologisch-medizinische Geschlechtertheorien konstatiert, dass diese die Anatomie in den Blick rückten und grundsätzlichere Differenzen zwischen zwei Geschlechtern ausführten. Postulierte geschlechtlich unterscheidende Merkmale seien etwa seit dem 18. Jh., so Laqueur, Schiebinger und Honegger, in allen Teilen des Körpers gesucht worden. Dabei waren in der Geschlechterforschung, in Anknüpfung an die Genannten, bisher makroskopische Strukturen im Blick. Es wurde ausgeführt, dass moderne biologisch-medizinische Wissenschaften insbesondere Organe und Gewebe, u.a. Muskelgewebe, Fettgewebe, Skelett, als geschlechtlich different postulierten.

In dieser Arbeit wird eine von der Fokussierung makroskopischer Strukturen abweichende These aufgestellt: *Für Geschlechtertheorien moderner biologisch-medizinischer Wissenschaften waren insbesondere sich verändernde Zeugungsauffassungen bedeutsam.* Hier ist die Epigenese, die Entwicklungsvorgänge betonte und bei Frau und Mann gleichermaßen Zeugungs- und Vererbungsbeiträge beschrieb, hervorzuheben – M. Hagner (2005 [1995]) und U. Zürcher (2004) betonten die Bedeutung der Epigenese bereits für die Etablierung der ‚Lehre von Missbildungen'. Die Etablierung der Epigenese bildete den Ausgangspunkt, Geschlechterdifferenzen am ganzen Körper zu suchen. Gleichzeitig rückten mit ihr die Keimzellen (und deren Bildungsorte), in denen geschlechtliche Entwicklungen lokalisiert wurden, in den Blick und wurden insbesondere mikroskopisch untersucht. Es wurden vor *allem kleine Strukturen als wirkmächtig* für die Herausbildung geschlechtlicher Merkmale herausgearbeitet, und sie werden auch in der aktuellen Biologie als wichtigste Faktoren der Geschlechtsentwicklung betrachtet. Gleichzeitig waren und sind solche kleinen Strukturen nur Experten (später Expert/innen) mit entsprechendem Untersuchungsgerät zugänglich und waren und sind diesbezügliche Ergebnisse damit öffentlicher Kritik weitgehend entzogen. Reaktionen emanzipatorischer gesellschaftlicher Strömungen, die sich bei Argumenten, dass Frauen bezüglich der Muskelmasse oder der Schädelkapazität hinter dem Mann zurückstehen sollten, vehement regten, fanden bei solch kleinen Strukturen nur vereinzelt Ansatzpunkte, auch konnten ihre Argumente von diesbezüglich gegen Gleichberechtigung von Frau und Mann argumentierenden Wissenschaftlern (Wissenschaftler/innen) weitaus leichter als ‚unwissenschaftlich', weil meist nicht auf der gleichen Ebene mit dem entsprechenden (mikroskopischen) Untersuchungsinventar begründet, zurückgewiesen werden.

‚Gleichheit' und ‚Differenz'

‚Differenz' und ‚Gleichheit' zeigten sich bereits in den vorangegangenen Ausführungen als zentrale Begriffe. Sie sind für die vorliegende Arbeit bedeutsam, da sie in der Geschichte westlicher moderner Gesellschaften oftmals herangezogen wurden, um gesellschaftliche Ungleichheiten zu legitimieren und Gleichbehandlungen zu rechtfertigen. Daher sollen an dieser Stelle einige Ausführungen zu diesen Begriffen erfolgen.

Vorweggenommen sei, dass die mathematisch-logische Perspektive[15] zur Beschreibung von ‚Gleichheit' oder ‚Differenz' hier nicht ausreichend ist, da in gesellschaftlichen Auseinandersetzungen ‚Gleichheit' und ‚Differenz' nicht zwangsläufig als Gegensatzpaare auftraten und auftreten – durch Konstruktivismus und Queer-Theorie haben diese Begriffe und Kategorien weitere Herausforderungen erfahren, die noch nicht ausreichend gesellschaftswissenschaftlich geklärt sind.

‚Differenz' verweist auf Unterschiede, die zwischen mindestens zwei Merkmalsträger/innen oder Merkmalsträger/innengruppen beschrieben werden. Aus ‚Differenz' wird in praktischer gesellschaftlicher Konsequenz die Notwendigkeit unterschiedlicher Behandlung *auf Grund* der Unterschiede oder gleicher Behandlung *trotz* der Unterschiede abgeleitet.

‚Gleichheit' ist – auch hier gilt die gesellschaftliche Perspektive – zunächst nicht als Gegensatz zu ‚Differenz' zu verstehen, der ausschließlich die Merkmalsgemeinsamkeit hervorhebt und vor deren Hintergrund praktisch ‚gleiche' Behandlung fordert. Stattdessen wurde von emanzipatorischen Strömungen in praktischer gesellschaftlicher Auseinandersetzung die Forderung nach ‚Gleichheit' oftmals als Forderung verstanden, etwas Verschiedenes nicht unterschiedlich zu behandeln. Oder es wurde bezüglich Geschlecht die Forderung aufgestellt, gesellschaftliche Bereiche und körperliche Merkmale, die ‚different' zugeschrieben wurden, gesellschaftlich ‚gleich hoch' zu bewerten.

‚Gleichheit' kann aber auch in einem deskriptiven Sinne verstanden werden, insofern, dass entweder keine Unterschiede vorhanden sind oder diese nicht bedeutsam genug sind, um von eigentlicher ‚Differenz' auszugehen. Stattdessen können andere – verbindende, gemeinsame – Merkmale betont werden und kann so die ‚Gleichheit' mehrerer Merkmalsträger/innen oder Merkmalsträger/innengruppen begründet werden. In der praktischen Konsequenz führt dies dazu, dass die Unterscheidung der Merkmalsträger/innen und die Einteilung in Merkmalsträger/innengruppen bezüglich dieser Merkmale hinfällig wird.

In dieser Arbeit wird verschiedentlich auf ‚Geschlechterdifferenz' und ‚Geschlechtergleichheit' verwiesen. Es werden u.a. Autor/innen angeführt, die eher ‚Geschlechtergleichheit' favorisierten. ‚Geschlechtergleichheit' wird hier im obi-

15 Mathematisch-logisch werden ‚Gleichheit' und ‚Differenz' in Bezug auf eine bestimmte, vorher festgesetzte Menge M von Eigenschaften x_i folgendermaßen konstatiert: Stimmen zwei Individuen P_1 und P_2 für alle x_i e M überein, dann liegt für sie bzgl. M ‚Gleichheit' vor. Gibt es mindestens ein x_k e M, in dem P_1 und P_2 nicht übereinstimmen, so liegt für P_1 und P_2 bzgl. M ‚Differenz' vor. Ein Maß für die ‚Differenz' könnte über die Zahl der abweichenden Eigenschaften x_i e M definiert werden. P_1 und P_2 können sich bei festgestellter ‚Gleichheit' bzgl. der Menge M von Eigenschaften x_i dennoch in Eigenschaften unterscheiden, allerdings nur in solchen Eigenschaften x, die nicht e M sind.

gen deskriptiven Sinne verstanden. Von solchen Autor/innen wurde verstärkt auf Verbindendes, auf Gemeinsamkeiten verwiesen, das gemeinsame Menschsein wurde betont. Ggf. beobachtete ‚Differenzen' zwischen Frauen und Männern wurden als gering und oftmals als Folge der Sozialisation ausgewiesen – und damit vermeintlicher ‚Natürlichkeit' und Unabänderlichkeit entzogen. Bei anderer Sozialisation würden die ‚Differenzen' perspektivisch geringer ausfallen oder gar nicht mehr nachweisbar sein.

Da die unterschiedliche Behandlung von Menschen auf Grund des Geschlechts in antiken Gesellschaften und in modernen westlichen Gesellschaften sehr weitreichend war und in aktuellen westlichen Gesellschaften weitreichend ist, war es ein Notwendiges und Leichtes, auf ‚Gleichheit', in dem deskriptiven Sinne, zu verweisen und damit ein Ende der unterschiedlichen gesellschaftlichen Behandlung zu fordern. Daher kann mit guter Begründung der Begriff ‚Gleichheit' als Verbindendes und Gemeinsames beschreibend verwendet werden.

Mit dem Konstruktivismus und der Queer-Theorie stellen sich neue Anforderungen an die Betrachtung von ‚Differenz' und ‚Gleichheit'. In der Queer-Theorie werden individuelle Unterschiede betont. Es wird darauf verwiesen, dass sich Merkmale bei jedem Individuum individuell ausprägten und – vergleichend zwischen mehreren Individuen – vielgestaltig. Es wird also ausgeführt, dass ‚Differenz' bedeutsam sei, die sich allerdings individuell und vielgestaltig auspräge, und damit nicht simpel, bspw. dichotom geschlechtlich, gruppierbar sei. Gleichzeitig wird auf ‚Gleichheit' von Menschen, als verbindendes, gemeinsames Menschsein, verwiesen. Es wird eine gleiche, nicht diskriminierende Behandlung aller Menschen gefordert.

Sowohl mit dem Verweis auf Verbindendes und Gemeinsames (‚Gleichheit'), aber auch mit dem Verweis auf Individualität und Vielgestaltigkeit bezüglich des ‚Geschlechts' wird eine allgemeine Definition des Begriffs ‚Geschlecht' hinfällig. Bei der Fokussierung auf ‚Gleichheit' entfällt die Notwendigkeit der Benennung. Werden Individualität und Vielgestaltigkeit fokussiert, ist der Begriff ‚Geschlecht' zunächst ebenfalls ‚leer' und kann durch jedes Individuum selbst gefüllt werden. Ohne individuelle Füllung kann der Begriff ‚Geschlecht' auch hier überflüssig werden.

Diese konstruktivistische und queer-theoretische Erwägung ist für die in *Kapitel III* erfolgenden Betrachtungen biologisch-medizinischer Geschlechtertheorien der Geschlechtsentwicklung relevant: Stellt sich aus biologisch-medizinischer Perspektive, beruhend auf aktuellen Theorien der Geschlechtsentwicklung, ‚Geschlecht' nicht als dichotom – weiblich oder männlich – different dar, sondern als individuell, bedarf es aus dieser Perspektive einer genauen, individuellen, Benennung von differenten Merkmalen, oder es kann, sofern diese Benennung nicht erfolgt, ‚Geschlecht' ‚leer' bleiben und entfallen.

3. Methodologische Grundlagen

Für die Untersuchungen dieser Arbeit wurden verschiedene methodologische Konzepte zu Grunde gelegt, die im weitesten Sinne dem Poststrukturalismus zugerechnet werden können. Theoretischer Konstruktivismus, Dekonstruktion, Diskursanalyse, feministische Wissenschaftskritik und Systemorganisationstheorie bildeten so den theoretischen und methodologischen Hintergrund, mit dem naturphilosophische bzw. biologisch-medizinische Arbeiten betrachtet und gesellschaftlich eingeordnet wurden.

Konstruktivismus

Konstruktivismus, als soziologische Theorie, bezeichnet eine Betrachtungsweise, die davon ausgeht, dass wahrnehmbare Phänomene stets gesellschaftlich – durch diskursive und soziale Praktiken – hergestellt, konstruiert sind.[16] Hierbei werden Phänomene, Institutionen, Handeln beschrieben und deren gesellschaftliche Herstellung verdeutlicht. Hingegen geht es nicht darum, Ursachen für Konstruktionen oder Handlungsweisen zur Festschreibung oder Veränderung von Konstruktionen abzuleiten. Konstruktivismus kann so als methodologische Vorannahme bezeichnet werden, mit der eine Fragestellung in den Blick genommen wird.

Bezüglich Geschlecht und eines ggf. vorhandenen Geschlechtsunterschieds heißt dies, dass der Konstruktivismus diese als soziokulturelles Konstrukt, als durch diskursive und soziale Praktiken hergestellt, als kulturell und historisch relativ und variabel beschreibt.[17] Insbesondere Frauenbewegung und feministische Theorie haben dies für das soziale Geschlecht *gender* deutlich gemacht. So ist die zurückgesetzte, diskriminierte Position von Frauen in der aktuellen Gesellschaft nicht als unausweichlich oder ‚natürlich' Vorhandenes bereits vorgegeben, sondern ist durch Traditionen, Institutionen und soziales Handeln hergestellt und wird unentwegt neu hergestellt.[18] (Als gegensätzlich zum Konstruktivismus geht der Essentialismus davon aus, dass es sich bei ‚Geschlecht' um eine ‚natürliche', vorgegebene, außersoziale Gegebenheit handele, die universell und überzeitlich sei.)[19]

J. Butler und andere Vertreter/innen der Queer-Theorie haben dazu aufgefordert, die Auftrennung in gesellschaftliches Geschlecht *gender* und biologisches Geschlecht *sex* zu überwinden, denn *sex* sei wie *gender* konstruiert. *Sex*, Körper, körperliche Strukturen seien nicht als bereits vorhandene Grundlage oder Einschreibefläche für soziale Deutungen zu verstehen, sondern sie würden erst durch diskursive – sprachliche und kulturelle Akte – hergestellt. Kein Organ sei voran-

16 Hier ist vor allem der Dispositiv-Begriff relevant, vgl.: Ullrich, 2008 S.22; Gasteiger, 2008 S.44ff.

17 U.a. Hirschauer, 1992; Hirschauer, 1994; Hirschauer, 1999 (1993).

18 U.a. Beauvoir, 1989 (1949); Hagemann-White, 1984; Wetterer, 2004.

19 Vgl. u.a. Hirschauer, 1992; Hirschauer, 1994.

nahmefrei beschreibbar und benennbar, da stets schon gesellschaftliche Beschreibungen, Benennungen, Interpretationen in seine Wahrnehmung, Benennung, Beschreibung mit einflössen.[20] Die Arbeiten T. Laqueurs, C. Honeggers und L. Schiebingers stützen aus historischer Perspektive einen solchen Standpunkt.

In den Blick zu nehmen ist auch der Forschungsprozess, der konstituierend an Konstruktionen bspw. von Erkenntnissen bezüglich des Geschlechts Anteil hat. Die Wissenschaftssoziologie hat für Forschungsfragen und Forschungsprozesse deutlich gemacht, wie diese von gesellschaftlichen Vorannahmen, von Untersuchungsbedingungen im Labor und von der sozialen Situation der Forschenden geprägt sind. In einem solchen Umfeld werden ‚Erkenntnisse', ‚wissenschaftliche Tatsachen' gebildet. Vor diesem Hintergrund regen verschiedene Autor/innen an, sich von dem Bild abgeschlossener Wissenschaft, die nicht durch Gesellschaft, nicht durch Psychologie, nicht durch Ideologie, nicht durch Menschen beeinflusst sei, zu lösen und über möglichst vielfältige Wege diese Einflussfaktoren in den Blick zu nehmen.[21]

An diese Bedeutungen von Konstruktion anschließend wurde für diese Arbeit davon ausgegangen, dass kulturelle Annahmen, die Forschungssituation und die soziale Situation der Forschenden Einfluss auf die erzeugte ‚Erkenntnis' haben. Um dies zu prüfen und ggf. in den Betrachtungen dieser Arbeit zu berücksichtigen, wurden gesellschaftlicher Streit um die Stellung von Frau und Mann in der Gesellschaft, die Einbeziehung naturphilosophischer bzw. biologisch-medizinischer Beschreibungen in die jeweiligen Argumentationen der Streitenden und die diesbezüglichen Stellungnahmen von Gelehrten in die Betrachtungen einbezogen. Überdies sollten Vorannahmen heutiger Interpretationen von historischen naturphilosophischen und biologisch-medizinischen Geschlechtertheorien in den Blick gerückt werden. Dies gelang mit einer erneuten Lektüre eines Teils der in diesen Arbeiten verwendeten Primärliteratur und der Hinzuziehung weiterer historischer (Primär-)Schriften.

Dekonstruktion

Auf Grund der Wortbildung könnten ‚Konstruktion' und ‚Dekonstruktion' als gegenläufige Konzepte verstanden werden. Dies wäre ein Missverständnis. Geht Konstruktivismus davon aus, dass jede Erkenntnis durch diskursive und soziale Praktiken hergestellt wird, und werden die spezifischen Variablen der Herstellung, die tragenden Teile der Konstruktion in den Blick genommen, beschreibt Dekonstruktion einen fortlaufenden Prozess. Dabei wird die vorliegende Konstruktion auseinandergenommen und werden sie selbst und ihre Variablen der

20 Vgl. Butler, 1997 (1993) S.13-49, 305-332; Butler, 1991 (1990).

21 Vgl. u.a. Latour, 1986 (1979); Latour, 2000 (1999); Knorr-Cetina, 1984 (1981); Wiesner, 2002; Wiesner, 2008.

Herstellung mit zunächst als paradox, subversiv, ggf. unlogisch erscheinenden anderen Möglichkeiten der Herstellung, mit anderen Konstruktionen konfrontiert und in Zusammenhang gesetzt. Unterschiedliche Konstruktionen erscheinen hier nicht als gegensätzlich, sich ausschließend, sondern als gleichzeitige Möglichkeiten.[22]

Dekonstruktion – begründet von J. Derrida – entzieht sich einer klaren Definition, am ehesten ist sie als eine Strategie zu verstehen,[23] mit der im Sinne eines strikten Rationalismus sämtliche Bedingtheiten, Hypothesen, Konventionen und Vorannahmen offengelegt werden. Sie ist eine Strategie der Subversion und Destabilisierung, der traditionelle und kritische Theorien unterzogen werden, einschließlich der eigenen kritischen Idee selbst.[24] Sie ist ein fortlaufender Prozess, ohne Endpunkt.

In einem solchen Sinne wurden in dieser Arbeit naturphilosophische bzw. biologisch-medizinische Geschlechtertheorien in den kulturellen Kontext eingeordnet und in ihrer Differenz und Vielfalt dargestellt. Damit sollte es möglich werden, aufzuzeigen, welche Theorien innerhalb eines kulturellen Kontextes denkbar waren und wie sich Theorien im Vergleich verschiedener kultureller Kontexte unterschiedlich ausprägten bzw. wandelten. Die kulturelle Kontextualisierung ermöglichte es auch, einen Blick dafür zu gewinnen, wer – d.h. welche Personengruppen – unter welchen Bedingungen wissenschaftliche Schriften verfassen konnte. Durch die Betrachtung von Vielfalt und Wandel der Theorien sollte es möglich werden, heutige Interpretationen zu überdenken, die möglicherweise aus einem aktuellen kulturellen Kontext auf historische Betrachtungen übertragen werden. Gleichzeitig kann damit ein Beitrag geleistet werden, um die heutigen kulturellen und subjektiven Vorannahmen, aber auch Konstruktionen bezüglich des Geschlechts kritisch mit anderen Betrachtungsweisen (Konstruktionen) zu konfrontieren und entsprechend an einer Dekonstruktion heutiger Geschlechtertheorien zu arbeiten.

Im Verlauf der Untersuchungen wurden auch eigene Vorannahmen hinterfragt und teilweise revidiert. Beispiele hierfür sind: 1) Die Auseinandersetzung mit dem vermeintlichen „Ein-Geschlechter-Modell“ der Antike war zunächst nicht vorgesehen, sie erwies sich beim Fortgang der Arbeit als notwendig und zielführend. 2) Bei der Bearbeitung von möglicherweise marginalisierten (historischen) Positionen in naturphilosophischen und biologisch-medizinischen Geschlechtertheorien zeigte sich, dass solche Positionen keineswegs vereinzelt und als punktuelle Brüche in Erscheinung traten. Vielmehr kristallisierte sich ein fortlaufendes Ringen zwischen sich mehr oder weniger unterscheidenden Theorien heraus. Es wandelte sich damit die Fragestellung von einem schlichten ‚Was wann schreibbar war und gedacht wurde?‘ hin zu einem ‚Welche unterschiedli-

22 Babka, 2007 S.4/5.
23 Babka, 2003 S.9.
24 Derrida, 2003.

chen Theorien gab es, und warum – vor welchem gesellschaftlichen Hintergrund – konnten einige davon verbreitet und vorherrschend werden, während andere kaum beachtet und an den Rand gedrängt wurden?'. 3) Bezüglich aktueller Geschlechtertheorien (zur Geschlechtsentwicklung, die Beschränkung hierauf ergab sich aus den Schlussfolgerungen der historischen Betrachtungen) überraschte die Anzahl und vielfältige Argumentation vorgebrachter Einwände. Vor dem Hintergrund von Darstellungen in populären Medien und der Lehre im Diplom-Studium der Biologie war es eine der Vorannahmen, dass die aktuelle Biologie eine (oder mehrere) einigermaßen stimmige Theorie(n) biologischen Geschlechts vorweist. Nach näheren Untersuchungen wurde diese Annahme revidiert; es ließen sich Anregungen für wesentlich weitgehendere komplexe biologische Modelle individueller (und damit vielfältiger) Geschlechtlichkeit, bezogen auf Geschlechtsentwicklung, gewinnen und entwickeln, als das zu Beginn der vorliegenden Arbeit möglich erschien.

Die in dieser Arbeit vorgestellten Ergebnisse sind mit anderen Interpretationen, mit weiterem historischen und aktuellen Material aus unterschiedlichen Disziplinen der Geistes- und Naturwissenschaften zu konfrontieren, und dazu soll ausdrücklich angeregt werden.

Diskursanalytische Elemente

Die Diskurstheorie geht in ‚konstruktivistischer Manier' davon aus, dass ‚Erkenntnis' hergestellt wird. Sie betont dabei die Bedeutung sprachlicher Zeichen und den Akt des Sprechens, des Schreibens. Sie geht davon aus, dass erst durch den Akt des Benennens, des Beschreibens und die gesellschaftliche Diskussion – kurz: durch den Diskurs – Wahrnehmungen, Deutungen von Subjekten, von Objekten hergestellt werden. Nichts sei vordiskursiv, sondern alle Wahrnehmung und Deutung setze schon den Diskurs voraus.[25]

Die Diskursanalyse betrachtet, was innerhalb eines abgegrenzten gesellschaftlichen Bereiches gesagt und geschrieben wird, welche Zeichencodes verwendet werden, wer – bzw. wessen Gesagtes, Erarbeitetes – aus welchen Gründen mehr oder weniger Verbreitung findet. Sie untersucht, wie ein solcher gesellschaftlicher Bereich begrenzt wird, wie durchlässig die Grenzen sind und in welcher Weise Positionen aus anderen gesellschaftlichen Bereichen Zugang finden und sich verbreiten können.

Diese Arbeit geht von einer dekonstruktivistischen Strategie aus und zeichnet Diskursstränge in Experten- (später Expert/innen-) Kreisen nach. Es soll offengelegt werden, welche Theorien mit welchen Argumentationen in naturphilosophischen bzw. biologisch-medizinischen Experten- (Expert/innen-) Kreisen vertreten wurden und aktuell vertreten werden. Hierfür wurde ein umfangreiches

25 Vgl. für einführende Arbeiten zu Diskurstheorie und Diskursanalyse: Ullrich, 2008; Gasteiger, 2008. Dort finden sich auch weiterführende Literaturhinweise.

Korpus an Material gesichtet, auf dessen Grundlage einzelne Diskursstränge herausgearbeitet wurden. Diese Diskursstränge wurden jeweils untereinander in Beziehung gesetzt und in den jeweiligen kulturellen Kontext eingebunden.

In diesem Sinne soll hier nicht von Diskursanalyse, sondern von diskursanalytischen Elementen gesprochen werden. Eine zeichentheoretisch orientierte Diskursanalyse, die – neben dem kulturellen Kontext – auch die subjektive Positionierung, die Forschungssituation, die politischen Begrenzungen des Schreib- und Sagbaren, die verwendeten Codes, die Rolle von Vermittlungs-/Kommunikationsformen, die Rolle von Überlieferungsformen diskutiert, soll hier nicht geleistet werden. Vielmehr geht es darum, zunächst den ideengeschichtlichen Rahmen naturphilosophischer und biologisch-medizinischer Geschlechtertheorien abzustecken und bisherige Grenzsetzungen hierfür zu prüfen und ggf. zu revidieren. In diesem Sinne werden verschiedentlich, insbesondere aber in den Schlussbetrachtungen, Vorschläge für weitere Forschungsarbeiten unterbreitet, die dann auch diskursanalytisch ausgerichtet sind.

Für die vorliegende Arbeit wurde schriftliches Material aus Experten- bzw. später Expert/innen-Kreisen mit Fokus auf Geschlechterbeschreibungen ausgewertet. Relevant für die historischen Arbeiten ist, dass nur überliefertes Material untersucht werden konnte – insbesondere für die Antike stellt sich dieses Material bruchstückhaft dar, und es ist davon auszugehen, dass zahlreiches Material, möglicherweise insbesondere solches marginalisierter Positionen, keine Überlieferung erfahren hat. Insofern kann für die historischen naturphilosophischen und biologisch-medizinischen Positionen nur ein möglicher Rahmen angeboten werden. Bei der Betrachtung aktueller Positionen des 20. und 21. Jh. ist, vor dem Hintergrund der Menge zur Verfügung stehender Arbeiten, die Auswahl entscheidend. Diese wurde ausgehend von Überblicksartikeln (Reviews) getroffen, zusätzliche Arbeiten wurden hinzugezogen, um einzelne Positionen in den Expert/innen-Diskursen zu prüfen und ggf. einander gegenüberzustellen.

Ein generelles Problem ist, dass ausschließlich schriftlich überliefertes Material ausgewertet werden kann und dass damit mündliche und bildliche Überlieferungstraditionen, die möglicherweise in historischen kulturellen Kontexten bedeutsam waren, in die Untersuchungen nicht eingehen. Weiterhin erweist es sich als problematisch, ausschließlich die Arbeiten aus Experten- und Expert/innenkreisen zu betrachten, da aus diesen zahlreiche Personen und Personengruppen ausgeschlossen waren und sind. Um auch andere Positionen, die in Expertenbzw. Expert/innen-Diskurse eingingen, zu berücksichtigen, wurde einerseits die kulturelle Kontextualisierung vorgenommen, für die auch Arbeiten zu Geschlecht anderer gesellschaftlicher Kreise hinzugezogen wurden. Andererseits wurden auch Arbeiten zu biologisch-medizinischen Geschlechtertheorien verwendet, die aus Perspektive heutiger Wissenschaftler/innen rückblickend oftmals als ‚literarisch‘ bewertet werden.[26] Es sind dies insbesondere Schriften von Frauen. Sie interessieren für die Betrachtungen dieser Arbeit, da Frauen lange Zeit (fast) vollständig aus institutionalisierten Wissenschaften ausgeschlossen waren. Diese Schriften konnten auch daher gut begründet herangezogen werden, da in den Experten- und später auch Expert/innenkreisen auf solche, im Übrigen oft sehr fundierten, ‚literarischen‘ Arbeiten von Frauen und Männern auch bezüglich Geschlechterfragen verwiesen wurde und diesen Schriften damit auch Bedeutung in Experten- und Expert/innen-Diskursen zukam.

Zu berücksichtigen ist, dass es meist nur Menschen aus materiell gut ausgestatteten Elternhäusern möglich war, Forschungen zu betreiben und eigene – ‚wissenschaftliche‘ und ‚literarische‘ – Schriften zu veröffentlichen. Menschen ärmerer Schichten waren hiervon ausgeschlossen – einerseits auf Grund einer schlechten Bildung, andererseits, weil sie ihren Lebensunterhalt verdienen mussten. Das gilt historisch bis in das 20. Jh. Auch heute sind Zugangsbarrieren zu wissenschaftlicher Forschung auf Grund der Bildungssituation und materieller Ausstattung des Elternhauses bedeutsam.

Feministische Wissenschaftskritiken und Systemorganisationstheorie

Bedeutsam insbesondere für die aktuellen Betrachtungen der Geschlechtsentwicklung waren feministische Wissenschaftskritiken und Arbeiten der Systemorganisationstheorie. Neben der Verdeutlichung der männlichen Prägung der Institution Wissenschaft – mit der Betonung des lange währenden Ausschlusses von Frauen und der Offenlegung der androzentrischen Prägung von Strukturen, Methoden und Inhalten –[27] war für die vorliegende Arbeit der methodische und inhaltliche Verweis feministischer Wissenschaftskritiken auf die Notwendigkeit der Betrachtung von Komplexität besonders relevant. Feministische Wissenschaftskritiken regen an, sich von reduktionistischen und disziplinär begrenzten Forschungen zu lösen und stattdessen den Blick auf das Zusammenwirken von Faktoren und deren organismische Einbindung zu richten. Arbeiten der Systemorganisationstheorie weisen ebenfalls in diese Richtung (hier ist für naturwissenschaftliche Betrachtungen und war für die Betrachtungen in dieser Arbeit die Dissertation von F. Mußmann [1995] richtungsweisend).

26 Diese Einordnung ist nicht so simpel zulässig. Einige solche ‚literarische‘ Arbeiten waren sehr wissenschaftlich und wurden hierfür auch in ‚wissenschaftlichen‘ Arbeiten rezipiert. Hingegen argumentierten einige ‚wissenschaftliche‘ Arbeiten sehr literarisch und wurden ggf. nicht oder wenig in ‚literarischen‘ und in ‚wissenschaftlichen‘ Arbeiten rezipiert. Insofern ist eine starre Abtrennung aus heutiger Sicht zwischen vermeintlich ‚literarischen‘ und vermeintlich ‚wissenschaftlichen‘ Arbeiten, womöglich noch mit hierarchischer Einordnung bspw. Abwertung, nicht zulässig.

27 Vgl. hierzu einführend: Voß, 2008.

Dass interdisziplinäres Herangehen und komplexes Erklären bedeutsam sind, starre Abgrenzungen vermieden und Diskursen ein zentraler Platz eingeräumt werden sollten, wurde in den kurzen vorausblickenden Betrachtungen zu den Kapiteln I und II dieser Arbeit deutlich. Dekonstruktion als methodisches Herangehen ermöglicht es, vielfältige Faktoren als die gewonnene Erkenntnis prägend herauszuarbeiten. Diese Faktoren kenntlich zu machen, sie in den Interpretationen zu berücksichtigen, entspricht ebenfalls einer Komplexität wahrnehmenden Sicht.

Besonders tritt die Bedeutung von Interdisziplinarität und Komplexität, wie sie feministische Wissenschaftskritiken und Systemorganisationstheorie herausstellen, bei der Betrachtung aktueller biologisch-medizinischer Theorien der Geschlechtsentwicklung hervor. In *Kapitel III* wird herausgearbeitet, wie Modelle einzelner oder weniger Gene bzw. Genprodukte zu Gunsten von in Netzwerken organisierten Genen bzw. Genprodukten abgelöst wurden; auch nicht-genetische Faktoren werden mittlerweile in Betrachtungen einbezogen. In dieser Arbeit wird angeregt, diese Komplexität durch Betrachtungen zusätzlicher molekularer Komponenten zu erweitern und vor allem deren prozesshafte Wirkung herauszustellen.

4. Hinweise zur Lektüre

Einige kurze Anmerkungen seien der Arbeit noch vorangestellt, die die Lektüre erleichtern sollen; sie betreffen im Vorfeld getroffene sprachliche und formale Festlegungen.

Sprachliche Entscheidung: Geschlechtsbezeichnungen

L. Pusch hatte 1984 das „Deutsche als Männersprache" kenntlich gemacht.[28] Im alltäglichen deutschen Sprachgebrauch wird eine noch so große Gruppe von Menschen gleichen Berufs, sofern nur ein Mann darunter ist, mit der männlichen, als allgemein gedeuteten, Berufsbezeichnung angesprochen, also etwa als ‚Ärzte' (und nicht als ‚Ärztinnen'). Nur für eine unigeschlechtlich von einer Frau bzw. einer Gruppe aus ausschließlich Frauen besetzte Position wird die weibliche Sprachform angewandt, also ‚Ärztinnen' oder ‚Bundeskanzlerin'. Eine Form für Menschen uneindeutigen Geschlechts ist in der deutschen Sprache gar nicht vorgesehen. Da Diskursanalyse und Dekonstruktion die Sprache ernst nehmen, ist es unabdingbar, auch diese zu beleuchten und in Untersuchungen geeignet einzusetzen. Pusch schlug vor, stets die weibliche Form als allgemeine Bezeichnung zu verwenden[29] und also auch eine große Gruppe von Männern, die allesamt etwa

28 Pusch, 1984.
29 Pusch, 1984.

den Beruf ‚Arzt' haben, als ‚Ärztinnen' zu bezeichnen. Aus der Queer-Theorie hingegen kommen Vorschläge, nach denen Pronomen und geschlechtlich geprägte Suffixe gänzlich entfallen und auch nicht durch nicht-geschlechtliche Zeichen ersetzt werden sollten.[30]

Die angedeutete feministische oder queere Sprachprägung erscheint als noch nicht ausreichend verbreitet, um sie in einer Dissertation anzuwenden – anderes gilt für ‚wissenschaftliche' und auch für ‚populäre' Aufsätze. Entscheidend dafür, dass in der vorliegenden Arbeit von der ausschließlich weiblichen als allgemeiner Sprachform abgegangen wurde, waren aber andere – und schwerwiegende – Bedenken. Bis in die jüngste Geschichte hinein waren Frauen in ihrer gesellschaftlichen Wirksamkeit außerordentlich eingeschränkt, und von den institutionalisierten Wissenschaften waren sie weitgehend ausgeschlossen. Diese Tatsache würde durch die exklusive Verwendung der weiblichen Sprachform verschleiert werden. Um das zu vermeiden, wird in dieser Arbeit eine andere, weitgehend anerkannte, Form einer ‚geschlechtergerechten Sprache' angewandt. Sobald sowohl sozialisierte Mädchen/Frauen als auch sozialisierte Jungen/Männer allgemein bezeichnet werden, wird an den Wortstamm, abgetrennt durch einen Schrägstrich, die weibliche Endung gekoppelt. Sofern verwendet, werden in solchen Fällen weibliche Pronomen vorangestellt. Für Bezeichnungen, die sich ausschließlich auf sozialisierte Mädchen/Frauen oder sozialisierte Jungen/Männer beziehen, wird für Erstere die weibliche Bezeichnung, für Letztere die männliche Bezeichnung verwendet. Wenn Menschen eine von der sozialisierten Geschlechterrolle abweichende Selbstbezeichnung vornahmen und diese eruierbar ist, wird an der geschlechtlichen Selbstbezeichnung orientiert.

Mit dieser Sprachverwendung sollen weitreichende Ausschlüsse von Frauen aus institutionalisierten Wissenschaften kenntlich bleiben und diesbezügliche Veränderungen auch durch die Sprachverwendung sichtbar werden. Sie ist allerdings nicht tauglich, das Abwenden vom binären Geschlecht und das Hinwenden zu pluralen Geschlechtlichkeiten sprachlich auszudrücken.

Sprachliche Entscheidung: Situierte Personen

Die geschlechtliche Benennung hat auch bei der Betrachtung von Einzelpersonen Relevanz. In dieser Arbeit werden im Text die Vornamen abgekürzt, um rasche – insbesondere geschlechtliche – Assoziationen auszuschließen. Den Vornamen im Text zu erwähnen hätte zu einer starken Präsenz des Geschlechts geführt, wohingegen andere Merkmale – bspw. die berufliche Laufbahn – zurückgetreten wären. Um einer solchen Einseitigkeit vorzubeugen und der Leser/in eine genauere Orientierung zu ermöglichen, wurde zu jeder im Haupttext erwähnten Person (dies gilt also nicht für jede in den Fußnoten angeführte Person) ein Eintrag in dem im Anhang befindlichen *Ausführlichen Personenverzeichnis* vorgenommen.

30 Vgl. Baumgartinger, 2007.

Aus diesem geht auch das sozialisierte Geschlecht hervor, aber eben nicht nur dieses.

Inhaltlich-sprachliche Einordnung: Frau, Mann, Geschlecht – kulturelle Verortung, Relevanz gesellschaftlicher Schichtzugehörigkeit

„Geschlecht ist eine soziale Kategorie, die in einem spezifischen kulturellen Kontext entwickelt wird mit einem Ziel oder Zielen, die sich ebenfalls nur in einem gegebenen historischen (kulturellen und chronologischen) Zusammenhang verstehen lassen. So gesehen ist Geschlecht eine unbeständige Konstruktion, die sich in stetiger Erneuerung befindet und durch jede soziale, wirtschaftliche, kulturelle oder politische Veränderung beeinflussbar ist.“[31]

Bezüglich Geschlecht ist es relevant, was damit bezeichnet und wer mit ‚Frau‘, ‚Mann‘ benannt wird. Die Entscheidung erscheint aus heutiger Perspektive klar, im historischen Vergleich war sie es keineswegs. Zwar wurden auch in Gesellschaften der Antike, aus denen Material überliefert ist, und in den sich konstituierenden modernen Gesellschaften Geschlechter unterschieden, aber es wandelten sich die gesellschaftlichen Kennzeichen, nach denen die Zuordnung getroffen wurde, und die Anforderungen, die sich auf Grund des Geschlechts ergaben. In der vorliegenden Arbeit wird darauf näher eingegangen werden – insbesondere für naturphilosophische und biologisch-medizinische Geschlechtertheorien werden Wandlungen herausgearbeitet.

Auch die Schichtzugehörigkeit war bedeutsam. So war ‚Geschlecht‘ für unterschiedliche Schichten von verschiedener Relevanz. Waren in armen Schichten der Bevölkerung Frauen und Männer oft gleichermaßen in den täglichen Erwerb des Lebensunterhaltes eingebunden, zeigte sich in privilegierten Schichten eine deutlichere Auftrennung der Sphären und Anforderungen nach dem Geschlecht. Die Extreme der unterprivilegierten Schichten – Sklav/innen in antiken Gesellschaften, Tagelöhner/innen (und viele andere Arbeiter/innen) in modernen Gesellschaften – waren, unabhängig vom Geschlecht, insgesamt meist in einer dermaßen schrecklichen Situation, dass die Betrachtung des Geschlechts diese Lage ‚verniedlichen‘ würde. Sklav/innen waren, unabhängig vom Geschlecht, ihren Herr/innen weitgehend rechtlos ausgeliefert. Tagelöhner/innen (und viele andere Arbeiter/innen) mussten, um zumindest überleben zu können (wenn auch oft in schlechter gesundheitlicher Verfassung und mit geringer Lebenserwartung), jede erdenkliche Tätigkeit annehmen, diese nahm den Tag, abgesehen von wenigem Schlaf, fast vollständig in Anspruch.[32] [33]

31 Schmitt Pantel, 2007 S.31.

32 Vgl. für die noch im 19. Jh. und frühen 20. Jh. äußerst schlechte Situation armer Menschen, für Preußen (und andere deutsche Staaten): Arnim, 1982 (1843) S.405-443, auch das Vorwort von I. Staff S.35-49; Marx, 1986 (1848); Kuczynski, 1947 insbesondere S.38-61, 173-235; Mottek, 1987 S.216-235; vgl. für England und Wa-

Um die Bedeutung von ‚Geschlecht' in armen Schichten in den Blick zu bekommen und die Gemeinsamkeiten und Unterschiede zwischen diesen und den privilegierten Schichten herauszuarbeiten, sind noch weitreichende Forschungen nötig. Dabei kann man sich nicht auf Sklav/innen in antiken Gesellschaften oder Tagelöhner/innen in modernen Gesellschaften beschränken, sondern muss man bspw. auch arme Freie und arme Bürger/innen in antiken Gesellschaften, oder arme im Handwerk tätige Familien in modernen Gesellschaften in den Blick nehmen. Solche Untersuchungen sind schwieriger als entsprechende Forschungen zu privilegierten Schichten, da arme Menschen, und dies auch wieder vielfach verschieden, weniger Möglichkeiten – Kenntnisse, materielle Ressourcen, Zeit, Prestige – zum Schreiben hatten, selbst also kaum etwas über ihr Leben und ihre Ansichten überliefert haben – und in den Schriften der Anderen, Privilegierten spielten sie nur eine untergeordnete Rolle und wurden aus deren Blickwinkel, also auch parteiisch und verfälschend, dargestellt.

Da diese Arbeit Experten- bzw. später Expert/innen-Diskurse fokussiert, orientiert sie sich notwendigerweise an privilegierten Schichten – und daher sind die Bezeichnungen ‚Frau', ‚Mann' hierauf zu beschränken. Dem Umstand, dass die Begriffe ‚Frau' und ‚Mann' in den unterschiedlichen in der Arbeit betrachteten kulturellen Kontexten verschiedene Bedeutungen hatten, nicht konstant waren, sondern sich wandelten, wird u.a. mit den gesellschaftlichen Betrachtungen Rechnung getragen, die den beiden historischen Kapiteln, dem Ersten und dem Zweiten, vorangehen. Die Begriffe ‚Frau', ‚Mann', ‚Geschlecht' und die davon abgeleiteten Adjektive, werden aber, ungeachtet dessen, dass sich ihr Inhalt wan-

---

les: Kuczynski, 1949 insbesondere S.99-124, 173-179; Thompson, 1971; Mayhew, 1996 (1861/1862); Dohm, 1874 S.11-25. ‚Arme Menschen' bezeichnet hier das Proletariat (als „die Klasse der modernen Lohnarbeiter, die, da sie keine eigenen Produktionsmittel besitzen, darauf angewiesen sind, ihre Arbeitskraft zu verkaufen, um leben zu können" [Marx, 1986 (1848) S.44 (Anmerkung 1, zur englischen Ausgabe von 1888)]) sowie weitere Arbeitende, die keinen Besitz hatten und für niedrige Erträge bspw. webten oder spannen, die Knochen oder Papier auf den Straßen sammelten, um sie zu verkaufen, Botengänge erledigten oder in den Haushalten Wohlhabenderer für niedrige Entgelte tätig waren. Bedeutende Beiträge zur Verbesserung der Lebenssituation (auch der gesundheitlichen) armer Bevölkerungsschichten in den deutschen Staaten und in dem sich begründenden Deutschen Reich haben insbesondere die frühe Sozialdemokratie, geschult u.a. am „Manifest der Kommunistischen Partei" [Marx, 1986 (1848)], und die proletarische Frauenbewegung erstritten.

33 Die Perspektive Foucaults, dass eine „Sozialmedizin" („Staats-", „Urban-" und „Arbeitsmedizin") im 18. bzw. im 19. Jh. den Großteil der Bevölkerung erreichte [u.a. Foucault, 2003c (1974); Foucault, 2003d (1979)], ist zu beschränken. Theoretische Debatten wurden in dieser Zeit geführt, praktisch blieben große Teile der Bevölkerungen Frankreichs, Englands, des Deutschen Reiches aber nicht erreicht. Auch Foucault stellte fest, dass die Medizin der Armen, der Arbeitskraft, der Arbeitenden nicht das erste, sondern das letzte Ziel der Sozialmedizin war [Foucault, 2003c (1974) S.292-297].

delte, in der vorliegenden Arbeit, um sie nicht unlesbar zu machen, durchweg verwendet.

Auf biologisch-medizinischer Ebene wird der Wandel hingegen in dieser Arbeit nachvollziehbar, dies zeigt sich u.a. in den Betrachtungen zu ‚Hermaphroditismus' moderner biologisch-medizinischer Wissenschaften (*vgl. Kapitel II, S.188ff*). Für zweifelhaftes Geschlecht wird in diesen Betrachtungen deutlich, dass unterschiedliche Merkmale zur eindeutigen, weiblichen oder männlichen, Geschlechtseinordnung herangezogen wurden, dass ein Mensch, der zu einem Zeitpunkt, nach einer Theorie, nach Untersuchung durch eine Hebamme oder einen Mediziner (später: Mediziner/in) bspw. als ‚weiblich' galt, zu einem anderen Zeitpunkt, gemäß einer anderen Theorie oder einem anderen Mediziner (einer anderen Mediziner/in) als ‚männlich' gelten konnte.

Inhaltlich-sprachliche Einordnung: Leib, Körper

Bereits seit Mitte der 1980er Jahre wurde innerhalb der Geschlechterforschung die Unterscheidung zwischen ‚Leib' und ‚Körper' relevant. ‚Leib' bezeichnet in Studien, die eine solche Aufteilung vollziehen, etwas materiell selbst Erfahrenes, etwas selbst Greifbares, Fühlbares, Riechbares. ‚Leib' orientiert auf die Selbsterfahrung, auf die Innenwahrnehmung eines jeden Menschen. Hingegen wird ‚Körper', ausgehend von einer konstruktivistischen Perspektive, als etwas verstanden, was kultureller Herstellung unterliegt, gesellschaftlich gedeutet und ggf. durch Wissenschaften objektiviert wird.[34]

Mit dem Begriff ‚Leib' wird nicht geleugnet, dass auch die Selbsterfahrung durch den kulturellen Kontext, durch die Sozialisation beeinflusst ist, aber es wird der Fokus auf den Menschen gelegt, der sich in seiner Leiblichkeit selbst wahrnimmt – und Wahrnehmungen bspw. von Schmerz und Freude sollen damit beschreibbar bleiben. Diese Selbstwahrnehmung werde durch ‚Körper' nicht ausreichend berücksichtigt.

In dieser Arbeit stehen fast ausschließlich wissenschaftliche, objektivierende (naturphilosophische und biologisch-medizinische) Untersuchungen, die sich auf ‚Geschlecht' beziehen, im Mittelpunkt. Es sind Theorien im Blick, Theorien, in denen jeweils bestimmte Merkmale als den ‚Körper' geschlechtlich kennzeichnend gewertet wurden. Auch wenn sich in solchen Theorien jeweils auch die Selbstwahrnehmungen der Wissenschaftler (Wissenschaftler/innen) spiegeln, treten die Beschreibungen doch objektiviert hervor und stellen von außen vorgenommene Deutungen von an Patient/innen gemachten Befunden dar. Daher han-

34 Krüger-Fürhoff, 2005 S.70/71. Einige bemerkenswerte, die Selbstwahrnehmung von Menschen fokussierende, Betrachtungen legten B. Duden und M. Stolberg vor, u.a.: Stolberg, 2003b (für das 16., 17. und 18. Jh.); Duden, 1987 (für das 18. Jh.); Duden, 2001 (für das 20. und beginnende 21. Jh.).

delt diese Arbeit von ‚Körper', nicht von ‚Leib', und der Begriff ‚Körper' wird zur Einordnung und Beschreibung der Geschlechtertheorien verwendet.

Inhaltlich-sprachliche Einordnung: Konzentration auf Theorien

Die Konzentration auf Experten- bzw. später Expert/innendiskurse bedeutet eine Beschränkung auf Ideen und Ideologien. Diese werden zwar gesellschaftlich eingebunden, gleichwohl lassen sie keinen direkten Schluss auf die ‚praktische' Bedeutung der als jeweils bedeutsam herausgearbeiteten als geschlechtlich gewerteten Merkmale auf Menschen zu. Bezüglich moderner biologisch-medizinischer Wissenschaften wird für Betrachtungen zweifelhaften Geschlechts herausgearbeitet, dass Theorie keineswegs gleichbedeutend mit praktischer Geschlechtseinordnung war. Scham, Gefahren von Operationen, gesellschaftliche Problematik von Geschlechtswechseln stellten – und stellen weiterhin – Einflussfaktoren dar, die die Entscheidung von Medizinern (Mediziner/innen) beeinflussten. Auch war keinesfalls gesagt, dass betroffene (bzw. betroffen gemachte) Menschen Mediziner/innen aufsuchten oder, aus materiellen und anderen Gründen, überhaupt aufsuchen konnten (*vgl. Kapitel II, S.204f, 216f*).

Insofern beschränkt sich diese Arbeit darauf, Experten- bzw. Expert/innen-Diskurse in den Blick zu nehmen. Deren praktische Auswirkung auf Menschen wird indes nur angedeutet und bedarf Forschungen, die sich individuellen Beschreibungen von Menschen zuwenden.[35]

Inhaltliche Begrenzung: regional

Diese Arbeit ist, in ihren historischen Anteilen, begrenzt auf die griechische und römische Antike in deren räumlichen Ausdehnungen – hier zum Teil auf wenige Poleis, aus denen Material überliefert ist – sowie auf eine sogenannte ‚westliche Welt', die hier insbesondere Europa bezeichnen soll. Aus diesen Regionen wurden naturphilosophische bzw. biologisch-medizinische Arbeiten herangezogen, und für diese Regionen wurde eine gesellschaftliche Einordnung vorgenommen. Andere Traditionen, bspw. indische, persische und arabische, konnten nur angedeutet werden. Vor dem Hintergrund der, nur kurz angerissenen, bedeutenden Einflüsse arabisch-islamischer Philosophie, einschließlich ihrer persischen und indischen Bestandteile, auf das lateinische Mittelalter, auf Renaissance und Aufklärung in Europa, sollten in späteren Untersuchungen, die sich an die vorliegende Arbeit anschließen, die unter diesen Traditionen entwickelten naturphilosophischen Geschlechtertheorien und deren Einfluss auf europäische Geschlechtertheorien erforscht werden.

35 Einen außergewöhnlichen ‚Fall' hat bspw. M. Foucault (1998 [1978]) herausgearbeitet, eine andere diesbezüglich orientierte wegweisende Arbeit legte B. Duden (1987) vor.

Auch dem aktuellen dritten Kapitel liegen weit überproportional Arbeiten aus der ‚westlichen Welt' (insbesondere Europa und Nordamerika) zu Grunde – auch die dort getroffenen Aussagen sind in ihrer regionalen Reichweite entsprechend zu begrenzen.

Einladung zur Diskussion

An Anregungen bin ich sehr interessiert. Dafür erreichst Du/erreichen Sie mich unter E-Mail: voss_heinz@yahoo.de. Für Anmerkungen und Diskussionen steht auch das Blog „Das Ende des Sex: Biologisches Geschlecht ist gemacht." (http://dasendedessex.blogsport.de/) zur Verfügung.

Kapitel I: Das differenzierte Geschlechterverständnis der Antike – Facetten von Ein- und Zweigeschlechtlichkeit

T. Laqueur beschrieb mit dem Begriff „Ein-Geschlechter-Modell“ in seinem Buch *„Auf den Leib geschrieben. Die Inszenierung der Geschlechter von der Antike bis Freud.“* das naturphilosophische, biologische und medizinische Geschlechterverständnis der Antike.[1] Das uns bekannte Zwei-Geschlechter-Modell, das anatomisch und physiologisch Mann und Frau voneinander unterscheidet, habe sich erst seit der Aufklärung entwickelt. In antiken Gesellschaften seien Geschlechterrollen gesellschaftlich binär bestimmt gewesen. Hingegen habe die Ansicht vorgeherrscht, dass es anatomisch und physiologisch nur ein Modell des Menschen gebe, das sich durch den Grad an Vollkommenheit differenziere: der Mann als Modell des Menschen schlechthin, die Frau als unvollkommene Version des Menschen/Mannes. Dieser Ansicht vermochte Laqueur von der Antike bis in die Renaissance nachzuspüren und sie dezidiert von dem Zwei-Geschlechter-Modell unserer Zeit zu unterscheiden.[2]

---

1 In der deutschen Übersetzung 1992 erschienen. Als Literatur wurde für die Arbeit die englische Fassung *Laqueur (2003 [1990]): Making Sex – Body and Gender from the Greeks to Freud.* verwendet.

2 Analoge Gedanken finden sich u.a. bei Laqueur, 1986; Schiebinger, 1986 S.46-51, 66-72, Schiebinger, 1993 (1989) S.229-273; Steinbrügge, 1987 insbesondere S.53/54; Honegger, 1991 S.179-181, Oudshoorn, 1994 S.6ff; Schmersahl, 1998 S.190ff, die in zahlreichen aktuellen Publikationen aufgegriffen und weiterverfolgt werden (vgl. auch einen meiner früheren Texte: Voß, 2004 S.67; vgl. für eine ausgewählte Rezeptionsübersicht: Hoff, 2005 S.276-278). Eine erste Kritik formulierte K. Park und R. A. Nye (1991) in einem Review auf Laqueurs (2003 [1990]) Buch. In der BRD äußerte sich früh B. Rang (1986) kritisch zu Thesen „der Herausbildung der Geschlechtscharaktere im 18. und 19. Jh.“ vgl.: Rang, 1986; vgl. für aktuelle Kritiken, mit Fokus auf die Antike: Grundmann, 2006; mit Fokus auf das Mittelalter: Cadden, 1993 S.3; Riha, 2005 S.164ff; mit Fokus auf die Renaissance: Adelman, 1999; Schleiner, 2000; Stolberg, 2003a. R. Schnell (1997) fasste zusam-

Um nicht zu schnell zu dieser These Position zu beziehen, sollen in diesem Kapitel die Aussagen einiger bedeutender, mangels anderer Quellen ausschließlich männlicher Gelehrter, die auf naturphilosophischem, biologischem oder medizinischem Gebiet aktiv waren, prononciert auf Denkweisen zu Geschlecht näher untersucht werden. Dabei ist es notwendig, sich mit ihren anatomischen und physiologischen Vorstellungen zu befassen, aber auch mit ihren Theorien zu Zeugung und Vererbung, da diese bedeutende Auswirkungen auf Ansichten über Gleichheit bzw. Differenz von Geschlecht(ern) hatten.

In diesem Teil werden aus der Antike stammende Betrachtungen von Geschlecht als beispielhaftes Untersuchungsobjekt herangezogen, wie biologisches Geschlecht in ‚der westlichen Welt' gedacht wurde. Ziel der Arbeit und dieses Teils ist es ausdrücklich *nicht*, eine historische Betrachtung von Geschlechtsauffassung über mehrere Tausend Jahre zu verfassen, sondern antike Denkweisen zu Geschlecht als *ein Beispiel* zur Betrachtung der Schwerpunktfragen dieser Arbeit auszuführen. Die Betrachtungen werden unter zwei Blickwinkeln vollzogen:

1) Hinterfragen des biologischen Modells. Inwieweit lässt sich für die Antike von einem konsistenten Geschlechtermodell sprechen? Entspricht dieses in seiner Beschreibung einem „Ein-Geschlechter-Modell", wie es Laqueur formulierte?

Laqueur führte außerdem aus, dass Geschlechtseinordnung gesellschaftlich binär erfolgte. Daraus leitet sich die zweite Frage ab:

2) Sind und ggf. wie sind *antike* gesellschaftliche und biologische Ansichten über Geschlecht verschränkt? Lassen sich beide Modelle voneinander unterscheiden und lässt sich die Vorrangstellung eines Modells herausarbeiten?

Schließlich wird *in Schlaglichtern* das ebenfalls von Laqueur formulierte Fortwirken antiker biologischer Geschlechtermodelle bis in die Renaissance nachvollzogen. Das bedeutet auch, dass anderen Naturphilosophien (bspw. aus dem babylonischen, indischen, arabischen Raum) keine Betrachtung zukommt, sondern lediglich dem Auffinden ‚antiker Lehren' nachgegangen wird. Dies geschieht unter dem Blickpunkt, ob und inwieweit ein radikaler Abbruch der Rezeption ‚antiker Lehren' erfolgt und ob und inwieweit von einem ‚neuen', ‚modernen' Geschlechtermodell die Rede sein kann.

1. Gesellschaftliche Geschlechterverhältnisse in der Antike

Einen einheitlichen Rahmen der Bedeutung von Geschlecht in griechischen und römischen antiken Verhältnissen zu zeichnen ist schon vor dem Hintergrund der zu betrachtenden großen Zeitspannen und der Vielzahl kleiner Stadtstaaten

men, dass sich insbesondere Spezialist/innen des 18. und 19. Jh. im Sinne eines radikalen Bruchs im 18./19. Jh. zwischen zwei verschiedenen Geschlechtermodellen geäußert hätten (Schnell, 1997 S.19).

(Poleis)[3], die, nicht heutigem Staatenverständnis folgend, in ein Griechisches oder Römisches Reich eingeordnet werden, nicht möglich. Wenige und fast ausschließlich männliche Überlieferungen erschweren die Betrachtung der Geschlechterverhältnisse. Dennoch lassen sich dazu einige grundlegende Aussagen treffen, die sich auf das Quellenmaterial einzelner griechischer Poleis stützen (Athen, Sparta, Gortyn[4]). Aus Rom und insbesondere dem erstarkenden Römischen Reich sind mehr Materialien überliefert, die ein umfassenderes Bild ermöglichen.[5]

Im Folgenden wird ein Überblick über die gesellschaftliche Situation von Menschen abhängig von Geschlecht gegeben. Dabei wird zunächst ein Einblick in *griechische und römische Gesellschaftssysteme* gewährt, um nachfolgend in thematischen Untergliederungen einzelne Aspekte – *die Ehe, das antike Frauenbild, mit dem antiken Frauenbild verbundene Stigmatisierungen freier Männer* sowie *geschlechtliche Uneindeutigkeit* – auszuarbeiten.

Griechische und römische Gesellschaftssysteme

Die griechischen Stadtstaaten

Soziale Klassifikationen der Bewohner/innen der Poleis stützten sich hauptsächlich auf deren Landbesitz, Herkunft, Geschlecht und Alter. Der Status von ‚Vollbürgern' beschränkte sich in vielen Poleis auf einen kleinen Kreis von, beruhend auf Grundbesitz, vermögenden Männern. Diese Männer besaßen das Bürgerrecht[6]. Davon abgestuft gab es die Gruppe der weniger wohlhabenden und mit

3 Die Poleis stellten kleine, unabhängige und sich selbst regierende Stadtstaaten im antiken Mittelmeerraum dar. Aus befestigten Höhensiedlungen entstanden, hatten sie sich im 8. Jh. v.u.Z. zu Siedlungen städtischen Charakters entwickelt. Schätzungsweise gab es 700 solcher Stadtstaaten. Die gesellschaftliche Struktur der einzelnen Poleis war räumlich und zeitlich unterschiedlich geprägt. Zunächst herrschten monarchische Organisationsformen vor, die zum Teil von der Herrschaft bedeutender adliger Einzelpersönlichkeiten (Tyrannis) und/oder von Oligarchien (Timokratien oder Demokratien) abgelöst wurden. In den meisten Poleis waren bäuerliche Lebensweisen vorherrschend, obere Schichten begründeten sich auf Landbesitz. In größeren Poleis, wie Athen, spielte Gewerbe und Fernhandel ebenfalls eine bedeutende Rolle.

4 Ebenfalls gebräuchliche Bezeichnung: Gortys.

5 Die Quellenlage ist auch von Polis zu Polis sehr unterschiedlich. So liegt aus Athen recht umfassendes Material vor, wogegen aus Sparta und Gortyn nur wenig, aber gerade für die Geschlechterverhältnisse aufschlussreiche, Materialien zur Verfügung stehen. Zur weiteren Befassung speziell mit der gesellschaftlichen Situation von Frauen in der griechisch-römischen Antike seien empfohlen: Duby, 1993; Pomeroy, 1995 (1975); Powell, 1995; Patterson, 1998; Hartmann, 2007b; auch im 19. Jh. gab es diesbezüglich lesenswerte Ausführungen, bspw.: Jung, 1850.

6 Bürgerrecht wird hier insbesondere im Sinne *öffentlicher politischer Teilhabe und zahlreiche Vorrechte sichernd* verstanden. In neueren Arbeiten zur Frage des Bürgerstatus für Frauen in der athenischen Gesellschaft wird darüber diskutiert, ob – insbesondere wegen der Bedeutung religiöser Handlungen in der athenischen Ge-

weniger Rechten bedachten abhängigen ‚freien Männer', die über kein eigenes Landlos verfügten, auf dem Land Besitzender tätig und gegenüber dem Landbesitzer abgabenpflichtig waren. Erfüllten sie diese Abgabenpflichten nicht, so wurden sie, ihre Ehefrauen und Kinder selbst pfändbar. Von Rechten und einer politischen Mitsprache ausgeschlossen waren Kinder, Frauen, Metök/innen[7] und Sklav/innen[8]. In Athen kam es durch diese Konzentration von Macht und Besitz in den Händen Weniger und infolge sich zuspitzender sozialer Ungleichheiten im 6. Jh. v.u.Z. zu einer Krise mit anhaltendem Bürgerkrieg. Resultat einer Schlichtung durch Solon (athen. Politiker und Dichter, ca. 634-560 v.u.Z.) war neben einer Tilgung der öffentlichen und privaten Schulden die Änderung des Systems der politischen Mitbestimmung. Solon teilte die ‚freien Männer' an Hand des Einkommens in vier Zensusklassen[9]. Nun waren alle Angehörigen dieser Zensusklassen – unabhängig von Landbesitz – Bürger. Die drei oberen Klassen erhielten gemäß ihrem Einkommen Einfluss bei der Besetzung politischer Ämter (hohe Positionen, die Archonten, konnten nur von der obersten Klasse bekleidet werden). Der Einfluss der vierten Klasse (Theten) erschöpfte sich dagegen in der Volksversammlung und den Möglichkeiten der Gerichtsbarkeit. Eine Neuverteilung von Grund und Boden lehnte der Schlichter Solon ab.[10] Kinder, Frauen,

sellschaft, wobei Frauen an diesen beteiligt waren – von einer „kulturellen Bürgerlichkeit" von Frauen gesprochen werden kann; überdies wird ausgeführt, dass die Rolle von Frauen in der klassischen athenischen Polis nicht so beschränkt war, wie lange Zeit angenommen [Schnurr-Redford, 1996; Hartmann, 2007a; Hartmann, 2007b S.54-63, 73-75; Baltrusch, 2007 S.155/156, 163]. Über religiöse Handlungen waren Frauen demnach auch an öffentlicher Meinungsbildung beteiligt, von politischen Entscheidungsprozessen waren Frauen – und darauf wird hier der Fokus gelegt – aber grundsätzlich ausgeschlossen. Einige Möglichkeiten von Frauen werden im Folgenden noch deutlich werden.

7 Metök/innen bezeichneten dauerhaft in einer Polis lebende ‚Fremde'. In Athen bezahlten sie eine spezielle Steuer (metoikion), die ihnen im Gegenzug den Rechtsschutz der Gaststadt einbrachte.

8 Sklaverei war in der griechisch-römischen Antike verbreitet. In Sklaverei geriet man durch Kriegsgefangenschaft, Raub, Geburt im Hause eines Sklavenhalters* oder durch Verschuldung. Sklav/innen waren Eigentum. Mit ihnen konnte weitgehend nach Belieben umgegangen werden. Sklav/innen mussten im Haus, auf den Feldern, in Bergwerken etc. arbeiten, konnten vom Besitzer* verkauft werden und mussten ihrem Besitzer auch sexuelle Dienste leisten. Menschen freier Abstammung, die durch Schulden in die Sklaverei geraten waren, waren vor ausufernder physischer Gewalt des Besitzers teilweise geschützt. Weiterführend: Greenidge, 1958; Finley, 1994 (1960); Osborne, 1995; Fisher, 1995; Lerner, 1995a S.106-134; Oakley, 2000; Hartmann, 2007b S.90-103]. *(Es wird die männliche Bezeichnung verwendet, weil der Mann/Bürger als Vorstand des Hauses und damit als Besitzer von Sklav/innen galt, obgleich auch Frauen von der Arbeit von Sklav/innen profitierten und Sklav/innen schikanierten.)

9 Nach dem Einkommen absteigend geordnet: Pentakosiomedimnen (ernteten jährlich 500 Scheffel Getreide, Wein oder Öl), Hippeis, Zeugiten und Theten (letztere mit weniger als 200 Medimnen jährlichem Ertrag an Getreide, Wein oder Öl; meist Handwerker oder Tagelöhner).

10 Leduc, 1993 S.314.

Metök/innen und Sklav/innen blieben auch nach dieser Reform weiterhin von Bürgerrechten ausgeschlossen.[11] Dies änderte sich auch nicht mit den Reformen des Kleisthenes (athen. Politiker, Ende des 6. Jh. v.u.Z.), mit denen die athenische Staatsordnung weiter demokratisiert und die Grundlagen für die volle Entfaltung der Sklavenhalterdemokratie gelegt wurden.[12] Im Gegensatz zu Athen behielten andere Poleis, wie bspw. Gortyn, die alte Rechtsordnung weitgehend bei: der Besitz von Land begründete den Bürgerstatus (für Männer).[13]

Frauen waren auf Grund des Geschlechts von Bürgerrechten ausgeschlossen. Damit verbunden war ihre Rolle in der Gesellschaft. Mit Ausnahme griechischer Priesterinnen[14] und den z.T. eine Sonderrolle einnehmenden Spartanerinnen[15] waren Frauen in der öffentlich-politischen Sphäre nicht vertreten und blieben in der Regel auf das Hauswesen[16] und auf die Reproduktionsarbeit beschränkt.

---

11 Solon schaffte mit seinen Reformen zwar auch den Selbstverkauf und den Verkauf von Kindern in die Sklaverei ab, akzeptierte aber den Verkauf von unverheirateten Frauen, die nicht mehr jungfräulich waren. Im Kontext der Demokratisierung der athenischen Polis führte Solon auch schärfere Restriktionen für Bürger-Frauen ein, die ihre Teilnahme an Festen, ihre Aussteuer, das Trauern, Essen und Trinken betrafen [Pomeroy, 1995 (1975) S.57].

12 Kleisthenes gliederte mit seinen Reformen 508/07 v.u.Z. den athenischen Stadtstaat neu und unterteilte ihn in zehn Phylen. In jeder Phyle wählten alle Bürger in einer Volksversammlung 50 Vertreter für den Rat, der sich aus 500 Mitgliedern zusammensetzte. Zugang zum Rat hatten nun alle Bürger, die sich kein Verbrechen hatten zu Schulden kommen lassen. Kleisthenes führte die Gleichheit der Bürger vor dem Gesetz ein.

13 Vgl. Leduc, 1993. In Gortyn konnten zwar auch Frauen – etwa durch Erbe – Land besitzen, was aber keinerlei politische Mitsprache begründete. Gortynische Frauen waren insofern freier als Frauen in der athenischen Gesellschaft, als sie besitzen, verwalten und vererben durften. Dennoch unterstand auch die gortynische Frau Agnaten und hatten Töchter geringeren Anteil am Erbe des Vaters als Söhne [Leduc, 1993; Pomeroy, 1995 (1975) S.39-42; Patterson, 1998 S.79-83].

14 Frauen kam in griechischen religiösen Handlungen Bedeutung zu, *vgl. S.48*.

15 Verbunden mit einer (weitgehenden) militärischen Orientierung der männlichen Bevölkerung in der spartanischen Gesellschaft waren Freiräume und Notwendigkeiten für weibliche wirtschaftliche und politische Verantwortungen. So wurde im 4. Jh. v.u.Z. ca. 40 % des Landbesitzes von Frauen verwaltet. Körperliche Ertüchtigung und Bildung galten dem Gebären von gesunden Kindern als förderlich und waren daher Bestandteil der Erziehung von Mädchen. Mädchen wurden erst verheiratet, wenn sie ‚körperlich voll entwickelt' waren. Allerdings galten auch in Sparta die Vormacht von Vater und Ehemann sowie ein die männlichen Nachkommen privilegierendes Erbrecht. Vgl. Schuller, 1985 S.78-86; Hodkinson, 1986; Hodkinson, 2000 S.94-104; Pomeroy, 1995 (1975) S.35-39; Patterson, 1998 S.73-78; Cartledge, 2001 S.91-105, 106-126; Hartmann, 2007b S.38-52.

16 Siehe auch die Begriffsgleichheit zwischen ‚Herdfeuer' und ‚weibliches Geschlecht' in der homerischen Dichtung. Für beides wurde *eschára* (griech.) verwendet [Leduc, 1993 S.270]. Hauswesen bedeutete die Hausarbeit und Kinderbetreuung, sofern diese nicht von Sklav/innen übernommen wurde, sowie auch Erledigungen in der näheren Umgebung des Hauses. Gerade Frauen ärmerer Familien waren aber auch in der Öffentlichkeit auf Märkten, in der Landwirtschaft etc. vertreten. Insofern kann das ‚Haus' nicht als vollständig abgetrennte Sphäre neben

Frauen standen grundsätzlich unter der Vormundschaft und in der vollständigen ökonomischen Abhängigkeit eines Mannes, entweder des Ehemannes oder, wenn dieser nicht anwesend oder verstorben war, des Vaters oder des Bruders.[17] Vor der Willkür des Ehemannes waren sie nur zum Teil – durch Agnaten ihrer Familie (Vater bzw. Bruder) – geschützt. Dies galt insbesondere bei wohlhabendem Elternhaus, da bei einer Scheidung der Ehe die Mitgift wieder an die Familie der Ehefrau zurückzuzahlen war.[18]

Rom und das römische Rechtssystem

Das römische Rechtssystem gestattete es Frauen, in einem beschränktem Umfang Land zu besitzen, selbst zu erben[19], sich am Handel zu beteiligen[20] sowie juristische Angelegenheiten die eigene Person betreffend selbst wahrzunehmen.[21] Auch wurden Frauen Bürgerinnen, wenngleich der Status als Bürgerin[22] keine politi-

einem öffentlichen Raum betrachtete werden. Weiterführend u.a.: Cohen, 1994 (1991), S.70-97; Schnurr-Redford, 1996; Patterson, 1998 S.180-225; vgl. auch: Hartmann, 2007b S.71/72.

17 Von diesem Prinzip gab es wenige Ausnahmen: Wurde in Gortyn (nach dem erlassenen Kodex von etwa 460 v.u.Z.) eine Frau, *die einen Bruder hatte*, von ihrem Vater oder dem Bruder einem Ehemann zur Heirat gegeben, hatte dies für sie zur Folge, dass der Ehemann Herr über die zukünftig geborenen Kinder wurde und allein entscheiden konnte, ob sie aufgezogen oder ausgesetzt werden sollten. Gleichzeitig wurde die Frau mit diesem Akt aber Herrin über sich selbst und ihre Güter. Im Fall einer Scheidung oder Verwitwung gewannen Vater oder Bruder keine Autorität mehr über sie. Zweiter in der damaligen Zeit denkbarer Fall war die Heirat einer Tochter, *die keinen Bruder hatte*. In diesem Fall ergab sich bei Scheidung oder Verwitwung in Gortyn nicht die Freiheit von Agnaten [Leduc, 1993 S.287/88].

18 Zum Komplex vgl. Jung, 1850 S.77-149; Just, 1989 S.26-39, 40-43, 66-68; Foucault, 1989a S.194-210; Leduc, 1993; Lerner, 1995a S.250-262; Pomeroy, 1995 (1975) S.35-42, 57-65, 74, 79-92; Lefkowitz, 1995 (1986) S.89-93.

19 Hingegen konnten Frauen nicht vererben, um das Vermögen in der agnatischen Linie zu belassen [vgl. Hartmann, 2007b S.132/133].

20 In der römische Gesellschaft gab es spezifische Frauenberufe: Ammen, Hebammen, Schauspielerinnen, Walkerinnen, Weberinnen, Schneiderinnen, Wäscherinnen. Frauen waren auch als Wirtinnen tätig, die allerdings einen vergleichbar herabgesetzten Status wie Prostituierte hatten [Thomas, 1993 S.165-168; Pomeroy, 1995 (1975) S.149-153; Foucault, 1989b (1984) S.95-109, 191-240]. In Ausnahmen waren Frauen oberer Schichten auch als Anwältin, Philosophin, Malerin oder Dichterin tätig [Mratschek, 2007; Kunst, 2007 S.251-253]. (Ähnliches lässt sich für die griechische Gesellschaft festhalten: Dort waren Frauen aus ärmeren Familien als Marktschreierinnen, Wirtinnen und in der Landwirtschaft anzutreffen [Schuller, 1985 S.44-77; Just, 1989 S.105-125; Thomas, 1993 S.167/168; Pomeroy, 1995 (1975) S.71-73; Hartmann, 2007b S.71/72]. Vereinzelt findet man im Hellenismus Frauen auch als Königinnen und in anderen öffentlichen Sphären [auch als „Archon“ oder „Magistrat“] [Pomeroy, 1995 (1975) S.120-148].)

21 Thomas, 1993 S.165-168; Pomeroy, 1995 (1975) S.149-153; Foucault, 1989b (1984) S.95-109, 191-240; Hartmann, 2007b S.132/133.

22 Begriff ‚Bürger‘/‚Bürgerin‘: Der Status der Frau als ‚Bürgerin‘ ist unbedingt von dem Status des männlichen ‚Bürgers‘ zu trennen, da sich ihre gesellschaftlichen Rechte und Möglichkeiten stark unterschieden. Diesbezüglich wird hier ‚Bürgerin‘

sche Mitsprache[23] beinhaltete und grundsätzlich weiterhin die Vormundschaft des Vaters, Bruders bzw. Ehemannes festschrieb. Die Rechte des ‚pater familias' (Hausvater: Ehemann bzw. Vater) waren gegenüber seiner Stellung im antiken Griechenland größer: Er hatte in der römischen Gesellschaft bis zu seinem Tod das Recht, über die *Hauskinder* (Frau, eigene Kinder, Sklav/innen) zu entscheiden, was sich im äußersten Fall bis zur Entscheidung über Leben und Tod erstreckte.[24] Eine Befreiung aus dieser Vormundschaft wurde durch Reformen in den Jahren 18 v.u.Z. (lex Iulia de adulteries; lex Iulia de maritandis ordinibus) und 9 u.Z. (lex Papia Poppaea), gekoppelt an Fruchtbarkeit und Zeugungsleistung, möglich: Diese Ehegesetze des Augustus (röm. Politiker, 63 v.u.Z. – 14 u.Z.), die auf eine Verbesserung der sittlichen Verhältnisse der oberen Schichten und eine Erhöhung der Kinderzahl abzielten,[25] erlegten der Ehefrau Strafen für Ehebruch und unsittsames Verhalten auf, sahen das Verbot der Ehe mit Angehörigen missachteter Personengruppen vor und erlegten Ehegebote für Männer zwischen 25 und 60 und für Frauen zwischen 20 und 50 Jahren auf. Sie ermöglichten es aber freigeborenen Frauen, die drei Kinder bzw. freigelassenen Frauen, die vier Kinder geboren hatten, von ihren Agnaten/Vormündern unabhängig zu werden.[26] Einer Sklavin, die drei Kinder geboren hatte, wurde die Freiheit versprochen. Größere Bedeutung erlangte auch die Kopplung ehelicher Nachkommen an den Status des Vaters – aber unehelicher an den mütterlichen Status. Eine freigelassene Sklavin brachte ein freies Kind zur Welt und einen Bürger bzw. eine Bürgerin, falls sie Freigelassene eines Patrons mit Bürgerrecht war. Eine Freigeborene, die während der Schwangerschaft zur Sklavin geworden war, brachte hingegen eine Sklav/in zur Welt. Dabei war der Status der Frau zum Zeitpunkt der Geburt entscheidend.[27]

---

nicht als weibliches Gegenstück zu ‚Bürger' verwendet, sondern wird die Differenzierung zwischen Stati und Begrifflichkeiten explizit vorgenommen.

23 Die politischen Möglichkeiten von Frauen waren beschränkt. Lediglich als Vermittlerinnen zwischen Herrschenden, die Einwirkung auf einflussreiche (Ehe)männer und über die Bereitstellung von finanziellen Mitteln (bspw. zur Bezahlung von Lösegeldern oder zur militärischen Ausrüstung) konnten Frauen aus wohlhabenden und einflussreichen Elternhäusern oder selbst zu finanziellem Wohlstand gekommene Frauen politischen Einfluss ausüben [Pomeroy, 1995 (1975) S.176-189; Lefkowitz, 1995 (1986) S.97-114].

24 Pomeroy, 1995 (1975) S.150-162; auch: Jung, 1850 S.150-158.

25 Schuller, 1992 S.71; Pomeroy, 1995 (1975) S.161; auch: Jung, 1850 S.159-180.

26 Richlin, 1981 S.379-382; Schuller, 1992 S.71; Thomas, 1993 S.143; Rousselle, 1993 S.348; Pomeroy, 1995 (1975) S.159-161.

27 Thomas, 1993 S.152/153. Diese Regelungen bezogen sich im Wesentlichen auf Rom selbst. Es ist darauf zu verweisen, dass bis zum 2. Jh. u.Z. nur wenige Menschen im Römischen Reich Bürgerrechte innehatten. Aber auch ab dem 3. Jh. werden sich die Regelungen für viele Lebensbereiche eher am Ortsrecht orientiert haben; für Ägypten sind bspw. von den angeführten abweichende Heirats- und Scheidungsbestimmungen in Eheverträgen nachlesbar [Rousselle, 1989 (1983) S.139/40].

Die Ehe

Die Ehe stellte in der griechisch-römischen Antike ein bedeutendes soziales, nur zum Teil legislatives Moment[28] dar, das seine wesentliche Funktion in der Begründung legitimen Nachwuchses fand und dazu diente, den Reichtum der Familien der oberen Klassen zu mehren.[29] Die Mitgift, die von der Verwandtschaft der Ehefrau unter die Verwaltung des Ehemannes gestellt wurde, wurde gewinnbringend und ertragreich angelegt. Sie ging später auf die gemeinsamen Kinder über oder fiel im Fall der Scheidung oder Verwitwung an die Familie mütterlicherseits zurück.[30] Die entscheidende Gewalt innerhalb der Ehe hatte der Ehemann. Er war Vormund der Ehefrau und der Kinder und hatte in allen Fragen, die Besitz und Familie betrafen, letzte und meist alleinige Entscheidungsbefugnis. Er musste den Nachwuchs nach der Geburt als legitim anerkennen, womit er einerseits die Erbfolge begründete und andererseits den Rechtsstatus des Kindes als Kind eines Bürgers und seiner Ehefrau festlegte. Auch hatte der Ehemann das Recht zu entscheiden, ob ein neugeborenes Kind aufgezogen oder ausgesetzt wurde. Illegitimer Nachwuchs, der durch unehelichen Sexualverkehr[31] gezeugt wurde, folgte

---

28 Im Athen der klassischen Zeit waren Heirat und Ehe nicht per Gesetz definiert oder geregelt. Ehen wurden weder zertifiziert noch registriert. Gesetze regelten lediglich einige Teilbereiche ehelicher Beziehungen, wie bspw. Erbfragen. Öffentlich wurden Ehen durch Verlobung und die Anwesenheit von Verwandten, Freund/innen und Nachbarn bei der Hochzeits-Zeremonie [Foucault, 1989b S.98-109; Patterson, 1998 S.108-114; Hartmann, 2002 S.46-51, 76-97, 130/131; Hartmann, 2007a S.38/39; Hartmann, 2007b S.67]. Im römischen Rechtssystem wurde das legislative Moment bei Ehen erheblich erweitert, sie blieben aber weiterhin in erster Linie eine soziale Angelegenheit [Foucault, 1989b S.98-109; Hartmann, 2007b S.134/135].

29 Dies beschrieben Leduc (1993) für die klassische Epoche der athenischen Gesellschaft und Pomeroy (1995 [1975]) für die hellenistische Epoche und die römische Gesellschaft; vgl. auch: Hartmann, 2007b S.136, 138/139.

30 Leduc, 1993 S.309; Pomeroy, 1995 (1975) S.155-157; Hartmann, 2002 S.99-105; Hartmann, 2007b S.138/139.

31 Bei Männern wurde außerehelicher Sexualverkehr nicht bestraft und war verbreitet. Eine Frau konnte sich vor einem Mann, der außerehelichen Sexualverkehr suchte, nur schützen, indem im Ehevertrag durch den Vater für diesen Fall finanzielle Strafen angedroht wurden. Für Frauen war außerehelicher Sexualverkehr nach den augusteischen Gesetzen (römische Antike) weitreichend strafbar. So erhielt der Vater der Frau das Recht, sofern er sie mit einem anderen Mann als ihrem Ehemann *in flagranti* erwischte, beide zu töten. Der Ehemann der Frau *durfte* in einem solchen Fall immerhin den anderen Mann töten. Innerhalb von 60 Tagen *musste* ein solcher ‚Ehebruch' durch Ehemann oder Vater zur Anzeige gebracht werden. Der Ehemann *musste* die Ehefrau förmlich (vor Zeugen) verstoßen, das Fortsetzen der Ehe war ausgeschlossen. Erfolgte keine Anzeige und kein Verstoßen, so machten sich auch Vater und Ehemann strafbar, wenn innerhalb von weiteren vier Monaten jemand anders (bspw. ein Nachbar) den ‚Ehebruch' zur Anzeige brachte. ‚Ehebruch' der Frau mit einer anderen Frau war gesetzlich nicht vorgesehen. Vgl. Richlin, 1981 S.379-382; Schuller, 1992 S.71; Thomas, 1993 S.143; Rousselle, 1989 (1983) S.111-147 und 1993 S.348; Pomeroy, 1995 (1975) S.159-161. Ob Tötung eine (le-

demgegenüber nicht dem Rechtsstatus des Mannes, sondern dem der Frau. So waren die Kinder von verheirateten Männern mit einer Konkubine oder einer Sklavin nicht erbberechtigt – und männliche illegitime Kinder erlangten nicht den Bürgerstatus.[32]

Das antike Frauenbild

„Antike Frauen konnten sicher mutig, aber nicht wirklich unabhängig sein."[33]

Der Mann galt als vollkommenes Modell des Menschen. Die freie Frau oder Bürgerin erfuhr davon in der Antike eine deutliche Abgrenzung. Sie wurde als minderwertig betrachtet. Sie galt gegenüber dem Mann als minderwertig auf Grund zugeschriebener körperlicher Konstitution, ‚natürlicher' Inferiorität, mangelnder geistiger Leistungsfähigkeit und Empfänglichkeit für Sex- und Alkoholexzesse.[34] Die Minderwertigkeit galt als angeboren und unabänderlich und wurde

---

gitime) Sanktionsmöglichkeit des Ehemannes für außerehelichen Sexualverkehr einer verheirateten Frau im antiken Athen war, ist nicht bekannt [Cohen, 1994 (1991) S.98-132, 133-170]; E. Hartmann (2007b) führte aus, dass ein *in flagranti* ertappter Ehebrecher auch in Athen auf der Stelle getötete werden konnte [Hartmann, 2007b S.50]. In Athen wurde nach einem ‚Ehebruch' durch die Ehefrau, die Ehefrau von ihrem Mann verstoßen. Gesellschaftlich wurde sie von religiösen Orten ausgeschlossen [Foucault, 1989a (1984) S.181-193; Lefkowitz, 1995 (1986) S.87; Patterson, 1998 S.114-121]. In Sparta war außerehelicher Sexualverkehr auch von Frauen nicht so strikt sanktioniert, wobei – wie E. Hartmann (2007b) ausführt – dies nicht als sexuelle Freizügigkeit oder Selbstbestimmung der Frau missverstanden werden sollte, vielmehr stellte es (ggf. nachdem ein Mann die Zustimmung des Ehemannes der Frau eingeholt hatte) eine an angenommener Gebäreigenschaft orientierte Bestimmung über die Sexualität von Frauen dar [Lefkowitz, 1995 (1986) S.85-90; Lerner, 1995a S.252, Pomeroy, 1995 (1975) S.35-39, 86-88; Hartmann, 2007b S.49].

32 Das stellte den Regelfall dar [Just, 1989 S.40-75; Thomas, 1993 S.144/45; Leduc, 1993 S.304; Ogden, 1995 S.219-244]. Der ‚freie Mann' hatte allerdings auch die Möglichkeit, die Kinder mit einer Konkubine oder Sklavin als legitime Kinder seiner Ehefrau anzuerkennen. Er konnte Kinder freier oder unfreier Eltern adoptieren, für die er dann als leiblicher Vater galt und die damit den Status von Kindern eines Bürgers erlangten [Thomas, 1993 S.159f; Leduc, 1993 S.312; Hartmann, 2002 S.102/103; Hartmann, 2007b S.69]. In Athen wurde seit den Reformen von Kleisthenes mit dem Heiratsvertrag eines Mädchens bzw. der Einschreibung eines Jungen in die Liste des Demos deren bürgerliche Abkunft gegenüber der Polis erklärt. Zuvor und in anderen Poleis wurde das Bürgerrecht hingegen vermutlich durch den rechtmäßig verheirateten Vater und die Bezeugung durch die Vätergeneration verliehen [Leduc, 1993 S.304/305, 320; Ogden, 1995 S.219-244]. Mit einem 451 v.u.Z. von Perikles eingeführten Gesetz wurde der Status des athenischen Bürgers nicht mehr nur an den ‚bürgerlichen' Status des Vaters, sondern an die ‚bürgerliche Abstammung' beider Eltern gekoppelt. Menschen, auf die dies nicht zutraf, wurden rechtlich schlechter gestellt [Pomeroy, 1995 (1975) S.65-68; Ogden, 1995 S.226-228; Hartmann, 2002 S.53/54; Hartmann, 2007b S.68/69, 101].

33 Lefkowitz, 1995 (1986) S.97.

34 U.a. Just, 1989 S.153-169; S.188-191; Dean-Jones, 1992.

als Begründung angeführt, um Frauen die Rechtsfähigkeit zu verweigern und sie dauerhaft männlichen Vormündern zu unterstellen.[35] Auch Platons (427-347 v.u.Z.) Appelle gegen Unwissenheit[36] und Benachteiligung der Frauen, vermochten daran nichts zu ändern.[37] Von gesellschaftlichen und wissenschaftlichen Tätigkeiten blieben Frauen, bei wenigen Ausnahmen,[38] ausgeschlossen. Die Rolle der Ehefrauen erschöpfte sich nahezu vollständig im Haushalt und bei der Kinderbetreuung. Ihrer Fruchtbarkeit und Zeugungsleistung sowie ihrer außerehelichen Keuschheit wurde besondere Aufmerksamkeit gezollt.[39] Dem gegenüber wurde nicht verheirateten Frauen (Konkubinen, Hetären, Sklavinnen) ihre

35 U.a. Carson, 1990 S.158-164. E. Hartmann (2007a) stellte in ihren Betrachtungen für das antike Athen ebenfalls die rechtliche Beschränkung von Frauen heraus, merkte allerdings an, dass es rechtlich lediglich wichtig für Frauen gewesen sei, einen männlichen „Fürsprecher“ zu haben, der nicht unbedingt Vater, Bruder oder Ehemann sein musste. Einige eigene Angelegenheiten konnten Frauen rechtlich selbst anstoßen, u.a. Scheidung. Zudem stellte Hartmann klar, dass die gesellschaftliche Ordnung Athens eher sozial als rechtlich normiert war. Gesetze wurden nur bei Bedarf erlassen, ansonsten galten soziale Regulationsmechanismen [Hartmann, 2007a S.38/39, 46ff].

36 Frauen konnten im Regelfall nicht lesen und schreiben. Nur in Ausnahmefällen erhielten sie darin (Privat)unterricht. Männer konnten dagegen teilweise schreiben, wobei auch unter ihnen Analphabetismus verbreitet war. Erst in der hellenistischen Epoche und aus dem Römischen Reich liegen Hinweise auf das Unterrichten von Mädchen vor, wobei ihnen höherer Unterricht vorenthalten blieb. Vgl. Cole, 1981.

37 In *„Der Staat“* thematisierte Platon die Beschränktheit der gesellschaftlichen Möglichkeiten von Frauen und insbesondere ihre Unwissenheit. Er sah für Frauen und Männer im gleichen Maße Unterricht als notwendig an – einerseits, damit Frauen den Nachwuchs richtig erziehen könnten [Platon, *Politeia* II, 377 (vgl. Platon A, 2004 (1923), Band V S.76f)], andererseits, damit Frauen wie Männer sich entsprechend ihren individuellen Fähigkeiten in die Gesellschaft einbringen könnten [Platon, *Politeia* V, 449ff (vgl. Platon A, 2004 [1923], Band V S.175ff)]. Platon betrachtete Frauen und Männer bezüglich der „Wächtertätigkeit“ im Staat als gleichrangig, gleichwohl postulierte auch er, dass das männliche Geschlecht dem weiblichen in allen Belangen überlegen sei [ebd. V, 455 (vgl. S.184)] – und eine Gleichberechtigung in den Tätigkeiten das natürliche Verhältnis des männlichen und weiblichen Geschlechtes nicht in Frage stelle [ebd. V, 466 (vgl. S.201)]. Vgl. Bluestone, 1987; Saunders, 1995; Föllinger, 1996 S.56-117; Heinz, 2002.

38 Für die griechische Philosophin Hipparchia vgl.: Hartmann (U.), 2007; für Ausnahmen für die römische Zeit vgl.: Mratschek, 2007; Kunst, 2007 S.251-253.

39 Eine Abweichung von diesen Rollen bspw. durch die Einnahme einer dominanten Position im Haushalt und in der Familie oder durch ein häufiges Sichtbarsein in der Öffentlichkeit (vor den Wechseljahren bzw. vor einem hohen Alter [Bremmer, 1987; Baltrusch, 2007 S.153-155]) galt für die Frau als schändlich und bedrohte auch die ehrbare Position des Ehemannes, Vaters und der ganzen Familie [Rousselle, 1989 (1983); Cohen, 1994 (1991); Lefkowitz, 1995 (1986); Patterson, 1998]. Das Einnehmen der dominanten, aktiven, penetrierenden Rollen durch die Frau im Sexualverkehr galt für die Frau als schändlich und medizinisch als behandlungsbedürftig [Dover, 1978 S.171-184; Veyne, 1984 (1982) S.47; Brooten, 1996; Hallett, 1997 S.255-273; Parker, 1997 S.58/59; Karras, 2000; Brisson, 2002 S.67-71; Kunst, 2007 S.254/255].

Aufgabe (insbesondere) bei der Befriedigung sexueller Bedürfnisse der freien Männer und in der Arbeit in deren Besitztümern zugeschrieben.[40] Mehr Möglichkeiten für Ehefrauen ergaben sich nur dann, wenn der Ehemann ihnen Freiheiten gewährte; wenn ihre Rechte gestärkt wurden, indem sie an einen Mann verheiratet wurden, der mit in ihr Haus zog; wenn sie sich in einigen Poleis scheiden lassen konnten bzw. verwitweten und nicht mehr der Vormundschaft von Vater oder Bruder unterstellt wurden (bspw. teilweise in Gortyn); oder wenn sie ihre gesetzlich im römischen Recht geforderte Zeugungsleistung erfüllt hatten und sich damit aus der Vormundschaft ihrer Agnaten befreiten. Im späten Weströmischen Reich kam für einige Frauen die Option hinzu, nicht zu heiraten, stattdessen ein keusches, restriktives Leben christlicher Religion zu führen.[41] Einfluss hatten auch militärische Auseinandersetzungen, die die weitgehende Abwesenheit von (freien) Männern bedingten. Frei waren Frauen dennoch nie. So konnten sie selbst nach den verschiedenen Reformen, denen das römische Recht unterzogen wurde, viele Geschäfte und die behördlichen Vorgänge nur mit einem männlichen Vormund regeln, den sie sich – bei Freiheit von Agnaten – selbst suchen konnten.

Nur die Beschränkungen zu betrachten wäre indes zu kurz gegriffen. So zeigt sich auch für das Frauen gegenüber restriktive Athen, dass Frauen keineswegs vollständig aus dem öffentlichen Bereich verdrängt waren.[42] Zum einen war auch das Haus ein Bereich, in dem diskutiert und Politik gemacht wurde. Gerade Frauen aus der Oberschicht konnten mit einigem Geschick die Entscheidungsfin-

40 Schuller, 1985 S.52/53; Foucault, 1989a (1984) S.181-193; Foucault, 1989b (1984) S.191-214; Leduc, 1993 S.304; Pomeroy, 1995 (1975) S.88-92; Neils, 2000; Hartmann, 2002 S.133-235; Hartmann, 2007b S.90-103. Diese Frauen waren den willkürlichen Anforderungen ihrer Besitzer auch in Bezug auf Sexualität ausgeliefert (Sklavinnen), befanden sich in einem minder angesehenem Status (Hetären) oder waren ständig in Gefahr, in einen solchen (und dies nicht abhängig von eigenem Zutun) abzusinken (Konkubinen). Konkubinen waren im Sexualverkehr wie die Ehefrauen auf einen Mann beschränkt, erlangten aber nicht den ‚gesicherten Status' der Ehefrau. Hetären und Konkubinen konnten auch weitgehende finanzielle Unabhängigkeit erlangen; abgesehen von solchen Ausnahmen blieben sie einem Mann vollständig ausgeliefert (auch wenn dieser sie freigelassen oder freigekauft hatte) und waren, sobald dieser Mann das Interesse an ihnen verlor, in ihrer Existenz bedroht.

41 Eine vollkommene Aufopferung für christlichen Glauben, eine unbedingte Liebe zum Gott der Christ/innen und eine darauf begründete Enthaltsamkeit von Sexualverkehr ermöglichten dies. Allerdings wurden Christ/innen verfolgt. Erst durch ein Edikt von Konstantin dem Großen aus dem Jahr 313 u.Z. wurden Christ/innen in der Ausübung ihrer Religion frei. 320 u.Z. stellte Konstantin der Große im Zöllibat lebende Frauen und Männer verheirateten Personen gleich, womit die Rechte des *pater familias* beschränkt wurden und dieser nicht mehr in allen Fällen Frauen zur Heirat zwingen konnte [Drijvers, 1987 S.241-273]. Vgl. Rousselle, 1989 (1983); Foucault, 1984 (1982); Foucault, 1989b (1984); Stahlmann, 1997.

42 Ausführlich zur Bewegungsfreiheit von Frauen im klassischen Athen: Schnurr-Redford, 1996.

dung ihrer Ehemänner gezielt beeinflussen.[43] Zum anderen waren Frauen der unteren, ärmeren Schichten in den Tätigkeitsbereich ihrer Männer (bspw. Handel oder Landwirtschaft) einbezogen, um das eigene Überleben und das der Familie zu sichern;[44] auch Frauen materiell besser gestellter Familien waren durchaus in der Öffentlichkeit anzutreffen.[45] In griechischen religiösen Handlungen hatten Frauen größere Bedeutung. Neben der Verehrung von Göttinnen gab es Prophetinnen und Priesterinnen. Weibliche Priesterinnen waren in ihren Rechten männlichen Priestern nahezu gleichgestellt. Allerdings waren Frauen in religiösen Handlungen im Wesentlichen auf Hochzeitsrituale, Fruchtbarkeit (im Sinne von Fortpflanzung) und Geburt beschränkt. Auch wurden Priesterinnen nur von Bürgern (ausschließlich Männern) gewählt, wobei Tugendhaftigkeit und Ehrbarkeit von Ehefrauen bzw. Jungfräulichkeit und ‚weibliche Wildheit' (im Sinne eines in der Antike verbreiteten Mythos ‚der Wilden', die noch gezähmt werden müsse)[46] als wahlentscheidend galten. In römischen Kulten und römischen religiösen Handlungen nahmen Frauen eine demgegenüber noch untergeordnetere, wenn auch unverzichtbare, Position ein.[47] In der griechischen Komödie waren Frauen als handelnde Personen (die aber von Männern gespielt wurden)[48] und als Zuschauerinnen (wenn auch auf schlechten und hinteren Plätzen) vertreten und wurde auch die gesellschaftliche Situation von Frauen thematisiert.[49] Politisch unmittelbar konnten Frauen dagegen nur in Ausnahmefällen aktiv sein – und nur unter Einsatz des Lebens, wenn sie es nicht wenigstens zum Schein für einen männlichen Verwandten taten.[50] Trotz dieser Ausschlüsse und Restriktionen sind für das republikanische Rom politisch aktive Frauen der Oberschicht nachgewiesen[51] sowie mehrere größere Demonstrationen der wohlhabendsten Frauen belegt,[52] die eine aktive Teilnahme von Frauen am politischen Leben bezeugen.

43 Pomeroy, 1995 (1975) S.176-189; Lefkowitz, 1995 (1986) S.92/93, 97-114; vgl.: Kunst, 2007 S.251-253; Hartmann, 2007b S.147-157.

44 Cohen, 1994 (1991) S.70-97, 150-54; Lefkowitz, 1995 (1986) S.94; Pomeroy, 1995 (1975) S.190-204; Schnurr-Redford, 1996; Hartmann, 2007b S.71/72.

45 U.a.: Schnurr-Redford, 1996; Hartmann, 2007b S.71-77.

46 U.a. Carson, 1990 S.143-144.

47 Weiterführend zur Rolle von Frauen in der griechischen und römischen Religion: Zaidmann, 1993 S.376ff; Scheid, 1993 S.417ff; Pomeroy, 1995 (1975) S.75-78, 205-226; Hartmann, 2007b S.53-63, 124-130.

48 Vgl. Hartmann, 2007b S.86.

49 Just, 1989 S.105-152; Schuller, 1985 S.24-77, 107-126.

50 Lefkowitz, 1995 (1986) S.97.

51 Vgl. u.a. Hemelrijk, 1987 S.217-240. Zu rechtlichem, militärischem, politischem Engagement von Frauen (der Elite) seit Ende der römischen Republik vgl.: Kunst, 2007 S.251-253; Hartmann, 2007b S.147-157.

52 Hemelrijk, 1987 S.217-240. Mehrere Hundert der wohlhabendsten Frauen protestierten bspw. gegen vorgesehene Beschränkungen ihres luxuriösen Lebensstils oder dagegen, ein Teil ihres Vermögen zur Finanzierung eines Krieges/Bürgerkrieges heranzuziehen. Die belegten Proteste verliefen friedlich und waren weitgehend erfolgreich.

Der ‚weibische Mann' – Stigmatisierungen von freien Männern vor dem Hintergrund des antiken Frauenbildes

Das antike gesellschaftliche Bild der Frau war keineswegs nur problematisch für Frauen, sondern für all diejenigen Menschen, die nicht den moralischen und körperlichen Anforderungen der antiken Gesellschaften entsprachen.

An die Rolle als Mann (in Bezug auf Bürger) waren enge Verhaltensmaßregeln gekoppelt. Die Superiorität des Mannes bedeutete intensive moralische Anforderungen an das Individuum. Konnten diese nicht erfüllt werden, vollzog sich ein gesellschaftlicher Abstieg in Unehre und Schande. Als ‚Herrschen', ‚Beherrschen' und ‚Selbstbeherrschung' lassen sich die wesentlichen Anforderungen zusammenfassen.[53] ‚Herrschen' und ‚Beherrschen' bedeutete zunächst, den eigenen Haushalt, die eigene Familie ‚im Griff' zu haben, was insbesondere Sklav/innen, Frauen und Kinder mit einbezog. Für einen Mann galt es als ehrenhaft, viel Zeit im öffentlichen, politischen Leben zu verbringen, dagegen als unehrenhaft, zu viel Zeit im Haushalt zuzubringen. Von einem geordneten Haushalt ausgehend war auch die Einnahme einer ‚herrschenden' gesellschaftlichen Position möglich. Als Tugend, ohne die der Mann gesellschaftliche Positionen einbüßte und auch die ‚Beherrschung' des Haushalts in Frage gestellt wurde, galt die ‚Selbstbeherrschung'. Bedürfnisse, wie Essen, Trinken, Leidenschaft, Sexualität oder Schlaf musste er stets unter Kontrolle haben und an den moralischen Vorstellungen von Mäßigung orientieren. Exzesse waren nicht statthaft. Besonders deutlich wird dies am Beispiel von Leidenschaft und Sexualität: Im Sexualverhalten durfte nie der Eindruck aufkommen, dass sich der Mann unterordnete. Das galt sowohl bei anders- als auch bei gleichgeschlechtlichen Kontakten. So galt es durchaus als statthaft, Leidenschaft und Begehren für einen Menschen zu empfinden, aber selbst psychisch (sobald dies öffentlich wurde) durfte dies nicht ausufern. Einem Mann, der zu häufigen Sexualverkehr suchte, sich prostituierte oder unterordnende, passive, penetrierte Rollen im Sexualverkehr[54] einnahm,

---

53 Vgl. insbesondere Foucaults *„Geschichte der Sexualität"* (drei Bände: 1983 [frz. 1976], 1989a [frz. 1984], 1989b [frz. 1984]). Sie ist weniger als Werk zu Geschichte oder Sexualität zu lesen. Foucaults Interesse galt vielmehr Fragen der Disziplinierung und Selbstdisziplinierung, hier am Beispiel der Sexualität [u.a. Foucault, 1977 (frz. 1975); Foucault, 1983 (frz. 1976); Berard, 1999].

54 Ausnahme war in der griechischen Antike Sexualverkehr von jungen Männern (ab dem einsetzenden Bartwuchs, Epheben) mit (meist) unwesentlich älteren Männern in den Zwanzigern (Bei Platon liest sich das folgendermaßen: „Denn sie lieben nicht Kinder, sondern solche, die schon anfangen, Geist zu hegen. Das trifft etwa zusammen mit dem Keimen des Bartes." [Platon, *Das Gastmahl (Symposion)*, 181 (vgl. Platon D, 1979 S.44); vgl. zur Einordnung: Hildebrandt, 1959 S.185-208, 189/190]; die Ausführungen in Platons „Alkibiades I" stehen dieser Ausführung nicht im Wege [vgl. Platon, *Alkibiades der Erste*, 103ff (vgl. Platon C, 2004 [1922], Band III S.149ff); vgl. Hildebrandt, 1959 S.159-162].) Der Ephebe konnte in einer solchen Beziehung bis zu einem gewissen Maß eine passive Rolle einnehmen. Dennoch waren auch Konventionen nötig, den jungen Partner vor dem Stigma der

drohte der Verlust seines ehrbaren Status. In diesen Fällen galt er als ‚weibischer Mann' – als nicht Herr seiner selbst, als von anderen Menschen beherrscht, als physisch und psychisch schwach – wie es in antiken Schriften der Frau zugeordnet wurde. Dies hatte in der athenischen Demokratie gesetzlich eine Aberkennung politischer Mitwirkungsrechte zur Folge und moralisch ungleich weitreichendere Auswirkungen. Es galt für einen Mann zu verhindern, als effimiert zu gelten, was sich u.a. auch auf Verhalten und Kleidung auswirkte.[55]

Hingegen hatten Menschen, die nicht den bürgerlichen Status innehatten, unabhängig von ihrer körperlichen Konstitution nicht die legale Möglichkeit, den *Status des Mannes* zu erlangen. Insofern galt für sie das absolute Verbot, penetriert zu werden, und der Zwang zur Beherrschung nicht. Die Geschlechterrolle ‚Mann' mit ihren Anforderungen des Herrschens, Beherrschens und Selbstbeherrschens blieb einem kleinen Kreis Privilegierter vorbehalten.[56]

Geschlechtliche Uneindeutigkeit, Hermaphroditismus

Menschen mit anatomisch nicht einzuordnenden Geschlechtsmerkmalen waren sowohl in der griechischen, als auch in der römischen Antike bekannt. In der griechischen Antike wurden Hermaphroditen als ‚Unglück und Unheil' bringend angesehen. Hermaphroditen wurden im Kindesalter ausgesetzt oder ertränkt, Erwachsene getötet. Im Gegensatz dazu stand ein religiöser Kult, der sich seit etwa dem 4. Jh. v.u.Z. von Zypern kommend im antiken Griechenland ausbreitete und in dem Hermaphroditos (einem mystischen zwittrigen Wesen)[57] Ehrerbietung entgegengebracht wurde.[58]

Effimiertheit zu schützen [vgl. u.a. Foucault, 2007 (1984) S.195-200]. Analverkehr wird vermutlich problematisch gewesen sein [vgl. Foucault, 2007 (1984) S.195-200; Foucault, 1989a (1984) S.235-310; Winkler, 1990 S.53ff]; als erniedrigend wurde Fellatio betrachtet [vgl. Veyne, 1984 (1982) S.44/45; Brisson, 2002 S.67]. In der römischen Antike nahmen Sklav/innen die passive Position ein, für Bürger war Passivität im Sexualverkehr schändlich: „In dieser Welt wurde nicht nach Geschlechtern – Liebe zu Frauen oder Liebe zu jungen Männern – klassifiziert, sondern nach Aktivität oder Passivität: Aktiv sein hieß Mann sein, gleichgültig, welches Geschlecht der als passiv angesehene Partner besaß." [Veyne, 1984 (1982) S.43]

55 Für diesen Komplex: Dover, 1978; Veyne, 1984 (1982); Foucault, 1989a (1984) S.194-210, 235-310; Rousselle, 1989 S.13-38; Winkler, 1990 S.17-44, 45-70; Halperin, 1990; Cohen, 1994 (1991) S.70-97, 171-202; Dean-Jones, 1992; Sichtermann, 1993; Walters, 1997; Parker, 1997; Fox, 1998; Sissa, 1999; Zeitlin, 1999; Sutton, 2000; Karras, 2000; Brisson, 2002 S.61-71.

56 U.a. Walters, 1997.

57 Hermaphroditos war in der griechischen Sage der schöne Sohn der Göttin Aphrodite und des Gottes Hermes. Als Hermaphroditos die Liebe der Nymphe der Quelle Salmakis bei Halikarnassos nicht erwiderte, vereinigte sie sich mit ihm zu einem zweigeschlechtlichen Wesen [Irmscher, 1999; Brisson, 2002 S.42-60].

58 Delcourt, 1961 (1956) S.43-67; Thomas, 1993 S.108; Brisson, 2002 S.7-40, 72-114; Neumann, 2008 S.47-51. Vgl. zu antiken Mythologien und deren verschiedenen

Auch für das römische Gebiet sind Tötungen von Neugeborenen und Kleinkindern mit mehrdeutigen (oder ‚missgestalteten', wie man sich ausdrückte) Genitalien, im Glauben, dass sie ein nahendes Unheil ankündigen würden, überliefert. Sie wurden ins Meer oder einen Fluss geworfen.[59] Allerdings traten in der römischen Antike rechtliche Aspekte deutlicher hervor, die auch geschlechtliche Mehrdeutigkeiten eines Menschen zur Ausübung von Rechten klärten. Prominent war die Frage, ob man Bürger *oder* Bürgerin mit entsprechenden Möglichkeiten und Beschränkungen sein durfte. Die Entscheidung erfolgte im römischen Recht binär: „Bei einem Zwitter fragt sich, welchem Geschlecht er gleichzusetzen sei. Ich glaube eher demjenigen, das bei ihm überwiegt".[60] „Ob ein Zwitter zur Testamentserrichtung (als Zeuge) hinzugezogen werden kann, richtet sich nach dem Geschlecht, dessen Begierden sich in ihm regen."[61] Die Möglichkeit weiterer Geschlechter (bspw. eines dritten Geschlechts) war, wenn man sich auch zu einer Betrachtung solcher Fälle genötigt sah, rechtlich nicht zugelassen.[62] Die Zuweisung erfolgte auf Grund von körperlichen Merkmalen entweder zu ‚männlich' oder zu ‚weiblich'. Diese körperliche Zuweisungspraxis, die sich sicherlich von Fall zu Fall unterschiedlich vollzog, lässt die rechtliche Bedeutung von Geschlecht deutlicher hervortreten und macht gleichzeitig eine Kopplung zwischen gesellschaftlichem Status und körperlichen Alltagsvorstellungen deutlich. Entgegen der ‚Potenz', die Hermaphroditen beweisen mussten, um rechtlich als Männer zu gelten, wurden impotente Männer, bei denen keine Frage der Eindeutigkeit ihres Geschlechts aufkam, oder die (‚natürlich') ihre Zeugungskraft eingebüßt hatten, wie Männer behandelt.[63]

Auslegungen sowie zum gesellschaftlichen Umgang mit Menschen mit als ‚uneindeutig' betrachteten Geschlechtsmerkmalen prägnant: Groneberg, 2008 S.93-102, 108-110.

59 Brisson, 2002 S.24-29; vgl. auch: Laurent, 1896 S.127; Wacke, 1989 S.876-878; Kunst, 2007 S.250/251; Neumann, 2008 S.47-51; Groneberg, 2008 S.108-110.

60 *Ulpianus (röm. Jurist, 2./3. Jh. u.Z.)*, nach Wacke, 1989 S.879/880; vgl.: Duncker, 2003 S.261; Thomas, 1993 S.107; Laurent, 1896 S.129/130.

61 *Paulus (röm. Jurist, 2./3. Jh. u.Z.)*, nach Wacke, 1989 S.881; vgl. Duncker, 2003 S.261. Thomas (1993) deutete dies in dem Sinne, dass die Geschlechtsorgane in erregtem Zustand vorgeführt werden müssten [Thomas, 1993 S.107].

62 Vgl. Duncker, 2003 S.261/262.

63 Wacke, 1989 S.880; Thomas, 1993 S.151. Zeugungsunfähigkeit, Impotenz wurde rechtlich für Bürger problematisiert. Impotente Männer konnten nach römischem Recht u.a. heiraten, Kinder adoptieren und die von ihrer Ehefrau geborenen Kinder als ihre rechtmäßigen, erbberechtigten eigenen Kinder anerkennen. Nach Wacke (1989) konnten künstlich kastrierte Männer (Bürger) dies nicht. Im Gegensatz zu Wacke führte Thomas (1993) aus, dass *spado* (lat.) sowohl den impotenten Mann als auch den Eunuchen bezeichnete – und traf Thomas zwischen ihnen keine Unterscheidung.

2. Biologisches und medizinisches Geschlecht in der Antike

Im Folgenden wird der Frage nachgegangen werden, wie Geschlecht naturphilosophisch, biologisch und medizinisch gedacht wurde und welche Praxen sich daraus ergaben. Dabei ist im Voraus auch hier zu bemerken, dass ausschließlich von Männern Schriften überliefert sind, die uns Kenntnis über diese antiken Vorstellungen geben. Wegen der bereits dargestellten Relevanz der Zeugung *legitimen* Nachwuchses in der griechisch-römischen Antike gilt es, neben anatomischen und physiologischen Vorstellungen von Geschlecht auch Aspekten von Zeugung und Vererbung nachzugehen. Zeugung und Vererbung von körperlichen Merkmalen von den Eltern auf ihre Kinder – Ähnlichkeit, um *Legitimität* des Nachwuchses zu bezeugen – stellten für viele Naturphilosophen und Ärzte der damaligen Zeit einen Zugang zu geschlechtlichen Fragestellungen dar. Zunächst werden die Aussagen einiger (prominenter) Naturphilosophen und Ärzte vorgestellt. Bei deren Betrachtung wird einer historischen Zeitlinie gefolgt:

Alkmaion und Hippon – die enkephalo-myelogene Samenlehre

Als einer der ersten antiken griechischen Wissenschaftler hat sich nachweislich Alkmaion von Kroton (um 500 v.u.Z.) mit Fragen der Menschwerdung im biologischen Sinne beschäftigt. Zentral in seinen Theorien war die Stellung des Gehirns mit wesentlichen Bedeutungen bei höheren Lebensfunktionen und der Sinnesphysiologie. Von der zentralen Stellung des Gehirns leitete sich auch sein Denken über Zeugung und Vererbung ab. So sah er als Ursprungsort des Samens das Gehirn an.[64] Nach Alkmaions Samentheorie leisteten Frau und Mann gleichsam einen materiellen Beitrag bei der Zeugung (in Form von Samen).[65] Für die Ausbildung des Geschlechts des Embryos betrachtete er die Quantitäten des von den Eltern jeweils beigebrachten Samens[66] sowie die Samenqualitäten (‚dick' bzw. ‚dünn')[67] als ausschlaggebend.

Hippon von Metapontum (im 5. Jh. v.u.Z.) sah als Ursprungsort des Samens nicht das Gehirn, sondern das Rückenmark.[68] Im Gegensatz zu Alkmaion trat er für einen expliziten Gegensatz zwischen dem männlichen und dem weiblichen Samenbeitrag ein. Nach seiner Auffassung besitze ausschließlich der männliche

64 Lesky, 1950, S.9-11; Preus, 1977 S.70/71.

65 Lesky, 1950, S.9.

66 Lesky, 1950, S.23.

67 Lesky, 1950, S.26f.

68 Censorinus, *De die natali* V 2 (vgl. Censorinus A). Bei der Zitation des Censorinus-Berichtes gibt die römische Zahl das Kapitel, die arabische Zahl den Abschnitt an. Aufgrund der Kürze der einzelnen Abschnitte wird auf eine stärkere Differenzierung verzichtet. ‚Censorinus-Bericht' wird im Folgenden synonym für ‚Censorinus, *De die natali* (vgl. Censorinus A)' verwendet.

Samen eine zeugende Qualität, wogegen die Frau einen Ernährungsanteil bereitstelle.[69] Dem von Alkmaion entwickelten Gegensatzpaar ‚dick' und ‚dünn' fügte Hippon ‚stark' und ‚schwach' hinzu, die er geschlechtsspezifisch unterschied. ‚Stark' repräsentierte dabei den Mann, ‚schwach' die Frau. Für Hippon stellte die ‚Stärke' und ‚Schwäche' des männlichen Samens das entscheidende Kriterium für die Geschlechtsausbildung dar: Starker Samen sei in der Lage, sich gegen den ernährenden Anteil der Frau durchzusetzen, was zu einem männlichen Embryo führe. Schwachem Samen gelinge dies nicht, das Resultat sei ein Embryo weiblichen Geschlechts. Ähnliche geschlechtsspezifische Unterschiede beschrieb Hippon auch für die Anatomie des Körpers: Den ‚harten' und daher als männlich beschriebenen Knochen stellte er die ‚weichen' und damit weiblichen Weichteile entgegen.[70]

Empedokles – die Wärmetheorie

Im Gegensatz zur enkephalo-myelogenen Samenlehre betrachtete Empedokles von Akragas (ca. 495 - 435 v.u.Z.) nicht Gehirn oder Rückenmark, sondern das Herz als zentral. Es sei auch Sitz der Seele.[71] Die Samenherkunft war seiner Auffassung nach nicht auf das Gehirn beschränkt. Vielmehr leite sich der Samen von allen Körperteilen ab. Im Samen würden demnach Fraktionen aller Körperteile vorliegen. Diese bilden den Ursprung der Entwicklung der Körperteile im Embryo.[72] Nach der Theorie des Empedokles leisteten Frau wie Mann mit Samen einen materiellen Beitrag zum Embryo.[73] Ob sich bei der Merkmalsausprägung die männlichen oder weiblichen Zeugungsbeiträge durchsetzen würden, darüber entscheide die ‚Wärme' oder ‚Kälte'[74] des Samens. Bei etwa gleichwarmem Samen beider Elternteile entstehe ein dem Vater ähnlicher Junge. Bei etwa gleichkaltem Samen entstehe ein der Mutter ähnliches Mädchen. Ein relativ zu dem der Mutter wärmerer Samen des Vaters habe einen der Mutter ähnlichen männlichen Nachkommen zur Folge. Dagegen bedinge wärmerer Samen der Mutter ein dem Vater ähnliches Mädchen.[75] Entgegen dem Zustandekommen der übrigen körperlichen Merkmale sah Empedokles für die Geschlechtsbestimmung nicht aus-

69 Censorinus, *De die natali* V 4 (vgl. Censorinus A).

70 Lesky, 1950 S.27-29.

71 Censorinus, *De die natali* VI 1 (vgl. Censorinus A).

72 Aristoteles, *De Generatione Animalium* I 18 (vgl. Aristoteles A S.C5r); ebd. IV 1 (vgl. S.L6v-L7r).

73 Aristoteles, *De Generatione Animalium* IV 1 (vgl. Aristoteles A S.L6v); Censorinus, *De die natali* V 4 (vgl. Censorinus A). Die Angaben der Seitenzahlen bei Aristoteles, *„De Generatione Animalium"* (vgl. Aristoteles A) beziehen sich auf die Seitenangaben der Ausgabe von Smith, 1912.

74 Aus mechanischem und physikalischem Denken abgeleitet, wurde von antiken Wissenschaftlern ‚Hitze' auch für Lebensprozesse als bedeutender Faktor beschrieben, wie nachfolgend häufiger dargestellt wird [Mendelsohn, 1964 S.8-26].

75 Censorinus, *De die natali* VI 7 (vgl. Censorinus A)

schließlich die ‚Wärme' oder ‚Kälte' der Samenbeiträge, sondern auch die ‚Wärme' oder ‚Kälte' des Empfängnisortes, der Gebärmutter, als entscheidend an. Bei warmer Gebärmutter würden Jungen, bei kalter Mädchen entstehen.[76]

Anaxagoras und Parmenides – die Rechts-Links-Theorie

Anaxagoras von Klazomenai (um 500 - 428 v.u.Z.)[77] und Parmenides von Elea (um 540 - 480 v.u.Z.) gelten als Vertreter der Rechts-Links-Theorie. Bei dieser Theorie ist die Lokalisation von Körperteilen auf der linken oder rechten Körperhälfte von Bedeutung. Männliches Geschlecht entstehe demnach, wenn der Samen aus der rechten, weibliches Geschlecht, wenn der Samen aus der linken Körperhälfte kommt. Analog werden Vorstellungen in Bezug auf die Gebärmutter entwickelt, die nach den Vorstellungen Anaxagoras' und Parmenides' zweigeteilt sei. In der rechten Kammer der Gebärmutter entwickle sich ein männlicher, in der linken ein weiblicher Embryo.

Anaxagoras ging davon aus, dass sich der ‚Samen' bei der Zeugung aus allen Körperteilen herleite, da nur so eine vollständige Ausprägung des Körpers möglich sei.[78] Nach seiner Theorie kommt der männlichen Zeugungsleistung die Samenproduktion zu, wogegen die weibliche Aufgabe wesentlich in der Ernährung und dem Austragen des Embryos liege. Ob Anaxagoras der Frau ebenfalls einen Samenbeitrag zuschrieb, darüber sind die Überlieferungen nicht stimmig.[79] Die Geschlechtsbestimmung des Embryos sei, wie oben angeführt, von der rechts- oder linksseitigen Herkunft des Samens und der verschiedenen Temperierung der beiden Gebärmutterkammern abhängig.[80] Die Ähnlichkeit weiterer körperlicher Merkmale des Kindes zur Mutter oder zum Vater resultiere, den Über-

76 Aristoteles, *De Generatione Animalium* IV 1 (vgl. Aristoteles A S.L5v); Censorinus, *De die natali* VI 10 (vgl. Censorinus A). Eine genauere Charakterisierung von ‚Wärme' und ‚Kälte', ist den Überlieferungen nicht zu entnehmen.

77 Anaxagoras gilt als wichtigster Vertreter der Rechts-Links-Theorie, den auch Aristoteles als einzigen Vertreter zu dieser Theorie benannte [Aristoteles, *De Generatione Animalium* IV 1 (vgl. Aristoteles A S.L5v ff); Kember, 1971]. Im Censorinus-Bericht wird auch Empedokles als Vertreter der Rechts-Links-Theorie benannt [Censorinus, *De die natali* VI 6 (vgl. Censorinus A)]; Aristoteles betrachtete dagegen Empedokles immer ausdrücklich als jemanden, der nicht der Rechts-Links-Theorie zuzuordnen sei [Aristoteles, *De Generatione Animalium* IV 1 (vgl. Aristoteles A S.L5v ff)].

78 Aristoteles, *De Generatione Animalium* I 18 (vgl. Aristoteles A S.C5v-C6r); Censorinus, *De die natali* V 3 (vgl. Censorinus A).

79 Aristoteles, *De Generatione Animalium* IV 1 (vgl. Aristoteles A S.L5v); Censorinus, *De die natali* V 4 (vgl. Censorinus A); ebd. VI 8. In Bezug auf Geschlecht werden für Anaxagoras durch den Censorinus-Bericht eher Gemeinsamkeiten, wie bspw. ein Samenbeitrag von beiden Geschlechtern, durch Aristoteles eher Geschlechterdifferenzen (Samenherkunft nur vom Mann, nicht von der Frau) betont.

80 Aristoteles, *De Generatione Animalium* IV 1 (vgl. Aristoteles A S.L5v).

lieferungen Censorinus' mit der Annahme eines Samenbeitrags beider Elternteile folgend, aus der Quantität des von den Eltern beigetragenen Samens.[81]

Für Parmenides von Elea wird neben der Herkunft des Samens aus der linken oder rechten Körperhälfte die Annahme sowohl eines männlichen als auch eines weiblichen Samenbeitrags beschrieben.[82] Entscheidend für das ausgebildete Geschlecht des Embryos sei die Durchsetzungskraft des männlichen bzw. weiblichen Samens.[83] Die übrigen körperlichen Erscheinungen und die Ähnlichkeit des Kindes mit den Eltern seien hingegen von der Herkunft des Samens aus dem Körper (rechts oder links) abhängig: rechtsseitiger Samen führe zur Ähnlichkeit der Söhne mit dem Vater, linksseitiger Samen zur Ähnlichkeit der Söhne mit der Mutter.[84] Geschlechtsbeeinflussend sei zudem die geographische Lage: im Norden seien Söhne (mit einem größeren Anteil an ‚dichtem Gewebe'), im Süden Töchter (mit ‚zartem Gewebe') häufiger.[85] Als grauenvoll beschrieb Parmenides ‚Doppelgeschlechtlichkeit' (Hermaphroditismus), die entstehen würde, wenn sich die Samenbeiträge von Mann und Frau nicht ausreichend mischten.[86]

Alle bisher betrachteten Gelehrten ordneten dem Geschlecht bzw. der Geschlechtsbestimmung dichotome Merkmalsbeschreibungen wie ‚dick' und ‚dünn', ‚stark' und ‚schwach', ‚kalt' und ‚warm', ‚rechts' und ‚links', ‚Norden' und ‚Süden' zu.[87] Darin bündelten sich anatomische, physiologische und philosophische Erkenntnisse ihrer Zeit. Auch das Merkmalspaar ‚rechts' und ‚links' wurde keinesfalls als geschlechtsneutral betrachtet. Ihm lag die Auffassung zu Grunde, dass die rechte Körperseite die kräftigere, tauglichere und beweglichere sei.[88] Der Umstand, dass von den Vertretern der Rechts-Links-Theorie männlich stets mit rechts, weiblich stets mit links verknüpft wurde, erhält somit auch geschlechtsrelevante Bedeutung.

Leukippos und Demokritos – die Pangenesislehre

Die Atomisten Leukippos von Milet (oder Abdera; um 460 v.u.Z.) und Demokritos von Abdera (460 - 371 v.u.Z.) vertieften die Frage der Herkunft des Samens. Wie schon Empedokles und Anaxagoras waren sie der Auffassung, dass der Samen von allen Körperteilen komme. Der Embryo sei aus kleinen Einheiten

81 Censorinus, *De die natali* VI 8 (vgl. Censorinus A).
82 Censorinus, *De die natali* V 2 (vgl. Censorinus A); ebd. V 4; Parmenides, *De natura*, Fragmente 17, 18 (vgl. Austin, 1986 S.171).
83 Censorinus, *De die natali* VI 5 (vgl. Censorinus A).
84 Censorinus, *De die natali* VI 5 (vgl. Censorinus A); ebd. VI 8.
85 Lesky, 1950 S.42.
86 Parmenides, *De natura*, Fragment 18 (vgl. Austin, 1986 S.171).
87 Zur philosophischen Fundierung dichotomer und trichotomer Logik vgl. Fietze, 1991.
88 Lesky, 1950 S.39/40; Lloyd, 1962; Lloyd, 1964; Föllinger, 1996 S.33-34.

(‚Atomen‘) aller Gewebe im Samen vorgebildet (Pangenesislehre).[89] Die Präformation selbst vollziehe sich in den Geschlechtsteilen.[90] Dabei nahmen Leukippos und Demokritos einen Samenbeitrag beider Eltern an. Für die Geschlechtsbestimmung sei entscheidend, von welchem Elternteil der Samen komme – nicht in Bezug auf den ganzen Samen, sondern lediglich in Bezug auf die ‚Atome‘, die im Samen auf die Geschlechtsmerkmale zurückzuführen seien. Es hänge von Quantität, Geschwindigkeit und Durchsetzungskraft der elterlichen Samenbeiträge ab, ob es zur Ausbildung des männlichen (wenn sich der väterliche Samenbeitrag durchsetze) bzw. des weiblichen Geschlechts (wenn sich der mütterliche Samenbeitrag durchsetze) komme.[91] Ein ähnliches Prinzip der Durchsetzungskraft herrscht nach der Lehre Demokritos' bei jedem einzelnen körperlichen Merkmal, unabhängig von den anderen körperlichen Merkmalen und unabhängig vom Geschlecht. Vererbt würden auch ‚Missbildungen‘.[92] Die Hitze oder Kälte der Gebärmutter spiele dagegen, anders als bei der Theorie von Empedokles, weder für die Geschlechtsausbildung noch bei den übrigen körperlichen Merkmalen eine Rolle.

Diogenes – die Hämatogene Samenlehre

Die Vertreter der Hämatogenen Samenlehre betrachteten das Blut als Ursprung des Samens. Als ein Vorläufer dieser Lehre kann der bereits besprochene Parmenides von Elea gelten, wenngleich ihre Ursprünge wohl in früherer Zeit liegen dürften. Umfassend ausgeführt ist die Hämatogene Samenlehre allerdings erst bei Diogenes von Apollonia (499/98 - 428/27 v.u.Z.).[93] Diogenes sah das Pneuma (die Luft) als Grundlage aller Dinge an.[94] Das Blut sei Träger des Pneumas. Das meiste und dickste Blut werde von den ‚Fleischteilen‘ des Körpers absorbiert, lediglich der Überschuss gelange zu den Geschlechtsorganen und werde dort in Samen umgewandelt. Der Samen sei demnach dünn, warm und schaumig, wobei sich die Schaumigkeit aus der Mischung mit dem Pneuma herleite. Durch die dem Mann eingeborene Wärme werde der Samen ausgeworfen.[95] Nach Diogenes

89 Aristoteles, *De Generatione Animalium* IV 1 (vgl. Aristoteles A S.L7r); Lesky, 1950 S.70-76; Preus, 1977 S.71-73.

90 Gebärmutter sowie äußerlich sichtbare Geschlechtsteile; Ovarien kannte man nicht.

91 Aristoteles, *De Generatione Animalium* IV 1 (vgl. Aristoteles A S.L6r); Censorinus, *De die natali* VI 5 (vgl. Censorinus A).

92 Aristoteles, *De Generatione Animalium* IV 4 (vgl. Aristoteles A S.M8v); Neumann, 2008 S.49.

93 Parmenides, *De natura*, Fragment 18 (vgl. Austin, 1986 S.171); Lesky, 1950 S.121.

94 Das Pneuma durchdringe alles. Damit ermögliche es als Seele Leben, Bewegung und Denken. Durch Verdünnung und Verdichtung entstünden aus dem Pneuma die Dinge, aus dem Schlamm die Lebewesen.

95 Lesky, 1950 S.122-24.

trage nur der Mann Samen zur Zeugung bei, wogegen die Frau keinen Samen habe.[96]

Das Corpus Hippocraticum – die Zweisamenlehre

Das Verständnis ‚der Griechen' von Geschlecht und Fortpflanzung, das schließlich als so vollkommen galt, dass es einige Jahrhunderte kaum hinterfragt wurde, ging in wesentlichen Punkten auf das Corpus Hippocraticum zurück. Einige ‚Vorläufer' wurden in den vorangegangenen Ausführungen bereits vorgestellt. Die hippokratischen Schriften bezogen sich auf deren Arbeiten, erweiterten und verknüpften sie und banden sie in ein umfassendes physiologisches Verständnis ein. Hippokrates von Kós (um 460 - 370 v.u.Z.), ein Zeitgenosse Platons, war ein berühmter Arzt des Altertums. Mit ihm begann man die Gesundheit des Menschen betreffende Vorgänge nicht mehr religiös-magisch, sondern rational zu erklären. Hippokratische Ärzte sahen ihre Aufgabe darin, das Heilungsbestreben des Körpers zu unterstützen. Bestandteile ihrer Medizin waren Diätetik, Naturheilkunde und Knochenchirurgie. Hippokrates' Namen tragen mindestens 60 Schriften (Corpus Hippocraticum), die in einem Zeitraum etwa vom 4. Jh. v.u.Z. bis zum 1. Jh. u.Z. entstanden und deren Urheberschaft[97] nicht geklärt ist.[98] Grundlage der hippokratischen Medizin bildete die Humoralbiologie, nach deren Lehre sich die vier Säfte Blut, Schleim, gelbe und schwarze Galle (koische Schule)[99] bzw. Blut, Schleim, Galle und Wasser (knidische Schule) bei Gesundheit im Gleichgewicht befänden.[100] Diese Säfte seien für jedes Individuum spezifisch und ihr Verhältnis untereinander von jahreszeitlichen und Umwelteinflüssen abhängig. Für die Gesunderhaltung des Körpers wurde es als notwendig angenommen, die Säfte im Gleichgewicht zu erhalten und dies mit diätetischen Maßnahmen zu befördern.[101] So waren diätetische Hinweise bei Essen, Trinken, Schlafen, körperlicher Betätigung und sexueller Aktivität bedeutend.[102]

96 Censorinus, *De die natali* V 4 (vgl. Censorinus A).

97 Die Autoren sind vermutlich männliche, so dass auf die männliche Bezeichnung zurückgegriffen wird. Allerdings waren auch Frauen am Erkenntnisgewinn beteiligt. So griffen antike männliche Autoren bspw. auf Erfahrungen von Hebammen und Krankenschwestern zurück, was allerdings erst für Plinius bezeugt ist.

98 Kollesch, 1981 S.6/7; Irmscher, 1999; Sullivan, 1996 S.309ff.

99 Die Texte des Corpus Hippocraticum werden in koische und knidische Schriften unterschieden, wobei diese Einteilung auf der Annahme basiert, dass Texte der Stadt Knidos in die Bibliothek von Kós gelangten.

100 Ausgeführt sind die Lehren der Humoralbiologie in der hippokratischen Schrift *De Natura Hominis* (lat., Über die Natur des Menschen) [vgl. Hippokrates C, 1994 S.199ff; vgl. Kollesch, S.19f, 56ff]. Die Humoralbiologie findet sich auch in späteren Epochen als grundlegender Bestandteil medizinischen Verständnisses [Nutton, 2005].

101 Vgl. die hippokratischen Schriften *De Diaeta* (lat., Über die Diät), *De Priscina Medicina* (lat., Die alte Heilkunst) [vgl. Hippokrates C, 1994 S.241-269] und *De*

In den Schriften *De Genitura*[103], *De Aere, Aquis, Locis*[104], *De Morbo Sacro*[105] wurden dem Samen und den Samenbeiträgen von Frau und Mann zur Vererbung Prominenz eingeräumt. Die Humoralbiologie bildete die Grundlage der hippokratischen Samenlehre, die sich der Pangenesislehre zuordnen lässt. Im Gegensatz zu der Pangenesislehre von Leukippos und Demokritos wird der Samen dabei aber nicht von Atomen aller Körperteile gebildet, sondern aus den vier Körpersäften und aus den Körpergeweben. Dieser repräsentative Extrakt der elterlichen Körper bilde den Ausgangspunkt für die Entwicklung gleichartiger Organe beim Embryo (*De Genitura*).[106] Im Corpus Hippocraticum wurde im Wesentlichen gleichwertiger Samen für Frau und Mann beschrieben. Durch Vereinigung beider Samen entstehe der Ausgangspunkt des Embryos. Dabei wurde die Gleichwertigkeit als ausgeprägter als in den bisher besprochenen Auffassungen angesehen. So komme dem Samen von Mann und Frau in gleicher Weise Beteiligung bei der Vererbung des Geschlechts zu: Der Mann besitze auch weiblich determinierenden, die Frau auch männlich determinierenden Samen (*De Genitura*).[107] Dabei war die Konnotation allerdings auch, wie bei den bereits besprochenen Begriffspaaren (‚dick'/‚dünn' etc.), zu Ungunsten der Frau verschoben. So galt der männlich determinierende Samen als ‚stärker', der weiblich determinierende Samen im Gegensatz dazu als ‚schwächer'. Weder im Mann noch in der Frau seien gleichzeitig ‚starke' und ‚schwache' Samen aktiv; welcher aktiv sei, hänge von dem Verhältnis der Humoralen ab. Treffen zweimal ‚schwache' Samen aufeinander, entstehe ein weiblicher, bei zweimal ‚starken' Samen ein männlicher Embryo. Trage ein Elternteil mit ‚schwachem' und einer mit ‚starkem' Samen zur Zeugung bei, entscheide die Quantität des Samens über das ausgebildete Geschlecht (*De Genitura*).[108]

Die ‚Gleichwertigkeit' des männlichen und weiblichen Samens wurde weiter eingeschränkt, so etwa in der hippokratischen Schrift *De Victus Ratione*[109]. Bei der Vererbung mache es durchaus einen Unterschied, ob der ‚schwache' oder ‚starke' Samen vom Mann oder der Frau komme: „Wenn nun das von beiden Seiten abgesonderte Körperliche männlich ist, dann wächst es je nach der vorhandenen Grundlage, und daraus entstehen Männer von glänzender Seele und

Uictus Ratione (lat., Die Regelung der Lebensweise) [vgl. Hippokrates C, 1994 S.270-318]; vgl. Lonie, 1977; Foucault, 1989a (1984); Craik, 1995.

102 Vgl. u.a. Foucault, 1989a (1984) S.125-179.

103 *De Genitura* (lat., Über den Samen).

104 *De Aere, Aquis, Locis* (lat., Luft, Wasser, Orte).

105 *De Morbo Sacro* (lat., Über die heilige Krankheit).

106 Lesky, 1950 S.78; Dean-Jones, 1994 S.162-166; Föllinger, 1996 S.34-42; Bummel, 1999 S.64/65; Laqueur, 2003 (1990) S.39.

107 Nach Kollesch, 1981 S.75/76; vgl.: Lesky, 1950 S.81/82; Boylan, 1984 S.87-92; Lefkowitz, 1992 S.231/32; Dean-Jones, 1994 S.160-162; Föllinger, 1996 S.42-44.

108 Nach Kollesch, 1981 S.75/76; vgl.: Lesky, 1950 S.82/83; Boylan, 1984 S.89/90; Laqueur, 2003 (1990) S.39/40; Sissa, 1993 S.72 und 93/94; Föllinger, 1996 S.42-44.

109 *De Victus Ratione (De Vict.)* (lat., Die Regelung der Lebensweise).

starkem Körper [...]". „Wenn aber vom Mann Männliches und von der Frau Weibliches abgesondert wird, und das Männliche überwiegt, so wird die schwächere Seele der stärkeren beigemischt [...] Und diese [Männer] sind weniger glänzend als die vorher genannten, sie sind aber doch, weil ja der männliche Teil vom Manne überwog, mannhaft und tragen diesen Namen zu Recht." „Wenn aber von der Frau Männliches abgesondert wird und vom Manne Weibliches und das Männliche überwiegt [...] Diese Menschen werden zu weibischen Männern und tragen diesen Namen mit Recht."[110] Analog wurde im Anschluss für weiblichen Nachwuchs ausgeführt: „Das Weibliche entsteht auf die selbe Weise. Wenn von beiden Weibliches abgesondert wird, werden die Kinder am weiblichsten und schönsten. Wenn aber Weibliches von der Frau und Männliches vom Mann abgesondert wird und das Weibliche überwiegt, so wächst es auf dieselbe Weise, und die Mädchen werden kecker als die vorherigen, aber wohlgeartet sind sie auch. Wenn aber vom Manne Weibliches, von der Frau Männliches abgesondert wird und das Weibliche überwiegt, so wächst es auf die selbe Weise, und diese werden frecher als die vorigen und werden Mannweiber genannt."[111]

Das Durchsetzen der Samenbeiträge bezog sich ebenso auf andere körperliche Merkmale. So sei analog zur Pangenesislehre von Leukippos und Demokritos eine Übertragung von Merkmalen beider Elternteile möglich. Dies gelte auch für ‚Missbildungen' (*De Morbo Sacro*).[112] Ebenso könnten erworbene Eigenschaften auf den Nachwuchs übergehen (*De Aere, Aquis, Locis*).[113]

Während in den hippokratischen Schriften das männliche Geschlecht *als menschliches Geschlecht* die Basis für ein Verständnis des Menschen bildete, wurde auf die Frau als genauer zu betrachtende Besonderheit eingegangen, so in den Schriften *De Natura Muliebri, De Morbis Mulierum, De Sterilibus, De his quae ad virgines spectant.*[114] Angenommen wurden physiologische und anatomische Eigenschaften der Frau, die sich in einem ‚feuchteren' und ‚kälteren' Zustand (gegenüber einem ‚trockeneren' und ‚wärmeren' Zustand des Mannes)[115]

---

110 Hippokrates, *De Victus Ratione* (vgl. Hippokrates C, 1994 S.295f).

111 Hippokrates, *De Victus Ratione* (vgl. Hippokrates C, 1994 S.296f); vgl. Dean-Jones, 1994 S.168-170.

112 Hippokrates, *De Morbo Sacro* (vgl. Hippokrates A); vgl. Föllinger, 1996 S.46-49.

113 Hippokrates, *De Aere, Aquis, Locis* 14 (vgl. Hippokrates B).

114 *De Natura Muliebri* (lat., Über die Natur der Frauen), *De Morbis Mulierum* (lat., Über die Krankheiten der Frauen), *De Sterilibus* (lat., Über sterile Frauen), *De his quae ad virgines spectant (abgekürzt: De Virg.*, lat., Über die [Krankheiten von] jungen Mädchen/Jungfrauen).

115 ‚Feuer' und ‚Wasser' bildeten im Corpus Hippocraticum die zwei Grundelemente, aus denen alle Lebewesen bestünden. Dabei kennzeichnete ‚Wasser' das ernährende Element, ‚Feuer' das bewegende und formende Element. Bis zur Geburt seien Feuer und Wasser geschlechtsunspezifisch bei allen Lebewesen, so auch dem Menschen, vorhanden. Erst durch eine anstrengendere Lebensweise des Mannes werde er ‚trockener' und ‚wärmer', wogegen die Frau aufgrund einer bequemen Lebensweise ‚feuchter' bleibe und die Wärme monatlich als Menstruationsblut ausscheide (daher ‚kälter'). Durch eine feuchtere bzw. trockenere Le-

und im Vorhandensein der Gebärmutter darstellten. Die Menstruation unterlag zur Gesunderhaltung des Körpers im Sinne der Humoralbiologie besonderer Betrachtung. Ausbleiben oder Unregelmäßigkeit der Menstruation galt als Zeichen für ein gefährliches Anstauen von Flüssigkeit im Körper der Frau und wurde als ursächlich für Erkrankungen angesehen. Auch die Gebärmutter wurde als Ursache von Erkrankungen ausgemacht (*De Natura Muliebri, De Morbis Mulierum, De Locis in Homine*[116]). An die der Frau zugeordneten Eigenschaften wurden Ratschläge für das Sexualleben gekoppelt. So galt auch nicht-vollzogener Sexualverkehr (penetrierend, mit dem Ehemann) für die Frau als krankheitsverursachend (*De Virg., De Genitura*). Eine Frau galt als stärker krankheitsanfällig, wenn sie noch kein Kind zur Welt gebracht hatte (*De Morbis Mulierum*). Das Glücksgefühl beim Orgasmus der Frau wurde an das des Mannes gekoppelt: Nach Ansicht des Verfassers von *De Genitura* musste der ‚Samenerguss' der Frau beim Geschlechtsakt zum gleichen Zeitpunkt stattfinden, um ein ähnlich intensives Glücksgefühl wie das des Mannes zu erleben und auch, um erfolgreich zeugen zu können (*De Genitura*).[117]

Es zeigt sich also, dass die hippokratische Medizin in ihren anatomischen und physiologischen Auffassungen und in ihren Vorstellungen zu Zeugung und Vererbung bei Betonung von Aspekten der ‚Gleichwertigkeit' der Geschlechter, doch im Wesentlichen Geschlecht binär dachte und dabei dichotome Einteilungen älterer Zeit (‚dick'/‚dünn', ‚warm'/‚kalt', ‚rechts'/‚links' usw.) aufgriff. Bedeutsam und neu war die Aufmerksamkeit, mit der Besonderheiten ‚weiblichen Körpers' untersucht und gedeutet wurden.[118]

---

bensweise könnten die Eltern auch das Geschlecht des aus ihren Zeugungsbeiträgen erwachsenen Embryos beeinflussen. Feuer und Wasser galten gleichermaßen als notwendig auch für Intelligenz und Vernunftbegabung [Hippokrates, *De Victus Ratione* u.a. die Abschnitte 3, 27, 28, 29, 34, 35 (vgl. Hippokrates C, 1994 S.270-318)]. Vgl. Lloyd, 1964; Hanson, 1991 S.256/257, 263/264; Dean-Jones, 1994 S.45-109; Föllinger, 1996 S.25-33. Allerdings gab es auch davon abweichende Meinungen, die aber wohl in der Minderheit blieben: So wurde die Frau in der Schrift „*De Morbis Mulierum*" als von wärmerer Konstitution beschrieben, was der Autor der Schrift aus dem *Corpus Hippocraticum* aus dem monatlichen Ausscheiden von Blut folgerte [Lloyd, 1964, S.102f; Föllinger, 1996, S.30-33; Flemming, 2000 S.117].

116 *De Locis in Homine* (lat., Menschliche Anatomie).

117 Nach Lefkowitz, 1992 S.230-243; vgl. zum Abschnitt auch: Hanson, 1990 S.314-320; Hanson, 1991 S.256-259; Dean-Jones, 1992; Dean-Jones, 1994 S.65-77, 110-147; Föllinger, 1996 S.23-34; King, 1998 S.27-39, 188-204, 205-222; Flemming, 2000 S.114-120. Das heißt aber auch, dass der Befindlichkeit der Frau beim Sexualverkehr eine wichtige Rolle bei der Fortpflanzung zuerkannt wurde und dass für erfolgreiche Fortpflanzung allein der Orgasmus des Mannes als nicht ausreichend betrachtet wurde.

118 Hippokrates, *De Victus Ratione* (vgl. Hippokrates C, 1994 S.301/302f); Hippokrates, *Aphorismi* V 38 (vgl. Hippokrates D); ebd. V 48.

Aristoteles – die Einsamenlehre

Aristoteles (384 - 322 v.u.Z.), aus Stageiros stammend, Schüler Platons, war einer der bedeutendsten griechischen Denker und beeinflusste zahlreiche Wissensgebiete, von Wissenschaftstheorie bis hin zu gesellschaftlichen und ethischen Überlegungen. Erkenntnisse vorhergehender Wissenschaftler einbeziehend, vollzog Aristoteles Verknüpfungen und ließ eine teleologische Betrachtungsweise in den Vordergrund treten. Das Werden eines Individuums war nach seiner Philosophie bereits im dem Individuum innewohnenden Wesen festgelegt. Die Wirklichkeit wurde nach Aristoteles' Auffassung von vier Grundursachen bestimmt: von dem Passiven der Möglichkeit (*dynamis*) und des vorhandenen Stoffes (*hyle*); von der aktiven Form (*morphe, eidos*), den Stoff prägend und dem allgemeinen Wesen einer Spezies entsprechend, sowie von der Bewegung (*kinesis*) und dem Ziel (*telos*). Veränderung und Entwicklung seien dabei im Passiven – genauer im Stoff – bereits angelegt. Die Form sorge dafür, dass diese im Stoff vorliegende Veränderung verwirklicht werde. So werde in der Embryonalentwicklung eine der Spezies gemäße Entwicklung vollzogen und bilde der Künstler aus Stein oder Erz eine im Wesen des Stoffes vorliegende Statue heraus.[119] Die Relevanz dieser Beschreibung *aktiver Formung vorliegenden Stoffes* wird nachfolgend für die Geschlechterkategorien deutlich.

Aristoteles' Naturbeobachtungen und seine anatomischen und physiologischen Beschreibungen basierten auf äußeren körperlichen Merkmalen und auf Studien zu Motorik und Lebensweise – auch beim Menschen. Bei anatomischen Beschreibungen des Körperinneren übertrug Aristoteles hingegen Erkenntnisse „von anderen Geschöpfen [...], die ähnlich gebaut sind"[120], auf den Menschen. Geschlecht ordnete Aristoteles in seiner Naturphilosophie als Artmerkmalen nachrangig ein: Weibliche und männliche Individuen gehörten nach seinem Verständnis zu einer Spezies und verfügten damit über weitgehende Gemeinsamkeiten (bspw. in Bezug auf das Vorhandensein von Körperteilen und Organen, wie Arme, Beine, Herz, Leber, Lunge etc.). Innerhalb einer Art bestünden allerdings Unterschiede, und hier verortete Aristoteles dezidiert Differenzen zwischen weiblichem und männlichem Geschlecht, wobei er Mängel für weibliche Individuen (nicht für männliche) einer Art beschrieb.[121] Ausgedrückt für den Menschen heißt dies, dass sich die Frau durch die Gebärmutter,[122] durch äußere

119 Fietze, 1991 S.29-39; Irmscher, 1999.

120 Aristoteles, *Historia Animalium* I 16, 494b (vgl. Aristoteles B, 1949 S.70).

121 Aristoteles, *Historia Animalium* I 15, 494a (vgl. Aristoteles B, 1949 S.69); ebd. I 17, 497a (vgl. S.77). Für eine gute philosophische Fundierung mit Bezug zu ‚Geschlecht' vgl.: Witt, 1998; Deslauriers, 1998.

122 U.a. Aristoteles, *De Generatione Animalium* I 2 (vgl. Aristoteles A S.B2r-B3r); ebd. IV 1 (vgl. S.M3v); Aristoteles, *Historia Animalium* I 13, 493a (vgl. Aristoteles B, 1949 S.66); ebd. I 17, 497a (vgl. S.77); ebd. III 1 509a ff (vgl. S.110-116). Die Gebärmutter stellte in der aristotelischen Lehre ein wesentliches Merkmal

anatomische Geschlechts-[123] und andere körperliche Merkmale vom Mann unterscheide. Sie weise geringere Gliederung und Sehnigkeit, ‚feuchteres Fleisch'[124], ein kleineres Gehirn[125] und einen schwächeren Körperbau auf.[126] Diese naturphilosophische relative Beschreibung der Frau als ‚weniger', ‚kleiner', ‚schwächer', ‚kälter' und ‚feuchter' im Vergleich zum Mann[127] vervollständigte Aristoteles

dar, das Frauen als solche kennzeichnete. Aristoteles argumentierte ähnlich wie die beschriebene hippokratische Medizin, in der die Gebärmutter als kennzeichnend für Frauen und die ‚wandernde Gebärmutter' als Ursache verschiedener Krankheiten angesehen wurde. Analog dazu beschrieb Aristoteles ein Wanderungsverhalten der Gebärmutter, um männlichen Samen aufzunehmen bzw. auf Grund einer Erkrankung [Aristoteles, *Historia Animalium* VII 2, 582b; vgl. Aristoteles B, 1949 S.306; ebd. X, 633b ff (vgl. S.450-470)].

123 Aristoteles, *Historia Animalium* I 13/14, 493a/b (vgl. Aristoteles B, 1949 S.66f); Aristoteles, *De Generatione Animalium* I 2 (vgl. Aristoteles A S.B2r-B3r); ebd. II 7 (vgl. Aristoteles A S.H3r). J. Fabricius (2007) zitierte die ersten beiden Belegquellen, entgegengesetzt zu der hier erfolgten Interpretation, als Belege für die Annahme äquivalenter weiblicher und männlicher Geschlechtsorgane, die bei der Frau nach innen, beim Mann nach außen gekehrt seien [Fabricius, 2007 S.67, auch S.70]. Der Interpretation von Fabricius wird nicht gefolgt, da aus den Quellen – insbesondere *De Generatione Animalium* (I 2) – ersichtlich wird, dass Aristoteles nicht auf eine Entsprechung der Geschlechtsorgane, sondern auf ein Zeugungsprinzip abzielte und dieses als für Frau und Mann unterschiedlich beschrieb: die Frau zeuge in sich selbst, wogegen der Mann außerhalb zeuge. Nach Aristoteles seien daher die Geschlechtsorgane unterschiedlich, zueinander ‚passend', geformt. Die – sehr kurze – Passage in *Historia Animalium* (I 13/14, 493a/b) beschreibt bezüglich Geschlechtsorganen Gemeinsamkeiten der Geschlechter, lässt aber die Gebärmutter als weibliches Merkmal vorausgesetzt und betrachtet die Bildung (und entsprechende Passage von Samen) nur für den Mann. Auch für weitere angeführte Gelehrte erscheinen die Betrachtungen von Fabricius unvollständig, wie sich im Folgenden für Herophilos und Soranos noch zeigen wird.

124 Aristoteles, *Historia Animalium* IV 11, 538b (vgl. Aristoteles B, 1949 S.188f). ‚Feuchteres Fleisch': In Analogie zur Verwendung von ‚Feuer' und ‚Wasser' in der hippokratischen Medizin beschrieb auch Aristoteles Frauen als ‚feuchter', sah dies aber – im Gegensatz zu den hippokratischen Schriften, in denen ‚Wasser' und ‚Feuer' noch weitgehend wertneutral als Elemente aller Lebewesen beschrieben wurden – als ursächlich für einen nach seiner Ansicht vorhandenen Mangelzustand der Frau. Zur Bedeutung der Primärqualitäten ‚warm'/‚kalt', ‚trocken'/ ‚feucht' bei Aristoteles vgl.: Kullmann, 1998 S.186-195.

125 R. Mayhew weist darauf hin, dass es unserem Denken entspringt, eine kleinere Gehirngröße mit verminderter Intelligenz zu koppeln. Inwieweit Aristoteles selbst diese Verknüpfung vollzog, ist umstritten. Abhängig oder unabhängig der Hirngröße beschrieb Aristoteles an anderer Stelle die kognitiven Fähigkeiten der Frau als inferior gegenüber denen des Mannes [Mayhew, 2004 S.70-72, 92-96].

126 Aristoteles, *De Partibus Animalium* II 7 (vgl. Aristoteles C S.E1v-E2r); ebd. II 9 (vgl. S.E5r); Lloyd, 1964 S.102-106; Sissa, 1993 S.86/87; Föllinger, 1996 S.180-181; Mayhew, 2004 S.69-86.

127 Bei Aristoteles ist jedes dieser Merkmale als Mangel im Gegensatz zur Perfektion des Mannes verstanden, wenn sich im Einzelnen daraus auch eigene Qualitäten ableiten ließen. Zu dem Merkmalspaar ‚Wärme' und ‚Kälte' führt dies Föllinger (1996) S.133-136 aus [Föllinger, 1996 S.133-136].

durch eine ethische und politische Perspektive (die er nicht naturphilosophisch herleitete) in seinen politischen Schriften.[128] Dort beschrieb Aristoteles für Frauen die geschlechtsspezifische Beschränkung von Tätigsein und Denken sowie den Mangel an Beherztheit und Mut. Frauen seien moralisch inferior, so seien sie anfällig für Vergnügungen und Unehrlichkeit und empfindlich gegenüber Schmerzen und Unbequemlichkeiten.[129] Daraus ergab sich für Aristoteles die Notwendigkeit, dass Frauen durch Männer geführt werden müssten.[130]

Einen exponierten Ausgangspunkt für die Konstruktion aristotelischer Geschlechterdifferenz nahm die Fortpflanzung ein, deren Basis nach Aristoteles unterschiedliche anatomische Geschlechtsmerkmale und deren Passförmigkeit darstellten.[131]

Die Inferiorität der Frau bestimmte auch die Samenauffassung des Aristoteles: Er sah bei der Frau keinen gleichwertigen Samen im Vergleich zu demjenigen des Mannes, sondern lediglich eine Vorstufe von Samen, so genannte ‚Katamenien' (die ‚Katamenien' entsprechen, den Ausführungen Aristoteles' folgend, dem Menstruationsblut).[132] Die mit dem Begriff ‚Vorstufe' vermittelte Prozesshaftigkeit, die bei der Frau einen Mangel innerhalb des Prozesses erkennen lässt, ging auf die Samenauffassung von Diogenes von Apollonia und auf die Vorstellung der ‚Kochung' in der hippokratischen Medizin zurück. In der hippokratischen Medizin wurden Krankheitsverläufe nach den ‚Kochungsgraden' der Sekrete (wie bspw. Eiter) beschrieben. Diese Vorstellung der ‚Kochung' wurde durch Aristoteles mit dem abgestuften Prozess der Entstehung von Körpergewe-

---

128 Auf eine notwendige Trennung der naturphilosophischen und politischen Argumentation von Aristoteles wiesen Föllinger (1996) und Deslauriers (1998) hin [Föllinger, 1996 S.184; Deslauriers, 1998]. Kullmann (1998) führte hingegen aus, dass für ein Verständnis der Ausführungen in den politischen Schriften zu Ungleichheit von Geschlecht die biologischen Schriften hinzugezogen werden müssten [Kullmann, 1998 S.372]. Hier wird zu dieser Diskussion keine Stellung bezogen, sondern lediglich darauf verwiesen, dass sich sowohl in den politischen als auch den biologischen Schriften Gedanken der Unvollkommenheit und Unterordnung der Frau gegenüber dem Mann finden.

129 Aristoteles, *Politica* I, 1252a ff (vgl. Aristoteles D); Horowitz, 1976 S.206-213; Kullmann, 1998 S.363-382, insbesondere 371-377; Mayhew, 2004 S.92-113.

130 U.a. Fietze, 1991 S.39-49; Föllinger, 1996 S.182-227.

131 Aristoteles, *De Generatione Animalium* I 2 (vgl. Aristoteles A S.B2r-B3r); vgl. auch Föllinger, 1996 S.131-133. Eine ggf. mögliche Fortpflanzung der Frau unabhängig vom Mann, die stattfinden könnte, wenn die Frau ihren Zeugungssaft direkt in ihre eigene Gebärmutter abgebe, lehnte Aristoteles im Buch X der *„Tierkunde"* explizit ab. Nach seiner Auffassung würde dabei lediglich eine ‚Steinfrucht' (ein erst nach mehreren Jahren aus der Gebärmutter ausgeschiedenes Nicht-Lebewesen) entstehen [Aristoteles, *Historia Animalium* X 6, 638a (vgl. Aristoteles B, 1949 S.466-469)]. Die Urheberschaft Aristoteles für das Buch X, *Historia Animalium* ist umstritten [Föllinger, 1996 S.143-156].

132 Aristoteles, *De Generatione Animalium* I 19-20 (vgl. Aristoteles A S.D2v-D7v); Lesky, 1950 S.128ff; Preus, 1977 S.78-80; Dean-Jones, 1994 S.153-160, 176-183; Föllinger, 1996 S.131-133; Bummel, 1999 S.66ff.

ben aus Nahrung gekoppelt. Nach Aristoteles' Auffassung wurde mit Nahrung erst der ganze Körper, vor allem das Fleisch, versorgt. Nur die überschüssige Nahrung (das s.g. Perittoma) könne die Grundlage für weitere Umwandlungsprozesse hin zu Fett oder Samen bilden. Die Schwäche nach dem Sexualverkehr sah Aristoteles als Beweis für den Nahrungsverbrauch dabei an. Jugendliche könnten demnach keinen Samen bilden, da sie die gesamte Nahrung für das Wachstum benötigten; älteren Menschen fehle hingegen die Hitze zur völligen Durchkochung der Nahrung bis hin zum Samen; bei ‚fetten Menschen' sei der Nahrungsüberschuss zum Fettaufbau verwendet und damit der Samenbildung entzogen worden. Auch bei Krankheit sei eine solche vollständige Durchkochung auf Grund von Schwäche nicht möglich.[133] Diesen Mangel sah Aristoteles bei der Frau basal: Nach seiner Auffassung reiche die ‚Hitze' der Frau nicht aus, um die vollständige Durchkochung der Nahrung bis hin zum Samen zu vollziehen. Er benannte die Frau als „impotenten Mann". Nur der Mann – bevorzugt der gesunde, nicht zu alte, nicht zu junge, nicht-fette Mann – sei durch ausreichend Hitze zur vollständigen Durchkochung der Nahrung fähig.[134] Die Annahme, dass die Frau keinen gleichwertigen Samen besitze, ließ Aristoteles auch gegen die Pangenesislehre argumentieren. (Die Pangenesislehre setzte die Bildung des Samens als Extrakt *aller Körperteile* voraus – aufbauend auf seiner Auffassung eines Samens nur beim Mann folgerte Aristoteles, dass damit die Gebärmutter der Frau nicht erklärbar sei, da der Mann keine Gebärmutter habe.) Aristoteles vermutete den Ursprung des Samens im Blut (bzw. ‚die analoge Flüssigkeit in anderen Tieren') als ‚brauchbarster Nahrung' (Hämatogene Samenlehre).[135] Der gebildete Samen selbst bestehe aus ‚Wasser' und ‚Geist', geformt durch ‚heiße Luft'.[136]

Durch die Zeugungsbeiträge von Mann und Frau, für deren Differenz Aristoteles ‚Hitze' als ursächlich beschrieb, entstehe der Embryo. Die Katamenien der Frau würden dabei die stoffliche Grundlage der Entwicklung darstellen, wogegen der Mann das formende und bewegende Prinzip beisteuere (Form-Stoff-Gegensatz).[137] Metaphorisch lasse sich der Anteil der Frau im Felsblock beschreiben, der durch den Bildhauer (Mann) erst geformt werden müsse.[138] Aristoteles ging

133 Aristoteles, *De Generatione Animalium* I 18 (vgl. Aristoteles A S.C8v-D2v); ebd. II 7 (vgl. S.H3r-H3v).

134 Aristoteles, *De Generatione Animalium* I 20 (vgl. Aristoteles A S.D5v-D7v); siehe auch: Lesky, 1950 S.133/134; Horowitz, 1976 S.192, 203; Boylan, 1984 S.96-99; Sissa, 1993 S.88/89; Tuana, 1995 S.203-212; Föllinger, 1996 S.133-138; Deslauriers, 1998 S.147ff; Bummel, 1999 S.68; Mayhew, 2004 S.54-68.

135 Aristoteles, *De Generatione Animalium* I 18 (vgl. Aristoteles A S.C4r-D2v); ebd. I 19 (vgl. S.D2v, D3r).

136 Aristoteles, *De Generatione Animalium* II 2 (vgl. Aristoteles A S.F1r-F2r).

137 Aristoteles, *De Generatione Animalium* I 1 (vgl. Aristoteles A S.B1r); ebd. I 19-22 (vgl. S.D2v-E1v).

138 U.a. Aristoteles, *De Generatione Animalium* I 22 (vgl. Aristoteles A S.E1v); vgl.: Lesky, 1950 S.134-139; Horowitz, 1976 S.193-197; Sissa, 1993 S.91/92; Tuana, 1995 S.207-210; Föllinger, 1996 S.138-169; Bummel, 1999 S.68/69. Zur Bedeu-

sogar so weit, dem männlichen Beitrag alle Materialität abzusprechen und ihn allein formend zu sehen, formend durch Feuchtigkeit, Wärme und Bewegung.[139]

Entsprechend konsequent war es, dass Aristoteles der Frau auch bei der Geschlechtsbestimmung einen formenden, verwirklichenden Beitrag absprach. Das bewegende Prinzip führe zur Ausbildung des männlichen Geschlechts. Ohne diese formende Kraft entstehe ‚das Gegenteil': das weibliche Geschlecht.[140] Perfektion werde durch Gleichartigkeit des Gebildeten mit dem Bildenden erreicht. Alles zum Bildenden Ungleichartige stelle eine ‚Missbildung' dar. Als erste, wenn auch notwendige, ‚Missbildung' betrachtete Aristoteles die Frau. Sie entstehe, wenn die weiblichen Katamenien die bewegende Kraft des Samens vollständig zum Erliegen bringen würden.[141] Aus der ‚vollständigen Ausbremsung' des Samens würden weibliches Geschlecht und Weiblichkeit der übrigen körperlichen Merkmale (Ähnlichkeit zur Mutter) resultieren. Bei unvollständiger ‚Ausbremsung' würden entsprechend der verbleibenden bewegenden Kraft Ähnlichkeiten zum Vater ausgebildet. Normal sei eine Vater-Sohn- bzw. eine Mutter-Tochter-Ähnlichkeit. Für Ähnlichkeiten von Kindern mit den Großeltern gab Aristoteles ebenso interessante Erklärungen. Ähnlichkeiten zum Großvater väterlicherseits entstünden durch eine unvollständige Abschwächung der Bewegung des Samens, so dass der nächste Valenzgrad der Ähnlichkeit eingenommen werde – nach Aristoteles' Vorstellungen der Großvater väterlicherseits. Analog erklärte Aristoteles die Ähnlichkeit eines Kindes zur Großmutter mütterlicherseits.[142] Im letztgenannten Fall war Aristoteles in seiner Naturphilosophie inkonsequent, da er in diesem Fall den Katamenien einen aktiven, bewegenden Beitrag und der Frau eine zeugende Rolle zusprach.[143] Ähnlichkeiten zur väterlichen

tung von Stoff und formendem Prinzip in der aristotelischen Philosophie vgl.: Witt, 1998; Deslauriers, 1998.

139 Aristoteles, *De Generatione Animalium* I 18 (vgl. Aristoteles A S.C6v); ebd. I 22 (vgl. S.E1v); ebd. IV 1 (vgl. S.M3r). Diese Erkenntnis basierte auf seinen Beobachtungen bei Insekten, bei denen das Weibchen die Legeröhre im Männchen versenkte. Bei den Organismen, bei denen er eine Samenausscheidung des Männchens feststellen konnte, vermutete er darin einen *qualitativen* Beitrag (im Gegensatz zum *quantitativen* des Weibchens) zum Material.

140 Aristoteles, *De Generatione Animalium* IV 1 (vgl. Aristoteles A S.M3r).

141 Aristoteles, *De Generatione Animalium* IV 3 (vgl. Aristoteles A S.M4r-M8v); vgl. Horowitz, 1976 S.199-203; Sissa, 1993 S.96/97; Föllinger, 1996 S.170-173; Kullmann, 1998 S.293-300. Als beeinflussend für das Geschlecht des Embryos beschrieb Aristoteles auch das Lebensalter der Erzeuger (da die ‚Qualität' des Samens variiere und bei schlechterer/dünnerer Qualität eher Mädchen entstünden), die Windrichtung (Nord- oder Südwinde), Mondphasen und Jahreszeiten (diese würden Einfluss auf die ‚Qualität' der Katamenien ausüben) [Aristoteles, *De Generatione Animalium* IV 2 (vgl. Aristoteles A S.M3v-M4r)].

142 Aristoteles, *De Generatione Animalium* IV 3 (vgl. Aristoteles A S.M4r-M8v); vgl. u.a. Föllinger, 1996 S.173-179. Ähnlich, aber nicht so differenziert argumentierte Aristoteles in der *„Tierkunde"* [Aristoteles, *Historia Animalium* VII 6, 585b f (vgl. Aristoteles B, 1949 S.315-316)].

143 Lesky, 1950 S.153; Sissa, 1993 S.97/98; Föllinger, 1996 S.175/176.

Vorfahrenslinie der Mutter und der mütterlichen Vorfahrenslinie des Vaters berücksichtigte Aristoteles in seinen Vererbungstheorien nicht.[144]

Ausgehend von seinem philosophischen Verständnis von ‚Gleichartigkeit' subsumierte Aristoteles alles unter dem Begriff ‚Missbildungen', was er selbst als Abweichung von einem vollkommenen Prinzip (dem des Mannes, des ‚wohlgeformten' Mannes) begriff: die Frau als erste Missbildung, Zwillings- bzw. Mehrfachgeburten[145], gewisse körperliche Merkmale (einschließlich Geschlechtsmerkmalen)[146]. Seine Feststellung, dass eher Jungen (Männer) als Mädchen (Frauen) von ‚Missbildungen' betroffen seien, begründete er mit einer komplizierteren, stärker durch ‚Hitze' und Formung geprägten und sich schneller vollziehenden Embryonalentwicklung bei männlichen Embryonen.[147] Als ursächlich für ‚Missbildungen' nahm Aristoteles eine zu große oder zu geringe Menge an Samen des Mannes oder an Katamenien der Frau an, so dass das formende Prinzip des männlichen Samens nicht ausreichend oder in zu großem Ausmaß (zu starke Trocknung des Nährmaterials) zum Tragen komme. Körperliche ‚Missbildungen' beschrieb Aristoteles für die Extremitäten (vor allem Mehrfachbildungen), für das Herz und die inneren und äußeren Geschlechtsmerkmale. In Bezug auf innere und äußere Geschlechtsmerkmale könnten männliche und weibliche an einer Person auftreten.[148] An anderer Stelle beschrieb Aristoteles Überlieferungen von einigen Männern, aus deren Brüsten bei Ausübung von Druck Milch floss.[149] Aristoteles war also durchaus mit Fragen geschlechtlicher Mehrdeutigkeit vertraut – und betrachtete auch diese als ‚Missbildungen'. Nach Aristoteles sei ein Embryo nur perfekt, wenn er „entweder männlich oder weiblich" und ohne Beimischung von Merkmalen des jeweils anderen Geschlechts sei.[150]

Herophilos und Erasistratos – weibliche Hoden

Empirische Studien bildeten den basalen Bestandteil alexandrinischer Medizin. Während sich die Aussagen der bisher behandelten Denker in Bezug auf innere körperliche Merkmale des Menschen wesentlich auf anatomische Studien an Tieren stützten, wurde nun die Anatomie des Menschen selbst untersucht. Erste anatomische Studien am Menschen führten die alexandrinischen Anatomen Herophilos von Chalkedon (ca. 330/320 - 260/250 v.u.Z.) und Erasistratos von

144 Lesky, 1950 S.154, Kullmann, 1998 S.295.

145 Aristoteles, *De Generatione Animalium* IV 4 (vgl. Aristoteles A S.M8v-N6v); Dasen, 1997.

146 Vgl. auch Neumann, 2008 S.49/50.

147 Horowitz, 1976 S.204/05; Tuana, 1995 S.211; Föllinger, 1996 S.179.

148 Aristoteles, *De Generatione Animalium* IV 4 (vgl. Aristoteles A S.N2v, N5v, N6v).

149 Aristoteles, *Historia Animalium* III 20, 522a (vgl. Aristoteles B, 1949 S.144)]. Vgl. Laurent, 1896 S.1, 12; Thiemann, 2006 S.47.

150 Aristoteles, *De Generatione Animalium* II 4 (vgl. Aristoteles A S.F4r-F4v).

Keos (um 300 - 240 v.u.Z.) durch. Herophilos befasste sich insbesondere mit Gehirn, Nerven, Gefäßen, Eingeweiden und Augen. Er unterschied motorische und sensorische Nerven und erkannte u.a. Zusammenhänge der Herzbewegung mit dem Pulsieren der Gefäße. Auch die Anstrengungen des alexandrinischen Arztes Erasistratos waren auf das Gehirn, die Nerven, das Herz und die Blutgefäße gerichtet. Beide lieferten damit wichtige Beiträge zum Organverständnis. Beide standen im bewussten Gegensatz zu den Hippokratikern.[151]

Ihre Untersuchungen lieferten auch für Geschlechterbetrachtungen relevante Erkenntnisse. Herophilos beschrieb Hoden und Samenleiter und schrieb ihnen eine große Rolle bei der Bildung des Samens zu. In aristotelischer Tradition blieb er bei der Auffassung, dass Blut die Vorstufe des Samens darstelle, und beschrieb die Samenleiter als Durchgangsorgan des Samens, in dem noch einige Umwandlungen geschehen würden. Den Hoden schrieb er eine aufbewahrende Funktion zu.

Herophilos erkannte in seinen anatomischen Studien weibliche Hoden (die Ovarien), die nach seinen Erkenntnissen jeweils mit einem Samenleiter in die Harnblase münden sollten.[152] Durch die Ableitung der ‚weiblichen Hoden' in die Harnblase vollzog Herophilos eine anatomische Fundierung der aristotelischen Einsamenlehre, da ein bspw. in den hippokratischen Schriften beschriebener weiblicher Samen (Zweisamenlehre) somit der Gebärmutter nicht zur Verfügung stehen konnte.[153] Die gewonnene Erkenntnis, dass die Gebärmutter mit Membranen in der Bauchhöhle eingelagert sei – und damit in ihrem in den hippokratischen Schriften beschriebenen ‚Wanderungsverhalten' beschränkt sei –, veranlasste Herophilos hingegen nicht, das ‚Wanderungsverhalten' der Gebärmutter und ihm zugeschriebene Erkrankungen zu diskutieren.[154] Erst Soranos von Ephesos (um 100 u.Z.) und Galenos von Pergamon (2. Jh. u.Z.) setzten hier an, suchten die Ursache von vermeintlichen Frauenkrankheiten (wie Hysterie) nicht im ‚Wanderungsverhalten' der Gebärmutter, sondern in den sie umgebenden Membranen bzw. im in der Gebärmutter angestauten Blut oder dem dort zurückgehaltenen Samen.[155]

151 Staden, 1989; Eckart, 1994.

152 Für die Beschreibung der Samenleiter und deren Verlauf lagen nach E. Lesky (1950) und J. Kollesch (1987) Herophilos keine anatomischen Beobachtungen vor, vielmehr beruhten seine diesbezüglichen Überlegungen auf einem Analogieschluss [Lesky, 1950 S.162; Kollesch, 1987 S.18].

153 Kollesch, 1981 S.25; Staden, 1989 S.165-169; King, 1998 S.38; Bummel, 1999 S.71.

154 King, 1998 S.228.

155 King, 1998 S.230-233, 333-340.

Römische Medizin

Die römische Medizin ist vor dem Hintergrund des Aufstiegs des römischen Imperiums zu sehen, mit dem intensive griechische Einflüsse verbunden waren. So stellte R. Flemming (2000) fest, dass selbst die Mehrheit der Ärzte im Westen des Römischen Reiches zunächst griechischer Herkunft war. Im 1. Jh. u.Z. waren demnach 80%; im 2. Jh. 50% und im 3. Jh. immerhin noch 25% dieser Ärzte griechischer ‚Abstammung'. Die Ärzte setzten sich aus Sklaven, Freigelassenen und freien Bürgern zusammen. Ihr Ansehen speiste sich aus ihren Behandlungserfolgen.[156] Entsprechend war auch die regionale und soziale Herkunft der Autoren medizinischer Texte sehr unterschiedlich. Teilweise entstammten die Verfasser der griechischen Aristokratie, es waren aber auch griechische Freigelassene und Soldaten darunter. Einige Texte wurden lediglich als ‚von Gott diktiert' ausgewiesen, ohne den Urheber zu benennen (und, so scheint es, ohne die Gottheit aus der reichen antiken Götterwelt näher zu spezifizieren).[157] Von Frauen verfasste Schriften konnten nicht nachgewiesen werden. Auch wurde in medizinischen Schriften auf Frauen kaum Bezug genommen, obgleich sie im medizinischen Bereich, als Krankenschwestern oder Hebammen, anzutreffen waren. Wenn doch auf diese Frauen Bezug genommen wurde (bspw. bei Plinius), dann lediglich, um ihre Äußerungen sogleich als unglaubwürdig zu diskreditieren.[158] In Bezug auf Krankheiten und die Kontrolle der Zeugungsleistung rückte die Frau im Römischen Reich dagegen sehr wohl in den Blickpunkt. Dazu wurden entsprechende Passagen vor allem aus dem Corpus Hippocraticum und von Aristoteles rezipiert und weiterentwickelt. Bedeutende Mediziner und Naturphilosophen im Römischen Reich waren Aulus Cornelius Celsus (25 v.u.Z. - ca. 50 u.Z.), Gaius Plinius Secundus (Plinius der Ältere, 23 u.Z. - 79 u.Z.), Rufos von Ephesos (um 100 u.Z.), Soranos von Ephesos (um 100 u.Z.) und Galenos von Pergamon (129 - 199 u.Z.).

Exzess und Keuschheit

Für die hippokratischen Schriften wurde die Thematisierung von Sexualität in dieser Arbeit bereits dargestellt. Humoralbiologie und insbesondere die Prinzipien der Diätetik nahmen eine besondere Rolle ein. In der römischen Antike war das ‚maßvolle Sexualleben' Bestandteil intensiver Diskurse. Dabei unterlagen freie Männer und Frauen Verhaltensvorschlägen und insbesondere (ehrbare) Frauen Restriktionen, die auch gesetzliche Verankerung fanden. Diese Relevanz von Sexualität fand in medizinischen Schriften ihren Niederschlag.[159] Als krankmachend galt im Allgemeinen für Frauen zu häufiger Sexualverkehr (penet-

156 Flemming, 2000 S.51-62.

157 Flemming, 2000 S.129.

158 Richlin, 1997 S.206ff; Flemming, 2000 S.134-135.

159 Foucault, 1989b (1984) S.131-189; Rousselle, 1989 (1983); Rousselle, 1993 S.323-372; Stahlmann, 1997 S.85-115.

rierend, mit dem Ehemann), genauso wie völlige Enthaltsamkeit sowie zu später Sexualverkehr.[160] Schon für Mädchen und junge Frauen wurde der Sexualverkehr als notwendig für eine Beförderung der als gesund betrachteten Menstruation angenommen.[161] Für Männer galt Sexualverkehr als auszehrend und damit schädlich, allerdings auch als zur Befriedigung und zum Ausstoß von Samen notwendig. Ohne verausgabenden Sexualverkehr würden Männer nach Soranos von Ephesos und Galenos von Pergamon größer, schöner und stärker. Rufos von Ephesos beschrieb Sexualverkehr zwischen Mann und Frau als weniger erschöpfend als zwischen Mann und Mann und damit als *nicht absolut schlecht*. Er arbeitete neben pathologischen Auswirkungen auch heilsame Wirkungen des Sexualverkehrs heraus. So wirke Sexualverkehr gegen Delirien, Epilepsie, Kopfschmerzen, Appetitlosigkeit und bei nächtlichen Samenergüssen.[162]

Vor dem Hintergrund, dass römische Mediziner auszehrende und schädliche Komponenten des Sexualverkehrs betonten, zumindest für den Mann (seitens Soranos auch für die Frau)[163], werden die intensiven Anstrengungen verständlich, die darauf verwandt wurden, den Sexualverkehr auf das unausweichliche, notwendige Maß zu reduzieren. Insbesondere in den höheren Klassen galt es, den Sexualverkehr reproduktiv zu gestalten, da dieser immerhin notwendig war, um legitimen Nachwuchs zu zeugen. Dem günstigsten Zeitpunkt für den Sexualakt, günstiger Konstitution sowie einer in der zeitlichen Nähe des Sexualaktes die Fruchtbarkeit fördernden Lebensweise galt die Aufmerksamkeit. Außerhalb dieser Zeiten wurde dagegen keusche Lebensweise empfohlen.[164]

In Bezug auf reproduktiven Sexualverkehr bildeten Methoden zur Kontrolle (Beförderung und Vermeidung) von Schwangerschaften einen Bestandteil medizinischer Untersuchungen und Ratschläge. Unfruchtbarkeit und die Ursachen von Fehlgeburten und ‚Missbildungen' wurden thematisiert und diätetisch behan-

160 Wie Soranos von Ephesos beschrieb, war dauerhafte Enthaltsamkeit sehr umstritten und gab es unter den Medizinern sowohl Befürworter wie auch Gegner. Er selbst bezog nach umfassender Abwägung Stellung und schätzte Jungfräulichkeit sowohl für Männer als auch für Frauen als gesund ein (obgleich er auch negative Auswirkungen dauerhafter Enthaltsamkeit betrachtete) und riet ansonsten zu einem möglichst effektiven, Kräfte und Gesundheit schonenden, reproduktiven Sexualverkehr [Soranos, *Gynaikeia* I 30-32 (vgl. Soranos A S.27-30); Hanson, 1990 S.312; Hanson, 1991 S.260, 266/267; Stahlmann, 1997 S.92-99]. A. E. Hanson (1991) beschrieb medizinische Betrachtungen zu *zu häufigem* Sexualverkehr bei Frauen genauer und führte aus, dass bereits das Vorhandensein einer verlängerten Klitoris zur medizinischen Diagnose „Hypersexualität" veranlasste. Als Behandlung wurde die Beschneidung der Klitoris empfohlen [Hanson, 1991 S.266/267].

161 Rousselle, 1989 (1983) S.44, 52-54, 91-110; Hanson, 1990 S.320-324; Flemming, 2000 S.161, 333-340.

162 Rousselle, 1989 (1983) S.14-38; 91-110; Foucault, 1989 (1984) S.153-159.

163 Stahlmann, 1997 S.92-99; vgl. Hanson, 1991 S.260.

164 Rousselle, 1989 (1983) S.30-38; Foucault, 1989b (1984) S.131-189; Hanson, 1991 S.260; Flemming, 2000 S.161-164.

delt.[165] Ebenso wurde diskutiert, wie das Geschlecht des Nachwuchses beeinflusst werden könne; insbesondere wurden medizinische (pharmakologische) Ratschläge erteilt, wie männliches Geschlecht erreicht werden könne.[166] Schwangerschaften von Ehefrauen sollten vermieden werden, sobald sie ‚ausreichend' legitimen Nachwuchs geboren hatten, da Schwangerschaft und Gebären, analog zu den hippokratischen Schriften, als schädlich für die Frau angesehen wurden, stellten sie doch für sie ein erhebliches Lebensrisiko dar.[167] Ersten Rang genossen Ratschläge zur sexuellen Enthaltsamkeit der Ehefrauen.[168] Darüber hinaus wurden Maßnahmen zur Vermeidung von Schwangerschaften erdacht. Rufos von Ephesos schlug bspw. Raute und Kopfsalat als Mittel zur Empfängnisverhütung vor.[169] Weiterhin wurden ‚nicht-fruchtbare' Stellungen, das Nutzen von Barrieren in der Scheide, das Spülen der Scheide und der Zeitpunkt[170] des Sexualverkehrs als Verhütungsmethoden diskutiert.[171] Über Empfängnisverhütung hinausgehend, forderten und nutzen Frauen auch Möglichkeiten der Abtreibung, für die u.a. Soranos von Ephesos Handlungsvorschläge bot.[172] In Praktiken von Verhütung und Abtreibung waren insbesondere Frauen helfend und ratgebend involviert.[173]

Die Diätetik der römischen Zeit basierte auf einer Parallelisierung von weiblicher und männlicher Zeugungsleistung sowie weiblicher und männlicher körperlicher Merkmale. So unterstrich der bedeutende römische Rezipient griechischer Medizin Aulus Cornelius Celsus die Verhaltensmaßregeln des maßvollen Sexuallebens des Corpus Hippocraticum für Männer und Frauen gleichermaßen.[174] Dennoch scheint Celsus auch an einer geschlechtsspezifischen Konnotation gelegen gewesen zu sein. So fanden geschlechts*un*spezifische Passagen des Corpus Hippocraticum in der lateinischen Übersetzung geschlechtsspezifische Auslegungen.[175]

165 Rousselle, 1989 (1983) u.a. S.56-67; Foucault, 1989b (1984) S.163-174; Weiss-Amer, 1993; Richlin, 1997; Flemming, 2000 S.161-164.

166 Richlin, 1997 S.212; Flemming, 2000 S.165/166.

167 Flemming, 2000 S.340/341.

168 Rousselle, 1993 S.341-52.

169 Wernhard, 1997 S.33, 37.

170 Der Zeitpunkt direkt nach der Menstruation galt als für eine Schwangerschaft günstigster – im Gegensatz zu heutigem Denken.

171 Rousselle, 1989 (1983) S.65-67; Lefkowitz, 1992 S.243-262; King, 1998 S.132-156; Flemming, 2000 S.164/165.

172 Soranos, *Gynaikeia* I 64/65 (vgl. Soranos A S.66/67); Rousselle, 1989 (1983) S.65-67; Flemming, 2000 S.166-170.

173 Richlin, 1997 S.206ff.

174 Celsus, *De Medicina* I 1 (vgl. Celsus A); Stahlmann, 1997 S.85-88.

175 Stahlmann, 1997 S.89.

Celsus (25 v.u.Z. - ca. 50 u.Z.)

Celsus war ein wichtiger Medizinschriftsteller. Als Erster übersetzte er medizinische Ausdrücke aus dem Griechischen in das Lateinische. In dem medizinischen Teil seiner Enzyklopädie handelte er die Geschichte der Medizin ab, die allgemeine Pathologie, einzelne Krankheiten, Krankheiten der Körperteile, Pharmakologie, Chirurgie und die Knochenbehandlung.[176] Hier ging er auch auf frauen- und männerspezifische Erkrankungen ein, beschrieb geschlechtsspezifische Vorgehensweisen bei Erkrankungen und Operationen nach Fehlgeburten.[177] Dabei stellte für ihn der Mann den Standard des Menschen und die Frau einen genauer zu betrachtenden Einzelfall dar.[178]

Gaius Plinius Secundus (23 u.Z. - 79 u.Z.)

Plinius entwarf in seiner *„Naturalis Historia"* ein Menschenbild, in dem Geschlecht eine geringere Rolle spielte. Dabei arbeitete er allerdings Differenzen zwischen Mann und Frau explizit heraus. Wie Aristoteles sah Plinius bei der Reproduktion einen formenden Zeugungsbeitrag beim Mann und einen nährenden bei der Frau. In der Embryonalentwicklung entstünden Mädchen in der linken, Jungen hingegen in der rechten Gebärmutterhälfte. Der Uterus war für Plinius auch von zentraler Bedeutung bei der Differenz von Mann und Frau. Außerdem würden Frauen nicht so stark zum Haarausfall neigen, sei ihr Gehirn kleiner und hätten sie weniger Zähne als Männer, – alles Punkte, die auch Aristoteles bereits als kennzeichnend für einen Geschlechtsunterschied beim Menschen beschrieben hatte.[179] Plinius wandte sich vehement gegen Schwangerschaftsabbrüche, einerseits, weil damit ein Leben vor dem eigentlichen Beginn zerstört würde, andererseits, weil damit die Frau die menschliche Zukunft in ihre Hand bekäme.[180]

Rufos von Ephesos (um 100 u.Z.)

Rufos war ein anerkannter griechischer Arzt, der insbesondere die Humoralbiologie des Hippokrates vertrat und die Lehre der Diätetik in Bezug auf Körper und Geist weiterentwickelte und u.a. auch auf Sexualität bezog.[181] Bei der Thematisierung von Sexualität betrachtet er besonders den richtigen Zeitpunkt für den ersten Sexualverkehr (penetrierend, mit dem Ehemann) junger Frauen, der nach seiner Auffassung bei den ersten Anzeichen der Pubertät stattfinden müsse, um regelmäßige Blutungen zu erreichen. Durch eine diätetische Lebensweise (Spaziergänge, Ballspiele, Tanz und Gesang) könne dieser Zeitpunkt hinausgezögert

176 Celsus, *De Medicina* I (vgl. Celsus A); Eckart, 1994; Whitelaw, 2001.
177 Celsus, *De Medicina* VII 26, 28, 29 (vgl. Celsus A).
178 Flemming, 2000 S.150-58.
179 Flemming, 2000 S.151-156; Mayhew, 2004 S.69-86.
180 Plinius, *Naturalis Historia* VII 5 (vgl. Plinius A); Richlin, 1997 S.206ff; Flemming, 2000 S.169.
181 Foucault, 1986; Foucault, 1989b (1984) u.a. S.153-159; Rousselle, 1993 S.324ff; Sideras, 1994; Stahlmann, 1997 S.90-92; Wernhard, 1997.

werden. Dieser Rat zu frühem Sexualverkehr von Frauen findet sich dagegen nicht bei den in Rom lebenden Autoren, weder bei Celsus noch bei Plinius oder Soranos.[182]

Soranos von Ephesos (um 100 u.Z.)

Wie schon bei Celsus wird auch aus den Arbeiten von Soranos deutlich, dass Behandlungen direkt auf die Bedürfnisse der Patient/innen orientiert und auch geschlechtsspezifisch angelegt waren. Die *„Gynaikeia"* (lat., Gynäkologie) blieb im griechischen Original erhalten und bildete bis ins Mittelalter die Grundlage frauenkundlicher Kenntnisse. Aufgrund dieser Arbeit wird Soranos häufig als Begründer der Gynäkologie bezeichnet, wenngleich frauenspezifische Ansätze bereits im Corpus Hippocraticum ausgeführt wurden (*vgl. Kapitel I, S.57ff*).[183] Soranos' *„Gynaikeia"* behandelte die weiblichen Genitalien, die Funktion des weiblichen Sexualtraktes, die Auswirkungen sexueller Enthaltsamkeit, Schwangerschaft, Geburt, Säuglings- und Kinderkrankheiten.[184] Soranos sah entgegen den verbreiteten Auffassungen einer zweikammerigen Gebärmutter diese als einkammerig an.[185] Er schloss sich der Auffassung von Herophilos an, dass die ‚Samenstränge' des weiblichen Genitaltraktes in die Blase münden würden und die Frau daher keinen Samenbeitrag zur Zeugung leisten könne.[186]

Galenos von Pergamon – die ‚Hitze' und der unterkühlte Mangelzustand ‚Frau'

Der im 2. Jh. u.Z. lebende Arzt Galenos von Pergamon hatte wesentlichen Anteil an der Renaissance hippokratischer Medizin. Er war Anhänger der hippokratischen Lehren und sah Hippokrates gleichermaßen als Begründer von Naturphilosophie und Medizin an.[187] Galenos nahm Lehren des Hippokrates auf und verband sie in seinen Geschlechtsauffassungen mit aristotelischen. Im Mittelpunkt der Lehren von Galenos standen Diätetik und Humoralbiologie[188]. Galenos

182 Stahlmann, 1997 S.90-92.

183 Fischer-Homberger, 1977 (1975) S.148/149; Rousselle, 1989 (1983) S.48; Flemming, 2000 S.114-120.

184 Soranos, *Gynaikeia* I (vgl. Soranos A); Ilberg, 1910; Weiss-Amer, 1993; Stahlmann, 1997 S.92-99.

185 Weisser, 1983 S.95-97.

186 Soranos, *Gynaikeia* I 12 (vgl. Soranos A S.11/12); Rousselle, 1989 (1983) S.48; Staden, 1989 S.168; Hunter, 2003 S.2.

187 Nach Galenos' Auffassung ist der beste Arzt auch ein Philosoph, was Hippokrates nach seiner Auffassung miteinander verband [Smith, 2002 S.83]. Andere Wissenschaftler und deren Leistungen betrachtete Galenos hingegen kritisch, so die alexandrinischen Anatomen Herophilos und Erasistratos [ebd. S.79ff, S.92] sowie Platon und Aristoteles [ebd. S.86]. Galenos versah und interpretierte die hippokratischen Lehren selbst mit/aus einem subjektiven Verständnis [Smith, 2002; Nutton, 2005].

188 Wobei Galenos die Humoralbiologie der hippokratischen Schriften (mit den vier Säften Blut, [gelbe] Galle, schwarze Galle und Schleim, denen jeweils zwei der

verfasste etwa 400 Schriften. Galt Hippokrates als bedeutendster Arzt der Antike, so wurde Galenos für das Mittelalter zur medizinischen Autorität.[189]

Grundlegend für Galenos' Auffassungen von Geschlecht, Zeugung und Vererbung waren seine zahlreichen anatomischen Untersuchungen (allerdings nicht an menschlichen Leichen, sondern an Schweinen, Affen und Hunden). Bei ihnen bezog er sich auf den alexandrinischen Anatom Herophilos, kam aber zu vollkommen anderen Erkenntnissen. War Herophilos der Auffassung, dass die Frau ‚weibliche Hoden' besitze, die über Samengänge in die Harnblase einmünden und daher nicht zur Zeugung beitragen könnten, nahm Galenos die Einmündung der Samengänge ‚weiblicher Hoden' in die Gebärmutter an.[190] Damit legte Galenos die anatomische Grundlage, physiologisch der Zweisamenlehre Hippokrates' zu folgen – also Samen als Beitrag zur Zeugung *sowohl für den Mann als auch für die Frau* zu beschreiben.[191] Die Zweisamenlehre verknüpfte Galenos mit der hämatogenen Samenlehre Aristoteles' und der empedoklischen Vorstellung der auf mangelnder ‚Hitze' basierenden Unvollkommenheit des weiblichen Samens. Bei Galenos besaßen folglich Frau und Mann Samen, jedoch die Frau einen, durch ‚größere Kälte' bedingt, mangelhafteren Samen.[192]

Aus dem Ergebnis des Einmündens der Samengänge leitete Galenos seine weiteren anatomischen Betrachtungen ab (die Laqueur für das Postulat des „Ein-Geschlechter-Modells" heranzog). Galenos betrachtete die ‚Geschlechtsorgane' der Frau als mit denen des Mannes identisch, lediglich ihre Lage sei verschieden. Vagina, Gebärmutterhals, (weibliche) Hoden, Samenleiter und Gebärmutter seien nach innen und nicht wie deren männliche Entsprechungen Vorhaut, Penis,

Primärqualitäten warm, kalt, feucht und trocken zugeordnet wurden) und die Vorstellungen der Naturphilosophie (nach denen den Elementen des Makrokosmos, Luft, Feuer, Erde und Wasser, ebenfalls je zwei der erwähnten Primärqualitäten zugeordnet wurden) miteinander in seinem Konzept der Humoralbiologie verband. Demnach seien die makrokosmischen Elemente im Körper durch die Säfte repräsentiert und stellen die Qualitäten die Verbindung von Körperinneren und Außenwelt dar. Seine Lehre wird daher auch als ‚Qualitätenlehre' bezeichnet. Vgl. dazu: Bummel, 1999 S.110ff.

189 Zur Biographie von Galenos vgl. Smith, 2002; Schlange-Schöningen, 2004. Zur Gesamtliste der Werke und Übersetzungen vgl. Fichtner, 1990.

190 Dies ist bereits in seiner Frühschrift *De uteri dissectione* nachlesbar, was darauf hindeutet, dass Galenos auf andere Gelehrte Bezug nahm [Kollesch, 1987 S.17-19; Bummel, 1999 S.71-74; Flemming, 2000 S.296-298; vgl. Nickel, 1989 S.40/41]. Erst in seinen späteren Schriften übernahm Galenos dagegen die Vorstellung des paarigen Aufbaus der Gebärmutter aus den hippokratischen Schriften [Flemming, 2000 S.296-298].

191 Lesky, 1950 S.178/179; Nickel, 1989 S.40ff; Rousselle, 1989 (1983) S.47/48; Bummel, 1999 S.71/72.

192 Galenos, *De usu partium* XIV 6/7 (vgl. Galenos, A S.628-634); Lesky, 1950 S.180/181; Preus, 1977 S.80-85; Kollesch, 1981 S.25f; Kollesch, 1987 S.22/23; Boylan, 1984 S.101; Foucault, 1989b (1984) S.142; Nickel, 1989 S.43ff; Bummel, 1999 S.71-74. Für eine deutsche Übersetzung von *De usu partium* Buch XIV, Kapitel 7 vgl.: Kollesch, 1981 S.77-83.

(männliche) Hoden, Samenleiter und Hodensack nach außen gestülpt.[193] Wie die Produktion vollkommenen oder unvollkommenen Samens war für Galenos auch das Ausstülpen der Organe ein an ‚Hitze' gebundener Prozess. Das Verbleiben der Organe im Inneren bei der Frau basiere auf einem Mangel an ‚Hitze'. Die Frau sei eine Art ‚unterkühlter Mangelzustand', der allerdings funktionell notwendig und zweckentsprechend sei. Galenos betrachtete ‚Hitze' als das bestimmende Instrument der Natur. Sie habe den Menschen „zum perfektesten aller Tiere" und den Mann zur perfekten Version des Menschen gemacht (*De usu partium*).[194] Besondere Bedeutung schrieb Galenos den (männlichen) Hoden zu, deren Entfernung bei männlichen Tieren und beim Mann die Ausbildung von körperlichen Merkmalen beeinflusse. Damit entstünde keines von beiden Geschlechtern, sondern ‚etwas Drittes'.[195] An anderer Stelle verwies er hingegen auf die Ähnlichkeiten zwischen Eunuchen und Frauen.[196]

Galenos betrachtete die Frau als eine auf Kälte und Feuchtigkeit basierende unvollkommene Version des Menschen. Harten und robusten Körpern, die durch den moderaten, athletischen Mann repräsentiert würden, stünden zartere und schwächere von Kindern, Frauen und weißen, zarten, ‚Bäder liebenden', unathletischen Männern gegenüber, worauf bei der Behandlung von Krankheiten und der Dosierung von Heilmitteln zu achten sei. Männer könnten auf Grund ungesunder Lebensweise in den Zustand weiblicher Schwäche verfallen. Der Umkehrschluss, dass Frauen auf Grund entsprechender Lebensweise den körperlichen Zustand des Mannes erlangen könnten, ist hingegen nicht bei ihm zu finden.[197] Weitere anatomische Geschlechtsunterschiede sah Galenos insbesondere in der Brust, bei den Blutgefäßen und im Fleisch.[198] Der Puls sei bei Männern stärker, gleichmäßiger und vehementer als bei Frauen, was an der angeborenen Hitze liege, aber auch durch die Lebensweise beeinflussbar sei. Die Gebärmutter verknüpfte Galenos nicht (bzw. wenig) mit Krankheiten, wie es einige hippokratische Schriften ausgeführt hatten. Insbesondere für ein ‚Wanderungsverhalten' der Gebärmutter sah er keinen Platz. Krankheiten, die er dennoch spezifisch Frauen zuschrieb, führte er hauptsächlich auf Störungen des Gleichgewichtes der

193 Beim ‚Umstülpen' werde die Vagina zum Penis, die Gebärmutter zum Hodensack und die ‚weiblichen Hoden' (Eierstöcke) zu ‚männlichen Hoden' [Galenos, *De usu partium* XIV 6 (vgl. Galenos, A S.628-632); u.a. Laqueur, 2003 S.25ff]. Laqueur weist darauf hin, dass die sprachliche Differenzierung zwischen Hoden und Eierstöcken bei Galenos nicht vorlag [Laqueur, 2003 S.96ff].

194 *De usu partium* (lat., Über den Gebrauch der Körperteile); Galenos, *De usu partium* XIV 5/6 (vgl. Galenos, A S.627-632; Lefkowitz, 1992 S.243-246); Lesky, 1950 S.184/85; Tuana, 1995 S.212-215; Laqueur, 2003 (1990) S.25ff.

195 Vgl. Lesky, 1950 S.182/83; Flemming, 2000 S.323/324.

196 Vgl. Flemming, 2000 S.350-356.

197 Flemming, 2000 S.350, 355/356.

198 Galenos, *De usu partium* VII 22 (vgl. Galenos, A S.380-383); Flemming, 2000 S.303.

Humoralen, bspw. durch Menstruationsstörungen, zurück.[199] Galenos riet Frauen davon ab, den Männern nachzueifern, da ihre Unvollkommenheit für sie den Zustand von Gesundheit darstelle.[200]

Wesentlich für Galenos' Aussagen zur Vererbung war das Abweichen vom Form-Stoff-Gegensatz des Aristoteles, der der Frau lediglich einen stofflichen, dem Mann einen formenden Beitrag bei der Ausbildung des Embryos zugesprochen hatte. Stoff und Wirkkraft sah Galenos sowohl im männlichen als auch im weiblichen Samen verwirklicht. Die Samen trügen beide stoffliches und bewegendes Prinzip zur Konzeption des Embryos bei; beide Samen würden in den Uterus ausgestoßen und bildeten dort eine Membran.[201] Der Samen stelle das initiierende Prinzip zur Ausbildung des Embryos dar, hingegen differiere die Herkunft des stofflichen Beitrags zu den Organen des Embryos: Für einige würde der Samen, für andere das Menstruationsblut den stofflichen Beitrag leisten.[202] Dem daraus aufscheinenden stärkeren weiblichen Beitrag und der Möglichkeit weiblicher Selbstbefruchtung (so dass der Mann unnötig würde, wie Galenos diskutierte) wirkte Galenos entgegen, indem er den Anteil des eingebrachten Samens beim Mann als größer betrachtete, aber auch dessen Qualität im Vergleich zu Samen der Frau als ‚heißer', ‚trockener' und ‚dicker' beschrieb. Auf Grund der mangelhaften Qualität sei der Frau eine Selbstbefruchtung nicht möglich.[203] Durch diese Auffassung der Initiierung der Ausbildung des Embryos und dessen Organen war es Galenos möglich, Ähnlichkeiten von Kindern zu beiden Eltern zu erklären. Die galenischen Auffassungen der Vererbung lassen sich nach Art-, Geschlechts- und (weiteren) körperlichen Merkmalen unterscheiden (vgl. in: *De Semine*):

Bei der *Vererbung von Artmerkmalen* hatte sich Galenos intensiv mit den Lehren Aristoteles' und den Beobachtungen Athenaios' (ca. 1. Jh. v.u.Z.) auseinanderzusetzen. Aus Beobachtungen des ‚Artbastards' Maulesel hatte Athenaios auf einen starken weiblichen Beitrag bei der Vererbung der Art geschlossen, in Widerspruch zu der aristotelischen Lehre, nach der das formende Prinzip allein beim Mann lag. Diesen Widerspruch löste Galenos auf, indem er sowohl männlichem als auch weiblichem Samen stoffliche und formende Beiträge zuschrieb. Bei der Vererbung der Art konstatierte Galenos, mit Sicht auf die Untersuchungen des Maulesels, verallgemeinernd einen starken Vererbungsbeitrag der Mutter und nur einen kleinen des Vaters (*De Semine*).[204]

Bei der *Geschlechtsvererbung* folgte Galenos der Kopplung von Temperatur (Wärmetheorie, *vgl. Kapitel I, S.53f*) und Lokalisation im Körper (Rechts-Links-

199 Flemming, 2000 S.332-343.
200 Flemming, 2000 S.314-317.
201 Nickel, 1989 S.45ff.
202 Nickel, 1989 S.29ff, 83ff.
203 Galenos, *De usu partium* XIV 6/7 (vgl. Galenos, A S.628-634); Nickel, 1989 S.43ff.
204 Lesky, 1950 S.187-190; Nickel, 1989 S.33.

Theorie, *vgl. Kapitel I, S.54f*). Diese suchte er anatomisch zu untermauern. So stellte er als Ursache für eine unterschiedliche Bluttemperatur und Blutqualität in den rechten und linken Uterushöhlen bzw. in den rechten und linken Hoden einen unterschiedlichen Ursprung der spermatischen Gefäße fest. Für die rechte Seite führte Galenos aus, dass die Vene und Arterie, in der der Samen gebildet werde, direkt aus der Vena cava und der Aorta komme und daher gereinigtes Blut zu den rechten weiblichen und männlichen Hoden sowie zur rechten Uteruskammer führe. Die linken weiblichen und männlichen Hoden und der linke Uterus würden hingegen von Arterien und Venen gespeist, die aus der Nierenarterie entspringen und zur Niere führen würden und daher ungereinigtes, wässriges Blut befördern würden. Folge sei, auf Grund der höheren Feuchte und Unreinheit des Blutes/Samens, linksseitig ein weiblicher Embryo. Rechtsseitig entstehe auf Grund von Reinigung und Trocknung ein männlicher Embryo (*De Semine, De usu partium*).[205]

Die *Vererbung körperlicher Merkmale* jenseits des Geschlechts orientiere sich am Prinzip von Konkurrenz und Durchsetzung. Weiblicher und männlicher Samen konkurrierten dabei miteinander, und der stärkere Samen setze sich durch. Das Auftreten von Ähnlichkeiten zu beiden Eltern in Bezug auf unterschiedliche Merkmale begründete Galenos durch unterschiedliche Fraktionen in der ausgeschiedenen Samenmenge. Die zuerst ausgeschiedene Fraktion der zur Zeugung eingesetzten Samenmenge besitze eine dichte Struktur. Die nachfolgenden Fraktionen würden hingegen dünneren, schwächeren und kälteren Samen beinhalten. Entsprechend variiere die Durchsetzungskraft bezüglich der unterschiedlichen Merkmale, und es könne sich einmal der weibliche Zeugungsbeitrag und einmal der männliche Zeugungsbeitrag durchsetzen (*De Semine*).[206]

3. Fortwirken antiker Naturphilosophie und Medizin – arabisches und lateinisches Mittelalter, Neuzeit

Im Folgenden wird ein schlaglichtartiger Ausblick auf Geschlechterbetrachtungen des Mittelalters und der frühen Neuzeit gegeben, in denen antike Erkenntnisse aufgegriffen wurden. Dies kann und soll nicht umfassend geschehen, da es vom Blickwinkel der Behandlung des antiken Geschlechtermodells als Beispiel für gesellschaftliche Einflüsse auf biologische bzw. naturphilosophische Erkenntnisse wegführen und ähnlich intensive Betrachtungen für jeden Zeitraum verlangen würde. Eine punktuelle Betrachtung erscheint aber notwendig, da u.a. bei Laqueur (2003 [1990]) und Schiebinger (1993 [1989]) ein Fortwirken antiker

205 Galenos, *De usu partium* XIV 7 (vgl. Galenos, A S.634-638); Lesky, 1950 S.183-186; Tuana, 1995 S.214/215; Flemming, 2000 S.310.

206 Lesky, 1950 S.190-193.

Betrachtungen bis in die Renaissance und ein sich anschließender radikaler Bruch formuliert wurde, einer These, der hier nicht gefolgt wird.

Byzanz

Eine Systematisierung von Galenos' Lehren durch den byzantinischen Kulturkreis (insbesondere Alexandrien), machte sie bedeutsam für das arabische und lateinische Mittelalter.[207] Oreibasios (325-395) und Aetios von Amida (480-556) trugen die Schriften des Galenos von Pergamon zusammen und bereicherten sie durch eigene Beobachtungen. Der alexandrinischen Schule entstammten Alexandros von Tralleis (525-605) und Paulos von Aigina (600-650), die sich in ihren Werken auf die hippokratische und galenische Medizin bezogen, aber auch eigene praktische Erfahrungen und Erkenntnisse in sie einfließen ließen.[208]

Arabisches Mittelalter

Die hoch entwickelte arabisch-islamische Epoche knüpfte direkt an wissenschaftliche Traditionen der eroberten Gebiete an, in erster Linie an die klassische und hellenistische griechische Antike. Auch persische und indische Wissensbestände wurden aufgegriffen und in eigene wissenschaftliche Arbeiten integriert. Gegenüber Wissen war man aufgeschlossen, hinterfragte und entwickelte es. Umfangreiche Bibliotheken wurden angelegt, die im lateinischen Mittelalter ihresgleichen suchten. So verfügte Bagdad im 9. Jh. über 30 Bibliotheken, die größte wies einen Bestand von 100.000 Büchern auf – Klöster des lateinischen Mittelalters verfügten im Gegensatz hierzu nur über einige Hundert Bände.[209] Wurden zunächst wissenschaftliche Arbeiten in verschiedenen Sprachen – Arabisch, Griechisch, Syrisch, Persisch – abgefasst, begünstigte die Etablierung des Arabischen als gemeinsamer Verkehrs-, Verwaltungs- und auch Wissenschaftssprache im 7. Jh. auch rege wissenschaftliche Tätigkeit. Gemeinsame Sprache, Aufgeschlossenheit gegenüber Wissen, Betonung der menschlichen Vernunft (der, bei einigen Gelehrten, auch ‚Gott' besser zugänglich war, als über Propheten oder Glaubensschriften, was die Gelehrten teilweise mit Religionsführern in Konflikt brachte) bildeten die Grundlage des Aufstiegs der Wissenschaften, nicht nur derjenigen des arabisch-islamischen Mittelalters. An lateinischen mittelalterlichen Universitäten wurden zahlreiche Schriften, auch antike, aus dem Arabischen übertragen, sie bildeten damit auch dort eine Grundlage der weiteren wissenschaftlichen Entwicklung.[210] Noch in der europäischen Aufklärung des 18. Jh.

207 Weisser, 1983 S.48-50; Bummel, 1999 S.112; Nutton, 2005 S.115.

208 Eckart, 1994 S.75f.

209 Hendrich, 2005 S.32/33; vgl. Schlicht, 2008 S.46-50.

210 U.a. Ley, 1953 S.10-26; Brentjes, 1972 u.a. S.9-14; Hendrich, 2005 S.104-118, 130-139; wiederholt angeführt auch bei: Kügelgen, 1994 u.a. S.1-19. Zur Entwicklung arabischer Medizin und dem Einfluss arabischer Gelehrter über den ara-

wurden Arbeiten des arabisch-islamischen Mittelalters, bspw. solche Ibn Rushds (1126-1198), in europäische Sprachen übersetzt und wurden sie herangezogen, um die Vernunft des einzelnen Menschen zu betonen.[211] Auch medizinisches Wissen des arabisch-islamischen Mittelalters fand dauerhafte Verbreitung, so wurde bspw. ar-Rāzīs (865-925) Buch über Infektionskrankheiten noch im 18. Jh. in England herangezogen, um die Möglichkeit von Pockenschutzimpfungen zu thematisieren.[212]

Aufbauend auf den Arbeiten Galenos', Oreibasios' und Aristoteles' (von den hippokratischen Schriften wurden nur einige übersetzt)[213] entstand mit den arabischen Handbüchern der Heilkunde der Höhepunkt der Systematisierungen bis dahin bekannten medizinischen Wissens.[214] Teilweise wurde bei den Übertragungen auf Einzelheiten zu Gunsten eines Gesamtkonzeptes verzichtet. Modifikationen wurden vorgenommen und eigene Gedanken formuliert, die kritische Parteinahmen u.a. auch in Bezug auf männliche und weibliche Zeugungsbeiträge und deren Gleichwertigkeit bzw. Differenz beinhalteten. Diese nahmen jeweils insbesondere Bezug auf aristotelische oder galenische Lehren und diskutierten sie.[215] Einige bedeutende Vertreter der Medizin, die viel zitiert und oft übersetzt wurden, sind Hunain ibn Ishāq (809-873), ar-Rāzī, Ibn al-Jazzār (ca. 900-980), al-Māgusī (gest. 994), Ibn Sīnā (980-1037) und Ibn Rushd.

Mittelalterliche Klostermedizin

Im Vergleich zur arabisch-islamischen Medizin waren die Arbeiten in den mittelalterlichen Klöstern wenig innovativ und blieben fast ausschließlich auf Übertragung und Rezeption bekannten Wissens beschränkt. Wesenszug der Rezeptionen waren ein unbedingter Gottbezug und ein Finalitätsprinzip. Begründet wurde die Mönchs- oder Klostermedizin (monastische Medizin) im Jahr 529 durch die Klostergründung auf dem Monte Cassino durch Benedikt von Nursia (um 480-547). Großen Anteil an der Erhaltung und Verbreitung antiker Schriften hatten der Bischof Nemesios von Emesa (gest. um 400) und der Erzbischof und

bischen Raum hinaus vgl. Rosenthal, 1965; Rosenthal, 1990; Ullmann, 1978; Hendrich, 2005; Islamic Philosophy Online, 2006; vgl. für Betrachtungen von Geschlecht: Weisser, 1983; Bummel, 1999.

211 Hendrich, 2005 S.104-118, 130-139; vgl. auch: Schlicht, 2008 S.53/54.

212 Hendrich, 2005 S.48.

213 Ullmann, 1978 S.11/12.

214 Campbell, 1926 S.3-13; Ullmann, 1978; Brentjes, 1979 S.59ff, 78ff; Weisser, 1983 S.47-50.

215 Temkin, 1973 S.68-80; Weisser, 1983 S.50-53. Einen Einblick in die Ausführungen Ibn Sīnās zu Geschlecht, Zeugung und Vererbung bietet, ausgehend von lateinischen Übersetzungen, veröffentlicht in deutscher Sprache: Kirsch, 2005 (1964). Dort wird ein erster Eindruck der unterschiedlichen Bezugnahmen Ibn Sīnās auf antike, arabische und indische Quellen vermittelt und werden von ihm vorgenommene Synthesen und Fortentwicklungen aufgezeigt. Vgl. hierzu auch: Brentjes, 1979 S.78ff.

Begründer bischöflicher Schulen Isidor von Sevilla (560-636).[216] Am bekanntesten wurden der große Übersetzer und Rezipient arabischer Schriften Constantinus Africanus (ca. 1015 - ca. 1087), der in Monte Cassino und Salerno wirkte, und die Äbtissin, Natur- und Heilkundige Hildegard von Bingen (1098-1179). Hildegard von Bingen knüpfte in ihren Geschlechtsauffassungen an mystische Erklärungen der Schöpfungslehre an und verband sie mit naturphilosophischen Erklärungen. So sei die Frau in ihrem Körper perfekt, und der Mann in dem seinen. Gegenüber dem Mann sei die Frau, durch größere Kälte (physiologisch), inferior. Dem männlichen Samen stünde ein nicht ausreichend ‚gekochtes' Menstruationsblut der Frau gegenüber. Einfluss gewinne die Frau bei Zeugung und Vererbung, da die Liebe beider Elternteile für Gesundheit und Lebenslust des Nachwuchses verantwortlich sei.[217] Ein Ende fand die Klostermedizin durch mehrere Konzile im 12. Jh. und Anfang des 13. Jh.[218]

Weltliche Medizinschulen und Universitäten

Weltliche Medizinschulen gab es seit dem Ende des 10. Jh.; die erste war die Medizinschule von Salerno. Im 13. Jh. wurde Salerno (neben Montpellier) zu einem der bedeutendsten medizinischen Zentren.[219] Dort wurden antike Schriften übertragen und mit eigenen Beobachtungen abgeglichen. Zudem wurde Salerno durch die anatomische Sektion von Schweinen bekannt. In wesentlichen Zügen standen die medizinischen Schriften des 12. und 13. Jh. in antiker Tradition, bezogen aber – einige – arabische Interpretationen antiker Schriften und im arabischen Raum entwickelte Wissensbestände mit ein.

Auch an mittelalterlichen Universitäten begrenzten religiöse Dogmen Interpretationen und Wissenserwerb. Einige antike Gelehrte, insbesondere Aristoteles (in thomistischer Rezeption), wurden zu Autoritäten erklärt. Ihre Lehren sollten lediglich verstanden, aber nicht hinterfragt, werden (Scholastik). Absolute Autorität bildete ausschließlich die christlich-kirchliche Lehre, die auch Rezeptionen antiker Gelehrter einschränkte. So wurde Aristoteles eben in thomistischer Rezeption gelesen,[220] andere Aristoteles-Rezeptionen, bspw. die des bedeutendsten

216 Thomasset, 1993 S.55/57.

217 Bingen, B; Cadden, 1993 S.78-82; Cadden, 1995; Fischer, 1998.

218 Konzil von Clermont (1130, medizinisches Praktizierverbot für Mönche und Kanoniker), Konzil von Tours (1163, medizinisches Ausbildungsverbot für Mönche), IV. Laterankonzil (1215, u.a. Chirurgierverbot) [Eckart, 1994 S.84-87]. Zur Entwicklung der Klostermedizin vgl. u.a. Cadden, 1993; Jahn, 2004 (1998); Brozyna, 2005 S.141-169; Catholic Encyclopedia, 2006.

219 Zur Geschichte und Bedeutung Salernos vgl. Kristeller, 1950; Nutton, 1971.

220 „Thomismus" bezeichnet Rezeptionen, die an Thomas von Aquin anschlossen. Im Zweifel galt dabei „Thomismus" mehr, als Aussagen Thomas von Aquins selbst. Bedeutsam ist die absolute Autorität christlich-kirchlicher Lehren daher, da bspw. die Ablehnung von gleichgeschlechtlichem Sexualverkehr oder von Masturbation „thomistisch" sind, aber nicht aristotelisch.

Aristoteles-Kommentators (und Arztes) der Zeit Ibn Rushd,[221] wurden abgelehnt.[222]

In Bezug auf Geschlechtsmerkmale und Zeugungsbeiträge wurde an antike Betrachtungen, insbesondere an diejenigen von Galenos angeknüpft. Galenos' Modell, nach dem sich die Geschlechtsteile entsprächen, die weiblichen aber nach innen und die männlichen nach außen gekehrt seien, die weiblichen Geschlechtsmerkmale auf Grund eines ‚Hitzemangels' im Inneren verbleiben würden, wurde ausgeführt.[223] Intensive Diskussionen wurden in Bezug auf die weiblichen und männlichen Zeugungsbeiträge geführt, wobei sich die Ansichten und Argumente zwischen galenischen und aristotelischen Auffassungen verorteten.[224] Neue Dimension erhielt die Diskussion der Anzahl der Gebärmutterkammern. Neben einer Zweikammerigkeit, die der Überlieferung Galenos' entsprach, wurde die Zahl der Kammern auch mit fünf oder sieben angegeben. Die Abweichung von der Zahl Zwei ging dabei vermutlich auf in Salerno durchgeführte Sektionen an Schweinen zurück, und wurde alsbald verworfen.[225] Auch bei der Fünf- und Siebenkammerigkeit wurde links und rechts unterschieden: zwei Kammern links, zwei rechts bzw. drei links, drei rechts und dazu eine in der Mitte. In den rechten Kammern würden sich Jungen, in den linken Mädchen bilden. In der mittleren Kammer entstünden Hermaphroditen. Sowohl Hermaphroditen als auch Jungen, die abweichend vom ‚normalen Verlauf' in den linken, und Mädchen, die in den rechten Kammern gebildet würden, wurden mit einer negativen Konnotation versehen.[226]

---

221 Vgl. u.a. Hendrich, 2005 S.108-118.

222 Vgl. u.a. Bloch, 1952 S.17-25. Allerdings lagen viele der Schriften von Ibn Rushd bereits 1240 in lateinischen Übersetzungen vor: vgl. Kügelgen, 1994 S.1-3. E. Bloch (1952) arbeitete deutlich den unterschiedlichen Bezug auf Aristoteles heraus: „Die christlichen Scholastiker ehrten gewiß den Aristoteles hoch, wenn sie ihn, von 1200 ab, praecursor Christi nannten, aber könnte man ihn, dem entsprechend, bei den islamischen Philosophen als bloßen Vorläufer Mohammeds denken? Er ist hier keinesfalls ein Vorläufer, für Averroes ist Aristoteles selber die Erscheinung der menschlichen Vernunft überhaupt, das Licht Mohammeds aber bleibt eines im Reich der ersten Erziehung, der Mythen und Parabeln. Wie so ganz anders steht darum dieses Glauben-Wissen-Verhältnis gegen das christlich-scholastische da. Dort, von Anselm von Canterbury bis Thomas, war die Offenbarung durchaus nicht Parabel." [Bloch, 1952 S.18/19]

223 Corner, 1927; Jacquart, 1988 S.7-86; Cadden, 1993 S.88-134; Thomasset, 1993 S.58-67.

224 Thomasset, 1993 S.67-71; Cadden, 1993 S.88-134; Tuana, 1995 S.215-221.

225 Corner, 1927; Thomasset, 1993 S.64-67. Vgl. in Corner (1927) die verschiedenen Ausführungen zum Bau und der Funktion des hier diskutierten weiblichen Sexualtraktes: für das 12. Jh. *„Anatomia Cophonis"* (S.53), *„Second Salernitan Demonstration"* (S.63-65), *„Anatomia Magistri Nicolai Physiki"* (S.84-86) und für das 13. Jh. *„Anatomia Vivorum"* (S.103-105). Vgl. auch Jacquart, 1988 S.27-40.

226 *„Anatomia Magistri Nicolai Physiki"*, nach: Corner, 1927 S.84-86. Vgl. zu weltlichen Medizinschulen als Primärquellensammlung: Corner, 1927; weiterführend: Jacquart, 1988; Cadden, 1993, Thomasset, 1993.

Neuzeit

Neben die Rezeption antiker Lehren traten in der Renaissance auch eigene Beobachtungen und Untersuchungen. Änderungen an antiken Lehren wurden in Form von *Ergänzungen* vorgenommen, *die Lehre insgesamt zunächst nicht in Frage gestellt.* Die Anatomie war zentraler Bestandteil der biologischen und medizinischen Wissenschaften der Renaissance und wichtiger Ausgangspunkt für Neuerungen; zu den wesentlichsten gehörten die Sektionen menschlicher Leichen, die von Mondino de Luzzi (1275-1326) eingeführt wurden.[227] Als bedeutendster Anatom dieser Epoche gilt A. Vesalius (1514-1564).[228] Er deckte zahlreiche ‚Fehler' galenischer Medizin auf, hielt aber weitgehend an antiken Lehren fest. Sektionen (und deren bildliche Darstellungen) wurden insbesondere genutzt, um die eigene gemachte Aussage, die oft in antiker Tradition wurzelte, als korrekt zu bezeugen und zu unterstreichen. Auf diese Weise wurden auch die galenischen Auffassungen sich anatomisch entsprechender männlicher und weiblicher Geschlechtsteile bestätigt und diese bildlich als Äquivalente dargestellt (hierzu gab es allerdings auch entgegengesetzte Auffassungen).[229] Für das menschliche Skelett wurde lange Zeit keine Notwendigkeit geschlechtsspezifischer Darstellungen gesehen, da geschlechtliche Differenzen vor allem für die Körpermaße, Muskulatur, Körperfett und einige Organe, jedoch nicht für alle Teile der Skelettstruktur (für Schädel, Schädelnähte etc. schon) angenommen und beschrieben

227 Vgl. für einen Überblick über Sektionen (und Autopsien) um 1300 und nachfolgend: Park, 2006 S.13-38. Bedeutend für die frühe Anatomie der Renaissance war ebenfalls Guido da Vigevano (ca. 1280-1349), der mit seiner Präparier- und Sektionsanleitung für Unterrichtszwecke (1345) einen neuen Trend zu anatomischen Illustrationen in Büchern begründete [Olry, 1997].

228 Weitere bedeutende Gelehrte der Renaissance mit weitreichendem Einfluss auf die Anatomie waren u.a. Leonardo da Vinci (1452-1519) [O'Malley, 1952; Keele, 1964], Berengario da Carpi (ca. 1460-1530) [Carlino, 1999 S.20-27; De Santo, 1999] und C. Estienne (1504/05-1565) [Rath, 1964; Tubbs, 2006].

229 Im Sinne sich entsprechender weiblicher und männlicher Geschlechtsteile vgl.: Murphy, 1964; Schutte, 1979; Tuana, 1995 S.215-221; Schultheiss, 1999; Laqueur, 1986 S.4-16; Laqueur, 2003 (1990) S.70ff/81ff; Sawday, 1995 S.188-229; Hunter, 2003 S.3-5; Long, 2006 S.29-108. Trotz der aus antiker Tradition überlieferten Lehre der Inversion der Geschlechtsmerkmale und der übrigen Beschreibung der Frau als ‚Mangelwesen' des Mannes (allerdings als notwendig und in sich perfekt), wurde die Sektion sowohl von Männern als auch Frauen als notwendig erachtet. Begründet wurde dies mit unterschiedlichen Funktionen von Mann und Frau bei der Fortpflanzung [Berriot-Salvadore, 1994 S.368-371; vgl. zu Sektionen von Frauen „seit dem 14. Jh.": Schiebinger, 1993 (1989) S.257-266; Park, 2006]. L. Bonaccioli, A. Dulaurens, H. Crooke betrachteten, entgegen der galenischen Auffassung, Anfang des 17. Jh. die weiblichen und männlichen Geschlechtsmerkmale als anatomisch deutlich different [Schleiner, 2000; vgl. Adelman, 1999 u.a. S.36-39].

wurden. Im 16. Jh. finden sich vereinzelt, ab dem 17./18. Jh. massiv Darstellungen als ‚weiblich' oder ‚männlich' kenntlich gemachter Skelette.[230]

Die Physiologie folgte bis in die späte Renaissance der Auffassung, dass die Frau eine ‚kältere' und ‚feuchtere' Konstitution als der Mann habe. Die Frau sei in ihrer Konstitution, wie der Mann in der seinen, perfekt. Sie sei aber dem Mann gegenüber inferior.[231] In Anlehnung an die Entsprechung der männlichen und weiblichen Geschlechtsteile, die sich lediglich in der Lage unterschieden, wurden auch weibliche und männliche Beiträge zur Zeugung von Nachwuchs diskutiert und folgte man im 16. Jh. oftmals den hippokratischen und galenischen Ausführungen der Zweisamenlehre. Frau und Mann würden mit Samen zur Zeugung beitragen, ‚schwächerer' Samen zur Geburt von Mädchen, ‚stärkerer' zur Geburt von Jungen führen. Sowohl Mann als auch Frau würden über ‚schwächeren' und ‚stärkeren' Samen verfügen – allerdings sei ‚stärkerer' Samen beim Mann auf Grund seiner ‚heißeren Konstitution' häufiger.[232]

Anatomische und physiologische Befunde, die keinen Samen in den weiblichen Hoden nachweisen konnten, führten – in stärkerem Bezug zu aristotelischer Tradition – zur Auffassung, dass es keinen oder nur einen minderwertigen weiblichen Samenbeitrag gebe, und schließlich zur Postulierung des Eies als – vor allem materiellem – weiblichem Zeugungsbeitrag. R. de Graaf, mit Bezug auf W. Harvey, reizte diese Theorie allerdings mit einer Publikation von 1672 soweit aus, dass er das Individuum als bereits vollständig im weiblichen Ei vorgebildet ansah (Präformationstheorie der Ovisten). Der Samen steuere bewegendes Prinzip bei.[233] A. van Leeuwenhoek (1632-1723) – mit dem ebenfalls in Delft arbei-

230 Ausführlich bei: Schiebinger, 1986; Schiebinger, 1993 (1989) S.272-297; Schiebinger, 2003; Stolberg, 2003a; vgl. auch Honegger, 1991 S.179-181.

231 Berriot-Salvadore, 1994 S.371-379; Maclean, 1995 (1980) S.30-35; Maclean, 1999 S.145; Adelman, 1999 S.26-39; Long, 2006 S.29-32, 50/51, 88-108.

232 Vgl. u.a. Maclean, 1995 (1980) S.35-39; Long, 2006 S.99-102 (für J. Duval [1555-1615]).

233 Haeckel, 1988 (1866) Band II S.12/13; Berriot-Salvadore, 1994 S.382-385; Haffner, 1997 S.51-82; Maclean, 1999 S.136-138; Speybroeck, 2002a S.13-17; Mittwoch, 2005 S.9/10. Fallopius (G. Fallopio, 1523-1562) beschrieb die nach ihm benannten Fallopischen Röhren (Eileiter) als Samengefäße zum Transport weiblichen Samens. Er konnte in den ‚weiblichen Hoden' keinen Samen feststellen. Fabricius (1537-1619) lieferte eine Beschreibung der Fallopischen Röhren als segregierende Organe und Beschreibungen der Gebärmutter und der ‚weiblichen Hoden'. W. Harvey (1578-1657) untersuchte den Inhalt der Gebärmutter bei verschiedenen Säugern unmittelbar nach der Paarung und beobachtete Rotwild nach der Brunft, wobei über eine längere Zeit keine Schwangerschaft feststellbar war. Daraus schlussfolgerte er, dass weiblicher Samen ein Mythos sei, und beschrieb das Ei als weiblichen materiellen Zeugungsbeitrag (nahm allerdings epigenetische Entwicklungsvorgänge an) [vgl. insbesondere Hörz, 1978 S.233/233, 745/746; Fischer-Homberger, 2001 S.10-13, 18/19; Hunter, 2003 S.7]. R. de Graaf (1641-1673) und M. Malpighi (1628-1694) legten die Grundlagen, die ‚weiblichen Hoden' als Bildungsstätte von Eiern zu sehen. Die Eier würden durch die Fallopischen Röhren in den Uterus gelangen. Graaf formulierte, mit Bezug auf

tenden Graaf bekannt, der ihn bei der Royal Society in London einführte – setzte dem 1677/78 die Präformation im männlichen Samen entgegen (Präformationstheorie der Animalkulisten). In diesem sei das Individuum in Miniaturausgabe bereits vorgebildet und würde von dem weiblichen Ei lediglich ernährt.[234] Beiden Theorien war gemein, dass die Frau maximal den materiellen Beitrag zur Zeugung beisteuerte. Bei den Animalkulisten beschränkte sich der Beitrag der Frau im Wesentlichen auf die ernährende Funktion. Das hoch gewichtete bewegende Prinzip blieb dem Mann vorbehalten.[235] Ideen, die auch eine Grundlage ‚moderner Embryologie' darstellten.[236]

4. Erste Zwischenbilanz: Gesellschaft und Naturphilosophie, ein komplexes Wechselspiel

Mit den dargestellten Geschlechterauffassungen, Zeugungs- und Vererbungslehren wird deutlich, dass antike naturphilosophische Geschlechtermodelle vielgestaltig waren und sich nicht auf einen so prominenten Namen, wie den – zeitlich späten – Galenos, reduzieren lassen. Schon der kurze Blick auf das arabische und

Harvey, die Präformation des Individuums aus dem Ei: alle Tiere, auch der Mensch, würden einem Ei entspringen, dass in „weiblichen Hoden"/„im Eierstock" durch männlichen Samen befruchtet werde und („normalerweise") nach einigen Tagen in den Uterus gelange, wo das Ei sich als Embryo weiterentwickle [Graaf, 1972 (1672) S.131-152; Berriot-Salvadore, 1994 S.382-385; Sawday, 1995 S.213-229; Mittwoch, 1985 S.164-166; Mittwoch, 2000 S.187-188; Hunter, 2003 S.3-14]. Ausführlich zu Präformationstheorien vgl.: Pinto-Correia, 1997 insbesondere S.16ff, 65ff; Haffner, 1997.

234 Haeckel, 1988 (1866) Band II S.12/13; Haffner, 1997 S.51-82; Speybroeck, 2002a S.13-17; Hunter, 2003 S.13/14; Jahn, 2004 S.211-213; Mittwoch, 2005 S.9/10.

235 Mit den Präformationstheorien von Ovisten und Animalkulisten etablierte sich im 17. Jh. ein Streit, der bis ins 19. Jh. fortwirkte. 1827 beschrieb K. E. von Baer (1792-1876) die Eizelle in den Graaf'schen Follikeln und berichtigte damit Graaf, der die Follikel als Eier beschrieben hatte. A. von Kölliker (1817-1905) stellte fest, dass der Samen keine kleinen ‚Samentiere' darstelle, sondern aus Gewebeelementen bestehe. O. Hertwig (1849-1922) führte 1875 im Experiment die Befruchtung einer Seeigel-Eizelle herbei und beobachtete, dass ein Spermatozoon in die Eizelle eindrang und die Zellkerne von Ei- und Samenzelle verschmolzen [vgl. u.a. Hirschfeld, 1926-1930 I S.425-430; Mittwoch, 1985 S.164-166].

236 Die Verknüpfung von Frau mit den Eigenschaften passiv und ernährend und von Mann mit aktiv und bewegend/verändernd, finden sich als Grundlagen auch der ‚modernen Embryologie': „Ferner ist die aristotelische Annahme über einen durch das Männchen ausgelösten epigenetischen Prozess ein Vorgriff auf moderne biologische Theorie, in welcher das Spermium den aktiven Faktor darstellt, der sich bewegen muss und eine Eizelle befruchtet. Das Ei, passiv, erwartet das Spermium, welches lediglich einen Zellkern beinhaltet, wogegen das Ei die gesamte zytoplasmatische Struktur (zusammen mit ihrem Zellkern) zur Zygote beisteuert. In anderen Worten: das Ei trägt das Material und die Form und das Spermium den aktivierenden Faktor und die Form bei." [Boylan, 1984 S.110, eigene Übersetzung]

lateinische Mittelalter und die Renaissance macht deutlich, dass sowohl aristotelische als auch galenische Theorien (als oftmals gegensätzlich dargestellte Theorien) die Gelehrten beeinflussten und zu intensiven Diskussionen, insbesondere auch in Bezug auf Samenauffassungen, veranlassten.

Samenfrage: Augenscheinlich wichen selbst in ‚der Samenfrage' die Ansichten gar nicht so stark voneinander ab. Dabei spielte die Frage der aktiven Mitgestaltung durch die Frau eine wesentliche Rolle, die von den meisten betrachteten Gelehrten sehr eingeschränkt gesehen wurde. Aber selbst Aristoteles kam bei Vererbungsfragen nicht ganz daran vorbei, den weiblichen Katamenien auch einen formenden Vererbungsbeitrag zuzuschreiben. Galenos nahm die weitgehende Entsprechung weiblicher und männlicher Samenbeiträge an und schrieb damit auch dem weiblichen Samen aktive und formende Kraft zu, beschränkte diese Kraft des weiblichen Samens allerdings wieder, indem auch er den weiblichen Samen prinzipiell als ‚schwächer' beschrieb, so dass er in der Regel dem männlichen Samen unterliegen müsse – ähnlich wie in den hippokratischen Schriften.

‚Hitze': Die Frau wurde in den antiken Betrachtungen in der Regel als ‚Mangelwesen' beschrieben, das in seiner Vollendung zum Mann – der vollkommenen Ausbildung des Menschen – gehindert wurde. Bei Aristoteles wie auch bei Galenos basierte dieser Mangel auf fehlender ‚Hitze', die dem Mann zum Ausstülpen der Geschlechtsmerkmale (Hoden, Hodensack und Penis), zu einer größeren Statur, Bartwuchs etc. und zu stärker ausgeprägten geistigen Fähigkeiten verhalf. All dies bleibe der Frau vorenthalten, und so bleibe sie im infantilen körperlichen Zustand gefangen. Die Frau sei also von der Grundanlage gegenüber dem Mann unvollkommen. Der Mann sei hingegen perfekt, das vollkommene Modell des Menschen. Der Mann wurde als Grundlage der Betrachtungen über den Menschen herangezogen, die Frau in Abweichung zu ihm betrachtet. Nur durch eine nicht gemäße Lebensweise laufe der Mann Gefahr in einen – ggf. der Frau vergleichbaren – unvollkommenen Zustand zu verfallen.

Geschlechtsspezifische Physiologie und Anatomie: Dennoch war es dem Mann nicht möglich, ganz zur Frau zu werden. Dies wurde – naturphilosophisch gesehen – nur möglich, wenn der Mann anatomisch kastriert, also zum Eunuchen wurde. Für diesen Fall verglichen das Corpus Hippocraticum, Aristoteles und Galenos Frau und Eunuch. Deutlich wurde bei Aristoteles und Galenos die Relevanz von Hoden, Hodensack und Penis, deren anatomische Entfernung dazu taugte einen Mann zu entmannen, *also anatomisch des physiologischen Elementes ‚Hitze' zu berauben.*[237] Selbst bei einer dem Mann nicht gemäßen Lebenswei-

237 Für Aristoteles vgl. *De Generatione Animalium* IV 1 (vgl. Aristoteles A S.M2r); vgl. Kullmann, 1998 S.374; Mayhew, 2004 S.54-68. Für Galenos vgl. *De Semine*, nach Lesky, 1950 S.182/83; Flemming, 2000 S.323/324. Das Corpus Hippocraticum beschrieb hingegen eine Venendurchtrennung bei beiden Ohren als für die Kastration bedeutend und vollzog davon ausgehend die Beschreibung der Effimierung von Eunuchen [Hippokrates, *De Aëre, Aquis, Locis* Abschnitt 22 (vgl. Hippokrates B)].

se (zugeschriebenem weiblichen Verhalten: Verbleib im Haus, passives Sexualverhalten, Unbeherrschtheit etc.), die eine gesellschaftliche Entmännlichung zur Folge hatte, konnte der Mann nach den Beschreibungen keine Gebärmutter erlangen. Diese wurde aber in den hippokratischen Schriften, von Aristoteles und Soranos als kennzeichnend für die Frau und als ursächlich für Frauenkrankheiten beschrieben. Galenos betrachtete in einem mehr physiologischen Verständnis das Ungleichgewicht der Humoralen, bspw. durch Menstruationsstörungen, als ursächlich für frauenspezifische Erkrankungen.

Selbstbefruchtung: Die als ‚besondere' zugeschriebene physiologische Konstitution, basierend auf ‚Hitze' und ‚Feuchtigkeit', sowie die Gebärmutter kennzeichneten in den antiken Vorstellungen die Frau. Die Möglichkeit, dass die Frau einen Samen haben könnte bzw. dass sie einen dem Mann gleichen, ‚starken' Samen haben könnte, ließen die Frau den forschenden Naturphilosophen als bedrohlich erscheinen. So sahen es sowohl Aristoteles als auch Galenos als notwendig an, weibliche Selbstbefruchtung zu diskutieren und als unmöglich nachzuweisen.[238] Ein dem des Mannes gleichartiger und gleichstarker Samen hätte die Frau in die Lage versetzt, ohne den Mann zeugen zu können – und damit den Mann für die Zeugung überflüssig gemacht.

Dominanz und Subordinanz: Merkmalspaare ‚warm'/‚kalt', ‚trocken'/‚feucht', ‚stark'/‚schwach', ‚rechts'/‚links' stellten sich als Grundlage auch der Naturphilosophie dar, mit ihnen wurden Beobachtungen in ein binäres Dominanz-Subordinanz-Schema eingepasst. ‚Kalt', ‚feucht', ‚schwach', ‚links' wurden auch mit eigenen Qualitäten belegt, stellten sich also nicht als bloße Unterordnung gegenüber der dominanten Merkmalspartnerin dar. Die weibliche Konstitution erhielt in nahezu allen betrachteten antiken naturphilosophischen Schriften die Zuweisung zur subordinierten Merkmalsbeschreibung. Dies ist analog in gesellschaftlichen Zuordnungen zu finden. In antiken Gesellschaften nahm die Frau[239] (gegenüber dem Mann)[240] eine beschränkte, untergeordnete Stellung ein, die sie weitgehend vom öffentlichen Leben, von Rechten, von politischen Mitbestimmungen ausschloss. Als Begründung ihrer gesellschaftlichen Unterordnung wurden auch naturphilosophische Betrachtungen herangezogen. Die Frau galt gegenüber dem Mann als minderwertig auf Grund körperlicher Konstitution, ‚natürlicher' Inferiorität, mangelnder geistiger Leistungsfähigkeit. Die Minderwertigkeit galt als angeboren und unabänderlich und wurde zur Begrün-

238 Aristoteles, *Historia Animalium* X 6, 638a (vgl. Aristoteles B, 1949 S.466-469); Galenos, *De usu partium* XIV 7 (vgl. Galenos, A S.633/34). Die Urheberschaft Aristoteles für das Buch X, *Historia Animalium* ist umstritten [Föllinger, 1996 S.143-156].

239 An dieser Stelle sei noch einmal darauf verwiesen, dass ‚Frau' lediglich die privilegierte Frau bezeichnet. Hetären, Konkubinen, Schuldsklavinnen und Sklavinnen unterlagen gesellschaftlich weitgehenderen Beschränkungen.

240 Verwiesen sei auch noch einmal darauf, dass auch mit ‚Mann' lediglich der privilegierte ‚Bürger' und ‚freie Mann' benannt ist.

dung für die Verweigerung der Rechtsfähigkeit und für das dauerhafte Unterstellen von Frauen unter männliche Vormünder herangezogen.

Sexualität und Beherrschung: Frauen galten auf Grund zugeschriebener Inferiorität und zugeschriebener mangelnder geistiger Leistungsfähigkeit als empfänglich gegenüber Sex- und Alkoholexzessen. Damit begründet wurde das Sexualleben von Frauen moralisch und rechtlich beschränkt. Frauen wurden bei außerehelichem Sexualverkehr (in den meisten Poleis) mit erheblichen Sanktionen – dem Verlust des Status bis hin zum qualvollen Tod – bedroht. Sexualverkehr von Männern war rechtlich weniger sanktioniert, sofern Männer nicht die ‚Rechte' eines Ehemannes, Vaters oder Bruders an ‚seiner Ehefrau', ‚seiner Tochter' oder ‚seiner Schwester' bedrohten. Sexualverkehr durften Männer außerhalb der Ehe mit Hetären und Konkubinen haben. Hingegen war der moralische und bürgerlich-rechtliche Status von Männern gefährdet, wenn sie sich in einem der weiblichen Rolle zugeschriebenen Verhalten zeigten. Das Verbringen von zu viel Zeit im Haushalt, mangelnde Beherrschung der Familie und von Untergebenen, mangelnde Selbstbeherrschung, ausschweifendes Genussleben (u.a. in Bezug auf Sexualleben, Essen, Trinken) und nicht zuletzt Passivität im Sexualverkehr bedrohten den Mann mit Stigmatisierungen und dem Verlust seiner Bürgerrechte. Diese gesellschaftlichen Normierungen lassen sich auch in medizinischen Schriften auffinden: In diesen wurde ausgeführt, dass das Resultat der Zeugung auch ‚weibische Männer' sein könnten und wurden Exzesse in vielerlei Hinsicht (Tätigsein, Essen, Trinken, Sexualverkehr etc.) als das Gleichgewicht der Humoralen bedrohend und damit krankheitsverursachend eingestuft. Selbstbeherrschung wurde als medizinische Notwendigkeit beschrieben. Gleichzeitig wurde oftmals der gänzliche Verzicht auf Sexualleben ebenfalls als krankheitsverursachend beschrieben. Männern wurde eine regelmäßige (wenn auch nicht zu häufige) Samenentleerung empfohlen und für Frauen ein frühzeitiges Heiraten (etwa im Lebensalter von zwölf, 14 Jahren) zur Ermöglichung von Sexualverkehr (penetrierend, mit dem Ehemann), als gesundheitsfördernd, angeraten.

Kein ‚vorgeschlechtliches' Denken: Laqueurs zugespitzte Formulierung des „Ein-Geschlechter-Modells" für die Antike und der „Discovery of the sexes" (engl., Entdeckung der Geschlechter) insbesondere seit dem 17./18. Jh.[241] (Stolberg [2003a]: seit dem 16. Jh.)[242] hat intensive Diskussionen angestoßen.

241 Laqueur, 2003 (1990) S.149-192.

242 Stolberg (2003a) wies geschlechterdifferente Darstellungen physiologischer und anatomischer Merkmale bereits für das 16. Jh. nach (mit einer Anregung in dieser Richtung vgl. auch: Schnell, 1997 S.19-21). Stolberg kritisierte mit seiner zeitlich früheren Einordnung die Begründung, die Laqueur (1986; 2003 [1990]) und Schiebinger (1986; 1993 [1989]) für den Übergang zu einem ‚Zwei-Geschlechter-Modell' gaben. Laqueur und Schiebinger führten als Begründung Demokratisierungsbestrebungen und den Ruf nach Gleichheit aller Menschen an, denen im 17. /18. Jh. mit einem Nachweis biologischer Ungleichheit und damit postulierter Unmöglichkeit gleicher Rechte entgegnet wurde (Schiebinger, 1986 S.66-72; Schiebinger, 1993 [1989] S.299-308ff; Laqueur, 2003 [1990] S.194-207). Stol-

Laqueur hat gezeigt, *dass biologische und medizinische ‚Erkenntnisse' gesellschaftlich hergestellt werden – sie werden in einem gesellschaftlichen Rahmen erdacht, in dem Denk- und Sagbares stets bereits beschränkt sind, und sie liefern Antworten auf gesellschaftliche Phänomene.* Deutlich wurde an den anatomischen Darstellungen der Renaissance, dass auch *vermeintlich sichere Empirie den eigenen Voranahmen und Vorurteilen unterliegt.* Allerdings erwies sich Laqueurs, auf begrifflichen Zuspitzungen und ‚galenischer Einseitigkeit' beruhendes Modell für die Geschlechterdebatte seit den 1990er Jahren auch als problematisch. So wird seitdem ein vermeintliches ‚vorgeschlechtliches' Zeitalter vor dem 17./18. Jh. in biologischer und medizinischer Hinsicht vorausgesetzt, um sich auf dieser Basis der Dekonstruktion des binären Geschlechterdifferenzdenkens der modernen Biologie und Medizin zuwenden zu können. Damit beraubt man sich wichtiger Analysemöglichkeiten und verleitet zur Romantisierung des antiken naturphilosophischen Geschlechtermodells. Für eine weitere Debatte erscheint es als sinnvoll, sich der Komplexität historischer (auch antiker) Geschlechtermodelle bewusst zu werden, die enge Verwobenheit historischer (auch antiker) Gesellschaften mit deren Naturphilosophien herauszustellen – und auf dieser Basis auch das heutige binäre Differenzdenken der Kategorie Geschlecht, auch biologisch und medizinisch, als gesellschaftlich geprägt herauszustellen und überwindbar zu machen.

berg kam zu dem Schluss, dass der Drang einzelner Wissenschaftler nach Reputation, eine entstehende Gynäkologie und neue Entwicklungen bei Ehe und Mutterschaft höherer Klassen maßgeblich zur Entwicklung von Differenzauffassungen ab dem 16. Jh. beitrugen (Stolberg, 2003a S.289-298). Antworten auf Stolbergs Kritik: Laqueur, 2003; Schiebinger, 2003. *Vgl. auch Kapitel II dieser Arbeit.*

Kapitel II: Zur Konstituierung von Geschlecht in modernen biologisch-medizinischen Wissenschaften

L. Schiebinger (1986; 1993 [1989][1]), T. Laqueur (1986; 2003 [1990][2]) und C. Honegger (1991) unterschieden die Ausführungen ‚moderner biologisch-medizinischer Wissenschaften‘[3] zur Thematik ‚Geschlecht‘ sehr grundsätzlich von den zuvor ausgeführten naturphilosophischen Geschlechterbetrachtungen. Dieser Annahme wird hier widersprochen.

Zwar finden sich einige Ansätze, die die Annahme Schiebingers, Laqueurs und Honeggers stützen: So erfolgten mit der Entwicklung moderner Staatlichkeit, mit dem Übergang von einer aristokratisch geprägten hin zu einer bourgeois organisierten Herrschaft und mit entstehendem Kapitalismus in westlichen Gesellschaften weitreichende gesellschaftliche Änderungen, die sich auch in den sich konstituierenden modernen biologisch-medizinischen Wissenschaften spiegelten. Auch ist die Annahme insofern korrekt, als sich weitreichende technische Entwicklungen auch in biologisch-medizinischen Wissenschaften bemerkbar machten: Sektionen auch menschlicher Leichen seit dem 14. Jh. und die sich seit dem 17. Jh. entwickelnde Mikroskopie sind als wichtige Eckpunkte technischer Entwicklungen dort direkt wirksam geworden. Der Buchdruck seit dem 15. Jh., eine Verbreitung von Arbeiten nicht mehr ausschließlich in Latein, sondern auch

1 Schiebinger, 1993 (1989) insbesondere die Kapitel 6, 7, 8.

2 Laqueur, 2003 (1990) S.149ff.

3 D.h. Wissenschaften, die sich mit Renaissance und Aufklärung herausbildeten, durch Rationalismus (‚Naturphänomene‘ seien berechenbar und erklärbar), Positivismus (‚Tatsachen‘ seien vorhanden und müssten nur erkannt werden, hierzu sei methodisch exaktes Arbeiten notwendig) und Pragmatismus (rasche praktische Umsetzung) gekennzeichnet waren und sich im 18. und 19. Jh. zunehmend spezialisierten und institutionalisierten.

in der Landessprache seit dem 16./17. Jh.[4] und neue Druckverfahren seit dem 18. Jh. machten Publikationen einfacher, billiger und für einen größeren Leser/innenkreis zugänglich.[5]

Allerdings ist der Annahme Schiebingers, Laqueurs und Honeggers insofern zu widersprechen, als eine „Sonderanthropologie der Frau“[6] *nicht* zu konstatieren ist, jedenfalls nicht in qualitativ größerer Intensität als in den Jahrhunderten zuvor. Vielmehr bewegten sich die meisten Gelehrten auch in modernen biologisch-medizinischen Wissenschaften bezüglich ihrer (androzentrischen)[7] Geschlechterbetrachtungen innerhalb eines ‚Mehr und Weniger‘, wie es von Laqueur für antike naturphilosophische Geschlechterbetrachtungen dargestellt worden war. Andere Auffassungen, die über ein ‚Mehr und Weniger‘ hinausgingen oder gar die gemeinsame Art[8] ‚Mensch‘ von Frau und Mann in Zweifel zo-

4 Zeller, 2004; vgl. auch Gilbert, 1999; Mann, 2006 S.71-74. R. Zeller hob hervor, dass sich im 16./17. Jh. zunächst zwei unterschiedliche Wissenskulturen nebeneinander entwickelten. Forschende Männer standen Veröffentlichungen in der jeweiligen Landessprache oft gegnerisch gegenüber. Daneben entwickelte sich ein „Vulgarisierungsprogramm“, in dem ein breiteres Publikum für ‚wissenschaftliche Erkenntnisse‘ gewonnen werden sollte. Diese ‚Erkenntnisse‘ wurden entsprechend aufbereitet und nicht nur in der jeweiligen Landessprache, sondern auch in einem einfachen Wortschatz dargestellt. Als Adressat/innen solcher „vulgärer Schriften“ wurden dabei wiederholt Frauen genannt, die von (neuem) Wissen nicht ausgeschlossen werden sollten. Zeller machte allerdings deutlich, dass die explizite Benennung von Frauen weniger auf ein geschlechtliches als vielmehr auf ein kulturelles (auch männliches) Publikum zielte, Frauen als Maske zur Vulgarisierung wissenschaftlicher ‚Erkenntnis‘ angeführt wurden [Zeller, 2004]. Nachfolgend gewannen Veröffentlichungen in der Landesprache auch unter wissenschaftlich Forschenden eine breitere Anhänger/innenschaft [vgl. auch: Kammerer, 1998 S.29-40].

5 Vgl. u.a. Schaufler, 2002 S.144-151; Kammerer, 1998 S.29-40; auch: Safranski, 2007 S.48ff.

6 So formulierte es: Honegger, 1991 insbesondere S.6, 126ff; vgl. kurz: Honegger, 1989 S.147ff. Bei Schiebinger und Laqueur finden sich dem Sinn nach entsprechende Ausführungen. Zugespitzt erschien die Aussage bei Laqueur: Dieser hielt fest, dass ab etwa 1800 in biologisch-medizinischen Wissenschaften Ansichten dominant gewesen seien, die Geschlechterdifferenzen ‚nach der Art‘ beschrieben und nicht mehr ‚nur‘ ‚graduelle‘ Unterschiede behaupteten [Laqueur, 2003 (1990) S.5/6].

7 Frauen wurden aus den institutionalisierten modernen biologisch-medizinischen Wissenschaften zunächst vollständig (mit Ausnahmen) ausgeschlossen, zum ‚Modell des Menschen‘ wurde der weiße, europäische Mann gemacht. Außerhalb institutionalisierten Wissenschaftsbetriebes trugen Frauen in großem Umfang zu ‚Erkenntnissen‘ und Diskussionen auch von Geschlechterdifferenz und Geschlechtergleichheit bei [vgl. mit Bezug zu Naturwissenschaften u.a. Schiebinger, 1993 (1989); Tobies, 1997].

8 Der Begriff ‚Art‘ wird in dieser Arbeit im heute gebräuchlichen Verständnis einer stammesgeschichtlichen Verwandtschaft verwendet, wobei Vorfahren und Nachkommen, die in allen als charakteristisch betrachteten morphologischen und physiologischen Merkmalen übereinstimmen, zu einer ‚Art‘ zusammengefasst werden (*morphologischer Artbegriff*). In phylogenetischer Hinsicht wird dieser Artbegriff um eine genetische Komponente ergänzt: Es wird eine Gruppe von Vorfahren und Nachkommen bezeichnet, die sich, entlang der Zeitachse, von anderen Gruppen

gen, tauchten nur vereinzelt auf und erfuhren rasche und intensive Gegenwehr, mehrheitsfähig waren sie gewiss nicht – dies wird im Folgenden gezeigt werden.

Auch wird im Folgenden herausgearbeitet, dass die von Laqueur exemplarisch für antike naturphilosophische Geschlechterbetrachtungen und zu deren Abgrenzung von modernen biologisch-medizinischen Geschlechterbetrachtungen fokussierten Genitalien (Geschlechtsteile) nicht in dieser herausgehobenen, abgrenzenden Position belassen werden können. Vielmehr war die Entsprechung der Genitalien (Laqueur bezeichnete dies für die Antike als „Ein-Geschlechter-Modell“) auch in den modernen biologisch-medizinischen Wissenschaften eine geläufige Theorie. Wie zu zeigen sein wird, gingen zahlreiche Gelehrte von weiblichen und männlichen, *sich entsprechenden* Geschlechtsteilen aus. Im 19. Jh. wurde eine solche Perspektive dominant: Es wurde die gemeinsame embryonale Anlage weiblicher und männlicher Geschlechtsteile angenommen. Eine große Anzahl Gelehrter ging überdies davon aus, dass sich auch die weiblichen und männlichen ‚ausgewachsenen Geschlechtsteile‘ im erwachsenen Menschen entsprechen würden, bspw. die Prostata die männliche Entsprechung eines weiblichen Uterus darstelle. Wieder andere Gelehrte gingen von einer bei jedem Menschen vorhandenen hermaphroditischen, doppelten geschlechtlichen Anlage (ggf. mit sich ebenfalls entsprechenden Organen) aus.

Die Arbeiten P. Roussels und J. F. Ackermanns finden nähere Ausführung. Beide gleichermaßen wurden von Honegger als Gewährsleute für eine verstärkte, und insbesondere anatomische, Beschreibung von Geschlechterdifferenzen herangezogen, obgleich sich beide Autoren in ihren Ausführungen weitreichend unterschieden. Die Gemeinsamkeiten und Unterschiede in den Theorien beider Gelehrter werden in dieser Arbeit genauer betrachtet. Während Ackermann, bei Betrachtung seines Gesamtwerks, eher einem physiologischen Verständnis folgte und bspw. die Geschlechtsteile auf eine gemeinsame Anlage zurückführte und weibliche und männliche Geschlechtsteile als Entsprechungen betrachtete, beschrieb Roussel weitgehende, von ihm funktionell abgeleitete Unterschiede in den Geschlechtsteilen. Anatomische Merkmale waren zumindest bei Ackermann einer ‚chemischen Physiologie‘ nachgeordnet und beschrieben eine Geschlechterdifferenz im Sinne eines ‚Mehr und Weniger‘. Zudem waren bei Ackermann ‚typisch weibliche Körper‘ durch die Lebensweise auch für Männer erlangbar. Umgekehrt könnten Frauen auch ‚typisch männliche Körper‘ erlangen.

irreversibel genetisch unterscheidet und selbst keine irreversibel divergierenden Untergruppen enthält (*phylogenetischer Artbegriff*). (Der *biologische Artbegriff*, der das Moment gemeinsamer Fortpflanzungsfähigkeit fokussiert, wird hier nicht verwendet, da er als unzulänglicher als die anderen aufgeführten Artbegriffe erscheint, da: 1) nur einige Arten geschlechtliche Fortpflanzung zeigen; 2) viele Individuen einer Art nicht das Vermögen haben, sich fortzupflanzen, oder sich einfach nicht fortpflanzen.) Zu historisch konkurrierenden Definitionen und zu Wandlungen des Artbegriffes vgl.: Jahn, 2004 S.396-402.

Unter anderem diese kurz angedeuteten Betrachtungen werden im Folgenden vertieft. Eingeleitet werden sie mit einer gesellschaftlichen Verortung von Debatten um Geschlecht (*Querelle des femmes*, besser und im Folgenden so verwendet: *Querelle des sexes*)[9]. In dieser werden Auffassungen in der hier als relevant betrachteten Zeitspanne des 17. und 18. Jh., die von einer Gleichheit der Geschlechter ausgingen, dargestellt und mit an Geschlechterdifferenz interessierten Beiträgen kontrastiert. Diese gesellschaftlichen Betrachtungen erscheinen notwendig, da geprüft und herausgearbeitet werden soll, dass sich gesellschaftliche Ausführungen zu Geschlecht und spezielle biologisch-medizinische Geschlechterbetrachtungen überlappten bzw. gegenseitig beeinflussten.

Eine solche gegenseitige Beeinflussung wird auf dreierlei Weise verdeutlicht:

1) In einem kurzen Abschnitt werden naturphilosophische und biologisch-medizinische Argumente in der gesellschaftlichen *Querelle des sexes* in den Blick genommen.
2) In einem zweiten Abschnitt werden die Betrachtungen biologisch-medizinischer Gelehrter untersucht. Es wird deutlich, dass sich auch in moderner Biologie und Medizin sowohl an Differenz als auch an Gleichheit interessierte Auffassungen in Bezug auf Geschlecht fanden. Zwischen den unterschiedlichen Positionen fanden Auseinandersetzungen statt, für die der Begriff der *biologisch-medizinischen Querelle des sexes* eingeführt wird.
3) Hermaphroditismus stellte in biologisch-medizinischen Wissenschaften ein ‚Modell' dar, an dem Erkenntnisse über als ‚typisch' bzw. ‚normal' betrachtete Frauen und Männer gewonnen wurden. Gleichzeitig waren mit ‚uneindeutigem Geschlecht' weitreichende Auswirkungen für den betroffen gemachten Menschen verbunden. Es wird herausgestellt, dass Hermaphroditismus in biologisch-medizinischen Theorien über Geschlecht einerseits einen Zugang zu Zweigeschlechtlichkeit darstellte, andererseits durch sein Auftreten Zweige-

---

9 „Querelle des femmes" kennzeichnete eine jahrhundertelang währende *querelle* (Klage, Wehklage, Streit, Disput) um die Stellung von Frauen und Männern – aber insbesondere um diejenige von Frauen – in der Gesellschaft. Als „Querelle des femmes" wurde sie auch in historischen Schriften benannt. Die „Querelle des femmes" wurde nicht vereinzelt und in geringem Maße, sondern intensiv, wiederholt stark aufflackernd geführt [Vgl. zur Begriffsbestimmung: Zimmermann, 1995 S.14/15; Bock, 1997b S.11/12; Ferrari Schiefer, 1998 S.54-56; Drexl, 2006 S.16-18]. G. Bock (2005 [2000]) regte an, diese Debatte als „Querelle des sexes" („Disput der Geschlechter") zu bezeichnen, um herauszustellen, dass es in der Debatte um die Frage ging, was Frauen und Männer seien und was sie sein könnten [Bock, 2005 (2000) S.10, 13]. Dieser Anregung wird hier gefolgt. Damit wird besser als mit „Querelle des femmes" deutlich, dass es um gesellschaftliche Aushandlungsprozesse ging, die Frauen und Männer betrafen und an denen Frauen und Männer beteiligt waren. Es ging darum, die Position von Frauen und Männern in der Gesellschaft neu zu bestimmen; dies wird insbesondere in den Schriften deutlich, die sich für eine Gleichheit von Frauen und Männern aussprachen und dabei Nachteile – mehr für Frauen als für Männer – und Vorteile – mehr für Männer als für Frauen – der herrschenden Geschlechterordnung diskutierten.

schlechtlichkeit in Zweifel zog. Kurze Betrachtungen zur aktuellen Situation werden angeschlossen.

1. Erosionen und Irritationen im gesellschaftlichen Raum: Verortung der *Querelle des sexes* als gesellschaftlicher Geschlechterdiskurs

In den Ausführungen *des ersten Kapitels* wurden biologisch-medizinische Konstruktionen von Geschlechterunterscheidungen zwischen Frau und Mann deutlich. Der weibliche Körper wurde insbesondere als schwächer im Vergleich zum Körper des Mannes erklärt, wobei die Ansichten über die Intensität der Schwäche variierten. So weitreichend Auswirkungen einer ‚Schwäche des Körpers' sein konnten, für ein auf Vernunft bauendes Zeitalter konnten sie ggf. irrelevant werden, da die Verstandeskräfte größere Bedeutung erhielten. Und so zeichnete sich ein weiterer und folgenreicher Streit ab: Hat der Geist ein Geschlecht? Platon hatte eine nicht-materielle, geistige Welt einer materiellen Welt gegenüber gestellt.[10] In der scholastischen Tradition[11] setzte man sich mit dem Körper-Seele-Problem auseinander und beschrieb in der Ausrichtung der Seele[12] auf ‚Gott'[13] diese als vom Körper unabhängig. Bezüglich weltlicher Eigenschaften wurde Geist/Seele hingegen mit dem Körper verkoppelt in ein Gefüge der Quali-

10 Platon, Phaidon (vgl. Platon B, 2004 [1923], Band II).

11 Die Schriften einiger antiker Gelehrter galten als unverrückbares, unhinterfragbares Wissen – es galt diese nur zu verstehen [für einen guten Überblick vgl.: Maclean, 1995 (1980)]. Gegen diese unbedingte Autoritätsgläubigkeit wandte sich u.a. F. Poullain de La Barre: „Aber das erste, worin man uns in der Schule unterrichtet, ist das ‚Akademische Glaubensbekenntnis', dessen erster Paragraph uns zu dem Glauben verpflichtet, daß Cicero, Vergil und Aristoteles unerreichbare Originalgenies sind, denen alle andern hervorragenden Werke der späteren Zeit nachgebildet sind; nach dieser Prämisse kann man weder in der Belletristik noch in den Wissenschaften sein Heil erlangen, wenn man nicht sie zu Vorbildern nimmt. Unsere Lehrmeister sorgen dafür, uns stets in dieser Verehrung zu halten, und zwar hauptsächlich durch herrliche Lobreden, die sie von Zeit zu Zeit auf diese Schriftsteller halten. [...] Sie flößen uns Abneigung für die Philosophen ein, die nicht auf Ihrer Linie liegen; da sie diese Abneigung mit religiösen Überlegungen untermauern, lehren sie uns arme Unbekannte hassen, von deren Lektüre sie uns in unverschämter Weise fernhalten; sie haben ja meist nicht einmal die Inhaltsangabe ihrer Werke gelesen; das geschieht aufgrund der gleichen Vorurteile, die sie dann auch auf uns übertragen wollen." [aus dem zweiten Gespräch bei Poullain de La Barre, 1993 (1674) S.206]

12 Da die Unterscheidung hier bedeutsam ist, wird die religiöse Vorstellung einer von ‚Gott' gegebenen und nach dem Tod ‚weiterlebenden' ‚Seele' hier mit dem Begriff ‚Seele' bezeichnet. Davon getrennt werden geistige, psychische Fähigkeiten mit dem Begriff ‚Geist' benannt.

13 An dieser Stelle und im Folgenden ist von der christlichen Religion die Rede, die eine monotheistische darstellt, also einen ‚Gott' annimmt.

täten-/Temperamentenlehre[14] eingeordnet: Geist/Seele wurden so geschlechtsabhängig als tauglicher oder untauglicher unterschieden – wobei die dem Mann zugeschriebenen Eigenschaften als bessere bewertet wurden.[15] Hierzu gab es Gegenbewegungen, die u.a. aus der biblischen Beschreibung der ‚Erschaffung Evas aus Adams Rippe' die körperliche, und daraus folgernd auch geistige, Höherwertigkeit Evas ableiteten. Mit dieser frauenfreundlichen Interpretation der alttestamentarisch-biblischen Geschichte von Adams Rippe widersprachen sie diesbezüglichen frauenfeindlichen Ausführungen des Apostels Paulus.[16] Sie führten an, dass während Adam (nur) aus Lehm und Erde geschaffen sei, Eva aus einem besseren Stoff, Adams Rippe, geschaffen worden sei. So argumentierten bspw. C. de Pizan, H. C. Agrippa von Nettesheim und L. Marinella, dass sich auf Grund einer ‚adligen Herkunft' des weiblichen Körpers Geist/Seele dort besser als im männlichen Körper entwickeln könne.[17]

---

14 Vgl. zu Qualitäten-/Temperamentenlehre *Kapitel I dieser Arbeit (u.a. die Humoralbiologie der hippokratischen Schriften und des Galenos in Kapitel I, S.57ff und S.72ff)*, sowie: Bummel, 1999 S.110ff; Ferrari Schiefer, 1998 S.305-310.

15 Hierdeis, 1993 S.15; Ferrari Schiefer, 1998a S.305-310; Ferrari Schiefer, 1998b. Wie im *ersten Kapitel* dargestellt wurden dem Mann die Qualitäten ‚warm' und ‚trocken' (Luft und Feuer) zugeordnet, wogegen die Frau als ‚kalt' und ‚feucht' (Wasser und Erde) galt. Hitze und Trockenheit wurden dabei höher bewertet, auch galt es für Geist/Seele als besser möglich, sich in einem solchen männlichen Körper zu entwickeln. Das Zusammenwirken theologischer, juridischer, anatomischer und physiologischer Argumentationen wird anschaulich bei: Maclean, 1995 (1980).

16 Vgl. 1 Kor 10, 6-9; 1 Kor 14, 34-35; 1 Tim 2, 11-13.

17 Hierdeis, 1993; Schiebinger, 1993 (1989) S.237; Ferrari Schiefer, 1998a S.80ff; Ferrari Schiefer, 1998b; Rauschenbach, 2000 S.17-20. Die Bibel und verschiedene Interpretationen dieser Schrift spielten eine bedeutende Rolle in der *Querelle des sexes* – sowohl Schriften, die sich für als auch solche, die sich gegen die Emanzipation von Frauen aussprachen, konnten an lange Traditionen anknüpfen [Maclean, 1977 S.26, 40-46; Ferrari Schiefer, 1998a u.a. S.57, 63/64, 90/91; Bock, 2005 (2000) S.27; Stuurman, 2005b]. Pizan argumentierte in *„L'Epistre au Dieu d'Amours"* (frz., „Sendbrief vom Liebesgott", 1399) und in der sehr bekannt gewordenen Schrift *„Livre de la Cité des Dames"* (frz., „Das Buch von der Stadt der Frauen", 1405) mit einer adligeren Herkunft des weiblichen Körpers [Pizan, 1987 (1399) S.36; Pizan, 1990 (1405) S.55]. 1509 geschrieben und als Rede vorgetragen, wurde die Schrift *„Declamatio de nobilitate et praecellentia foeminei sexus"* (lat., „Vom Adel und Fürtreffen Weiblichen Geschlechts") 1529 von Agrippa von Nettesheim in lateinischer Sprache publiziert und in kurzer Zeit in sechs europäische Sprachen übersetzt (in: Italienisch, Französisch, Niederländisch, Polnisch, Englisch; 1540 erschien sie auf Deutsch). Sie war eine der einflussreichen Schriften in der *Querelle des sexes* [Bock, 2005 (2000) S.15/16; vgl. Jungmayr, 1988 S.35, 33-40; Bock, 1997b S.11, 26; Wood, 1997 S.189]. Agrippa von Nettesheim betrachtete darin Frau und Mann bezüglich Geist, Vernunft und Sprachvermögen als gleich, bezüglich des Körpers die Frau als dem Mann überlegen (tw. könne die Schrift jedoch als ironisch gedeutet werden, gab Gössmann [1988] zu bedenken [Gössmann, 1988 S.12-17; Wood, 1997 S.190, 194ff; vgl. auch: Richardson, 1929 S.54-64]). L. Marinella antwortete mit ihrer Schrift *„Le nobiltà et eccellenze delle donne et i diffetti, e mancamenti de gli huomini"* (ital., „Über Adel und Vortreff-

Anknüpfend an R. Descartes bildete sich eine aufgeklärte Philosophie eines Geist-Körper-Dualismus heraus.[18] (Daneben gab es auch eine aufgeklärte Philosophie, die die Einheit von Geist und Körper, einen Monismus, vertrat. Diese Richtung knüpfte an B. Spinoza an.[19] Auch an die Vorstellung der Einheit von Körper und Geist konnten Theorien gleicher geistiger Fähigkeiten bzgl. des Geschlechts ansetzen, wie später bei J. F. Ackermann deutlich wird. Zahlreiche Vertreter/innen gleicher geistiger Fähigkeiten verwiesen jedoch auf den Descartes'schen Dualismus, sicherlich auch, weil dieser besser mit der christlichen Lehre einer überdauernden Seele vereinbar war.)

Descartes selbst argumentierte nicht zur Geschlechterfrage.[20] Die Anwendung der Philosophie Descartes' auf die Fragestellung der Gleichheit oder Differenz von zwei Geschlechtern wurde aber vielfach vorgenommen, u.a. von F. Poullain de La Barre: „Der Geist hat kein Geschlecht".[21] Die Gleichheit geistiger Fähigkeiten von Frau und Mann, unabhängig etwa postulierter körperlicher Differenzen, bildete die Grundlage einer an Gleichheit der Geschlechter orientierten Richtung der Aufklärung. Poullain de La Barre stand keineswegs allein, und die These des geschlechtslosen Verstandes (sowie allgemein die Philosophie Descartes') war eine geläufige Idee in den Salons, aber auch in Veranstaltungen einiger

lichkeit der Frauen, Fehler und Mängel der Männer") aus dem Jahr 1600 – die Schrift erlebte zahlreiche Neuauflagen [Ferrari Schiefer, 1998a S.109] – auf eine ein Jahr zuvor erschienene, auch in rege Diskussionen der *Querelle des sexes* eingebettete, Schrift G. Passis [Ferrari Schiefer, 1998a S.108-131; Bock, 2005 (2000) S.25; Stuurman, 2005b].

18 Vgl. Ferrari Schiefer, 1998 S.310-318; Stuurman, 2004 S.92-96; Diekwisch, 2004 S.67ff, 103ff. Auch vermeintlich körperliche Unterschiede zwischen zwei Geschlechtern wurden anknüpfend an die Philosophie Descartes' minimiert, allein auf ‚zur Reproduktion notwendige Organe' beschränkt [Stuurman, 2004 S.105-109, 290-292]. Für die entgegengesetzte Position, die Begründung biologischer Differenz u.a. durch Poullain de La Barre, vgl.: Laqueur, 2003 (1990) S.155/156. In dieser Arbeit wird diesbezüglich der Auffassung Stuurmans (2004) gefolgt. Vgl. für Niederschläge Descartes'scher Philosophie eines Geist-Körper-Gegensatzes (sowie deren späterer Ablösung) in physiologischen und anatomischen Betrachtungen: Hagner, 1997 insbesondere S.25-87, 105.

19 Vgl. für eine gute Einführung in die Theorie Spinozas und spinozistische Ideenwelten um 1800, historisch eingebunden: Schmidt, 1984 insbesondere S.79ff.

20 Hauser, 1992 S.88/89; vgl. Schiebinger, 1993 S.244-250; Stuurman, 2004 S.94. Besonders dienlich für Schriften, die die Emanzipation von Frauen unterstützten, waren Descartes' *Methode des Zweifels*, seine Ausführungen, dass der *Verstand bei allen Menschen gleich* sei und der von Descartes beschriebene *Dualismus von Körper und Geist* [Ferrari Schiefer, 1998a S.170-173, 310-318].

21 Frz. „L'esprit n'a point de sexe"; vgl. Poullain de La Barre, 1993 (1673) S.124/125; Steinbrügge, 1987 S.21/22; Schiebinger, 1993 (1989) S.251-253; Hierdeis, 1993 S.39; Ferrari Schiefer, 1998 S.319-345. Das Postulat des ‚geschlechtslosen Geistes' war allerdings auch vor Poullain de La Barre in einigen platonischen, stoischen, christlichen [Stuurman, 2005a S.379] und arabisch-islamischen (u.a. Ibn Sīnā) Richtungen verbreitet.

männlicher Humanisten, des 17. Jahrhunderts.[22] Gegen diese Richtung standen andere aufklärerische Theorien, die einen Geschlechtsunterschied für alle Körperteile ableiteten und diesen auch auf Geist und Vernunftbegabung ausdehnten.

Im Folgenden werden die bezüglich Geschlechterdifferenz und -gleichheit unterschiedlichen Strömungen in der Aufklärung und deren Argumentationen näher vorgestellt.

Als zentrale Frage der Auseinandersetzung kann herauskristallisiert werden, ob Eigenschaften angeboren oder erworben sind – und ob, hierauf aufbauend, Frauen insbesondere an Bildung teilhaben könnten und sollten. Während Strömungen, die die Emanzipationsbestrebungen von Frauen unterstützen, hervorhoben, dass geschlechtsspezifische Eigenschaften auf Erziehung und Bildung (bzw. einem Mangel an Erziehung und Bildung) zurückgingen, fokussierten solche Strömungen, die sich gegen Emanzipationsbestrebungen von Frauen wandten, ‚natürliche Anlagen', die die gesellschaftlichen Möglichkeiten von Frauen und Männern unterschiedlich determinieren würden.

Ein besonderes Augenmerk wird bei den folgenden Betrachtungen darauf gelegt, *welche Begründungen aus den sich konstituierenden biologisch-medizinischen Wissenschaften in die gesellschaftlichen Auseinandersetzungen eingingen.* Ein weiteres Augenmerk gilt der Frage, *wie die gesellschaftlichen Auseinandersetzungen die Inhalte der sich konstituierenden modernen biologisch-medizinischen Wissenschaften prägten.* In biologisch-medizinischen Wissenschaften wurden Kopf, Schädel und Gehirn als bedeutende geschlechtsunterscheidende Merkmale herausgearbeitet und Auswirkungen auf Intelligenz und Vernunftbegabung postuliert und diskutiert. Im Kontext der Suche nach Geschlechtsunterschieden wurden weitere am gesamten menschlichen Körper gesucht-und-gefunden.

Ideen der Gleichheit der Geschlechter, aufbauend auf Auffassungen, dass Unterschiede gesellschaftlich – durch Erziehung, Bildung – hergestellt werden

Poullain de La Barres Schriften *„De l'Egalité des deux sexes"* (frz., „Von der Gleichheit der beiden Geschlechter"), *„De l'Education des Dames pour la conduite de l'esprit dans les sciences et dans les mœurs"* (frz., „Über die Erziehung der Frauen hinsichtlich der Wissenschaften und Sitten") und *„De l'Excellence des Hommes contre l'Egalité des Sexes"* (frz., „Über die Vorzüglichkeit der Männer [oder alternative Übersetzung: Menschen] gegenüber der Gleichheit der Geschlechter") aus den Jahren 1673, 1674 und 1675 wird bei derzeitigen Be-

22 Hauser, 1992 S.31/32; Ferrari Schiefer, 1998a S.169ff; Stuurman, 2004 S.52-86; für Diskussionsräume außerhalb von Salons vgl. insbesondere: Stuurman, 2005a S.380-383.

trachtungen zur Gleichheit der Geschlechter seit der Aufklärung vermehrt Raum gegeben. Tatsächlich hoben sie sich von den vorherigen Kompilationen ab, die in einer langen Reihe von Beispielen die Verdienste von Frauen in der Geschichte hervorhoben.[23] Solche Einzeldarstellungen wurden in der Folge oft gegen die Gleichstellung der Frau selbst gewendet, indem bedeutende, geniale Frauen als Sonderfälle herausgestellt und dazu verwendet wurden, die Superiorität des Mannes zu belegen.[24] Poullain de La Barre lieferte hingegen eine auf Vernunft aufbauende Logik. Er wählte, so versicherte er selbst, Geschlecht nur als exemplarisches Beispiel aus, um mit der Philosophie Descartes' die Schwächen der Gesellschaftsordnung aufzuzeigen.[25] Exemplarisch führte er aus, dass Frauen auf allen Gebieten der Gesellschaft das Gleiche leisten könnten wie Männer. Er forderte, dass Frauen und Männern alle Berufe – Lehre, kirchliche und weltliche Ämter, Regierung, Armee, Justiz und Wissenschaften – offenstehen müssten.[26] Poullain de La Barre kritisierte die bisherige (Ver-)bildung der Frauen: „Gibt es eigentlich in der ganzen Mädchenbildung irgendeinen Hauch von Ernsthaftigkeit? Es scheint im Gegenteil so, als hätte man sich auf eine solche Art von Erziehung geeinigt, um ihnen den Mut zu nehmen, ihren Verstand zu verdunkeln und ihn ausschließlich mit unwesentlichem Ballast anzufüllen. So werden alle Anlagen zu Tugend und Wahrheit erstickt und alle potentiellen Talente für große Aufgaben vergeudet; man raubt ihnen jedes Verlangen nach Vollkommenheit, wie wir Männer es haben, weil man ihnen die Mittel dazu vorenthält."[27] Er verlangte, dass alle Menschen, *auch unabhängig des Standes*, alle Möglichkeiten in der Gesellschaft haben müssten.[28]

Bei seinen Forderungen konnte sich Poullain de La Barre bezüglich der *Querelle des sexes* auf zahlreiche bereits erschienene Arbeiten stützen, so u.a. auf die C. de Pizans. Pizan hatte in ihrer Schrift *„Livre de la Cité des Dames"* (frz., „Das Buch von der Stadt der Frauen") aus dem Jahr 1405 Mut, Willensstärke,

---

23 Steinbrügge, 1987 S.19; Hauser, 1992 S.21; Ferrari Schiefer, 1998a S.160-164.

24 Vgl. Ferrari Schiefer, 1998a S.163. Solche Kompilationen wandelten sich im Laufe der Zeit. Im 16./17. Jh. wurden Aufzählungen bedeutender Frauen unter Einschluss biblischer Gestalten und Mystikerinnen vorgenommen. Im 17./18. Jh. entstanden vermehrt lexikalische Werke, die insbesondere gelehrte Frauen aufnahmen und für die Bildungsfähigkeit von Männern generell und von Frauen zumindest in Einzelfällen oder von Frauen und Männern gleichermaßen eintraten. Insofern hatten auch solche Werke Anteil, Ausschlüsse von Frauen publik zu machen und für die Gelehrsamkeit von Frauen zu argumentieren [Rang, 2004; vgl. Robin, 1997 S.167-171].

25 Poullain de La Barre, 1993 (1673) S.89; Hauser, 1992 S.20/21; Stuurman, 2005a S.378-380.

26 Poullain de La Barre, 1993 (1673) S.95, 126-139, 139-144; vgl.: Baxmann, 1983 S.112-118; Steinbrügge, 1987 S.19-28; Hauser, 1992 S.37/38, 78-81; Stuurman, 2004 S.148-150; Stuurman, 2005a S.379/380.

27 Poullain de La Barre, 1993 (1673) S.155; vgl. Hauser, 1992 S.143, 205; Stuurman, 2004 S.138ff.

28 Baxmann, 1983 S.115/116; Hauser, 1992 S.113-116; Stuurman, 2004 S.16; Stuurman, 2005a S.379.

Standhaftigkeit und Klugheit von Frauen an zahlreichen Beispielen berühmter Frauen belegt und das Recht von Frauen auf Bildung eingefordert.[29] Pizan argumentierte gegen Schriften, die Frauen verunglimpften, und zeigte die dort vorgenommenen Argumentationen als Vorurteile von Männern auf.[30] Gleichwohl ging sie von unterschiedlichen geschlechtsspezifischen Eigenschaften aus, wobei sie Sanftmut und Liebenswürdigkeit, Weinen, Reden und Weben als weibliche Eigenschaften und Tätigkeiten annahm, starke Körper und Kühnheit hingegen als männliche Eigenschaften beschrieb.[31] Vor diesem Hintergrund führte sie aus, dass diese Eigenschaften Männer dazu befähigen würden, Gesetze zu machen und Recht und Ordnung zu verteidigen.[32] Gleichzeitig argumentierte Pizan, körperliche Schwäche von Frauen bedeute nicht, dass Frauen nicht intelligent seien (ganz im Gegenteil: die körperliche Schwäche von Frauen werde durch mehr Verstandeskräfte kompensiert)[33], und listete zahlreiche Beispiele von Frauen auf, die klüger – und andere Beispiele von Frauen, die standhafter und mutiger als die meisten Männer gewesen seien.[34] Ein Mangel an Bildung bei Frauen sei auf deren Ausschluss von Öffentlichkeit und Bildung zurückzuführen:[35] „Noch ein-

---

29 Diese deutliche Beziehung zu Pizan vollzog M. Hauser (1992); allerdings benannte Poullain de La Barre keine Schriften von Frauen (und nur wenige von Männern) explizit. V. Ferrari Schiefer stellte heraus, dass Poullain de La Barre feministische Schriften von Frauen kannte und in seine Schriften einbezog [Hauser, 1992 S.24-26; Ferrari Schiefer, 1998 S.186, 352-369; Bock, 2005 (2000) S.21-25].

30 U.a. Pizan, 1987 (1399); Pizan, 1990 (1405) S.35-40. Pizan stritt u.a. gegen das Bild, das die Werke *„Le Roman de la Rose"* (frz., „Der Rosenroman", 1235-1280) in seinem zweiten Teil [Pizan, 1990 (1405) S.35-40; Richardson, 1929 S.12-34; Ott, 1980 S.32-40; Fietze, 1991 S.95; Zimmermann, 1995 S.17-21; Ferrari Schiefer, 1998 S.62-65, 80-87] und *„Les Lamentations de Matheolus"* (frz., „Die Wehklagen des Matheolus") gezeichnet hatten [Pizan, 1990 (1405) S.35-40; Fietze, 1991 S.95; Ferrari Schiefer, 1998 S.65-87]. *„Le Roman de la Rose"* stellt eine inkoheränte Schrift, bestehend aus zwei Teilen, dar (an den ersten Teil G. de Lorris [um 1230] hängte J. de Meun einen zweiten ungleich größeren Teil mit insbesondere Frauen verunglimpfenden Versen an), die weite Verbreitung bis ins 16. Jh. fand (von weiter Verbreitung zeugen 300 überlieferte handschriftliche Übertragungen und im Zeitraum von 1481-1538 38 Editionen; *„Le Roman de la Rose"* hatte weiten Einfluss in Frankreich, Italien, England und den Niederlanden, dagegen keinen direkten Einfluss in den deutschen Staaten [Ott, 1980 S.18/19, 23-45]). *„Les Lamentations de Matheolus"* erschien im Lateinischen Original zwischen 1295 und 1301, erfuhr aber erst mit seiner Übersetzung durch J. Le Fèvre ins Französische etwa 70 Jahre später (1371/1372) Verbreitung. 1373 verfasste J. Le Fèvre eine Gegenargumentation auf die zuvor von ihm selbst übersetzte Schrift. Pizan verfasste zahlreiche Schriften zur *Querelle des sexes*, von denen *„Livre de la Cité des Dames"* am bekanntesten wurde [Zimmermann, 1995 S.17-21; Ferrari Schiefer, 1998a S.161-187].

31 Pizan, 1990 (1405) S.48-52, 58-63; Pizan, 1987 (1399) S.38; vgl.: Richardson, 1929 S.12-34; Stuurman, 2004 S.54/55; Fietze, 1991 S.95-114, 105, 108.

32 Pizan, 1990 (1405) S.62/63.

33 Pizan, 1990 (1405) S.94. Pizan begründete diese Aussage damit, dass ‚Gott' ausschließlich vollkommene Menschen geschaffen habe.

34 Pizan, 1990 (1405) S.68ff, 96ff, 185ff, 215ff.

35 Pizan, 1990 (1405) S.94/95ff, 183-185.

mal sage ich dir mit allem Nachdruck: wenn es üblich wäre, die kleinen Mädchen eine Schule besuchen und sie im Anschluß daran, genau wie die Söhne, die Wissenschaften erlernen zu lassen, dann würden sie genauso gut lernen und die letzten Feinheiten aller Künste und Wissenschaften ebenso mühelos begreifen wie jene."[36] Pizans Schriften erlangten in ihrem und den folgenden Jahrhunderten Verbreitung und wurden auch in den Salons des 17. Jh.,[37] in denen sich aristokratische und großbürgerliche Frauen trafen, zu denen aber auch männliche Humanisten eingeladen waren, gelesen.

Im 15. und 16. Jh. herrschte eine rege Diskussion zur *Querelle des sexes* – allein für Frankreich sind für das 16. Jh. knapp 900 Schriften zur *Querelle des sexes* bekannt,[38] für das Europa des 15. und 16. Jh. sind es noch weit mehr Schriften, die die *Querelle des sexes* zum Thema hatten oder diesbezüglich Stellung bezogen.[39]

Seit Beginn des 17. Jh. forderten Frauen immer nachhaltiger schriftlich das Recht auf Bildung ein – und das bei einer sehr misslichen Situation, in die sie sich damit begeben konnten. Wurden Männer die sich diesbezüglich engagierten nicht ernst genommen, ggf. für verrückt erklärt,[40] so wurde Frauen jeglicher ‚ihrem Geschlecht entsprechender' Anstand und gebotene Zurückhaltung abgesprochen – sie ruinierten ihren Ruf; lediglich bei Abstammung aus einem Herrschaftshaus konnten ihnen solche Betätigungen nachgesehen werden. Entsprechend veröffentlichten Frauen nicht selten im Namen oder eingeleitet von einem männlichen Verwandten, anonym, unter Pseudonym, oder ihre Schriften gingen, nicht als Buch veröffentlicht, einfach in (eher wohlgesinnten) Lese- und Diskussionskreisen (den Salons) umher.[41] Zu den Frauen, die sich im 17. Jh. in Schrif-

---

36 Pizan, 1990 (1405) S.94.

37 Vgl. zu Salons des 17./18. Jh.: Schiebinger, 1993 (1989) S.55-57; Dulong, 1994 (1991); Baader, 1995; Ferrari Schiefer, 1998a S.164-174.

38 Hervé, 1997 S.11; auch Stuurman (2004) führte an, dass es im 15.-17. Jh. eine umfangreiche *Querelle des sexes* in Frankreich gegeben habe, die allerdings quantitativ nicht zu bemessen sei [Stuurman, 2004 S.55, 60].

39 Bock, 2005 (2000) S.17; vgl. für einen Eindruck vom Ausmaß der *Querelle des sexes* im 16. Jh. auch die Einführung, sowie die Beiträge von F. Hassauer (für Spanien und Lateinamerika), A. Chemello, E. Lauer (für Italien), M. Ferguson (für England) in: Bock, 1997a. Vgl. für prägnante Betrachtungen zur *Querelle des sexes* in einzelnen Regionen auch: Perry, 2005 (England); Richardson, 1929; Stuurman, 2005a (insbesondere Frankreich), Bolufer Peruga, 2005 (Spanien). Rang (1987) zeichnete kurz die europäische *Querelle des sexes* und deren regionalen Unterschiede nach [Rang, 1987 S.180-182].

40 Was diese ebenso von der Veröffentlichung eines Werkes, zumindest in ihrem Namen, abhalten konnte. So veröffentlichte auch Poullain de La Barre *„De l'égalité des deux sexes"* zunächst anonym und bekannte sich erst in *„De l'Education des Dames pour la conduite de l'esprit dans les sciences et dans les moeurs"* zu dieser Schrift [Hierdeis, 1993 S.28]. T. G. von Hippel veröffentlichte 120 Jahre später ebenfalls anonym.

41 Baader, 1980 S.81/82; Dulong, 1994 (1991) S.430-434; vgl. zu den Debatten um die schreibende M. le Jars de Gournay: Rauschenbach, 2000 insbesondere S.91-109.

ten insbesondere für das Recht auf Bildung für Frauen einsetzten, deren Schriften überliefert und die namentlich bekannt sind, gehörten u.a. M. Fonte, L. Marinella, A. M. van Schurman und M. de Zayas y Sotomayor.[42]

M. le Jars de Gournay formulierte 1622 in *„L'Egalité des hommes et des femmes"* (frz., „Von der Gleichheit zwischen Männern und Frauen"): „Wenn die Frauen also weniger oft als die Männer einen Grad an Vollkommenheit erlangen, dann ist es ein Wunder, daß der Mangel an guter Erziehung und selbst die Häufigkeit von schlechtem Ruf und Unterricht nichts Schlimmeres anrichtet und nicht verhindert, daß sie zumindest dorthin gelangen können."[43] Die gesellschaftliche Beschränkung der Bildung und des Tätigseins von Frauen hatte Gournay bereits als junger Mensch, etwa 30 Jahre vor dieser Schrift, in ihrer vielgelesenen[44] Schrift *„Le Proumenoir de Monsieur de Montaigne"* (frz., „Der Spazierweg des Herrn von Montaigne") aus dem Jahr 1594 und in dem Vorwort der Neuausgabe von M. Eyquem de Montaignes *„Essais"* von 1595 kritisiert.[45] Gournay wandte sich gegen Erhöhung und Erniedrigung eines der Geschlechter und schloss die Forderung nach *Gleichheit* der Geschlechter an: „Genau genommen ist das menschliche Wesen übrigens weder männlich noch weiblich: das unterschiedliche Geschlecht ist nicht dazu da, einen Unterschied in der Ausprägung herauszubilden, sondern es dient lediglich der Fortpflanzung. Das einzige wesenhafte Merkmal besteht in der vernunftbegabten Seele. Und wenn es erlaubt ist, beiläufig einen kleinen Scherz zu machen, dann wäre hier wohl jene anzügliche Bemerkung nicht unpassend, die besagt: nichts ähnelt dem Kater auf einer Fens-

Für M. de Zayas y Sotomayor führte M. Bolufer Peruga (2005, S.392) hingegen anhaltende Popularität aus.

42 Hauser, 1992 S.26-29, 74; Hierdeis, 1993 S.16/17. Vgl. zu Schurman: Rang, 1987 S.183-186; Gössmann, 1998 (1984) S.76-142.

43 Gournay, 1997 (1622/1626) S.45.

44 Gössmann, 1998 (1984) S.36/37; Rauschenbach, 2000 S.77. *„Le Proumenoir de Monsieur de Montaigne"* erfuhr zwischen 1594 und 1607 fünf Auflagen.

45 Von den *„Essais"* Montaignes gab Gournay elf Neuauflagen heraus, wobei sich das Vorwort – wohl auch einzelne Passagen des Textes – wandelten. Einige Zeilen aus ihrem Vorwort der *„Essais"* Montaignes (1595, wieder enthalten 1635) griff Gournay 1626 als einleitende Sätze der Schrift *„Grief des Dames"* (frz., „Beschwerde der Frauen") wieder auf [Gössmann, 1998 (1984) S.34/35; Rauschenbach, 2000 S.82/83; Gournay, 1997 (1622/1626) S.75]. Gournay knüpfte mit ihren häufig als ihre feministischen Arbeiten zitierten Schriften von 1622 und 1626 an frühe Schriften an – dies zu einer Zeit, als aus einer schwelenden *Querelle des sexes* eine akute Auseinandersetzung mit zahlreichen Werken geworden war. Diese hitzige Debatte war 1617 durch die Frauen verunglimpfende Schrift *„L'Alphabet de l'imperfection et malice des femmes"* (frz., „Alphabet der Unvollkommenheit und Arglist von Frauen") ausgelöst (bzw. verstärkt) wurden, die bis 1650 18 Auflagen erfuhr und neben Unterstützungsschriften auch zahlreichen Widerspruch hervorrief, in dem Frauen erhöht und gepriesen wurden [vgl. Maclean, 1977 S.29, 31ff]. Gournay betrachtete Erniedrigung und Erhöhung als Übel, da damit Frauen als etwas ‚Anderes' dargestellt würden, und trat für die Gleichheit der Geschlechter ein [Rauschenbach, 2000 S.112-129; vgl. Gournay, 1997 (1622/1626) S.35, 55].

terbank mehr als – die Katze. Der Mensch wurde sowohl als Mann wie Frau geschaffen. Männer und Frauen sind eins."[46] Gournay war, wie später Poullain de La Barre, von der *Gleichheit* der Geschlechter überzeugt und forderte sowohl den Zugang zu den Wissenschaften als auch die vollständige Öffnung kirchlicher und weltlicher Ämter auch für Frauen.[47] Auch das Schicksal von beiden war ähnlich: Sie wurden nicht ernst genommen, sowohl Kritik als auch Zustimmung blieben (fast vollständig) aus.[48] Das heißt nicht, dass die Werke nicht gelesen wurden: Zumindest Gournays frühe Schriften waren viel gelesen; von Poullain de La Barres Schrift *„L'Egalité des hommes et des femmes"* erschienen immerhin Auflagen 1673, 1676, 1679, 1690, 1692; 1677 wurde sie ins Englische übersetzt – allerdings wurde sie von den Zeitgenoss/innen Poullain de La Barres eher amüsiert aufgenommen, als ein Werk, das keiner ernsthaften Erwiderung bedürfe.[49]

Breiterer Aufmerksamkeit erfreuten sich einige Jahrzehnte später in England und Spanien erscheinende Schriften, die sich ebenfalls für die Gleichheit der Geschlechter aussprachen: In England veröffentlichte M. Astell 1694 die Schrift *„A Serious Proposal to the Ladies for the Advancement of their True and Greatest Interest"* (engl., „Ein ernster Vorschlag an die Damen, um ihre Wahrheit und ihr Interesse zu schulen"), die viel debattiert wurde. 1697 veröffentlichte sie den zweiten Teil dieser Schrift.[50] In Spanien veröffentlichte B. J. Feijóo y Montenegro 1726 den ersten Band des *„Teatro critico Universal de Errores comunes"* (span., „Kritisches Universaltheater der häufigen Fehler", 1726-1739), eines mehrbändigen Werks, in dem er die Philosophie Descartes' auf unterschiedliche Gesellschafts- und Wissensbereiche anwendete, im ersten Band – wie Poullain de La Barre – auf die Geschlechterfrage. In Bezug auf diese sprach er sich gegen die gesellschaftliche Herabwürdigung von Frauen, für die Gleichwertigkeit der Tugenden von Frauen und Männern und für die Gleichheit von Frauen und Männern bezüglich des Denkens aus.[51] Als Ursachen für Unterschiede in Verstandesleistungen von Frauen und Männern machte er die gesellschaftlichen Umstände, die unterschiedlichen Lebensgewohnheiten, aus.[52] Bereits in den ersten sechs Jahren wurde der erste Band des *„Teatro critico universal de Errores comunes"* viermal nachgedruckt, insgesamt erlebte er 20 Auflagen – mit einigen Zehntausend verkauften Exemplaren.[53] 13 Entgegnungen und Verteidigungsschriften

46 Gournay, 1997 (1622/1626) S.55.
47 Gournay, 1997 (1622/1626) S.57; Hauser, 1992 S.28; Hierdeis, 1993 S.28; Stuurman, 2004 S.55-60; Stuurman, 2005a S.373-375. Zur Tradition von auf *Forderungen nach Gleichheit* basierten Richtungen in der *Querelle des sexes* vgl.: Stuurman, 2005a.
48 Hierdeis, 1993 S.16, 41; Hervé, 1997 u.a. S.26; Rauschenbach, 2000 S.124-129.
49 Hierdeis, 1993 S.41; Hauser, 1992 S.38-41, 84-87; MacLean, 1988 S.12, 45, 26-45.
50 Sonnet, 1994 (1991) S.123/124; Perry, 2005.
51 Hassauer, 1994 S.27; Hassauer, 1997 S.222-224; Heße, 2006 S.303-305.
52 Hassauer, 1997 S.222-224; Heße, 2006 S.304/305.
53 Hassauer, 1997 S.220. Hassauer rezitiert dort eine Zahl verkaufter Exemplare zum Tod von Feijóo y Montenegro im Jahr 1764, bei der 20 Auflagen des *„Teatro*

erschienen in der Folge von Feijóo y Montenegros Schrift bezüglich der Geschlechterfrage.[54] Und eine Außergewöhnlichkeit ist anzumerken: Im Jahr 1750 wurden per königlichem Dekret Gegenschriften zu den Schriften Feijóo y Montenegros verboten, Feijóo y Montenegro selbst wurden wiederholt Ehrungen zuteil.[55]

Kirchen und Mehrheitsmeinung waren gegen gleichberechtigte Bildung von Mädchen und Frauen mit der von Jungen und Männern gestimmt. Theaterstücke und Romane, die sich mit dem Thema der Frauenbildung beschäftigten, erlebten Hochkonjunktur. Über sich in Salons bildende Frauen machte man sich lustig – oder verteidigte sie vehement.[56] Gleichwohl wurde auch von den aufgeklärten Kreisen, die eine strikte binär vergeschlechtlichte Ordnung der Gesellschaft als Grundbedingung einer bürgerlichen funktionierenden Gesellschaft betrachteten, Erziehung und begrenzte Bildung für Mädchen und Frauen als notwendig angesehen, um einer insbesondere beim Adel festgestellten und beklagten ‚Unmoral' im Bürgertum ‚vorzubeugen' (und ihr auch beim Adel entgegenzuwirken). Mädchen und Frauen sollten durch Erziehung und Bildung in den Zustand versetzt werden, selbst Hüterin der eigenen Ehre und Moral zu werden. Zudem konnten für den Haushalt erzogene Frauen die ihnen zugeschriebenen Tätigkeiten ggf. besser erfüllen und nutzte begrenzte Bildung von Frauen den Ehemännern bspw. für eine sparsame Ausgaben- und Einnahmeverwaltung, ggf. für Teilhabe auch an Gedankengängen der Ehemänner (sofern die Ehemänner Gedankengänge pflegten, an denen eine Teilhabe lohnte) oder für eine niveauvolle soziale Einbindung oder Außendarstellung des Hauses (des Ehemannes). Erziehung und Bildung von Frauen wurde fokussiert und diskutiert – und über vermeintlich ‚natürliche' Möglichkeiten und Grenzen der Bildung von Frauen wurde gestritten.[57] Die Möglichkeiten und Grenzen von Männern waren weniger in der Diskussion, vielmehr galten diese bei einer ‚vernünftigen' Erziehung[58] als tauglich für alle Tätigkeiten.

---

critico universal" und elf Auflagen des *„Cartas eruditas y curiosas"* (span., „Gelehrte und interessante Briefe") zu 500.000 verkauften Exemplaren summiert und beide Schriften als erfolgreich ausgewiesen wurden.

54 Hassauer, 1997 S.225.

55 Hassauer, 1997 S.220; Bolufer Peruga, 2005 S.392, 395.

56 Für Anfang des 17. Jh. vgl.: Rauschenbach, 2000 S.114-120; für Ende des 17. Jh. vgl.: Sonnet, 1994 (1991) S.123/124.

57 Vgl. Poeter, 1991 S.84-101, 152-173, 174-191.

58 Vgl. für ein um 1800 als problematisch betrachtetes Bild des Mannes, in dem der Mann als ‚von Natur aus' gewalttätig, leidenschaftslos, triebgesteuert etc. gezeichnet wurde und das es für eine auf Zusammenleben von Menschen bauende Gesellschaftsordnung durch Bildung und Erziehung zu überwinden galt: Kucklick, 2008.

J.-J. Rousseau und die Differenz der Geschlechter: ein Diskurs über die ‚Natur' des Menschen versus die Erziehung – und erste Reaktionen

Pädagogische Betrachtungen waren im Europa des 18. Jh. zahlreich.[59] In ihnen wurde insbesondere die Erziehung von Jungen besprochen, um einen für sie selbst später – in Bezug auf Prestige oder auch Geldmittel – Gewinn bringenden Charakter auszubilden und damit sie eine ‚nützliche Funktion' in der Gesellschaft einnehmen könnten. Während in scholastischer Tradition gefordert wurde, Autoritäten zu gehorchen und ein Leben zu führen, das der ‚Ehre Gottes' gerecht werden sollte, wandten sich aufgeklärt Denkende von einer solchen Art Bildung ab. So sprach sich J.-J. Rousseau in seinem Roman *„Émile ou de l'Éducation"* (frz., „Emil oder Über die Erziehung", 1762), der zu seiner Zeit viel gelesen wurde[60] und, als eine ‚moderne' Pädagogik begründend, noch heute gelesen wird, gegen eine auf Dogmen und Verboten aufbauende Erziehung aus.[61] Rousseau befürwortete stattdessen eine Erziehung, *die die ‚natürlichen Anlagen' eines Kindes fördern und zur Ausprägung bringen sollte.*

Rousseau gab diese Ratschläge vor dem Hintergrund zunehmender Verstädterung, der Ausprägung eines kulturellen Lebens, in dem Kleidungsmoden, Theater- und Romankulturen stärkeres Gewicht erhielten, und vor dem Hintergrund zunehmender emanzipatorischer Bestrebungen zur Gleichstellung von Frau und Mann – all diese Entwicklungen betrachtete er *als ‚die Natur des Menschen' verstümmelnd und zu moralischer Verderbnis der Gesellschaft führend.*

Ohne ausreichende erzieherische Vorbereitung seien junge Menschen diesen Gefahren nicht gewachsen. Gerade junge Frauen, die guten Willens vom Land kämen, wären den Verführungen der Stadt hilflos ausgeliefert. Durch Dogmen und Verbote nicht ausreichend vorbereitet, würden sie zu einem unmoralischen Lebenswandel verführt werden.[62]

---

59 Solche Schriften, die sich an Frauen richteten und die auf deren Erziehung gerichtet waren vgl. ausführlicher bei: Schaufler, 2002 S.144-192.

60 Vgl. Schaufler, 2002 S.141.

61 Rousseau, 1991 (1762) u.a. S.264-275, 405f, 409ff. Zwei Beispiele aus der Lektüre: „Laßt also alle diese geheimnisvollen Dogmen beiseite, die für uns nichts anderes sind als Worte ohne Inhalt, alle diese seltsamen Doktrinen, deren nutzloses Studium denen, die sich ihm hingeben, die Tugend ersetzt, und das eher dazu dient, sie närrisch als gut zu machen. Haltet eure Kinder immer in dem engen Kreis der Dogmen, die sich auf die Moral beziehen. Überzeugt sie, daß es nichts Wissenswertes für uns gibt als das, was uns lehrt, Gutes zu tun. Macht aus euren Töchtern keine Theologen und Haarspalter." [Rousseau, 1991 (1762) S.414]. An anderer Stelle: „Es handelt sich also nicht darum, die Mädchen mit langen Predigten zu langweilen oder ihnen eure trockenen Morallehren herzubeten. Dieses Moralisieren ist für beide Geschlechter der Tod jeder guten Erziehung. Trübselige Lektionen bewirken nur den Haß auf die, die sie geben, und auf das, was sie sagen." [Rousseau, 1991 (1762) S.424/425].

62 Rousseau, 1991 (1762) S.422-424.

In den Beschreibungen von Rousseau in *„Émile ou de l'Éducation"* zeigten sich aufklärerische Gedanken, die eine Bevormundung durch Obrigkeiten kritisierten. Bevormundungen würden wirkungslos bleiben; *Rousseau vertraute auf ‚in der Natur des Menschen angelegte' Talente bzw. auf die ‚natürliche Funktion' eines Menschen (mit individuellen und gruppenspezifischen Fähigkeiten), wobei die ‚angelegten' Talente durch Erziehung lediglich zur vollen Ausprägung gebracht werden müssten.* Diese Gedanken gingen bei Rousseau einher mit einer Kritik an kulturellen Entwicklungen, die ‚der Natur des Menschen' entgegenlaufen und zur ‚Entartung' insbesondere städtischer Bevölkerung führen würden. In einer solchen Sichtweise liegt auch die Feindseligkeit Rousseaus gegen emanzipatorische Gleichheitsbestrebungen bezüglich der Kategorie Geschlecht begründet. Rousseau wollte Mädchen und Frauen auf einen für sie ‚von der Natur bestimmten Platz' verweisen. Auf Meinungen, die die Gleichheit der Geschlechter postulierten, antwortete Rousseau: „Nein, aber es ist ihre Bestimmung, Kinder zu bekommen. Weil es in der Welt ein Hundert großer Städte gibt, in denen die Frauen wegen ihrer Zügellosigkeit nur wenige Kinder bekommen, behauptet ihr, es wäre die Bestimmung der Frau, wenige Kinder zu haben? Und was würde aus euren Städten, wenn das Land, wo die Frauen noch einfacher und keuscher leben, die Unfruchtbarkeit der Damen nicht wieder ausgliche?"[63]

Nachdem er in aller Ausführlichkeit in vier Kapiteln individuelle Entwicklungsmöglichkeiten von Jungen und Männern ausgeführt hatte, folgerte Rousseau im letzten Kapitel von *„Émile ou de l'Éducation"* für Mädchen und Frauen, „daß die Frau eigens geschaffen ist, um dem Mann zu gefallen. Es ist weniger zwingend notwendig, daß ihr der Mann auch seinerseits gefällt [...]. Wenn die Frau dazu geschaffen ist, zu gefallen und sich zu unterwerfen, dann muß sie sich dem Mann liebenswert zeigen, statt ihn herauszufordern".[64] Nachdrücklich unterstrich Rousseau die *Forderung nach absoluter Unterwürfigkeit* der Frau gegenüber dem Mann u.a. in dieser Passage: „Die erste und wichtigste Eigenschaft einer Frau ist die Sanftmut: bestimmt, einem so unvollkommenen Wesen wie einem Mann zu gehorchen, der oft selbst voller Laster und immer voller Fehler ist, muß sie frühzeitig lernen, Unrecht zu erdulden und Übergriffe eines Mannes zu ertragen, ohne sich zu beklagen."[65] Mädchen und Frauen sollten hinsichtlich der Anforderungen von Jungen und Männern erzogen werden. Ihre wesentliche Auf-

63 Rousseau, 1991 (1762) S.390/391. In einer Anmerkung an gleicher Stelle führte Rousseau weiter aus, dass ungefähr vier Kinder pro Frau notwendig seien, um auf Grund hoher Sterblichkeit zumindest die Bevölkerungszahl zu erhalten. Weitere Stellen in seinem Werk, in denen er Gleichheitsforderungen zurückwies: Rousseau, 1991 (1762) S.386/387, 392/393.

64 Rousseau, 1991 (1762) S.386. Vgl. für weitere Ausführungen des 18. Jh. zu defizitären Männern (und zu defizitärer Männlichkeit) und den darin teilweise geäußerten Ratschlägen an Frauen, die Launen der Männer zu erdulden: Kucklick, 2008 u.a. S.130-133.

65 Rousseau, 1991 (1762) S.401.

gabe betrachtete Rousseau in der Mutterschaft, bei der Erziehung der Kinder, in der Umsorgung des Ehemannes und in der Haushaltspflege;[66] in der Außendarstellung von Haus und Familie würde die Frau den Mann niveauvoll bei Feierlichkeiten im Haus unterstützen. Wert legte Rousseau bei der Erziehung von Mädchen/Frauen auf Ehrlichkeit und Moral. Mädchen/Frauen sollten gegen Müßiggang, Unehrlichkeit und Untreue gewappnet werden.

Frauen sollten bei Rousseau keineswegs unwissend sein: Sie hätten einen feinen Geist, den sie wie ihr Antlitz um der Männer willen pflegen sollten,[67] insbesondere hätten Frauen eine gute Beobachtungsgabe, Geschmack und Höflichkeit (die auch die des Mannes übersteige).[68] An Fassungskraft, Aufmerksamkeit und Genauigkeit würde es Frauen hingegen fehlen, so dass Frauen nicht für theoretische und abstrakte Beschäftigungen – Wissenschaften – bestimmt seien, Männer hingegen schon.[69] Auch bezüglich Geistigkeit, Wissen und Vernunft sei die Frau für den Mann geschaffen: Während der Mann theoretische Überlegungen anstelle, sei es die Frau, die ihn durch praktisch orientierte Nachfragen zum Nachdenken anregen und später das theoretisch durch den Mann erlangte Wissen anwenden solle; theoretische Überlegungen selbst sollten der Frau hingegen fremd sein.

Seine Ausführungen in *„Émile ou de l'Éducation"* ließen Rousseau mit den vorherrschenden dogmatischen christlich-kirchlichen Kreisen anecken und wiesen ihn zugleich als konservativen Verfechter von gesellschaftlich-politischen Vorrechten von Männern gegenüber Frauen und von biologisch begründeter Geschlechterdifferenz aus (wofür er oft zitiert wurde). Die Schrift Rousseaus war geradezu ein Meilenstein in der Tradition sich gegen Emanzipationsbewegungen von Frauen richtender[70] Theorien, an die zahlreiche männliche, aber auch weibliche Gelehrte des 18., 19. und 20. Jh. anknüpften. Vergeschlechtlichte Differenzen wurden als ‚natürlich angelegt' postuliert. Auf Rousseau folgten mit ähnlicher Argumentation u.a. – um nur einige bekannte Gelehrte und deren Schriften in deutscher Erstveröffentlichung zu nennen – E. Brandes mit *„Ueber die Weiber"* (1787),[71] I. Kant mit *„Anthropologie in pragmatischer Sicht"* (1798),[72] J.

---

66 U.a. Rousseau, 1991 (1762) S.389; vgl. u.a. Schaufler, 2002 S.141.

67 Rousseau, 1991 (1762) S.393.

68 Rousseau, 1991 (1762) u.a. S.407/408; vgl. Steinbrügge, 1987 S.70-73.

69 Rousseau, 1991 (1762) S.420/421. Rousseau gestand Frauen auch Vernunft zu, wenn auch eine schwächere als die der Männer [Rousseau, 1991 (1762) S.415/416].

70 Es wird explizit die Unterteilung in ‚frauenfreundliche' und ‚frauenfeindliche' Schriften vermieden, da oftmals in Schriften der *Querelle des sexes* sowohl aus heutiger Sicht ‚frauenfreundliche' als auch ‚frauenfeindliche' Argumente nebeneinander auftraten, eine klare Unterscheidung also nicht zu treffen ist.

71 Brandes, 1787; vgl. auch Honegger, 1991 S.47ff, 58ff. Das Buch erschien anonym; in *„Betrachtungen über das weibliche Geschlecht und dessen Ausbildung in dem geselligen Leben"* (1802) bekannte sich Brandes selbst zur Autorschaft [Brandes, 1802 S.III].

72 Vgl. für ausführlichere Betrachtungen zu Kants Geschlechterauffassungen: Annerl, 1991 S.27-46; Bennent-Vahle, 1991.

H. Campe mit *„Väterlicher Rath für meine Tochter"* (1788).[73] A. Schopenhauer nutzte in *„Über die Weiber"* (1851) knapp 100 Jahre nach Rousseaus *„Émile ou de l'Éducation"* noch ähnliche Begründungen wie dieser und stellte ähnliche Forderungen auf. Schopenhauer legte einen Kulturpessimismus zu Grunde, um auf den ersten Seiten ‚altfranzösische Galanterie' als Bevorteilung von Frauen und Verweiblichung der Gesellschaft zu kritisieren und eine Erziehung von Mädchen/Frauen zu Häuslichkeit und Unterwürfigkeit zu fordern.

Zwar knüpften zahlreiche Gelehrte an die Argumentationen Rousseaus an, auf der anderen Seite regte sich aber offensiver Widerstand dagegen bereits vor und im Zuge der Französischen Revolution von 1789 (in der Rousseau allerdings postum auch als Held betrachtet wurde). Viele Frauen hatten entscheidenden Anteil an dieser Revolution und beanspruchten im Kontext mit allgemeinen menschlichen Gleichheitspostulaten auch das Recht auf politische Mitbestimmung. Eine der vehementesten Verfechterinnen war O. de Gouges. Sie forderte volle bürgerliche Rechte auch für Frauen – eine Rechtsgleichheit für Frauen und Männer. Ihre *„Déclaration des Droits de la Femme et de la Citoyenne"* (frz., „Erklärung der Rechte der Frau und Bürgerin") sind diesbezüglich vielzitiert.[74]

Eine ausführliche Auseinandersetzung mit den Thesen Rousseaus und ein eigenes Modell öffentlicher Erziehung – ohne Geschlechter- und Standesunterscheidungen – veröffentlichte die Engländerin M. Wollstonecraft 1792: *„A vindication of the rights of woman"* (engl., „Ein Plädoyer für die Rechte der Frau").[75] Wollstonecraft enttarnte das bisherige Schulsystem als Menschen verdummend und argumentierte, dass die den Frauen vorgeworfenen schlechten Eigenschaften Resultate gesellschaftlicher Verhältnisse und von Unwissenheit seien. Wollstonecraft widmete *„A vindication of the rights of woman"* der französischen politischen Persönlichkeit C.-M. de Talleyrand, in der Hoffnung, dass Talleyrand sich in der Französischen Revolution auch für Mädchenbildung einsetzen würde, die er in einer kurz zuvor von ihm erschienenen Schrift nicht berücksichtigt hatte.[76]

Wollstonecraft untersuchte in ihrer Schrift mit Genauigkeit und klarem Blick die Argumentation Rousseaus, führte sie in Auszügen an, um sie nachfolgend zu widerlegen. Sie machte einander widersprechende Passagen in Rousseaus Ausführungen deutlich. So hatte dieser zunächst für Frauen eine weitgehende (nicht vollkommene) Beschränkung von Wissen gefordert, um schließlich dennoch in Frauen Gesprächspartnerinnen des Mannes zu sehen, die dessen Nachdenken und

73 Vgl. für ausführlichere Betrachtungen: Honegger, 1991 S.65ff.

74 Vgl. u.a.: Honegger, 1991, S.73. Vgl. zu einer Verortung von Gouges' Forderungen nach Frauenrechten im Kontext der Französischen Revolution: Blanc, 1989 (1981) S.188-204.

75 Bereits 1793 wurde *„A vindication of the rights of woman"* erstmalig in deutsche Sprache übertragen.

76 Sichtermann, 1999 S.76/277; Weckel, 2000 S.224.

geistige Leistung befördern sollten.[77] Wollstonecraft führte dagegen die sich real darstellenden Eigenschaften von Frauen ihrer Zeit – die sie keineswegs bestritt – *als gesellschaftlich bedingt, als Folge der Erziehung*, aus. Unwissenheit sei das Grundübel. Auch wandte sie sich gegen rousseausche Vergeschlechtlichungen von Eigenschaften. Bspw. hatte Rousseau Sittsamkeit als vergeschlechtlichtes Charakteristikum, als eine ‚natürliche' Eigenschaft von Frauen, ausgeführt; Wollstonecraft entgegnete *nicht-geschlechtlich*: bei richtiger Erziehung würde Mädchen und Jungen, Frauen und Männern, Sittsamkeit als Eigenschaft gleichermaßen zugänglich sein.[78] Wollstonecraft wählte – anders als Rousseau – in ihren Ausführungen eine zukunftszugewandte Perspektive. Während Rousseau einen Naturzustand präferierte, dafür beispielhaft antike Gesellschaften anführte und eine Annäherung der ‚modernen' Gesellschaft an diesen zu erreichen suchte, – führte Wollstonecraft die Brutalitäten und Ungleichheiten in diesen antiken Gesellschaften aus und forderte eine Überwindung der gesellschaftlichen Zustände hin zu einer Zukunft, die Standes- und Geschlechterungerechtigkeiten abschaffe und Gleichheit der Menschen schaffe.[79]

In diesem Sinne erscheinen die Forderungen Wollstonecrafts auch heute aktuell; dazu B. Sichtermann: „Die ‚Gleichheit' ist nicht nur eine kühne, sie ist auch eine schwierige Losung. Immer wieder haben sich die Konservativen – vor 200 so gut wie vor 100 Jahren und wie heute – unter Hinweis auf schädliche oder vergebliche ‚Gleichmacherei' gegen die ‚Gleichheit' als ‚gleiches Recht' und ‚gleiche Chance' gestemmt. Daß die Individuen und die Geschlechter verschieden seien, könne man überall mit Augen sehen – also müsse eine Gleichheitspolitik scheitern. Gegen diesen primitiven Vorbehalt, der an eine äußerst rohe Abart des gesunden Menschenverstands appelliert, mußten die Aufklärer, mußte auch Mary Wollstonecraft ihre ganze Beredsamkeit ins Feld führen."[80] Dennoch waren Wollstonecrafts Forderungen in der Aufklärung des 18. Jh. nicht durchzusetzen. Eine vorläufige Entscheidung, die aber keinen Abschluss der Debatte bedeutete, fällte damals die französische revolutionäre Nationalversammlung, indem sie die Inhalte der Mädchen- und Frauenbildung weiterhin auf die absolut notwendigen Kenntnisse, insbesondere zur Haushaltsführung, beschränkte.[81]

---

77 Wollstonecraft, 1999 (1792) S.115.

78 Vgl. auch: Weckel, 2000 S.225.

79 Wollstonecraft, 1999 (1792) S.17.

80 Sichtermann, 1999 S.277. Für die aktuelle Notwendigkeit von Gleichheitsforderungen (aus poststrukturalistischer Perspektive) bei einer historischen Fundierung vgl.: Hassauer, 1994 insbesondere S.11-20.

81 Sonnet, 1994 (1991) S.128.

Auch in den deutschen Staaten: Streit um die gesellschaftliche Stellung der Frau, mit Bezügen zu Argumenten ‚natürlicher Bedingtheit' oder ‚gesellschaftlicher Herstellung'

Die deutschen Staaten bildeten keine Ausnahme bei den kontrovers und impulsiv geführten europäischen Geschlechterstreitigkeiten. Lateinische Schriften erschienen auch hier zur *Querelle des sexes*, auch wurden diese Schriften seit dem 15. und 16. Jh. zunehmend in die deutsche Sprache übertragen. Sie waren auch hier Ratgeber für die Ehe, für die Erziehung, Kataloge bedeutender Frauen oder Argumentationen für die Überlegenheit oder das Zurückstehen des männlichen oder weiblichen Geschlechts.[82] Einige Schriften ragen als ‚Leuchttürme' aus den Debatten hervor und hatten lange anhaltenden Einfluss; diese sollen exemplarisch betrachtet werden. Die Schrift *„Declamatio de nobilitate et praecellentia foeminei sexus"* (lat., 1540 in dt.: „Vom Adel vnd Fürtreffen Weibliches geschlechts") von Agrippa von Nettesheim, die 1529 erschienen war und die gesamte europäische *Querelle des sexes* beeinflusste, zeigte auch in den deutschen Staaten Auswirkungen und wurde weithin rezipiert. 1540 wurde sie in deutscher Sprache herausgegeben. In ihr nahm Agrippa von Nettesheim nicht nur die Gleichstellung des weiblichen mit dem männlichen Geschlecht vor, sondern belegte das weibliche Geschlecht, da zuletzt entstanden, als das vollkommenste von zwei menschlichen Geschlechtern des biblischen ‚Schöpfungsaktes'.

1595 erschien anonym[83] die Schrift *„Disputatio nova contra mulieres, qua probatur eas homines non esse"* (lat., „Neue Disputation gegen Frauen, durch die bewiesen wird, dass sie keine Menschen sind", oder auch mögliche Übersetzung: „..., dass sie keine Männer sind")[84]. Noch im Jahr 1595, bereits kurz nach der Veröffentlichung der *„Disputatio nova ..."*, erschienen Erwiderungsschriften der theologischen Fakultäten der Universitäten Wittenberg und Leipzig, die sich gegen die (polemischen) Frauen verunglimpfenden Ausführungen und gegen polemische Äußerungen zu christlich-biblischen Lehren der *„Disputatio nova ..."* wandten. Eine weitere Gegenschrift veröffentlichte, ebenfalls 1595, S. Gedicke. Diese hatte den Titel *„Defensio sexus muliebris"* (lat., „Verteidigung des weiblichen Geschlechts") und bildete neben *„Disputatio nova ..."* die Grundlage einer deutschen ‚Übertragung' – es handelte sich um keine Übersetzung – von 1617/18 (*„Gründ- und probierliche Beschreibung ... Belangend die Frag, Ob die Weiber Menschen seyn, oder nicht?"*), die wiederholt aufgelegt wurde und auch in anderen europäischen Ländern Verbreitung fand. In der deutschen ‚Übertragung' wurden die Argumente der *„Disputatio nova ..."* und die der *„Defensio sexus*

82 Vgl. allgemein: Rang, 1987 u.a. S.178/179; Ebbersmeyer, 2002.

83 V. Acidalius (lat. Name von V. Havekenthal, 1567-1595 [eine kurze Biographie bei: Schmidt, 1819 S.113-117; Czapla, 2006 S.13-16]) wurde bereits kurz nach dem Erscheinen der Schrift der Autorschaft bezichtigt, die er leugnete [Schmidt, 1819; Jungmayr, 1988 S.43, 50/51; Drexl, 2006 S.40, 89-93, 96/97; Czapla, 2006 S.8, 10f].

84 Vgl. zur Übersetzung des Titels: Drexl, 2004 S.122; Czapla, 2006 S.18.

muliebris" in Dialogform gegeneinander gestellt, die Frage des Menschseins oder Nichtmenschseins der Frau wurde von zwei Geistlichen diskutiert. Das anonyme Erscheinen der *„Disputatio nova ..."*, impulsive Reaktionen auf den vermeintlichen Verfasser direkt nach Erscheinen,[85] wie auch die im gleichen Jahr erschienenen drei Gegenschriften legen nahe, dass das Absprechen des Menschseins der Frau nicht gemeinhin geteilt wurde. Wenn Frauen auch als schwächer und weniger vernunftbegabt als Männer betrachtet wurden, so ging es offensichtlich doch zu weit, Frauen das Menschsein abzusprechen. Ganz in diesem Sinne wählte *„Disputatio nova ..."* das Infrage stellen des Menschseins der Frau *als absurde These* zur Auseinandersetzung mit der Täuferbewegung[86], um deutlich zu machen, dass die Bibelauslegungen der Täuferbewegung ebenso absurd seien wie diese These.[87]

Ende des 16. und Anfang des 17. Jh. kamen weitere Schriften heraus, die auf *„Disputatio nova ..."* Bezug nahmen.[88] 1671 erschien von verschiedenen Verfassenden[89] eine fortlaufende Abhandlung mit dem Titel *„Diatribe academica de foemarium eruditione"* (lat., „Akademische Abhandlung über die Gelehrsamkeit der Frauen"), in der sowohl gegen die auf die Gleichstellung von Frau und Mann (bzw. sogar Erhöhung der Frau) orientierte Auffassung des Agrippa von Nettesheim als auch gegen die Frauen verunglimpfende Auffassung der 1595 erschienenen anonymen Schrift Stellung bezogen wurde. In *„Diatribe academica de foemarium eruditione"* wurde dargelegt, dass Frauen ethisch und physiologisch nicht an den Mann heranreichen würden. Zurückgegriffen wurde für die ethischen Betrachtungen auf theologische Ausführungen,[90] für die physiologischen

85 Schmidt, 1819 S.145; Jungmayr, 1988 S.41, 43; Czapla, 2006 S.8, 10/11.

86 Die „Täuferbewegung" bezeichnet eine christliche reformatorische Bewegung im 16. Jh.

87 Vgl. in der Übersetzung von R. G. Czapla und G. Burkard: Czapla, 2006 S.29; vgl.: Jungmayr, 1988 S.50/51; Gössmann, 1988 S.8; Bock, 2005 (2000) S.16, 19, 25; vertiefend: Drexl, 2004; Drexl, 2006 insbesondere S.40ff. Allerdings wurde in Gegenschriften und in der sich anschließenden Kontroverse die Schrift selten in einem rein polemischen Sinn verstanden, dieser teilweise gänzlich ausgeblendet. Die Schriften der theologischen Fakultäten Wittenberg und Leipzig führten aus, dass es egal sei, ob die Aussagen ironisch, polemisch seien oder nicht, und betonten, dass sie in jedem Fall gefährlich und gegen die Bibel gerichtet seien [Drexl, 2006 S.126-145].

88 Siehe: Drexl, 2006 S.176-226.

89 Unter Vorsitz von J. Thomasius (1622-1684) verfasste J. Sauerbrei (1644-1721) den ersten Teil, Sauerbrei und J. Smalicus (k.A.) den zweiten Teil; die Schrift wurde verschiedentlich unter Thomasius, Sauerbreis oder beiden Namen zitiert [Vorwort von Gössmann zu: Sauerbrei, 1998 (1984, 1671) S.192]. Ausführlicher zur Stellung von J. Thomasius und seinem Sohn C. Thomasius in der *Querelle des sexes* vgl.: Fulda, 2004.

90 „§ 12. Soweit sie Frauen sind, sind sie der rechtlichen Stellung ihres Geschlechts entsprechend von Natur der Macht (imperium) des Mannes unterworfen. Die Vernunft, die dem Schöpfer ohne Zweifel als Gesetz diente, fordert nämlich das Übergewicht an Begabung bei dem, der befiehlt, gegenüber dem, der untergeben

auf die naturphilosophische Temperamentenlehre.[91] Während es Männern von ,Gott' befohlen sei, sich zu bilden, sei dies für Frauen nicht der Fall.[92] Frauen hätten allerdings das geistige Vermögen, sich zu bilden, und so sollten sich wohlhabende, von häuslichen Aufgaben entlastete Frauen lieber bilden als müßig zu gehen.[93]

D. C. Leporin war ebenfalls mit den Diskussionen um 1595 vertraut, deutete die Schrift *„Disputatio nova ..."* allerdings in dem oben erwähnten polemischen Sinn.[94] In ihrer Schrift *„Gründliche Untersuchung der Ursachen, die das weibliche Geschlecht vom Studiren abhalten"* (1742) führte Leporin aus, dass sie es nicht für notwendig erachte, sich mit absurden Thesen auseinanderzusetzen, die Frauen das Menschsein absprechen wollten. Leporin schrieb, dass die Frau zwar körperlich schwächer sei,[95] aber Verstandeskräfte besitze, deren Übung möglich, sinnvoll und notwendig sei. Leporin gestand den Gegner/innen des Frauenstudiums zu, dass einige Männer Frauen an Verstandeskräften überlegen sein könnten, wandte sich aber dagegen, dass alle Männer diesbezüglich vor den Frauen einzuordnen seien.[96] In ihrer Argumentation für die Möglichkeit von Frauen zu studieren wies sie – auf der Temperamentenlehre aufbauende – naturphilosophische Betrachtungen zurück, in denen es hieß, dass Frauen auf Grund eines (,schlechten') Temperamentes unausgewogen und unbeständig seien, was sie an zeitaufwendigen, dauerhaften und tiefgründigen Studien hindere. Leporin erläuterte, dass ein eigenes Temperament nur für Frauen nicht existiere: Es gebe sehr wohl Frauen, die ein solch ,schlechtes' Temperament hätten, aber ebenso Männer mit diesem, und selbst Männer mit einem solchen ,schlechten' Temperament seien an Studien nicht gehindert worden.[97] Leporin wandte sich gegen das Postulat eines ,natürlichen Unvermögens' von Frauen zu studieren[98] und führte Unwissenheit auf gesellschaftliche Beschränkungen von Frauen zurück.[99] Auch die notwendige Beständigkeit werde sich, so Leporin, durch Studien ausbilden – sowohl bei Männern als auch bei Frauen.[100] Neben Auseinandersetzungen mit naturphilosophischen Argumentationen, Gewohnheiten und Vorurteilen im Bür-

ist, was auch für den Zustand der Integrität vor dem Sündenfall gilt, obwohl Wilhelm Ignatius Schütz dies bestreitet. Aber wir halten uns lieber an die Autorität eines rechtgläubigen Theologen, als an die eines papistischen Rechtsgelehrten." [Sauerbrei, 1998 (1984, 1671) S.195].

91 Vgl. Sauerbrei, 1998 (1984, 1671) S.195; *vgl. auch Kapitel I dieser Arbeit, u.a. die Humoralbiologie der hippokratischen Schriften und des Galenos in Kapitel I, S.57ff und S.72ff.*

92 Sauerbrei, 1998 (1984; 1671) S.215-220.

93 Sauerbrei, 1998 (1984; 1671) S.225/226.

94 Leporin, 1977 (1742) S.22/23.

95 Leporin, 1977 (1742) S.27.

96 Leporin, 1977 (1742) S.29, 64, 67.

97 Leporin, 1977 (1742) S.35-41.

98 Leporin, 1977 (1742) u.a. S.30.

99 Leporin, 1977 (1742) S.70-240.

100 Leporin, 1977 (1742) S.33.

gertum, die sich gegen das Frauenstudium richteten, ging Leporin ausführlich auf vermeintlich religiöse Vorurteile ein. Mit Bezügen zur Bibel legte sie dar, dass sich dort angenommene geschlechtliche Unterscheidungen nicht auf die Seele und die Verstandeskräfte bezögen und die Übung dieser Kräfte für ein festes christliches Verständnis bei Männern und Frauen wichtig sei.[101] Unwissenheit, Irrtum und Unvollkommenheit würden durch das Studium getilgt, bewusstes Leben, Denken, ggf. ein sozialer Aufstieg würden möglich.[102] Leporin setzte sich ausführlich mit Vorurteilen ihrer Zeit gegen ein Frauenstudium auseinander und beschrieb die Möglichkeiten, die sich für Frauen durch das Studium eröffneten. Gleichzeitig unterstrich sie die Positionierung von Frauen in der Ehe/Familie als dem Mann untergeben und zur Haushaltsführung bestimmt.[103] Arme Familien entband Leporin in ihren Ausführungen jedoch von der Pflicht, ihren Töchtern Bildung zu ermöglichen.[104]

Auch die revolutionären Ereignisse in Frankreich fanden in Schriften, die in den deutschen Staaten erschienen, ihren Niederschlag. So wurde die 1792 in Englisch publizierte Schrift von Wollstonecraft *„A vindication of the rights of woman"* bereits 1793 ins Deutsche übersetzt und in der Folge rezensiert und diskutiert.[105] Die Schriften Leporins, Wollstonecrafts, aber auch die von Rousseau und Kant,[106] werden auch die Schriften T. G. von Hippels provoziert haben. So überdachte offenbar Hippel vor dem Hintergrund der französischen revolutionären Ereignisse, bei denen auch Forderungen nach der Gleichheit aller Menschen laut wurden, seine anfänglich keineswegs in emanzipatorischer Richtung reformierenden Theorien, die er in den ersten Auflagen von *„Ueber die Ehe"* (1775) noch weitgehend ohne Zusätze geäußert hatte.[107] Aber auch in den späteren Auflagen seines viel aufgelegten Werkes *„Ueber die Ehe"* blieb Hippel weit hinter

101 Leporin, 1977 (1742) S.42-48, 89ff.

102 Leporin, 1977 (1742) S.111ff.

103 Leporin, 1977 (1742) S.44, 111ff; vgl.: Fulda, 2004 S.252/253.

104 Leporin, 1977 (1742) S.205/206.

105 Weckel, 2000 S.224-233; vgl. Honegger, 1991 S.93-102.

106 Kant und Hippel waren befreundet; Hippel studierte Kants Vorlesungen und bezog sie in die eigenen Schriften – wenn auch mitunter unter anderem Vorzeichen – ein [vgl.: Shaw, 2001 S.286-288; vgl. Honegger, 1991 S.79-85].

107 Vgl. hierzu insbesondere das Kapitel „Ueber die Herrschaft in der Ehe", in dem Hippel in der zweiten Auflage von 1776 (die Auflage von 1775 war in Bibliotheken nicht erreichbar) auf den nur acht Seiten darlegte, dass in der Ehe dem Mann die Vorherrschaft gebühre, die Frau hingegen zu einer Vorherrschaft in der Ehe aber auch zum Regieren im Staat von ‚Natur aus' unfähig sei [Hippel, 1776 S.139-146]. In der Auflage von 1796 hatte sich die Länge dieses Kapitels vervierfacht – aber auch die Ansicht radikal gewandelt. Dort legte Hippel dar, dass Frauen und Männer gleiche Rechte haben sollten und schrieb Frauen insbesondere Fähigkeiten beim Führen von Staatsgeschäften zu [Hippel, 1976 (1796) S.219-246]. Vgl. hierzu: Honegger, 1991 S.79-82; Weckel, 2000 S.213; Shaw, 2001 S.284f; Spitzer, 2002 S.110-112.

den Ausführungen Wollstonecrafts zurück,[108] obgleich er Frauen gerade gesellschaftlich wesentliche Verantwortungen zuwies. Hippel beschrieb in der Auflage von 1796 ‚Natürlichkeit' als das eigentlich anzustrebende Ziel. Die Ehe zwischen Mann und Frau sei Bestandteil dieser ‚Natürlichkeit' – ein Gräuel ist es ihm, wenn dieser Bund durch ‚Fremdgehen' oder eine neuerliche Heirat nach dem Tod einer der Ehepartner/innen verletzt werden würde. Die Schuld der Frau bei einem solchen, aus Hippels Sicht für die Ehe zerstörerischen, Akt beschrieb Hippel als weit größer als die des Mannes bei gleichem ‚Vergehen'.[109] Den Mann betreffend war Hippel hingegen der Ansicht, dass dieser nach dem Tod der Ehefrau zu einer weiteren Ehe genötigt sein könnte, da er jemanden benötige, die das Haus betreue.[110] Insofern blieb Hippel auch in den späteren Auflagen von *„Ueber die Ehe"* bei klassischen Rollenzuweisungen für die Partner/innen innerhalb der Ehe. Gesellschaftlich beschrieb er hingegen die Notwendigkeit, dass die Rolle der Frau höher gewichtet werden müsse. Bisher seien Bürgerrechte[111] Männerrechte gewesen, was sich ändern müsse.[112] Frauen würden die gleichen Rechte wie Männern gebühren.[113] Gerade da Frauen durch Hausarbeiten nicht ausgelastet seien, gute Haushaltsführung sie aber für größere Aufgaben besonders geeignet mache, sah Hippel sie für wesentliche Aufgaben im Staat prädestiniert.[114] Auch geistig eigneten sich, nach Hippel, Frauen sehr gut für gesellschaftliche Tätigkeiten, da geistige Fähigkeiten bei ihnen genauso oder stärker als bei Männern ausgeprägt seien.[115] Radikaler trat der Sinneswandel Hippels in seiner – ebenso wie die zuvor benannte, anonym erschienenen[116] – Schrift *„Über die bürgerliche Verbesserung der Weiber"* (1793) zu Tage. In dieser kritisierte er die Versäumnisse der Französischen Revolution in dieser Hinsicht und forderte die

108 C. Honegger (1991) kam zur entgegengesetzten Einschätzung [Honegger, 1991 S.96].

109 Hippel, 1976 (1796) S.156-218, 180. Aus Briefen Hippels wird ersichtlich, dass diese Abscheu gegenüber dem ‚Fremdgehen' von Frauen durch persönliche Erfahrungen geprägt war. So geriet er nachdem seine einzige Liebe auf Grund seines ‚niedrigen' Standes nicht erfüllt wurde, an eine Frau, die mehrere Liebesbeziehungen pflegte [Berg, 2004 S.95ff].

110 Hippel, 1976 (1796) S.404/405, 412/413.

111 Bürgerrechte waren Männerrechte. Daher verbleibt bzgl. dieser Begrifflichkeit auch die linguistisch männliche, vermeintlich allgemeine, Bezeichnung, da damit der androzentrische Ursprung und der ausschließende Charakter dieser Rechte besser hervorgehoben werden kann.

112 Hippel, 1976 (1796) S.243.

113 Hippel, 1976 (1796) S.219-246, 220.

114 Hippel, 1976 (1796) S.360/361.

115 Hippel, 1976 (1796) S.225-230.

116 *„Ueber die Ehe"* und *„Über die bürgerliche Verbesserung der Weiber"* erschienen anonym. Über die Autorschaft gab es Spekulationen, die sich u.a. zuweilen auf Hippel, als auch auf Kant, bezogen. Kurz nach dem Tod Hippels wies Kant die Autorschaft zurück und zeigte sich davon überzeugt, dass Hippel die Schriften verfasst hatte. 1797 wurde die Autorschaft klargestellt [Weckel, 2000 S.215, 239; Shaw, 2001 S.286-288].

gesellschaftliche Gleichstellung von Frauen und Männern – insbesondere Bürgerrechte auch für Frauen. Deutlich wurde Hippel in dieser Passage: „Die neue Französische Konstitution verdient eine Wiederholung meiner Vorwürfe, weil sie für gut fand, einer ganzen Hälfte der Nation nicht zu gedenken, ob sie gleich einem kleineren Teile derselben, der überall, wo er sich befindet, auf das Duldungsrecht beschränkt ist[117], die Rechte aktiver Bürger zugestand. Alle Menschen haben gleiche Rechte. – Alle Franzosen, Männer und Weiber, sollten frei und Bürger sein."[118] Hippel stellte sich mit dieser Schrift gegen die oftmals als ‚natürlich' postulierte Unterdrückung der Frauen durch Männer und forderte Recht und Freiheit – Anliegen der Französischen Revolution – auch für Frauen.[119]

Argumente biologisch-medizinischer Geschlechterdifferenz in den Geschlechtergleichheit favorisierenden Schriften der *Querelle des sexes*: Temperamentenlehre und reproduktive Funktion

Die Trennung von Körper und Geist ermöglichte es, trotz vielfach postulierter geschlechtlich differenter körperlicher Stärke und Schwäche, die vollkommene gesellschaftliche Gleichstellung von Frau und Mann auf der Basis einer auf Vernunft gebauten Gesellschaftsordnung zu fordern. Gleichzeitig blieben körperliche vergeschlechtlichte Differenzen vorausgesetzt.[120] Diese knüpften insbesondere an die aristotelisch-galenische *Temperamentenlehre* an und verwiesen auf eine vermeintliche geschlechtlich spezifische *reproduktive Funktion* von Frauen und Männern. Agrippa von Nettesheim leitete aus der Erhöhung von Frauen *körperliche Geschlechterdifferenzen* ab.

Er setzte so an Vorannahmen einer Schwäche weiblichen Geschlechts an,[121] die, nach seinen Ausführungen, den Anlass für seine Schrift darstellten und auf

117 Mit dem „kleineren Teil" der Bevölkerung, der auf „Duldungsrecht beschränkt ist", bezeichnete Hippel voraussichtlich die Juden, deren „bürgerliche Verbesserung" er wiederholt anführt, um auch die Notwendigkeit der „bürgerlichen Verbesserung der Weiber" zu begründen [Hippel, 1977 (1793) u.a. S.20/21].

118 Hippel, 1977 (1793) S.121; vgl. Honegger, 1991 S.72-93, insbesondere S.85ff; Spitzer, 2002 S.113-122.

119 Vgl. für einen kurzen und guten Überblick weiterer deutscher Beiträge zur Diskussion um die Rolle von Frau und Mann in der Gesellschaft Ende des 18. und Anfang des 19. Jh.: Hoffmann, 1983.

120 Vgl. Steinbrügge, 1987 S.22/23, 28-30, 47-65; Hauser, 1992 S.144.

121 Agrippa von Nettesheim, 1988 (1540) S.54: „Nun dauert es schon lange an [Anm. HJV: diese Interpretation ergab sich aus dem nachstehenden Absatz bei Agrippa von Nettesheim], dass in Verweisen, gleich einer Religion, die Frau aufgrund schwächerer Gefäße als dem Mann in allem unterlegen betrachtet wird." (eigene Übersetzung aus dem Frühneuhochdeutschen: „Nun aber/ so lange zeit her/ ist bei den vnweisen/ gleich für ein Religion gehalten worden/ daß das weibßbild/ darumb daz es daz schwächer gefäß ist/ in allem/ gegen dem Mann/ müsse verloren haben.")

die er entgegnen wollte. Schließlich griff er selbst auf postulierte *Körperlichkeiten zur Höhereinstufung von Frauen* zurück: „Hiervon [von der göttlichen Erschaffung der Frau, Anm. HJV] kommt, dass der Leib des Weibes in aller Körperlichkeit, auch im Ansehen, zum Allerzartesten gehöre, die Farbe klar und weiß sei, die Haut glatter, das Haupt verzierter, der Scheitel reiner, die Haare weicher, gefärbter und länger, das Angesicht vollkommener, der Anblick fröhlicher, das Gepräge am allerschönsten, der Hals milchweiß, die Stirn glatt, breit und durchsichtig, die Augen lieb, durchdringend und mit lieblicher Freundlichkeit scheinend, mit angenommener Gunst [Gottes, Anm. HJV] bei der Frau vermengt seien."[122]

Poullain de La Barre unterschied Körper als geschlechtlich verschieden und ergänzte dies mit einer vermeintlich besonderen *reproduktiven Funktion* der Frau im Vergleich zum Mann: „Gott wollte die Menschen in gegenseitiger Abhängigkeit erschaffen, gleichsam in edlem Wettstreit miteinander; deswegen erschuf er zwei unterschiedliche Körper. Jeder war auf seine Weise vollkommen; und die Bestimmung für beide sollte so sein wie zum heutigen Zeitpunkt; und alles, was ihrer jeweiligen besonderen Veranlagung zuzuschreiben ist, sollte als ein Bestandteil eben jener Vollkommenheit betrachtet werden. Deswegen ergibt es keinen Sinn, wenn einige Leute sich vorstellen, daß die Frauen nicht so vollkommen sind wie die Männer und wenn sie als Mangel ankreiden, was doch ein wesentlicher Bestandteil ihres Geschlechts ist; fehlt es, dann könnte es seiner Bestimmung nicht dienen. Das beginnt und endet mit der Fruchtbarkeit, die dem weisesten aller Weltpläne dient: uns in ihrem Leib heranwachsen zu lassen und zu ernähren."[123] Einige Seiten später schränkte Poullain de La Barre die körperlichen Unterschiede ein und beschränkte sie nunmehr fast ausschließlich auf ‚reproduktive Organe', um schließlich neuerlich Differenzen aufzumachen. Seine Argumentation war diesbezüglich nicht konsistent, aber davon geprägt, auch körperliche Unterschiede als eher gering und größtenteils gesellschaftlich hergestellt auszuweisen.[124]

122 Agrippa von Nettesheim, 1988 (1540) S.63/64; eigene Übersetzung aus dem Frühneuhochdeutschen: „Hieuon kompt das der leib des weibs/ in allem angriff/ auch im ansehen/ zum aller zärtsten/ die farbe klar und weiß/ die haut glätter/ das haupt bezierter/ die scheyttel reyner/ die härlin linder/ gefarbter vnd lenger/ das angesicht volkomner/ der anblick frölicher/ das gebräch am aller schönsten/ der halß milch weiß/ die stirn glat/ breyt/ vnd durchsichtig/ liebäuglende augen/ durchdringende vnd durch scheinend mit lieblicher freundlichheit/ darzu mit angenomner gunst vermengt."

123 Poullain de La Barre, 1993 (1673) S.149; vgl. Hauser, 1992 S.144, 205/206.

124 So ging er auch davon aus, dass körperliche Stärke und Schwäche innerhalb eines Geschlechts stärker differieren würden als zwischen den Geschlechtern – und das Unterschiede insbesondere Folge von durchgeführtem oder vorenthaltenem Training seien. Im Wesentlichen beschränkte er geschlechtliche Differenzen auf ‚reproduktive Organe' [Poullain de La Barre, 1993 (1673) S.150-153; vgl. Stuurman, 2004 S.105-109, 290-292].

Gournay war diesbezüglich weit souveräner und in ihrer Argumentation zielsicher. Sie handelte prägnant vermeintlich geschlechtlich-körperliche Unterschiede ab. Sie führte aus, dass Männer und Frauen gleich seien, ein (geringer) Unterschied lediglich zur Fortpflanzungsfähigkeit diene.[125]

Andere, sich ebenfalls für die Teilhabe von Frauen an Bildung aussprechende Gelehrte griffen auf die aristotelisch-galenische *Temperamentenlehre* zurück, um zu ethischen Geschlechtsunterschieden physiologische hinzuzufügen, damit Frauen doch als schlechter zu Bildung befähigt als Männer auszuweisen wären, bspw.: „... die größere Kälte und Feuchtigkeit des weiblichen Temperaments, wodurch die Gedächtniskraft gewissermaßen verdünnt wird, die Erfindungs- und Urteilskraft aber der Wärme entbehrt".[126]

Bei Fonte wurde die Temperamentenlehre zu ‚Gunsten' von Frauen gewendet, nicht ohne physiologische Differenzen zwischen zwei Geschlechtern festzuschreiben. Das erhellt der folgende Dialog von Helena, Corinna und Cornelia in Fontes Schrift: „[Helena] Woran liegt es, daß, wie gesagt wurde, in den Frauen soviel mehr Güte und Schlichtheit wohnt als in den Männern? [Corinna] Ich glaube nicht, antwortete diese, daß das von etwas anderem kommt als unserer natürlichen Neigung und Veranlagung. Alle Weisen versichern darüber, diese sei kalt und phlegmatisch, und folglich macht sie uns ruhiger, schwächer, von Natur aus empfänglicher, leichtgläubig und fügsam. Wenn sich uns ein schöner Anblick bietet, und wenn er auch falsch ist, etwa eine Perle, dann nehmen wir sofort das Bild, das in sich falsch ist, für wahr, wie Cornelia gesagt hat. Aber trotz allem: wo unsere natürliche Veranlagung zu wünschen übrig läßt, da müssen wir uns mit dem Intellekt ausrüsten und uns mit der Fackel der Vernunft Licht machen, um diese Trugbilder zu erkennen und uns vor ihnen zu schützen. [Helena] Diese Begründung gefällt mir, sagte Helena, daß wir eine solche Natur haben, die von keiner Wildheit beherrscht wird, weil darin wenig Raum ist für sanguinische und cholerische Elemente. Deshalb sind wir am Ende menschlicher, sanfter und weniger geneigt, unseren Trieben nachzujagen als die Männer. Die Männer hingegen sind von heißem, trockenem Temperament, beherrscht von cholerischen Impulsen; und wenn sie ganz Feuer und Flamme sind, neigen sie auch mehr zu Irrtümern und können ihre wirren Begierden nicht beherrschen. [...]"[127]

125 Gournay, 1997 (1622/1626) S.55; *vgl. hier zitiert Kapitel II, S.100/101.*

126 Sauerbrei, 1998 (1984, 1671) S.195.

127 Siehe bei: Huber-Legnani, 1988 S.129/130; in eckigen Klammern finden sich Anmerkungen (von mir, HJV) zur besseren Orientierung. Vgl. auch die Übersetzung, die inhaltsgleich, aber nicht wortgetreu zu der von Huber-Legnani ist, in: Fonte, 2001 (1600) S.112/113. D. Hacke, die Übersetzerin und Herausgeberin der letztgenannten Ausgabe, betonte in der Einführung auch die Auseinandersetzung Fontes mit Körpervorstellungen ihrer Zeit, insbesondere mit der Humoralbiologie [vgl. Einführung von D. Hacke in: Fonte, 2001 (1600) S.41-47]. Vgl. für eine erste Annäherung an Beschreibungen defizitärer Männer (und defizitärer Männlichkeit): Kucklick, 2008. C. Kucklick (2008) nahm allerdings eine recht starre Ab-

Auch Leporin sah sich genötigt, sich mit der naturphilosophischen Temperamentenlehre auseinanderzusetzen. Leporin lehnte Theorien ab, die bei Männern und Frauen unterschiedliche Temperamente feststellen wollten, und führte stattdessen aus, dass alle Arten von Temperamenten sowohl bei Männern als auch bei Frauen vorkämen, es also keine geschlechtsspezifischen Temperamente gebe.[128] In Bezug auf körperliche Merkmale verfolgte Leporin allerdings keine so egalitäre Argumentation und setzte einen schwächeren Körper von Frauen voraus, im Gegensatz zu einem männlichen stärkeren Körper. Allerdings betonte sie, dass sich diese körperliche Schwäche nicht auf die Seele und die Verstandeskräfte auswirke.[129]

Auch Wollstonecraft ging in ihren Ausführungen an verschiedenen Stellen von Beschreibungen vermeintlicher körperlicher Schwäche von Frauen aus, die ‚natürlich' bedingt sei, und von einer vermeintlichen Aufgabe von Frauen als Gebärende und Mutter.[130]

Anatomische und physiologische Eigenschaften wurden selbst in Schriften, die sich für Bildung und breite gesellschaftliche Teilhabe von Frauen einsetzten, als basal vorausgesetzt. In gegen die Emanzipationsbestrebungen von Frauen gewandten Schriften wurde von der grundlegenden Schwäche und Andersartigkeit von Frauen ausgegangen – dies wurde exemplarisch in den Ausführungen Rousseaus deutlich (und soll an dieser Stelle keine weitere Vertiefung finden).[131] Dennoch: aufklärerische Gedanken erodierten die absoluten Autoritäten, die es in den scholastischen mittelalterlichen Wissenschaften nur zu befolgen galt. Die seit Jahrhunderten schwelende Debatte der *Querelle des sexes* wurde virulent, sie erlebte immer neue Höhepunkte und fand immer weitere Verbreitung in ganz Europa. Nicht zuletzt widersprach der fortgesetzte Ausschluss der Frauen von Politik und Wissenschaft aufklärerischen Idealen der Gleichheit und des selbstbestimmten Wissenserwerbs.

---

grenzung zwischen diesbezüglichen Ausführungen ab 1800 und vorangegangenen vor, die fraglich erscheint und genaueren Untersuchungen bedarf.

128 Leporin, 1977 (1742) S.35-40.

129 Leporin, 1977 (1742) S.27.

130 Vgl. Wollstonecraft, 1999 (1792) bspw. S.35, 187; vgl. Weckel, 2000 S.225, 231.

131 Rousseau war dabei keineswegs vorauseilend. Stattdessen wurde sein Werk (wie auch das Werk *„Ueber die Weiber"*) 1791 von J. Mauvillon dafür kritisiert, dass er dem Einfluss der Erziehung einen zu großen Raum gewidmet habe, aber auch dafür, dass er Frauen Verstandeskräfte abgesprochen habe. Mauvillon führte weitgehende Geschlechtsunterschiede an, die er als unabänderlich in ‚der Natur' von Frau und Mann angelegt betrachtete, gleichwohl habe die Frau Verstand (Verstand unterschied Mauvillon von Wissen/Gelehrsamkeit; während die Frau wie der Mann Verstand habe, fehle ihr der ‚natürliche Trieb' zur Gelehrsamkeit, den der Mann hingegen habe; komme die Frau durch Zufall doch dazu, sich zu bilden, so könne sie das Gleiche wie gelehrte Männer leisten) [vgl. Mauvillon, 1791 S.13-49].

Die Ereignisse der Französischen Revolution[132] rüttelten aber auch die Feind/innen der Gleichheit aller Menschen, auch der Geschlechter, wach. Ideen der Höherwertigkeit gut situierter und um ihre Vorrechte fürchtender bürgerlicher europäischer weißer Männer wurden (fort)geschrieben. In Biologie und Medizin wurden in die Jahre gekommene aristotelisch-galenische Geschlechtervorurteile aufgefrischt und mit neuen – gesuchten und gefundenen – Geschlechtervorurteilen verbunden. Aber auch aus Biologie und Medizin waren Ideen der Gleichheit nicht wegzudenken, und es etablierte sich in diesen Wissenschaften eine Suche nach ‚tatsächlich vorzufindender' Geschlechterdifferenz und deren Reichweite, aber auch nach Geschlechtergleichheit.

Thesen *sowohl der Geschlechterdifferenz als auch der Geschlechtergleichheit* in Biologie und Medizin: gesellschaftliche Einbindung der *biologisch-medizinischen Querelle des sexes*

Körperliche Unterscheidungen, verortet zwischen zwei Geschlechtern, wurden auf den vorangegangenen Seiten in der *Querelle des sexes* deutlich. Diese Unterschiede wurden in Anlehnung an die hippokratische Humoralbiologie und die aristotelisch-galenische Temperamentenlehre formuliert und in körperlichen Merkmalen festgemacht. Häufig tauchte das Argument einer größeren Schwäche von Frauen und einer größeren Stärke von Männern auf. Mit der Schwäche von Frauen wurden Ausschlüsse von Frauen aus zahlreichen gesellschaftlichen Bereichen begründet.

Einige Humanist/innen knüpften an Theorien des Geist-Körper-Gegensatzes an und folgerten, dass sich körperliche Schwäche oder Stärke nicht auf den Geist auswirken würde. Der Geist habe kein Geschlecht. So wie viele von diesen Humanist/innen in Tradition von Descartes nicht von körperlichen Unterschieden abgingen, wäre es aus heutiger wissenschaftlicher Perspektive falsch, Descartes'sche Lehren als ‚allgemeine der Zeit' auszuweisen.[133] Es fanden sich viele

132 Vgl. zu den Ereignissen der Frz. Revolution und der Beteiligung von Frauen an diesen insbesondere: Stübig, 1990; vgl. auch: Braun, (1979) 1901 S.71-96; vgl. zum Kokardenstreit: Petersen, 1990 S.71-73. Im Zuge der Durchsetzung der Bürgerlichen bei der Frz. Revolution wurden in den Revolutionsjahren erstrittene Rechte wieder rückgängig gemacht oder eingeschränkt. Frauen verloren das kollektive und individuelle Petitionsrecht, im Konvent durften sie nicht einmal mehr von den Tribünen zusehen. Das Recht der Ehescheidung und egalitäres Erbrecht wurden beschränkt. Mit dem *Code civil* wurden Frauen ihrem Ehemann unterstellt, dem gegenüber sie gehorsam sein sollten [Stübig, 1990; vgl. zu Ehe- und Scheidungsrecht im *Code civil* und der Rezeption in deutschen Gültigkeitsbereichen: Geyer, 2006 insbesondere S.288-290; Schubert, 2006; vgl. zu „Geschlechtsvormundschaft" u.a. im *Code civil*: Vogel, 1997; Holthöfer, 1997 S.396ff, 426ff].

133 Dies tat Honegger (1991) und grenzte gleichzeitig folgende anthropologische Entwicklungen hiervon ab [vgl. Honegger, 1991 S.108-111]. Zahlreiche Humanist/innen leisteten Beiträge, Geist und Körper nicht als dualistisch zu verstehen.

Gegner/innen der Theorie eines Geist-Körper-Dualismus, die zudem nicht von vollständiger Gleichheit – in Bezug auf Körper und Geist – von Frau und Mann ausgingen (die bekanntesten Beispiele waren wohl Rousseau und Kant). Vielmehr deuteten sie eine für die Frau gemeinhin angenommene körperliche Schwäche als auch den Geist beschränkend. Weitgehender gesellschaftlicher Ausschluss von Frauen konnte somit auch durch diesen zugeschriebene mangelnde Vernunft begründet werden.[134]

Ganz gleich ob mit einer aufgeklärten Philosophie eines Geist-Körper-Dualismus (Descartes) oder mit einer eines aufgeklärten Monismus (Spinoza) für das Argument gleicher geistiger Fähigkeiten und die gesellschaftliche Gleichbehandlung von Frau und Mann gestritten wurde – mit der zunehmenden Verbreitung aufgeklärter Ideen ist davon auszugehen, dass auch ‚konservativ' Denkende sich vermehrt in diese aufgeklärten Debatten bzgl. Geschlecht einbrachten. Der Schwung der Französischen Revolution von 1789 mit ihrer Forderung nach Freiheit, Gleichheit und ‚Brüderlichkeit' für alle mündete 1794 in der ‚bürgerlichen Republik', die einiges davon zurücknahm und Proteste der Bevölkerung – etwa nach der Aufhebung von Preisbeschränkungen – gewaltsam niederschlug. Ähnliches – wenn auch nicht ohne weiteres vergleichbar – vollzog sich in der Wissenschaft: Aus verschiedenen gesellschaftlichen Bereichen angeregte revolutionäre Gedanken – etwa zur Vernunft von Frauen oder zur Vernunft der ‚unteren Stände' – wurden abgeschwächt von solchen, die zwar Reformen, aber keine umstürzenden Veränderungen wollten.

Insofern leuchtet es ein, dass sich auch in den modernen, aufgeklärten Wissenschaften die anfangs dargestellten Debatten der *Querelle des sexes* – also sowohl Gegner[135] von (weitreichender) Geschlechterdifferenz als auch strikte Befürworter von Geschlechterdifferenz – wiederfanden.

Methodisch knüpften viele dieser ‚Gegner' und ‚Befürworter' von Geschlechterdifferenz an den bereits seit dem 13. Jh. aufgekommenen und auch zuvor latent vorhandenen Empirismus an, mit dem eigenem Sehen und dem Experiment Beweiskraft eingeräumt wurde.[136] Sektionen (ab Anfang des 14. Jh. auch menschlicher Leichen) als verbreitete Techniken und Mikroskopie als neue Methode (im 17. Jh.) veränderten die biologisch-medizinische Forschungspra-

Dies wird, mit zahlreichen Beispielen und positivistischer Intention, für die „Begründung einer modernen Wissenschaft vom Menschen" (Anthropologie) deutlich bei: Moravia, 1989 (1970) S.17-64.

134 Es gab auch Anhänger/innen eines Geist-Körper-Dualismus, die vor diesem Hintergrund eine Minderbewertung von Frauen vornahmen. Für Mitte des 19. Jh. führte K. Schmersahl (1998) diesbezüglich W. H. Riehl an [vgl. Schmersahl, 1998 S.23/24].

135 Ausdrücklich die männliche Bezeichnung, da Frauen aus den sich institutionalisierenden modernen biologisch-medizinischen Wissenschaften ausgeschlossen wurden, vgl.: Voß, 2008.

136 *Vgl. Kapitel I, S.81ff.*

xis.[137] ‚Sichtbare' und ‚anfassbare' anatomische Strukturen waren auch am Menschen untersuchbar. Die von anatomisch Forschenden insbesondere seit dem 16. Jh. an antiken Lehren vorgenommenen Korrekturen beförderten über die Biologie hinaus den (ohnehin gesellschaftlich breit ausgeprägten)[138] Glauben an ‚das eigene Sehen' und die Auffassung, Wahrheit durch grundlegende Betrachtungen – ‚Sektionen' – ‚offenlegen' zu können.[139]

Drucktechniken (seit dem 15. Jh.) und deren rasche Weiterentwicklung (insbesondere im 18. Jh.) machten Druckerzeugnisse preiswerter, die ihrerseits auf ein breiteres Interesse an Bildung der oberen und mittleren Schichten und auf einen ansteigenden Alphabetisierungsgrad stießen. Zeitschriften und Bücher wurden zum Geschäft, das viele Menschen unterschiedlicher Interessenlagen ansprechen sollte.[140] Nicht zuletzt konnten Biologen und Mediziner über eine weite Verbreitung ihrer Arbeiten ihre Reputation steigern. Insofern galt es auch auf Verkaufsmöglichkeiten zu achten, was am besten mit ‚Allgemeinwissen', das von vielen Menschen geteilt wurde, oder mit provokativen Theorien gelingen konnte.[141] Ein wichtiges Mittel nahmen Visualisierungen ein, die zum Kaufen anregen konnten und gleichzeitig, vermeintlich einfach und überzeugend, komplizierte Sachverhalte darzustellen vermochten.[142] So wurde die Zahl der Abbildungen stets als Merkmal eines Buches dieser Zeit an prominenter Stelle aufgeführt.

‚Geschlecht' befand sich im gesellschaftlichen Fokus und versprach damit auch erfolgreiche Verbreitung der eigenen Arbeiten. ‚Geschlecht' versprach auch, sich Lust verschaffen zu können:[143] Wo sonst war soviel Nacktheit

---

137 Vgl. Jahn, 2004 S.204-213; vgl. zu Mikroskopie auch: Speybroeck, 2002a S.17-19.

138 Verwiesen sei insbesondere auf die Kirchenmalereien, die der weitgehend des Lesens unkundigen Bevölkerung vor dem 17. Jh. die christlichen Lehren nahebringen sollten. Wissenschaftliche Visualisierungen konnten entsprechend an eine große gesellschaftliche Bedeutung von Visualisierungen in der Wissens-/Glaubensvermittlung anknüpfen.

139 F. Bruys (1730) „dissected" (engl., sezierte) bspw. die gesellschaftliche Stellung der Frau [Bruys, 1730]. Vgl. Begriffsuche für Publikationen seit dem frühen 18. Jh. nach „dissection", „dissected", „dissecting" in: Eighteenth Century Collection Online (ECCO), http://galenet.galegroup.com.proxy.nationallizenzen.de/servlet/ECCO (letzter Zugriff: 26.03.2009); und nach „Zergliederung" bei dem Gemeinsamen Bibliothekverbund, http://www.gbv.de/vgm/ (letzter Zugriff: 26.03.2009). Zur Etymologie, insbesondere dem anatomischen Ursprung des Begriffs „dissection" vgl.: Online Etymology Dictionary, http://www.etymonline.com (letzter Zugriff: 26.03.2009); zum Ursprung von „sezieren", „Anatomie", „Analyse" und den Bezug zu „Zergliederung"/„sezieren" vgl. Seebold, 2002 S.41, 42, 845.

140 Vgl. u.a. Schaufler, 2002 S.144-151.

141 Vgl. zu möglichen Begründungen für das Aufkommen eher anatomisch auf Differenz gerichteter Arbeiten seit etwa dem 15. Jh.: Stolberg, 2003a S.291-295.

142 Vgl. zum Stellenwert, den Visualisierung einnahm, und zu Visualisierungstechniken: McGrath, 2002 insbesondere S.100ff.

143 H.-J. Rheinberger und S. Müller-Wille (2009) sprechen für C. von Linné von einer „geradezu pornographischen Lebendigkeit" der Beschreibungen von Zeugungsvorgängen in der Botanik [Rheinberger, 2009 S.52; vgl. ausführlich: Schieb-

betrachtbar wie in Biologie und Medizin, und hier insbesondere in der Anatomie. Abbildungen von Geschlechtsteilen wurden als die Leser/in – insbesondere Frauen und Kinder – anregend und verwirrend diskutiert. Nicht selten sorgten entsprechende Veröffentlichungen für Eklats (bis hin zum Vorwurf der Pornographie), für intensive Diskussionen und guten Verkaufserfolg (wiederholte Auflagen geben hierüber Aufschluss).[144]

2. Geschlecht in modernen biologisch-medizinischen Wissenschaften seit der Aufklärung

Im Folgenden werden Theorien über Geschlecht einiger – zunächst ausschließlich männlicher –[145] wissenschaftlicher Vertreter des 17., 18. und 19. Jh. vorgestellt. Hierzu gibt es bereits einiges Material, vgl. bspw. L. Schiebinger (1986; 1993 [1989][146]) und C. Honegger (1991), das allerdings der Ergänzung und teilweisen Korrektur bedarf. Es wird in den folgenden Ausführungen eine Entwicklung deutlich gemacht, bei der biologisch-medizinischen Forschungen nicht grundweg vorgeworfen wird, dass sie einseitig nur Wissen über ‚den Menschen und die Frau' beschrieben hätten (auch wenn fast ausschließlich Männer dort aktiv waren). Diese Sichtweise Schiebingers und Honeggers hat S. Mehlmann (2008) weiter zugespitzt, als sie eine Neubegründung einer asymmetrisch-hierarchisch differenzierten Geschlechterordnung im 18./19. Jh. „auf das neue Modell einer radikalen Verschiedenartigkeit und Unvergleichbarkeit der weiblichen und männlichen Geschlechtsorgane" zurückführte, und darin bündelte.[147]

Die Forschenden hatten ein Interesse an der Erforschung des Wesens des Menschen, bei gleichzeitiger persönlicher Suche nach Anerkennung und finanziellem Auskommen. Durch ihre Sozialisation, in der zwei Geschlechter zentral gesetzt waren, war Geschlecht als Untersuchungsgegenstand von besonderer Bedeutung. Wissenschaftlich Forschende waren aber hinsichtlich Geschlechterunterschieden und -gleichheiten nicht einer Meinung, vielmehr fanden rege Diskussionen statt (*biologisch-medizinische Querelle des sexes*) – insbesondere zur

inger, 1995]. Auch bei anderen Autoren zeigen sich Beschreibungen zweier füreinander geschaffener Geschlechter nicht selten blumig ausgemalt.

144 Vgl.: Gilbert, 1999; McGrath, 2002 S.38-62; Mann, 2006 S.71-74.

145 Vgl. zum Ausschluss von Frauen aus den sich institutionalisierenden modernen biologisch-medizinischen Wissenschaften: Voß, 2008.

146 Schiebinger, 1993 (1989) insbesondere die Kapitel 6, 7, 8.

147 Mehlmann, 2008 S.39; vgl. Mehlmann, 2006 S.80-84; vgl. in diesem Sinne auch: Rieder, 2003 (2000) S.95. Problematisch erscheinen in den diesbezüglichen Ausführungen Mehlmanns, exemplarisch in diesem Zitat, sowohl das Postulat der ‚Neuartigkeit' (*vgl. hierzu Kapitel I dieser Arbeit*) als auch die Annahme, dass ausschließlich oder dominant von einer „Verschiedenartigkeit und Unvergleichbarkeit" von Geschlechtsorganen ausgegangen worden sei (und das sich dies erst seit Ende des 19./Anfang des 20. Jh., insbesondere mit Arbeiten O. Weiningers und S. Freuds, gewandelt habe).

Gleichheit und Differenz von ‚Geschlechtsorganen'. Forschende bezogen auch nicht unbedingt eindeutig Stellung, sondern betonten an einigen Stellen Gemeinsamkeiten, Gleichheiten von Frau und Mann, um an anderen Stellen dezidierte Differenzen auszuführen.

In den folgenden Betrachtungen werden diese unterschiedlichen Parteinahmen in den Blick genommen. Es wird deutlich, dass Debatten geführt, unterschiedliche Theorien vertreten wurden, wo denn nun genau ein binärer Geschlechtsunterschied vorliege. Dass es einen Geschlechtsunterschied geben müsse, stand (zunächst) nicht zur Debatte. Diese Entscheidung war durch eine zwei Geschlechter unterscheidende Geschlechterordnung, biblische Beschreibungen und antike naturphilosophische Theorien vorweggenommen.

Zeugungstheorien – Präformationstheorien und Epigenese – als Ausgangspunkte für Beschreibungen von Geschlechterdifferenz

Neue, sich von den vorherigen unterscheidende, Differenzierungen zwischen Zeugungsstoffen: Präformationstheorien

Zeugungstheorien spielten bei der Beschäftigung mit ‚Geschlecht' eine bedeutende Rolle und waren grundlegend bei der Beschreibung von Gemeinsamkeiten und Differenzen von Geschlechtern. Im *ersten Kapitel dieser Arbeit* wurde dies bereits für antike naturphilosophische Theorien aufgezeigt.

Ein kurzer Rückblick: Im *ersten Kapitel* konnte festgestellt werden, dass Aristoteles eine Gleichartigkeit des Gebildeten mit dem Bildenden als vollkommenes Prinzip beschrieb, Unähnlichkeiten ordnete Aristoteles als Abweichungen von diesem Prinzip der Vollkommenheit ein. So war es ihm möglich, grundlegende Ähnlichkeiten zwischen allen Menschen bspw. in Bezug auf das Vorhandensein von Herz, Kopf, Armen, Beinen etc. zu beschreiben, allerdings ebenfalls nachgeordnete Differenzen anzunehmen. Hierbei gewichtete Aristoteles Geschlechterdifferenzen hoch, beschrieb sie für anatomische Merkmale und physiologische Prozesse, um sie schließlich als Notwendigkeit für die Zeugung und für die Generationsfolge auszuweisen. Von dem allgemeinen Prinzip der Gleichartigkeit von Menschen kam er so zur Erhöhung des Mannes als vollkommenen Menschen, von dem sich die Frau anatomisch und physiologisch (mit weiterreichenden Auswirkungen auf Moral und soziale Ordnung) unterschied. Andere Gelehrte der Antike diskutierten ebenso über Gleichheiten und Differenzen, variierten aber darin, dass sie Frau und Mann weniger oder mehr Gemeinsamkeiten zuschrieben; die grundlegende Unterordnung der Frau führten sie jedoch ebenso aus. In den Begründungen der geschlechtlich differenzierenden Theorien überwogen bei einigen Gelehrten anatomische, bei anderen physiologische Argumente. Als Zeugungsbeiträge wurden männlicher und unvollkommener weiblicher Samen angenommen (bei Aristoteles wurde weiblicher Samen als so unvollkommen beschrieben, dass er mit einem neuen Begriff [„Katamenien"] belegt wurde, aber doch nicht als so unvollkommen, als das er nicht durch den männlichen Samen zu Samen ‚verkocht' werden könnte).

Auch im 17., 18. und 19. Jh. waren Betrachtungen über Zeugung und Vererbung bedeutsam und bildeten Ausgangspunkte für Nachforschungen, die Geschlechterdifferenzen und -gleichheiten in den Geschlechtsteilen und Zeugungsbeiträgen suchten, – oder diese Suche wurde, nach festgestellter weitgehender Gleichheit von Geschlechtsteilen und Zeugungsbeiträgen, auf andere Körperbereiche und -substanzen verlagert.

So wurde seit dem 17. Jh. antiken Lehren in Bezug auf Zeugungstheorien im Grundsatz widersprochen.[148] W. Harvey hatte den weiblichen Zeugungsbeitrag – mit Verweis auf Vögel – auch beim Menschen als Ei beschrieben (vertrat allerdings epigenetische[149] Entwicklungsauffassungen, *vgl. Kapitel II, S.126ff*)[150]. R. de Graaf und M. Malpighi bauten diese Theorie weiter aus. Es etablierte sich mit diesen Gelehrten eine Richtung der Forschung, die ein ‚weibliches Ei' als bedeutend bei der Zeugung betrachtete – daher wurden die Anhänger dieser Richtung der Präformation auch als Ovisten bezeichnet. Das ‚weibliche Ei' würde das sich entwickelnde Individuum bereits in Miniatur enthalten.[151]

148 Gleichwohl folgten auch einige im 18. Jh. den antiken Theorien und wurde die Frage diskutiert, ob der weibliche Zeugungsbeitrag ‚Samen' oder ‚Eier' darstelle. Vgl. zu Zweisamenlehren Ende des 17., Anfang des 18. Jh., die an antike Theorien anknüpften: Mauriceau, 1710 (1668) S.XXII-XXIII; Culpeper, 1701 S.6/7, 24/25; Venette, 1979 (1687/1738). Bspw. beschrieb N. Culpeper ‚weibliche Hoden' zur Bildung von Samen, wies diese allerdings im Vgl. zu ‚männlichen Hoden' in zahlreichen Merkmalen als unterschiedlich aus [vgl. Culpeper, 1701 S.24/25]. In diesem Sinne beschrieb auch F. Mauriceau (1710 [1668]) ‚weibliche Hoden', wodurch sich der Übersetzer genötigt sah, Mauriceau 1710 zu den neuen Lehren von ‚Eierstock' und ‚Ei' zu berichtigen [vgl. Mauriceau, 1710 (1668) S.XXIII-XXIV]. Solche Beschreibungen von Unterschieden ‚weiblicher' und ‚männlicher Hoden' verfolgte M. Stolberg (2003a) in das 16. Jh. zurück [Stolberg, 2003a S.286; vgl. für das frühe 17. Jh. auch Adelman, 1999 S.37].

149 Die *Epigenese* als eine Theorie der Embryonalentwicklung, die von der *Notwendigkeit von Entwicklung und Differenzierung* ausgeht, wird weiter unten detailiert ausgeführt. Hier soll darauf verwiesen werden, dass in diesem Aufsatz der Begriff „epigenetisch", sofern er ohne Zusätze gebraucht wird (konkret: ohne „*"), auf „Epigenese" (engl. epigenesis) zurückgeht – und nicht auf eine neuere Theorie der Molekulargenetik – die „Epigenetik" (engl. Epigenetics), dort epigenetisch* (mit „*") – verweist. Die Epigenetik wird im *Kapitel III* von Bedeutung sein.

150 Vgl. Jahn, 2004 S.212; vgl. in diesem Sinne auch: Hörz, 1978 S.233, 745/746; Fischer-Homberger, 2001 S.23/24; Speybroeck, 2002a S.11-13; vgl. für Harveys Beschreibungen zu Samen und Ei auch: Laqueur, 2003 (1990) S.142-148.

151 Es gab auch nicht so weitreichende Ausführungen der Präformation. Diese gingen nicht von einem in Ei oder Samen vorgebildeten kleinem Individuum aus, sondern beschrieben lediglich, dass bestimmte Strukturen in Ei oder Samen vorhanden wären, die das Individuum vorbestimmten [Rheinberger, 2009 S.48-51]. Der begrifflichen Unterscheidung bei H.-J. Rheinberger und S. Müller-Wille (2009) – in „Präexistenz" und Präformation" – wird nicht gefolgt, da sie für die biologischen Theorien nicht gebräuchlich ist.

Die an A. van Leeuwenhoek, G. W. Leibniz und N. Hartsoeker anschließende Richtung, die so genannten Animalkulisten, lehnte diese Theorie ab. Die Animalkulisten erblickten mit der neuen Methode des Mikroskopierens in einem männlichen Samentropfen eine Vielzahl sich bewegender ‚Samentierchen' („animalculi"; daher auch der spätere Begriff „Spermatozoen" für männliche Geschlechtszellen, der vollständig entwickelte, bewegliche ‚Samentiere' beschrieb) und beschrieben diese – wie es die Ovisten für das Ei taten – als in Miniatur vorgebildete Individuen.[152]

Andere Gelehrte verfolgten diese Ansicht in christlich-religiösem Glauben bis zu Eva, alternativ Adam, zurück: Eva bzw. Adam sollten alle nachfolgenden Menschen als solche Miniaturindividuen ineinander geschachtelt enthalten haben.[153]

Eine beide Theorien verbindende Theorie, die auch dem später in Rousseaus Schriften besonders eindrücklich nachvollziehbarem Komplementaritätsdenken entsprach, formulierte, dass im männlichen Samen das Individuum vollkommen vorgebildet sei und der männliche Samen in dem weiblichen Ei ein ‚Nest' finde, in das sich das Individuum einniste und wo es behütet und genährt werde und wachse.[154] Beide Geschlechter erhielten hiermit eine Funktion bei der Zeugung.[155]

Interessant ist es nun, diese Theorien kurz theoretisch bezüglich der Rückwirkungen auf den vergeschlechtlichten Herkunftsorganismus zu durchdenken. Mit allen diesen Theorien fiel es schwer, Gemeinsamkeiten zwischen einem Kind und beiden Eltern zu erklären. Da beide gedachten Geschlechter in nur einem Elternteil vorliegen sollten, war es zwangsläufig notwendig, beide gedachten Geschlechter als grundlegend gleichartig anzunehmen, da die Eigenschaften von Elternteil und Kind sich wechselseitig bedingen würden, also ungleichartige Eigenschaften des Kindes zu dem Elternteil auf das Elternteil selbst zurückfallen würden.[156] Würde bei den Ovisten die Frau abgewertet, so müsste dies auch die in der Frau angelegten männlichen Kinder betreffen und würde folglich auch den Mann treffen. Würde bei den Animalkulisten das weibliche Kind abgewertet, so wären die Ursachen im männlichen Samen zu suchen. Ungleichartigkeit würde damit bei den Animalkulisten auf den Mann zurückfallen. Allzu weitreichend

152 *Vgl. auch Kapitel I, S.81ff.*

153 Vgl. u.a.: Hörz, 1978 S.745/746.

154 Vgl. bspw. Cook, 1730 S.1-30, 206-214; Verdier, 1753 Part 2 Section 2 S.107f.

155 Vgl. zu den Präformationstheorien der Ovisten und Animalkulisten sowie dem als dritte Theorie beschriebenen Komplementaritätsgedanken: Cook, 1730 S.1-30, 206-214, Astruc, 1767 S.27-40.

156 Bei der Ausformung, die in einem christlichen Glauben davon ausging, dass ‚Gott' in einem einzigen Schöpfungsakt geschaffen habe und seitdem alle bisherigen und zukünftigen Individuen einer ‚Vorfahrenslinie' ineinander geschachtelt vorhanden seien, müssen – streng interpretiert – die hier vorgenommenen Erwägungen entfallen. Bei der Annahme eines einmaligen Schöpfungsaktes wäre der Trägerorganismus zweitrangig, Geschlecht könnte allenfalls als auslösende Ursache (bspw. als induzierendes Moment) für das Wachstum eines präformierten Keimes mit von Bedeutung sein.

durften folglich beschriebene Geschlechterdifferenzen nicht sein, und sie durften keineswegs die gemeinsame Art ,Mensch' von Frau und Mann in Frage stellen. Eine solche Deutung wird auch durch die raschen und intensiven Reaktionen gestützt, die in der bereits betrachteten gesellschaftlichen *Querelle des sexes* im Zusammenhang mit Schriften, die das Menschsein der Frau in Zweifel zogen, auftraten. Es kann festgehalten werden: *Eine grundlegende Ungleichartigkeit von Frau und Mann zu behaupten löste kein unterstützendes gesellschaftliches Echo aus und bildete nicht den Ausgangspunkt moderner biologisch-medizinischer Geschlechtertheorien.*

Die mit Präformationstheorien beschriebenen weiblich und männlich differierenden Zeugungsstoffe und ihre Bildungsorte als Ausgangspunkte weiterer Differenzbeschreibungen

Allerdings war mit ,Samen' und ,Ei' bzw. ,männlichem Hoden' und ,weiblichem Eierstock' eine andere als in antiker Tradition gebräuchliche Beschreibung von Differenzen zwischen Frau und Mann gelegt. Wurden in antiken Lehren Unterschiede eher an physiologisch orientierten Merkmalen von Kälte/Hitze, Schwäche/Stärke, Feuchte/Trockenheit diskutiert und, davon ausgehend, auch anatomische Abweichungen beschrieben, konnten nun anatomische und physiologische Merkmale gleichberechtigt nebeneinander als Differenz verursachend diskutiert werden. Die Unterschiede der zur Zeugung benötigten Substanzen, deren Bildungsorte sich in Größe, Struktur und Bau unterschieden,[157] zogen auch Beschreibungen von Unterschieden der zu- und ableitenden Blutgefäße,[158] der

157 ,Weibliche Eierstöcke' unterschieden sich in ihrer Lage im Körper, in ihrer Gestalt und Größe, in ihrer Oberfläche und in der beinhalteten Substanz von ,männlichen Hoden' [Graaf, 1972 (1672) S.131-135; Gibson, 1703 S.174-178, 527; Drake, 1707 I S.299-302; Cook, 1730 S.208/209; Verdier, 1753 Part 2 Section 2 S.82ff, 100ff; Astruc, 1767 S.9-14]. Aufgrund der Bildung von Eiern seien sie als ,Eierstöcke' zu bezeichnen [Graaf, 1972 (1672) S.135, 136-142; Gibson, 1703 S.174-178; Cheselden, 1713 S.168; Astruc, 1767 S.9-14; Aitken, 1785 S.15/16]. Vgl. zu Betrachtungen von Differenzen zwischen ,weiblichen' und ,männlichen Hoden' (bereits) im 16. und 17. Jh.: Adelman, 1999 S.37; Stolberg, 2003a S.286.

158 Die zu- und ableitenden Blutgefäße zu den Eierstöcken seien wie beim Mann je zwei Venen und zwei Arterien. Allerdings würden sie nach den nun formulierten Theorien nicht Blut zur Bildung von Samen heranbringen und die verbleibenden Reste des Blutes abtransportieren (wie es in antiken Theorien angenommen wurde), sondern dienten zur Ernährung der Eier, des Embryos und der Gebärmutter und zum Ausstoß des Menstruationsblutes, und die Venen dienten zum Abtransport der verbleibenden Reste des Blutes. Unterschiedlich zu denen beim Mann seien die Arterien und Venen auch bezüglich ihrer Länge und Abzweigungen und die Arterien bezüglich der Zahl der Windungen [Graaf, 1972 (1672) S.128-130; Gibson, 1703 S.173/174; vgl. ähnlich aber nicht so ausführlich bei: Cheselden, 1713 S.168/169; Cook, 1730 S.207/208].

ableitenden Gefäße (Samenleiter, Eileiter),[159] der Gebärmutter (sie wurde als Organ gedacht, das weiblichem Geschlecht vorbehalten sei),[160] der Vagina, Vulva und Klitoris (auch diese seien weibliche Organe), des Penis und Skrotums (diese seien männliche Organe)[161] nach sich.[162] Die Fokussierung auf Komplementarität, die Perfektion, in der ‚Gott' Organe zu deren ‚Nützlichkeit' ‚geschaffen habe',[163] ermöglichten weiteres Auffinden von Unterschieden in der Brust und im Unterleib. Die Brust sei bei der Frau mit Drüsen in Perfektion zur Aufgabe der Ernährung der Kinder versehen,[164] ihr Unterleib sei für die Schwangerschaft mit einer Gebärmutter und mit mehr Platz als beim Mann ‚ausgestattet'. Ein sich unterscheidender Knochenbau, ausgehend von einem größeren Becken der Frau,[165] [166] und weitere Unterschiede wurden für die zur Fortpflanzung als not-

159 Graaf, 1972 (1672) S.143-152; Gibson, 1703 S.179-183; Drake, 1707 I S.298; Cheselden, 1713 S.168; Cook, 1730 S.211/212; Astruc, 1767 S.14-16; Aitken, 1785 S.18/19.

160 Graaf, 1972 (1672) S.110-117; Venette, 1979 (1687/1738) S.14/15, 1-24; Gibson, 1703 S.183-191, Cheselden, 1713 S.168, 169ff; Astruc, 1767 S.2-9; Aitken, 1785 S.16-18.

161 Graaf, 1972 (1672) S.87-130; Venette, 1979 (1687/1738) S.14/15, 1-24; Gibson, 1703 S.145-172, 191-200; Cheselden, 1713 S.161-166, 167; Verdier, 1753 Part 2 Section 2 S.82-94, 96-98; Aitken, 1785 S.19-24.

162 Vgl. für bereits im 16. und zu Beginn des 17. Jh. ausgeführte Beschreibungen von Genitalien als geschlechtlich unterschiedlich: Adelman, 1999; Schleiner, 2000; Stolberg, 2003a.

163 Ein monotheistisch gedachter ‚Gott' wurde in christlichem Glauben als ursächlich für die Ausgestaltung des Menschen beschrieben, was sich auch in den Begründungszusammenhängen biologisch-medizinischer Theorien deutlich dargestellt findet. Die Beschreibung als typisch weiblich betrachteter Merkmale wurde vielfach mit der Zeugung und Ernährung des Embryos bzw. Kleinkindes verkoppelt, vgl. u.a.: Gibson, 1703 S.173/174, 190, 252/253.

164 Gibson, 1703 S.252-254; Astruc, 1767 S.280ff; Aitken, 1785 S.24/25.

165 Anatomische geschlechtliche Unterschiede für das Becken beschrieben u.a.: Drake, 1707 II S.633; Monro, 1726 S.344; Winslow, 1733 S.72/73; Verdier, 1753 Part 2 Section 2 S.66-69; Aitken, 1785 S.3-15. A. Monro (1726) beschrieb in seinem Schlusskapitel zahlreiche Unterschiede ‚weiblichen Skeletts' und ‚weiblicher Knochen' gegenüber ‚männlichen' und begründete diese Unterschiede mit der Aufgabe der Frau bei der Fortpflanzung [Monro, 1726 S.340-344; vgl. Schiebinger, 1993 (1989) S.273/274]. J. Drake (1707) kennzeichnete eine Vorderansicht eines Skeletts als von einem Mann, eine Rückseite als von einer Frau, und verwies (als einzigen Unterschied) auf ein breiteres Becken bei der Frau [Drake, 1707 II S.628-633 (einschließlich der Abb.XXI und XXII); vgl. Schiebinger, 1993 (1989) S.275-277]. Für das 16. Jh. beschrieb M. Stolberg (2003a), dass das Becken in der knöchernen Substanz auf Grund von Fortpflanzung als unterschiedlich weit bei Frau und Mann betrachtet wurde [Stolberg, 2003a S.276/277].

166 Häufig beschränkte sich die Diskussion von Gemeinsamkeiten und Unterschieden zwischen zwei Geschlechtern auf zur Fortpflanzung als notwendig erachtete Merkmale [vgl. Culpeper, 1701; Gibson, 1703], weitere unterscheidende Merkmale wurden auch, aber seltener, beschrieben [vgl. Gibson, 1703 S.358 (beschrieb den Kehlkopf als unterschiedlich)]. Das passt sich in eine gesellschaftliche Ord-

wendig betrachteten Teile beschrieben. Die Gleichartigkeit der Frau mit dem Mann wurde aber (zunächst) nicht in Frage gestellt, jedoch mit der immer weitgehenderen und detaillierteren Darstellung beobachteter Differenzen immer weiter ausgehöhlt.[167]

Mit der Epigenese zu Erklärungsversuchen von phänotypischen Ähnlichkeiten von Kindern zu beiden Eltern und zu einer Systematik von Bildung[168] und Bildungsabweichung

Das Durchsetzen weiterer zwischen zwei Geschlechtern anatomisch und physiologisch vielfältig differenzierender Theorien wurde durch eine zu den Auffassungen der Ovisten und Animalkulisten konkurrierende Zeugungsauffassung – *die Epigenese* – gestützt, die im 17. und 18. Jh. ebenso in der Diskussion war, sich im 19. Jh. durchsetzen konnte und heute als Ursprung einer modernen Embryologie gelesen wird.[169] In der Theorie der *Epigenese* wird angenommen, dass sich bei der Entwicklung des Embryos neue Strukturen ausbilden und diese nicht schon vollständig im Ei vorgebildet sind; Entwicklungs- und Differenzierungsprozesse seien bei der Ausbildung des Embryos bedeutsam. Harvey hatte Eier beschrieben, allerdings in diesen keine vorgebildeten Individuen angenommen, sondern Entwicklungsprozesse als notwendig betrachtet. J. T. Needham ging davon aus, dass organische Materie höherer Organisation aus zerfallenen tierischen und pflanzlichen Geweben entstehe. G. Buffon entwickelte diese Theorie weiter und postulierte, dass alle lebenden Körper aus kleinen, beweglichen ‚organischen Teilchen' bestünden. Buffon war Gegner der Präformationstheorien der Ovisten und Animalkulisten und ging von zwei Samenflüssigkeiten (einer weiblichen und

---

nung ein, bei der Frauen große Bedeutung im Gebären, Ernähren und Umsorgen von Kindern zugeschrieben wurde.

167 Allerdings ist eine Aushöhlung der Gleichartigkeit von Frau und Mann nicht mit einer Abwertung der Frau gegenüber dem Mann gleichbedeutend. So schloss sich bspw. N. Venette (1979 [1687/1738]) der Auffassung (von Agrippa von Nettesheim) der ‚adligeren Herkunft' des Körpers der Frau an und wies die Ausführungen Galenos eines unvollkommenen Menschseins der Frau (im Vgl. zum Mann) zurück (S.1). Venette führte anschließend Differenzen auf, die er aber offenbar in einer Weise deutete, dass Frau und Mann jeweils in sich perfekt seien und ihre Genitalien zum Zwecke der Zeugung unterschiedlich gestaltet seien (S.14/15). Samen und einen Beitrag von diesem zur Zeugung beschrieb Venette sowohl für den Mann als auch für die Frau (S.317-331).

168 Hingewiesen sei an dieser Stelle auf die unterschiedliche Wortbedeutung: Wurde in den Betrachtungen der gesellschaftlichen *Querelle des sexes* ‚Bildung' im Sinne des Erwerbs von Fähigkeiten durch Lernen verstanden (und wird ‚Bildung' in diesem Sinne auch in den Ausführungen zu Gehirn verwendet), so ist der Begriff ‚Bildung' auch in der Entwicklungsbiologie gebräuchlich und wird in den entwicklungsbiologischen Betrachtungen – auch dieser Arbeit – im Sinne der Entwicklung von Materie eines höheren Organisationsgrades aus solcher eines geringeren Organisationsgrades verstanden.

169 Vgl. zur Geschichte der Epigenese bis heute: Speybroeck, 2002a; vgl. auch: Haffner, 1997 S.39ff, 83ff.

einer männlichen) aus, die aus solchen kleinen organischen Teilchen bestünden.[170] In der Embryonal*entwicklung* nehme die Organisation der Materie zu. C. F. Wolff führte 1759 *die Epigenese* detailliert aus und betonte *die Notwendigkeit von Entwicklung und Differenzierung in der Embryonalentwicklung*. Der Organismus (geformte Materie) werde aus nicht-geformter Materie gebildet.[171] Mit J. F. Blumenbachs Theorie vom „Bildungstrieb" gewannen Ende des 18. und Anfang des 19. Jh. epigenetische Theorien in Anlehnung an Wolff an Bedeutung.[172] Blumenbach beschrieb mit „Bildungstrieb", dass „in allen belebten Geschöpfen vom Menschen bis zur Made und von der Ceder zum Schimmel herab ein besonderer, eingebohrner, Lebenslang thätiger würksamer Trieb liegt, ihre bestimmte Gestalt anfangs anzunehmen, dann zu erhalten, und wenn sie ja zerstört worden, wo möglich wieder herzustellen".[173] Hier wird ein bedeutsamer Unterschied zwischen Wolff und Blumenbach deutlich, der die Durchsetzung epigenetischer Theorien beeinflusste: Wolff hatte eine „wesentliche Kraft" (lat. „vim essentialem"[174]) als die Entwicklung vorantreibend beschrieben. Diese analogisierte er mit *mechanisch-physikalischen Kräften, die in allen materiellen Körpern* wirkten. Eine solche Betrachtung lehnte Blumenbach ab und beschrieb mit „Bildungstrieb" eine *Tätigkeit*, die Lebendem vorbehaltene sei und dessen Entwicklung bewirke.[175] Blumenbachs Theorie fanden Zeitgenossen überzeugender.[176]

Mit der Epigenese wurde also angenommen, dass weibliche und männliche Zeugungsprodukte zur Zeugung beitragen könnten;[177] ein mitgegebener Bildungstrieb würde die Ausbildung des Embryos bewirken; dieser Bildungstrieb unterliege zahlreichen Einflüssen, er könne ‚gestört' werden, womit die Entste-

---

170 Vgl. Müller-Sievers, 1993 S.35-38; Haffner, 1997 S.87-89; Jahn, 2004 S.259-270; vgl. Buffon, 2008 (1771-1774) S.393-653, insbesondere 432, 550-580.

171 Wolff, 1966 (1759/1764); vgl. u.a. Haeckel, 1988 (1866) S.12-15; Haffner, 1997 S.90-97; Speybroeck, 2002a S.23-27; Zürcher, 2004 S.34-41.

172 Vgl. Jahn, 2004 S.269, 336; auch: Müller-Sievers, 1993 S.46-49; Zürcher, 2004 S.48-54.

173 Blumenbach, 1971 (1781) S.12; vgl. Fabbri Bertoletti, 1994 S.103-107.

174 Nominativ: vis essentialis.

175 Schmidt, 1984 S.74-76; Jahn, 2004 (1998) S.262-270, 269.

176 Dies gilt beispielsweise für I. Kant und J. W. von Goethe. Vgl. zu Goethe: Schmidt, 1984 S.74-76; vgl. zu Kant: Haffner, 1997 insbesondere S.123ff, 128ff.

177 Vgl. u.a. Müller-Sievers, 1993 S.21, 36, 44. Das bedeutet nicht, dass von allen Forschenden Gemeinsamkeiten der Zeugungsbeiträge betont wurden. So wertete bspw. E. Bartels (1809) männlichen Samen gegenüber weiblichem deutlich auf: „Im Gegensatze des männlichen Samens ist der Saft der Eyerstocksbläschen, den man als weiblichen Samen betrachten darf, an sich genommen, ein mehr indifferenter thierischer Stoff, der gleichsam darauf wartet, durch männliche Einwirkung in Differenz und Regsamkeit erst versetzt zu werden." [Bartels, 1809 S.347, ähnlich auch ebd. auf S.342] Diese Beschreibungen von Bartels scheinen Ähnlichkeiten zu denjenigen von Aristoteles aufzuweisen (*vgl. Kapitel I, S.61ff*).

hung von ‚Missbildungen' begründet wurde;[178] auch konnte mit dem Bildungstrieb die Regeneration verletzter Organe erklärt werden, bildeten diese gar einen bedeutsamen Ausgangspunkt für die Formulierung von Epigenese-Theorien.[179] Die Geschlechtsentwicklung könne durch die sich in den Bildungsorten der Zeugungsstoffe darbietenden Bedingungen, die Beschaffenheit der Zeugungsprodukte, aber auch Einflüsse während der Embryonalentwicklung beeinflusst werden. Buffon, Wolff und Blumenbach gelang es mit ihren epigenetischen Auffassungen, beobachtete Ähnlichkeiten von Kindern zu beiden Eltern zu beschreiben, was sich bei präformistischen Auffassungen als problematisch herausgestellt hatte.

M. Hagner (2005 [1995]) und U. Zürcher (2004) verwiesen auf die Bedeutung der Epigenese bei der Etablierung einer modernen wissenschaftlichen ‚Lehre von den Missbildungen'. Die Epigenese habe dazu beigetragen, ‚Missbildungen' nicht mehr als ‚wundersame Einzelerscheinungen' wahrzunehmen, sondern sie in ein System von Bildung und Bildungsabweichung zu integrieren (bzw. auch von ‚Missbildungen' ausgehend ein solches System zu erstellen). Systematisierungen und Klassifizierungen konnten sich (stärker als zuvor) anschließen. Es gelang, ‚Abweichungen' in ‚einfache Gesetze', denen ‚die Natur' unterliegen sollte (Naturgesetze), einzubinden.

A. Schmidt (1984) fasste die Bedeutung entwicklungsgeschichtlicher Auffassungen – darunter zu fassen sind insbesondere die Theorien der Epigenese (18. Jh.), der Entwicklung der Erde durch Abkühlung (18. Jh.) und der Möglichkeit der Neuentstehung von Arten (Beginn des 19. Jh.) –[180] prägnant zusammen: „Der

---

178 Vgl. Blumenbach, 1971 (1781) S.56ff. U. Zürcher (2004) wählte den Zugang über epigenetische Theorien als Ausgangspunkt für die Erläuterung der Entstehung moderner ‚Wissenschaften von Missbildungen'. An diese Darstellungen wird insofern angeknüpft, als sich mit epigenetischen Betrachtungen weitreichende Wandlungen in Theorien biologisch-medizinischer Wissenschaften ergaben, die sich auch auf Beschreibungen von Geschlechtergleichheiten und -differenzen auswirkten [Zürcher, 2004; vgl. auch Hagner, 2005 (1995) S.87ff]. Mit M. Hagner (2005 [1995]) wird der Gedanke aufgenommen, dass eine solche Entwicklung nicht voraussetzungslos erfolgen konnte, sondern vielmehr an bereits lange währende Entmythologisierungen von ‚Missbildungen' anknüpfte, die Hagner beginnend ab dem 16. Jh. beschrieb [vgl. Hagner, 2005 (1995) S.82].

179 Vgl. Haffner, 1997 S.77-80, 84. Beobachtungen zur Regeneration verletzter Organe waren bedeutsamer Ausgangspunkt für epigenetische Theorien. So beobachteten A. Trembley und später auch Blumenbach, dass sich verletzte Polypen regenerierten; diese Feststellung bildete für Blumenbach den Anlass zu seiner für die Verbreitung von Epigenese-Theorien so bedeutsamen Schrift [vgl. Blumenbach, 1971 (1781) S.9; Haffner, 1997 S.77-80; auch: Rothschuh, 1968 S.165/166; Rheinberger, 2009 S.57/58].

180 Zu den entwicklungsgeschichtlichen Theorien: Entstehung der Erde und der übrigen Planeten über einen langen Zeitraum durch Abkühlung [Buffon, vgl. Haffner, 1997 S.77-82; vgl. Buffon, 2008 (1771-1774) S.93-117, 157]; Theorie möglicher Neuentstehung von Organen und Arten [L. Oken, *vgl. Fußnote 297, S.161*; vgl. Jahn, 2004 S.290-296; vgl. kontextualisiert mit der Epigenese: Hahn, 1823 insbe-

wichtigste, qualitativ neue Aspekt der um 1800 entstehenden Situation auf naturwissenschaftlichem Gebiet ist der endgültige Durchbruch entwicklungsgeschichtlicher Betrachtungsweisen."[181] Für heutige (mehr oder weniger) aufgeklärte (Natur)Wissenschaftler/innen ist es schwer, die Reichweite zu verstehen, die die Annahme und Betonung von Entwicklungsprozessen mit sich brachte.[182] Auch aufgeklärt Denkende waren um 1800 in den seltensten Fällen Atheist/innen, und so fügte sich auch naturwissenschaftliche Erkenntnis in ein Gottesbild. Was aber, wenn nun ‚Gott' ein ganz anderer wurde, als zuvor u.a. in christlichen Lehren beschrieben? Auffällig ist, dass Ende des 18. Jh. die philosophische Sicht Spinozas vermehrt Verbreitung fand;[183] zu seinen Lebzeiten, im 17. Jh., hatte man Spinoza für seine Philosophie angefeindet[184] und war man dieser auch in aufgeklärten Kreisen nicht gefolgt. Spinoza hatte ‚Gott' nicht als externe schöpferische Macht angenommen, sondern *als in allem Seienden* begriffen. Die Epigenese fügte sich mit einer solchen Sicht sehr gut zusammen: ‚Gott' war nicht mehr als äußere schöpferische Macht vorausgesetzt, wie es bei den Präformationstheorien der Fall war, sondern *‚Gott' wurde zu einer Kraft, zu etwas Tätigem, – zu etwas Entwickelndem – in allem Sein. ‚Gott' war so durchaus auch als*

---

sondere S.17-21]. Befördert wurden entwicklungsgeschichtliche Theorien in der Biologie u.a. durch die Theorie des Atomismus (das Universum ist aus kleinen Einheiten zusammengesetzt) und durch Beobachtungen der Gravitation, Elektrizität und des Magnetismus und den dort beschriebenen wirksamen Kräften sowie von Beschreibungen von Elektrizität auch bei Tieren: Galvanismus [vgl. Rothschuh, 1968 S.178-190]. „Durch Galvanis Experimente wurde die Elektrizität zu einem Synonym für Lebenskraft, zu der Kraft also, die im Bereich der Lebewesen eben den Stellenwert der Newtonschen Gravitation einnehmen sollte und die zu einem Hauptgegenstand der zeitgenössischen Spekulation geworden war." [Müller-Sievers, 1993 S.19/20] Vgl. zu physikalisch-chemischen Betrachtungen in Arbeiten des 19. Jh., bei Betonung von Kräften und Prozesshaftigkeit und mit Bezug zu Geschlecht: Heinsohn, 2005 insbesondere S.155-244.

181 Schmidt, 1984 S.10. H. Müller-Sievers (1993) betont explizit die „fundamentale Bedeutung des Übergangs von präformationistischen zu epigenetischen Denk- und auch Handlungsmodellen in den letzten Jahrzehnten des achtzehnten Jahrhunderts" [Müller-Sievers, 1993 S.10].

182 Einen Zugang zu solch einem Verständnis ermöglicht: Schmidt, 1984; auch Safranski, 2007 u.a. S.23-28.

183 Sie wurde in philosophischen Kreisen diskutiert, u.a. G. E. Lessing, J. W. von Goethe, J. G. von Herder, G. W. F. Hegel und F. W. J. von Schelling vertraten spinozistische Ansichten und entwickelten diese fort [vgl. u.a. Schmidt, 1984 S.79ff].

184 *Vgl. Ausführliches Personenverzeichnis: Spinoza.* Noch für die deutschen Staaten zu Beginn des 18. Jh. beschrieb G. Gawlick (2002) die Situation wie folgt: „*Spinozismus* konnte damals wie heute vielerlei bedeuten, aber in jeder Bedeutung war der Ausdruck damals negativ besetzt. Wer öffentlich als Spinozist bezeichnet wurde, war nicht bloß als offener oder heimlicher Anhänger eines bestimmten Philosophen der jüngeren Vergangenheit charakterisiert, sondern zugleich als jemand gebrandmarkt, von dem erhebliche Gefahr für Religion und Staat ausging; er mußte damit rechnen, seines Amtes enthoben, ja aus dem Land gejagt zu werden." [Gawlick, 2002 S.109; Hervorhebung ebd.]

‚Natur' übersetzbar, in der unentwegt Neues entsteht und Vorhandenes vergeht. Die Brisanz für die christlichen Kirchen, die zur Ablehnung von Spinozas Philosophie führte, ist damit erklärlich: ‚Gott' war nicht mehr *‚gut' oder ‚böse'* und konnte nicht mehr als moralisierende Macht angeführt werden. *‚Gott' war nur da*, konnte *‚gut' oder ‚schlecht'* für das Individuum sein – gut: voranschreitende Entwicklung, Metamorphose; schlecht: Ende der Entwicklung, Tod. Moral wurde als Ethik in den Bereich menschlicher vernunftgeleiteter Gesellschaftsordnung integriert.[185]

Also: Epigenese, weitere entwicklungsgeschichtliche Theorien und eine an Spinoza anknüpfende Philosophie fügten sich zusammen. Die Epigenese favorisierte Entwicklung und Differenzierung, aus ungeformter Materie entstehe so geformte Materie. (Dass es für heutige [Natur]Wissenschaftler/innen schwierig ist, dies zu denken, liegt auch darin begründet, dass in der aktuellen Biologie auch präformistische Gedanken dominant aufgenommen wurden [*vgl. Kapitel III*] – die selten so bezeichnet werden.[186] Entwicklung und Differenzierung hat zwar auch in der aktuellen Biologie Bedeutung, aber zumindest die physischen und physiologischen Merkmale werden oftmals weitgehend als in Chromosomen, Genen präformiert beschrieben. So werden bei Untersuchungen oft insbesondere Gene, Moleküle etc. – *Präformation* – fokussiert und wird Entwicklung und Differenzierung – *Kraft, Tätiges bzw. Mechanismus, Prozesshaftes* – erst sekundär angefügt. In diesem Sinne fügen sich Betrachtungen der aktuellen Biologie auch gut in ein christlich-kirchliches Verständnis.)

Die Wichtigkeit der Epigenese ist auch für Geschlechtertheorien nicht zu unterschätzen. Einfache Prinzipien der Bildung und Bildungsabweichung, ausgehend von zunächst nicht sichtbaren[187] Strukturen zunehmender Formung und einem Bildungstrieb, wurden mit der Epigenese als geschlechtsbestimmend betrachtet. Die Frage nach ‚Merkmalsgemeinsamkeiten' und ‚Merkmalsabweichungen' von Kindern zu beiden Eltern und epigenetische Antworten darauf werden somit zentrale Bestandteile und Zugänge modernen biologisch-medizinischen ‚Geschlechterwissens' darstellen.[188] Sie werden auch zu den konstituierenden Ausgangspunkten gehören, geschlechtliche Unterschiede außerhalb der ‚von Gott zur Fortpflanzung geschickten' Teile (‚Gott' in einer christlich-

185 Vgl. Schmidt, 1984 insbesondere S.74ff, 79ff. Neben der philosophischen Sichtweise werden auch gesellschaftliche Veränderungen bedeutsam gewesen sein. Revolutionäre Bewegungen, insbesondere die Französische Revolution, machten deutlich, dass eine Ordnung, die zuvor als ‚von Gott gewollt' ausgewiesen wurde, umzustürzen war. Der Platz der Einzelnen war nicht vorbestimmt – Bürgerliche wollten Macht und konnten sie erlangen, allgemein wurde deutlich, dass Knechtschaft und Unterdrückung nicht erduldet werden mussten. Vgl. etwa: Safranski, 2007 u.a. S.23-28, 29-47.

186 Dieser Zusammenhang wird deutlich u.a. bei: Speybroeck, 2002a.

187 Diese waren vielmehr deutbar oder nur für ‚Experten' sichtbar zu machen.

188 Vgl. in diesem Sinne auch: Müller-Sievers, 1993 S.21, 36, 44.

kirchlichen Interpretation) am ganzen menschlichen – weiblichen und männlichen – Körper zu suchen.

So war bspw. P. Roussel, der oft für die Beschreibung von unterschiedlichen anatomischen Merkmalen bezüglich Geschlecht angeführt wird, Anhänger der Theorie Buffons (die er als Zweisamenlehre auf Hippokrates rückbezog).[189] Auch J. F. Ackermann folgte der Theorie Buffons, dass lebende Körper sich aus ‚organischen Molekülen' zusammensetzten, und arbeitete diese Theorie detaillierter aus. Die Entwicklung von Geschlecht verlagerte Ackermann, obgleich er die Präformation im Ei nicht verwarf, auf Entwicklungsvorgänge. So wären bspw. die als Geschlechtsteile betrachteten Merkmale sowohl für weibliches als auch für männliches Geschlecht in jedem höheren Individuum (auch bei *jedem* Menschen) latent vorhanden. Erst durch Entwicklungsprozesse, die auch durch äußere Faktoren beeinflusst würden, kämen körperliche Merkmale zur geschlechtlichen Ausprägung.

Die Geschlechterbetrachtungen J. F. Ackermanns: Physiologisch fundierte Beschreibungen von idealtypischen „vollkommen weiblichen Menschen"

Ein wichtiges Element der Geschlechterbetrachtungen J. F. Ackermanns stellte seine Dissertation *„De discrimine sexuum praeter genitalia"* aus dem Jahr 1787 dar, die 1788 in autorisierter deutscher Übersetzung erschien („Ueber die körperliche Verschiedenheit des Mannes vom Weibe außer den Geschlechtstheilen"). Wiederholt wurde die Dissertation in der Geschlechterforschung, anschließend an Betrachtungen Honeggers (1991), als alleinige Schrift für die Geschlechterbetrachtungen Ackermanns herangezogen,[190] was allerdings für ein Verständnis der Konzeption Ackermanns von belebter Materie, und hier insbesondere von Geschlecht, nicht ausreichend ist. Im Folgenden wird daher zunächst die Dissertation betrachtet und sie anschließend in das Gesamtwerk Ackermanns eingeordnet.

189 Roussel, 1786 (1775) S.175-205.

190 Meist wurde Ackermann in Bezug auf Geschlechterbetrachtungen auf die Dissertation reduziert, so auch noch bei: Schiebinger, 1986 S.51-66, 51/52; Schiebinger, 1993 (1989) S.268/269; Honegger, 1991 S.170-178. Obgleich F. Stahnisch (2007) die Bedeutung physiologischer Betrachtungen in Ackermanns Werk andeutete [Stahnisch, 2007 S.425/426], verblieb er in den weiteren Ausführungen in einem weitgehend auf Ackermanns Dissertation beschränkten anatomischen Zugang (dabei sind gerade für die Betrachtungen Ackermanns zu Geschlechterdifferenzen und -gleichheiten im Gehirn seine physiologischen Schriften interessant, insbesondere: Ackermann, 1805 [1797/1800]). Dasselbe gilt für A. Schief (1969): vgl. Schief, 1969 S.44-46, 70-73. Die Aussage der auf die Dissertation beschränkten Rezeption Ackermanns wurde auf die (heutige) Geschlechterforschung begrenzt, da in der ersten Hälfte des 19. Jh. die übrigen Schriften Ackermanns, auch bezüglich Geschlecht, weithin bekannt waren und diskutiert wurden.

Eine Auseinandersetzung mit vorangegangenen Lehren, deren genaue Prüfung und die Erarbeitung und Vertiefung neuer Theorien ist kennzeichnend für Ackermanns Schriften. In seiner Dissertation hielt es Ackermann gleich zu Beginn für nötig, „die träumerischen Gedanken" vorangegangener, insbesondere antiker, Gelehrter zu verwerfen.[191] Diese hätten außer einer „d), minder beträchtlichen Wärme und Trockenheit e), kleinern Leibeslänge im Durchschnitte f), größern Schlaffheit der Haut und des Zellgewebes g), größern Menge des letztern h), einem haarlosen Kinn, größern Biegsamkeit und Geschicklichkeit zur Ausdehnung i), die Geburtstheile abgerechnet, nichts"[192] das weibliche Geschlecht physiologisch und anatomisch besonders Charakterisierendes beschrieben. Ackermann wollte mit seiner Arbeit Abhilfe schaffen und insbesondere die festeren Bestandteile – *das Skelett* – auf geschlechtliche Unterschiede und Gemeinsamkeiten untersuchen.

Geschlechtlich charakteristische Eigenschaften betrachtete Ackermann allerdings als zwischen den Geschlechtern fließend und nicht streng fixiert auf Frau oder Mann, wie er gleich zu Beginn der Dissertation ausführte. So gebe es Männer, die von ihrer körperlichen Erscheinung eher dem weiblichen Geschlecht nahe stünden, und es gebe Frauen, die sich diesbezüglich eher dem männlichen Geschlecht annäherten. Ackermann traf daher die Einschränkung, dass er sich in seiner Arbeit auf die „vollkommen weiblichen Menschen" beziehen wolle, „die wegen der Vollkommenheit ihres eigenthümlichen Baues ganz weiblich genannt zu werden verdienen".[193] Als vollkommenste weibliche Körper betrachtete Ackermann solche, „wo diejenigen Teile, die zur Verrichtung der Hauptgeschäfte des weiblichen Geschlechts bestimmt sind, am vollkommsten eingerichtet sind".[194] Explizit verwies Ackermann auf ein im Verhältnis zum übrigen Körper breites Becken. Durch die Einschränkung kenntlich gemacht, waren die weiteren Ausführungen Ackermanns auf einen subjektiv idealtypischen ‚schönen weiblichen' Körper beschränkt.[195] Für anders gestaltete Menschen verblieben Räume, auch war eine Grenze zwischen ‚weiblich' und ‚männlich' in den Untersuchungen zum Körperbau nicht starr fixiert.

Nach seinen Einführungen, in denen er vorangegangene, insbesondere antike, Lehren mit Kritik bedachte, setzte sich Ackermann inhaltlich mit deren Argumenten auseinander und stimmte durchaus einigen zu: ‚Schöne weibliche' Körper hätten „mehr Zellgewebe", „weichere Haut", unterschieden sich durch Geruch und Behaarung von ‚schönen männlichen' – ebenfalls idealtypischen –

191 Explizit benannte Ackermann hierfür u.a. Platon, Aristoteles, Euripides, Simonides, Hippokrates und A. von Haller.

192 Ackermann, 1788 S.2-4.

193 Ackermann, 1788 S.5-7, auch S.86/87.

194 Ackermann, 1788 S.7.

195 Eine kurze analoge Einschränkung für männliches Geschlecht findet sich ebenfalls: Ackermann, 1788 S.70/71.

Körpern.[196] Von Aristoteles beschriebene geschlechtliche Unterschiede in Bezug auf Zähne, Schädelnähte und Falten an der Stirn verneinte Ackermann hingegen. Diese seien insbesondere durch Alter und individuelle Unterschiede von Körpern bedingt.[197]

(*Relative*) Unterschiede am Schädel fand Ackermann hingegen an den Stirnhöhlen, beim Keilbein und bei den Hirnschalen. Auch seien die Anordnung der Zähne in den Kinnladen und die Ausformung der unteren Kinnlade geschlechtsspezifisch unterschiedlich.[198] Weitere (relative) Unterschiede beschrieb Ackermann für Rückenmarkshöhle, Rippen, Rippenknorpel, Brust, Becken, Arme, Schenkel, Fuß, Mundhöhle und Hals, des Weiteren für den Kehlkopf, die Luftröhre, die Unterleibshöhle und die Blutgefäße.[199]

Während idealtypische weibliche Körper mehr Fett als idealtypische männliche Körper aufwiesen, hätten sie im Vergleich zu den Letztgenannten weniger starke Muskeln und einen schwächeren Knochenbau.[200] Die männlichen Knochen und das männliche Gerippe seien „viel stärker“, „weniger nett“ und „weniger fein“.

‚Stärke‘ und ‚Schwäche‘, ‚Mehr‘ und ‚Weniger‘ waren wesentliche Attribute, die Ackermann verwendete, um geschlechtliche Unterschiede bezüglich des Skeletts und des Zellgewebes zu beschreiben. Die grundsätzliche Ähnlichkeit von Frau und Mann bezüglich der Skelette, Knochen und Gewebe stellte Ackermann indes nicht in Frage (im Gegensatz bspw. zu P. Roussel, der die Geschlechtsteile [darunter auch Brüste] als grundsätzlich verschieden betrachtete).[201]

Geschlechtliche Unterschiede beschrieb Ackermann für das *relative Verhältnis* des Schädels zum gesamten Körper. Hier knüpfte er an seinen Doktorvater S. T. von Soemmerring an, der für das menschliche weibliche Geschlecht ein Verhältnis des Schädels zum gesamten Körper von 1 zu 6 ermittelt hatte; für das menschliche männliche Geschlecht fand er ein Verhältnis von 1 zu 8 oder 1 zu 10. Mit Bezug auf Soemmerring konstatierte Ackermann, dass Frauen einen *relativ in Bezug zum Körper* größeren Schädel als Männer aufwiesen.[202]

Das weibliche Gehirn sei *absolut* etwas kleiner und leichter im Vergleich zum männlichen Gehirn, aber *relativ in Bezug zum Körper* sei es größer und schwerer als das männliche. Auch seien weibliche Nerven, zumindest deren

196 Ackermann, 1788 S.11-20.
197 Ackermann, 1788 S.23/24, 28-32, 42-44.
198 Ackermann, 1788 S.32-49; vgl. Honegger, 1991 S.175.
199 Ackermann, 1788 S.49-140.
200 Ackermann, 1788 S.20-25, 32-49; vgl. Honegger, 1991 S.174/175. Er führte aus: „schon beim ersten Anblicke unterscheidet sich das männliche Gerippe von dem weiblichen: letzteres ist nämlich durchaus feiner ausgearbeitet, weniger stark, und selbst die Zusammenfügung der Knochen scheint das weibliche Gepräge zu tragen“ [Ackermann, 1788 S.20].
201 Ackermann, 1788 S.20/21; zum Vergleich: Roussel, 1786 (1775) S.8/9, 108-142. Diese Feststellung wird in den folgenden Ausführungen noch verdeutlicht.
202 Ackermann, 1788 S.25-27; vgl. Honegger, 1991 S.175; Soemmerring, 1788 S.19.

Enden, kleiner im Vergleich zu größeren und stärkeren männlichen. Diese Ausführungen implizierten eine Höherbewertung weiblichen Geschlechts, da Ackermann in Anlehnung an seinen Doktorvater Soemmerring einen größeren Quotienten zwischen Gehirngröße zur Stärke der Nerven (bzw. Nervenenden) als Kennzeichen größerer Geistestätigkeit annahm.[203]

Interessant ist, wie Ackermann die von ihm beschriebenen geschlechtsspezifischen Unterschiede begründete und die von anderen Gelehrten postulierten widerlegte. Ackermann verwies in den Begründungen auf die Lebensweise – den Gebrauch und Nichtgebrauch von Körperteilen –, wodurch Körper geformt würden. Die binär-geschlechtliche gesellschaftliche Ausgestaltung würde sich nach Ackermann in der körperlichen Konstitution niederschlagen. Sie bewirke, „daß jene Subjekte, welche ununterbrochen körperliche Arbeiten verrichten, größere und stärkere Nerven, und mit diesen zugleich auch stärkere Muskeln, Knochen und Gefässe; hingegen aber ein kleineres Gehirn, und wenigere Geisteskräften

---

203 Ackermann, 1788 S.140-150; vgl. Soemmerring, 1784 S.21-24; vgl. zur Einordnung der Betrachtungen Ackermanns zu Gehirn auch: Stahnisch, 2007 S.427-429. F. Stahnischs (2007) Interpretation der Ausführungen Soemmerrings ist nicht nachvollziehbar. Stahnisch arbeitete einen Gegensatz zwischen Ackermann und seinem Doktorvater bezüglich der Betrachtungen zu Gehirn und Nerven heraus [Stahnisch, 2007 S.428/429; ähnlich: Stahnisch, 2005 S.214/215]. Korrekt ist, dass Soemmerring Gehirngröße und Gehirngewicht bei der Frau als kleiner als beim Mann beschrieb, das Verhältnis des Gehirns zum Körper betrachtete er allerdings bei der Frau als größer als beim Mann. Soemmerring führte aus, dadurch dass „der hirnfassende Teil" am weiblichen Schädel größer als beim männlichen Schädel sei, gleiche sich ein vermuteter Unterschied der Gehirngröße bei genauerer Betrachtung aus [Soemmerring, 1788 S.19, 56/57]. In seiner rassistischen (*vgl. Fußnote 336, S.169*) Schrift aus dem Jahr 1784 hatte Soemmerring bereits zuvor ausgeführt, dass das Verhältnis der Gehirngröße zur Körpergröße und das Verhältnis von Gehirngewicht zum Körpergewicht *keinen Schluss* auf die Geistestätigkeit zuließen. *Vielmehr sei das Verhältnis von Gehirngröße zur Nervendicke entscheidend* (der Quotient habe möglichst groß zu sein). Insofern könnte selbst ein Verweis auf kleinere Größe und geringeres Gewicht des Gehirns im Verhältnis zur Körpergröße nicht mit einer Herabwürdigung gleichgesetzt werden. Die diesbezüglichen Ausführungen Ackermanns zu Soemmerring mögen auf den ersten Blick so erscheinen, dass er Soemmerring widersprechen wolle; eine wahrscheinlichere Interpretation ist indes, dass er schlicht ausführen wollte, sowohl Soemmerring als auch er hätten selbst viel abgewogen und dabei das Gehirn von Frauen als etwas kleiner, aber im Verhältnis zur Körpergröße als größer als dasjenige von Männern gefunden [vgl. Ackermann, 1788 S.141/142]. Der bei F. Stahnisch (2005) ebenfalls zu diesem vermeintlichen Widerspruch zwischen Ackermann und Soemmerring angeführte Beleg, der sich erst bei Stahnisch, nicht bei Ackermann vergeschlechtlicht findet, weist wiederum nur auf den Quotienten zwischen der Gehirngröße zur Nervendicke hin, der durch kleiner werdende Nervenenden, die durch Fleiß und Übung erreicht würden, anwachsen könne. Ein größeres Gehirn (ob absolut oder relativ zum übrigen Körper größeres Gehirn, ist bei Ackermann nicht ausgeführt) erweise sich dann, im Zusammenhang mit den kleineren Nervenenden, als Vorteil, als Kennzeichen besserer Geistesfähigkeiten [vgl. Ackermann, 1788 S.149/150; vgl. zur Rezeption: Stahnisch, 2005 S.214f].

erhalten müssen. Jene aber welche eine sitzende Lebensart führen sich weniger mit körperlichen Arbeiten beschäftigen, dafür aber mehr den Wissenschaften widmen, größere Geisteskräfte, oder doch wenigstens eine größere Fähigkeit, sie zuvervollkommnen erlangen.“[204] Für ‚schöne weibliche‘ Körper folgerte er: „Das weibliche Geschlecht führt nun größtentheils eine sitzende Lebensart, und beschäfftigt sich nicht mit solchen Arbeiten, die anhaltende Körperkräfte und Muskelnstärke fordern. Ihre Knochen (§ 8.) und Muskeln sind überdas schwächer (§ 50.) und die Nerven anfänge dünner; (§ 67.) daher es denn auch kein Wunder ist, wenn sie im Durchschnitte genommen zu wissenschaftlichen Unternehmungen tauglicher sind als die Männer; deren größten Theile ohnstreitig körperliche Arbeiten zum Looße geworden.“[205] Der Lebensweise folge nach Ackermann also die Ausgestaltung von Knochen, Muskeln und Nerven,[206] so dass gesellschaftlich unterschiedliche Lebensweisen von Frauen und Männern deren Körper für unterschiedliche Tätigkeiten tauglicher mache.

Diese Aussagen lassen sich fortgesetzt dahingehend interpretieren, dass alle Menschen – auch Männer – durch entsprechende Lebensweise einen ‚schönen weiblichen‘ Körper (mit Ansprüchen an Nerven-, Muskel- und Geistesausprägung) erlangen könnten. Hatte Galenos männliche Körper als vollkommener im Vergleich zu weiblichen Körpern beschrieben und die Möglichkeit von Männern, in ‚weibliche Schwäche‘ abzusinken, als tragisch diskutiert, sah Ackermann in dem ‚schönen weiblichen‘ Körper den besonders zu geistigen Tätigkeiten geeigneten, der für ‚beide Geschlechter‘ erlangbar sei. Entsprechend folgerte Ackermann – ohne geschlechtliche Aufteilungen: „Aus allen diesen hier nur vorgetragenen sehr wahrscheinlichen Resultaten meiner eigenen Beobachtungen und welche als die Ergänzung von H. Hofr. Sömmerring vorgetragenen Meinung anzusehen sind, läßt sich dann auch leicht erklären, woher es komme, daß einer den andern an Geistesfähigkeiten übertreffe; warum jener sehr leicht und auch alles

---

204 Ackermann, 1788 S.148.

205 Ackermann, 1788 S.148/149; vgl. Honegger, 1991 S.177/178; auch: Honegger, 1989 S.147; Schiebinger, 1993 (1989) S.289; vgl. mit ähnlicher Intention auch folgende Stelle: Ackermann, 1805 (1797/1800) Bd. 2 S.312-313. Intellektuelle Fähigkeiten scheint Ackermann sehr hoch bewertet zu haben, zumindest wertete er sie in einer Rektoratsrede gegenüber handwerklichen Fähigkeiten auf [vgl. Ackermann, 1816 (1810) S.32/33, 36].

206 Gerade Einflüsse der Embryonalentwicklung und im frühen Kindesalter würden sich auf die Stärke und Schwäche von Organen auswirken. So führe eine feuchte Umgebung in der Embryonalentwicklung zu weicheren Organen, u.a. Knochen [vgl. Ackermann, 1804 u.a. S.7]; eine Ernährung bei der zuviel ‚Knochen härtendes Oxygen‘ (*vgl. im Folgenden*) vermieden werde, führte Ackermann als hilfreich an, Geburten zu erleichtern [Ackermann, 1804]. Äußere Einflüsse (und nicht-angeborene Faktoren) nahm Ackermann auch als ursächlich für Kretinismus an. Dieser sei auf weiche Knochen, bedingt durch Rachitis, zurückzuführen und durch eine Verlegung des Aufenthaltsortes behandelbar (Ackermann empfahl, bei seinen Untersuchungen in der Schweiz, höhere Berglagen) [Ackermann, 1790 S.52/53, 57-67, 117-120].

bearbeitet; der andre hingegen viele Zeit und große Mühe anwenden mus. Derjenige wird nemlich zu allen Unternehmungen tauglicher seyn, welcher in Verhältniß zur Hirnmasse kleinere; jener hingegen weniger geschickt der grössere Nerven hat."[207]

Obgleich sich Ackermann von Descartes'schen Gedanken des Dualismus von Körper und Geist/Seele entfernt, aus denen die Emanzipation von Frauen unterstützende Richtungen Vernunftbegabung für Männer und Frauen gefolgert hatten, leitete auch er aus seiner These der Einheit von Körper und Geist die Vernunftbegabung von Frauen und Männern ab.[208] *Aufgrund der Lebensweise sei die Vernunftbegabung bei der Frau individuell sogar wahrscheinlicher als beim Mann.*

Ackermanns Dissertation erweist sich bei genauerer Betrachtung allerdings nur als ein Baustein für das Verständnis Ackermanns von ‚Geschlecht'. Es ist auffällig, dass von Ackermann keine weitere Arbeit überliefert ist, die sich explizit und hauptsächlich mit vermeintlichen ‚Geschlechtsmerkmalen außer den Geschlechtsteilen' auseinandersetzt. Widersprüchlich zu dem bisher Dargestellten erscheinen seine Ausführungen zu Geschlechtsteilen: Bei Ackermann trat der von vielen seiner Kollegen detailliert ausgearbeitete Geschlechtsunterschied zurück. Ackermann ging davon aus, dass in jedem Individuum die Geschlechtsteile beider Geschlechter angelegt seien und dass sich erst mit der Entwicklung des Individuums eines der Geschlechter auspräge. Die Organe würden aus einer gemeinsamen Organanlage entstehen.[209] Neben weiblichem und männlichem Ge-

207 Ackermann, 1788 S.149.

208 Deutlicher noch vertritt Ackermann die Einheit von Körper und Seele in: Ackermann, 1816 (1810) S.5. Zum Verbleib der Seele in Ackermanns Auffassung vgl.: Hagner, 1997 S.125/126.

209 Ackermann, 1805b S.89-92. Ackermann schrieb bezüglich menschlicher Genitalien: „In omni individuo latent utriusque sexus genitalia; [...]." (lat., „In jedem Individuum sind der Möglichkeit nach die Zeugungsteile [Geschlechtsteile] beider Geschlechter vorhanden", eigene Übersetzung) [Ackermann, 1805b S.90; vgl. J. K., 1805 S.262]) und setzte an anderer Stelle fort: „Ex hac succincta genitalium descriptione patet, in omni individuo utriusque sexus organa adesse, sed unius tantum sexus evoluta conspici, et penem clitoridi, prostatam utero, colliculum seminalem vaginali matricis portioni, urethram vaginae, testem ovario, ductum deferentem tubae[,] scroto externa pudendi labia congruere vel potius analoga esse." (lat., „Aus den dargelegten Beschreibungen der Zeugungsteile [Geschlechtsteile] wird offenbar, dass in jedem Individuum beiderlei Geschlechtsorgane [in Anlage] vorhanden sind, dass aber nur ein Geschlecht gänzlich zum Vorschein kommt und dass der Penis der Klitoris, die Prostata dem Uterus, die Harnröhre der Vagina, der Hoden dem Eierstock, Ductus deferens [Ausführungsgang] den Tuben [lat. Tuba Fallopiae: Fallopischen Röhren, Eileiter, Anm. HJV], der Hodensack den äußeren Schamlippen analog sind.", eigene Übersetzung) [Ackermann, 1805b S.92]. Da aus einer Anlage hervorgehend, würden die angeführten Analoga (Penis/Klitoris, Prostata/Uterus etc.) nach Ackermann niemals beide gleichzeitig an einem Individuum auftreten [Ackermann, 1805b S.92; vgl. Beck, 1827 S.69].

schlecht gebe es beim Menschen „Aphroditen". Diese würden Geschlechtsteile beider Geschlechter besitzen, die allerdings ‚unvollkommen' und nicht zur Zeugung tauglich seien.[210] Das Vorkommen von ‚vollkommenen Hermaphroditen' (mit Geschlechtsteilen beider Geschlechter, wobei beide zur Zeugung tauglich seien) hielt Ackermann beim Menschen für nicht möglich (wohl aber bei Pflanzen und ‚niederen Tieren').[211]

Aus einigen weiteren Schriften Ackermanns werden seine Intentionen deutlicher: Wichtig schien es ihm zu sein, kritisch und offensiv aus seiner Sicht veraltete Lehren zu korrigieren. Das zeigte sich bereits in der besprochenen Dissertation. Deutlicher wird diese kritische und offensive Vorgehensweise bei seiner Auseinandersetzung mit Lehren F. J. Galls in der Schrift *„Die Gall'sche Hirn-, Schedel-, und Organenlehre vom Gesichtspunkte der Erfahrung aus beurteilt und widerlegt"* (1806). In harschem und spöttischem Ton, sich allerdings durchaus bewusst, dass Gall über eine breite Anhängerschaft verfügte,[212] wandte sich Ackermann gegen die Hirn-, Schädel- und Organlehren Galls. Ackermann widersprach der Auffassung Galls, dass das Rückenmark ‚entwicklungsgeschichtlich' dem Gehirn vorausgehe und dass sich das Gehirn aus dem Rückenmark bilde. Vielmehr entstünden Rückenmark und Gehirn im Organismus gleichzeitig, und es sei das Gefäßsystem – speziell die Sinnesnerven – die Wurzel des Gehirns.[213] Knochen und Schädel bildeten sich nach Auffassung Ackermanns nicht, wie Gall sich das vorstellte, durch Mineralisation aus anorganischen Stoffen, sondern aus organischen Stoffen (hier wird Ackermanns Nähe zu Buffon deutlich);[214] zudem bilde sich der Schädel nicht nach der Größe des Gehirns, sondern sei im befruchteten Ei in Größe und Proportion bereits angelegt (hier folgte er präformistischen

Ähnliche Ausführungen der Entsprechung weiblicher und männlicher Geschlechtsteile finden sich u.a. bei: Schubert, 1806 S.135-213; Döllinger, 1816; Ducrotay de Blainville 1819 (1818); Hegel, 1987 (1805/1806) S.160/161; Hegel, 1983 (1830) S.516-519; Meckel, 1816 S.198 und bspw. S.210. Auch J. F. Blumenbach setzte Entwicklungsprozesse („Bildungstrieb") zentral [Blumenbach, 1971 (1781) u.a. S.39-46, 55-60; Blumenbach, 1798 S.69ff], arbeitete die Variation bzgl. der Geschlechtsteile zwischen verschiedenen Tierklassen heraus und betonte die Ähnlichkeit von weiblichen und männlichen Geschlechtsteilen. Die Ähnlichkeit würde nach Blumenbach durch das Vorkommen von Merkmalen, die dem einen Geschlecht zugeordnet seien, beim anderen Geschlecht unterstützt [Blumenbach, 1805 S.429-452, 453-484, 504-509, sowie Fußnoten S.65f, 470f, 504f; vgl. Giese, 1919 S.54ff].

210 Mit dieser Begründung schlug Ackermann die Verwendung des Begriffes ‚Aphrodit' statt ‚Hermaphrodit' vor. Theorien zu ‚Hermaphroditismus' werden *(ab S.188 in diesem Kapitel)* ausführlich betrachtet.

211 Ackermann, 1805 (1797/1800) Bd. 2 S.289/290 und ff; vgl. auch: Ackermann, 1805b S.1-25, 93-103.

212 Ackermann, 1806 in der Vorrede; vgl. für positive und negative Reaktionen auf Gall sowie das – auch geschlechtlich – sehr gemischte Publikum bei dessen Vorträgen: Hagner, 1997 S.119-129.

213 Ackermann, 1806 S.1-50.

214 Ackermann, 1806 S.53f.

Theorien).[215] Was die Organlehre betrifft, wandte sich Ackermann gegen die Auffassung Galls, dass jedes Geistesvermögen ein Organ habe. Weder „Mordorgane", noch „Diebesorgane", noch das „Organ der Geschlechtsliebe", das „Organ der Freundschaft" oder das „Organ des Witzes" gebe es; sondern durch die zahlreichen Sinnesorgane des Menschen, die Weiterleitung und schließlich die Weiterverarbeitung von Reizen im Gehirn ließen sich Lebensprozesse und Reaktionsvermögen, auch Differenzen zwischen verschiedenen Individuen, physiologisch weit besser erklären.[216] Durch ihren Gebrauch oder Nichtgebrauch würden sich Organe individuell stärker oder schwächer ausbilden.[217]

Schon die Betrachtungen in Ackermanns Dissertation sind in dessen physiologisches Verständnis einzubeziehen, auch wenn man davon ausgehen kann, dass er, als er die Arbeit schrieb, die später von ihm entwickelten Theorien nur in Ansätzen ausgearbeitet hatte.[218] Ganz deutlich wird Ackermanns physiologisches Verständnis hingegen in seiner Schrift *„Versuch einer physischen Darstellung der Lebenskräfte organisirter Körper"*,[219] deren ersten Band er 1797, deren zweiten er 1800 veröffentlichte. So gewichtete Ackermann Knochen und das Skelett in diesen naturphilosophischen Vorstellungen nicht so hoch, wie es in seiner Dissertation auf den ersten Blick erscheinen mag. Stattdessen betrachtete er Knochen und Skelett lediglich als Beispiele organischer Stoffe und ordnete sie in das System einer „chemischen Physiologie" ein. In dieser würden „Säurestoff" (Sauerstoff), „Stickstoff", „Wasserstoff", „Kohlenstoff" und „Erde" die Grundbestandteile aller organischen Materie darstellen. Die unterschiedlichen organischen Stoffe entstünden durch Bildungs- und Zerfallsprozesse aus diesen Grundbestandteilen (hier zeigen sich *epigenetische Vorstellungen*), wobei der „Wärmestoff" – im Sinne zugeführter Energie – Unterschiede zwischen organischen Stoffen bedinge. (Die Relevanz von „Wärmestoff" erinnert an die Bedeutung von ‚Hitze' in antiken naturphilosophischen Beschreibungen.) Knochensubstanz war in der Auffassung Ackermanns nichts anderes als *einer der* organischen Stoffe.[220]

Weitreichende geschlechtliche Unterschiede führte Ackermann auf dieser Basis dennoch aus. Sie waren in die „chemische Physiologie" grundsätzlich eingepasst, so dass sie weitreichendere Wirkungen als die nur für ein spezielles Gewebe gültigen Knochen-Unterscheidungen in der Dissertation hatten. Frauen

215 Ackermann, 1806 S.77.

216 Ackermann, 1806 S.85-198.

217 Ackermann, 1806 S.96-105; vgl. ebenso Ackermann, 1806 S.66-68.

218 U.a.: Ackermann, 1788 S.11-14, und 15/16; deutlich wird dieses physiologische Grundverständnis auch in seiner zwei Jahre später erschienenen Schrift, in der er „Erde" zur Festigkeit von Organen – Knochen, Muskeln, Gefäßen, Bändern – zentral setzte: Ackermann, 1790 S.57-67, 117-120.

219 Ackermann, 1805 (1797/1800).

220 Ackermann, 1805 (1797/1800) Bd. 1 insbesondere S.1-83, Bd. 2 S.38/39; vgl. prägnant: Ackermann, 1804 S.4/5; vgl. auch: Ackermann, 1790 S.57-67.

seien aus „häufigerem und lockererem Zellstoff" gebaut („Zellstoff" beschrieben im Sinne von Zellgewebe, aus dem alle Organe und Gewebe bestünden, aber gleichzeitig auch als Zwischensubstanz von Organen, insbesondere Fettgewebe), wogegen Männer aus festerem „Zellstoff" bestünden. Alle Gewebe und Organe seien daher beim Mann „fester" und „dichter", bei der Frau „schlaffer" und „weicher" ausgebildet. Bei Frauen gingen die einzelnen Körperteile mehr ineinander über, und Frauen wirkten in ihrem Aussehen gefüllter und weicher.[221]

Neben der unterschiedlichen Dichte des „Zellstoffgewebes" und als Ursache dieser nahm Ackermann unterschiedliche Anteile von „Wasserstoff" (bzw. „Hydrogen") und „Säurestoff" (bzw. „Oxygen") in den Körpern von Frauen und Männer an. So sei der Zeugungsstoff, der von der Frau komme, mehr durch „Wasserstoff" geprägt, wogegen derjenige, den der Mann zur Ausbildung des Embryos beisteuere, mehr durch „Säurestoff" gekennzeichnet sei. Der unterschiedliche Gehalt an „Wasserstoff" und „Säurestoff" würde die spezifische Ausprägung des Geschlechts des Embryos bewirken, – zunächst habe der Embryo aber das Potenzial sich sowohl in Richtung weiblichen als auch in Richtung männlichen Geschlechts zu entwickeln. Überwiege quantitativ der Anteil des Mannes, so bilde sich beim Embryo männliches Geschlecht aus; sei der Anteil der Frau vorherrschend, entstehe ein Embryo weiblichen Geschlechts; bei gleichen Anteilen entwickle sich ein (herm)aphroditischer Embryo (letzterer sei ‚unvollkommen', es wären nicht beide, weibliche und männliche, Geschlechtsteile zur Zeugung tauglich vorhanden). „Wasserstoff" bzw. „Säurestoff" würden sich auch auf die weitere körperliche Entwicklung und das gesamte Leben hindurch auswirken.

Auch die Atmosphären um Frauen und Männer seien entsprechend durch „Wasserstoff" und „Säurestoff" unterschiedlich geprägt: Während die Frau eine durch „Wasserstoff" dominierte Atmosphäre um ihren Körper habe, sei in derjenigen des Mannes „Säurestoff" vorherrschend.[222] Diese unterschiedlichen Atmo-

221 Ackermann, 1805 (1797/1800) Bd. 2 S.310-313; vgl. Ackermann, 1788 S.11-14.

222 Ackermann, 1805b, vgl. J. K., 1805 S.261; Hufeland (Hrsg.), 1806 S.391/392; Jörg, 1809 S.6/7; ggf. schon in ersten Ansätzen nachlesbar in: Ackermann, 1788 S.15/16. Ausführlich führte auch J. H. F. Autenrieth (1807) eine auf Sauerstoff und Wasserstoff basierte chemisch-elektrische Theorie eines Geschlechtsunterschiedes aus. Nach Autenrieth habe die Frau weniger Sauerstoff als der Mann im Körper, um bspw. die Erde des Körpers (u.a. diejenige der Knochen) zu verhärten. Die Frau sei daher in allen ihren Teilen weicher als der Mann. Stattdessen habe die Frau mehr Wasserstoff als der Mann im Körper, was sich an einem reichhaltigeren Fettgewebe sowie an einer größeren Menge Nerven und Gehirn zeige. Ein höherer Sauerstoffanteil bedeutete nach Autenrieth auch, dass der Körper eine länglichere Form annehme, wohingegen mehr Wasserstoff zur Abrundung des Körpers führe [Autenrieth, 1807 insbesondere S.3-13, 23-27]. Ausführliche Untersuchungen zu solchen Betrachtungen Ackermanns und Autenrieths könnten einen weiteren Baustein liefern, um die Forschung zu physikalisch-chemischen Argumentationen in historischen wissenschaftlichen Geschlechtertheorien zu be-

sphären und das weichere oder härtere Aussehen würden dazu führen, dass Frau und Mann sich wechselseitig angezogen fühlten, was zur Fortpflanzung diene.[223] Damit würde die „Geschlechtsliebe" am „anderen Geschlecht" mit Ziel der „Vollziehung des Geschäftes der Fortpflanzung in den edleren Thierklassen" – den Menschen eingeschlossen – erfüllt.[224]

Ackermanns Ausführungen zu ‚Geschlecht' waren in seinem *„Versuch einer physischen Darstellung der Lebenskräfte organisirter Körper"* an den Gedanken der Fortpflanzung gekoppelt. Sie tauchen dort ausschließlich in einem Kapitel auf, das sich mit Zeugung, Wachstum und Entwicklung organischer Körper beschäftigt. Und auch mit den an gleicher Stelle beschriebenen Zeugungsauffassungen erweist sich Ackermann als ein interessanter Autor, da er *eine Position zwischen Präformation und Epigenese* bezog. Zu seiner ‚epigenetischen' Grundüberzeugung, dass alle Organe aus organischen Stoffen gebildet seien, gesellte sich die präformistische Auffassung, dass bei Organismen ‚niederer' Organisationsstufen prinzipiell, bei Organismen ‚höherer' Organisationsstufen nach der Zusammenlagerung von Ei und Samen, alle Organe bereits vorhanden seien und nur wachsen müssten:[225] „Keime sowohl als Eier sind oder enthalten nicht etwa die Anfänge oder Rudimente eines organischen Körpers; sondern eben diesen Körper in seinem vollkommensten Ebenmaße, aber nur in äußerst kleinen Verhältnissen."[226]

Ackermann war einer der Vertreter der institutionalisierten Wissenschaften,[227] die in der Zeugung und in den Geschlechtsteilen weniger Unterschiede zwischen weiblichem und männlichem Geschlecht erblickten als andere Gelehrte. Stattdessen betonte Ackermann andere Merkmale, in denen sich zwei Geschlechter unterschieden. Weitreichende geschlechtliche Unterschiede beschrieb Ackermann für das allen Organen und Geweben zu Grunde liegende „Zellstoffgewebe" und noch fundamentaler (bei den Grundbausteinen organischer Substanzen angesiedelt) für die „Wasserstoff"- und „Säurestoff"-Anteile von Körpern und die diese umgebenden Atmosphären. Allerdings erscheinen auch diese Unterschiede des „Zellstoffgewebes" und der chemischen Organisation der Körper und der Atmosphären um diese als *relative* und nicht als grundsätzliche. Anatomische ge-

reichern; interessante Forschungsergebnisse legte hierzu bereits D. Heinsohn (2005) vor [vgl. Heinsohn, 2005 insbesondere S.155-244].

223 Ackermann, 1805b u.a. S.58-60; vgl. J. K., 1805 S.261. Vgl. außerdem: Ackermann, 1805 (1797/1800) Bd. 2 S.313-314. Ansätze für solche Beschreibungen finden sich auch bei: Ackermann, 1788 S.11-16.

224 Ackermann, 1805 (1797/1800) Bd. 2 S.313-314; vgl. auch die Interpretation und Begründung festgestellter Unterschiede, die Ackermann in seiner Dissertation als auf Fortpflanzung gerichtet beschrieb: Ackermann, 1788 S.133-138.

225 Ackermann, 1805 (1797/1800) Bd. 2 S.281-328, 317-319.

226 Ackermann, 1805 (1797/1800) Bd. 2 S.285.

227 *Vgl. für weitere Vertreter S.151ff und S.154ff in diesem Kapitel.*

schlechtliche Unterscheidungen waren in Ackermanns Verständnis eher sekundär (und ebenfalls *relativ*).

P. Roussel konstruierte die Frau mit anatomischen Argumenten und solchen aus der Temperamentenlehre und traf moralische Ableitungen

Wie Ackermann wurde auch P. Roussel in der Forschung der letzten Jahrzehnte vielfach als wichtiger Kopf bei der Begründung der modernen biologisch-medizinischen Wissenschaften in Bezug auf Geschlechterdifferenz und -gleichheit benannt. Die Ausführungen Rousseaus hierzu hätten durch ihn physiologische Fundierung gefunden. Dem wird im Folgenden nachgegangen. Vorweggenommen sei, dass Roussel in *„Système physique et moral de la femme"* (frz. 1775, in dt. Übersetzung 1786: „Physiologie des weiblichen Geschlechts")[228] mehr noch als Ackermann auf antike Tradition verwies, wobei er insbesondere auf Hippokrates Bezug nahm und an diesen anknüpfende Theorien vorlegte.

Als auf eine allgemeine und anerkannte Meinung verwies Roussel darauf, dass das Skelett bei weiblichem und männlichem Geschlecht unterschiedlich beschaffen sei. Merkmale der Frau beschrieb er relativ zum Mann. (*Relative)* Unterschiede lägen in der Größe und Stärke der Knochen, gebe es in den Beinknochen und in den Schlüsselbeinen.[229] Solche Unterschiede fänden sich in allen Teilen des Körpers, „nämlich die Gefässe, Nerven, Fibern der Muskeln, Flechsen, Bänder, und auch das zellige Gewebe, das gedachten Theilen zum allgemeinen Verbindungsmittel dient, haben solche Kennzeichen an sich, welche schon von ferne anzeigen, zu was für Verrichtungen das weibliche Geschlechte berufen, und zu was für einem leidenden Zustande dasselbe von der Natur bestimmt sei. Alle diese nur eben genannten Theile sind dünner, kleiner, feiner und auch geschmeidiger, als in dem männlichen Körper."[230] Roussel widersprach der Auffassung des Hippokrates, dass die Erziehung für die Ausbildung dieser als typisch weiblich angeführten Merkmale verantwortlich sei. Mit dem Verweis, dass diese „typisch weiblichen" Charakteristika „in allen Ländern und bei allen Völkern" vorkämen, markierte Roussel sie als allgemeine und ‚natürliche'. Frauen hätten „schöne Züge", ihre Gewebe würde „Dellen ausfüllen" und die „Körper zart und schön gestalten", all dies liege – so Roussel – im „Wollen der Natur".[231]

Seine Feststellungen über Frauen interpretierte Roussel bis hin zu psychischen und moralischen Eigenschaften, und er untermauerte seine Feststellungen

228 Die Arbeit wurde verschiedentlich neu aufgelegt und fand in Frankreich weite Verbreitung; deutschsprachig wurde sie ebenfalls in wissenschaftlichen Kreisen weithin diskutiert. Eigentlich wollte Roussel diese Schrift um eine entsprechende zum Mann ergänzen, diese blieb allerdings Fragment [Honegger, 1991 S.143f].

229 Roussel, 1786 (1775) S.8-13.

230 Roussel, 1786 (1775) S.14.

231 Roussel, 1786 (1775) S.18/19.

mit der *Temperamentenlehre*. Frauen seien reizbarer und beweglicher als Männer; sie seien zärtlicher, leidenschaftlicher und emotional erregbarer als diese. Frauen würden schneller zu Zorn neigen, seien empfindlicher; und ihre höhere Beweglichkeit führe zur Unbeständigkeit ihrer Meinung.[232] Frauen würden über Verstand verfügen, wobei Roussel diesen allerdings ebenfalls als verschieden von dem der Männer ansah. So würde sich der Verstand von Frauen als Empfindsamkeit und Leidenschaft zeigen.[233]

Ausdrücklich anknüpfend an Hippokrates, Aristoteles und Galenos, führte Roussel zur Begründung die Temperamentenlehre, in der Ausformung von G. E. Stahl, aus. Roussel unterschied sanguinisches, phlegmatisches, melancholisches und gallichtes Temperament, wobei Frauen meist sanguinisches Temperament hätten. Dieses würde am besten ihre Schönheit und Gesundheit erklären; auch hätten Frauen somit meist einen frohen Sinn, munteren und lebhaften Gemütscharakter, frisches und gesundes Befinden und glatte Haut. Das ihnen eigene Gewebe, auch ihre Zartheit und Schönheit dienten dem Zweck, den ihnen ‚die Natur gegeben' habe: dem Gebären. Daher trete auch die Schönheit erst mit der Gebärfähigkeit zu Tage und bilde sich nach ‚Erfüllung der Aufgabe' wieder zurück.[234] Eine spezifische Ernährung, Bewegung, Lebensweise sei notwendig, damit sich Schönheit und Gesundheit der Frau ausbildeten und erhielten.[235] Roussel führte anatomische und physiologische Merkmale als typische aus und erstreckte diese auch auf die Verstandeskräfte. Davon ausgehend, traf Roussel psychische und moralische Ableitungen, die Lebensweise und mögliche Betätigungsfelder von Frauen einschränkten. So seien Frauen auf Grund postulierter Unbeständigkeit untauglich u.a. für politische Tätigkeiten; Roussel betrachtete Mutterschaft als die wichtigste Aufgabe der Frau.

Der besonderen Unterscheidung weiblichen und männlichen Geschlechts widmete Roussel eine ganze „zweite Abtheilung". Das Modell der Entsprechung der Geschlechtsteile, wie es von Galenos geprägt wurde, lehnte Roussel gleich auf der ersten Seite dieser Abteilung ab. Er führte aus, dass sich die Prozesse der Fortpflanzung bei Frau und Mann unterschieden. Der Mann würde „etwas hineingeben", die Frau „etwas empfangen". Unterschiedliche physiologische Prozesse würden unterschiedliche Merkmale erfordern, weshalb die ‚Geschlechtsmerkmale' verschieden seien. Als wichtigste weibliche Geschlechtsmerkmale sah Roussel Gebärmutter und Brust an. Er beschrieb auch Fallopische Röhren (Eileiter) und Eierstöcke, deren Funktion allerdings noch nicht geklärt sei und deren Wirkung er als nicht so maßgeblich wie die von Gebärmutter und Brust erachtete.[236]

232 Roussel, 1786 (1775) S.21-35.
233 Roussel, 1786 (1775) S.36-41.
234 Roussel, 1786 (1775) S.57-72.
235 Roussel, 1786 (1775) S.73-107.
236 Roussel, 1786 (1775) S.108-142.

Für die Zeugung von Nachwuchs beschrieb Roussel die Beteiligung von Samen beider, der Frau und des Mannes. Er betonte, wie vollkommen in dieser Hinsicht die Lehre des Hippokrates sei, verglichen mit denen einiger seiner Zeitgenossen. Weiblicher Samen sei ggf. flüssiger und heller, aber in seiner Existenz nicht anzuzweifeln, wie es im Anschluss an Aristoteles getan würde. Kritisch äußerte sich Roussel überdies zu Präformationstheorien. Roussel folgte Buffon in der Annahme, dass es sich beim männlichen Samen um Samenteilchen und nicht um Samentiere handle und dass männlicher Samen über bewegendes Prinzip an der Ausbildung des Embryos beteiligt sei.[237]

Roussel beschrieb weitgehende Differenzen zwischen Frau und Mann. Diese Differenzen beschrieb er als *relative*, lediglich die auf Fortpflanzung gerichteten Geschlechtsteile erscheinen bei ihm als grundsätzlich unterschiedlich. Die Frau sei körperlich und moralisch beschränkt, wie ihre Aufgabe, die sie mit der Mutterschaft zu übernehmen habe. Indes ging Roussel nicht so weit – wie verschiedene Gelehrte seiner Zeit –, die Beteiligung der Frau an der Zeugung mit einem zumindest nahezu gleichwertigen Samenbeitrag zu bestreiten.

Das Verhältnis von Physiologie und Anatomie in den Schriften Ackermanns und Roussels

Bei Ackermann und Roussel ist deutlich geworden, wie sie jeweils ein System der Biologie weiblichen Geschlechts gegenüber männlichem Geschlecht entwickelten. Hierbei griffen beide auf anatomische und physiologische Erklärungen zurück und kritisierten antike Lehren teilweise, bezogen sich aber an anderer Stelle auch auf Ausführungen daraus. Als physiologische Elemente waren bei Ackermann die „chemische Physiologie" und gewisse Zeugungstheorien zentral, bei Roussel waren es die Temperamentenlehre und Zeugungstheorien. Beiden Gelehrten ist gemein, dass sie für weibliches und männliches Geschlecht nahezu gleichwertige Zeugungsbeiträge annahmen und diesbezüglich nicht den Präformationstheorien folgten, die insbesondere den weiblichen Zeugungsbeitrag geschmälert hatten. Fortpflanzung setzten sie in der Erklärung der von ihnen beobachteten geschlechtlichen Unterschiede zentral. ‚Die Natur' habe Frau und Mann zur Fortpflanzung unterschiedlich gestaltet, was sich auf anatomische, psychologische, charakterliche und moralische Merkmale auswirke. Während Ackermann die Geschlechtsteile (auch die übrigen Organe, Gewebe und Knochen) mit gemeinsamem Ursprung beschrieb, führte Roussel die Geschlechtsteile als grundverschieden aus. Während Ackermann Lebensweise und Erziehung als wichtige Einflussfaktoren auf die Ausbildung von (geschlechtlichen) Unterschieden ausführte, bestritt Roussel die Rolle von Lebensweise und Erziehung bei der Ausbildung geschlechtlicher Unterschiede, und führte er sie lediglich als für Schönheit und Gesundheit bedeutsam an.

237 Roussel, 1786 (1775) S.175-205.

Beide Autoren haben über den Ursprung von als geschlechtlich gedachten Unterschieden sehr verschiedene Theorien vorgelegt. Der Streit um die Stellung von Frau und Mann (insbesondere um die Stellung der Frau) in der Gesellschaft wurde von ihnen mit weiteren Argumenten angefüllt; gänzlich unterschiedlich zu den schon vorliegenden Theorien argumentierten Ackermann und Roussel indes nicht. So sollten sie auch nicht als Vertreter einer beginnenden „Sonderanthropologie der Frau" verstanden werden, sondern es sollte die durch sie vorgenommene Verschiebung bei der Postulierung sonderanthropologischer Argumente in den Blick genommen werden. *Hierbei ist ein Weniger an Unterschieden der Zeugungsbeiträge (bei Ackermann auch der Geschlechtsteile) von Frau und Mann festzuhalten, wogegen – ausgehend von der Annahme der Wichtigkeit von Bildungsvorgängen – fundierter und unter Einsatz neuer Techniken nach Gemeinsamkeiten und Unterschieden in den übrigen Geweben und Organen gesucht wurde* (wobei durch Ackermann und Roussel mehr die Unterschiede, diese allerdings als *relative*, herausgearbeitet wurden).

Dieser Punkt kann für zukünftige Betrachtungen zentral sein: In einer gesellschaftlichen Ordnung, in der ein bürgerlicher oder aristokratischer Mann über deutlich mehr Rechte verfügte als eine Frau aus den gleichen Gesellschaftsschichten, drängten die vermehrten Forderungen nach Gleichheit zu einem Ausgleich, der sich auch in den Wissenschaften niederschlug – wie etwa durch die Postulierung gleicher Zeugungsbeiträge, durch das Herausarbeiten von Gemeinsamkeiten von Frau und Mann unter biologischem Aspekt und durch die Betonung der Rolle der gesellschaftlichen Bedingungen, insbesondere der Erziehung, für die Ausprägung geschlechtlicher Unterschiede. Konzessionen an die gesellschaftlich tief verankerte Annahme von Geschlechterdifferenz wurden auch in solchen biologisch-medizinischen Schriften, die eher Gleichheit betonten, durch ein Mehr und Weniger in der Ausprägung körperlicher Merkmale gemacht. Gegenbewegungen, die Geschlechterdifferenzen favorisierten und die sich ebenso in biologisch-medizinischen Wissenschaften fanden, argumentierten biologisch oder religiös mit einem Geschaffensein zweier Geschlechter zur Fortpflanzung. Neben einem Mehr und Weniger körperlicher Merkmale betonten sie für die Geschlechtsteile und das Gehirn wesenhafte Unterschiede, die auf die Rolle bei der Fortpflanzung und die damit verbundene Rolle in der Gesellschaft ausgerichtet seien. Die biologisch-medizinischen Argumente zu Geschlechterdifferenz und -gleichheit gingen wiederum auch in die gesellschaftliche Debatte ein.

Entgegen der gesellschaftlichen Debatte um Geschlechtsteile, Körperstärke, Schädel und Gehirn wurden die als geschlechtsbestimmend betrachteten Faktoren in nur für ‚Experten' sichtbare (vielmehr: deutbare) Strukturen verlagert, wurden Entwicklungsvorgänge zentral gesetzt. Einer ‚kritischen Öffentlichkeit' waren solche unsichtbaren Strukturen weit weniger zugänglich. Sie waren damit weniger diskutierbar und konnten zu den fundamentalen ‚wahren Kennzeichen' von Geschlecht aufsteigen. Neben den Auseinandersetzungen um Vernunft, Lernfähigkeit, körperliche Stärke und Schwäche wurde damit das sich in der

Querelle des sexes häufiger findende Motiv einmal mehr zentral, ob als geschlechtlich gedachte Merkmale *erworben* würden oder sich bereits in einer ‚Uranlage' des Individuums auffinden ließen, also *angeboren* seien.

Fortführung der Debatten um Geschlechterdifferenz und -gleichheit Ende des 18. und Anfang des 19. Jahrhunderts

Die von Ackermann und Roussel in ein naturphilosophisches Gesamtverständnis eingebetteten Theorien über Geschlechtergleichheit und -differenz wurden von anderen Gelehrten aufgegriffen und in spezialisierten Untersuchungen zu Schädel, Gehirn, Knochenbau etc. vertieft. Auch in allgemeine Lexika erhielten sie Eingang.[238]

Ausgewählte Beiträge[239] aus der Debatte werden im Folgenden angeführt, um die Rezeption anschaulich zu machen. Dabei wird zunächst in verschiedenen Artikeln der *„Deutschen Encyclopädie"* beschriebenen *Geschlechterdifferenzen und -gleichheiten im gesamten Körperbau* nachgegangen. Anschließend wird mit Ausführungen J. Iths und E. J. Georgets herausgearbeitet, wie das *Gehirn als geschlechtsunterscheidend* postuliert wurde. Den Geschlechterdifferenz betonenden Schriften Iths und Georgets wird *mit solchen, die Geschlechtergleichheit betonten,* begegnet. Begonnen wird hierbei mit den Ausführungen K. A. Erbs; vertieft werden Beiträge zur *Entsprechung der Geschlechtsteile und einer gemeinsamen geschlechtlichen Anlage,* da diese in der Rezeption der letzten Jahrzehnte von

238 Eine umfangreichere Betrachtung lexikalischer Beiträge zu den Stichworten ‚Geschlecht', ‚Frau' und ‚Mann' nahm U. Frevert (1995) vor. Frevert wies darauf hin, dass unter diesen Stichworten mit dem 18. Jh. zunehmend biologische Begründungen von Geschlechterdifferenzen eingingen. Zudem habe die biologische Bezeichnung ‚Geschlecht' (für weiblich, männlich) mehr Raum erhalten [Frevert, 1995 S.13-60]. Wie Klöppel (2008) berechtigt anmerkte, zog Frevert nicht alle möglichen Stichworte in Betracht (die Nutzung des Begriffs ‚Geschlecht' zur Bezeichnung zweier menschlicher Geschlechter setzte sich erst im 18. Jh. durch, zuvor orientierte sich die Verwendung des Begriffs ‚Geschlecht' an der des lateinischen ‚genus'; es wurde also im Sinne von ‚Abstammung', ‚Menschheit', ‚Menschengeschlecht' verwendet) [Klöppel, 2008 S.194/195; vgl. Frietsch, 2002 S.176; Seebold, 2002 S.351]. Auch ist anzumerken, dass bereits vor dem 18. Jh. dezidierte Unterscheidungen weiblicher und männlicher Körper vorgenommen wurden und in den Lexika des 18./19. Jh. lediglich breitere diesbezügliche Betrachtungen zu konstatieren sind.

239 Es gab zahlreiche Beiträge, von denen nur einige dargestellt werden können. Damit werden einige Argumentationen zu Geschlechterdifferenz erneut und mit zum Teil anderem Material dargestellt (weiter ausgearbeitet, tw. mit anderem Blickwinkel, finden sich diese in Sekundärliteratur, bspw. bei C. Honegger [1991] oder U. Frevert [1995]). Konfrontiert werden diese Differenz fokussierenden Argumentationen mit Ausführungen, die punktuell oder weitreichend Geschlechtsgleichheit postulierten. Letztere werden, da in der Forschung der letzten Jahrzehnte nicht oder kaum beachtet, umfassender (selbstverständlich dennoch nicht vollständig) dargestellt.

biologisch-medizinischen Betrachtungen zu Geschlecht um 1800 vernachlässigt wurden. Abschließend wird im Spannungsverhältnis zwischen Theorien der Entsprechung der Geschlechtsteile und solchen, die Differenzen von Geschlechtsteilen hervorhoben, der Frage nachgegangen, worin der Ursprung postulierter Differenzen der Geschlechtsteile verortet wurde. Hierbei treten Argumente hervor, die Differenzen der Geschlechtsteile *als Resultat einer (angeborenen) Anlage oder als Resultat von Entwicklungsvorgängen* begründeten – mit Bedeutung für die Reichweite postulierter Geschlechtsunterschiede.

Geschlechterdifferenzen und -gleichheiten im gesamten Körperbau in Artikeln der „Deutschen Encyclopädie"

Im 12. Band der *„Deutschen Encyclopädie oder Allgemeines Real-Wörterbuch aller Künste und Wissenschaften von einer Gesellschaft Gelehrten"* von 1787 findet sich unter dem zweiten[240] Stichwort ‚Geschlecht' ein Verweis auf vielfältige Merkmale, die als geschlechtlich beschrieben wurden bzw. noch beschrieben werden sollten: „Geschlecht (Naturhist.) Es ist schon in verschiedenen Artikeln angeführt worden, z.B. in den Artikeln *Brüste*, *Geburtstheile*, wie sich das männliche und weibliche Geschlecht von einander unterscheiden. Eben so werden wir noch in anderen Artikeln des Unterschied zwischen beyden Geschlechtern in einzelnen Theilen, z.B. unter *Knochen*, *Muskeln*, *Nerven*, *Temperamente*, sowie auch in den Artikeln: *Körper, männlicher* und *Körper weiblicher*, weiter Erwähnung thun. [Absatz] Von dem Verhältniß des weiblichen und männlichen Geschlechts der Menschen gegen einander wird in dem Art. *Mensch, menschliches Geschlecht* gehandelt werden."[241] Eine der Ausführungen findet sich beispielhaft im 21. Band (1801) unter dem Stichwort ‚Knochen', wobei sich die anatomischen und chemischen Betrachtungen zu Stichworten ‚Knochen etc.' über 47 Seiten erstrecken.[242] Neben Unterschieden nach Alter, nach Nation, individuellen Unterschieden und dem Verweis, dass auch Gewohnheit, Lebensart und Kleidung Unterschiede in den Knochen bedingten,[243] finden sich zu Beginn auch Ausführungen zu geschlechtlichen – wiederum *relativen* – Unterschieden, die hier vollständig wiedergegeben werden: „In Rücksicht des Geschlechts ist das weibliche Gerippe kleiner als das männliche und schwächer; die Hirnschale ist zu den Gesichtsknochen größer, die Hirnschalenlöcher enger, das Gaumengewölbe

240 Unter dem ersten Stichwort ‚Geschlecht' finden sich Betrachtungen im Sinne von Gattung zu verschiedenen (Pflanzen- und Tier-)Arten, deren Nieder- und Höherbewertung. Ab dem dritten Stichwort ‚Geschlecht' finden sich folgende Einträge: „Geschlecht der krummen Linien" (mathematisch), „Geschlecht (grammatisch)" (linguistisch), „Geschlecht der Pflanzen, s. Pflanzengeschlecht", „Geschlechter und Geschlechterinn" (mit Verweis auf Personen patrizischen Geschlechts, „Patrizier"), „Geschlechtsadel". Der Beitrag zu ‚Geschlechtsadel' ist mit fünf Seiten der mit Abstand längste [Deutsche Encyclopädie Bd. 12, 1786/1787 S.69-76].

241 Deutsche Encyclopädie Bd. 12, 1786/1787 S.70, Hervorhebungen ebd.

242 Deutsche Encyclopädie Bd. 21, 1801/1802 S.561-608.

243 Deutsche Encyclopädie Bd. 21, 1801/1802 S.564-566.

und die Mundhöhle kleiner, der Brustkörper kürzer, oben etwas weiter, unten enger, beweglicher, vornen rundlicher, und über dem Becken höher. [Absatz] Der Rand für das Rückenmark ist geräumiger, die für Nerven und Gefäße bestimmte Seitenöffnungen sind weiter; die Brustbeine kürzer, die Lenden länger, das Becken in allen Durchmessern geräumiger, die Kämme und Spitzknorren der Hüftbeine liegen, so wie die Schambeine weiter von einander, der Gang ist daher schwankender; sie liegen auch mehr vorwärts und bringen daher im Fortgang der Schwangerschaft den Körper, dessen Schwerpunkt etwas weiter nach vornen fällt, besser ins Gleichgewicht; die Füße sind kleiner, das Achselgelenke nicht so weit von einander entfernt, die obern Gliedmaßen kürzer, und die Finger laufen spitzer zu. [Absatz] Auch unterscheidet sich ein weiblicher Knochen von einem männlichen durch geringere Rauhigkeit, kleinere Zacken, schwächere Furchen, flachere Gelenkhöhlen, und mehrere Glätte. Bei einem weiblichen Röhrenknochen ist auch der Körper merklich dünner, auch weicher, als die männlichen. [Absatz] Das Stirnbein hat auch bey dem weiblichen Geschlecht engere Höhlen, und die Augenbraunbogen springen weniger hervor. Die Gesichtsknochen sind feiner, die Zahnfächer mehr elliptisch, die Zähne kleiner, die Zungenbeine zärter; die Körper der Rückenwirbel liegen höher, die Queerfortsätze sind mehr nach hinten gebogen, die Dornfortsätze schärfer, kürzer und absteigender. Die Ribben sind dünner, das obere Brustbein ist im Verhältniß zum untern gewöhnlich viel größer, als beym männlichen. Die Lendenwirbel sind höher, schlanker, das Kreuzbein breiter, die Steisbeine schmäler, beweglicher; die Hüftbeine breiter, flacher, die Sitzknorren größer und flacher, der ischiadische Ausschnitt größer, das ovale Loch weiter. Die Schlüsselbeine sind gerader, die Schulterblätter kleiner und dünner, und die Winkel spitziger. Die Schenkelbeine sind mehr nach vorwärts gebogen, und der Hals macht mit dem Körper einen größern Winkel.“[244]

Die *„Deutsche Encyclopädie“* blieb unvollständig und endete mit Band 23 (Kre – Ky), so dass die Artikel zu Muskeln, Nerven und Temperamenten nicht erschienen. Das Stichwort ‚Körper‘ findet sich hingegen in Band 22, 1802. Allerdings sind dort nicht die in Band 12 angekündigten Stichworte „Körper, männlicher“ und „Körper, weiblicher“ anzutreffen. Auch die Ausführungen unter dem Stichwort „Körper (Naturgesch.)“ unterscheiden sich erheblich von denen, die unter „Knochen“ getroffen wurden: Geschlechtsunterscheidungen traten zurück und wurden fast ausschließlich in Bezug auf Geschlechtsteile vorgenommen.[245] Und auch diesbezüglich wurde die Möglichkeit von „Hermaphroditismus“ auch bei „vollkommner ausgebildeten Thieren“, den Insekten und Säugetieren, benannt.[246] Hingegen finden sich ausführliche physiologische Beschrei-

244 Deutsche Encyclopädie Bd. 21, 1801/1802 S.564/565.

245 „Zur Fortpflanzung werden bey den meisten organischen Körpern zwey Körper erfordert, welche in allen ihren wesentlichen Theilen übereinstimmen und nur in gewissen, zur Zeugung notwendigen Theilen verschieden sind.“ [Deutsche Encyclopädie Bd. 22, 1801/1802 S.164]

246 Deutsche Encyclopädie Bd. 22, 1801/1802 S.164.

bungen im Sinne Blumenbachs (die sich später [1805] auch bei Ackermann wiederfanden).[247] Mittels eines „Bildungstriebes" würde sich aus ungeformter Materie auf epigenetische Weise geformte Materie bilden. Der Autor des Lexikon-Beitrages „Körper (Naturgesch.)" hob hervor, dass sich damit besser als mit präformistischen Theorien – im elften Band der „Deutschen Encyclopädie" fand sich eine andere Auffassung[248] – Unähnlichkeiten zwischen neu gebildeten Körpern und deren Eltern erklären ließen. Neu erzeugte Körper könnten in Größe, Bildung und Farbe von den Eltern abweichen. Dies seien häufig stattfindende „Spielarten" bzw. „Varietäten", die, sofern sie über mehrere Generationen aufträten, zu „Rassen" führen würden. Von diesen „Spielarten", bei denen die Harmonie der Körperteile erhalten bleibe, unterschied der Autor „Monströsitäten" bzw. „Missbildungen", bei denen die Harmonie gestört werde.[249] Auch in den Beiträgen zu den Stichworten „Körper, menschlicher (anatomisch)", „Körper, menschlicher (physiologisch)" und „Körper, menschlicher (Schöne Künste)" blieben Geschlechtsunterscheidungen weitgehend ausgespart.[250]

Aber auch zu den im Vergleich zu den späteren Bänden geschlechterdifferenten Betrachtungen unter dem Stichwort „Knochen" (im 21. Band, 1801) ist Weiteres anzumerken: Weitreichende Merkmale wurden dort als Frau und Mann (relativ) unterscheidend angeführt; sie erscheinen als *allgemeine Erkenntnis*, für die kein Verweis auf bedeutende Gelehrte notwendig ist (an anderen Stellen der *„Deutschen Encyclopädie"* wurden solche Verweise z.T. vorgenommen). Interessant ist indes, was nicht hervorgehoben wurde: Auf vermeintliche geschlechtliche Unterschiede des Schädels (im Sinne Ackermanns, Soemmerrings oder anderer) wurde nur implizit und nur sehr knapp (bei größerer Hirnschale im Vergleich zu den Gesichtsknochen) eingegangen, wogegen bei den übrigen Ausführungen zum Schädel nicht nach Geschlecht, sondern nach Alter unterschieden wurde.[251]

---

247 Vgl. zu Blumenbachs Theorie von „Bildungstrieb" *S.126ff in diesem Kapitel* sowie: Blumenbach, 1971 (1781).

248 In den Artikeln *„Geburtstheile, männliche"* und *„Gebährmutter, (anat.)"* folgte der Autor noch der „Evolutionstheorie" (zu der Zeit gleichbedeutend mit „Präformationstheorie" verwendet) [Deutsche Encyclopädie, 1786/1787 Bd. 11 S.128, 320]. Die *„Deutsche Encyclopädie"* scheint bezüglich ihrer Auffassungen zu Geschlecht, vermutlich auch auf Grund der langen Zeitspanne die z.T. zwischen dem Erscheinen der einzelnen Bände verstrich, ein sehr gutes Untersuchungsobjekt darzustellen, da sich vielfältige sich wandelnde Theorien in den unterschiedlichen Artikeln dominant zeigen. Eine diesbezügliche vertiefende Forschungsarbeit wäre wünschenswert.

249 Deutsche Encyclopädie Bd. 22, 1801/1802 S.164-166.

250 Deutsche Encyclopädie Bd. 22, 1801/1802 S.170/171.

251 Deutsche Encyclopädie Bd. 21, 1801/1802 S.569ff.

Das Gehirn als geschlechtsunterscheidend bei J. Ith und E. J. Georget

Hingegen ging J. Ith in seiner Schrift *„Versuch einer Anthropologie oder Philosophie des Menschen nach seinen körperlichen Anlagen"* (1803 [1794/1795]), die er selbst als mit nötiger Sachkenntnis geschriebenes populärwissenschaftliches Werk ansah, auf die von Soemmerring und Ackermann beschriebenen Proportionen ein, nach denen der weibliche Schädel im Vergleich zum Skelett größer sei als der männliche.[252] Zur „Verschiedenheit der Geschlechter" stellte Ith fest, dass der Mensch zu der Gruppe der Organismen gehöre, bei denen jedes Individuum ausschließlich weiblich oder männlich sei.[253] Ersichtlich wird bei Ith, dass es Gegenbewegungen zur Beschreibung von weitreichenden Geschlechtsunterschieden, die über ein Mehr oder Weniger hinausgingen, gab; Ith ging darauf kritisch ein. So führte er aus: „Es würde also ein vergebliches Unternehmen seyn, diesen Unterschied etwa dadurch wegerklären zu wollen, daß man behauptete, er entstehe blos aus einer vollkommenen oder unvollkommenen Ausbildung gewisser Organe. Er ist nicht allein durch den ganzen Habitus des Körpers, selbst noch in der Structur und Proportion des Gerippes sichtbar: sondern er herrschet noch eben so deutlich im Temperament und Charakter, in der Anlage, der Intensität und Disposition aller Kräfte der Seele [...]"[254] Für die kurze Beschreibung organischer Unterschiede verwies Ith auf die Lektüre von Roussels *„Physiologie des weiblichen Geschlechts"*, indes nicht auf Ackermanns Dissertation.[255] Deutlich wird, dass Ith eine physische, physiologische und charakterliche Verschiedenheit von Frau und Mann annahm. Im Folgenden ging Ith jedoch ausschließlich auf geschlechtliche Unterschiede zur Zeugung und Fortpflanzung ein[256] – und begab sich damit in die Tradition der zahlreichen physiologischen und anatomischen Schriften des 18. Jh., in denen Geschlechtsteile und Zeugungsbeiträge als geschlechtsunterscheidend zentral gesetzt wurden. Ith beschrieb deutlich unterschiedliche Beiträge zweier Geschlechter zur Zeugung. So gebe der Mann mit seinem Samen den Anstoß zur Entwicklung des Embryos, wogegen die Frau den Embryo ernähre, entwickle und trage. Die Geschlechtsteile seien beim Mann daher eher äußerlicher, wogegen die Geschlechtsteile der Frau deren Körper viel stärker durchdringen würden. Abgrenzen wollte sich Ith von Theorien, die den weiblichen und männlichen Zeugungsbeitrag als nahezu gleichwertig ansahen, und von solchen, die darüber hinaus die grundsätzliche Ähnlichkeit von Skelett, Knochen, Organen, Geweben von Frau und Mann postulierten, die sich nur durch ein Mehr und Weniger unterschieden, so insbesondere auch von der Theorie Blumenbachs (1971 [1781]).[257]

---

252 Ith, 1803 (1794/1795) S.148.
253 Ith, 1803 (1794/1795) S.250.
254 Ith, 1803 (1794/1795) S.250.
255 Ith, 1803 (1794/1795) S.252/253.
256 Ith, 1803 (1794/1795) S.253-269.
257 Blumenbach, 1971 (1781) S.20-46.

Die Unterscheidung der Verstandeskräfte führte u.a. E. J. Georget (1823 [1821]), anknüpfend an Roussel, weiter aus. Roussel hatte Frauen als reizbarer, leidenschaftlicher und emotionaler beschrieben; ihre Verstandeskräfte seien entsprechend dieser Eigenschaften in die Richtungen von Empfindsamkeit und Leidenschaft gerichtet. Dies führe dazu, dass Frauen unbeständig und für Tätigkeiten, die Konzentration erforderten, nicht tauglich seien.[258] Georget, der das Gehirn als Sitz von Nervenkrankheiten nachzuweisen suchte, sah knapp 50 Jahre nach Roussel dessen Auffassung als „allgemeine Wahrheit": „In Betreff des Gehirns kann man als allgemeine Wahrheit annehmen, daß das Weib mehr fühlt als es denkt, der Mann dagegen mehr denkt als er fühlt, daß bei diesem die intelectuellen Vermögen, bei jenem die Gemüthsvermögen entwickelter und thätiger sind. Hieraus ergeben sich fest alle die Folgerungen hinsichtlich des Characters beider Geschlechter, der Natur ihrer wechselseitigen Beziehungen, der Herrschaft des einen, der Abhängigkeit des anderen: denn nicht sowohl die überwiegende Muskelkraft ist es, als die Kraft der Vernunft, welche die eine Hälfte des Menschengeschlechts für immer der anderen unterwirft".[259] Die körperliche Veranlagung der Frauen würde diese überdies häufiger zum Opfer von Geisteskrankheiten machen. Zwar seien an der von Georget angenommenen größeren Anfälligkeit der Frauen für Hysterie, Hypochondrie, Epilepsie und krankhaftes Asthma auch die gesellschaftlichen Verhältnisse schuld (die Frau würde wenig geschätzt, der Mann behandle sie oft schlecht; das Ansehen der Frau sinke mit dem Alter, das des Mannes wachse), allerdings würden diese lediglich eine ‚Naturanlage' verstärken. Georget gab der Auffassung Recht, „daß insonderheit das Gehirn und die Zeugungstheile beide Geschlechter von einander unterscheiden"[260], und stellte fest, dass sich tatsächlich die Geschlechter am meisten in der Zeit „der größten Tätigkeit der Organe" unterschieden, im Alter körperliche Geschlechtsunterschiede hingegen nahezu verschwänden.[261]

Der Fokus wird klar: Das Gehirn und die Geschlechtsteile schälten sich als vermeintlich geschlechtsunterscheidend heraus und fanden im Laufe des 19. und 20. Jh. vertiefte Betrachtungen.[262] Ausführungen grundlegender Ungleichartig-

---

258 Roussel, 1786 (1775) S.21-41.

259 Georget, 1823 (1821) S.105/106.

260 Georget, 1823 (1821) S.109.

261 Georget, 1823 (1821) S.109/110.

262 Besonders ‚schön' legt sich diese Feststellung bei D. W. H. Busch (1839) bezüglich der Geschlechtsteile nahe. Busch führte dort (*relative*) physische und physiologische Differenzbeschreibungen bezüglich allgemeiner Merkmale hinsichtlich des Geschlechts aus [Busch, 1839 S.29-62, 62ff], betonte wiederholt, dass es zwischen Frau und Mann „keine schroffen Gegensätze" gebe, sondern es sich um Modifikationen ein und desselben Prinzips handle [Busch, 1839 S.29], und führte auch Beschreibungen von Männern und Frauen mit vollkommen gebildeten Geschlechtsteilen aus, bei denen sich aber übrige Körperteile, die Stimme oder Neigungen dem anderen Geschlecht gemäß ausbildeten [Busch, 1839 S.602/603]. Bezüglich der Geschlechtsteile ging er hingegen dazu über, „fast" von einem

keit, die die gemeinsame Art von Frau und Mann in Frage stellten, konnten sich indes mehrheitlich nicht durchsetzen. Beschreibungen, die Unterschiede in allen Organen und Geweben suchten und über ein Mehr oder Weniger hinaus behaupteten, fanden gesellschaftlich rasch ‚Gegenwehr'. Bereits für das 17. und 18. Jh. wurde in den Beschreibungen der gesellschaftlichen *Querelle des sexes* und in deren biologischen Argumenten dargestellt, dass Schriften, die die Emanzipation von Frauen unterstützten, Unterschiede bei der Fortpflanzung voraussetzten und dass sie darüber hinaus einige weitere geschlechtliche Unterschiede im Sinne eines Mehr oder Weniger anzuerkennen bereit waren. Mehr Zugeständnisse machten sie indes nicht. Bei der Betrachtung präformistischer und epigenetischer Zeugungstheorien wurde deutlich, dass weitgehende Unterschiede von Frau und Mann auch auf den Mann und dessen Zeugungsbeitrag zurückgefallen wären. Insofern ist davon auszugehen, dass körperliche Unterschiede außerhalb eines Mehr oder Weniger mehrheitlich nicht auf Anerkennung stießen.

Geschlechtergleichheit favorisierende Schriften, insbesondere Beiträge zur Entsprechung der Geschlechtsteile und zu einer gemeinsamen geschlechtlichen Anlage

Behauptete doch eine Schrift so weitgehende Unterschiede, dass sogar die Frau und Mann verbindende gemeinsame Art Mensch in Frage gestellt wurde, so ergaben sich Reaktionen, wie die von K. A. Erb in dessen *„Forschungen über Geschlechts-Natur"* (1824).

Erb sammelte Behauptungen insbesondere von Biologen zum vermeintlichen Geschlechtsunterschied und stellte fest, dass bei so viel Herabwürdigendem, was über Frauen geschrieben worden sei, sich fast die Frage stelle, ob Frau und Mann zur gleichen Art gehörten oder ob die Grenze gar als solche wie zwischen Pflanze und Tier gesehen werden sollte.[263] Erb betrachtete solche Infragestellungen als unverschämt, wollte aber dennoch einigen der angeführten Argumenten nachge-

„Gegensatz" zu sprechen, den er allerdings wieder etwas abmilderte: „Einförmiger und dem Zwecke, für welchen beide Geschlechter geschaffen sind, unmittelbar entsprechend, sind die Geschlechtsorgane selbst, in denen der Geschlechtsunterschied zum höchsten Grade gesteigert erscheint. Hier ist fast ein directer Gegensatz vorhanden, und nur eine tiefere anatomische und physiologische Kenntniss vermochte hier Uebereinstimmungen herauszufinden und die Gegensätze durch Bildungsabweichungen zu erklären." [Busch, 1839 S.63]

263 Erb, 1824 S.13-17. Eine der Schriften, auf die Erb antwortete, könnte die von J. F. Meckel (1821) gewesen sein, der u.a. geschlechtliche Unterschiede bei Gold- und Silberfasanen beschrieb und dem es schier unbegreiflich schien, wie bei diesen Weibchen und Männchen zur gleichen Art gehören könnten [Meckel, 1821 S.242, auch S.257-272]. Ausführliche Zitationen aus Erbs Schrift siehe auch bei Honegger, 1991 S.193-198. Honegger kam allerdings, insbesondere durch die einseitige Würdigung von Ackermanns Werk, zu dem Schluss, dass Erbs Schrift ein kurzes Zwischenspiel und einen einsamen Ruf darstellte. Dieser Auffassung wird hier nicht gefolgt, vielmehr wird hier eine rege Diskussion um Fragen des Geschlechts behauptet und belegt.

hen. Aus dem Argument eines unbenannten Physiologen, dass die Frau im Vergleich zum Mann ein größeres Gehirn und kleinere daraus hervorgehende Nerven habe und dass dies ein Merkmal der Höherentwicklung sei, folgerte Erb die Überlegenheit der Frau: „Das menschliche Weib steht auf höherer Organisationsstufe als der Mann!"[264] Der unbenannte Physiologe hatte hingegen aus diesen Ergebnissen die Unterlegenheit der Frau geschlossen.[265] In einem zweiten Beispiel kritisierte Erb, dass eine angenommene größere Farbenprächtigkeit männlicher Tiere gegenüber weiblichen Tieren zum Bezeugen der Höherentwicklung männlichen Geschlechts herangezogen würde. Erb argumentierte, aus der geringeren Farbigkeit des Menschen im Vergleich zu vielen Tieren folge, dass geringere Farbigkeit als Merkmal der Höherentwicklung zu werten sei, und die Überlegenheit komme daher der Frau zu.[266] Polemisch wies Erb Frauen herabwürdigende Thesen zurück, die er als schlimmer ansah, als es die Verleumdungen von Frauen in der Antike gewesen seien.[267] Eine von Erb angekündigte Fortsetzung erschien allerdings nicht.

Erb stand mit seiner Meinung nicht allein, wie C. Honegger (1991) dies behauptete.[268] Vielmehr hatte sich eine ganze Richtung[269] ausgebildet, in der weitgehenden geschlechtlichen Unterschieden entgegnet wurde. Als ein Vertreter, der hier (mit Abstrichen, auf Grund der Beschreibung deutlich differenter chemischer „Wasserstoff"- und „Säurestoff"-Anteile von Frauen und Männer) einzuordnen ist, wurde Ackermann angeführt, weitere waren bspw. I. Döllinger und G.

---

264 Erb, 1824 S.27.

265 Erb, 1824 S.24-27.

266 Erb, 1824 S.37-47.

267 Erb, 1824 S.47-55.

268 Vgl. Honegger, 1991 S.193. Auch L. Schiebinger (1986; 1993 [1989]) und U. Klöppel (2008) fokussierten auf Geschlechterdifferenzen orientierte Studien, ohne solche, die Geschlechtergleichheiten postulierten, in gleichem Maße zu würdigen [vgl. Schiebinger, 1986 S.51-66, auch Fußnote 34 auf S.75; Schiebinger, 1993 (1989) S.229-297; Klöppel, 2008 S.249-263]. T. Laqueur ging *kurz* – weder ausführlich noch differenziert, noch unter Beschreibung der von einigen Gelehrten getätigten Aussage der Entsprechung der Geschlechtsteile auch im ausgewachsenen Individuum – auf das Fortwirken bzw. einen erneuten Widerhall von Ansichten eines „Ein-Geschlechter-Modells" in embryologischen Ausführungen ein [Laqueur, 2003 (1990) S.169-171; vgl. auch Mehlmann, 2006 S.105].

269 T. Ziolkowski (2004) ordnete die meisten einer solchen Richtung zuzuordnenden Gelehrten am Beginn des 19. Jh. als „romantische" ein [vgl. Ziolkowski, 2004 S.133-169]. Festgehalten werden kann, dass Ansätze von Gelehrten dieser Richtung am Beginn des 19. Jh. eine ganzheitliche Sichtweise favorisierten und übergreifende Erklärungen innerhalb einer Wissenschaft vom Leben (der Begriff ‚Biologie' wurde Ende des 18./Anfang des 19. Jh. geprägt [vgl. Ziolkowski, 2004 S.135/136; Jahn, 2004 S.283-289]) suchten. Physische und physiologische Betrachtungen wurden mit philosophischen verbunden. An einer solchen auf Ganzheitlichkeit orientierten Richtung setzten bzgl. der Entsprechung bzw. des gemeinsamen Ursprungs der Geschlechtsteile zahlreiche Gelehrte an, wie im Folgenden gezeigt wird.

H. Schubert.[270] Schubert führte in *„Ahndungen einer allgemeinen Geschichte des Lebens"* (Erster Theil, 1806)[271] unter Verweis auf die vergleichenden Beschreibungen von Organen verschiedener Tierklassen durch J. Swammerdam,[272] unter Berufung auf Blumenbach[273] und unter Hinweis darauf, dass er eine Schrift von Ackermann (1805b) zum Zeitpunkt der Fertigstellung der Arbeit noch nicht hinzuziehen konnte,[274] aus, dass es keine speziellen Organe weiblichen und männlichen Geschlechts gebe, sondern diese jeweils auf eine gemeinsame Anlage verwiesen und ggf. auch ineinander übergehen könnten. „So ist denn nichts was dem einem Geschlecht vor dem andern einzig eigen wäre, und jene Meynung, dass in den Individuen der verschiedenen Geschlechter ganz entgegengesetzte Kräfte, entgegengesetzte Organe und Bestrebungen wären, scheint nirgends statt zu finden."[275] Mit Blick auf das 18. Jahrhundert setzte Schubert fort: „Weise und be-

270 Ebenfalls für die Entsprechung der Geschlechtsteile und deren gemeinsamen Ursprung sprach sich H. M. Ducrotay de Blainville aus [Ducrotay de Blainville, 1819 (1818)]; der Annahme eines gemeinsamen Ursprungs der Geschlechtsteile im Sinne J. F. Ackermanns folgten J. C. Rosenmüller und E. von Siebold (Siebold nahm aber, auch in Anlehnung u.a. an Ackermann, die Beschreibung zahlreicher körperlicher Geschlechtsunterschiede im Sinne eines Mehr und Weniger vor) [Rosenmüller, 1810; Siebold, 1821 (1811) S.27, 4-26; vgl. in diesem Sinne auch: Allgemeine Encyclopädie der Wissenschaften und Künste, 1829 Section 2, Theil 6 S.284/285]. G. W. F. Hegel wurde an dieser Stelle ausdrücklich von der Benennung ausgenommen. Zwar folgte auch Hegel Beschreibungen einer gemeinsamen Anlage bzw. der Annahme sich entsprechender Geschlechtsteile, er fügte in seine Naturphilosophie allerdings ein Verständnis von Höherentwicklung und Stehenbleiben in der Entwicklung auch in vergeschlechtlichter Hinsicht ein, wobei er das „Tätige", sich entwickelnde, für den Mann beschrieb. Auf einen Teil des im Folgenden relevanten Textkorpus Bezug nehmend, widmete sich U. Klöppel (2008) insbesondere Geschlechterdifferenz beschreibenden Schriften und vernachlässigte solche, die (auch) Geschlechtergleichheit thematisierten [vgl. Klöppel, 2008 S.249-263].

271 Vgl. insbesondere Schubert, 1806 S.135-213, auch S.214-289.

272 Swammerdam, 1758 (1669). Swammerdam fokussierte insbesondere Insekten, traf aber auch Aussagen, dass seine Ergebnisse auf Frösche und Menschen übertragbar seien [Swammerdam, 1758 (1669) S.103-112]. So betrachtete er auch beim Menschen das Ei bei der Fortpflanzung als zentral. Für Geschlechtsteile beschrieb Swammerdam Gemeinsamkeiten und Unterschiede [vgl. Swammerdam, 1758 (1669) u.a. Bd. I S.56-58 und 146-152, Bd. 2 S.60-62, 103-112].

273 Insbesondere: Blumenbach, 1805. Blumenbach beschrieb vergleichend die Organe, u.a. die Geschlechtsteile, verschiedener Tierklassen. Bzgl. der Geschlechtsteile wurde bei ihm deutlich, dass das Vorkommen und die Gestalt dieser Teile zwischen verschiedenen Tierklassen und Arten variierten [Blumenbach, 1805 S.429-484, 504-509]. Dies passte sich in eine Naturphilosophie Blumenbachs ein, in der er Entwicklungsprozesse zentral setzte und die nötige Differenzierung aus Anlagen postulierte. Dabei würden sich einige Merkmale entwickeln, andere nicht, ggf. würden letztere als Rudimente zurückbleiben [Blumenbach, 1971 (1781) S.39-46, 55-60; Blumenbach, 1805 Fußnoten S.65f, 470f].

274 Schubert, 1806 S.V.

275 Schubert, 1806 S.208/209.

hutsam war daher der Ausdruck der Physiker des vergangenen Jahrhunderts, welche jenen Unterschied, der zwischen den Dingen von verschiedenem Geschlecht statt findet, in ein Mehr oder Minder, + und – derselben Kraft, derselben Eigenschaften setzte."[276] Deutlicher wird Schuberts Intention, an Lehren anzuschließen, die an Galenos anknüpften, an anderer Stelle: „... und es war einigen grossen Zergliederern der vorigen Zeiten kein blosser Scherz, wenn sie dem Weibe diesselben Theile als dem Manne, nur inwendig verborgen zugestanden."[277] Es gebe nach Schubert nichts, was ein Geschlecht dem anderen voraus hätte. Dies sei weder bei den Geschlechtsteilen der Fall noch bei Gefieder oder Geweihen. Auch Brüste mit Milchdrüsen oder die Menstruation seien nicht ausschließlich einem Geschlecht vorbehalten.[278] In seinen Ausführungen ging Schubert auf Pflanzen und Tiere, aber auch intensiv auf den Menschen ein.

Ein weiteres prägnantes Beispiel findet sich in dem Aufsatz *„Versuch einer Geschichte der menschlichen Zeugung"* von I. Döllinger (1816). Döllinger beschrieb dort die Eierstöcke und Hoden als eigentlichen geschlechtlichen Unterschied, da dort der „Geschlechtsgegensatz" am deutlichsten sei.[279] Zu allen Geschlechtsteilen schrieb Döllinger allerdings auch, und relativierte damit auch die Bedeutung von Eierstock und Hoden: „9) [...] So wie der Embryo nur Mensch, nicht Weib und nicht Mann seyn kann, so haben auch seine keimenden Genitalien keinen Geschlechtscharakter. Im Hermaphroditen ist diese Indifferenz fixiert. 10) Die menschlichen Geschlechtstheile sind nicht absolut männlich, sondern männlichweiblich, und nicht absolut weiblich, sondern weiblichmännlich, daher die Harmonie ihres Baues, und die Möglichkeit einer Uebergangsbildung. 11) Die Geschlechtsteile des Mannes sind die Prostata und die Hoden, die des Weibes die Gebärmutter und die Eierstöcke. [...] Das die Prostata dem Uterus, der Hode dem Eierstock parallel sind, ist für sich klar; [...]."[280]

Das Spannungsverhältnis zwischen Entsprechung und Differenz der Geschlechtsteile und die Frage, ob mögliche Differenzen Resultat einer (angeborenen) Anlage oder von Entwicklungsprozessen seien

Wenn man eine solche Richtung der Entsprechung der Geschlechtsteile als letzte Ausprägung der Rezeption galenischer Naturphilosophie interpretieren wollte, so ginge man fehl. Vielmehr schlossen sich – außer den genannten – weitere Gelehrte einer Auffassung an, dass sich weibliche und männliche Geschlechtsteile entsprächen, bzw. führten zumindest die gemeinsame Anlage weiblicher und männlicher Geschlechtsteile im Embryo aus. Eine solche gemeinsame Anlage

276 Schubert, 1806 S.209.

277 Schubert, 1806 S.199.

278 Schubert, 1806 S.207. Zu dem Verweis, dass funktionale Brustdrüsen mit Absonderung von Milch auch bei Männern vorkämen vgl. auch Voigtel, 1804/1805 Bd. 1 S.569, 582; Blumenbach, 1805 S.504-509, insbesondere 504/505.

279 Döllinger, 1816 S.391.

280 Döllinger, 1816 S.390.

würde sich in der Entwicklung des Individuums meistens eindeutig geschlechtlich differenzieren, allerdings gäbe es auch Möglichkeiten des Überganges (aphroditische bzw. hermaphroditische Entwicklungsmöglichkeiten). Ein Beispiel für eine solche Rezeption ist die G. W. F. Hegels, der weibliche und männliche Geschlechtsteile als vom gleichen Typus beschrieb. Geschlechtsunterschiede verlagerte Hegel auf Entwicklungsvorgänge, wobei er männliches Geschlecht als sich Fortentwickelndes, als „Tätiges“ beschrieb, wogegen weibliches Geschlecht „indifferent“ sei, eine „unentwickelte Einheit“ darstelle.[281] Eine solche Auffassung geschlechtlicher Differenz als Resultat von Entwicklungsvorgängen – meist[282] verbunden mit Gedanken der Höherentwicklung männlichen Geschlechts gegenüber weiblichem Geschlecht – ging in die sich spezialisierenden Disziplinen der Biologie (bspw. in die Evolutionsbiologie und in die Entwicklungsbiologie) ein.[283]

281 Hegel führte mit Verweis auf Ackermann (in dem Nachdruck der Ausgabe von 1830 auch mit Verweis auf Schubert) aus, dass der „weibliche Uterus“ der „männlichen Prostata“ entspreche, wobei der Uterus beim Mann im Zustand einer Drüse verbleibe; die „männlichen Hoden“ blieben bei der Frau als „weiblicher Eierstock“ eingeschlossen und würden nicht hervortreten (es fehle hier bei der Frau an „Tätigkeit“); der „weiblichen Klitoris“ würde es an „tätigem Gefühl“ im Vergleich zum „männlichen Penis“ mangeln. Der Mann sei nach Hegel „das Tätige“, wogegen die Frau „unentwickelte Einheit“ bleibe – zwischen „Tätigkeit“ und „Allgemeinheit“ siedelte Hegel Geschlechterdifferenzen an, wogegen er die Geschlechtsteile (und andere Organe) als gemeinsamen Ursprungs betrachtete [Hegel, 1987 (1805/1806) S.160/161; vgl. ausführlich Hegel, 1983 (1830) S.516-519, zitiert auch bei Honegger, 1991 S.190]. Hegel richtete einen binären Geschlechtsunterschied zur Fortpflanzung der Gattung ein; durch die Vereinigung zweier Geschlechter in der Fortpflanzung gehe deren jeweiliger Mangel unter und entstehe eine Einheit, die Gattung [vgl. Hemetsberger, 2007 S.299-311, 303]. Eine solche Auffassung im Sinne einer Ergänzung beider Geschlechter nahm Hegel auch für das gesellschaftliche Zusammenleben von Frau und Mann an, wobei Hegel Frauen auf eine familiäre sittliche Welt beschränkte. Für geistige Tätigkeiten in Wissenschaften und für die Staatsführung sind Frauen nach Hegel nicht geschaffen [vgl. Annerl, 1991 S.70-80, 74f].

282 Es gab auch andere Wortmeldungen: So führte H. M. Ducrotay de Blainville ebenfalls weibliches Geschlecht als Grundlegendes aus, bewertete es aber als wichtiger (und nicht als in einem Zustand stehenbleibend) und nahm ansonsten keine Höher- oder Minderbewertungen vor [Ducrotay de Blainville, 1819 (1818) S.393]. H. Rathke bezog eine Zwischenstellung: Er argumentierte, dass von einer einfachen Höherentwicklung männlichen Geschlechts aus dem weiblichen Geschlecht keine Rede sein könne. Vielmehr würde sich bei einigen Partien der Geschlechtsteile zeigen, dass sich das weibliche Geschlecht aus dem männlichen fortentwickelt habe, bei anderen Partien der Geschlechtsteile zeige sich hingegen, dass sich das männliche Geschlecht aus dem weiblichen fortentwickelt habe. Dennoch kam er zu dem Schluss, dass in der Gesamtheit das männliche Geschlecht als überlegen anzusehen sei [Rathke, 1825 S.120-136]. Die Deutung Rathkes unterstützte R. Leuckart: Leuckart, 1853 S.751/752, 768.

283 Vgl. bspw. Meckel, 1812a S.288-292; Meckel, 1816 S.200; Darwin, 1951 (1871) insbesondere S.555-572, auch S.572-603. Für weitere Anknüpfungspunkte für Theorien hierarchischer Höherentwicklung des frühen 19. Jh., allerdings orientiert an „Theorien der Stufenleiter“ (in der jede Art einen eigenen Ursprung habe und

Aber es wurden auch die Gedanken der Entsprechung der Organe[284] und der gemeinsamen Anlage der Geschlechtsteile fortgeführt. Zunächst wurde durch die einflussreiche Schrift von J. Müller (*„Bildungsgeschichte der Genitalien aus anatomischen Untersuchungen an Embryonen des Menschen und der Thiere“*, 1830) die *Entsprechung der Geschlechtsteile*, bzw. die bereits eingeschränkte Variante der *gemeinsamen geschlechtlichen Anlage,* für Säugetiere (und Menschen) weiter eingegrenzt. So formulierte J. Müller eine *indifferente geschlechtliche Anlage* im Embryo: Der Embryo habe zunächst kein Geschlecht. Aus diesem geschlechtslosen Zustand des Embryos würden sich weibliches und männliches Geschlecht über sich voneinander unterscheidende Entwicklungsprozesse differenzieren. Beispielsweise die bei Döllinger beschriebene Entsprechung von Prostata und Uterus bestand somit bei Müller nicht fort, vielmehr würden Prostata und Uterus vollständig unterschiedliche Organe mit von Anbeginn der Entwicklung verschiedenen Entwicklungswegen darstellen. Am Ende dieser verschiedenen Entwicklungswege sind die Geschlechtsteile nach Müller die „verschiedensten Dinge“.[285]

Die Annahme Müllers einer *indifferenten geschlechtlichen Anlage* blieb in der Folge aber nicht unhinterfragt, vielmehr schloss sich eine Diskussion aus verschiedenen Perspektiven an. J. Y. Simpson (1856 [1839]) und R. Leuckart (1847) orientierten entgegen den Auffassungen Müllers mehr auf Gemeinsamkeit und stellten weibliche und männliche Organe, die aus ein und derselben Anlage entstünden, als – nach heutiger Begriffswahl – ‚homologe Organe‘ dar (*gemeinsame geschlechtliche Anlage, vgl. Abb. 1, S.159*).[286] T. L. W. von Bischoff (1842)

keine Möglichkeiten des Übergangs zwischen Arten bestehe), ist die Ausarbeitung K. Palms (2008) zu Theorien C. F. Kielmeyers und F. W. J. Schellings lesenswert [vgl. Palm, 2008].

284 Ein schönes Beispiel ist von R. Virchow. Virchow, der Keimdrüsen als geschlechtsdifferenzierendes Merkmal zentral setzte [vgl. Virchow, 1847 S.747], wies eine der männlichen entsprechenden weibliche Prostata nach. Da sich in der Prostata damit kein Unterschied mehr zwischen Frauen und Männern finde, müsse die Prostata – so folgerte Virchow – als nicht dem Genitalsystem zugehörig betrachtet werden [Virchow, 1853 S.403/404]. Virchow stellte also die Entsprechung von Organen heraus, wollte aber nicht Gleichheiten oder Ähnlichkeiten des Genitalsystems beschreiben. Die Annahme sich entsprechender Organe wurde auch durch G. L. Kobelt (1847) bereichert, der „dass längst vermisste Seitenstück des Neben-Hodens des Mannes“, den Neben-Eierstock der Frau, beschrieb [Kobelt, 1847], eine ‚Erkenntnis‘, der weitere Gelehrte folgten [vgl. u.a. Simpson, 1856 (1839) S.298; Kölliker, 1861 S.436].

285 Müller, 1830 S.2-4, 98/99, 113-120; auch in einem solchen Sinne: Rathke, 1825 S.120-136, 136; vgl. Busch, 1839 S.63, 85; Rathke, 1861 S.175-184, 178.

286 Simpson, 1856 (1839) S.289-306, 298; Leuckart, 1847 u.a. S.79ff, 89ff; vgl. Leuckart, 1853 S.742-776, 742f, 750f, 758f, 768f. Weitere Auffassungen, die sich zwischen indifferenter und gemeinsamer Anlage verorten lassen: A. A. Berthold (1845) nahm die Unterscheidung einer indifferenten oder gemeinsamen geschlechtlichen Anlage nicht so genau und nutzte beide Beschreibungen gleichberechtigt nebeneinander, um aufzuzeigen, dass es in den ersten Phasen der Embry-

kritisierte Müllers Ausführung eines geschlechtslosen Zustands. Nach seiner Auffassung seien die Geschlechtsunterschiede zu tiefgreifend und müssten daher bereits im Keim angelegt sein.[287]

Eine andere Richtung kritisierte ebenfalls Müllers Beschreibung einer *indifferenten geschlechtlichen Anlage*, allerdings aus der Perspektive, dass in jedem Embryo die Anlagen für weibliche und männliche Geschlechtsteile *nebeneinander* vorhanden seien. Beide Anlagen seien zueinander analog, aber nicht identisch. Im ausgewachsenen Individuum würde sich eine dieser geschlechtlichen Anlagen vollkommen ausprägen, während die andere in Ansätzen bestehen bleibe. Eine solche (Nebeneinander-)Anlage bezeichneten R. Knox und später H. W. G. Waldeyer als *hermaphroditische bzw. doppelte geschlechtliche Anlage*.[288] Ausführlich argumentierte Waldeyer für eine solche *hermaphroditische Anlage*: „Aber ein anderer, auch für die Teratologie nicht unwichtiger Punkt folgt aus dem Beobachteten mit Gewissheit, nämlich der, *dass die Uranlage der einzelnen Individuen auch bei den höchsten Vertebraten eine hermaphroditische ist.* Man hat bis jetzt vielfach das eigenthümliche Verhalten der Geschlechtsorgane bei der ersten Entwicklung so zu deuten gesucht, dass ein neutraler gemeinsamer, gewissermaassen indifferenter Urzustand vorhanden sei, aus welchem heraus

onalentwicklung keine Geschlechtsunterschiede gebe und dass sich weibliche und männliche Geschlechtsteile entsprechen würden [Berthold, 1845 S.100-102]. J. J. S. Steenstrup (1846) folgte der Annahme einer gemeinsamen Anlage [Steenstrup, 1846 S.4], um anschließend vollkommen unterschiedliche Entwicklungen weiblicher und männlicher Geschlechtsteile zu beschreiben und der Möglichkeit des Auftretens von Hermaphroditismus – als „das Vorhandensein von wirklich männlichen und weiblichen Fortpflanzungsorganen in demselben Geschöpfe“ für das gesamte Tierreich zu widersprechen [Zitat: Steenstrup, 1846 S.14/15]. Eine der Steenstrups vergleichbare Ansicht hatte zuvor L. Oken (1831 [1809-1811]) vorgelegt. Oken beschrieb, dass weibliche und männliche Geschlechtsteile aus einer gemeinsamen Anlage entstünden. Daher könne sich ein Organ nur in männliche *oder* weibliche Richtung entwickeln, „vollkommene Zwitter“ seien unmöglich [Oken, 1831 (1809-1811) S.310/311]. Nur für „unsymmetrische Thiere“ (Oken benannte Schnecken [Oken, 1831 (1809-1811) S.311]) beließ Oken die Möglichkeit von Hermaphroditismus, bei diesen könne sich aus der gemeinsamen Anlage der Geschlechtsteile an einer Seite ein Eierstock, an der anderen ein Hoden entwickeln [Oken, 1831 (1809-1811) S.308-313]. G. L. Kobelt (1847) beschrieb eine indifferente geschlechtliche Anlage, führte nachfolgend allerdings aus, dass sich der Wolffsche Gang bei der Frau nicht vollkommen zurückbilde, wie Müller es angenommen hatte (Müller hatte den Wolffschen Gang bei Säugetieren als in frühen Embryonen vorhanden mit vergleichbarer Funktion der späteren Nieren beschrieben; mit Ausbildung der Nieren würde sich der Wolffsche Gang zurückbilden [Müller, 1830 insbesondere S.108-110]), sondern dass sich dieser produktiv weiterentwickle. Als Resultat entstehe ein Neben-Eierstock als Entsprechung des Neben-Hodens [Kobelt, 1847 S.6/7, 19/20, 45ff].

287 Bischoff, 1842 S.356; in diesem Sinne auch: Valentin, 1835 S.386/387. C. F. Burdach und G. Valentin nahmen an, dass in den ersten Stadien der Embryonalentwicklung zwar Indifferenz wahrgenommen werde, Geschlechtlichkeit aber bereits von dem „ersten Ursprunge an“ vorhanden sei [vgl. Valentin, 1835 S.386f].

288 Knox, 1830; Waldeyer, 1870 S.151-169.

entweder nach der einen oder der anderen Seite hin die Entwicklung vorschreite, so dass bald ein männliches, bald ein weibliches Individuum entstehe. Aber man hat sich da zu viel auf das Verhalten mehr nebensächlicher Dinge gestützt, z.B. auf das der äusseren Geschlechtsorgane. Hier gibt es in der That einen indifferenten, gewissermaassen neutralen Urzustand, der sich dann entweder nach der männlichen oder der weiblichen Seite hin weiter ausprägt. Das kann aber nicht befremden, da wir ja in den äusseren Genitalien sowohl beim Manne als beim Weibe in der That anatomisch dieselben Gebilde vor uns haben, die nur nach verschiedenen Richtungen hin sich bei den verschiedenen Individuen ausbilden. [...] Geht man aber auf die Entwicklung derjenigen Gebilde ein, welche das Wesen der beiden Geschlechter ausmachen, der beiden Keimdrüsen, so ist eine indifferente, gleichsam neutrale Uranlage schwer denkbar. [...]; mit anderen Worten, jedes Individuum ist auf einer gewissen Stufe seiner Entwicklung wahrer Hermaphrodit."[289] Waldeyer diskutierte ausführlich und explizit die Frage *indifferenter, gemeinsamer oder hermaphroditischer geschlechtlicher Anlage* im Embryo und führte die Stellungnahmen unterschiedlicher Gelehrter an. Die Ausführungen Waldeyers wurden nachfolgend oft zitiert,[290] allerdings konnte die Ansicht einer *indifferenten, gleichwohl gemeinsamen geschlechtlichen Anlage* im Embryo Übergewicht in der Debatte gewinnen.[291]

---

289 Waldeyer, 1870 S.152/153, vgl. auch S.157; Hervorhebung bei Waldeyer.

290 Vgl. u.a. Klebs, 1876 S.718-722; Weismann, 1892 insbesondere S.467-470, 483/484. Eine interessante Rezeption findet sich bei C. Gegenbaur: Dieser folgte in *„Grundzüge der vergleichenden Anatomie"* aus dem Jahr 1859 der Annahme einer indifferenten geschlechtlichen Embryonalanlage (im Sinne J. Müllers). Diese Ansicht fand sich ähnlich auch in der zweiten Auflage der *„Grundzüge der vergleichenden Anatomie"* (1870, S.864/865). 1883 schloss sich Gegenbaur in *„Lehrbuch der Anatomie des Menschen"* der Annahme einer hermaphroditischen, doppelten geschlechtlichen Anlage im Sinne W. Waldeyers an [Gegenbaur, 1859 S.579-581, 599; Gegenbaur, 1883 S.556-558]. Nach L. Büchner (1879) änderte auch T. L. W. von Bischoff seine Auffassung. Hatte Bischoff noch 1842 die Unterschiede zwischen den Geschlechtern als so weitreichend betrachtet, dass er einen „geschlechtslosen Zustand" in Embryonalphasen ablehnte, so erachtete er 1871 Waldeyers Ausführungen einer „doppelt-geschlechtlichen" Anlage im Embryo als „möglich und wahrscheinlich" (ohne von der Annahme weitreichender Geschlechtsunterschiede bei erwachsenen Menschen abzurücken) [nach: Büchner, 1879 S.10].

291 Das Argument der indifferenten, gemeinsamen geschlechtlichen Anlage spielte auch in den Debatten um die Emanzipation von Frauen um 1900 eine Rolle; so führte J. Elberskirchen dieses Argument 1903 in einer auf die Gleichberechtigung von Frauen und Männern gerichteten Schrift an [vgl. Heinsohn, 2005 S.228-233]. T. Laqueur ging *kurz* auf solche Betrachtungen einer indifferenten-gemeinsamen und hermaphroditischen Anlage ein, deutete sie aber lediglich als mögliches Fortwirken eines „Ein-Geschlechter-Modells" und vertiefte sie nicht (*vgl. Fußnote 268, S.152*). Besser wäre es, die Begrifflichkeit des „Ein-Geschlechter-Modells" zu verwerfen – und Annahmen von ‚Gleichheit' in Bezug auf Geschlecht nicht als Fortwirken antiker Lehren zu verstehen, sondern als ein fortwährendes Ringen zwischen Theorien, die bezüglich von Anlagen von Geschlechtsteilen im Embryo

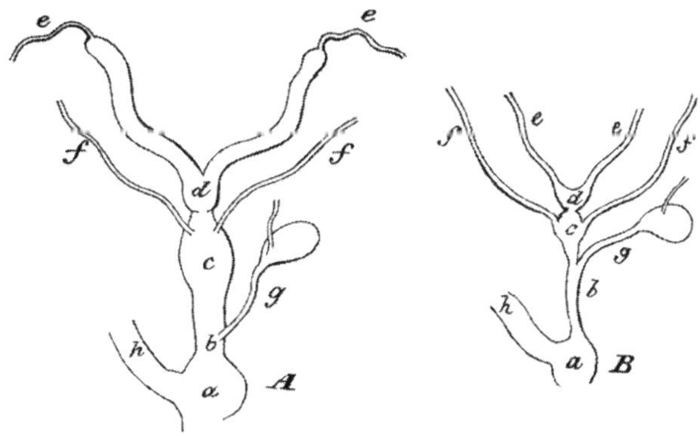

Fig. III.

A Weibliche Theile.
B. Männliche Theile.
a. Cloake.
b. Canalis urogenitalis.
c. Scheide.
d. Uterus.
e. e. Oviducte.
f. f. Samenleiter.
g. Urethra mit Harnblase.
h. Mastdarm.

Abb. 1: Die Entsprechung weiblicher und männlicher Geschlechtsteile. Die Annahme einer gemeinsamen geschlechtlichen Anlage bei Säugetieren, nach R. Leuckart, 1847 S.92.

Die Frau als evolutionär vorgängig, der Mann als Höherentwicklung: Geschlechterdifferenzen als Resultat von Entwicklungsvorgängen mit weitreichenden physischen, physiologischen und psychischen Auswirkungen

L. Oken (1831 [1809-1811]), F. Tiedemann (1813) und J. F. Meckel (1812a, 1816) hatten mit der Annahme der vollkommenen Einheit beider Geschlechter in einer Anlage die Vorstellung verknüpft, dass weibliche Geschlechtsteile die Urgestalt darstellten, die männlichen Geschlechtsteile sich aus diesen fortentwickel-

Gleichheit postulierten (und postulieren), und diesen widersprechenden Theorien, die Differenzen von Anlagen der Geschlechtsteile konstatierten (konstatieren). Dabei gilt es auch wahrzunehmen, dass sich Theorien, die sich bezüglich der Geschlechtsteile für Gleichheit aussprachen (aussprechen), in Bezug auf andere als geschlechtlich gedeutete Merkmale für Differenz aussprechen könnten. Für aktuelle Annahmen einer indifferenten, gemeinsamen („bipotenten") geschlechtlichen Anlage vgl.: Pinsky, 1999 S.4; Gilbert, 2000 S.525; Johnson, 2007 S.5f.

ten.[292] Männliches Geschlecht sollte eine höhere Stufe der Entwicklung grundsätzlich gleicher Organe darstellen. In seinem *„System der vergleichenden Anatomie“* (1821) führte Meckel dies weiter aus. Jetzt schloss er alle körperlichen Merkmale ein, formulierte, dass sowohl weibliches als auch männliches Geschlecht für gewöhnlich[293] die gleichen Organe aufwiesen, sich allerdings die beim weiblichen Geschlecht vorhandenen Organe beim männlichen Geschlecht stärker, größer und farbenprächtiger entwickelt zeigten.[294] Prägnant formulierte dies J. J. S. Steenstrup (1846): „Da es nun als ein allgemeines Naturgesetz gilt, dass die Entwicklung der höheren Wesen die Formen durchgeht, die für die niederen eigene und bleibende sind, [...]. So werden unter den Säugethieren und Menschen oft einzelne männliche Wesen geboren, die übrigens vollkommen männlich sind, aber eine mehr oder mindere weibliche Form haben, *das heisst: auf einer früheren Stufe stehen geblieben sind, wo die Werkzeuge mehr Ähnlichkeit mit denen des Weibchens hatten.* Eine solche Hemmung oder ein solches Stehenbleiben in der Entwicklung kann früher oder später begonnen haben, und davon wird ihre Form und ihr Einfluss auf den ganzen Character des Individuums abhängig sein.“[295] Eine solche Betrachtungsweise des Stehenbleibens der Entwicklung weiblichen Geschlechts (der Frau) und der Höherentwicklung männlichen Geschlechts (des Mannes) fand Anklang, ihr folgten u.a. C. Darwin (1951 [1871]), C. Lombroso und G. Ferrero (1894 [1893]) und A. Forel (1913 [1905]); insbesondere auf diese Gelehrten wird im Folgenden Bezug genommen.[296]

---

292 Oken, 1831 (1809-1811) S.308-313, 312; Tiedemann, 1813 S.80, 85, 87/88; Meckel, 1812a S.266, 288-292; Meckel, 1816 S.198, 200; vgl. Neumann, 1995 S.13; Zürcher, 2004 S.101, 105-107; Klöppel, 2008 S.249-263. Einer solchen Auffassung widersprachen explizit H. Rathke und R. Leuckart: Rathke, 1825 S.120-136; Leuckart, 1853 S.751/752, 768.

293 Meckel machte eine Ausnahme: Die Hörner der Wiederkäuer kämen beim weiblichen Geschlecht gar nicht vor [Meckel, 1821 S.267/268].

294 Meckel, 1821 S.257-272.

295 Steenstrup, 1846 S.4, Hervorhebung HJV.

296 Vgl. für kritische Betrachtungen zum Androzentrismus, Sexismus und Rassismus der Evolutionstheorie Darwins: Scheich, 1993 insbesondere S.181-207; Schmersahl, 1998 S.74-84; Mehlmann, 2006 S.107-129; vgl. zu einem kurzen Überblick über die Rezeption von Darwins Evolutionstheorie Ende des 19. und Anfang des 20. Jh.: Schmersahl, 1998 S.83-91; vgl. zu den Ausführungen Lombrosos und Ferreros auch: Ritter, 2005 insbesondere S.68-85; vgl. zur Verbreitung von Lombrosos und Ferreros Schrift im kriminologischen Diskurs Ende des 19. und Anfang des 20. Jh.: Uhl, 2003 u.a. S.94ff, 116ff. Im kriminologischen Diskurs wurden, u.a. mit Verweis auf Lombrosos und Ferreros Schrift, Frauen Verbrechen abgesprochen, für die als männlich betrachtete Tugenden wie Kraft, Mut und Verstand erforderlich seien, hingegen würden Frauen List und Verstellung nutzen [vgl. Uhl, 2003 S.116/117; für Kritiken die in diesem Diskurs an den Ausführungen Lombrosos und Ferreros geübt wurden vgl. auch: Ritter, 2005 S.22-26]. Auch in biologisch-medizinischen Schriften wurde auf Lombrosos und Ferreros Schrift Bezug genommen; dies wird in den später folgenden Betrachtungen zu den Schriften P. J. Möbius und H. Dohms deutlich (*vgl. S.175ff in diesem Kapitel*).

Ausgegangen wurde bei entwicklungsgeschichtlichen Theorien meist vom Tierreich, und von hier wurden Rückschlüsse auf den Menschen gezogen.[297] Wo dies zu Gunsten der Frau hätte geschehen können, bspw. bei festgestellter größerer Körpergröße des Weibchens im Vergleich zum Männchen bei zahlreichen Tierarten, wurde dies wiederum als Zeichen der Unterlegenheit des weiblichen Geschlechts gedeutet: Das Weibchen zeige nur bei ‚niederen Tierarten' eine Überlegenheit an Körperkraft und Körpergröße. In der Höherentwicklung der Arten (nach C. Darwin) werde es vom Männchen überholt, so dass bei den Säugetieren ohne Ausnahme die Männchen größer und dem Weibchen an Kraft überlegen seien.[298]

---

297 Theorien, die einen Übergang zwischen verschiedenen Arten durch Anpassung und Vererbung beschrieben (bspw. Anfang des 19. Jh. von J.-B. de Lamarck [vgl. Jahn, 2004 S.288/289]), waren zunächst umstritten. Verbreiteter war die Annahme, dass jede Art einen eigenen, von anderen Arten unabhängigen, Ursprung habe und sich Veränderungen („Abartungen", „Degeneration" – diese Begriffe weitgehend ohne die heute gebräuchliche negative Konnotation) innerhalb einer Art als Varietäten ausprägten („Theorie der Stufenleiter" [vgl. Jahn, 2004 S.245-248]). Insofern waren Rückschlüsse von ‚anderen Tierarten' (auch eine solche Formulierung, die den Menschen nicht gegenüber Tieren außerordentlich erhöhte, war umstritten [vgl. Schurig, 2007 S.29-33]) auf den Menschen Ende des 18. Jh. und Anfang des 19. Jh. oft im Sinne von Vergleichen zu verstehen, ohne dass eine entwicklungsgeschichtliche Reihe angenommen wurde. Als Vertreter einer solchen Theorie, von Arten ohne Übergang, ist bspw. J. F. Blumenbach einzuordnen [vgl. Junker, 2007; Fabbri Bertoletti, 1994 S.107ff]. Mitte/Ende des 19. Jh. waren hingegen in der Biologie Ausführungen zur Veränderlichkeit und Neuentstehung von Arten dominant geworden, die eine Aneinanderreihung von ‚niederen' zu ‚höheren' Arten, mit der Möglichkeit von Übergängen, beschrieben. L. Oken beschrieb 1805, dass „Infusorien" (kleine Organismen, die u.a. bei Faulung von organischen Stoffen sichtbar würden) den Ausgangspunkt des Lebens darstellten und dass auch höhere Organismen auf diese „Infusorien" zurückzuführen seien (ähnlich wie Wasserstoff und Sauerstoff sich zu Wasser verbinden würden, verbänden sich „Infusorien" zu höheren Organismen, gingen also vollkommen in diesen auf) [Oken, 1805 insbesondere S.17-23; Oken, 1831 (1809-1811) S.141-162, insbesondere 154ff; vgl. Hahn, 1809 S.17-21]. Oken führte aus, dass neue Arten entstehen könnten, höhere Organismen durch die Neuentstehung von Organen oder Organsystemen zustande kämen und menschliche und tierische Embryonen Entwicklungsstadien durchliefen, die niederen Tierarten ähnelten [vgl. Jahn, 2004 S.290-296]. E. Haeckel legte 1866 eine der Okens ähnliche, breiter ausgearbeitete Theorie vor und führte aus, dass in der Embryonalentwicklung die Stammesentwicklung nachvollzogen werde. Eine Theorie der Stammesentwicklung, die nachfolgend breite Resonanz fand, legte C. Darwin 1859 vor [vgl. Jahn, 2004 S.363-366, 373-376].

298 Darwin, 1951 (1871) S.216-236, 555-572; Lombroso, 1894 (1893) S.12. Meckel (1821) beschrieb auch weitgehend geschlechtliche Unterschiede für zahlreiche Tierklassen, allerdings gab er sie von Tierart zu Tierart unterschiedlich an und stellte nur begrenzt Querbezüge her. Die allgemeine Einschätzung, dass bei ‚höheren' Tierklassen Männchen größer, farbenprächtiger und stärker seien, traf Meckel auch [Meckel, 1821 S.229-272].

Während bei den ‚niederen Tierarten' das Weibchen auf Grund einer besonders wichtigen Rolle bei der Fortpflanzung und der Ernährung des Nachwuchses größer ausgebildet sei, sei dies bei höheren Tierarten und dem Menschen nicht der Fall. Dort habe „der Geschlechterkampf" die Männchen (Männer) größer und beweglicher gestaltet, gerade dazu, um das Weibchen (die Frau) besitzen zu können.[299] Durch den ständigen Kampf des Männchen (des Mannes) um das Weibchen (die Frau) hätten sich sämtliche Merkmale des Männchens (des Mannes) fortentwickelt und sei das Männchen (der Mann) differenzierter, schöner und stärker geworden. Lombroso und Ferrero stellten wie zuvor Steenstrup und Darwin fest, dass weibliches Geschlecht evolutionär einen stagnierenden, konservierenden Platz einnehme, während das Männchen eine größere Entwicklungstendenz zeige.[300]

Dies spiegelte sich in der Entwicklungsbiologie wieder. Die von Steenstrup angeführte und von E. Haeckel ausformulierte Analogie von Embryonalentwicklung und Entwicklungsgeschichte (biogenetische Grundregel, die Ontogenese rekapituliere die Phylogenese)[301] führte zu der entwicklungsbiologischen Aussage, dass sich weibliches und männliches Geschlecht zunächst ähnlich seien, bis die Ausprägung der ‚sekundären Geschlechtsmerkmale' männliches Geschlecht als überlegen herausstellen würde. „Das Männchen ist also nichts als ein vollkommenes, infolge besonderer Entwicklung der sekundären Geschlechtscharaktere variabler gewordenes Weibchen; ein Beweis hierfür ist die von Milne Edwards und Darwin hervorgehobene Thatsache, dass die ausgewachsenen Weibchen fast bei allen Thieren den jugendlichen, noch nicht im Besitz der sekundären Geschlechtscharaktere stehenden Männchen sehr ähnlich sehen."[302]

So galt die Pubertät auch beim Menschen als Umschlagpunkt, bis zu dem sich männliches und weibliches Geschlecht in Körpergröße, Gewicht, Muskelkraft und vitaler Kapazität relativ nah waren und das weibliche Geschlecht an Körpergröße und Gewicht das männliche auf Grund früher einsetzender Pubertät sogar überholen konnte (Letzteres wurde nicht als weibliche Höherentwicklung gedeutet). An Muskelkraft und vitaler Kapazität galt der Junge/Mann in allen Altersklassen als überlegen. Nach der Pubertät würde sich der Abstand zwischen den Geschlechtern zunehmend vergrößern und blieben für die 18-jährige Frau nur noch durchschnittlich 72% der vitalen Kapazität und 57% der Muskelkraft des durchschnittlichen gleichaltrigen Mannes übrig.[303]

299 Darwin, 1951 (1871) S.216-236, 555-572; Lombroso, 1894 (1893) S.12-13.

300 Lombroso, 1894 (1893) S.13/14; Steenstrup, 1846 S.4; Darwin, 1951 (1871) S.216-236; vgl. auch: Hegel, 1987 (1805/1806) S.160/161; Hegel, 1983 (1830) S.517, 519. Eine kritische Analyse findet sich bei: Shields, 1975 S.744-752.

301 Haeckel, 1988 (1866) Bd. 2 S.7; vgl. Jahn, 2004 S.374-376.

302 Lombroso, 1894 (1893) S.14.

303 Pagliani, nach Lombroso, 1894 (1893) S.15ff; Vgl. Forel, 1913 (1905) S.35-38; Hirschfeld, 1926-1930 I S.534-537.

Für Muskelkraft und vitale Kapazität konstatierte Geschlechtsunterschiede wurden auf zahlreiche weitere Merkmale übertragen: Die erwachsene Frau zeigt demnach stärkeres Haupthaar, ein verschiedenes Skelettsystem, ein – auf Grund geringerer Arbeit – kleineres Herz im Verhältnis zur Körpergröße, einen höheren Fettanteil, weniger rote Blutkörperchen, einen kleineren Schädel und ein geringeres Hirngewicht im Vergleich zum erwachsenen Mann.[304] Auch physiologisch „verharre [die Frau, Anm. HJV] auf einer kindlichen Stufe".[305] So sei der Pulsschlag der erwachsenen Frau geringer; auch die Urinmenge und die Menge der im Urin gelösten Substanzen seien geringer als beim Mann.[306]

Ausgehend von der Einordnung der Frau auf einer im Vergleich zum Mann entwicklungsgeschichtlich tieferen Stufe wurden weitere Differenzbeschreibungen getroffen: Nase, Augen und Ohren seien bei Frauen kleiner, dazu beim Ohr der Gehörgang enger ausgeprägt,[307] was sich direkt auf ihre Möglichkeiten zur Sinneswahrnehmung auswirke. Diese stehe hinter der des Mannes zurück, was auch dessen besseren Geschmack für Wein und Tabak begründe. Der Tastsinn sei bei der Frau feiner ausgeprägt als beim Mann, ihre sexuelle Sensibilität dagegen geringer und das sei bestimmend für größere sexuelle Kälte und Passivität der Frau[308] wie auch für ihr ‚natürliches Interesse' an Monogamie. Die Frau sei auch gegen Schmerz unempfindlicher, weswegen sie gegenüber Mitgeschöpfen umso grausamer sei,[309] und habe eine geringere moralische Sensibilität als der Mann. Die ansonsten häufige Beschreibung größerer weiblicher Emotionalität[310] wiesen Lombroso und Ferrero als oberflächliche Wahrnehmung zurück. Die Frau wirke nur durch eine größere gewohnheitsmäßige Resignation und Abstumpfung so emotional.[311]

Die Intelligenz der Frau sei geringer als die des Mannes. „Am deutlichsten zeigt sich die Inferiorität der weiblichen Intelligenz im Verhältniss zur männlichen in dem Mangel an schöpferischer Kraft."[312] Frauen würden eine geringere Originalität und eine höhere Monotonie aufweisen. So wurden auch herausragende Leistungen von Mädchen/Frauen in Latein, Griechisch, Hebräisch, Philo-

---

304 Darwin, 1951 (1871) S.555-572, insbesondere S.562-564; Lombroso, 1894 (1893) S.15-48; Forel, 1913 (1905) S.35-38, 86-87; Hirschfeld, 1926-1930 I S.537-539. Hirschfeld verweist allerdings darauf, dass der graduelle Geschlechtsunterschied in Bezug auf das Hirngewicht nicht biologisch begründet sei, sondern die geringere Gehirngröße bei der Frau auf mangelnde Übung zurückzuführen sei.

305 Lombroso, 1894 (1893) S.40.

306 Lombroso, 1894 (1893) S.15-48.

307 Lombroso, 1894 (1893) S.48.

308 Das gelte im gesamten Tierreich, weil die Eizelle größer und unbeweglicher als das bewegliche und das Weibchen aufsuchende Spermium sei [Lombroso, 1894 (1893) S.56].

309 Lombroso, 1894 (1893) S.68-122.

310 Vgl. u.a. Forel, 1913 (1905) S.37.

311 Lombroso, 1894 (1893) S.48-67.

312 Lombroso, 1894 (1893) S.170; vgl. In diesem Sinne: Darwin, 1951 (1871) S.562/563; Forel, 1913 (1905) S.37.

sophie, Moral, Mathematik, Medizin darauf reduziert, dass Frauen sich assimilieren und somit an den Ideen anderer partizipieren könnten. Anhaltende und abstrakte geistige Beschäftigung würde Frauen hysterisch und nervös machen, was sie von der Möglichkeit zu höherer Bildung ausschließe.[313] Kritiker/innen dieser Auffassung, die auf geniale Frauen verwiesen und die Ursachen der Unwissenheit auf gesellschaftliche Bedingungen, wie dem Ausschluss von Bildung, zurückführten, wurde von Lombroso und Ferrero entgegnet, dass es weit genialere Männer gegeben habe und dass sich auch bei günstigen Bedingungen, wie der Öffnung des Bildungswesens in Italien oder auch Bildungsmöglichkeiten für Frauen der Aristokratie in Frankreich, bei Frauen „kein Zeichen von Genie geregt" hätte.[314]

Diesen Auffassungen von Geschlechterdifferenz und zugeschriebener geringerer Fähigkeiten von Frauen in Bezug auf Intelligenz und schöpferische Tätigkeiten traten aber auch zahlreiche Gelehrte aus Biologie und Medizin entgegen, wie sich aus der Studie A. Kirchhoffs aus dem Jahr 1897 zeigt.[315] Die dort vorgestellten (ausschließlich männlichen) Lehrenden der beschreibenden biologischen Naturwissenschaften zeigten sich offen für höhere Frauenbildung.[316] Ebenso offen zeigte sich später M. Hirschfeld, der die unterschiedliche Stellung und Intelligenz der Geschlechter soziologisch, in einem lange währenden Ausschluss

313 Lombroso, 1894 (1893) S.169-192; Forel, 1913 (1905) S.35-38.

314 Lombroso, 1894 (1893) S.171.

315 *„Die akademische Frau"* von A. Kirchhoff (1897) erregte Ende des 19. Jh. viel Aufsehen. Für die Schrift hatte Kirchhoff (im Deutschen Reich noch ausschließlich männliche) „hervorragende Universitätsprofessoren, Frauenlehrer und Schriftsteller" deutscher höherer Bildungseinrichtungen nach ihrer Ansicht über die Befähigung von Frauen für das wissenschaftliche Studium und für wissenschaftliche Berufe befragt. Die teilnehmende Lehrendenschaft zeigt sich in dieser Frage durchaus gespalten. Jeweils etwa ein Drittel der Befragten sahen Frauen als für wissenschaftliche Tätigkeiten geeignet, nicht geeignet oder teilweise geeignet an. Tatsächlich erhielten Frauen erst ab Anfang des 20. Jh. die Möglichkeit Abschlüsse an deutschen höheren Bildungseinrichtungen zu erlangen [vgl. Hausen, 1986; Heinsohn, 2005 S.79-160; auch: Voß, 2008; vgl. für die Medizin: Schmersahl, 1998 S.304/305].

316 Es sind namentlich mit ihren Begründungen angeführt: H. Ludwig, J. von Sachs und S. Schwendener [Kirchhoff, 1897 S.279-281]. In der Medizin angegliederten Bereichen – wie Anatomie, Physiologie, Pathologische Anatomie – waren die Lehrenden in ihren Ansichten für oder gegen ein Studium von Frauen gespalten [Kirchhoff, 1897 S.31-144]. So äußerte sich bspw. G. Fritsch (Leitung der mikroskopisch-biologischen Abteilung am physiologischen Institut der Universität Berlin) kritisch zum Studium von Frauen [Kirchhoff, 1897 S.45f]. Zu einer deutlichen Abwehrhaltung in der Medizin, insbesondere an der Berliner Medizinischen Fakultät, vgl.: Burchardt, 1996 hier S.282/283; Schmersahl, 1998 S.303-309. Zu einer umfassenden Diskussion der Argumentationen der Lehrenden in Kirchhoffs Studie und für den Vergleich der Ergebnisse der Kirchhoff-Studie mit den vom preußischen Kultusministerium von den preußischen Fakultäten angeforderten Gutachten zum Frauenstudium aus den Jahren 1892 und 1902 vgl.: Heinsohn, 2005 S.79-160.

von Frauen von den Universitäten, und nicht biologisch begründet sah. Ein kleineres Gehirn bei der Frau ist nach Hirschfeld ebenso wie weniger Muskulatur (im Vergleich zum Mann) auf mangelnde Übung zurückzuführen.[317] Die in Chicago wirkende promovierte Psychologin H. B. Thompson legte in einer 1903 in englischer, 1905 in deutscher Sprache erschienenen sorgfältig methodisch reflektierten experimentellen psychologischen Arbeit dar, dass Geschlechterdifferenzen in weiten Teilen auf Sozialisationsprozesse zurückzuführen seien.[318] Im Schlusskapitel entgegnete sie u.a. evolutionären Beschreibungen, die weiblichem Geschlecht stets den verharrenden, konstanten, passiven Anteil, männlichem Geschlecht hingegen den verändernden, variablen, aktiven Anteil in ‚Natur' und Gesellschaft zugeschrieben hatten. In solchen evolutionären Schriften war Passivität versus Aktivität selbst bis zur Eizelle – diese wurde als groß und unbeweglich beschrieben – und zur Samenzelle – diese sei klein und beweglich – zurückverfolgt worden. Thompson führte, mit Bezug auf eine Schrift J. Lourbets[319], aus: „Es liegt sowohl Wahrheit wie Humor in *Lourbets* [...] Vermutung, dass, wenn man die Beschaffenheit der Genitalzellen [Eizelle, Samenzelle, Anm. HJV] umkehrte, es für die Anhänger dieser Entwickelungslehre ein leichtes sein würde, die Kennzeichen für das Geschlecht so abzuleiten, wie sie sie jetzt für den umgekehrten Fall angeben. Es würde dann die weibliche Zelle, kleiner und beweglicher als die männliche, das Weib mit ihrer geringeren Körpergrösse, ihrem erregbaren Nervensystem und ihrer Unfähigkeit zu angestrengter Aufmerksamkeit verkörpern, während die männliche Zelle, gross, ruhig und auf sich selbst beruhend, die Grösse und Kraft, das unparteiische Denken und die leichte Konzentration der Aufmerksamkeit des Mannes darstellen würde."[320] Besser konnte die androzentrische Parteilichkeit in den Evolutionstheorien nach Darwin nicht benannt werden.

Das Gehirn als ‚Austragungsort' für Debatten um Geschlechterdifferenz und -gleichheit

In der Debatte standen im 19. Jh. und frühen 20. Jh. die Verstandeskräfte von Frauen europäischer und von Frauen und Männern nicht-europäischer Herkunft.[321] Das Vorhandensein von Verstandeskräften bei europäischen Männern –

317 Hirschfeld, 1926-1930 I S.481-490; 537-539.

318 Thompson, 1905 (1903) insbesondere S.178-192.

319 Vgl. Lourbet, 1998 (1895/1897) S.90-92.

320 Thompson, 1905 (1903) S.183; Hervorhebung bei Thompson.

321 Ausführliche Betrachtungen rassistischer Zuschreibungen des 19. Jh. finden an dieser Stelle nicht statt, und es wird auf die im Folgenden genannten Arbeiten verwiesen: Gould, 1983 (1981); Becker, 2005; Hanke, 2007. Die gesellschaftliche Positionierung ‚europäischer weißer Frauen' und ‚europäischer schwarzer Männer' im 18. und Anfang des 19. Jh. diskutierte: Schiebinger, 1993 (1990) S.57-61; vgl. auch: Schiebinger, 1995 (1993) S.168-282. Für die wissenschaftliche Herstellung von ‚Rasse' seien überdies empfohlen: Harding, 1993; AG gegen Rassismus

die durch Bildung und Erziehung zur Ausprägung gelangten –[322] wurde nicht in Zweifel gezogen (abgesehen von Erwägungen, auch Männer des Nachbarlandes rassistisch abzuwerten; und abgesehen von Beschreibungen als ‚unnormal' oder ‚krank' betrachteter Männer). Zahlreiche Autor/innen meldeten sich in der Debatte zu Wort. Wichtige Argumente waren die Gehirngröße und die Struktur und Furchung des Gehirns, wenn es darum ging, Differenz oder Gleichheit im geistigen Vermögen von (europäischen) Frauen und Männern zu belegen. Abgeleitet von der *Gehirnmorphologie* wurden Aussagen zu *Intelligenz* und *Bildungsfähigkeit* von Frauen und Männern getroffen. Neben der Frage, ob es Verstandeskräfte bei Frauen und Männern gleichermaßen gebe, ging es bei einigen Forschenden auch darum, typisch weibliche oder typisch männliche Merkmale des Verstandes abzuleiten. So argumentierte bspw. O. Olberg, die sich für Verstandeskräfte bei Frauen und Männern aussprach, mit Mutterinstinkten, die Frauen eigen seien. *Einige Beiträge* der Debatte werden im Folgenden gegenübergestellt.[323] Sie geben einen Einblick in die im 19. und zu Beginn des 20. Jh. geführte Diskussion und die angeführten Argumente. Deutlich wird vielfach, dass die Arbeiten von dem Interesse geleitet waren, Emanzipationsbestrebungen von Frauen als berechtigt zu begründen oder als ‚wider die Natur der Frau' abzulehnen.

in den Lebenswissenschaften, 2009. Trotz der oftmals gleichzeitigen Betrachtung von ‚Rasse' und Geschlecht in den angeführten anthropologischen Diskussionen erscheint es als falsch, eine Gleichsetzung der sexistischen und rassistischen diskriminierenden wissenschaftlichen Betrachtungen vorzunehmen. So wurden im 19. Jh. ‚europäische Frauen' meist als auf einer ‚evolutionär und hierarchisch höheren Stufe' stehend als ‚nicht-europäische Männer und Frauen' betrachtet, und vor diesem Hintergrund wurden eugenische Maßnahme zur ‚Verbesserung afrikanischer Zivilisationen' diskutiert [vgl. Becker (T.), 2005 S.345-353]. Für wissenschaftliche Beschreibungen des 18. Jh. nahm L. Schiebinger (1995 [1993]) die diffizilen Verflechtungen von Rassismus und Sexismus in den Blick [vgl. insbesondere: Schiebinger, 1995 (1993) S.207-282]. Vgl. zur Verwendung des Begriffs ‚rassistisch' in dieser Arbeit: *Fußnote 336, S.170.*

322 Vgl. u.a. Kucklick, 2008.

323 Auf Grund der Fülle des Materials werden lediglich einige Arbeiten herausgegriffen. In diesen zeigen sich verbreitete Argumentationslinien, die hier herausgearbeitet werden. Zur fortgesetzten Lektüre werden empfohlen: Shields, 1975; Gould, 1983 (1981). Explizit sei bemerkt, dass die Arbeiten P. P. Brocas hier nicht betrachtet werden, da sie bereits ausführlich bei S. J. Gould (1983 [1981]) kritisch diskutiert wurden [vgl. hierzu: Gould, 1983 (1981) S.84ff; vgl. auch: Schmitz, 2006b S.65-69] und Broca auch nur eine von zahlreichen Stimmen bei den Gehirnvermessungen in der zweiten Hälfte des 19. Jh. darstellte, die derzeit überbetont wird (hingegen warten Arbeiten anderer Gelehrter – u.a. von R. Wagner, R. Boyd, T. B. Peacock und H. Welcker – noch auf eine Analyse aus Perspektive kritischer Geschlechterforschung).

Fürsprache und Gegner/innenschaft zu Frauenbildung zu Beginn des 19. Jahrhunderts

Eine grundlegende Kritik der Auffassung, dass die weiblichen Verstandeskräfte beschränkt seien, legte A. Holst im Jahr 1802 vor. In *„Über die Bestimmung des Weibes zur Höhern Geistesbildung"* entgegnete sie Behauptungen, dass sich ‚weibliche physische Schwäche' auf die Verstandeskräfte auswirke. Holst verwies darauf, dass sich eine Kulturgesellschaft nicht durch das Vorrecht körperlicher Stärke auszeichnen dürfe und sich überdies auch männliche Wissenschaftler, Schreiber und Regenten durch körperliche Schwäche, aber geistige Stärke auszeichneten.[324] Bildung von Frauen erachtete Holst als notwendig, insbesondere um Aufgaben bei der Erziehung der Kinder und bei der Führung des Haushaltes nachkommen zu können.[325] Eine sich kümmernde Mutter und Lehrerin müsse u.a. in Geschichte, Naturgeschichte, Naturlehre, Philosophie, in der Mutter- und in anderen Sprachen geübt sein. Im Haushalt habe sie für Reinlichkeit zu sorgen, das Gesinde zu regieren und dieses zu Ordnung, Fleiß und Sittlichkeit anzuhalten. Bildung würde sie auch für diese Tätigkeiten tauglicher machen. Die Bildung von Frauen sollte 1.) frei und auf allen Gebieten erfolgen, sich 2.) auf das Allgemeinwohl richten und 3.) den höheren Ständen vorbehalten sein.[326] Neben der Betonung der Bedeutung von Bildung für Frauen höherer Stände zur Erfüllung ihrer Aufgaben bei der Erziehung der Kinder und der Führung des Haushalts führte Holst auch an, dass gelehrte Frauen die Möglichkeit haben müssten, unverheiratet zu bleiben, da sie auch mit ihrer Gelehrsamkeit für das Gemeinwohl sorgten.[327]

Holst brachte sich mit dieser Schrift in die um 1800 intensiv geführte Debatte um die Rolle von Frau und Mann in der Gesellschaft ein[328] und erwiderte insbesondere auf die von C. F. Pockels verfasste Schrift *„Versuch einer Charakteristik des weiblichen Geschlechts: ein Sittengemälde des Menschen, des Zeitalters und des geselligen Lebens"* (fünf Bände, 1797-1802). Pockels hatte dort argumentiert, dass Bildung keine weibliche Eigenschaft sei und gelehrte Frauen ihre ‚Pflicht' als Ehefrauen und Mütter vernachlässigen würden.[329] In seiner Schrift *„Der Mann: ein anthropologisches Charaktergemälde seines Geschlechts. Ein Gegenstück zu der Charakteristik des weiblichen Geschlechts"* (vier Bände, 1805-1808) leitete Pockels aus physischen Beschreibungen Kraft, Mut und Verstandeskräfte des Mannes ab, an denen es der Frau mangele.[330] In der Folgezeit erschienen weitere Arbeiten, die, ausgehend von einer physischen Argumentati-

324 Holst, 1984 (1802) S.22-26.
325 Holst, 1984 (1802) S.87-115, 117-130.
326 Holst, 1984 (1802) S.43-45.
327 Holst, 1984 (1802) S.55, 131-137.
328 Vgl. Hoffmann, 1983.
329 Vgl. Holst, 1984 (1802) S.57-64.
330 Pockels, 1805-1808 Bd. 1 S.24-32.

on, geschlechtlich differente Aufgaben in der Gesellschaft forderten,[331] und solche, die die Unterdrückung von Frauen in der Gesellschaft kritisierten.[332]

Gemein ist diesen Schriften ein meist kurzer und nicht näher begründeter Verweis auf ‚natürliche Unterschiede', die die kulturelle Positionierung von Frau und Mann begründen sollten. Vor diesem Hintergrund und vor dem Hintergrund eines größeren Legitimationsbedürfnisses, Frauen politische Rechte auf Grund der Geschlechtszugehörigkeit verwehren zu können, sahen sich (meist männliche) biologische und medizinische Wissenschaftler/innen genötigt/berufen, durch empirische Untersuchungen Geschlechterdifferenzen nicht nur zu behaupten, sondern zu ‚beweisen'. Andere Wissenschaftler/innen arbeiteten daran, Geschlechtergleichheiten zu belegen. Wichtiges Organ, über das Debatten um Geschlechterdifferenz oder -gleichheit insbesondere geführt wurden, war das Gehirn, mit Bezug zu Verstandeskräften: Die Bildungsfähigkeit der Frau wurde exemplarisch und stellvertretend für deren Positionierung in der Gesellschaft untersucht.[333] Und so wurden Gehirne vermessen, gewogen und deren Furchungen beschrieben, um mit vermeintlich harten ‚biologischen Fakten' Einfluss auf gesellschaftliche Entwicklungen zu nehmen (der Auffassung der Trennung von Körper und Geist wurde mehrheitlich zumindest in biologischen Wissenschaften nicht mehr gefolgt)[334].

Vermessung des Gehirns als Maß für Intelligenz und Bildungsfähigkeit

Vergleichende anatomische Betrachtungen mit Hirnwägungen hatten bereits Soemmerring und Ackermann Ende des 18. und zu Beginn des 19. Jh. durchgeführt – und auch sie markierten keinesfalls den Beginn solcher Untersuchungen, wie aus den zahlreichen diskutierten Verweisen auf vorherige Forschungen aus Ackermanns Dissertation deutlich hervorgeht[335]. Soemmerring und Ackermann kamen bei ihren vergleichenden Betrachtungen zu dem Schluss, dass Angaben über Größe und Gewicht von Gehirnen im Vergleich zur Körpergröße oder zum Körpergewicht kein verlässliches Maß für geistige Potenz böten. So könnte etwa durch Abmagerung der Quotient aus Gehirngewicht und Körpergewicht größer werden. Von der Körpergröße auszugehen würde bedeuten, dass bspw. kleine Säugetiere ggf. einen größeren Quotienten aus Gehirngröße und Körpergröße

331 Bspw. Goltz, 1859 insbesondere S.1-20; vgl. auch Schmersahl, 1998 S.18-38.

332 Bspw. Jung, 1850 u.a. S.3/4.

333 Neben Betrachtungen zur Bildungsfähigkeit wurde auch der Wehrdienst, an dem Frauen nicht teilnähmen, wiederholt zur Begründung angeführt, um Frauen Rechte vorzuenthalten. Ihnen würden daher staatsbürgerliche Rechte wie das Wählen nicht zustehen [vgl. Frevert, 1995 S.61-132, insbesondere 109-132].

334 Vollends waren Theorien des Geist-Körper-Dualismus hingegen nicht verschwunden. So ging bspw. W. H. Riehl, der eine Professur für Staatswissenschaften bekleidete, von einem Dualismus von Geist und Körper aus und begründete vor diesem Hintergrund Minderwertigkeit und gesellschaftliche Beschränkung von Frauen [vgl. Schmersahl, 1998 S.23/24].

335 Vgl. auch Stahnisch, 2005.

hätten als der Mensch. So kamen Soemmerring und Ackermann zu dem Schluss, dass nur der Quotient aus Gehirngröße und Größe der Nerven bzw. der Nervenenden ein verlässliches Maß für die Geistestätigkeit bieten könnte.

Ackermann leitete aus seinen Ergebnissen durchschnittlich bessere Geistesfähigkeiten der Frau gegenüber dem Mann ab. Soemmerring und Blumenbach nahmen, (wie einige andere) ausgehend von einer vergleichenden Gehirn- und Schädelmorphologie, rassistische[336] Unterscheidungen von Menschen unterschiedlicher geographischer Herkunft vor, Bezüge zu ‚Geschlecht' stellten sie hingegen kaum oder gar nicht her.[337] F. Tiedemann ermittelte aus seinen Untersuchungen keine Größenunterschiede der Schädel und Gehirne nach ‚Rasse' und ‚Geschlecht'. Auch widersprach er Soemmerrings Auffassung, dass die Nervendicke von der geographischen Herkunft abhänge. Unterschiede in der Ausprägung von Gehirnstrukturen träten, so Tiedemann, nur individuell und als Resultat von individuell unterschiedlicher Einwirkung von Umwelt, Bildung und Erfahrung auf.[338]

Anderen Gelehrten war hingegen mehr an der expliziten Beschreibung von Differenzen gelegen. So beschrieb C. G. Carus Differenzen nach ‚Rasse' und ‚Geschlecht'. Bezüglich Geschlecht beschrieb Carus Ähnlichkeiten zwischen Schädeln von Frauen und Kindern. Insbesondere ein von ihm konstatierter absolut kleinerer Kopf, ein absolut kleineres Gehirn und ein kleineres Vorder- und Hinterhaupt würde das Zurückstehen der Geistestätigkeit der Frau gegenüber der

336 Die Bewertung aus heutiger Perspektive der Beschreibungen als ‚rassistisch' wird genutzt, um die Beschreibungen nicht als legitim erscheinen zu lassen. Auch Gelehrte, die zumindest die gemeinsame Art aller Menschen nachwiesen, diskutierten Differenzen und nutzten ein Vokabular, dass Menschen nicht-europäischer Herkünfte abwertete. Damit sind sie als „rassistisch" auszuweisen und zu kritisieren.

337 Vgl. Honegger, 1991 S.169; Kutzer, 1996 S.134; vgl. auch: Schiebinger, 1993 (1990) S.49-57; Schiebinger, 1995 (1993) S.220-223; vgl. zu rassistischen Beschreibungen Soemmerrings und den kritischen Anmerkungen Blumenbachs zu diesen auch: Hagner, 1997 S.66-71. L. Schiebinger (1993 [1990]; auch 1995 [1993]) interpretierte Blumenbach so, dass dieser sowohl Geschlechter-, als auch ‚Rassedifferenzen' einzuebnen suchte [vgl. Schiebinger, 1993 (1990); Schiebinger, 1995 (1993) u.a. S.220-223, 267, 270]. Dies ist korrekt, dennoch schrieb Blumenbach je nach Herkunft unterschiedliche Merkmalsausprägungen zu, was an dieser Stelle zu der Einordnung als ‚rassistisch' genügen soll. Allerdings gab es auch noch diskriminierendere Betrachtungen als die Blumenbachs, die gar die gemeinsame Abstammung aller Menschen leugneten oder die die Bildungsfähigkeit von ‚weißen Frauen' und von ‚schwarzen Männern (und Frauen)' bestritten.

338 Tiedemann, 1984 (1837) S.17/18, 47, 61, 63, 64, 82; vgl. Wagner, 1858 S.180; Gould, 1983 (1981) S.85/86; Kutzer, 1996 S.134. Um seine These zu belegen, dass die embryonalen Geschlechtsteile ursprünglich weiblich seien, hatte Tiedemann hingegen noch 1813 postuliert, dass die Frau embryonalen bzw. kindlichen Zuständen in ihrer Konstitution näher sei als der Mann – und dabei hatte Tiedemann auch auf ein im Verhältnis zur Körpermasse größeres Gehirn der Frau als beim Mann verwiesen [Tiedemann, 1813 S.87/88].

des Mannes deutlich machen.[339] Mit einer ähnlichen Intention schloss sich E. Huschke den Beschreibungen von Carus an: wie Menschen, Frauen und Männer, nicht-europäischer Herkunft hätten auch europäische Frauen bezüglich des Schädels und des Gehirns Ähnlichkeiten mit Kindern[340] und würden geistig nicht an die Leistungsfähigkeit europäischer Männer heranreichen. Während der europäische Mann ein ausgeprägtes Stirnhirn besitze, sei das Gehirn der europäischen Frau im Hinterhaupt besonders stark ausgeprägt (Letzteres im Gegensatz zu Carus).[341] Seine Schädel- und Gehirntheorien passte Huschke auch in die gesellschaftliche Ordnung ein: So sei im Stirnhirn insbesondere Intelligenz lokalisiert, im Hinterhaupt befänden sich hingegen Schönheitssinn, Frömmigkeit, Sitte und Liebe. Die Frau sei daher mehr zur Innerlichkeit, der Mann zur äußeren Wirkung in der Gesellschaft geschaffen.[342] Allerdings sagte Huschke auch, dass der von ihm konstatierte geschlechtliche Unterschied nicht bei allen Individuen „im ganzen körperlichen und geistigen Leben immer gleich scharf ausgeprägt" wäre.[343] „Wie oft ist nicht bei einem Manne irgend ein Theil eher weiblich und beim Weibe eher männlich zu nennen! *Etwas Zwitter*haftes kömmt fast an jedem Menschen vor, wenn auch natürlich die *meisten* und die *Haupt*organe dort nach männlichem, hier nach weiblichem Schnitt eingerichtet sind."[344] Aus der Feststellung individueller Unterschiede, die Huschke allerdings in seine Vorstellung geschlechtlich unterschiedlicher Merkmale einpasste, leitete er ab, dass es sich auf viele Untersuchungen zu stützen gelte und dass stets solche Schädel als Norm gesetzt werden sollten, bei denen sich die statistisch gefunden Unterschiede am deutlichsten zeigten.[345] Anderes als Differenz wurde von Huschke so bereits methodisch ausgeschlossen.

C. Vogt wurde in seinen Ausführungen im Anschluss an H. Welcker deutlicher und hob hervor, „daß männliche und weibliche Schädel gleich zwei verschiedenen Species auseinanderzuhalten" seien.[346] Schädel seien nicht nur beim Menschen, sondern auch bei Säugetieren geschlechtlich stark verschieden. Beim Menschen sei, so stellte Vogt unter Verweis auf Welcker fest, „der weibliche

339 U.a. Carus, 1841 S.10-13; Carus, 1858 (1853) S.102-106, 132, 150-155; vgl. Kutzer, 1996 S.134.

340 Huschke verwies wiederholt auf Ähnlichkeiten zwischen Frauen und Kindern [vgl. Huschke, 1854 S.18-22].

341 Huschke, 1854 S.19, 21; vgl. Rüdinger, 1877 S.300; Shields, 1975 S.742.

342 Vgl. Kutzer, 1996 S.34-38; Stahnisch, 2005 S.219-221. Huschke nahm in seinen Beschreibungen zu Geschlechtsunterschieden in Gehirn und Schädel sogar Charaktereigenschaften als Ausgangspunkt: „Wie der weibliche Geist ein anderes Gepräge hat, als der männliche, so ist auch zu erwarten, dass das weibliche Gehirn und wiederum ebenso das starre Gehäuse dieses letzten, der Schädel, in beiden Geschlechtern mit mehreren Eigenthümlichkeiten begabt ist." [Huschke, 1854 S.18]

343 Huschke, 1854 S.19.

344 Huschke, 1854 S.19; Hervorhebungen ebd.

345 Huschke, 1854 S.19.

346 Vogt, 1863 S.94; vgl. Welcker, 1862 S.65.

Schädel kleiner sowohl nach Horizontalumfang, als Schädelinnenraum, womit auch das kleinere Hirngewicht zusammenstimmt. [...] Die Formen des weiblichen Kopfes sind weicher, gerundeter, der Gesichtstheil des Schädels, namentlich die Kiefer und die Schädelbasis kleiner und letztere in ihrem hinteren Abschnitte stark verschmälert. Zugleich ist die Basis gestreckter, der Sattelwinkel größer und eine auffällige Neigung zur Schiefzähnigkeit sowie zur Langköpfigkeit bei dem Weibe entwickelt."[347] Wie zuvor Carus und Huschke kam Vogt zu dem Schluss, „daß im Allgemeinen der Typus des weiblichen Schädels sich in vieler Beziehung demjenigen des Kinderschädels, noch mehr aber demjenigen der niederen Rassen nähert, [...]".[348] Im Zusammenhang mit kultureller Entwicklung, die in europäischen Gesellschaften im Vergleich zu anderen Gesellschaften weiter fortgeschritten sei, stellte Vogt fest, dass sich Geschlechterdifferenzen in Europa am stärksten zeigen würden, wogegen sich Frau und Mann in anderen Regionen der Erde einander annäherten.[349] Wie die Frau bei der Gestalt des Schädels mehr ‚konservativ' sei, auf einer früheren Entwicklungsstufe verharre, so sei sie auch gesellschaftlich an Konstanz interessiert, und es sei leichter „die Regierungsform eines Staates durch Revolution zu stürzen, als die Einrichtung der Feuerung auf dem Kochherde zu ändern".[350]

Obgleich Vogt ausführte, dass es nicht legitim sei, zwischen dem Gewicht des Gehirns und des Körpers Vergleiche anzustellen,[351] auch da insbesondere die zahlreichen unterschiedlichen Methoden, mit denen das Gewicht des Gehirns und das Volumen des Schädelinnenraumes gemessen werde, unzureichend seien,[352]

347 Vogt, 1863 S.94; vgl. in ähnlichem Sinne: Welcker, 1862 S.34-38, 65-68, 141.

348 Vogt, 1863 S.94. Als „niedere Rassen" betrachtete Vogt Menschen nicht-europäischer Herkunft, wohingegen europäische Menschen, insbesondere der europäische Mann, superior seien.

349 Vogt, 1863 S.94/95; vgl. Welcker, 1862 S.68, 141. Nachdem H. Welcker zunächst ausgeführt hatte, dass er diesbezüglich keine Aussage treffen könne, bezog er dennoch in einem solchen Sinne Stellung, dass Geschlechterdifferenzen in Europa (er bezieht sich explizit auf „Deutsche") stärker ausgeprägt seien als anderswo [Welcker, 1862 S.68, 141]. Eine solche Ansicht hatte auch I. Kant vertreten [vgl. Bennent-Vahle, 1991 S.44/45].

350 Vogt, 1863 S.95. Hier knüpfte Vogt an die gesellschaftliche Geschlechterordnung an, die politische Betätigung für Männer vorsah, Frauen hingegen auf Haushalt und Kindererziehung zu beschränken suchte.

351 Vogt, 1863 S.100/101. Vogt begründete dies neben Methodenerwägungen damit, dass das Verhältnis von Gehirn- zu Körpergewicht nicht zuverlässig sei. So würde bei Unterernährung das Gewicht des Gehirns weniger zurückgebildet, als der übrige Körper [Vogt, 1863 S.100/101].

352 Vogt, 1863 S.83-97. Vogt nahm eine umfassende Kritik an denjenigen Methoden vor, die bislang zur Beschreibung von Differenzen und Gleichheiten von Menschen genutzt worden waren. Er führte aus, dass bei *Zeichnungen* lebendiger Menschen – ihres Kopfes – zahlreiche Einflüsse das Zeichnen beeinflussen würden und somit nur schwer vergleichbare Ergebnisse zu erzielen seien. Auch die *Fotografie* würde diese Problematiken nur teilweise beheben, da es wesentlich darauf ankomme, in welcher Perspektive und bei welchem Lichteinfall Aufnahmen

nahm er doch weitgehende Interpretationen der Ergebnisse vor und folgerte, dass es zwar kein genaues, aber ein annäherndes Verhältnis zwischen dem Gewicht des Gehirns und dem Grad der Intelligenz gebe.[353] Vogt erachtete es als legitim, aus der Größe und insbesondere aus der Struktur des Gehirns Rückschlüsse auf dessen Funktion zu ziehen. Der Windungsreichtum insbesondere des Stirnlappens (wiederum Stirn, vgl. Huschke) sei als Maß der Intelligenz anzusehen. Im Allgemeinen würde auch die Oberfläche bei größeren Gehirnen größer ausfallen, in Einzelfällen, und bei Frauen im Allgemeinen, trete aber eine Kompensation derart ein, dass sich die Gehirnoberfläche der Frau weniger von der des Mannes unterscheide als das Gehirngewicht.[354] Stellte Vogt bei einem bedeutenden Gelehrten (nach dessen Tod) aber ein recht geringes Hirngewicht und ggf. auch eine unerwartet geringe Oberfläche fest, so fand er auch dafür eine Begründung, etwa das hohe Alter.[355] Diese ‚Sorgfalt' ließ er bei der Untersuchung von Gehirnen von Frauen vermissen; so notierte er nicht einmal etwas über den Bildungsstand, den die verstorbene Frau erworben hatte.[356]

Die Argumentation Vogts, dass ein geringeres Gehirngewicht der Frau im Vergleich zum Mann durch einen größeren Windungsreichtum der Gehirnober-

gemacht würden. *Gips-Gesichtsabdrücke* seien ebenfalls problematisch. Das Schließen der Augen und der Lippen, bei einer langen Erhärtungszeit, würde das Gesicht zu einer unbrauchbaren Karrikatur verziehen. Zudem würde die Erhärtung des Gipses das Gesicht zusammendrücken und damit den Gesichtsausdruck verändern. Hingegen seien Schädelabgüsse brauchbar und würden dem Original sehr nahe kommen. Auch an *Methoden zur Bestimmung von Volumen und Masse des Gehirns* äußerte Vogt Kritik: Oftmals seien diese mit dem Einfüllen von Material in den Schädel gemessen wurden. Dabei ergebe das Auffüllen des Schädels mit Hirse oder Wasser und das spätere Wiegen bzw. eine spätere Volumenmessung das Problem, dass der Wassergehalt der Hirse zwischen verschiedenen Untersuchungen sehr variieren könne und das Volumen des Wassers stark temperaturabhängig sei. Hier betrachtete Vogt eine Volumenmessung (*nicht* Gewichtsmessung) mit Schrot als sinnvoller, da dieses nicht die für Hirse und Wasser als negativ beschriebenen Eigenschaften zeige. Bezüglich der *Gehirngröße* sprach sich Vogt für die Messung des Schädelinnenraumes aus, da Messungen am Gehirn selbst schwierig seien, weil dieses aus dem Schädel entnommen, rasch die Form verändere (sich auf einer Unterlage auf Grund einer sehr weichen Konsistenz abplatte), und in Weingeist eingelegt – um die Strukturen zu härten und auswertbar zu erhalten – sich die Maße des Gehirns stark verändern würden [Vogt, 1863 S.83-97; vgl. für entsprechende Methodenerwägungen P. P. Brocas (in dessen Arbeiten von 1861 und 1873): Gould, 1983 (1981) S.86]. Für eine gute aktuelle Methodenkritik an den Arbeiten des 19. Jh. vgl.: Gould, 1983 (1981) insbesondere S.73-117.

353 Vogt, 1863 S.102.

354 Vogt, 1863 S.111-145, 136-138.

355 Vogt, 1863 S.98-100; vgl. für entsprechende Alterserwägungen P. P. Brocas: Gould, 1983 (1981) S.91-96.

356 Vogt, 1863 S.136, 136-138. Für das Problem ‚Große Männer mit kleinem Hirn' vgl.: Gould, 1983 (1981) S.94-96. Sehr lesenswert ist überdies die umfassende Methodenkritik, die Gould insbesondere für die Betrachtungen P. P. Brocas vornahm: vgl. Gould, 1983 (1981) S.73-117.

fläche kompensiert werden könne, wurde nicht aufgegriffen. Stattdessen wurde in der Folgezeit vielfach an die Ausführungen zur Minderwertigkeit von europäischen Frauen und von nicht-europäischen Menschen (Frauen und Männern) im Vergleich zu europäischen Männern angeschlossen. Die Argumente wiederholten sich dabei, bezogen sich insbesondere auf die Gehirngröße, und war diese für eine Höherstellung ‚bedeutender europäischer gelehrter Männer' nicht aussagekräftig genug, wurde auf eine steilere Stirn des Schädels, eine geringere Abflachung des Schädeldaches und eine höhere Zahl von Furchen und Windungen des Gehirns bei diesen verwiesen. Bezüge zwischen Schädel, Gehirn und Intelligenz wurden hergestellt und gesellschaftliche Auswirkungen abgeleitet. Die Messmethoden wandelten sich, das Resultat blieb aber in der Regel bestehen: Die europäische Frau und nicht-europäische Frauen und Männer seien minderwertig, seien weniger vernunftbegabt, seien entwicklungsgeschichtlich vorgängig (sowohl bzgl. der Ontogenese als auch bzgl. der Phylogenese).[357]

Allerdings scheint auch die Gegenbewegung, die Unterschiede bei Schädel und Gehirn als nicht geschlechtlich bedingt, sondern als individuell herausstellte, nicht eben schwach gewesen zu sein.[358] Jedenfalls wurde in den Beschreibungen der an geschlechtlicher Differenz interessierten Forschenden auch ersichtlich, dass die Betrachtungen als Reaktion auf Emanzipationsbestrebungen von Frauen gedacht waren. Ausdrucksstark und bellizistisch führte T. H. Huxley (1877) diesbezüglich und mit Verweis auf geschlechterdifferente physische Beschaffenheit an: „Die Frauen werden ihren Platz finden, und es wird weder der sein, auf welchem sie bisher gestanden haben, noch der, zu welchem manche von ihnen emporstreben. Das alte salische Gesetz der Natur wird nicht abgeschafft werden, und in der Dynastie wird kein Wechsel eintreten. Die breite Brust, das massige Gehirn, die starken Muskeln und kräftigen Gestalten der besten Männer werden die Schlacht gewinnen, wenn immer sie es der Mühe für werth halten, mit den besten Weibern um den Lebenspreis zu kämpfen."[359] Gleichzeitig legte Huxley aber dar, dass durch die bisherige schlechte Erziehung von Mädchen/Frauen ‚natürliche' Schwächen verstärkt würden, und dass Mädchen/Frauen die gleiche Erziehung und auch die Möglichkeit des Studiums wie Jungen/Männer erhalten sollten. Die Natur würde sie dann ‚auf ihren Platz verweisen'.[360]

---

357 Beispielhaft: Bischoff, 1872; Rüdinger, 1877; Baerenbach, 1877 u.a. S.54-71; Reclam, 1879 (1870) insbesondere S.57-74; vgl. für weitere Betrachtungen auch: Shields, 1975; Gould, 1983 (1981) u.a. S.106-112; Becker (T.), 2005 S.301-314.

358 So bemängelte N. Rüdinger (1877), dass die Beschreibungen Huschkes noch nicht die Berücksichtigung gefunden hätten, die ihnen gebührte [Rüdinger, 1877 S.300], und diskutierte mehrfach Auffassungen, die die Individualität von Unterschieden bei der Ausprägung von Schädel- und Hirnstrukturen betonten [Rüdinger, 1877 S.295, 304]. T. L. W. Bischoff kritisierte an zahlreichen vorangegangenen Studien u.a., dass diese „auf die Verschiedenheiten der Individuen nach Geschlecht, Alter, Grösse etc. wenig Rücksicht nahmen" [Bischoff, 1880 S.1].

359 Huxley, 1877 S.24/25.

360 Huxley, 1877 S.23-25.

Das drohende Vordringen von Frauen in wissenschaftliche Berufe und die Gegenwehr von in diesen Berufen tätigen Männern: ein Streit mit Bezugnahmen auf Daten aus Gehirnvermessungen und zu Annahmen vermeintlicher ‚Naturhaftigkeit'

T. L. W. von Bischoff hingegen wollte unter Hinweis auf physische Beschaffenheit das wissenschaftliche Studium von Frauen gänzlich verhindern.[361] Selbst Mediziner – und in dieser Arbeit schon dafür angeführt, dass er Geschlechtsunterschiede als ‚zu tiefgreifend' erachtete, als dass Geschlechtsteile weiblichen und männlichen Geschlechts auf ein und dieselbe embryonale Anlage zurückgehen könnten (*vgl. Kapitel II, S.156f*) –, widmete sich Bischoff in der Schrift *„Das Studium und die Ausübung der Medicin durch Frauen"* (1872) der Frage, ob Frauen für das Studium im Allgemeinen und für das Medizinstudium im Speziellen geeignet seien. Hierzu rief er der Leser/in zunächst die als allgemein angesehenen Geschlechtsunterschiede ins Gedächtnis. Er betonte, „daß sich diese Verschiedenheiten nicht etwa nur auf einige Unterschiede in den äußeren Formen und den Geschlechtsorganen, sondern man kann sagen auf jeden Knochen, jeden Muskel, jedes Organ, jeden Nerven, jede Faser erstrecken, [...]".[362] Sodann ging er insbesondere auf geschlechtliche Unterschiede bei Schädel und Gehirn ein; dabei stützte er sich auf die Untersuchungen Welckers, wie dies zuvor schon Vogt getan hatte. Auch Bischoff beschrieb bezüglich des Schädelbaus Ähnlichkeiten zwischen Frau und Kind, u.a. habe die Frau wie das Kind ein flacheres Schädeldach und einen flacheren Scheitel als der Mann. Absolut sei der Schädel des Mannes größer als der der Frau. Bezogen auf die Körpergröße ergebe sich hingegen – hier stellte Bischoff einen Bezug zu Soemmerring her – ein relativ größeres Gewicht des Schädels der Frau. Ganz im Gegensatz zu Soemmerring wertete Bischoff aber auch dies zu Ungunsten der Frau: Sie sei damit wiederum auch dem Kind ähnlicher (dieses habe ebenso einen im Verhältnis zum Körper größeren Kopf als der Mann).[363] Ein größeres Gewicht des Gehirns bedeutete nach Bischoff größere Leistungsfähigkeit. Treffe dies auch nicht in allen Fällen zu, so stimme es doch „im Großen und Ganzen". Hingegen wollte Bischoff nichts von Vergleichen des Gewichts des Gehirns mit dem Gewicht oder der Größe des Körpers wissen (dies im Gegensatz zu der zuvor festgestellten Ähnlichkeit des Gehirn-Körper-Größenverhältnisses von Frau und Kind).[364] Auch den von Ackermann und Soemmerring (Bischoff erwähnte nur Soemmerring)

361 Zu einer Einbindung von Bischoffs Schrift(en) in die gesellschaftliche Debatte, die sich auch im Deutschen Reich seit den 1870er Jahren zu Gunsten des Studiums von Frauen zu wandeln begann, und der besonders intensiven Abwehrhaltung von Seiten der Medizin vgl.: Schmersahl, 1998 S.302-317, 306; auch: Heinsohn, 2005 S.79ff, insbesondere S.128, 130.

362 Bischoff, 1872 S.14.

363 Bischoff, 1872 S.15-18.

364 Bischoff, 1872 S.17/18.

zentral gesetzten Quotienten aus Gehirngewicht und Nervendicke verwarf Bischoff.[365]

Aus der geschlechtlich verschiedenen Schädel- und Gehirnbeschaffenheit ergäben sich unterschiedliche Charaktereigenschaften: „Der Mann ist muthig, kühn, heftig, rauh, verschlossen; das Weib furchtsam, nachgiebig, sanft, zärtlich, gutmüthig, geschwätzig, verschmitzt. Der Mann besitzt mehr Festigkeit, das Weib ist wandelbar und inconsequent."[366] Beim Mann würde die Vernunft, bei der Frau das Gefühl beherrschend sein. Der Mann sei in seinen Arbeiten gründlicher, genauer und urteile unbefangen, wogegen die Frau oberflächlich sei, eher das Äußere achte und in ihrem Urteil befangen sei. Auf die Ausgangsfrage seiner Untersuchung zurückkommend, folgerte Bischoff, *„daß das weibliche Geschlecht für das Studium und die Pflege der Wissenschaften und insbesondere der Medicin nicht geeignet ist*".[367] Auch würden die *„psychische Schwäche*"[368] und die *„Ohnmöglichkeit der Trennung beider Geschlechter*"[369] beim Studium der Medizin eine Teilnahme von Frauen unmöglich machen. Bischoff selbst würde weiblichen Studierenden *„niemals*" den Zutritt zu seinen Vorlesungen gestatten.[370]

Auf Bischoffs Schrift erwiderte H. Dohm. Bereits in ihrer Schrift *„Der Jesuitismus im Hausstande: ein Beitrag zur Frauenfrage"* von 1873 hatte sich Dohm für das Frauenstimmrecht ausgesprochen. Die Schrift Bischoffs stellte nun einen wesentlichen Anlass für die Auseinandersetzung Dohms mit der Frage des Frauenstudiums dar, eingeschlossen die Diskussion der weiblichen und männlichen Verstandeskräfte. *„Die wissenschaftliche Emancipation der Frau"* erschien 1874.[371] Bereits auf den ersten Seiten kündigte Dohm an, dass sie sich insbesondere medizinischen Betrachtungen, vor allem denen von Bischoff, zuwenden wolle. Sie wollte in ihrer Arbeit deutlich machen, dass die gesellschaftliche Arbeitsteilung insbesondere einem Grundprinzip unterliege: „die *geistige* Arbeit und die *einträgliche* für die Männer, die *mechanische* und die *schlecht bezahlte* Arbeit für die Frauen".[372] Dohm stellte heraus, dass gerade wenn es um einträgliche Arbeitsgebiete gehe, Frauen auf Grund ihrer „zarten Konstitution" und „Schamhaftigkeit" ausgeschlossen würden. Bei den unteren Schichten der Gesellschaft vorbehaltenen Arbeitsfeldern sei von einer solchen Schonung der Frau

365 Bischoff, 1872 S.18/19.
366 Bischoff, 1872 S.19.
367 Bischoff, 1872 S.20, Hervorhebung ebd.
368 Bischoff, 1872 S.36, Hervorhebung ebd.
369 Bischoff, 1872 S.39, Hervorhebung ebd.
370 Bischoff, 1872 S.41, Hervorhebung ebd.
371 Wogegen gemeinhin nur das Jahr 1874 als Erscheinungsdatum nachlesbar war, benannte E. Glaser (2005) dieses mit 1873 [Glaser, 2005 S.17]; bei FemBio (2008) fanden sich beide Angaben ohne nähere Ausführung.
372 Dohm, 1874 S.11, Hervorhebungen ebd.

indes keine Rede.[373] Insbesondere würden Männer dazu neigen, ihre eigenen Arbeitsgebiete Frauen zu verweigern.[374] So hatte sich auch der Mediziner Bischoff besonders gegen das Medizinstudium von Frauen ausgesprochen. Im Gegensatz zu Bischoff, der ausgeführt hatte, dass Beschränkungen von Studienmöglichkeiten für Frauen historisch gar nicht hätten aufrechterhalten werden können, wenn Frauen zum Studium geeignet wären,[375] fixierte Dohm konkrete Beschränkungen. So müssten sich Mädchen/Frauen die wissenschaftliche Ausbildung durch Privatunterricht aneignen, was teuer und daher nur für wenige möglich sei.[376] Auch müssten Mädchen/Frauen besondere Begabung zeigen, um ein für sie als außergewöhnlich angesehenes Recht auf Bildung in Anspruch nehmen zu dürfen – „[...] mit Unrecht, wie mir scheint. Auch einem Mädchen, das geringes Talent zeigt, muß die Universität, wie jedem unbegabten Jüngling, geöffnet sein, und jegliche Lehranstalt sobald sie studiren will.“[377]

Deutlich wird Dohms Argumentation für ein regulär mögliches Studium für Mädchen/Frauen und Jungen/Männer gleichermaßen, und dies nicht nur für höhere Stände. Den Ausführungen Bischoffs zur physischen Schwäche von Frauen begegnete Dohm mit einem Verweis auf zahlreiche Schädel- und Gehirnvermessende, die zwar einen absolut kleineren Schädel von Frauen beschrieben hatten, aber den Schädel der Frau im Verhältnis zum Körper als relativ größer, verglichen mit dem des Mannes, gefunden hatten. Bischoff hatte sich gegen eine an Gewichts- und Größenverhältnissen orientierte Diskussion gesträubt, und so setzte Dohm hinzu, dass selbst dann, wenn ein relativ kleinerer Schädel bei der Frau tatsächlich vorliegen sollte, dies doch eher ein Hinweis darauf sei, dass der

373 Dohm, 1874 S.11-25, 12. Vgl. für den in der zweiten Hälfte des 19. Jh. sehr großen Anteil arbeitender Frauen, deren prekäre Arbeitssituation und schlechte Bezahlung auch: Bebel, 1893 (1879) S.161-173; Braun, 1979 (1901) S.170-188, 209-431; Scott, 1994; Hufton, 1994 u.a. S.34-39. Für die Anfangsjahrzehnte des 19. Jh. beschrieb J. Kuczynski (1949): „Die Löhne der Kinder und Frauen sind zum Teil bestenfalls als Taschengelder zu bezeichnen, und lagen auch bei den Frauen nicht selten um 50 bis 80 Prozent unter denen der Männer. Diese niedrigen Frauenlöhne sind ein Ausdruck der allgemeinen Position der Frauen, die in jeder Beziehung hinter den Männern zurückstehen mußten: in der Bezahlung wie in der Erziehung, in der Politik wie auf jedem anderen Gebiet des gesellschaftlichen Lebens.“ [Kuczynski, 1949 S.102]. L. Braun (1979 [1901]) arbeitete pointiert für die Lage proletarischer Frauen heraus: „Wer die Lage der Proletarierin in ihrer Gesamtheit überblickt, der sieht nichts als eine gleichmäßige graue Oede: Arbeit und Not, – Not und Arbeit. Die Unterschiede, die zu Tage treten, sind nichts als Variationen desselben Themas. Was für die Arbeiterin in der Großindustrie gilt, das gilt ebenso für die in der Hausindustrie, im Handel oder im persönlichen Dienst Beschäftigte.“ [Braun, 1979 (1901) S.326]

374 Dohm, 1874 S.25-29.

375 Bischoff, 1872 S.41-43.

376 Dohm, 1874 S.46.

377 Dohm, 1874 S.46/47.

durch gesellschaftliche Beschränkung verursachte Nichtgebrauch zur Verkümmerung von Organen führe.[378]

Auf Bischoffs spezifisch geschlechtliche Charaktere – der Mann sei „muthig, kühn, heftig" etc., die Frau sei „furchtsam, nachgiebig, sanft" etc. – konterte Dohm mit der Feststellung individueller Unterschiedlichkeit: „Wir finden unter den Männern ebenso viel milde wie trotzige, ebenso viel harte wie weich geartete Gemüther. Der eine Mann zeigt hohen Scharfsinn, der andere bodenlose Dummheit. Ich wüßte keinen Gegensatz der Charaktere, den man nicht unter den Männern selber fände. [Absatz] Und so lange man nicht alle milden, geduldigen, aufopferungsfähigen, keuschen Individuen des männlichen Geschlechtes, als des Studiums unwürdig, aus den Staatsämtern entfernt, aus den Tempeln der Wissenschaft vertreibt, so lange sehe ich keinen Grund, um dieser Eigenschaft willen die Frauen von den Segnungen der Wissenschaft auszuschließen."[379] Dohm forderte „völlige Gleichberechtigung der Geschlechter auf dem Gebiete der Wissenschaft".[380]

Bischoff indes verharrte auf seinem Standpunkt und verwies auch in einer 1880 erschienenen Schrift weiterhin auf geschlechtliche Größenunterschiede der Schädel und Gehirne.[381]

Größere Verbreitung als die genannten Schriften von Bischoff und Dohm fand eine später in der Debatte erschienene Arbeit, die 1900 erstmals veröffentlicht, bis 1912 in zehn, bis 1922 in zwölf Auflagen herauskam: *„Ueber den physiologischen Schwachsinn des Weibes"* von P. J. Möbius.[382] Möbius wollte in ihr nicht

378 Dohm, 1874 S.87-100.

379 Dohm, 1874 S.80.

380 Dohm, 1874 S.186.

381 Nachdem Bischoff zahlreiche vorangegangene ‚Erkenntnisse' als unsicher dargestellt hatte und allgemeine Aussagen zu Geschlechterdifferenzen nicht in jedem individuellen Fall gelten lassen wollte [vgl. u.a. Bischoff, 1880 S.1, 20, 25, 38, 125/126], stellte er fest: „Abgesehen von allen individuellen Entwicklungsgraden ist es unläugbar, dass sich das männliche Geschlecht immer und überall rücksichtlich des höheren Grades seiner Intelligenz und psychischen Leistungen vor dem weiblichen in gleicher Weise ausgezeichnet hat, wie das männliche Gehirn sich von dem weiblichen überall und zu allen Zeiten durch ein um 1/9 – 1/12 höheres Hirngewicht unterschieden hat. Auch kommen Maximal-Hirngewichte bei Weibern nicht vor, wohl aber häufig Minimal-Gewichte." [Bischoff, 1880 S.137] Auch diese These schränkte Bischoff ein, um sie im letzten Halbsatz des Abschnittes dennoch für gültig zu befinden: „Vielmehr wird man sich überzeugen müssen, dass beide Factoren, Gehirngewicht und geistige Befähigung und Leistung zu zusammengesetzte Größen sind, als dass ihr Parallelismus so einfach hervortreten und sich nachweisen lassen könne, obgleich derselbe nichtsdestoweniger vorhanden ist." [Bischoff, 1880 S.142]

382 Allerdings fand nicht nur diese gegen die Emanzipation von Frauen gerichtete Schrift von Möbius weite Verbreitung. A. Bebels Schrift *„Die Frau und der Sozialismus"*, 1879 erstmals erschienen, wurde 1899 bereits in der 30., 1910 in der 50. Auflage veröffentlicht. In dieser ging Bebel, bei sonst zuweilen auch biologisch

„pathologischen Zuständen" nachgehen, sondern die konstitutionelle durchschnittliche Besonderheit von Frauen erforschen. Das bereits „gute Werk" von Lombroso und Ferrero (1894) erfordere, so Möbius, noch der Ergänzung, die er selbst leisten wolle. Mit einigen Standpunkten aus den Jahren zuvor räumte Möbius auf, so mit der u.a. von Bischoff ausgeführten Bedeutung der Größe des Gehirns für geistige Fähigkeiten. Die Größe des Gehirns sei nicht relevant, stattdessen sei die Struktur einzelner Bereiche des Gehirns entscheidend, und dort würden sich geschlechtliche Unterschiede zeigen.[383] So deutlich sich Möbius in *„Ueber den physiologischen Schwachsinn des Weibes"* von der einfachen Kopplung von Gehirngröße und Geistestätigkeit distanziert, so deutlich folgt er dieser einfachen Kopplung in einer anderen Schrift, in *„Geschlecht und Kopfgröße"* aus dem Jahr 1903. Im Anfang heißt es dort: „Der Umfang des annähernd normal geformten Kopfes wächst im Allgemeinen mit den geistigen Kräften."[384] Im Schlussabsatz deutete Möbius dies vergeschlechtlicht: „Jeder, der mir bisher gefolgt ist, wird an der wesentlichen Grössenverschiedenheit des weiblichen und des männlichen Kopfes und an der Unabhängigkeit dieses Unterschiedes von Körperlänge und Masse nicht zweifeln."[385]

In Bezug auf die übrigen geschlechtsspezifischen Beschreibungen folgte Möbius den dominanten Darstellungen aus der Schädel- und Gehirnkunde und aus der Evolutionsbiologie, die geschlechtliche Unterschiede beschrieben hatten: So würde die Frau eine geringere Reaktion auf starke Reize zeigen; habe sie mehr Instinkt, was sie mit dem Tier vergleichbarer als den Mann mache; und seien Frauen eher rückwärtsgewandt, konservativ und würden jeden Fortschritt behin-

geschlechterdifferenzierender Argumentation, auch auf Gehirn und geistige Leistungsfähigkeit ein und vertrat diesbezüglich den Ansatz, dass Frauen und Männer geistig gleiche Leistungen erbringen könnten und dass anzutreffende Unterschiede auf soziale Faktoren zurückzuführen seien und bei materieller Gleichstellung und gleicher Erziehung verschwinden würden [vgl. Bebel, 1893 (1879) S.188-196]. In diesem Sinne waren auch Auffassungen, die die Emanzipation von Frauen unterstützten, verbreitet und finden hier diesbezüglich die Schriften H. Dohms (1874, 1974 [1902]) und O. Olbergs (1902) Betrachtung, da in diesen ausführlichere Argumentationen zu Gehirn und Verstandeskräften von Frauen und Männern zu finden sind.

383 Möbius, 1900 S.6/7; vgl. Dohm, 1974 (1902) S.59.

384 Möbius, 1903a S.5; im Original gesperrt gedruckt.

385 Möbius, 1903a S.46. In dieser Schrift führte Möbius auch seine Methode der Kopfvermessung genauer aus, die er der Herstellung individueller passförmiger Hüte entlehnte, und offenbarte sein methodisches und mathematisches Unverständnis: „Zur Berechnung des Umfanges haben die Hutmacher ein eigenes Verfahren, das sie nicht verstehen, und das auch ich nicht verstanden habe. Man addirt nämlich Länge und Breite der Reduction, halbirt die Summe und sucht auf einer vorhandenen Tabelle die neben dieser Zahl stehende Zahl die besagt, wieviel Centimeter der Kopfumfang misst. Ich bin in Rechenkünsten ganz unerfahren, stehe der Sache wie ein Handwerker gegenüber, aber die Resultate sind richtig." [Möbius, 1903a S.18]

dern.[386] Während Frauen gut kopieren und auswendig lernen könnten, bleibe Kreativität und Genie den Männern vorbehalten.[387]

Der Konservativismus, den Möbius den Frauen vorwarf, zeigte sich indes bei ihm selbst. Ähnlich wie es Rousseau mehr als 150 Jahre vor ihm getan hatte (*vgl. Kapitel II, S.103ff*), führte Möbius aus, dass steigende Zivilisation, verbunden mit steigender Gehirntätigkeit, zu einer geringeren Fortpflanzungsfähigkeit führe, was sich insbesondere an der Stadtbevölkerung zeige. Ohne Zufluss vom Land müsste die Stadtbevölkerung aussterben. Daher gehe es darum, „im Interesse des menschlichen Geschlechtes die widernatürlichen Bestrebungen der ‚Feministen' zu bekämpfen".[388] Den Emanzipationsbestrebungen von Feminist/innen zu begegnen war Möbius also ein Anliegen. Unter anderem kritisierte er „darwinistische Schwärmereien", dass durch den Gebrauch des Gehirns auch die geistigen Fähigkeiten der weiblichen Nachkommen zunehmen würden.[389] In den späteren Auflagen wurde dieses Interesse an der Auseinandersetzung mit den Emanzipationsbestrebungen deutlicher. So widmete sich Möbius im Vorwort späterer Auflagen intensiv den feministischen Ausführungen Olbergs (1902), ohne die eigenen Auffassungen zu revidieren,[390] auch fügte er einen zweiten Teil zur Erläuterung seiner Ausführungen an, ergänzt durch eine Auswahl an Briefen, die ihm (weibliche und männliche) Leser/innen gesandt hatten.

Reaktionen auf das Buch von Möbius gab es bald nach dessen Erscheinen. 1902 meldete sich H. Dohm zu Wort. In ihrer Schrift *„Die Antifeministen. Ein Buch der Verteidigung"* ging sie auf antifeministische Argumentationen aus verschiedenen Lagern ein und widmete sich intensiv medizinischen Betrachtungen, u.a. denen von Lombroso und Ferrero, insbesondere aber denjenigen von Möbius. Dohm konstatierte: „Die Frauenfrage in der Gegenwart ist eine akute geworden. Auf der einen Seite werden die Ansprüche immer radikaler, auf der anderen die Abwehr immer energischer. Letzteres ist erklärlich. Je dringender die Gefahr der Fraueninvasion in das Reich der Männer sich gestaltet, je geharnischter treten die Bedrohten entgegen."[391] „Daß es vorzugsweise Ärzte sind, die zu einem Kreuzzug gegen die Frauenbewegung, der sie im voraus die Grabrede halten, rüsten, ist erklärlich. [...] Die Ausübung der Medizin ist das erste Eroberungsgebiet, auf das die Frauen bereits ihren Fuß gesetzt haben."[392]

386 Möbius, 1900 S.7-11.
387 Möbius, 1900 S.11-15.
388 Möbius, 1900 S.15-17, Zitat S.17.
389 Möbius, 1900 S.12. Allerdings hatte Darwin beschrieben, dass Frauen zwar auch Eigenschaften üben und vererben könnten, da Männer dies aber auch täten, Männer Frauen immer überlegen blieben [Darwin, 1951 (1871) S.564]. Ggf. wollte Möbius auf die Argumentation Dohms erwidern [vgl. Dohm, 1874 S.91].
390 Vgl. bspw. Möbius, 1905 Vorwort.
391 Dohm, 1974 (1902) S.3.
392 Dohm 1974 (1902) S.34.

Dohm argumentierte, wie in ihrer Schrift aus dem Jahr 1874, dass die Ausführungen der Antifeminist/innen widersprüchlich seien. Während Frauen auf Grund einer angeblichen Schwäche nicht Ärztinnen werden sollten, dürften sie die nicht weniger beschwerlichen Tätigkeiten der Hebamme oder Krankenschwester ausüben.[393] Gegen das Argument geistigen Zurückstehens der Frau gegenüber dem Mann wandte Dohm ein, dass Frauen gerade durch den – gesellschaftlich erzwungenen – Nichtgebrauch des Gehirns versimpeln würden, und trat mit diesem Argument der These entgegen, die Frau sei ‚von Natur aus' in ihren geistigen Fähigkeiten beschränkt.[394] Dohm: „Nachdem der schöne alte Herr Möbius dem Weibe die lange Liste ihrer tierähnlichen Qualitäten entrollt hat, setzt er mit goldiger Naivität hinzu: ‚Sehen wir uns auch genötigt, das normale Weib für schwachsinnig zu erklären, so ist damit doch nichts zum Nachteil des Weibes gesagt.' Kleiner Schäker!"[395]

Fundiert und humorvoll konterte Dohm so antifeministische Schriften, darunter auch solche, die von Frauen geschrieben worden waren. So hatte sich u.a. L. Hansson – die unter dem Pseudonym L. Marholm schrieb – gegen die moderne Frauenbewegung gewandt und das eigentliche Ziel der Frau in der Rolle der aufopferungsvollen Ehefrau und Mutter beschrieben. Nach Hansson hat ein glücklicher gesellschaftlicher Zustand vor 600 Jahren bestanden, als Frauen, ihren Geist nur für andere schulend, als oberstes Ziel im Leben noch Ehemann und Kinder angesehen hätten.[396]

Den zur Emanzipation von Frauen kritischen Ausführungen von Marholm und Möbius entgegnete O. Olberg in der (wie die von Dohm) im Jahr 1902 erschienenen Schrift *„Das Weib und der Intellectualismus"*. Nach Olberg kann es nicht um ein ‚Zurück zur Natur' gehen; sondern es müsse darum gehen, eine ‚höhere Kultur' zu erschaffen. Dabei nahm Olberg auch die dichotome Unterscheidung Natur – Kultur in den Blick und widersprach dieser: „Der berühmte ‚Mensch im Naturzustande' hat entweder nie existiert oder nie zu existieren aufgehört."[397] Die von Marholm geforderte Rückkehr zu Ackerbau und kleinem Grundbesitz sei allein schon auf Grund der Verdichtung der Bevölkerung nicht möglich.[398] Auch die Verringerung der Geburtenzahl bei den oberen Schichten der Stadtbevölkerung sei nicht abzulehnen, da es damit möglich würde, sich intensiver um den Nachwuchs zu kümmern.[399] Der Auffassung von Möbius, dass eine höhere Gehirntätigkeit die Menschheit schädige und daher die ungebildete, ‚natürliche'

393 Dohm, 1974 (1902) S.39ff, 47.

394 Dohm, 1974 (1902) S.65, 70.

395 Dohm, 1974 (1902) S.67.

396 Dohm, 1974 (1902) S.80-137; siehe auch: Hansson [Marholm], 1900 insbesondere S.1-42; Hansson [Marholm], 1897-1903 insbesondere Bd. 1 S.27.

397 Olberg, 1902 S.26-28, Zitat S.28.

398 Olberg, 1902 S.29.

399 Olberg, 1902 S.41-64, 53.

Frau einen Ausgleich darstellen solle, begegnete Olberg, dass es für alles heißen müsse: „Allzuviel ist ungesund“, auch für 12 bis 16 Stunden tägliche Feldarbeit bei schlechter Kost und großer Hitze.[400] Olberg betonte, dass der Gehirnentwicklung eher soziale Faktoren zu Grunde lägen als biologische.[401] Mit dieser Feststellung widersprach sie auch der Behauptung von Möbius, dass Gehirnbereiche unterschiedlich ausgeprägt seien. (Der von anderen angenommenen geschlechtlichen Differenz der Hirngewichte war Möbius selbst nicht gefolgt.) Und selbst wenn es geschlechtliche Unterschiede in der Ausprägung von Gehirnstrukturen gäbe, ließe sich daraus keine Minderwertigkeit ableiten, so Olberg.

Die These, dass bei Frauen Instinkte stärker ausgeprägt seien, sei nicht, wie oftmals geschehen, im Sinne einer „niederen Entwicklung“ zu interpretieren, vielmehr stelle sie eine „Höherentwicklung“ dar: Einige Denkprozesse seien der Gehirnrinde entzogen worden und würden damit mehr Raum für mehr und tiefere Gedanken lassen.[402] Hieraus wird auch Olbergs Perspektive deutlich: Sie nahm Geschlechterdifferenzen an, wollte diese aber nicht im Sinne einer Höher- oder Minderbewertung verstanden wissen. Männer hätten eine größere Tendenz, von der Norm abzuweichen (eine größere Variabilität),[403] Frauen hätten „Mutterinstinkte“.[404] Durch Bildung würde der angenommene „Mutterinstinkt“ von Frauen nicht beeinträchtigt werden, vielmehr könnten gebildetere Frauen Kinder eher auf die Anforderungen einer Zeit starker kultureller Entwicklung vorbereiten. Mit Bildung könnten Frauen wichtige und notwendige Aufgaben in der Gesellschaft übernehmen. Frauen könnten in zahlreiche Aufgabenbereiche vordringen, und es würde sich mit der Zeit herausstellen, für welche sie auf Grund einer, ihnen von Olberg zugeschriebenen, ‚Geschlechtsnatur‘ besonders geeignet seien. Während Olberg mehr auf geschlechtliche Differenz orientierte, ohne hieran eine mindere oder höhere Bewertung zu knüpfen, nahm Dohm eine explizit auf Gleichheit orientierte Position ein.

Im 19. und 20. Jh. gab es zahlreiche Versuche von Biolog/innen und Mediziner/innen einen Mangel an Verstandeskräften bei der Frau empirisch zu belegen. Andere Gelehrte, auch solche aus Biologie und Medizin, positionierten sich gegen die Annahme mangelnden Verstandes der Frau. Eingebettet waren diese Auseinandersetzungen in sich wandelnde gesellschaftliche Verhältnisse, in denen

400 Olberg, 1902 S.34.
401 Olberg, 1902 S.31-33.
402 Olberg, 1902 S.69-85.
403 Olberg, 1902 S.82. Zu einer vermeintlich größeren Variabilität von Männern kritisch: Thompson, 1905 (1903).
404 Olberg, 1902 S.91. Vgl. zu kritischen Betrachtungen zu „Mutterinstinkten“ in psychologischen Ausführungen des 19. und zu Beginn des 20. Jh.: Shields, 1975 S.752-756.

(auch)[405] Frauen für die Verbesserung ihrer Lebensverhältnisse und ihrer gesellschaftlichen Position stritten. Frauen strebten in die Wissenschaften und mussten sich eine Teilnahme an diesen erst erstreiten. Diese Auseinandersetzungen haben einen wichtigen Ausgangspunkt dargestellt, Geschlechterdifferenzen im Gehirn zu beschreiben (dies wurde u.a. bei Bischoff und Möbius deutlich) oder solche Differenzen kritisch zu diskutieren und zurückzuweisen (so u.a. Dohm und Thompson).

Das Gehirn als ‚Austragungsort' für Debatten um Geschlechterdifferenz und -gleichheit kam indes bis heute nicht aus der Mode. Ging es auch bald nicht mehr um den vollständigen Ausschluss von Frauen aus einzelnen gesellschaftlichen Bereichen, so wird auch Anfang des 21. Jh. noch versucht, geschlechtlich differente Begabungen abzuleiten, – und davon ausgehend unterschiedliche Eignung von Frau und Mann für einzelne Tätigkeitsbereiche. Heute wie damals gibt es auch in Biologie und Medizin unterschiedliche Positionierungen, die empirisch den Nachweis betreiben, dass es Geschlechterdifferenzen oder dass es Geschlechtergleichheiten im Gehirn gebe.[406]

Von weiblichen und männlichen Anteilen in jedem Menschen: O. Weiningers Schrift *„Geschlecht und Charakter"*

Eine weitere Schrift, die sich gegen die Emanzipationsbestrebungen von Frauen aussprach, war die 1903 erschienene Schrift *„Geschlecht und Charakter. Eine prinzipielle Untersuchung"* von O. Weininger. Nach dem noch im selben Jahr erfolgten Freitod Weiningers wurde sie wiederholt aufgelegt, so dass sie 20 Jahre später – 1923 – bereits in der 25., als unverändert gekennzeichneten,[407] Auflage erschien. Die Schrift wird hier weniger wegen neuer Argumente betrachtet, die sie zur Debatte um Emanzipationsbestrebungen von Frauen vorgelegt hätte.

---

405 Auch arme Erwerbstätige, darunter Frauen wie Männer, stritten für die Verbesserung ihrer Lebensverhältnisse.

406 Vgl. für einen guten, zu Geschlechterdifferenz kritischen Zugang zu aktuellen Auseinandersetzungen: Fausto-Sterling, 2000b S.115-145; Schmitz, 2006b S.66-88; Schmitz, 2006c.

407 Weininger selbst hatte die erste Auflage noch gründlich überarbeitet, alle folgenden Auflagen folgten der veränderten Fassung. Erst der Reprint von 1980 machte die erste, unkorrigierte Version wieder zugänglich. Damit ergeben sich für die neuere Rezeption zahlreiche Textdifferenzen, die häufig nicht beachtet wurden. Zur Chronologie der Entstehung von *„Geschlecht und Charakter. Eine prinzipielle Untersuchung"* sowie zu Anmerkungen zu Textdifferenzen vgl.: Hirsch, 1994; sowie im Vgl. Weininger, 1903; Weininger, 1905 (1903). Bspw. schrieb Weininger in der ersten Auflage noch: „Unsere Zeit ist nicht nur die jüdischste, sondern auch die weiblichste", worauf er anschloss, „diese Zeit hat auch den Ruhm…" Die erste Passage entfiel mit der Überarbeitung ab der zweiten Auflage [Weininger, 1903 S.441; Weininger, 1905 (1903) S.452]. Für diese Arbeit wurde eine auf der Überarbeitung Weiningers basierende Fassung (1905) verwendet, da diese zu Beginn des 20. Jh. nahezu die einzige Rezeptionsgrundlage bildete.

Zudem war die Schrift tief antisemitisch – Weininger war selbst Jude, wechselte 1902 die Religion –, was hier nicht weiter verfolgt werden kann.[408] Bemerkenswert war die Schrift dafür, dass Weininger idealisierte Typen Weiblichkeit (W) und Männlichkeit (M) ausführte, diesen Typen entgegengestellte Merkmalskombinationen zuschrieb, aber anschloss, dass beide, W und M, in unterschiedlichen Anteilen[409] bei *jedem Menschen* anzutreffen seien. Zahlreiche Reaktionen rief Weiningers Schrift hervor, noch heute wird sie betrachtet.[410]

Durch die Aufteilung in idealisierte Typen konnte Weininger Eigenschaften radikal gegenüberstellen. Dem weiblichen Typ W wies Weininger dabei die weniger erstrebenswerten Merkmale zu. So sei W passiv, irritabel (nicht sensibel), nur sexuell, hingegen sei M – der männliche Typ – aktiv, sensibel (habe Schmerzsinn, Sensibilität), nicht nur sexuell.[411] Während M denken *und* fühlen könne, sei dies für W ein und dasselbe – W sei dem „Henidenstadium" näher, das heiße, dass W mehr instinktiv als intellektuell urteile.[412] W lebe unbewusst, Bewusstsein erhalte W nur von M. Am bewusstesten lebe das Genie, wobei Genialität ausschließlich an M gekoppelt sei.[413] Gedächtnis wiederum koppelte Weininger an Bewusstsein und sprach es damit auch M zu und W ab. W würde vergessen und sei damit unmoralisch.[414] Psychologisch heiße dies: W besitzt keine Charakterstärke, keinen Willen, keine Seele, keine Moral – und W besitzt kein Ich.[415] Damit kam Weininger zum Punkt: Vernunftbegabte Freiheit könne W nicht besitzen.

Anteile von W und M kämen bei jedem Menschen in unterschiedlichem Maße vor, aber so, dass W bei Frauen und M bei Männern überwiege. Insofern könnten alle diese Anteile alle Menschen betreffen – indes nicht gleichermaßen, da W bei Frauen in einem höheren Anteil vorkomme. Allerdings ist auch die typenspezifische Betrachtung weiter zu beschränken, da Weininger ausführte, dass Männer zwar verweiblichen könnten – dann sei von „weibischen Männern"

408 Vgl. für weitere diesbezügliche Betrachtungen: Le Rider, 1985 insbesondere S.189-219.

409 Idealisierte Typen können nach mathematisch-logischem Denken nicht in Anteile aufgespalten werden, allerdings folgte Weininger diesbezüglich Platon'scher Denktradition. An anderer Stelle hielt Weininger hingegen die angekündigte Begriffsunterscheidung nicht durch und sorgt damit für Verwirrung: Er wollte „Mann" und „Frau" für ideale Typen verwenden, in Abgrenzung dazu wollte er die Begriffe „Frauen" und „Männer" für alle anderen Eventualitäten verwenden [vgl. Weininger, 1905 (1903) S.108]. Dies tat er nicht konsequent.

410 Vgl.: Sengoopta, 2000 S.137-156; vgl. für aktuelle und gut einführende Auseinandersetzungen mit Weiningers Buch: Kottow, 2006 S.212-248; Mehlmann, 2006 S.270-299, Mehlmann, 2008 S.46-49; kurz auch bei: Hanke, 2007 63-66.

411 Weininger, 1905 (1903) S.111/112, 128.

412 Weininger, 1905 (1903) S.127-130.

413 Weininger, 1905 (1903) S.131-144.

414 Weininger, 1905 (1903) S.145-181, 182-238, 193/194.

415 Weininger, 1905 (1903) S.239-279, 240.

die Rede –, die Frau könne hingegen nie zum Mann werden.[416] An anderer Stelle wurde Weininger deutlicher: „Der tiefststehende Mann steht also noch unendlich hoch über dem höchststehenden Weibe, so hoch, daß Vergleich und Rangordnung hier kaum mehr statthaft scheinen."[417] Pointiert fasste Weininger zusammen: „Die Frauen haben keine Existenz und keine Essenz, sie sind nicht, sie sind *nichts. Man ist Mann oder man ist Weib, je nachdem ob man wer ist oder nicht.*"[418] Bezüglich der Typen W und M verfolgte Weininger sehr geschlechterdifferente Ansichten – in der Folge wurde seine Schrift daher richtigerweise als ‚antifeministisch' rezipiert und kritisiert.

Der erste Teil von *„Geschlecht und Charakter. Eine prinzipielle Untersuchung"* bot hingegen auch potenzielle Anknüpfungspunkte für an Geschlechtsgleichheit Interessierte. Zwar sind auch hier die Ansätze zur Typenbildung W und M verankert, allerdings vollzog Weininger noch nicht die deutlichen Zuweisungen von Merkmalen und führte auch nicht aus, dass der „tiefststehende Mann" über der „höchststehenden Frau" anzusiedeln sei. Vielmehr ging Weininger von einer geschlechtlichen Mischung jedes Menschen aus und betonte, dass jeder Mensch weibliche und männliche Anteile in sich trage. Weininger folgte der Annahme, dass zunächst eine undifferenzierte geschlechtliche Anlage in jedem menschlichen Embryo vorliege. Auch in der Folge würden die „Charaktere des anderen Geschlechts" nicht vollständig verschwinden, sondern sich immer auch beim ausgewachsenen Menschen in mehr oder weniger großen Anteilen erhalten.[419] Jede Zelle des Organismus ist nach Weininger geschlechtlich charakterisiert, enthalte aber – wie dies für den Organismus im Ganzen gelte – weibliche und männliche Anteile.[420] Mit der Sekretion durch die Keimdrüsen würde die körperliche Geschlechtlichkeit des Individuums komplettiert, insbesondere soziale Faktoren (Sitte, Gewöhnung, Beschäftigung) würden die weitere Ausprägung von als geschlechtlich betrachteten Merkmalen („wie Rauchen und Trinken des Mannes, Handarbeit des Weibes") abschließen.[421] Eine latent gebliebene Keimdrüse könne auch beim Menschen (Weininger führte verschiedentlich auch diverse Tierarten auf) einen Umschlag der äußeren als geschlechtlich betrachteten

416 Weininger, 1905 (1903) S.241.
417 Weininger, 1905 (1903) S.345.
418 Weininger, 1905 (1903) S.388, Hervorhebung ebd. Weininger zitiert hier den Existenz-Essenz-Gegensatz herbei. Klassischerweise werden hiervon die ‚Gottesbeweise' abgeleitet: ‚Gott' sei das einzige ‚Wesen', dessen Essenz (Begriff, Idee) gleichbedeutend mit seiner Existenz ist. Dagegen würde für alles andere Seiende die Essenz von der Existenz abstrahiert werden können – mit anderen Worten ist etwa die Idee eines Autos nicht ein und dasselbe wie ein konkretes Auto, hingegen impliziere die Idee ‚Gottes', dass es ihn gebe, und zwar nur ihn, diesen einen Gott, weil er sonst nicht absolut und damit nicht ‚Gott' wäre. (Ich bedanke mich herzlich bei S. A. Wolter für die Interpretationshilfe.)
419 Weininger, 1905 (1903) S.7/8.
420 Weininger, 1905 (1903) S.15-19.
421 Weininger, 1905 (1903) S.18/19.

Merkmale herbeiführen.[422] Die Betrachtungen zu Geschlechtsmerkmalen übertrug Weininger auch auf Sexualität. So würden sich stets zwei solche Menschen begehren, dass ein ganzer Teil W und ein ganzer Teil M zusammenkämen (bspw. ein Mensch mit 1/4 Anteil W und 3/4 Anteil M würde einen Menschen mit 3/4 Anteil W und 1/4 Anteil M begehren). Jeder Mensch sei bisexuell, also weder homo- noch heterosexuell. Homosexualität sei keine Anomalie (und dürfe auch nicht bestraft werden), vielmehr würden bei dieser zwei Menschen zusammenkommen, bei denen W und M jeweils bei etwa 1/2 lägen.[423]

Spätestens mit der Orientierung des Einander-Begehrens von Menschen unterschiedlicher Anteile W und M wird der Bezug zu Platons „Gastmahl" augenscheinlich. In Aristophanes' Rede wurde dort die Entstehung zweier, ursprünglich dreier Geschlechter – das dritte Geschlecht war eine Verschmelzung der beiden ersten – ausgearbeitet. Zunächst habe es ausschließlich Menschen kugelförmiger Gestalt gegeben, in denen weibliches und männliches Geschlecht eins waren. Die ‚Götter' entschlossen sich, diese zu teilen (, um ihrer Zügellosigkeit ein Ende zu setzen). So wurde jeder Mensch kugelförmiger Gestalt in zwei Teile gespalten, so dass zwei Menschen entstanden, die in Sehnsucht nach Vereinigung mit der anderen, verlorenen Hälfte waren. Dabei gab es unterschiedliche Möglichkeiten – aus einer ehemals männlichweiblichen Gestalt entstanden zwei Menschen, bei denen ein weiblicher und ein männlicher Mensch einander begehrten; aus einer vollweiblichen Gestalt entstanden solche, bei denen zwei weibliche Menschen einander begehrten; aus einer vollmännlichen Gestalt entstanden zwei männliche Menschen, die einander begehrten.[424] Hiermit wird auch die anfängliche mathematisch-logische Diskrepanz erklärlich: Weininger hatte mit W und M gleichzeitig sowohl ideale Typen als auch Anteile bezeichnet. Nach einer mathematischen Logik lassen sich ideale Typen nicht in Anteile aufspalten. In der geschilderten Platon'schen Denktradition ist dies hingegen möglich. Auf diese Traditionen seiner Ausführungen verwies auch Weininger: „Die Ahnung dieser Bisexualität alles Lebenden (durch die nie ganz vollständige sexuelle Differenzierung) ist uralt. Vielleicht ist sie chinesischen Mythen nicht fremd gewesen; jedenfalls war sie im Griechentum äußerst lebendig. Hiefür zeugen die Personifikation des Hermaphroditos als einer mythischen Gestalt; die Erzählung des Aristophanes im platonischen Gastmahl; ja noch in später Zeit galt der gnostischen Sekte der Ophiten der Urmensch als mannweiblich."[425]

Weininger knüpfte überdies an eine lange Reihe biologischer Theorien an, in denen zunächst Geschlechtsteilen ein gemeinsamer Ursprung zugeschrieben wurde (*vgl. Kapitel II, S.151ff, 154ff*). Seine Betrachtungen gingen aber darüber hinaus, vergeschlechtlichten jeden Teil des Körpers bis hin zur Zelle und bezo-

---

422 Weininger, 1905 (1903) S.23-30.
423 Weininger, 1905 (1903) S.53-63.
424 Platon, *Das Gastmahl (Symposion)*, 189b-193c (vgl. Platon D, 1979 S.55-61).
425 Weininger, 1905 (1903) S.13.

gen all diese körperlichen Merkmale sowie geistige Fähigkeiten und Sexualität in ein *Gesamtkonzept eines grundlegenden Hermaphroditismus* beim Menschen ein.

Rasch erschienen Reaktionen auf Weiningers Schrift, in denen harsche Kritik an einzelnen Ausführungen geübt wurde, andere hingegen als eigene, bereits zuvor gemachte ‚Entdeckungen' ausgewiesen wurden.[426] Bereits 1903 rezensierte Möbius in einem solchen Sinne die Schrift Weiningers. In einem später veröffentlichten Heft untermauerte Möbius seine Kritik: „Ich werde nun zeigen, daß das, was in W.s Buche brauchbar ist, schon von mir gesagt worden ist, und daß das, was er hinzugetan hat, milde gesagt, schwach begründet, gerade herausgesagt, Unsinn ist."[427] Möbius wies nachfolgend die Aussagen zur Geschlechtlichkeit des ganzen Organismus bis zur Zelle, die Theorie „sexueller Zwischenstufen"[428] und die Weininger'sche Beschreibung, dass das Bedürfnis zur Emanzipation nur bei „männlich gearteten Frauen" vorhanden sei, als längst bekannt oder von Möbius selbst bereits beschrieben aus.[429] Heftige Kritik fand bei Möbius hingegen die Auffassung, dass *jeder Mensch* hermaphroditisch sei und Weininger dies nicht als Merkmal *ausschließlich „abnormaler" Menschen* herausgestellt hatte.[430]

An der Aussage, dass jeder Mensch weibliche und männliche Merkmale in sich trage, setzte auch G. Meisel-Heß (1904) an: Dass individuelle Verschiedenheiten von Menschen aufträten, sei klar, „deswegen aber kann man doch nicht – wie Weininger es tut – die Gesamtheit der Menschen als ‚sexuelle Zwischenstufen' bezeichnen, da die Geschlechtsmerkmale bei jedem normalen Individuum genügend überwiegen, um die Bezeichnung auszuschließen".[431] Im Folgenden wandte sich Meisel-Heß den antifeministischen Aussagen zu, kritisierte u.a. die Charakterzuschreibungen an Weiningers Typen W und M: „Es scheint wahrlich ein ebenso billiger als terroristischer Spaß – alles das, was klug, tüchtig, hervorragend an Frauen ist (da es nun einmal doch nicht wegzuleugnen und wegzudiskutieren geht), dem in ihnen wirksamen Anteil an ‚M' zuzuschreiben – und alles Kleine, Feige, Schwache der männlichen Menschheit einfach ihren Prozentsatz an ‚W' zu nennen!"[432]

---

426 Vgl. Sengoopta, 2000 S.137-156.

427 Möbius, 1907 (1904) S.10.

428 Es gebe zwischen idealer Frau und idealem Mann zahlreiche „Zwischenstufen", in denen sich Anteile sowohl von Frau als auch von Mann fänden. Hingegen sei *nicht in jedem Menschen* Frau (W) und Mann (M) vertreten, vielmehr stelle sich dies bei ‚abnormalen' Individuen dar (die allerdings ‚natürlich' vorkämen und deshalb meist als nicht zu bestrafen betrachtet wurden – bspw. bei Homosexuellen, diese wurden als solch eine der „sexuellen Zwischenstufen" beschrieben) [vgl. Möbius, 1907 (1904) S.11, 13ff].

429 Möbius, 1907 (1904) S.10-12.

430 Möbius, 1907 (1904) S.13ff.

431 Meisel-Heß, 1904 S.5.

432 Meisel-Heß, 1904 S.15.

Von anderer Seite wurde indes die Aussage eines grundlegenden Hermaphroditismus bei jedem Menschen nicht kritisiert, sondern vielmehr als eigene, selbst bereits zuvor vorgenommene Betrachtung ausgewiesen. So entspannen sich über die Feststellung eines zeitlebens andauernden *grundlegenden Hermaphroditismus beim Menschen* (auch als ‚Bisexualität' bzw. ‚Bisexualitäts-Theorie' bezeichnet) in den ersten Jahren des 20. Jh. zahlreiche Prioritätsstreitigkeiten.[433] Auch M. Hirschfeld konkretisierte seine Auffassung „sexueller Zwischenstufen" in dem Weininger'schen Sinne. So betrachtete Hirschfeld in der

433 Die Prioritätsstreitigkeiten fanden statt zwischen W. Fließ, O. Weininger, H. Swoboda und S. Freud [vgl.: Le Rider, 1985 S.83-101; kurz in den Anmerkungen bei: Freud, 1947 S.16/17]. Auch P. J. Möbius und M. Hirschfeld sprachen diesbezüglich Weininger die Priorität ab [vgl. Möbius, 1907 (1904) S.10-12; Hirschfeld, 1906a; Hirschfeld, 1926-1930 I S.484/485]. Hirschfeld verwies bei der Annahme dauerhafter Doppelgeschlechtlichkeit bzw. Bisexualität eines jeden Menschen auf eine lange währende Tradition, die er, anknüpfend an L. S. A. M. v. Römer (1903), bis in die antike Mystik zurückverfolgte – diese Tradition hatte auch Weininger beschrieben. In diesem Sinne sprach Hirschfeld neben Weininger auch Fließ die Priorität ab [vgl. auch: Hirschfeld, 1906a; Hirschfeld, 1906b insbesondere S.110-115]. Hingegen finden sich bei keinem der Erwähnten, die die Priorität Weiningers in Zweifel zogen, Hinweise auf zwei Aufsätze W. v. Humboldts, die 1795 in *„Die Horen"* von F. v. Schiller anonym erschienen waren. Diese Aufsätze lagen veröffentlicht vor, hingegen wurde die 1797 verfasste und in neueren Arbeiten oft für die Geschlechterbetrachtungen angeführte Schrift von Humboldt, *„Plan einer vergleichenden Anthropologie" erstmals* 1903 veröffentlicht [vgl. u.a. Honegger, 1991 S.182-185, 249; Becker-Cantarino, 2007 S.132], womöglich weil die Aufsätze aus *„Die Horen"* vom Publikum nicht gut aufgenommen worden waren. Kritisiert wurde an ihnen insbesondere, dass sie zu schwer verständlich seien [Giese, 1917 S.14/15, 172ff; Borsche, 1990 S.110, 119/120]. In den bereits Ende des 18. Jh. in der Zeitschrift *„Die Horen"* erschienenen Aufsätzen Humboldts, *„Ueber den Geschlechtsunterschied und dessen Einfluß auf die organische Natur"* und *„Ueber die männliche und weibliche Form"* finden sich zu denjenigen Weiningers ähnliche abstrakte und idealtypische Ausführungen zweier geschlechtlicher Kräfte, weiblich und männlich. Diese geschlechtlichen Kräfte würden sich nach Humboldt nur sehr selten oder gar nicht in Reinform zeigen, sondern in jedem Menschen, in unterschiedlicher Zusammensetzung, vereinigt auftreten. Im Gegensatz zu Weininger betonte Humboldt die Gleichwertigkeit der geschlechtlichen Kräfte – die idealtypische männliche Kraft erscheint zwar auch bei Humboldt erhöht, allerdings ist bei ihm die idealtypische weibliche Kraft nicht *in der Intensität* wie bei Weininger abgewertet [Humboldt, 1959a (1795); Humboldt, 1959b (1795); die an dieser Stelle vorgenommene Einordnung der Aufsätze wird auch durch eine Analyse von Briefwechseln Humboldts gestützt: Rosenstrauch, 2009 S.100, 107-112; vgl. zur inhaltlichen Einordnung der Aufsätze Humboldts: Borsche, 1990 S.108-117; auch: Spranger, 1909 S.279-293; Giese, 1919 S.77-95; Lee, 2003 S.44-72; Becker-Cantarino, 2007 S.130-134; vgl. für die Herstellung eines Bezugs zwischen Weininger und Humboldt: Spranger, 1909 S.289; Giese, 1917 S.12]. Die Aufsätze Humboldts weisen auf eine aufgeklärte Denktradition um 1800 hin, in der Monismus favorisiert wurde. Innerhalb einer Ganzheit würden gegensätzliche, zusammengehörige Polaritäten wirken, die zusammen eine Einheit bildeten [vgl. Schmidt, 1984 S.120ff, 138-149].

„Geschlechtskunde“ (1926-1930) die Trennung der Geschlechter zwar als von der Natur gewollt und daher notwendig, allerdings gebe es nicht „die Geschlechterdifferenz“, vielmehr seien Geschlechtsunterschiede *Gradunterschiede*, jeder Mensch sei Mann *und* Frau und nicht Mann *oder* Frau.[434]

3. Hermaphroditismus und dessen ambivalente Rolle in Biologie und Medizin als Zugang zu Theorien über weibliches und über männliches Geschlecht und als solche Theorien eindeutiger Geschlechtlichkeit verunsichernd

Die Mischung geschlechtlicher Anteile in einem Menschen – Hermaphroditismus[435] – und biologisch-medizinische Theorien hierzu werden in diesem Abschnitt verfolgt. Dabei wird hinter die im vorangegangenem Abschnitt abschließend angeführten Betrachtungen Weiningers zurückzugehen sein, einmal zeitlich, um einen umfassenden Blick zu erlangen, zum anderen inhaltlich; so

434 Hirschfeld, 1926-1930 I S.481, 481-529, 594-601; vgl. Hirschfeld, 1984 (1923) S.9, 23. Bei den Ausführungen Hirschfelds eines „Mann-*und*-Frau“-Seins jedes Menschen, für die auch er die Priorität Weiningers bestritt und auf eigene Schriften, beginnend 1899, verwies (allerdings keine Priorität beanspruchte) [Hirschfeld, 1926-1930 I S.484/485; vgl. Hirschfeld, 1906a], bezog sich Hirschfeld wesentlich auf die Auffassung einer gemeinsamen embryonalen Anlage, aus der sich weibliche und männliche Geschlechtsmerkmale und ggf. deren Mischformen ausbilden würden. Das „Mann-*und*-Frau“-Sein *jedes Menschen* scheint bei Hirschfeld weitgehend auf eine solche gemeinsame Anlage beschränkt [vgl. Hirschfeld, 1926-1930 I S.481-529, 490/491]. Hirschfeld führte zwar aus, dass in der nachfolgenden körperlichen und psychischen Entwicklung Mischformen sogar noch häufiger als in embryonalen Stadien aufträten; diese Mischformen orientieren sich bei Hirschfeld aber auch in den 1920er Jahren weithin an der Vorstellung von Zwischenstufen, die zwischen den normierten Endpunkten weiblich und männlich anzusiedeln seien [vgl. zu den Anforderungen an einen „hundertprozentigen Geschlechtstypus“ und die Verortung von Zwischenstufen: Hirschfeld, 1926-1930 I insbesondere S.598, aber auch S.545-559, 594-601; Hirschfeld, 1984 (1923)]. Bereits 1906 hatte Hirschfeld seine Aussage einer „Doppelgeschlechtlichkeit“ jedes Menschen durch die Aussage des möglichen Auftretens von „vollmännlichen“ und „vollweiblichen Formationen“ wieder beschränkt [Hirschfeld, 1906b S.111f]. So erscheinen die Ausführungen Hirschfelds als nicht so weitreichend wie diejenigen Weiningers, in denen das tatsächliche Vorkommen der reinen Typen W und M für unmöglich erklärt wurde. Diesbezüglich anderer Auffassung für die Interpretation der Hirschfeld'schen Ausführungen ist R. Herrn (2008). Herrn interpretierte die Betrachtungen Hirschfelds bereits für 1899 als so weitreichend, dass nach Hirschfelds Auffassung „grundsätzlich jeder Mensch Eigenschaften beider Geschlechter in sich“ trage [Herrn, 2008 S.187-189, Zitat S.187; vgl. in einer solch weitreichenderen Argumentation auch: Lautmann, 2004 S.299-304].

435 Vgl. zur Begriffsdefinition von ‚Hermaphroditismus‘ und von ‚Intersexualität‘ *Fußnote 5, S.13*.

wurde die Mischung geschlechtlicher Anteile – im Gegensatz zu Weininger – in biologisch-medizinischen Ausführungen zu Hermaphroditismus auf *wenige Menschen* beschränkt. Gleichwohl wurden von den Beschreibungen dieser wenigen Menschen schließlich ‚Erkenntnisse' abgeleitet, was ‚typische' Frauen und Männer eigentlich seien und was sie auszeichne.[436]

Biologie und Medizin waren vor dem Hintergrund zweigeschlechtlich unterscheidender Geschlechterordnung genötigt, Geschlecht als weiblich oder männlich zu erkennen.[437] Es galt als notwendig, jeden Menschen einer von zwei Geschlechterkategorien zuweisen zu können – in manchen Fällen, um deren Verurteilung wegen ‚Sodomie' (ein zur damaliger Zeit sehr weitreichender Tatbestand gegen die herrschende Moral verstoßender Handlungen) zu verhindern.[438] Gleichfalls wirkten Biologie und Medizin an der Herstellung zweigeschlechtlich unterscheidender Geschlechterordnung mit, indem sie zwei Geschlechter zumindest für den Menschen, oft aber auch für andere Arten, als ‚natürlich' und unabänderlich postulierten.

Die biologisch-medizinischen Merkmale, die als kennzeichnend für ‚weibliches Geschlecht' oder ‚männliches Geschlecht' galten und mit denen bei Hermaphroditen auf eines (*und nur eines*) dieser zwei Geschlechter erkannt wurde, wandelten sich zeitlich. Sie werden im Folgenden in zeitlicher Abfolge umfassend in den Blick genommen. Eingebunden werden medizinische Diagnosen und Behandlungen, mit denen Menschen, bei denen kein eindeutiges weibliches oder männliches Geschlecht festgestellt werden konnte (und kann), weiblichem oder männlichem Geschlecht zugewiesen wurden (und werden).[439]

---

436 Vgl. Daston, 2002 (1998), S.240/241ff; vgl. auch: Klöppel, 2007 S.56, 59; Klöppel, 2008 S.30-32, 148/149, 234/235. Allgemeiner beschrieben J. Moscoso (2005 [1995]), M. Hagner (2005 [1995]) und U. Zürcher (2004) für die ‚Lehre von den Missbildungen', dass ab Ende des 18. Jh. ‚Missbildungen' – zu denen auch Hermaphroditismus gezählt wurde – in einem Sinne betrachtet wurden, dass sie Informationen über als ‚normal' betrachtete Strukturen und Entwicklungsverläufe enthielten [Moscoso, 2005 (1995) S.72; Hagner, 2005 (1995); Zürcher, 2004 S.12, 16/17, 61, 99].

437 Die zweigeschlechtlich differenzierende Geschlechterordnung wurde bereits in den vorangegangenen Ausführungen deutlich. In Kürze, mit besonderer Gewichtung der Beschränkungen, findet sie sich für die frühe Neuzeit bei U. Klöppel (2008) beschrieben [vgl. Klöppel, 2008 S.173-176].

438 U.a. J. Duvals Diagnose, die im 17. Jh. das Leben M. le Marcis rettete [vgl. Daston, 1985 S.1-3; Daston, 1995 S.425/426; Long, 2006 S.80-84; Laurent, 1896 S.132]. Auch für das späte 19. und frühe 20. Jh. wurde für einige Mediziner die Orientierung an den Interessen der Patient/in herausgestellt [Dreger, 2003 (1998) S.110-126, 166; Mak, 2004 S.103-108; Mak, 2005 S.73-79; Herrn, 2005a S.58ff.]

439 Geschlechtliche Eindeutigkeit wurde zunächst über Taufe, Vornamen, Kleidung, Institutionen wie Ehe etc. hergestellt [Vgl. zur Soziologie von Geschlecht die sehr gut einführenden und umfassenden Beiträge: Hirschauer, 1994; Hirschauer, 2001]. Ab dem 20. Jh. wurden (zusätzlich) operative und hormonelle Zuweisungspraxen zur Angleichung von Hermaphroditen an eines von zwei Geschlechtern gebräuchlich (vorher gab es diese seltener [vgl. für die zweite Hälfte des 19.

Biologisch-medizinische Wissenschaften beschreiben und erkennen auf das zutreffende Geschlecht eines Menschen: wechselnde Merkmale bei der Geschlechtsdiagnose

Rechtliche Bestimmungen mit etwas Raum für Hermaphroditen: die Entscheidung nach dem ‚vorherrschenden Geschlecht', orientiert an vielfältigen Merkmalen

Bis ins 17. Jh. waren in Frankreich, England, in den deutschen Staaten (d.h. in den hierfür meist betrachteten Ländern der westlichen Welt) Faszination und Furcht bestimmend für Ansichten über Hermaphroditen. Hermaphroditen wurden als monströs und als Unglücksbringer begriffen und mit dem Schicksal der ganzen Familie, der Stadt oder des Landes in Verbindung gebracht. Oftmals überlebten sie das Kindesalter nicht, oder sie wurden bspw. wegen Magie, Hexerei, Sodomie verurteilt und gerichtet.[440]

Zahlreiche westliche Gesetze nahmen ihren Ursprung im Römischen Rechtssystem. Dieses sah auch Bestimmungen für Menschen mit uneindeutigen Geschlechtsmerkmalen vor. Sofern die Rechte Dritter betroffen waren – also bspw. beim Wunsch, eine Ehe einzugehen –, sollte deren Geschlecht geprüft und eine Zuordnung nach dem dominierenden Geschlecht getroffen werden (*vgl. Kapitel I, S.50*). Ähnliche Ausführungen fanden sich im 13. Jh. im kanonischen Recht (Kirchenrecht). Darin wurde der Zusatz aufgenommen, dass sich der Hermaphrodit, bei nicht feststellbarem Vorherrschen eines Geschlechts, an Eides statt entweder zu der männlichen oder zu der weiblichen Geschlechterrolle bekennen sollte und von dieser Wahl das ganze Leben (bspw. bei der Wahl der Kleidung, beim Eingehen einer Ehe) nicht abweichen durfte. Wechselte er doch die Geschlechtsrolle, setzte er sich der Verurteilung (wegen Sodomie) bis hin zur Todesstrafe aus.[441] [442] Die Prozeduren der Zuweisungen – juristische Verhand-

---

Jh.: Matta, 2005]), die zunächst meist nach der Pubertät angewandt wurden (bspw. Entfernung von Keimdrüsen). Ab den 1960er Jahren wurde oft das Neugeborene mit uneindeutigen Geschlechtsmerkmalen einem (meist dem weiblichen) Geschlecht zugewiesen. Die Ende des 20. Jh. gebräuchlichen Zuweisungspraxen wurden in aller Kürze u.a. bei Sinnecker (1994; 1999) beschrieben. Kritisch setzten sich u.a. Kessler (1998), Dreger (1999a), Fausto-Sterling (2000b S.54-66, 78-91) und Klöppel (2008) mit medizinischen Zuweisungspraxen auseinander; *vgl. insbesondere S.216ff und S.218ff in diesem Kapitel.*

440 Vgl. u.a. Foucault, 2003e (1975); Daston, 1985; Epstein, 1990 S.108/109; Gilbert, 2002 S.3-7, S.77-103; Long, 2006 S.40-43, 56-59, 67-71; vgl. für die entsprechende Einordnung von „Monstren", von „Monströsität", zu denen auch Hermaphroditen gezählt wurden: Moscoso, 2005 (1995) u.a. S.57, 59; Hagner, 2005 (1995) S.73. Nach M. Hagner habe eine Entmythologisierung von ‚Missbildungen' seit dem 16. Jh. stattgefunden [Hagner, 2005 (1995) S.82].

441 Paré, 1982 (1573) S.27; Jacob, 1718, S.5; Zedler'sches Lexicon, 1732-1754 Bd. 12 S.0891f (bzw. Spalte 1723-1725; Stichwort: „Hermaphroditus, Androgynus, Zwitter, Zwey-Dorn"); Parsons, 1741 S.XXXII-XLVII; Arnaud de Ronsil, 1777 S.11/12; Laurent, 1896 S.130-133; Daston, 1985; Wacke, 1989 S.883-888; Foucault, 1998 (1978) S.8; Foucault, 2003e (1975); Hirschauer, 1999 (1993) S.69-71;

lungen, medizinische Prüfungen – nach diesen beschriebenen Rechtsgrundsätzen sind für das Europa des Mittelalters, der Renaissance und bis ins 18./19. Jh. verschiedentlich ausgeführt wurden.[443] [444] Die rechtlichen Bestimmungen, die Rege-

---

Epstein, 1995 S.79-122, u.a. 92/93; Gilbert, 2002 S.41-50; Duncker, 2003 S.263f; Krämer, 2005 S.150-152; Mehlmann, 2006 S.85-87; Lang 2006, S.133; Long, 2006 S.67-71, 80-84; Klöppel, 2008 S.170/171, 175-179, 211/212.

442 Daston und Park (1985) [Daston, 1985; Daston, 1995 S.425/426; ebenfalls Laqueur, 2003 (1990) S.124; Krämer, 2005] kritisierten die Foucault'sche Beschreibung weitgehender Wahlfreiheit des Geschlechts für Hermaphroditen bis ins 17./18.Jh. [Foucault, 1998 (1978); ebenso bei Mehlmann, 2006; Klöppel, 2008 S.171/172]. Daston und Parks Ausführungen erscheinen vor dem Hintergrund der medizinischen und rechtlichen Problematisierungen (überlieferte Fälle von medizinischen Prüfungen des Geschlechts und von juristischen Verurteilungen) plausibel. Sie sind überdies zu ergänzen, da mit der (meist öffentlichen) Taufe direkt nach der Geburt und dem deutlichen Aufziehen in einer Geschlechterrolle ein solcher individueller Druck aufgebaut wurde, dass ein späterer Geschlechtswechsel mit Spott und gewaltsamen Übergriffen aus der Bevölkerung begleitet sein konnte [vgl. Osiander, 1795 S.462-476]; F. B. Osiander (1795) verwies auf Erfahrungen eines das Geschlecht wechselnden Menschen und riet bei uneindeutigem Geschlecht von einer öffentlichen Taufe und raschem Geben eines Vornamens ab. Foucault führte in seinem Vortrag/Aufsatz *„Sexualität und Macht"* und in seinen Bänden zwei und drei der *„Geschichte der Sexualität"* überdies selbst aus, dass Problematisierungen der Sexualität (über Sodomie als Tatbestand wurde diese stark an eindeutige Geschlechterrollenzuweisung gekoppelt) bis in die Antike und in das kirchliche Beichtgeheimnis zurückreichen würden [Foucault, 1989a/b (1984); Foucault, 2003a (1978)].

443 Vgl. für das Europa (u.a. Frankreich) des 12./13.Jh.: Nederman, 1996; für das Frankreich des 15./16.Jh.: Daston, 1985; Daston, 1995; Long, 1999; Long, 2006; für das England des 16./17. Jh.: Gilbert, 2002; Mann, 2006. Vgl. auch: Paré, 1982 (1573) S.27-30; Arnaud de Ronsil, 1777 S.11/12, 65-84; Wacke, 1989 S.885/886; Laqueur, 2003 (1990) S.134-142; Jones, 1991; Fausto-Sterling, 2000b S.34-36; Foucault, 2003e (1975); Krämer, 2005. Zu betonen ist, und ebenso selbstverständlich ist es, dass nur für den Fall, dass Recht und Medizin Kenntnis von potenziell uneindeutigem Geschlecht erlangten, Untersuchungen überhaupt angestellt werden konnten. Die Praxisrelevanz war dementsprechend beschränkt [vgl. für das 16., 18.Jh.: Klöppel, 2008 S.172, 226-231].

444 U. Klöppel (2008) legte dar, dass der frühneuzeitliche Diskurs über Hermaphroditismus nicht von Pathologisierungen geprägt gewesen sei. Anstatt Hermaphroditen als Missbildungen weiblichen oder männlichen Geschlechts anzusehen, seien diese als ‚monströs', als ‚doppelgeschlechtlich' beschrieben wurden [Klöppel, 2008 S.151-159, 151]. Dieser Auffassung wird widersprochen. Begründung: Erstens war ‚Missbildung' seit Aristoteles ein zur Beschreibung als abweichend betrachteter Merkmale genutzter Begriff; Aristoteles beschrieb die Frau als erste ‚Missbildung' – dies impliziert, dass Vergleiche von ‚Abweichungen' mit als ‚normalen' (weil ‚gleichartigen') Merkmalen stattfanden (*vgl. Kapitel I, S.61ff*)*; zweitens fanden, sofern Rechte Dritter betroffen waren, auch in der frühen Neuzeit juristische und medizinische Prüfungen bei Menschen mit als uneindeutig eingeordnetem Geschlecht statt, insbesondere in Orientierung auf Sexualität und Ehe sollten auch solche Menschen in gesellschaftliche zweigeschlechtliche Ordnung eingefügt werden; drittens wurden in der Hermaphroditismus-Klassifikation von A. Paré aus dem Jahr 1573 „männliche Hermaphroditen", „weibliche Her-

lungen für zweifelhaftes Geschlecht vorsahen, sind bspw. in den Gesetzestexten Bayerns (1756), Preußens (1794) und in denen der Erbländer der Österreichischen Monarchie (1811) nachlesbar.[445]

---

maphroditen", „Hermaphroditen, die weder männlich noch weiblich sind" und „Hermaphroditen, die männlich und weiblich sind" benannt, wobei auf die ‚Vollkommenheit' und ‚Unvollkommenheit' von Merkmalen, mit Verweis auf reproduktive Funktion, verwiesen wurde [vgl. Paré, 1982 (1573) S.26/27]. (* Auch kann der Einordnung Klöppels [2008] in „hippokratisch-galenische" und „aristotelische" Geschlechtertheorien nicht gefolgt werden [vgl. Klöppel, 2008 S.159-169]. Vielmehr überlagerten sich diese und zeigten sich insbesondere in galenischen Lehren weitreichende Einflüsse aristotelischer Naturphilosophie [*vgl. Kapitel I*].)

445 Vgl. u.a. Wacke, 1989, S.883-888; Gilbert, 2002 S.41-50; Duncker, 2003 S.263/264, 268/269, 269/270, 275, 278/279; Lang, 2006 S.133. Im *Codex Maximilianeus Bavaricus Civilis (1756)* heißt es in Kapitel 3, § 2: „Nach dem natürlichen Zustand, worinn sich die Menschen ohne weiteres Zuthun befinden, (*Statu naturali*) seynd 1. dieselbe männlich- oder weiblichen Geschlechts. Keines von beeden hat vor dem anderen Geschlecht einen Vorzug, ausser deren in denen Rechten besonders ausgedruckten Fällen. Hermaphroditen werden 2. dem Geschlecht beygezehlt, welches nach Rath und Meinung deren Verständigen vordringt, falls sich aber die Gleichheit hierin bezeigt, sollen sie selbst eins erwählen, und von dem Erwählten *sub Poena Falsi* nicht abweichen. [...]" [Wacke, 1989 S.883; Hirschauer, 1999 (1993) S.71; Duncker, 2003 S.275; Schröder, 2005 S.101; Lang, 2006 S.133]. Im *Preußischen Allgemeinen Landrecht (1794)* heißt es in Teil 1, Titel 1: „*der Zwitter* § 19. Wenn Zwitter geboren worden, so bestimmen die Aeltern, zu welchem Geschlechte sie erzogen werden sollen. § 20. Jedoch steht einem solchen Menschen, nach zurückgelegtem achtzehnten Jahre, die Wahl frey, zu welchem Geschlecht er sich halten wolle. § 21. Nach dieser Wahl werden seine Rechte künftig beurtheilt. § 22. Sind aber Rechte eines Dritten von dem Geschlecht eines vermeintlichen Zwitters abhängig, so kann ersterer auf Untersuchung durch Sachverständige antragen. § 23. Der Befund der Sachverständigen entscheidet, auch gegen die Wahl des Zwitters, und seiner Aeltern." [Wacke, 1989 S.887; Hirschauer, 1999 (1993) S.71; Duncker, 2003 S.278/279; Schröder, 2005 S.112; Lang, 2006 S.133] Im *Allgemeine[n] Gesetzbuch für die gesammten deutschen Erbländer der Oesterreichischen Monarchie (1811)* wird im Eherecht auf Fragen der Zeugungsunfähigkeit eingegangen und erörtert, dass schwer zu bestrafen sei, wenn ein „Ehehindernis" bereits vor Eheschließung bekannt gewesen sei: § 100: „Insbesondere ist in dem Falle, daß ein vorhergegangenes und immerwährendes Unvermögen, die eheliche Pflicht zu leisten, behauptet wird, der Beweis durch Sachverständige, nämlich durch erfahrne Aerzte und Wundärzte, und nach Umständen auch durch Hebammen zu führen.", § 101: „Läßt sich mit Zuverläßigkeit nicht bestimmen, ob das Unvermögen ein Immer währendes oder bloß zeitliches sey, so sind die Ehegatten noch durch Ein Jahr zusammen zu wohnen verbunden, und hat das Unvermögen diese Zeit hindurch angehalten, so ist die Ehe für ungültig zu erklären.", § 102: „Zeigt sich aus der Verhandlung des Streites über die Gültigkeit der Ehe; daß einem Theile oder, daß beyden Theilen das Ehehinderniß vorher bekannt war, und daß sie es vorsätzlich verschwiegen haben; so sind die Schuldigen mit der in dem Strafgesetze über schwere Polizey-Uebertretungen bestimmten Strafe zu belegen. Ist ein Theil schuldlos, so bleibt es ihm heimgestellt, Entschädigung zu fordern. Sind endlich in einer solchen Ehe Kinder erzeugt worden, so muß für dieselben nach jenen Grundsätzen gesorgt werden, welche in dem Hauptstücke von den Pflichten der Aeltern festgesetzt

Als Beispiel sei der ‚Fall' der „Ehe eines Zwitters oder so genannten Hermaphroditen"[446] angeführt, der in einer Schrift eines nicht näher benannten[447] „Doctor Theologiæ" (lat., Doktor der Theologie) aus dem Jahr 1706 mit „M. W." benannt wurde. Der „Doctor Theologiæ" führte aus, dass nach Urteilen des Consistoriums[448] zu Meißen und des Ober-Consistoriums zu Dresden, um die Rechtmäßigkeit der Ehe eines Hermaphroditen zu prüfen, das Geschlecht des Hermaphroditen zu untersuchen sei. Hermaphroditen, bei denen männliche und weibliche Anteile gleich seien, dürfe „mit allem Fug und Recht keine Ehe zugestanden"[449] werden. Anders verhalte es sich, wenn ein Geschlecht deutlich prævalire (vorherrsche), so dass die folgenden zwei Bedingungen erfüllt seien: „1. Daß die eheliche Verbindung nach dem prævalirenden Geschlechte und also geschehe/daß ein Mann und ein Weib zusammen wohne. 2. Daß ein solcher Zwitter nach dem prævalirenden Geschlechte die schuldige Pflicht in der Ehe leisten/und ein tüchtiger Ehemann/oder ein tüchtiges Eheweib sein könne."[450] Im Fall von „M. W." führte der „Doctor Theologiæ" näher aus – und positionierte sich damit in einem Disput mehrerer Mediziner –[451], was unter ‚tüchtig' zu verstehen sei. Dabei bezog er sich auf zwei aufeinanderfolgende Prüfungen des Geschlechts von M. W., einmal durch zwei (männliche) Chirurgen, ein weiteres Mal durch einen fürstlichen Leibarzt nebst weiteren Chirurgen. „Es sey nun/daß bey M. W. das männliche Geschlecht vor dem Weiblichen prævalire, so beweist dennoch die dispositiv membrorum[452] und deren Struktur, insbesonderheit Penis brevissimus non perforatus,[453] daß er Kinder zu zeugen/und also die Pflicht eines rechtschaffenen Ehemanns zu leisten/untüchtig sey."[454] Die Unfähigkeit, Kinder zu zeugen, sei ausreichend, die Ehe zu lösen, da die Vermehrung „der Endzweck" der Ehe sei. Gegen die Entscheidung zur Auflösung der Ehe führte nun ein weiterer Doktor[455] an, dass mit dieser Diagnose die Zeugungsunfähigkeit nicht ausreichend belegt sei – was offenbar Auslöser der Schrift des „Doctor Theologiæ" war. Hierauf antwortete der „Doctor Theologiæ" ausgiebig und kam zu dem Schluss: „Und wann auch die ejaculation auf einige außerordentliche Arth und Weise hier geschehe/würde sie dennoch fast Weibermäßig oder

---

sind." [ABGB, 1811 S.36/37]. A. Duncker (2003) berücksichtigte diese Stelle im ABGB nicht und kam daher zu anderen Schlüssen [vgl. Duncker, 2003 S.275f].

446 Doctor Theologiæ [C. G. Koch], 1706 S.1.

447 Es handelt sich bei dem Verfasser um C. G. Koch.

448 Kirchengericht, Kirchenbehörde. Entscheidungen dieser kirchlichen Institutionen hatten lediglich innerhalb der katholisch-, bzw. evangelisch-christlichen Religionsgemeinschaft Geltung.

449 Doctor Theologiæ [C. G. Koch], 1706 S.4.

450 Doctor Theologiæ [C. G. Koch], 1706 S.5.

451 Vgl. Krus, 1705; Luther, 1705; Doctor Theologiæ [C. G. Koch], 1706.

452 Lat., im Sinne der Anordnung, Organisation der Geschlechtsteile.

453 Lat., im Sinne eines sehr kurzen Penis (brevissimus ist Superlativ von brevis [kurz]), ohne Öffnung (perforatus [durchbohrt])

454 Doctor Theologiæ [C. G. Koch], 1706 S.6.

455 Dieser Doktor ist K. F. Luther, vgl. Luther, 1705.

perpendiculariter[456], nach ob-wohlgedachter Medicorum Meinung/geschehen und der Same extra uterum[457] verschüttet werden."[458]

Kein rechtlicher Raum für Uneindeutigkeit: die medizinische Feststellung ‚wahren Geschlechts', orientiert an vielfältigen Merkmalen

‚Religiös verbrämtes' Wissen wurde mit der Aufklärung durch eine Suche nach ‚rationalen Erklärungen' für Naturphänomene abgelöst – bzw. vielmehr ergänzt. Binäre Geschlechterdifferenz wurde dabei nicht überwunden. Sie wurde als unumstößliche naturgegebene Grundlage für ein menschliches Zusammenleben herausgearbeitet. Zunächst nicht eindeutig einem Geschlecht zuzuordnende Menschen – Hermaphroditen – erschienen Gelehrten der modernen Biologie und Medizin als ‚Missbildungen',[459] die in ihrer Mehrzahl (oder ausschließlich) einem von zwei Geschlechtern zuzuordnen seien.[460] Basierend auf der biologisch-

456 Lat., vertikal, senkrecht (hier im Sinne von vertikal, nicht zielgerichtet).

457 Lat., außerhalb des Uterus.

458 Doctor Theologiæ [C. G. Koch], 1706 S.14.

459 Vgl. für eine Geschichte der modernen „Lehre von den Missbildungen": Hagner, 2005 (1995); Zürcher, 2004. U. Zürcher beschrieb einen ab dem Ende des 18. Jh. stattfindenden Übergang von einem „Staunen über Missbildungen", hin zu einer „nüchternen Beobachtung immanenter Gesetzmäßigkeiten" und zu einer „Systematisierung von Missbildungen" in der sich konstituierenden modernen „Lehre von den Missbildungen" (später als „Teratologie" bezeichnet) [Zürcher, 2004 S.137, 136ff, 153ff]. M. Hagner (2005 [1995]) sah diese Entwicklung ähnlich und mit ihrer hauptsächlichen Wirkung ebenfalls ab Ende des 18. Jh., schloss sie aber an Entmythologisierungen von ‚Missbildungen' an, die er bereits ab dem 16. Jh. ausmachen konnte [Hagner, 2005 (1995) u.a. S.82].

460 Beispielhaft angeführt: Jacob, 1718 S.9-13; Parsons, 1741 S.8-37; Voigtel, 1804/1805 Bd. 3 S.371-375; Oken, 1831 (1809-1811) S.310/311; Busch, 1839 S.597-612; Steenstrup, 1846 u.a. S.25-29 (dort für Wirbeltiere, u.a. den Menschen); Beck, 1827 S.63-76, 65; Henke, 1845 (1812) S.116/117; Krahmer, 1857 (1851) S.283-285; Allgemeine deutsche Real-Encyklopädie, 1837 Bd. 12 S.561/562; Encyclopädisches Wörterbuch der medicinischen Wissenschaften, 1837 Bd. 16 S.115-120, 115/116; / vgl. (also über solche Anschauungen tw. kritisch berichtend): Arnaud de Ronsil, 1777 S.6-18; Baillie, 1798 S.138; Meckel, 1812a S.268-272; Meckel, 1816 S.198/199, 212-219; Simpson, 1856 (1839) S.306/307; Daston, 1985; Daston, 2002 (1998) S.239/240; Epstein, 1990 S.104-116; Hirschauer, 1999 (1993) S.70-72; Gilbert, 2002; Fontes da Costa, 2004 S.133-141; Reis, 2005 S.422ff; Klöppel, 2008 S.180-195, 218-226, 244/245. Die Beschreibungen der Unmöglichkeit des gleichzeitigen Auftretens weitgehend ausgebildeter weiblicher und männlicher Geschlechtsteile kritisierten (und sie brachten Beispiele von Menschen mit solchen weiblichen und männlichen Geschlechtsteilen an) u.a.: Arnaud de Ronsil, 1777; Meckel, 1816 S.198/199, 212-219; Berthold, 1845 S.110-114; Simpson, 1856 (1839) S.306-315, sowie seine Klassifikation S.204/205, 240-270. Gemäß der letztgenannten Gelehrten ist die Aussage U. Klöppels (2008) zu verwerfen, dass das Vorkommen „echter Hermaphroditen" „prinzipiell" geleugnet wurde [vgl. Klöppel, 2008 S.180 (S.186 begrenzte Klöppel die gemachte Aussage selbst, um die Eingrenzung auf S.188, 195 sogleich wieder aufzuheben)]. Vielmehr gab es zum Vorkommen ‚echter' bzw. ‚vollkommener' Hermaphroditen

medizinischen Annahme, dass Menschen im Regelfall einem von zwei Geschlechtern zuzuordnen seien, wurden Fälle zweifelhaften Geschlechts in Gesetzestexten nicht (mehr) betrachtet (*Code civil*, 1808; *Bürgerliches Gesetzbuch*, 1900).[461] Falls dennoch notwendig, traf die Medizin bei (zunächst visuell)

beim Menschen Diskussionen. Besonders aufschlussreich hierzu ist die 1777 erschienene deutsche Übersetzung von Arnaud de Ronsils Werk, da der Übersetzer eine zu der Arnaud de Ronsils konträre Position bezog und das Vorkommen „vollkommenen Hermaphroditismus" beim Menschen leugnete [Arnaud de Ronsil, 1777 S.16; vgl. auch die Anmerkungen auf S.13, 14].

461 Wacke, 1989 S.869-872; Duncker, 2003 S.281-285; Mak, 2005 S.78. Der *Code Napoléon/Code civil (1808)* besagte im I. Buch, 2. Titel, 2. Kapitel: „57. Die Geburts-Urkunde muß den Tag, die Stunde und den Ort der Geburt, das Geschlecht des Kindes, und die Vornamen, die Geschlechtsnamen, das Gewerbe und den Wohnort der Eltern, wie auch der Zeugen, enthalten." [Wolff, 2001 (1808)] Eine besondere Betrachtung von Hermaphroditen war nicht vorgesehen, was Debierre dazu veranlasste eine Ergänzung von Artikel 57 und 180 zu fordern. Debierres Vorschlag für Artikel 57 lautete: „Jeder Neugeborene wird ärztlich besichtigt; die Geburtsurkunde nennt das Geschlecht, jedoch nur dann, wenn dasselbe durchaus sicher feststeht. Bestehen Zweifel über das Geschlecht, so wird die Entscheidung bis zur Pubertät vertagt (im 15. - 18. Jahre), wo dann das Individuum einer gerichtlich-medicinischen Kommission vorgeführt wird, welche über sein Geschlecht und seine Eintragung als männlich, weiblich oder geschlechtslos in das Civilstandsregister zu befinden hat; bis dahin trägt die Geburtsbeurkundung am Rande die Bezeichnung S.D. (*sexe douteuxe*)." [Debierre (*L'hermaphrodite devant le Code civil*, 1886) nach Laurent, 1896 S.243/244; vgl. Epstein, 1995 S.111]. Auch das *Bürgerliche Gesetzbuch für das Königreich Sachsen (1863)* vermerkte nicht die Möglichkeit der Geschlechtswahl: „§ 46. Die Verschiedenheit des Geschlechts begründet in der Regel keine Verschiedenheit der bürgerlichen Rechte. Eine Person, deren Geschlecht zweifelhaft ist, wird dem bei ihr vorherrschenden Geschlechte beigezählt." [Wacke, 1989 S.883; Duncker, 2003 S.282/283; Lang, 2006 S.133]. Das *Personenstandsgesetz (PstG) des Deutschen Reiches* forderte ab 1875 einen Geschlechtseintrag bei Geburt; das *Bürgerliche Gesetzbuch (BGB)* forderte ab 1900 die eindeutige Zuweisung zu einem Geschlecht (weiblich oder männlich), die im Zweifelsfall durch die Medizin zu vollziehen war – es löste das uneinheitliche Recht im seit 1871 existierenden Deutschen Reich ab [Landau, 1903 S.341-343; Plett, 2001; Mehlmann, 2006 S.85-87]. In der Erläuterung der BGB-Verfasser machten sie unter Bezugnahme auf das Römische Recht deutlich: „Nach dem heutigen Stande der medizinischen Wissenschaft darf angenommen werden, daß es weder geschlechtslose noch beide Geschlechter in sich vereinigende Menschen gibt, daß jeder sog. Zwitter entweder ein geschlechtlich mißbildeter Mann oder ein geschlechtlich mißbildetes Weib ist. Der Satz des römischen Rechts, daß der Zwitter dem bei ihm überwiegenden Geschlechte zuzuzählen sei, trifft das Richtige, folgt aber aus der Sachlage von selbst; sobald die eine oder die andere Form erkennbar vorliegt, handelt es sich um eine durch Feststellung dieser Form lösbare Ungewißheit. Allerdings mögen auch Mißbildungen nicht schlechthin ausgeschlossen sein, bei welchen die Feststellung des verdeckten wahren Geschlechtes durch Untersuchung des Lebenden sich nicht bewirken läßt. Es wird jedoch rathsam sein, von solchen entfernten Möglichkeiten, mit welchen auch das bisherige Recht nicht rechnet, abzusehen und es dabei zu belassen, daß, wenn bei der Beurtheilung von Verhältnissen in Frage kommt, ob eine Person dem einen oder dem anderen Geschlechte angehört,

uneindeutigem Geschlecht die Zuordnung, indem sie aus einer Vielzahl von Merkmalen, die auf das eine oder das andere Geschlecht hinwiesen, das ‚wahre Geschlecht' – entweder männlich oder weiblich – bestimmte.[462] Oftmals war eine eindeutige Zuordnung – wenn überhaupt – erst nach dem Ableben der betroffenen Person möglich,[463] so dass männliche Mediziner und weibliche Hebammen[464] zu Lebzeiten der Patient/in zahlreiche physische, physiologische und

der Sachverhalt aber nicht in Gewißheit gesetzt werden kann, diejenigen Rechtsfolgen eintreten, welche sich nach den Umständen aus dem Zustande der Ungewißheit bzw. Unerweislichkeit ergeben." [Wacke, 1989 S.870; vgl. Duncker, 2003 S.283-285; Landau, 1903 S.342] A. Duncker führte aus, dass mit dem letzten Satz des Zitats in letzter Konsequenz juristisch doch ein drittes Geschlecht betrachtet worden sei [Duncker, 2003 S.284/285]; in einem Kommentar von A. von Erichsen und O. Weiß (1904) wurde in diesem Sinne explizit darauf verwiesen, bei nicht feststellbarem Geschlecht einen *vorübergehenden* entsprechenden Vermerk im Geburtenregister vorzunehmen [Erichsen, 1904 S.101, 160; vgl. Landau, 1903 S.342; Wilhelm, 1909 S.22-25; Klöppel, 2008 S.285/286] – in anderen Kommentaren wurde einem solchen Ansinnen widersprochen [vgl. Wilhelm, 1909 S.25; Klöppel, 2008 S.285]. Für die nach 1900 im Deutschen Reich stattfindende Zuweisung bei geschlechtlicher Uneindeutigkeit bei Geburt, individuelle Auswirkungen und die Möglichkeit einer späteren Angleichung der Geschlechterrolle an juristisch und medizinisch festgestellte physische und physiologische geschlechtliche Merkmale sei exemplarisch der wissenschaftlich aufgearbeitete Roman *N. O. Body (1907): Aus eines Mannes Mädchenjahren.* (mit einem Vorwort von R. Presber und einem Nachwort von M. Hirschfeld) empfohlen [Body, 1993 (1907); Sekundärliteratur explizit zu dem Roman von N. O. Body: Simon, 1993; Simon, 2004; Hartmann, 2005 (1995); Spörri, 2003].

462 U.a. Arnaud de Ronsil, 1777 S.18ff, 41ff, 65ff; Schneider, 1809 S.146/147; 154-156; Meckel, 1812a u.a. S.268-272; vgl. Foucault, 1998 (1978) S.8/9; Laqueur, 2003 (1990) S.134-142; Hausman, 1995 S.77/78; Johnson, 2005 S.237-239; Mehlmann, 2006 S.86/87; Klöppel, 2008 S.218-226.

463 Vgl. u.a. Schneider, 1809 S.154; Allgemeine Encyclopädie der Wissenschaften und Künste, 1829 Section 2, Theil 6 S.285; Henke, 1845 (1812) S.119, 120; Simpson, 1856 (1839) S.224; Büchner, 1879 S.11; Hirschauer, 1999 (1993) S.72/73; Klöppel, 2008 S.199/200. Die Annahme, nach dem Ableben eine eindeutige Diagnose erstellen zu können, gründete sich auf dann in Augenschein zu nehmende innere Genitalien (als solche betrachtet u.a. Uterus, Eierstöcke, Hoden, Gefäßsystem), die Aufschluss über das vorherrschende Geschlecht geben sollten. Auch nach der Leichenbeschau blieb das als ‚wahr' betrachtete Geschlecht nicht selten zweifelhaft [vgl. Wilhelm, 1909 S.14; Neugebauer, 1908 S.9, 46, 50].

464 Vgl. für die Verdrängung von Frauen aus dem Bereich der Geburtshilfe im 17. und 18. Jh.: Schiebinger, 1989 S.104-112. Dennoch waren im 17., 18. und 19. Jh. auch Frauen an der Diagnose nicht eindeutigen Geschlechts beteiligt. Dies zeigt sich u.a. bei der Geschlechtsfeststellung bei M. le Marcis Anfang des 17. Jh., an der „sechs Ärzte, zwei Chirurgen und zwei vereidigte Hebammen" beteiligt waren [vgl. Daston, 1985 S.2]; das *Allgemeine Gesetzbuch für die gesammten deutschen Erbländer der Oesterreichischen Monarchie (1811)* erwähnt für die Geschlechtsfeststellung explizit die Möglichkeit der Beteiligung von Hebammen (*vgl. Fußnote 445, S.192*). Allerdings wurde, wie aus der Vereidigung nur der Hebammen bei der Geschlechtsfeststellung bei M. le Marcis ersichtlich wird, die Aussagekraft

psychische Merkmale prüften, um dem ‚wahren Geschlecht' auf die Spur zu kommen: Zu den medizinischen Kriterien zur Feststellung des Geschlechts zählten Beischlaf- und Fortpflanzungsfähigkeit,[465] die körperliche Erscheinung (Gestalt äußerer Genitalien,[466] Beckenförmigkeit, Gestalt der Brüste, Körperbehaarung), physiologische Prozesse (Männer sollten ejakulieren, Frauen menstruieren können) sowie die insbesondere auf Sexualität orientierte Geschlechterrolle (ausgehend von der sexuellen Orientierung auf das Gegengeschlecht) (*vgl. beispielhaft Abb. 2, S.199f*).[467] Im Zweifelsfall galten Verhaltensmerkmale als siche-

---

der Stellungnahme der Hebamme angezweifelt [vgl. u.a. Osiander, 1795 S.462-475; hierzu dann auch: Schiebinger, 1989 S.104-112].

465 Diese waren auch von besonderem rechtlichen Interesse, da Beischlaf- und Fortpflanzungsunfähigkeit als Begründung für die Scheidung oder Nichtigerklärung der Ehe angeführt werden konnten. Dies wurde bereits aus den Ausführungen des „Doctor Theologiæ" [C. G. Koch] (1706) deutlich. Für das 16. bis 18. Jh. vgl. auch: Fischer-Homberger, 1988 (1983) S.183-204], für das 19. Jh. vgl.: Schneider, 1809 S.163-168; Henke, 1812 S.74-95; Henke, 1845 (1812) S.101-127*; Beck, 1827 S.46-63; Krahmer, 1857 (1851) S.299-310; vgl. auch beispielhaft ABGB, 1811 S.36/37; Böcker, 1857 S.257/258; vgl. Klöppel, 2008 S.276/277. Der *Code civil* – mit weitem europäischen Einfluss – sah, entgegen den vorangegangenen Bestimmungen, nur bei einem „Identitätsirrtum" in der Person der Ehepartner/in die zeitlich befristete Möglichkeit der Nichtigerklärung der Ehe vor, nicht einfach wegen (vor Eheschließung unbekannter) Beischlaf- oder Fortpflanzungsunfähigkeit; gleichwohl wurde in Trier zur Gültigkeit des *Code civils* 1808 zweitinstanzlich eine Ehe wegen Beischlafunfäigkeit der Ehefrau, nach Ablauf der Frist, für nichtig erklärt [Schubert, 2006 S.136-138]. Die Aussage bei Klöppel (2008 S.276) bzgl. des *Code civils*, in der sie mit einer Fußnote mit einem Beispiel impliziert, dass Ehescheidungen auf Grund von Fortpflanzungsunfähigkeit nach dem *Code civil* nicht stattfanden, ist entsprechend zu beschränken. (* Die Ausgaben von A. Henkes viel verkauftem *„Lehrbuch der gerichtlichen Medicin"* von 1812 und 1845 unterscheiden sich nur unwesentlich. Allerdings ist eine hierher gehörige einzige größere Einfügung zu konstatieren: Bzgl. männlicher Zeugungsfähigkeit wurde in der neueren Auflage ein Paragraph eingefügt, in dem noch einmal zur Vorsicht bei gerichtsärztlichen Gutachten geraten wurde, um keine falschen Aussagen über das Geschlecht zu treffen [vgl. Henke, 1845 (1812) S.109f].)

466 Insbesondere Hoden und Penis galten als wichtig, bei deren Abwesenheit galt weibliches Geschlecht als (nahezu) sicher [vgl. Klöppel, 2008 S.201-203]. Zur Unterscheidung von Penis und einer vergrößerten Klitoris, die penisähnlich sein konnte (und die als weitreichend ähnlich betrachtet wurden [vgl. Deutsche Encyclopädie, 1786/1787 Bd. 11 S.327/328 (Artikel: *„Geburtstheile weibliche"*)], wurden Urinier- und Errektionsfähigkeit, ggf. Ejakulationsfähigkeit untersucht [Dreger, 2003 (1998) S.96-106; vgl. Laqueur, 2003 (1990) S.136/137]. Auch bei Auseinandersetzungen um Beischlaf- und Zeugungsfähigkeit bspw. zur Ehescheidung galt es mitunter, die Errektionsfähigkeit zu testen, wozu nächtlich ein Arzt anwesend sein sollte [vgl. Henke, 1845 (1812) S.108/109].

467 Allen, 1666/1667; Jacob, 1718 S.13; Arnaud de Ronsil, 1777 S.18f, S.43f; Vacherie, 1750; Baillie, 1798 S.138-140; Osiander, 1799 S.247-267; Meckel, 1812a S.267, 270-272; Meckel, 1816 S.196-221; Beck, 1827 S.75/76; Allgemeine Encyclopädie der Wissenschaften und Künste, 1829 Section 2, Theil 6 S.285/286; Busch, 1839 S.607/608; Henke, 1845 (1812) S.119, 120; Böcker, 1857 S.262; vgl. Stricker, 1882 S.188/189; Dreger, 1997; Dreger, 2003 (1998) S.84-106; Mak,

res Zeichen des ‚wahren Geschlechts'. So würde bspw. ein ‚Drang' nach der Kleidung des ‚wahren Geschlechts' bestehen und würde sich der ‚sexuelle Drang' auf das ‚andere Geschlecht' richten.[468]

Auch Säuglinge und Kleinkinder wurden untersucht.[469] Ein Beispiel, bei dem das Geschlecht eines Neugeborenen auf Ersuchen der Eltern durch medizinische ‚Experten'[470] bestimmt werden sollte, datiert aus dem Jahr 1670. Eltern suchten mit einem Neugeborenen medizinischen Rat, um das zunächst nicht eindeutige Geschlecht des Kindes bestimmen zu lassen. Knapp einen Monat nachdem die Experten das Geschlecht als männlich bestimmt hatten, verstarb das Kind. Eine Leichenöffnung, die von den Medizinern erbeten wurde, erbrachte den Befund weiblichen Geschlechts mit einer vergrößerten Klitoris.[471] Die genaue medizinische Prüfung des Geschlechts, auch bei Säuglingen und Kleinkindern, wurde (bereits) im 17. Jh. vorgenommen. In diesem Fall war die Initiative der Eltern

2004 S.98-101; Johnson, 2005 S.239/240; Klöppel, 2005 S.170; Klöppel, 2008 S.201-207, 207-216. Der Vermutung Klöppels (2008), dass dem Samenerguss keine vergleichbare Bedeutung wie der Menstruation bei der Beurteilung des Geschlechts zugekommen sei [Klöppel, 2008 S.207], ist zu entgegnen, dass, neben Arnaud de Ronsil, die wiederholt aufgelegte gerichtsmedizinische Schrift Henkes (1812, 1845) die Beurteilung der Beischlaf- und Fortpflanzungsfähigkeit an die nächtliche ärztliche Beobachtung der „Aufrichtung" des Penis und der „Ausspritzung" von Samen koppelte [Arnaud de Ronsil, 1777 S.18f, S.43f; Henke, 1812 S.80/81; Henke, 1845 S.108]. Zumindest die Theorie (ggf. auch die Praxis, dies kann hier nicht beurteilt werden) thematisierte also den dem Mann zugeschriebenen Samenerguss.

468 Dreger, 2003 (1998) S.88-91; Mak, 2004 S.98-101; bzgl. Sexualität vgl. auch Klöppel, 2008 S.207-216.

469 Vgl. insbesondere Osiander, 1795 S.462-476; auch: Voigtel, 1804/1805 Bd. 3 S.364-370; Henke, 1845 (1812) S.122/123. Von Seiten der Medizin wurde (im 18. Jh.) nahegelegt, dass bei Unentscheidbarkeit des Geschlechts im Zweifel auf das männliche Geschlecht zu entscheiden sei, da potenzielle männliche Vorrechte nicht vorenthalten werden dürften [Zedler'sches Lexicon, 1732-1754 Bd. 64 S.0887 (bzw. Spalte 1747; Stichwort: „Zwitter-Taufe"); vgl. Klöppel, 2008 S.216-218]. F. B. Osiander führte neben einigen Fallbeschreibungen auf, wie Geschlechtsverwechslungen nach der Geburt zu vermeiden seien. So sei nicht der Hebamme die Entscheidung zu überlassen, sondern seien in jedem Fall möglichst mehrere Sachverständige zu Rate zu ziehen [Osiander, 1795 S.475]. Eine solche Sichtweise zeigte sich bereits in Hebammenordnungen des 15. Jh., allerdings gibt es ebenso Hinweise, dass Hebammen und Eltern selbständig die Geschlechtszuordnung vornahmen [vgl. G. Burckhard (1912) nach: Klöppel, 2008 S.170/171].

470 Wenn auch Hebammen bei der Diagnostik nicht eindeutigen Geschlechts beteiligt waren, sogar oft als eine erste Ansprechpartnerin für die Geburt betreffende Fragen galten, wurde doch ihre Meinung bei nicht eindeutigem Geschlecht oftmals angezweifelt, so dass sie hier nicht in den Begriff der ‚Experten' einbezogen werden sollen, da als solche männliche Mediziner galten. Für den hier konkreten aufgeführten ‚Fall' geht aus der Quelle nicht hervor, inwieweit an der Diagnose Hebammen beteiligt waren. Vgl. zur Verdrängung von Frauen aus Wissensbereichen, explizit dem Bereich der Geburtshilfe, im 17. und 18. Jh.: Schiebinger, 1989 S.104-112.

471 Graaf, 1972 (1672) S.163/164, auch S.89/90.

maßgeblich.[472] Aus dem Jahr 1840 führte J. Y. Simpson (1856 [1839]) einen ähnlichen ‚Fall' eines zunächst als männlich eingeordneten Säuglings an, dessen Geschlechtseinordnung nach der Sektion der Leiche korrigiert wurde.[473]

Auch geschlechtsvereindeutigende Operationen konnten stattfinden: Im Jahr 1787 wurde der ‚Fall' eines siebenjährigen Kindes veröffentlicht. Das Kind wuchs als Mädchen auf, im Alter von sieben Jahren wurde männliches Geschlecht konstatiert. Um dem Kind Urinieren im Stehen zu ermöglichen, wurde eine Operation durchgeführt, den Penis freizulegen.[474] Der Fall eines Kleinkindes, dessen Hoden im Alter von drei Jahren entfernt wurden, ist aus den USA für das Jahr 1849 belegt. Eltern hatten dort Mediziner aufgesucht, da das als weiblich aufgezogene Kind als männlich eingeordnete Verhaltensweisen im Spiel (kein Interesse an Puppen, dafür an Sport) zeigte. Mit der Operation sollte die Entwicklung einer eindeutigen weiblichen Geschlechterrolle erreicht werden.[475]

Hermaphroditismus-Klassifikation nach G. Arnaud de Ronsil (1777)

1) männlicher Hermaphrodit: „[...] die männlichen Geburtstheile, in ihrem Maaße, Gestalt, Verrichtung ganz vollständig, und bey denen die weiblichen in irgend einem Umstande fehlerhaft sind, als wenn die Scheide nicht offen genug ist, um die Ruthe einzunehmen, und wenn nur eine kaum merkliche Oeffnung für den Monatsfluß offen ist."
2) weiblicher Hermaphrodit: „Der weibliche Hermaphrodit ist der, bei welchen alle weiblichen Geburtsglieder zur Zeugung geschickt, die männlichen aber unvollkommen sind. Diese Art findet sich bey den Frauenzimmern deren Clitoris sich abgesondert zeigt; denn im natürlichen Zustande, kann sie sich zwar während dem Beyschlaf ansehnlich vergrössern, aber sie verläßt nie ihre Stelle um sich zu erheben, wobey sie sich von der Vorderseite des Schambeins entfernt. [...] Wann sie aber die Gestalt der männlichen Ruthe hat, [...] ohne doch durchbohrt zu seyn, so werden sie dadurch fast den italienischen Verschnittenen gleich, welche sich des Beyschlafs schon ohne gänzliche Vollziehung bedienen können. Die Griechen nannten sie Tribades, und eine solche war die Sapho. Die Zahl dieser Frauenspersonen ist so groß, daß die männliche Eigenliebe sich beleidigt finden würde, wenn es erlaubt wäre, genaue Untersuchungen über die anzustellen, welche selbst ohne diese natürliche Unförmlichkeit, sich zur unnatürlichen Geilheit reizen."

472 Die Möglichkeit, eine vergrößerte Klitoris mit einem Penis zu verwechseln, wurde auch vor dem 17. Jh. wiederholt diskutiert. Ende des 17. Jh. und Anfang des 18. Jh. finden sich entsprechende (kurze) Verweise in zahlreichen Schriften, u.a.: Baillie, 1793 S.283-285. Ausführlichere Betrachtungen finden sich im 19. Jh. beispielhaft bei Simpson, 1856 (1839) S.206-215.

473 Simpson, 1856 (1839) S.210/211.

474 Brand, 1787.

475 Gross, 1852; vgl. Neugebauer, 1908 S.215/216 (‚Fall' 588); Epstein, 1995 S.109/110; Matta, 2005 S.76/77; Reis, 2005 S.432-434.

3) vollkommener Hermaphrodit: „Der vollkommene Hermaphrodit ist nach dem Bericht verschiedener Schriftsteller der, bey welchem sich die männlichen sowohl als die weiblichen Zeugungstheile mit beyderseitigen Vermögen befinden. Albertus sagt, es gebe Hermaphroditen die sich des Beyschlafs auf beyderley Art bedienen, doch aber weder zeugen noch empfangen könnten; diese aber betrachten die Schriftsteller nicht als vollkommene Hermaphroditen: sie wollen daß die Geschlechtstheile beyder Geschlechter, jedes in seiner Vollkommenheit, das wahre Kennzeichen dieser Art sey; und wenn bey einigen von diesen sich ein Fehler in der Proportion oder dem Vermögen findet, so setzen sie ihn in die Klasse der männlichen oder weiblichen Hermaphroditen."
4) unvollkommener Hermaphrodit: „Die unvollkommenen Hermaphroditen sind solche, bey denen die Geburtsglieder beyder Geschlechter fehlerhaft sind, wodurch ihr Vermögen geschwächt, oder gar ausgetilgt worden. [...] Bey einigen von diesen hat man viele Mühe die Zeichen des doppelten Geschlechts zu finden, ob man sie gleich für Hermaphroditen gehalten hat; von der Art war ein Sodomite, der nach dem Bericht des Trallianus empfieng und gebahr."

Abb. 2: Hermaphroditismus-Klassifikation G. Arnaud de Ronsils, Zitate unter Auslassungen entnommen aus: Arnaud de Ronsil, 1777 S.7/8, 17/18 (in der engl. Fassung finden sich kleinere Abweichungen, die hier nicht berücksichtigt sind: 1750 S.17-19, 29).

Von vielfältigen Merkmalen der Körperoberfläche und Ausflüssen auf dem Weg ins Körperinnere: das ‚wahre Geschlecht' der Keimdrüsen (Gonaden)

Bereits die antiken Naturphilosophen Aristoteles und Galenos schrieben (männlichen) Hoden, Hodensack und Penis eine besondere Bedeutung bei der Ausprägung als männlich betrachteter Geschlechtsmerkmale zu, deren Entfernung dazu tauge, einen Mann zu entmannen. Die Gestalt äußerer Genitalien wurde auch von modernen biologisch-medizinischen Wissenschaften als wichtig betrachtet. Neuere ‚Erkenntnisse' fokussierten insbesondere die Hoden. Im 18. Jh. war es gebräuchlich, Hoden zur Geschlechtsdiagnostik bei Hermaphroditen in Betracht zu ziehen, Eierstöcken wurde dagegen kein größeres Gewicht bei der Geschlechtsausprägung beigemessen.[476] Seit Anfang des 19. Jh. wurden Hoden und Eierstö-

476 Der Zeitpunkt, ab dem auch ‚weiblichen Hoden'/‚Eierstöcken' wichtige Anteile bei der Ausprägung als geschlechtlich gedachter Merkmale zugeschrieben wurden, ist umstritten [vgl. für die Diskussion: Dreger 2003, S.145-150; Klöppel 2005, S.170; Klöppel, 2008 S.268/269]. Menschliche ‚weibliche Hoden' wurden bereits nach den Beschreibungen von R. de Graaf und M. Malpighi, anknüpfend an Arbeiten von W. Harvey, im 17. Jh. als „Sitz von Eiern" erwähnt und mit der Begrifflichkeit „Eierstock" belegt [vgl. Graaf, 1972 (1672) S.131-152 insbesondere S.135; vgl. auch: Zedler'sches Lexicon, 1732-1754 Bd. 8 S.1244/1245 (bzw. Spalte 2425-2427; Stichwort: „Eyerstock"), Bd. 10 S.0279-283 (bzw. Spalte 532-539; Stichwort: „Geburts-Geilen"), Bd. 26 S.0532 (bzw. Spalte 1037; Stichwort: „Partes Genitales Mulierum" und „Partes Genitales Virorum")]. Umfassend sind

cke als geschlechtsbestimmend thematisiert.[477] Sie wurden von zahlreichen (ausschließlich männlichen) Wissenschaftlern für die Ausprägung physischer, physiologischer und psychischer Geschlechtsmerkmale verantwortlich gemacht.[478] Mit den Schriften von J. Y. Simpson (1856 [1839]) und von E. Klebs (1876) fand die Fokussierung auf Keimdrüsen als geschlechtsbestimmende Merkmale Eingang in die Klassifikationssysteme von Hermaphroditismus *(vgl. für das System von Klebs: Abb. 3, S.203f)*.[479] [480] Keimdrüsen galten damit seit dem Anfang bzw. der

die Argumente der Debatte um ‚weibliche Bildungsorte' von Samen („Hoden") oder Eiern („Eierstöcke") bei T. Gibson (1703) dargestellt [vgl. Gibson, 1703 (1682) S.174-178]. ‚Experten', die Eierstöcke als typisch weibliches Merkmal zur Bildung von Eiern anerkannten, betrachteten diese auch bei der Geschlechtsbestimmung als wichtiges Merkmal, jedoch neben anderen wichtigen Merkmalen. Allerdings interpretierten sie diese im 17. und 18. Jh. nicht so weitreichend, dass die Ausprägung als typisch weiblich oder männlich betrachteter physischer und psychischer Eigenschaften durch ‚Eierstöcke' bestimmt gewesen wären. So verwies R. de Graaf (1972 [1672]) bei der Geschlechtsbestimmung eines verstorbenen Säuglings (und der Korrektur der Einordnung von ‚männlich' auf ‚weiblich') auf Uterus, Eierstöcke, spermatische Blutgefäße und Fallopische Röhren (Eileiter) [Graaf, 1972 (1672) S.164]. F. B. Osiander lehnte 1799 mit der Begründung, dass weder Gebärmutter noch Muttertrompete (weitere Bezeichnung für: Fallopische Röhren, Eileiter), noch Eierstock vorhanden, hingegen Hoden und Glied nachweisbar waren, die Einordnung einer Leiche als Hermaphrodit ab und votierte für die Einordnung als vorwiegend männlich [Osiander, 1799 S.247-267, insbesondere S.254ff; vgl. für ähnliche Betrachtungen anderer Gelehrter u.a. bei: Stricker, 1882 S.190; Honegger, 1991 S.151-164]. Bei J. F. Blumenbach (1805) wurde die höhere Gewichtung der Eierstöcke deutlich, deren Vorkommen er bei vergleichenden anatomischen Betrachtungen verschiedener Tierklassen als verbreitetstes weiblichen Tieren (und weiblichen Menschen) gemeinsames Merkmal betrachtete [Blumenbach, 1805 S.453]. Etwas später betrachtete J. F. Meckel (1812a, 1816) Keimdrüsen als Hauptorgane der Genitalien [vgl. Meckel, 1816 S.196-221; vgl. Meckel, 1812a S.276]. R. Virchow (1847) schrieb ihnen weitreichende Auswirkungen auf physische und psychische Merkmale zu [vgl. Virchow, 1847 S.747].

477 U.a. Blumenbach, 1805 S.453; Döllinger, 1816 S.391; Oken, 1831 (1809-1811) S.308-313, 311.

478 U.a. Virchow, 1847 S.747-752; Simpson, 1856 (1839) S.270-280; Klebs, 1876 S.723; Reuter, 1885 S.7-9; Landau, 1903 S.339/340. Vgl. Dreger, 1997 S.46/47, 50; Dreger, 2003 (1998) S.139-146; Fausto-Sterling, 2000b S.36-39; Klöppel, 2002b S.157-160; Klöppel, 2005 S.170; Klöppel, 2007 S.54/55; Spörri, 2003 S.249-253; Herrn, 2005a S.55-59. (F. L. v. Neugebauer schloss sich hingegen J. Halban an und beschrieb Keimdrüsen zwar als das Geschlecht bestimmend, führte allerdings aus, dass sich sekundäre Geschlechtsmerkmale [hier bezog er auch psychische mit ein] unabhängig von den Keimdrüsen entwickelten [vgl. Neugebauer, 1908 S.53ff, 619ff; Neugebauer, 1916 S.210-212, 278/279].)

479 Simpson, 1856 (1839) S.204/205; Simpson, 1871 S.409; Klebs, 1876 S.723; auch: Busch, 1839 S.604/605; vgl. Dreger, 2003 (1998) S.143-150. Dreger (2003 [1998]) beschrieb das *„Handbuch der Pathologischen Anatomie"* (1876) von Klebs als wichtigsten Ausgangspunkt des „Zeitalters der Gonaden", führte allerdings auch die Klassifikationssysteme von I. Geoffroy Saint-Hilaire und J. Y. Simpson an, in denen bereits Hoden und Eierstöcke als Klassifikationsmerkmale verankert gewesen seien. Neu bei Klebs sei die Exklusivität, mit der Eierstöcke

Mitte des 19. Jh. als bestimmend für die Ausbildung von als geschlechtlich gedachten Merkmalen und wurden auch, *zumindest theoretisch*,[481] als einzig sichere Merkmale der Geschlechtszuordnung bei uneindeutigem Geschlecht betrachtet.[482]

---

und Hoden das ‚wahre Geschlecht' abbildeten [Dreger, 2003 (1998) S.139-146]. Dem entgegnete Klöppel (2005), dass bereits um 1800 Keimdrüsen als geschlechtsbestimmend thematisiert worden seien [Klöppel, 2005 S.170; vgl. Klöppel, 2007 S.54/55; Klöppel, 2008 S.263-269, 268/269]. Die Kritik Klöppels ist berechtigt. So wird die höhere Gewichtung der Eierstöcke bspw. bei vergleichenden anatomischen Studien J. F. Blumenachs deutlich, der Eierstöcke als Tierklassen übergreifendes weibliches Geschlecht bestimmendes Merkmal festhielt: „Von allen zu den weiblichen Genitalien gehörigen Organen ist ein Eyerstock der allerwesentlichste und allgemeinste." [Blumenbach, 1805 S.453] Auch I. Döllinger beschrieb als wesentlichsten Geschlechtsunterschied Eierstock und Hoden [Döllinger, 1816 S.391]. Insofern ist eher eine zunehmende Fokussierung auf Keimdrüsen zu konstatieren, in der Simpson und Klebs Keimdrüsen schließlich als wichtiges oder sogar wichtigstes geschlechtsbestimmendes Merkmal auch in Klassifikationssysteme aufnahmen.

480 Nach Klebs bestimme die Keimdrüse nicht oder nicht immer (beides findet sich bei Klebs) die Entwicklung der übrigen Teile. Sie sei aber dennoch das eigentliche geschlechtsbestimmende Moment. Klebs schrieb: „[...] das Geschlecht der Keimdrüse bestimmt nicht die typische Entwicklung der übrigen Theile. Dass dieselben sich meistentheils dennoch in der gleichen Richtung mit der Geschlechtsdrüse entwickeln, rührt offenbar von einer gleichmässig der ganzen Keimanlage mitgetheilten Bewegung her. [Absatz] Wenn auch die Differenzirung der Keimdrüse nicht immer den Typus des übrigen Geschlechtsapparats bestimmt, so stellt sie doch das eigentlich geschlechtsbestimmende Moment dar und in diesem Sinne wird nach dem Vorgang der meisten neueren Forscher die wahre Zwitterbildung (Hermaphrodismus versus, Androgynie) nur solche Fälle in sich schliessen, in denen die Ausbildung von Hoden und Ovarien in demselben Individuum stattfindet, wobei es natürlich vollständig gleichgültig ist, ob die Leistungsfähigkeit in beiden Richtungen gleich entwickelt ist" [Klebs, 1876 S.722/723].

481 Die Aussage wird auf ‚theoretisch' begrenzt, da Keimdrüsen, die im Körperinneren lagen, für die Diagnostik schwer zugänglich waren. Auch orientierten sich Mediziner nicht stets an Keimdrüsen als dem ‚geschlechtsbestimmende Moment', sondern bezogen weiterhin auch vielfältige Merkmale in die medizinische Diagnose ein (C. Taruffi kritisierte die Klassifikation von Klebs diesbezüglich wohl am deutlichsten [Taruffi, 1908 u.a. S.18, 16-20], aber auch bei anderen Gelehrten finden sich entsprechende Hinweise [u.a. Neugebauer, 1908 u.a. S.50, 622/623]). Am klarsten wird das praktisch stattfindende Abweichen von Keimdrüsen als geschlechtsbestimmendem Kriterium an Operationen, bei denen Keimdrüsen entfernt wurden [vgl. für eine ‚Fallsammlung' von zu einem größeren Teil hier einzuordnenden Operationen: Neugebauer, 1908 S.712-719 (Abschnitt: LXXXVII)]. So entfernte S. D. Gross 1849 in den USA Hoden eines Kleinkindes, um die Entwicklung einer eindeutigen weiblichen sozialen Geschlechterrolle zu erreichen [Gross, 1852; vgl. Neugebauer, 1908 S.215/216 (‚Fall' 588); Epstein, 1995 S.109f; Matta, 2005 S.76f; Reis, 2005 S.432-434]. Zudem waren in den 1870er Jahren operative Maßnahmen zur vollständigen Entfernung von Eierstöcken bei Frauen verbreitet [vgl. Van de Warker, 1906 S.371; Fischer-Homberger, 1979 S.75ff; Longo, 1984; Sengoopta, 2006 S.15-18]. Diese Operationen wurden auch an Kindern durchgeführt [vgl. für Kinder zwischen neun und 14 Jahren: Neugebauer, 1905 S.537 (‚Fall' 706), S.538 (‚Fälle' 716 und 718); vgl. Neugebauer, 1908 S.134 (‚Fälle' 222 und 224)].

Hermaphroditismus-Klassifikation nach E. Klebs (1876)

1) Wahre Zwitterbildung (Hermaphrodismus versus, Androgynie)[483]
   a) Hermaphrodismus versus bilateralis, doppelseitige Zwitterbildung: Hoden und Eierstöcke beidseitig
   b) Hermaphrodismus versus unilateralis, einseitige Zwitterbildung: auf einer Seite Hoden *oder* Eierstock, auf der anderen Seite Hoden *und* Eierstock
   c) Hermaphrodismus lateralis, seitliche Zwitterbildung: auf einer Seite ein Eierstock, auf der anderen Seite ein Hoden
2) Pseudo-hermaphrodismus (H. spurius), Scheinzwitterbildung, „doppelgeschlechtliche Entwicklung des äussern Sexualapparats und der Geschlechtsgänge bei eingeschlechtlicher Bildung der Keimdrüse“[484]
   a) Pseudo-hermaphrodismus masculinus, männliche Scheinzwitterbildung: männliche Keimdrüse, mehr oder weniger weibliche Entwicklung der übrigen Geschlechtsmerkmale
      1. Pseudo-hermaphrodismus masculinus internus: innere männliche Scheinzwitterbildung; männliche Keimdrüse, äußere Genitalien männlich, nur mit geringen Veränderungen, innere Geschlechtsmerkmale mit mehr oder weniger Annäherung an weiblichen Typus
      2. Pseudo-hermaphrodismus masculinus completus: externus et internus, vollständige männliche Scheinzwitterbildung; männliche Keimdrüsen, Geschlechtsgänge und äußere Geschlechtsmerkmale zeigen Annäherung an weiblichen Typus
      3. Pseudo-hermaphrodismus masculinus externus: äußere männliche Scheinzwitterbildung; Keimdrüse und innere Genitalien ausschließlich männlich; äußere Genitalien zeigen Annäherung an weiblichen Typus
   b) Pseudo-hermaphrodismus femininus, weibliche Scheinzwitterbildung: weibliche Keimdrüse, mehr oder weniger männliche Entwicklung der übrigen Geschlechtsmerkmale
      1. Pseudo-hermaphrodismus femininus internus: innere weibliche Scheinzwitterbildung; Keimdrüsen weiblich, sonstige innere Merkmale missgebildet

---

Nicht selten folgten Mediziner dem Wunsch der Patient/in, aus unterschiedlichen Motiven Keimdrüsengewebe zu entfernen [vgl. u.a. Neugebauer, 1908 S.395-397 (‚Beobachtung‘ 769), S.622, 673/674], oder entfernten im Körperinneren festgestelltes Keimdrüsengewebe ohne Wissen der Patient/in (*vgl. S.216ff in diesem Kapitel*).

482 Neugebauer (1908) führte zwar, dieser These scheinbar widersprechend, aus, dass Hermaphroditismus nur bei Individuen vorliege, die gleichzeitig „schwängern“ und „geschwängert werden“ könnten, was auf eine Bedeutung des Fortpflanzungsaktes statt der Keimdrüsen hinweisen könnte. Im Anschluss fokussierte Neugebauer aber sogleich die Keimdrüsen, so dass auch Neugebauer als Wissenschaftler betrachtet werden kann, der die These stützt, wonach Keimdrüsen bedeutsam geworden seien (Fortpflanzung wurde mit Keimdrüsen verkoppelt) [vgl. Neugebauer, 1908 S.5ff; vgl. auch Neugebauer, 1916 S.201, 210-212, 278/279].

483 Klebs, 1876 S.723-734.

484 Klebs, 1876 S.734, 734-748.

2. Pseudo-hermaphrodismus femininus completus: externus et internus, vollständige weibliche Scheinzwitterbildung; Keimdrüsen weiblich, teilweise männliche Bildung der äußeren Genitalien und der Geschlechtsgänge
3. Pseudo-hermaphrodismus femininus externus: äußere weibliche Scheinzwitterbildung; Keimdrüsen weiblich; ausschließliche Veränderung der äußeren Genitalien mit Annäherung an den männlichen Typus

Abb. 3: Hermaphroditismus-Klassifikation nach E. Klebs (vgl. Klebs, 1876 S.723-748).

Mit der Fokussierung auf die Keimdrüsen galt es, für die medizinische und rechtliche Geschlechtszuweisung bei uneindeutigem Geschlecht festzustellen, ob ein Mensch Hoden oder Eierstöcke besaß. Dies war Anfang des 20. Jh. problematisch, weil operative Eingriffe, um Keimdrüsengewebe im Körperinneren für die Geschlechtsbestimmung zu untersuchen, gefährlich waren (auch waren sich Mediziner nicht unbedingt über die Zuordnung vorgefundenen Gewebes einig).[485] Nicht wenige Mediziner sahen daher von solchen Gewebeentnahmen ab, blieben für die Geschlechtsdiagnose bei anderen Methoden (u.a. bei dem Ertasten möglicher Keimdrüsen)[486] und zogen andere physische, physiologische und psychische Merkmale heran (äußere Genitalien, Körperbau, Körperbehaarung, Verhaltensmerkmale, die präferierte oder gelebte Geschlechterrolle).[487]

Allerdings sollte nur wer Gewebestrukturen beider Keimdrüsen in sich trug als ‚echter Hermaphrodit' betrachtet werden – der Anteil der dieser Gruppe zugeordneten Menschen sank stark ab. Von einigen Wissenschaftlern wurde die Existenz von ‚echtem Hermaphroditismus' (beim Menschen) vollständig in Frage gestellt (rechtlich war diese Möglichkeit – wie bereits erwähnt – ohnehin nicht

485 Vgl. für einige ‚Fälle': Neugebauer, 1908 S.675 Abschnitt XXII. Zur Schwierigkeit der mikroskopischen Unterscheidung von Keimdrüsengewebe vgl. u.a.: Neugebauer, 1908 S.9, 46, 50; Neugebauer, 1916 S.205.

486 Vgl. u.a. Mak, 2006 S.337/338.

487 Zu den Anfang des 20. Jh. gebräuchlichen Praxen der Geschlechtsfeststellung, Schwierigkeiten und Gefahren hierbei vgl. Landau, 1903 S.340/341; Landau, 1904; auch: Neugebauer, 1908 S.9, 46, 50. U.a. bei Neugebauer (1904) wird hingegen deutlich, wie Patient/innen mit Versprechungen zu (medizinisch nicht notwendigen) operativen Eingriffen gedrängt bzw. verleitet wurden [Neugebauer, 1904 S.37, 41; auch: Neugebauer 1908 u.a. S.384]. Vgl. Dreger, 2003 (1998) S.110-126, 166; Mak, 2004 S.103-108; Mak, 2005 S.73-79; Herrn, 2005a S.58-70; Klöppel, 2007 S.54/55; Klöppel, 2008 S.273, 280, 287-292. Häufig konnte erst nach dem Ableben eines Menschen das als ‚wahr' betrachtete Geschlecht bestimmt werden, in nicht wenigen Fällen blieb selbst dann das Geschlecht ‚zweifelhaft' [vgl. Wilhelm, 1909 S.14; Neugebauer, 1908 S.9, 46, 50, &71/672 (Abschnitte XV, XVI)].

vorgesehen).[488] Mit lediglich einem Keimdrüsengewebe, aber zum Gegengeschlecht tendierenden weiteren physischen, physiologischen und psychischen Merkmalen wurde die Diagnose „Pseudohermaphroditismus“[489] getroffen.[490]

Eine die angenommene herausgehobene Bedeutung von Keimdrüsen einschränkende Auffassung vertrat A. Hegar (1878), der für als weiblich betrachtete Keimdrüsen eine gewisse Wirkung annahm, darüber hinaus aber ausführte, dass sich als typisch weiblich betrachtete Merkmale auch bei Abwesenheit der Eierstöcke ausprägen könnten (für Hoden nahm Hegar diese Einschränkung nicht vor). Im Alter hätten Eierstöcke keine Bedeutung mehr. Einer solchen Auffassung schlossen sich andere Gelehrte an, die (Erb-)Anlagen als bedeutsam für die Ausprägung geschlechtlicher Merkmale betrachteten, unter ihnen u.a. der schon besprochene P. J. Möbius[491] und der später näher zu betrachtende J. Halban (*vgl. Kapitel II, S.211ff*). Mit dieser Begründung führte Hegar die vollständige Entfernung von Eierstöcken zur Behandlung von Krankheiten als möglich und mit nicht zu weitreichenden Auswirkungen auf Geschlechtsmerkmale aus; allerdings macht auch die in den letzten drei Jahrzehnten des 19. Jh. oft durchgeführte Ent-

---

488 Müller, 1830 S.121-131; Reuter, 1885 S.7-9, 30-44; Neugebauer, 1908 S.5-9; Wessel, 1916 S.16-24; vgl. Dreger, 2003 (1998) S.147-150, 154-157. Es galt mit den Keimdrüsen als möglich, jeden Menschen einem eindeutigen Geschlecht zuzuweisen und Hermaphroditen als Männer oder Frauen, lediglich mit mangelhafter Gonadenausstattung, zu begreifen. Auch in früheren Jahrhunderten war die Existenz von „echtem Hermaphroditismus“ beim Menschen nicht unumstritten – dies führte Arnaud de Ronsil (1777) aus [Arnaud de Ronsil, 1777 S.9]. Parsons (1741) widmete seine Schrift dem Nachweis, dass es keinen Hermaphroditismus beim Menschen gebe, sondern lediglich Männer und Frauen, mit zuweilen vergrößerten oder verkleinerten Merkmalen [insbesondere: Parsons, 1741 S.8-37; vgl. Fontes da Costa, 2004 S.133-137; analog (zu Parsons): Feiler, 1820 S.71ff]. Vgl. für das 18. und frühe 19. Jh. die Ausführungen bei: Foucault, 2003e (1975) S.102/103; Hirschauer, 1999 (1993) S.71-73. Steenstrup (1846) führte den Nachweis, dass es weder beim Menschen noch bei anderen Tierarten (einschließlich Glieder- und Weichtieren) „echten Hermaphroditismus“ als „das Vorhandensein von wirklich männlichen und weiblichen Fortpflanzungsorganen in demselben Geschöpfe“ gebe [Steenstrup, 1846 S.14/15].

489 „Pseudohermaphroditen“ („Schein-Zwitter“) bezeichneten nach den Klassifikationen von Klebs, Halban, Neugebauer Menschen mit nur einem Keimdrüsengewebe, aber mehr oder weniger zum Gegengeschlecht (in einer binären Denkweise) tendierenden weiteren Merkmalen.

490 Zu erwähnen ist auch eine z.T. gegenläufige Tendenz, die zwar auch auf die Bedeutung der Keimdrüsen fokussierte, die Unterscheidung zwischen ‚echtem Hermaphroditismus‘ und ‚Pseudohermaphroditismus‘ aber gerade vor diesem Hintergrund in Frage stellte. Steinach führte aus, dass bei ‚Pseudohermaphroditismus‘ – wie bei ‚echtem Hermaphroditismus‘ – „zwittrige Keimdrüsen“ (Keimdrüsen mit sowohl Eierstock-, als auch Hodengewebe) vorlägen und damit eine Unterscheidung zwischen ‚echtem Hermaphroditismus‘ und ‚Pseudohermaphroditismus‘ hinfällig werde [Steinach, 1917 S.329/330; vgl. Pecher, 1985 S.189/190; Steinach, 1917 S.329]. Diese Betrachtungsweise fand aber in Klassifikationen keinen Niederschlag.

491 Vgl. Möbius, 1903b insbesondere S.90/91.

fernung von Eierstöcken zur Behandlung von Krankheiten deutlich, dass Keimdrüsen eine gewichtige Rolle im Organismus – hier für die Manifestierung von Krankheiten – beigemessen wurde.[492]

Tierexperimente im letzten Jahrzehnt des 19. Jh. und in den ersten Jahrzehnten des 20. Jh., insbesondere von E. Steinach, bei denen Eierstock- bzw. Hodengewebe zuvor kastrierten Tieren gespritzt bzw. eingepflanzt wurde, beflügelten Gedanken der Bestimmung physischer, physiologischer und psychischer Geschlechtsmerkmale durch die Keimdrüsen und deren Produkte (Hormone).[493] [494]

---

492 Hegar, 1878 S.925-1005, Zusammenfassung S.1000-1005; Hegar, 1903; vgl. Jung, 2007. Hegar führte aus, dass der Satz „Propter solum ovarium mulier est, quod est" (lat., „auf Grund des Eierstocks ist die Frau, was sie ist") nicht haltbar sei [Hegar, 1878 S.1003; Hegar, 1903 S.203/204]. In den letzten drei Jahrzehnten des 19. Jh. wurde die Entfernung des gesamten Eierstockgewebes zu einer häufig durchgeführten Operation [vgl. Van de Warker, 1906 S.371; Fischer-Homberger, 1979 S.75ff; Longo, 1984; Sengoopta, 2006 S.15-18], mit der Krankheiten behandelt werden sollten, die lebensbedrohlich oder lange andauernd und qualvoll seien und die für keine anderen Heilverfahren zugänglich seien [Hegar, 1878 S.1010-1019]. Oftmals wurde die Entfernung der Eierstöcke aber auch zur Behandlung von Neurosen und Psychosen eingesetzt, die Frauen als ‚Menstruationsleiden' diagnostiziert wurden [für die Indikation und den Anteil von Operationen zur Behandlung von ‚Neurosen' und ‚Psychosen' vgl. Willers, 1887 u.a. S.58-61; Samuel, 1891 u.a. S.6-9, 38-42; vgl. Splett, 2005 S.109-112; Jung, 2007 S.71-87]. Von verschiedenen Seiten wurden die Operationen zur Entfernung der Eierstöcke als kastrierend, sterilisierend und das Klimakterium zu früh einleitend kritisiert. Einige rieten, nicht das gesamte Keimdrüsengewebe sondern nur Teile davon zu entfernen [vgl. Longo, 1984 S.270; Pfeiffer, 1901 S.5-16] Schließlich fand die Eierstocksentfernung als ‚Routinebehandlung' zahlreicher Krankheiten Anfang des 20. Jh. ein Ende. Vgl. ausführlich: Longo, 1984; Jung, 2007.

493 Steinach, 1910; Steinach, 1912; Steinach, 1913; Steinach, 1917; Steinach, 1920; vgl. Hirschfeld (1926-1930) I S.400-423; vgl. für einen guten Überblick der Debatte: Ciecierski, 1918. Steinach führte bereits seit 1892 Experimente zu innersekretorischen Funktionen von Keimdrüsen durch. Bedeutenden Ansatz für seine Experimente erhielt Steinach aus der Auseinandersetzung mit der Arbeit von J. Halban (1903), der Keimdrüsen lediglich eine unterstützende, geschlechts*un*spezifische Funktion zuschrieb und in der unbefruchteten, auf jeden Fall aber in der befruchteten Eizelle die Anlagen zu geschlechtsspezifischen Entwicklungen bereits angelegt sah. Steinach beschrieb (1912, im Ggs. zu Halban) geschlechtsspezifische Wirkungen von Keimdrüsen und betrachtete für „Pseudohermaphroditismus" – wie auch für ‚echten Hermaphroditismus' – ‚zwittrige Keimdrüsen' (Keimdrüsen mit sowohl Eierstock- als auch Hodengewebe) als ursächlich [Steinach, 1917 S.328-330; Steinach, 1920 S.17/18, 19-28; vgl. Pecher, 1985 S.61ff, 180-182, 189/190]. Halban bekräftigte bis zu seinem Tod (1937) seine Ansicht rein protektiver, geschlechts*un*spezifischer Wirkung der Keimdrüsen. An den Debatten zwischen Halban und Steinach wird der Streit über *(Erb)anlagen* oder *Keimdrüsen* als bedingende Faktoren von Geschlechtlichkeit deutlich [vgl. Pecher, 1985].

494 Seit Ende des 19. Jh. hatten bereits zahlreiche Wissenschaftler Verpflanzungsexperimente von Keimdrüsen an Mäusen, Meerschweinchen, Kaninchen, Fröschen etc. durchgeführt, wobei Keimdrüsen des ‚anderen Geschlechts' übertragen wurden. Nur bei vorangegangener Kastration und erst ab den 1910er Jahren (insbe-

Dieser Glauben wurde durch Entwicklungen auf anderen Gebieten bestärkt: So gelang in den 1920er Jahren die Extraktion von Insulin aus der Bauchspeicheldrüse, das wirkungsvoll zur Behandlung von Diabetes eingesetzt wurde.[495] Auch die auf Keimdrüsen und deren Produkten basierenden Steinach'schen Verjüngungsexperimente und deren ‚Behandlungserfolge' fanden ein breites öffentliches Echo und stimulierten den Glauben von Medien, Öffentlichkeit und vieler Wissenschaftler/innen[496] an Drüsen, insbesondere Keimdrüsen, und deren Produkte.[497] Drüsen wurden weitreichende Wirkungen zugeschrieben. Es galt in der Folge als möglich, durch das Einpflanzen von Hodengewebe die Ausprägung als typisch männlich angesehener Geschlechtsmerkmale (mit Ansprüchen an Statur – u.a. schmales Becken, geringer Fettanteil –, Muskulatur, sexueller Orientierung auf das Gegengeschlecht etc.) zu erzielen;[498] entsprechende medizinische Behandlungen von Menschen wurden vorgenommen.[499] Behandlungen erfolgten

---

sondere durch Experimente Steinachs) ließen sich ‚erfolgreiche Verpflanzungen' durchführen, bei denen das eingebrachte Gewebe nicht innerhalb weniger Wochen zu Grunde ging. Vgl.: Ciecierski, 1918 S.5-12; vgl. zur Thematisierung von Unverträglichkeiten bei Organ- und Gewebeübertragungen von einem auf einen anderen Organismus (auch der gleichen Art), der Thematisierung von Geschlecht hierbei und was vor diesem Hintergrund bei Transplantationen zu beachten sei: Barfurth, 1910 u.a. S.45/46, 59; Barfurth, 1914 S.592-601, 600. Auch die Wirkung der Keimdrüsen war umstritten und kam seit den 1920/30er Jahren unter verstärkte Kritik, vgl.: Oudshoorn, 1994 S.24-41; Sengoopta, 2006 S.117-151, insbesondere 136-141; vgl. auch: Fausto-Sterling, 2000b S.178, 182/183.

495 Vgl. beispielsweise Medvei, 1993 S.249-258.

496 Mit der Einführung des Immatrikulationsrechts für Frauen – im Deutschen Reich im internationalen Vergleich zeitlich spät, zu Beginn des 20. Jh. – soll hier eine geschlechtergerechte Sprache einsetzen, die allerdings nicht den Blick dafür verstellen darf, dass Frauen weiterhin erheblichen Benachteiligungen im Wissenschaftsbetrieb unterlagen (und unterliegen) [vgl. Voß, 2008].

497 Stoff, 2004 S.30-43; Sengoopta, 2006 S.36ff, 82-94. Die z.T. ‚hysterische' insbesondere öffentliche Resonanz auf ‚Behandlungserfolge' zur Verjüngung wurde allerdings nicht von allen Wissenschaftler/innen geteilt, und es wurden zahlreiche kritische Stimmen laut [vgl. Sengoopta, 2006 S.100-110].

498 H. Stoff (2004) betonte, dass es mit den Steinach'schen Experimenten zur ‚Geschlechtsumstimmung' auch möglich geworden sei, biologische Geschlechtsmerkmale zu verändern, „geschlechtliche Zwischenstufen" zu erzeugen [Stoff, 2004 S.435-469], dass darüber hinaus nach Steinach-Hirschfeld'schen Betrachtungen nur im Labor „reine Weiblichkeit" und „reine Männlichkeit" zu erzeugen sei, ansonsten endlose Möglichkeiten „männlich-weiblicher Mischformen" aufträten [Stoff, 2004 S.453; Sengoopta, 2006 S.110]. Tatsächlich ist hervorzuheben, dass Steinach bestrebt war, die ‚Natürlichkeit' u.a. von Homosexualität und Hermaphroditismus durch die Annahme der Keimdrüse als wichtigstes Element bei der Ausprägung von physischen, physiologischen und psychischen Geschlechtsmerkmalen hervorzuheben. Gleichzeitig trug er zur Normierung typisch weiblicher und männlicher Geschlechtsmerkmale bei und war ihm die medizinische ‚Heilung' von Homosexualität ein Anliegen [Steinach, 1917 S.323-326; Steinach, 1918; Steinach, 1920; vgl. Stoff, 2004 S.460/461].

499 Insbesondere R. Lichtenstern führte entsprechende ‚maskulierende' und ‚remaskulierende' Operationen am Menschen, meist mit menschlichem Drüsen-

auch durch Verpflanzung menschlichen Eierstockgewebes, womit versucht wurde, eine Verweiblichung (mit Ansprüchen an Statur – u.a. breites Becken, starken Fettanteil –, Muskulatur, sexueller Orientierung auf das Gegengeschlecht etc.) zu erreichen.[500]

Seit Ende der 1920er Jahre wurde das vermeintlich eindeutige binäre geschlechterdifferente Bild der Keimdrüsen – nun insbesondere von deren Produkten: den Hormonen – grundlegend erschüttert. Hormone – der Begriff wurde 1905 durch E. Starling für Substanzen geprägt, die vom Organ ihrer Bildung zum Organ ihrer Wirkung über das Blut transportiert würden – wurden seit Ende des 19. Jh. beschrieben. Im Zentrum des Interesses standen hierbei auch die Keimdrüsen und die aus diesen zu extrahierenden Substanzen. So wurden in den ersten zwei, drei Jahrzehnten des 20. Jh. aus Ovarien und Hoden Hormone extrahiert, die im Fall der Hoden eine typisch männliche, im Fall der Eierstöcke eine typisch weibliche Entwicklung des Individuums zur Folge haben sollten. In den 1920er Jahren gerieten diese binären Theorien ins Wanken: Studien wiesen darauf hin, dass zunächst als ‚weiblich' bzw. als ‚männlich' eingeordnete Hormone bei ‚beiden Geschlechtern' vorkämen und bei ‚beiden Geschlechtern' Wirkungen entfalten würden. Überdies wurde die Nebenniere als ein Organ beschrieben, das neben Hoden und Eierstöcken ebenfalls an der als geschlechtlich beschriebenen Entwicklung beteiligte Hormone segregieren würde. Die Geschlechtsbestimmung anhand von Keimdrüsen und deren Produkten wurde fraglich und intensiv diskutiert.[501] Gleichwohl hielten Mediziner/innen an Keimdrüsen und deren Produkten

gewebe, durch [vgl. Lichtenstern, 1924; vgl. Steinach, 1918; Steinach, 1920 S.16-18; Ciecierski, 1918 S.21ff, 24ff; vgl. auch: Sengoopta, 2006 S.79ff; Weiß, 2007 S.254-258]. Lichtenstern führte 1924 26 Behandlungen auf, wobei in acht ‚Fällen' Keimdrüsengewebe zur ‚Behandlung' von Homosexualität eingepflanzt wurde [Lichtenstern, 1924 S.108, 84ff].

500 Während für die Übertragung von Hoden in Tierexperimenten in den 1910er Jahren oftmals beschrieben wurde, dass das eingepflanzte Hodengewebe rasch zu Grunde ginge, wurden für die Verpflanzung von Eierstöcken (bereits) Erfolge bei der Verpflanzung auf Individuen ‚gleichen Geschlechts' beschrieben [vgl. Barfurth, 1910 S.59]. ‚Gegengeschlechtliche' Keimdrüsenverpflanzungen wurden als problematischer betrachtet [Barfurth, 1910 S.45/46]. J. Wessel (1916) beschrieb die ‚Behandlung' eines Menschen, eines „Hermaphroditen neutrius generis" (nach Virchow sind dies Hermaphroditen, die rudimentäre Keimdrüsen hätten und damit weder als männlich noch als weiblich, sondern als neutral einzustufen seien) durch Einpflanzung von Eierstockgewebe [Wessel, 1916 S.24]; in einem anderen ‚Fall' wurde auf diese Weise weibliche Homosexualität ‚behandelt', allerdings erfolglos [vgl. Weiß, 2007 S.557]. Eine der ersten Verpflanzungen eines Eierstocks nach vorangegangener Entfernung des Hodens wurde 1930 an der Frauenklinik Dresden durchgeführt. Dort operierte K. Warnekros die Künstlerin E. Wegener/L. Elbe [vgl. Hoyer, 1954; Herrn, 2005b S.204-211; Weiß, 2007 S.294-297; SZ 2007, S.M2/M3]. Zu bereits zuvor, seit Anfang der 1920er Jahre, durchgeführten geschlechtsangleichenden Operationen vgl.: Herrn, 1995; Herrn, 2005b S.103-109, 167-218; Weiß, 2007 S.258ff.

501 Die Geschichte der Endokrinologie mit besonderem Fokus auf in geschlechtliche Entwicklungen vermeintlich involvierte Hormone haben gut N. Oudshoorn (1994)

zur Geschlechtsbestimmung fest und riefen damit die Kritik insbesondere von Biolog/innen hervor, die sich stärker Anlagen – in Ei und Samen – zugewandt hatten.[502]

Vom Körper in ‚die Anlagen': ‚wahres Geschlecht' angelegt in Ei, Samen, Chromosomen

Als den Gonaden vorgängig wurde im 17., 18. und 19. Jh. verbreitet eine natürliche Anlage angesehen, in der die Organe des Individuums vollständig vorgebildet vorhanden bzw. angelegt seien. Merkmale galten als von den Eltern auf den Nachwuchs übertragen oder durch innere und äußere Einflüsse verursacht (als merkmalsbeeinflussend galten: ausreichend, zuviel oder zuwenig von den Eltern ‚bereitgestelltes' Material, Ernährung der Eltern, Bedingungen – insbesondere Temperatur – der Bildungsorte beider Samen bzw. von Samen und Ei, Umgebungstemperatur, ‚Störungen' in der Entwicklung etc.). Hierbei bildete die Betrachtung antiker Lehren die Basis (*vgl. Kapitel I*). Bis ins 19. Jh. wurden Präformationstheorien favorisiert, die in weiblichem Ei bzw. männlichem Samen („Samentier") das vollständige Individuum in Miniaturgröße vorgeprägt sahen (*vgl. Kapitel I, S.81ff und Kapitel II, S.121ff*). Diesen gegenüber etablierten sich

---

und C. Sengoopta (2006) herausgearbeitet. Für die hier beschriebenen Erkenntnisse der 1920/30er Jahre des Vorkommens von als ‚weiblich' und ‚männlich' klassifizierten Hormonen bei ‚beiden Geschlechtern' vgl.: Oudshoorn, 1994 S.24-41; Sengoopta, 2006 S.117-151, insbesondere 136-141; vgl. auch: Oudshoorn, 1993; Fausto-Sterling, 2000b S.178, 182f; Long Hall, 1973 S.90f; Medvei, 1993 S.223f.

502 Eine grundsätzliche Anmerkung zum Verhältnis von Biologie und Medizin: Biologische Grundlagenforschung und medizinische Praxis sind zu unterscheiden, auch wenn deren Trennung stets unscharf war. Während die Medizin sich praktisch orientierte, sich bspw. mit juristischen Anforderungen der Geschlechtszuweisung auseinandersetzen musste, versuchte die Biologie grundlegende Mechanismen herzuleiten. Exemplarisch dazu die Ausführungen von L. Moszkowicz (1929), der das medizinische Festhalten an Keimdrüsengeschlecht gegenüber durch (Erb)anlagen bedingten Geschlechts bemängelte: „Die Hauptschwierigkeit sehe ich aber darin, daß biologische und medizinische Forschung gerade hinsichtlich des Geschlechtsproblems in den letzten Jahren zu ganz entgegengesetzten Auffassungen gelangt sind. Nicht mit Unrecht klagt wohl Goldschmidt über ‚die medizinisch orientierten Spezialisten für innere Sekretion, denen es genügt, die besonderen Verhältnisse der höheren Wirbeltiere zu studieren und die es vermeiden, sie dem für das ganze Tier- und Pflanzenreich einheitlichen Problem einzugliedern' [...]. Es wäre eigentlich richtig, die ärztlichen Forscher auf das Studium der biologischen Literatur hinzuweisen. Da ich jedoch aus eigener Erfahrung weiß, wie außerordentlich mühsam für den Arzt das geistige Eindringen in die ganz andere Gedankenwelt der Biologen ist, so möchte ich es versuchen, aus der immensen Literatur einzelne belehrende Arbeiten herauszugreifen, und hoffe, aus ihnen überzeugend ableiten zu können, daß die Geschlechtsbestimmung beim Menschen im wesentlichen den gleichen Gesetzen unterworfen ist wie in der übrigen belebten Welt (Pflanzen und Tiere) und daß die Hormonwirkung der Keimdrüse, die uns bisher als so ausschlaggebend galt, nur additionell eingreift." [Moszkowicz, 1929 S.290/291]

epigenetische Theorien, die Entwicklung und Differenzierung zunächst ungeformter Materie hin zu geformter Materie, schließlich zum vollständigen Individuum postulierten (*vgl. Kapitel II, S.121ff*). 1827 beschrieb K. E. von Baer die „Eizelle". R. A. von Kölliker stellte 1841 fest, dass der Samen keine kleinen Samentiere darstelle und beschrieb ihn als aus Gewebeelementen bestehend. O. Hertwig führte 1875 im Experiment die Befruchtung einer Seeigel-Eizelle herbei.[503]

Auf diesen Grundlagen wurden Zellen und Gewebe zur Basis der Entwicklung und Differenzierung in der Embryonalentwicklung und Ei- und Samenzelle zu Trägerinnen von Anlagen erklärt. Anlagen in Ei- und Samenzelle wurden insbesondere seit etwa 1900 auch für die Geschlechtsbestimmung Bedeutung beigemessen; demgegenüber gerieten Theorien der Geschlechtsbestimmung durch innere und äußere Einflüsse wie Temperatur und Ernährung in den Hintergrund, aber nicht vollständig aus dem Blick.[504] Auch die Bedingungen in der Eizelle (im Cytoplasma) traten zunehmend zurück, und es wurden ‚Chromosomen' zu den geschlechtsbestimmenden Faktoren schlechthin erklärt.

‚Chromosomen' wurden hinsichtlich ihrer Morphologie 1842 von C. W. von Naegeli untersucht. 1883 wies W. Roux auf ihre mutmaßliche Bedeutung als Trägerinnen von Erbinformationen hin. 1888 beschrieb H. W. G. von Waldeyer-Hartz anfärbbare morphologische Strukturen und nannte sie „Chromosomen". T. Boveri behandelte 1904 komplex die Verteilungsmechanismen bei der Kern- und Zellteilung zur Reduktion des Chromosomenbestandes in den Keimzellen (Meiose) und die Paarung homologer Chromosomen bei der Verschmelzung von Ei- und Samenzelle.[505] Ende des 19. Jh. und Anfang des 20. Jh. wurden solche Chromosomen beschrieben, die für die Geschlechtsbestimmung verantwortlich sein sollten: H. Henking führte 1891 aus, dass als Resultat der Meiose zwei Arten von Spermien vorlägen, solche mit einem großen Chromatinelement, benannt als „X", und andere ohne dieses. C. E. McClung folgerte daraus 1901, dass das X-Element in die Geschlechtsbestimmung involviert sei. E. B. Wilson beschrieb

503 Vgl. u.a. Hirschfeld, 1926-1930 I S.425-430; Mittwoch, 1985 S.164-166; Mittwoch, 2000.

504 Für einen Überblick über Theorien zur Geschlechtsbestimmung (äußere Faktoren, innere Faktoren, erbliche Faktoren) zur Wende vom 19. zum 20. Jh. sind empfehlenswert: Maienschein, 1984; Mittwoch, 1985. Deutlich wird die Auseinandersetzung um Fragen, ob embryonale Entwicklung lediglich die Ausprägung zunächst unsichtbarer vererbter Merkmale sei oder Neubildung differenzierter Gewebe/ Merkmale – wesentlich bestimmt durch äußere Einflüsse – bedeute, aus Auseinandersetzungen der 1890er Jahre. Einen guten Einstieg in diese Auseinandersetzungen bietet sich mit O. Hertwigs Schrift *„Präformation oder Epigenese?"* [Hertwig, 1894]. Hertwig wies dort die Vererbungstheorie von A. Weismann zurück und betonte selbst die Bedeutung von äußeren Einflüssen wie bspw. Temperatur und Ernährung sowie von Entwicklung und Differenzierung (auch für die Geschlechtsentwicklung) [Hertwig, 1894 S.118-137].

505 Jahn, 2004 (1998) S.537-548.

1905 bei Insekten verschiedengestaltige Spermiozyten (Zellen, die zu befruchtungsfähigen Samenzellen werden), in denen (1) in einigen ein Chromosom präsent war, das in den anderen fehlte, und (2) in diesen beiden Klassen sich ein Chromosomenpaar befand, das in der Gestalt differierte. N. M. Stevens beschrieb bei Untersuchungen der Larven des gewöhnlichen Mehlkäfers (*Tenebrio molitor*), ebenfalls 1905, dass bei männlichen Tieren eines der Chromosomen kleiner sei, bei weiblichen Tieren hingegen nicht. Sie folgerte, dass dieses kleinere Chromosom für die Ausbildung von Männchen notwendig sei. E. B. Wilson benannte das kleinere Chromosom als „Y"-Chromosom (1909), dass größere als „X"-Chromosom (1911).[506]

J. Halban beschrieb 1903 (und betonte dies wiederholt in seinen Arbeiten bis 1937)[507], dass Anlagen, die bereits in der unbefruchteten Eizelle, spätestens jedoch in der befruchteten Eizelle vorhanden seien, für die Ausprägung geschlechtsspezifischer Strukturen verantwortlich seien (geschlechterdifferente Anlage).[508] Für jede Zelle, jedes Gewebe und jedes Organ leitete er ab, dass bei ihnen geschlechtsspezifisch zu unterscheiden sei. Die Entwicklung der Keimdrüsen, der Genitalien, der sekundären Geschlechtsmerkmale wären in diesen Anlagen vorbestimmt und würden sich lediglich mit unterschiedlicher Geschwindigkeit vollziehen. Vor diesem Hintergrund betrachtete Halban auch die Bezeichnung sekundäre Geschlechtscharaktere (synonym für Geschlechtsmerkmale) als missverständlich, da es „vom Standpunkte der Zeit ihrer Entstehung überhaupt nur primäre Geschlechtscharaktere giebt, die aber verschieden lange brauchen, um sich zu entwickeln".[509] So entwickle sich die Keimdrüse am schnellsten (bis zur fünften/sechsten Embryonalwoche), bis zum dritten Embryonalmonat folgten die Genitalien und zwischen dem 15. und 20. Lebensjahr die sekundären Geschlechtsmerkmale.[510] Die Entwicklung vollziehe sich kontinuierlich, die Keimdrüsen hätten auf die Genitalien und die sekundären Geschlechtsmerkmale keinen formativen Einfluss, sondern würden deren Entwicklung lediglich unterstützen (protektiv wirken). Protektive Wirkung bedeutete für Halban auch, dass Keimdrüsen geschlechtsunspezifisch Wirkungen entfalten, dass es also gleich sei, *welche* Keimdrüse – ob Hoden oder Eierstock – in einem Individuum vorhanden sei, wichtig sei lediglich, *dass* eine Keimdrüse vorhanden sei. Vor diesem Hintergrund wurde es Halban möglich, die Formen von Hermaphroditismus zu erklären, bei denen eindeutige, nur zu einem Geschlecht gehörige, Keimdrüsen

---

506 Goldschmidt, 1911 S.402; Mittwoch, 2000 S.188; Rosario, 2009 S.272.

507 Pecher, 1985 S.77ff, 103ff.

508 Halban widersprach der Theorie einer geschlechtlich indifferenten, bipotenten Anlage in frühen Embryostadien (*vgl. S.151ff und S.154ff in diesem Kapitel*) [Halban, 1903 u.a. S.229, 260-266].

509 Halban, 1903 S.288.

510 Halban, 1903 S.266.

festgestellt worden waren, also „Pseudohermaphroditismus".[511] Jedes einzelne physische, physiologische und psychische Merkmal, das geschlechtlich gesehen wurde, konnte nach Halban eine als weiblich oder männlich gedachte Form annehmen. Normalerweise seien die physischen, physiologischen und psychischen Merkmale von Individuen entweder *alle* in einer männlichen oder *alle* in einer weiblichen Richtung ausgeprägt. Sie könnten an einem Individuum aber auch gemischt – die einen männlich, die anderen weiblich – auftreten. Hermaphroditen stellten solche „Gemische" oder „Mosaiken" dar.[512]

R. B. Goldschmidt (1916, 1920, 1927)[513] entwickelte Halbans Theorie der durch Anlagen bedingten Geschlechtsausprägung von physischen, physiologischen und psychischen Merkmalen weiter und bezog die Kenntnis von Geschlechtschromosomen in diese mit ein.[514] Die Ausprägung von Geschlecht erfolge nach Goldschmidt quantitativ über die Verteilung elterlicher X-Chromosomen. Bei zwei X-Chromosomen entstehe das eine, bei nur einem X-Chromosom das andere Geschlecht. Das Endresultat sei – chromosomal – alternativ männliches oder weibliches Geschlecht (*vgl. Abb. 4, S.215*). Für diese quantitative Theorie der X-Chromosomen-Verteilung führte Goldschmidt weiterhin aus, dass weibliche wie männliche Individuen alle Anlagen für die Ausprägung sowohl weiblicher als auch männlicher Geschlechtsmerkmale enthielten. Diese Anlagen benannte Goldschmidt als „Männlichkeits-" bzw. „Weiblichkeitsfaktor". Bei jeder Art würde entweder der Männlichkeits- oder der Weiblichkeitsfaktor auf dem X-Chromosom liegen und damit dem quantitativen Prinzip unterstehen,

511 Nach Halban kann man Hermaphroditismus mit Keimdrüsen und deren ausgeschütteten, im Blut zirkulierenden Produkten (Hormonen) als geschlechtsbestimmende Merkmale nicht erklären, da nach solchen Theorien (der Keimdrüsen und der inneren Sekretion) aus einer Keimdrüse ein eindeutiges und einheitliches Geschlecht aller physischen, physiologischen und psychischen Geschlechtsmerkmale resultieren müsse [Halban, 1903 S.272/273]. Halban knüpfte damit an eine Tradition an, die die Wirkung der Keimdrüsen als begrenzt ansah und zu der A. Hegar wichtige Beiträge geleistet hatte [*vgl. S.205 in diesem Kapitel*; vgl. Hegar, 1878; Hegar, 1903].

512 Halban, 1903 S.270-277.

513 In seiner „Einführung in die Vererbungswissenschaft" von 1911 – entstanden aus einer Vorlesungsreihe, nach Goldschmidts Aussage „die erste ihrer Art in Deutschland" [Goldschmidt, 1963 (1960) S.339] – führte Goldschmidt bereits mehrere Modelle auf, wie Chromosomen die Geschlechtsausprägung bestimmen könnten, bezog aber keine abschließende Position [Goldschmidt, 1911 S.384-428, 428].

514 Eine Verbindung zwischen Halban und Goldschmidt herzustellen ist nur in Bezug auf die Fokussierung auf Anlagen möglich. 1928 wandte sich Halban gegen die Übertragung der Goldschmidt'schen Theorie auf den Menschen und bezeichnete sie mit seiner Theorie der protektiven, geschlechtsunspezifischen Wirkung von Keimdrüsen als unvereinbar – andererseits thematisierte Halban die Resultate der Chromosomenlehre als Bestätigung seiner eigenen Theorie [Pecher, 1985 S.103f]. 1937 revidierte Halban die Meinung, dass seine und die Goldschmidt'sche Theorie unvereinbar seien und verband beide Theorien miteinander [Pecher, 1985 S.105].

wohingegen der andere Faktor auf dem Y-Chromosom und den Autosomen[515] liege.[516] Auf den Autosomen gelegene Gene seien damit homozygot[517] vorhanden, wogegen die Gene auf den X-Chromosomen dem 1X-2X-Mechanismus unterlägen und damit entweder hetero- oder homozygot vorhanden sein könnten. Diese chromosomale Quantitätsbestimmung führe zu unterschiedlichen Quantitäten an gebildeten „Determinierungsstoffen" (Gene würden immer über solche Determinierungsstoffe wirken; die hier betrachteten seien den Hormonen zuzurechnen) und unterschiedlichen Geschwindigkeiten von Reaktionen. Diese würden wiederum die spezifische Ausprägung von Geschlechtsmerkmalen bewirken. Intersexuelle Varianten kämen durch einen Umschlag der Quantitäten an Determinierungsstoffen zustande: Zunächst überwiege der Weiblichkeitsfaktor (bzw. dessen Determinierungsstoffe), der dann quantitativ vom Männlichkeitsfaktor überholt werde („weibliche Intersexe"), oder aber der Männlichkeitsfaktor überwiege zunächst und werde dann durch den Weiblichkeitsfaktor überholt („männliche Intersexe"). Je früher der Wechsel des Überwiegens der Faktoren erfolge („Drehpunkt"), desto ausgeprägter sei die Intersexualität; ein sehr früher Drehpunkt habe die vollständige Geschlechtsumwandlung zur Folge. „Normalerweise" – wie Goldschmidt beschrieb – überwiege dauerhaft einer der Faktoren, und es komme nicht zum Drehpunkt.[518] Seine Theorie hatte Goldschmidt durch Mendel'sche Kreuzungsexperimente mit Schwammspinnern (*Lymantria dispar*) gewonnen, für die er 1916, 1920 und 1927 eine „lückenlose Reihe von Übergängen" für alle Geschlechtsmerkmale beschrieb. Männlichkeit und Weiblichkeit waren für Goldschmidt damit keine Alternativen, sondern die „extremen Endglieder einer Reihe".[519] Neben der Begründung einer phänotypischen Vielgestaltigkeit erzielte Goldschmidt eine binär – klar weiblich oder männlich – geprägte Einteilung von physischen, physiologischen und psychischen Merkmalen, die er

515 Der Begriff ‚Autosomen' bezeichnet alle Chromosomen mit Ausnahme der ‚Geschlechtschromosomen'.

516 Auf Y-Chromosom *und* Autosomen gelte für *Lymantria* (lat., Schwammspinner). Für *Drosophila* (lat., Fruchtfliege) und andere Schmetterlingsarten (außer *Lymantria*) drückte Goldschmidt die Annahme aus, dass dort die Gene eines der Geschlechtsfaktoren ausschließlich auf den Autosomen liege [Goldschmidt, 1927 S.12].

517 Derzeit gängige Auffassung: Ein Organismus mit einem diploiden Chromosomensatz besitzt von jedem Gen zwei Kopien, meist eine von jedem Elternteil. Sind beide Gene gleich, so bezeichnet man diese in der Genetik als reinerbig, homozygot. Unterscheiden sich diese Gene so werden sie als heterozygot bezeichnet. (Mittlerweile wird postuliert, dass nicht nur zwei, sondern von einigen Genen mehrere ‚Genkopien' im Genom vorliegen können; gleichzeitig wird die Bedeutung der DNA-Basensequenz und von ‚Genen' beschränkt [*vgl. auch Kapitel III*].)

518 Vgl. Goldschmidts Theorie der Geschlechtsvererbung und Entstehung einer lückenlosen Reihe intersexueller Varianten: Goldschmidt, 1927 S.10-37; Goldschmidt, 1931 S.1-16.

519 Goldschmidt, 1916b S.5/6; vgl. Goldschmidt, 1916a S.54; Goldschmidt, 1920 S.80-91; Goldschmidt, 1927 S.22/23.

1931 vervollkommnet vorstellte:[520] „Ein Intersex ist ein Individuum, das nach seiner genetischen Beschaffenheit, XX oder XY, eigentlich ein Weibchen oder Männchen sein sollte, tatsächlich sich aber nur bis zu einem bestimmten Augenblick mit seinem eigentlichen Geschlecht entwickelt, von diesem Augenblick, dem Drehpunkt, an aber seine Entwicklung mit dem anderen Geschlecht vollendet. Es folgt also im gleichen Individuum eine weibliche Phase einer männlichen oder umgekehrt. Zu einem bestimmten Zeitpunkt gehört also ein Intersex nur einem Geschlecht an. Da sich aber im Endprodukt die Teile, die sich mit dem einen und die, die sich mit dem anderen Geschlecht entwickelt haben, addieren, so zeigt der resultierende Phänotypus eine typische Mischung aus Teilen beider Geschlechter, deren Gesamteindruck uns als Stufe zwischen den Geschlechtern erscheint. In seine Einzelbestandteile analytisch aufgelöst, ist somit ein Intersex ein Mosaik aus verschieden geschlechtigen Teilen, die zeitlich hintereinanderliegen, also, wenn man so sagen darf, ein Mosaik in der Zeit; dies, trotzdem jede einzelne Zelle genetisch (nicht entwicklungsphysiologisch) dem gleichen Geschlecht angehört, also alle XX oder alle XY sind.“[521] Determinierungsstoffe (bzw. Hormone) könnten zu diesem Mechanismus zusätzlich wirken (dies sei, so Goldschmidt, in weiteren Studien zu klären), oder sie könnten zeitlich nachgeordnet wirken, so dass sie (nur) eine Folge der chromosomalen Mechanismen wären.[522] Die den Chromosomen nachgeordnete Wirkung von Hormonen sowie die Zentralisierung von deren Bildung in Drüsen beschrieb Goldschmidt umfänglich.[523] [524]

---

520 Goldschmidt, 1931; zu den Theorien Goldschmidts vgl. auch: Moszkowicz, 1929; Büttner, 1948 S.379/380.

521 Goldschmidt, 1931 S.12/13.

522 Goldschmidt, 1931 S.10/11.

523 Goldschmidt, 1931 für Säugetier und Mensch: S.357-380, 406-408; vgl. Goldschmidt, 1920 S.80-113, 91ff, 112f.

524 Vgl. für gegen Goldschmidts „Drehpunkt-Theorie“ vorgebrachte Einwände seit den späten 1930er Jahren: Lammers, 1959; Mildenberger, 2002 S.186/187. Vgl. zu Diskussionen um mögliche geschlechtsbestimmende Faktoren (u.a. Chromosomen und Keimdrüsen) und deren Wirkung im deutschsprachigen Raum nach 1945: Klöppel, 2008 S.395ff.

Hermaphroditismus-Klassifikation nach R. B. Goldschmidt (1931)

A) Intersexualität: alle Zellen haben den gleichen Chromosomenbestand
   1. *Zygotische Intersexualität.* Geschlechtertrennung durch den XX-XY-Mechanismus; das Eintreten der Geschlechtsumkehr ist durch genetische Zustände im Moment der Befruchtung festgelegt.
      a) Diploide Intersexualität. Das ganze Phänomen spielt sich ohne irgend eine Störung der chromosomalen Grundlage ab. Die Intersexe haben ebenso wie die reinen Geschlechter den normalen, diploiden Chromosomensatz.
      b) Triploide Intersexualität. Die Intersexe entstehen auf der Basis abnormer Chromosomenverhältnisse, in denen – mehr oder weniger vollständig – drei Chromosomensätze vorhanden sind, also 3n Chromosomen statt 2n.
   2. *Hormonale Intersexualität.* Geschlechtertrennung durch den XX-XY-Mechanismus; das Eintreten der Geschlechtsumkehr ist durch Zuführung der entgegengesetzten Hormone bedingt.
   3. *Phänotypische Intersexualität.* Kein XX-XY-Mechanismus; Geschlechtertrennung und Geschlechtsumkehr durch nicht-genetische Faktoren (phänotypisch) bedingt, zu denen auch eventuell Hormone gehören.

B) Gynandromorphismus: nicht jede Zelle des Organismus hat den gleichen Chromosomenbestand, vielmehr ist der Organismus im Sinne eines Mosaiks aus männlichen und weiblichen Zellen zusammengesetzt.

C) Andere Typen: Hier verwies Goldschmidt darauf, dass ihm eine genaue Benennung (noch) nicht möglich sei und beschränkte sich auf ein Beispiel: das Auftreten von Eiern (weiblichen Gameten) in Hoden (männlichen Gonaden).

Abb. 4: Hermaphroditismus-Klassifikation R. B. Goldschmidts, sinngemäß zitiert nach Goldschmidt, 1931 S.12-16.

Goldschmidt prägte für seine Theorie der Geschlechtsbestimmung über Chromosomen die Begriffe ‚Intersex' und ‚Intersexualität'.[525] Damit bezeichnete er Individuen, in denen jede Zelle dem gleichen Geschlecht – chromosomal entweder XX oder XY – angehöre. Diese Intersexualität grenzte Goldschmidt u.a. gegen Hermaphroditismus ab, den er für Individuen vorbehielt, „die im gleichen Körper männliche und weibliche Geschlechtszellen produzieren". Dabei gebe es funktionellen und nicht-funktionellen Hermaphroditismus, je nachdem ob beiderlei Geschlechtszellen (Ei-, Samenzellen) zur Funktion gelangten oder nicht.[526] Goldschmidt kritisierte, dass der Begriff ‚Intersexualität' fälschlicherweise vielfach für „alle möglichen sexuellen Abnormitäten" angewandt werde.[527] Seine Einwände gegen die inflationäre Verwendung der von ihm geprägten Begrifflichkei-

525 Goldschmidt, 1916a S.54; Goldschmidt, 1916b S.6.

526 Goldschmidt, 1920 S.159/160; 159-185; Goldschmidt, 1931 S.198. 1931 führte Goldschmidt aus, dass (echter) Hermaphroditismus unter den Wirbeltieren lediglich bei den Fischen vorkomme. Für Säugetiere führte Goldschmidt lediglich die Möglichkeit von experimentellem Hermaphroditismus aus [Goldschmidt, 1931 S.366].

527 Goldschmidt, 1931 S.12.

ten hatten keinen Erfolg. Intersex und Intersexualität wurden zu allgemeinen medizinischen und sozialen Begriffen, die zur Bezeichnung von verschiedenen physischen, physiologischen und tw. psychischen Geschlechtsuneindeutigkeiten herangezogen wurden – und werden. In den Klassifikationssystemen von Hermaphroditismus/Intersexualität haben sich die Bezeichnungen ‚Hermaphroditismus' und ‚Pseudohermaphroditismus' erhalten.[528]

Im ausgehenden 20. Jh. wurde die primäre Geschlechtsanlage/-bestimmung (beim Menschen) als Resultat der Kombination der Geschlechtschromosomen X und Y und den auf diesen Chromosomen ‚codierten' Genen, unter Beteiligung von auf Autosomen ‚lokalisierten' weiteren Genen, betrachtet. An dieser Stelle soll der kurze Ausblick genügen, genaue Betrachtungen zu aktuellen Sichten der Geschlechtsbestimmung folgen im *Kapitel III.*

Im Visier der Medizin: Bei einer zunehmenden Anzahl von Menschen wurde die Geschlechtszuordnung problematisiert

Durch Weiterentwicklung der Diagnostik, insbesondere von Laparotomie (Öffnen der Bauchhöhle), Mikroskopie, Biopsie (operative Entnahme von, zumeist, Gewebe aus lebenden Organismen),[529] wurde die medizinische Erkenntnis von im Körperinneren ‚erkanntem' ‚wahrem Geschlecht' direkt für die Betroffene/n relevant. Sie wurden nun mit einer medizinischen Geschlechts-Diagnose konfrontiert, die auf Grundlage des Keimdrüsengewebes (später auch auf Grundlage des Chromosomenbestandes) getroffen wurde. Die Übertragung der aus dem Körperinneren gewonnenen Diagnose auf die zu lebende Geschlechterrolle war, bei Umsetzung in die Praxis, mit weitreichenden sozialen Auswirkungen für die Patient/in verbunden. Ehen wurden aufgelöst, die zugewiesene Geschlechterrolle musste bezogen werden – und dies nun auch in solchen Fällen, bei denen nach

---

528 Vgl. als Bsp. eines aktuellen Klassifikationssystems u.a.: Sinnecker, 1999 S.174/175, 190, 192. Bei der Chicago Konsensus Konferenz (2005) wurde vorgeschlagen, von den Begriffen ‚Intersexualität' und ‚(Pseudo)hermaphroditismus' abzugehen. Stattdessen wurde die Verwendung von ‚Disorders of Sex Development' (DSD, engl., ‚Störungen der Geschlechtsentwicklung') empfohlen [vgl. Hughes, 2006 S.554]. In den Klassifikationen fand damit eine Umbenennung statt, eine grundsätzliche Änderung erfolgte indes nicht: „Wir sprechen von 46,XY-DSD für den früher häufig gebrauchten Begriff des männlichen Pseudohermaphroditismus, von 46,XX-DSD für den früheren weiblichen Pseudohermaphroditismus. Der Begriff Hermaphroditismus bei einem Individuum, das Gewebe beider Keimdrüsen aufweist, wird durch den Begriff ovotestikuläre DSD ersetzt [...]. Neben 46,XX-DSD und 46,XY-DSD lassen wir in Zukunft auch numerische Chromosomenaberrationen unter dem Überbegriff DSD zu." [Hiort, 2007 S.101; vgl. Hughes, 2006 S.555] Auch die Bedeutung von vermeintlich geschlechtsbestimmenden Chromosomen X oder Y sowie von Keimdrüsen blieb verankert; von der Einordnung uneindeutigen Geschlechts als Krankheit wurde nicht abgerückt [vgl. für erste neuerliche Kritiken: Reis, 2007; Silva, 2007; für möglicherweise emanzipatorische Potenziale vgl.: Feder, 2009].

529 Landau, 1903 S.340/341; vgl. Mak, 2004 S.101-103; Johnson, 2005 S.241/242.

der äußeren körperlichen Erscheinung kein Zweifel am Geschlecht aufgekommen wäre.[530] Dies stürzte einige (zunächst noch nur männliche) Mediziner in ernste Gewissensnöte.[531]

Nicht wenige Mediziner nahmen davon Abstand, das diagnostizierte und ggf. von der bisherigen gelebten Geschlechterrolle abweichende Geschlecht gegen den Willen der Patient/in zuzuweisen. Sie beugten sich dem Wunsch der Patient/in, in der sozialisierten Geschlechterrolle weiterzuleben, und entfernten das vorgefundene, der gelebten Geschlechterrolle bzw. dem (so bezeichneten) ‚natürlichem Gesetz der Heterosexualität' widersprechende, Keimdrüsengewebe und ggf. weitere Geschlechtsmerkmale.[532] Bei anderen Patient/innen drängten Mediziner hingegen auf Operationen und bedauerten, wenn die Patient/in in diese nicht einwilligte.[533] Bei Patient/innen, die einfach wegen Unterleibsschmerzen Rat suchten, behielt der Mediziner mitunter die Diagnose für sich und entfernte im Inneren festgestelltes Keimdrüsengewebe (bzw. Gewebe, das als solches angesehen wurde), das der gelebten Geschlechterrolle widersprach, ohne das Wissen der Patient/in – um sie nicht zu verunsichern.[534]

Dennoch wurden auch die letztgenannten Patient/innen, aus biologisch-medizinischer Sicht und Klassifikation, zu Hermaphroditen. In früheren Jahrzehnten wäre hingegen niemand auch nur auf die Idee gekommen, ihr Geschlecht in Frage zu stellen. So nahm durch neue medizinisch-technische Möglichkeiten die Anzahl derjeniger Menschen zu, bei denen Geschlecht problematisiert und

530 Einige ausführliche Beispiele der individuellen Auswirkungen der Diagnose ‚Hermaphroditismus' beschrieben Dreger (2003 [1998]) und Foucault (1998 [1980]); vgl. auch Dreger, 1997 S.46/47.

531 Vgl. Zangger, 1905; Neugebauer, 1908 u.a. S.62-64, 597/598, 604-607, 621/622; Neugebauer, 1916 S.278-295; Wilhelm, 1909 S.12/13.

532 Zur Schwierigkeit der medizinischen Geschlechtsfeststellung sowie für Beispiele dafür, wie und mit welchen Begründungen einige Mediziner dem ‚Willen der Patient/in folgten' siehe: Landau, 1903; Landau, 1904; Neugebauer, 1904; Neugebauer, 1908 für eine Übersicht: S.673/674 (Abschnitte XX und XXI), darüber hinaus: S.9, 46, 50, 62-64, 621/622; Zangger, 1905; (für Hirschfeld: Herrn, 2005a S.58-70). Kritisch dazu äußerte sich: Taussig, 1904; ggf. Neugebauer, 1904 S.43. Vgl. auch Dreger, 2003 (1998) S.110-126, 166; Mak, 2004 S.103-108; Mak, 2005 S.73-79; Mak, 2006 S.336; Matta, 2005; Herrn, 2005a S.58-70; Klöppel, 2007 S.54/55; Klöppel, 2008 S.273, 280, 287-292. Deutlich wird die Orientierung von Medizinern am Willen der Patient/in auch an geschlechtsangleichenden Behandlungen von ‚Transsexuellen', die selbst um medizinische Eingriffe ersuchten: Vgl. Herrn, 2005b S.103-109; 167-218.

533 U.a. und vgl. Neugebauer, 1904 S.37, 41; Neugebauer 1908 u.a. S.384.

534 Vgl. für einige ‚Fälle': Neugebauer, 1908 S.673 Abschnitt XIX; vgl. auch: Neugebauer, 1908 u.a. S.597/598; 604-607; vgl. Wilhelm, 1909 S.12/13. G. Mak (2004) beschreibt diese Praxis an Beispielen aus den Niederlanden, England, Deutschland und der Schweiz [Mak, 2004 S.103-108; vgl. Mak, 2005 S.65/66, 88/89; Mak, 2006 S.336].

Hermaphroditismus diagnostiziert wurde.[535] Diese Entwicklung setzte sich in der zweiten Hälfte des 20. Jh. fort: H. W. Jones et al. (1958) beschrieben u.a. den ‚Fall' eines Patienten „mit normal männlichen Charakteristika", der wegen Unterleibsschmerzen Rat suchte und bei dem neben linksseitigem Leistenbruch auch ein nicht ausgewachsener Uterus und Eierstock festgestellt wurde.[536] Auf der Basis angenommener primärer Geschlechtsanlage durch X- und Y-Chromosomen wurden auch sozialisierte Männer mit 46, XX-Chromosomensatz – einem als ‚typisch weiblich' eingeordneten Chromosomensatz –[537] und ‚normal männlichen' äußeren Genitalien als Hermaphroditen erkannt.[538]

Intentionen der ‚Heilung': Behandlungsstrategien und deren Begründungen

Basierend auf der Annahme einer ‚natürlichen Bedingtheit' von physischem, physiologischem und psychischem Geschlecht (und einer Geschlechterrolle) wurde in der Medizin bis Mitte des 20. Jh. mehrheitlich angenommen, dass sich das Geschlecht eines Menschen zunächst vollständig entwickeln müsse, bevor ggf. eine medizinische Behandlung uneindeutigen Geschlechts vorgenommen werden könne. Daraus abgeleitet wurde, dass eine Behandlung *möglichst spät* – nach der Pubertät – vorzunehmen sei (*spätes Behandlungsprogramm*).

Ab Mitte des 20. Jh. führte die mehrheitliche Zuwendung zu einer Theorie, nach der sich eine Geschlechterrolle erst durch Erziehung und Erfahrung auspräge, zu einem Behandlungsprogramm, das medizinische Behandlungen so früh wie möglich, bereits für das Säuglingsalter, empfahl (*frühes Behandlungsprogramm*). Physisches und physiologisches Geschlecht sollte bei Uneindeutigkeit frühzeitig an normierte Merkmale eines eindeutigen Geschlechts angeglichen

---

535 Hirschauer, 1999 (1993) S.73/74; Dreger, 2003 (1998) S.26/27; Klöppel, 2002a S.142; Mak, 2004 S.97/98ff; Mak, 2005 S.84/85. Vgl. auch die umfangreiche Fallsammlung von Neugebauer, 1908.

536 Jones, 1958 S.167-170.

537 Derzeit gängige Auffassung: Ein als typisch weiblich betrachteter Chromosomensatz einer Körperzelle eines Menschen beinhaltet 46 Chromosomen, davon 44 Autosomen und zwei X-Chromosomen. Ein als typisch männlich betrachteter Chromosomensatz einer Körperzelle eines Menschen beinhaltet 46 Chromosomen, davon 44 Autosomen, ein X- und ein Y-Chromosom. Andere Chromosomenkombinationen beim Menschen werden derzeit als pathologisch betrachtet.

538 Jones, 1971 S.193-196; Chapelle, 1972; vgl. Mittwoch, 1992 S.470/471; Frewer, 2005 S.140/141. Erkenntnisse der 1970er bis 1990er Jahre führten zur Ansicht, dass eine Translokation des kurzen Arms des Y-Chromosoms ursächlich für eine männliche Geschlechtsentwicklung bei 46, XX-Chromosomensatz sei [Chapelle, 1972; vgl. Pinsky, 1999 S.12-14] – eine Annahme, die sich vielfach *nicht* bestätigte (*vgl. Kapitel III dieser Arbeit*).

werden, damit sich auf dieser Basis eine eindeutige Geschlechterrolle und Geschlechtsidentität[539] ausprägen könne.

Mittlerweile ist, vor allem durch Aktivitäten von in dieser Weise frühzeitig behandelten Menschen, eine Debatte in Gang gekommen, ob solche frühen medizinischen Eingriffe ethisch vertretbar seien oder ob die ‚betroffenen' Menschen selbst (und nicht deren Eltern oder Mediziner/innen) die Entscheidung über eine ggf. medizinische Behandlung bei uneindeutigem Geschlecht treffen sollten. Weitergehende Ansätze fordern, dass sich die Gesellschaft ändern und lernen müsse, mit Uneindeutigkeit und Vielfalt nicht nur in Bezug auf Geschlechtsmerkmale umzugehen. Im Folgenden werden die Behandlungsprogramme und die ihnen zu Grunde liegenden ‚Philosophien' erläutert.

Bipotente geschlechtliche Anlage: die favorisierte späte Behandlung

Die Variationsbreite zwischen zwei Geschlechtern, ‚männlichen' und ‚weiblichen Pseudohermaphroditen' und ggf. auch ‚echten Hermaphroditen' wurde Ende des 19. Jh., Anfang des 20. Jh. als natürlich angenommen. Man ging im Allgemeinen – oftmals zitiert wurde H. W. G. Waldeyer (anderer Auffassung war u.a. Halban)[540] – von einer indifferenten, gemeinsamen oder von einer doppelten, hermaphroditischen Anlage aus, von der sich ein Teil vollständig im Individuum weiterentwickle, der andere sich bis auf geringe Reste zurückbilde *(vgl. Kapitel II, S.154ff)*. ‚Entwicklungsanomalien' träten auf, wenn sich weibliche und männliche Anteile mehr oder weniger stark entwickeln würden. Diese ‚Entwicklungsanomalien' könnten dabei primär angelegt sein oder sich sekundär durch ‚Störungen der Entwicklung' während der Embryonalentwicklung oder zwischen Geburt und Pubertät ergeben.[541]

Die Begrifflichkeiten ‚natürlich' und ‚Entwicklungsanomalien' sind an dieser Stelle bewusst gewählt, da sie den Zugang vieler Biolog/innen und Mediziner/innen der Zeit darstellten. Hermaphroditismus wurde zwar als ‚natürlich' angesehen, jedoch als eine ‚Entwicklungsstörung' mit auch vererbbaren Ursachen. Ausgehend von der Analogie der Embryonalentwicklung zur Evolution (biogenetische Grundregel) wurde Hermaphroditismus mit dem Terminus ‚Atavismus'

---

539 Der Begriff ‚Geschlechtsidentität' wird verschieden interpretiert. Während u.a. J. Money und A. A. Ehrhardt mit diesem Begriff den Endpunkt einer Entwicklung bezeichnen, bei dem eine ‚Geschlechterrolle' von einem Subjekt individuell angenommen wird, bemängeln andere, dass mit einer solchen Definition für eine ‚autonome Subjektposition' kein Raum bleibe, die allerdings für den ‚Identitäts'-Begriff kennzeichnend sei. Vgl. für die kritische Begriffsdiskussion: Rieben, 2008.

540 Halban, 1903 u.a. S.229, 260-266.

541 Meckel, 1816 S.1ff, 196-221; Waldeyer, 1870 S.152; Simpson, 1856 (1839) S.270-285; Klebs, 1876 S.718-722; Laurent, 1896 S.148-153; Hirschfeld, 1926-1930 I S.490-529; Saupe, 1937 S.19-22; Dreger, 2003 (1998) S.67-75; Mehlmann, 2006 S.98-105.

(Rückschlag in der Entwicklung) verbunden.[542] Aus eugenischer Perspektive wurde den als Hermaphroditen medizinisierten Menschen von der Zeugung von Kindern abgeraten – und darüber hinaus wurden Heiratsverbote, Einwanderungsverbote, Einweisung in geschlossene Anstalten, Sterilisation, Selbsttötung, Ermordung diskutiert.[543] Im Nationalsozialismus wurden so medizinisierte Menschen sterilisiert, für medizinische Versuche missbraucht und bestialisch ermordet. Die grauenvollen Verbrechen im Nationalsozialismus und die Beteiligung von Biolog/innen und Mediziner/innen an diesen können an dieser Stelle nicht expliziert werden. Einige Ansätze einer kritischen Aufarbeitung gibt es bereits, auf die hier nur verwiesen werden kann.[544]

In der nachgeburtlichen Entwicklung würden bis zur Pubertät Ähnlichkeiten zwischen beiden Geschlechtern überwiegen. Das vollständige Geschlecht mit den sekundären Merkmalen würde sich (erst) während der Pubertät ausprägen. Darauf basierend – und auf Grund der Situation, ‚wahres Geschlecht' im Kindesalter oftmals nicht sicher bestimmen zu können – wurden operative Methoden zur Angleichung physischer Geschlechtsmerkmale hin zu *einem* Geschlecht in den ersten Jahrzehnten des 20. Jh. *für die Zeit nach der Pubertät empfohlen.*[545]

(Wie es scheint, in wenigen Fällen, aber dennoch, kamen auch Operationen zur Vereindeutigung des Genitals im Kleinkindalter vor, die über die häufigere

542 Vgl. für Hermaphroditismus als „Stehenbleiben der Entwicklung", in späteren Schriften als „Rückschlag der Entwicklung" u.a.: Oken, 1831 (1809-1811) S.310-312; Meckel, 1812a S.266, 288-292; Meckel, 1816 S.198-200; Steenstrup, 1846 S.4; Valentin, 1850 (1846) S.705/706; Darwin, 1951 (1871) S.51, 169f; Wessel, 1916 S.14; Saupe, 1937 S.7/8, 36/37. Vgl. für frühe entwicklungsgeschichtliche Einordnungen, nach denen Hermaphroditismus als „Stehenbleiben der Entwicklung" charakterisiert wurde, auch: Klöppel, 2008 S.249-263. Vgl. zu evolutions- und entwicklungsbiologischen Betrachtungen zu C. Darwins Evolutionstheorien: Mehlmann, 2006 S.107-129.

543 Vgl. u.a. Hirschfeld, 1926-1930 II S.527-659 und III S.1-72. Verwiesen sei darauf, dass Hirschfeld solche Maßnahmen zwar diskutierte, rassistische Zuschreibungen, Zwangsmaßnahmen wie Sterilisierungen, und Tötungen aber ablehnte [*vgl. Ausführliches Personenverzeichnis: Hirschfeld*].

544 Vgl. zu ‚Rassenhygiene' vor 1933 insbesondere die Beiträge von M. Schwartz und G. Bock in: Henke, 2008; vgl. auch: Weingart, 2006 (1988). Vgl. exemplarisch für biowissenschaftliche Forschungen zu ‚Rassenhygiene' und deren Verstrickung in die Verbrechen im Nationalsozialismus, sowie für weiterführende Literatur das Forschungsprogramm der Max-Planck-Gesellschaft zur „Geschichte der Kaiser-Wilhelm-Gesellschaft im Nationalsozialismus", insbesondere: Sachse, 2000; Satzinger, 2004; Weiss, 2004; Weiss, 2005; Nieden, 2005; Weingart, 2006 (1988). Vgl. für die furchtbaren Misshandlungen, Demütigungen und Morde an Häftlingen in den Konzentrationslagern und die Beteiligung der Medizin u.a. den Beitrag von J. Müller (S.283ff) in: Müller, 2000.

545 Landau, 1903 S.342/343; Taussig, 1904 S.163/164; vgl. Klöppel, 2005 S.171. Allerdings waren Behandlungen erst nach der Pubertät auch nicht unumstritten. Für Hypospadie (als Zeichen einer „abnormen intersexuellen Erbanlage" [Moszkowicz, 1934 S.29]) wurde durch L. Moskowicz späte Behandlung, durch Rubritius frühe Behandlung favorisiert [vgl. Moszkowicz, 1934; Rubritius, 1934].

Entfernung einer ‚vergrößerten Klitoris' hinausgingen.[546] So wurde Ende des 18. Jh. in England ein siebenjähriges Kind [das zunächst als Mädchen aufgezogen, dann als Junge ‚erkannt' wurde] operiert, um ihm das Urinieren im Stehen zu ermöglichen. Es wurde der zum Teil ‚verborgene' Penis freigelegt.[547] Für Mitte des 19. Jh. ist aus den USA der ‚Fall' eines dreijährigen Kindes überliefert, dem Hoden entfernt wurden, um eine eindeutige soziale Entwicklung als Mädchen zu ermöglichen.[548] Auch in weiteren Fällen fanden Operationen statt, bei denen Kindern [Mädchen] zwischen neun und 14 Jahren Keimdrüsen entfernt wurden.[549])

Bipotente psychische Entwicklungsmöglichkeit: das frühe Behandlungsprogramm

Die Behandlungspraxis änderte sich fundamental mit den Ausführungen von J. Money, J. G. Hampson und J. L. Hampson, die sich an Arbeiten insbesondere S. Freuds zur ‚Bisexualitäts-Theorie'[550] anschlossen – und die auf in der Frauenbewegung bereits breit thematisierten Postulaten der (zumindest weitgehend) kulturellen Herstellung von Geschlecht aufbauen konnten.[551] Money, Hampson

546 Aufgrund religiöser Riten stellte sich bei ‚uneindeutigem Geschlecht' die Frage, ob ein Kind zu beschneiden sei (ein Penis sollte beschnitten werden). Darüber hinaus wurden auch ‚vergrößerte Klitoriden' operiert, u.a. auch bei solchen Kindern bei denen später auf männliches Geschlecht geschlossen wurde. Vgl. beispielhaft für einige Kinder, die operiert wurden, die Fallsammlung: Neugebauer, 1905 u.a. S.538 (‚Fall' 718), S.570 (‚Fall' 1025), S.575 (‚Fall' 1082), S.628 (‚Fall' 1623); Neugebauer, 1908 u.a. S.234/235 (‚Fall' 643), S.258 (‚Fall' 722); vgl. auch: Taruffi, 1908 S.369 (Beobachtung 6). Auch zur Behandlung von Hypospadie fanden nicht selten Operationen von Kindern statt; auch solche Operationen waren durchaus gefährlich, vgl. Neugebauer, 1908 u.a. S.138/139 (‚Fall' 244), S.172 (‚Fälle' 390 2. und 3.), S.203 (‚Fall' 529; das Kind verstarb nach zehn plastischen Operationen im Alter von wenigen Monaten).

547 Brand, 1787.

548 Gross, 1852; *vgl. auch S.199 in diesem Kapitel.*

549 Vgl. Neugebauer, 1905 S.537 (‚Fall' 706), S.538 (‚Fälle' 716 und 718); vgl. Neugebauer, 1908 S.134 (‚Fälle' 222 und 224).

550 Freud nahm – in Anschluss an oder parallel insbesondere zu W. Fließ, O. Weininger (*vgl. S.182ff in diesem Kapitel*) u.a. – eine konstitutionelle Bisexualität an (der Mensch sei nicht Mann oder Frau, sondern stets beides in ungleichmäßiger Mischung) und sprach sich dafür aus, dass sich das Individuum erst in der individuellen Entwicklung Sexualität und andere als geschlechtsspezifisch betrachtete psychische Merkmale aneigne [Freud, 1947 (1905) u.a. S.13-18, 51-54, 94-97; Money, 1955b S.301; Mehlmann, 1996 S.112-114; Stoff, 2004 S.426-428; Becker (S.), 2005]. Für eine historische Einbettung von Freuds Werk vgl. auch: Sigusch, 2005 S.15-19.

551 Am bekanntesten, und in diesem Zusammenhang oft wiederholt, wurde die Passage aus S. de Beauvoirs *„Le Deuxième Sexe"* (frz., „Das andere Geschlecht", 1949): „Man kommt nicht als Frau zur Welt, man wird es. Kein biologisches, psychisches, wirtschaftliches Schicksal bestimmt die Gestalt, die das weibliche Menschenwesen im Schoß der Gesellschaft annimmt. Die Gesamtheit der Zivilisation gestaltet dieses Zwischenprodukt zwischen dem Mann und dem Kastraten, das man als Weib bezeichnet." [Beauvoir, 1989 (frz. 1949) Band I S.403] Prägnant

und Hampson führten aus, dass chromosomales, gonadales und hormonelles Geschlecht sowie die inneren und äußeren Geschlechtsmerkmale bei Menschen, die wegen uneindeutiger Geschlechtsmerkmale in medizinischer Behandlung waren, lediglich unzuverlässige Aussagen über die sich entwickelnde Geschlechterrolle und die sexuelle Orientierung geben würden. Eine diesbezüglich zuverlässigere Aussage ermittelten sie für das nach der Geburt zugewiesene Geschlecht.[552] Eine Geschlechterrolle würde sich nach der Geburt nicht einfach entwickeln, sondern sie werde eingeschrieben, geprägt. Die Prägung erfolge – hier schlossen Money, Hampson und Hampson an die Ausführungen von K. Lorenz an[553] – durch Erfahrungen und Lernprozesse. Die intensivste Phase, in der die Geschlechterrolle geprägt, gelernt werde, erfolge im Alter von eineinhalb Jahren bis etwa zum dritten oder vierten Lebensjahr.[554] Money und A. A. Ehrhardt wiesen darauf hin, dass ein gesellschaftlich als eindeutig bewertetes Geschlecht insbesondere für die soziale Umwelt und deren Erwartungen notwendig sei: „Eltern warten neun Monate gespannt darauf, ob ihr Kind ein Mädchen oder ein Junge ist. Sie denken selten daran, daß sie damit auch auf ein entscheidendes Signal warten, wie sie sich dem Baby gegenüber verhalten sollen. Das Aussehen der äußeren Geschlechtsmerkmale und deren Einstufung als weiblich oder männlich setzt eine Reihe von Ereignissen in Gang. Mit dem Ausruf ‚es ist ein Mädchen‘ oder ‚es ist ein Junge‘ beginnt eine Kette geschlechtsabhängiger Reaktionen der Umwelt. Rosa bzw. blaue Babywäsche, weibliche bzw. männliche Vornamen und Personalpronomen usw. Alle Menschen, mit denen das Kind in Berührung kommt, werden es geschlechtstypisch behandeln, Tag für Tag, jahrein, jahraus, von der Geburt bis zum Tod."[555] Die Geschlechtszuweisung sei nicht mit der Registrierung des Geschlechts in der Geburtsurkunde gleichzusetzen, sondern beginnend mit diesem Akt werde ein Erziehungsprozess in Gang gesetzt, durch den das Kind täglich mit seiner Jungenhaftigkeit oder Mädchenhaftigkeit konfrontiert werde.[556] Für ein Kind, das in den ersten Lebensjahren kein eindeutiges Geschlecht erfahre, besteht nach Money und Ehrhardt (1975 [1972]) eine erhöhte Gefahr, keine

---

arbeiteten Ende des 19. und Anfang des 20. Jh. H. B. Thompson, H. Dohm und O. Olberg (*vgl. S.174ff in diesem Kapitel*) die kulturelle Bedingtheit von Geschlechtsunterschieden heraus, mit der sie auf Schriften antworteten, in denen versucht wurde, biologisch den Ausschluss von Frauen von Bildung mit „natürlichem Schwachsinn" zu rechtfertigen. Deutlich wird, dass die Theorien von Money, Hampson und Hampson in einer entsprechend gut vorbereiteten Gesellschaft getätigt wurden, was zumindest tw. erklärt, warum sich ihre Theorien als medizinische Behandlungskriterien rasch durchsetzen konnten.

552 Money, 1955a S.284/285; Money, 1955b S.301-310; Money, 1957; vgl. u.a. Fausto-Sterling, 2000b S.45/46; Karkazis, 2008 S.47-62.

553 Money, 1957 S.335.

554 Money, 1975 (1972) S.29.

555 Money, 1975 (1972) S.24/25.

556 Money, 1975 (1972) S.28-34.

,normale' psychische Entwicklung zu durchlaufen.[557] Insbesondere könne die psychosexuelle Entwicklung gestört sein und präge sich womöglich keine Heterosexualität aus.[558] Sexualität, Verankerung von Heterosexualität nahm bei Money, Hampson und Hampson, wie bei vielen andere Ärzt/innen und Biolog/innen zuvor, einen wichtigen Platz bei der Notwendigkeit der Geschlechtszuschreibung ein.[559]

Basierend auf diesen psychologischen Grundlagen, wurde von Money, Hampson und Hampson eine möglichst frühe Zuweisung zu einem von zwei Geschlechtern (dem optimalen gesellschaftlichen Geschlecht, *optimal gender policy*)[560] und ein konsequentes Aufziehen in dieser Geschlechterrolle empfohlen. Um dem jungen Menschen eindeutige Geschlechtserfahrungen zu ermöglichen und damit keinen Zweifel an dem ,eigenen Geschlecht' aufkommen zu lassen, wurde bei uneindeutigen Geschlechtsmerkmalen eine operative und hormonelle Angleichung der äußeren Geschlechtsmerkmale an das zugewiesene Geschlecht bis zum 18. Lebensmonat empfohlen (wovon der betroffene Mensch später nicht in Kenntnis zu setzen war, um den Erfolg der Behandlung, die Etablierung der Geschlechterrolle, nicht zu gefährden).[561] Die Behandlung orientierte sich an einem dem zugewiesenen Geschlecht kompatiblen Aussehen der Genitalien, heterosexueller Funktion (Penetrationsfähigkeit bei männlicher Zuweisung, Penetrierbarkeit bei weiblicher Zuweisung) und an ungehinderter Urinierfunktion, ohne Inkontinenz. Mit zunehmenden technischen Möglichkeiten wurde auch die Erhaltung sexueller Sensibilität von Klitoris und Penis in den Blickpunkt genommen.[562] Was Money, Hampson und Hampson am Johns-Hopkins-Krankenhaus in Baltimore (USA) als Programm zur Behandlung von Menschen mit uneindeutigen Geschlechtsmerkmalen entwickelten, wurde – wenn auch z.T. zögerlich übernommen[563] – weit verbreitetes und anerkanntes Behandlungspro-

557 In seiner Dissertation aus dem Jahr 1952, in der er Fallberichte auswertete, konnte Money noch keine Häufung ,psychischer Störungen' bei Hermaphroditen feststellen, auch wenn diese uneindeutige äußere Genitalien aufwiesen [vgl. Klöppel, 2008 S.323]. In seinen späteren Arbeiten ab Mitte der 1950er Jahre führte Money dann aus, dass uneindeutiges Geschlecht und insbesondere uneindeutige äußere Genitalien die ,normale' psychische Entwicklung des Individuums gefährdeten.

558 Money, 1975 (1972) S.28ff.

559 Hausman, 1995 S.97-101; Fausto-Sterling, 2000b S.71-75.

560 Vgl. Zucker, 2006 S.166-168.

561 Money, 1955a S.288-290; Money, 1955b S.309/310; Money, 1957; Klöppel, 2005 S.168/169, 176-181; Lang, 2006 S.117-122.

562 U.a. Sinnecker, 1994 S.637-639; Sinnecker, 1999; Joppich, 2002 S.71; vgl. Schober, 1999b; Lang, 2006 S.122-126.

563 Dies beschrieb Klöppel (2005, 2006 und 2008) für den deutschen Diskurs. Dort wurde in den 1960er Jahren eine intensive Diskussion zwischen Anhänger/innen des Baltimorer Behandlungsprogramms und Kritiker/innen (die eine biologische Determination als gewichtig oder als gewichtiger betrachteten) geführt [Klöppel, 2005 S.176/177; Klöppel, 2006 S.233-239; Klöppel, 2008 S.482ff; vgl. exemplarisch für die Diskussion um das Baltimorer Behandlungsprogramm im deutschsprachigen Raum: Dost, 1964; Bräutigam, 1964].

gramm und beanspruchte bei den allgemeinen Ausführungen zu Prägung und psychologischer Entwicklung auch für den ‚Normalfall' – den aus medizinischer Sicht geschlechtseindeutigen Menschen – Gültigkeit.[564] Noch immer wird auf der Basis dieses Behandlungsprogramms von vielen Mediziner/innen eine möglichst frühe Behandlung bei Hermaphroditismus empfohlen.[565]

Information und Zustimmung: die ‚patient/innenorientierte Behandlung', die ein unabhängiges Urteil und selbständiges Handeln ausschließt

Einige Autor/innen stellten für die letzten Jahre einen Paradigmenwechsel heraus, der insbesondere die Art der Kommunikation zwischen Mediziner/innen und Patient/innen, ggf. deren Eltern, betreffe. Die Behandlung habe sich von einer eher technisch- und medizinisch-zentrierten hin zu einer patient/innenorientierten Behandlung entwickelt. Schon aus rechtlicher Perspektive seien Mediziner/innen gefordert, Betroffene bzw. deren Eltern über Behandlungen und etwaige Gefahren ausführlich aufzuklären (informierte Zustimmung, engl. *informed consent*),

---

564 Klöppel, 2002b S.168-177; Klöppel, 2005 S.168; Klöppel, 2008 S.482ff; vgl. Money, 1975 (1972).

565 Einen Überblick über Praxen der Geschlechtszuweisung und ggf. Änderungen der Praxen geben: Schober, 1999b; Creighton, 2004. Für Behandlungen gemäß dem Baltimore-Behandlungsprogramm sprechen sich u.a. die folgenden Quellen aus: Jones, 1958 S.55-57; Jones, 1971 S.324-329; Stoller, 1961; Schneider, 1968; Dewhurst, 1969 S.35ff, 39, 74ff; Canty, 1977; Josso, 1981; Schweiger, 1982 S.6-8, 57/58; Newman, 1991; Sinnecker, 1994 S.637; Sinnecker, 1999 S.196-198; Leitsch, 1996 S.60ff, 73ff, 87ff; Krause, 1998 S.10, Pinsky, 1999 S.54-56; American Academy of Pediatrics, 2000. Für frühe Operationen sprechen sich u.a. auch aus: Westenfelder, 2004; Frewer, 2005 S.145/146, 154; sowie die *„Leitlinien für Diagnostik und Therapie der Deutschen Gesellschaft für Kinderchirurgie"*: Joppich, 2002 S.69-74 (Intersexualität; gültig bis 09/2007 [mittlerweile sind diese Leitlinien bzgl. Intersexualität nicht mehr online verfügbar; stattdessen: Holterhus, 2007]). Auch nach der Chicago Konsensus Konferenz (2005) ist keine grundsätzliche Abkehr von früher Behandlung ersichtlich: Es wird lediglich die intensive Kooperation mit den Eltern und die Verschiebung irreversibler therapeutischer Maßnahmen zeitlich hinter eine endgültige Diagnosefeststellung angeraten [Holterhus, 2007 (*„Leitlinien der Gesellschaft für Kinderheilkunde und Jugendmedizin – Störungen der Geschlechtsentwicklung"*); Hughes, 2006 S.554-558; Hiort, 2007 S.104/105; vgl. auch: Nabhan, 2007 S.442/443; vgl. für eine Kritik: Silva, 2007]; L. Brinkmann et al. (2007) und K. Schweizer et al. (2007) weisen (im gleichen Band wie O. Hiort) demgegenüber frühe geschlechtszuweisende Maßnahmen als problematisch aus. Kritisch zur medizinischen Praxis der möglichst frühen Geschlechtszuweisung vgl. auch, u.a.: Kessler, 1990; Alexander, 1997; Diamond, 1997; Diamond, 2000; Diamond, 2006 S.597; Kessler, 1998; Dreger, 1998; Dreger, 1999a; Dreger, 1999b S.11/12; Wilson, 1999; Schober, 1999a; Phornphutkul, 2000; Klöppel, 2002b S.153/154, 168-177; Creighton, 2001a; Creighton, 2001b; Kuhnle, 2002; McRoberts, 2002; Preves, 2003; Lang, 2006 S.229ff; Sytsma, 2006; Brinkmann, 2007; Schweizer, 2007; Silva, 2007. Zahlreiche Diagnosen, die zu denen der Intersexualität hinzugezählt werden, werden erst in späterem Alter getroffen, da der Phänotyp unauffällig ist, als ‚eindeutig weiblich' oder ‚eindeutig männlich' zugeordnet wird.

da sie sich bei einer nicht ausreichenden Aufklärung bzw. nicht-informierten Zustimmung der Gefahr aussetzen, rechtlich belangt zu werden.[566] Die Mediziner/in sei im Entscheidungsfindungsprozess nicht mehr die bestimmende Autorität, vielmehr habe sie aufzuklären und die Basis für eine informierte Zustimmung der Patient/in zu legen. Patient/innen bzw. deren Eltern hätten das letzte Wort. Dies sei durch eine steigende Skepsis von Patient/innen gegenüber einer ‚Allmacht' Medizin, die Stärkung von Patient/innenrechten durch Gesetzgebungen sowie eine verstärkte Organisation und Vernetzung der Betroffenen (die mit ihrer frühen medizinischen Behandlung unzufrieden waren) bewirkt worden.[567]

Ob bei diesen Veränderungen von einem Paradigmenwechsel gesprochen werden kann und ob die Qualität einer *informierten, selbstbestimmten* Entscheidung (nicht nur: Zustimmung) erreichbar ist, erscheint fraglich. Kritisch zu dieser These wurde angemerkt, dass mit der Diagnose ‚Intersexualität' ein starker Druck aus einer heteronormativen zweigeschlechtlichen gesellschaftlichen Matrix gegeben sei und dass den fachlichen Aussagen von Mediziner/innen, gerade in einer von vielen als schwer betrachteten Situation, ein besonderes Gewicht zu-

566 Für einen Überblick über Debatten und Veränderungen hin zu einer an den Interessen und der Entscheidung der Patient/innen orientierten Behandlung und zur Herstellung eines *informed consent*: Cote, 2000; Greenberg, 2003; vgl. auch Dreger, 1999b S.13-20; Wilson, 1999 S.127-130. Für (medizinische) Empfehlungen, die einem solchen *informed consent* nahekommen sollen, die Position der Mediziner/in im Entscheidungsprozess aber gerade vor dem Hintergrund von Eigeninteressen der Eltern zentral belassen bzw. weiter befestigen, vgl.: Arbeitsgruppe Ethik im Netzwerk Intersexualität „Besonderheiten der Geschlechtsentwicklung", 2008; Wiesemann, 2008. Die juristische Problematik, in der sich Mediziner/innen befinden, kurz für die BRD erläutert: Ein Patient/innenrecht im Sinne, dass die Mediziner/in mit der Patient/in diskutieren, Informationen offenlegen und die Einwilligung der Patient/in einholen muss, besteht seit den 1970er Jahren [Samerski, 2003 S.214, 225]. Operative Maßnahmen zur Geschlechtszuweisung im frühen Kindesalter sind für Mediziner/innen darüber hinaus problematisch, da GG §1 Absatz 1 (Menschenwürde), GG §2 (körperliche Unversehrtheit), BGB §1631c, §1904-1906 (enge Grenzen zur Einwilligung in Sterilisation) und StGB §90 Abs. 3 (Nicht-Einwilligungsfähigkeit in die Verletzung der Genitalien) zumindest sehr enge Grenzen setzen [vgl. insbesondere: Rothärmel, 2006; Plett, 2007; vgl. auch Wacke, 1989; Tolmein, 2005 S.134/135; Büchler, 2005; Schmidt, 2006 S.176-181]. Zu Veränderungen auf internationaler Ebene vgl. Greenberg, 2006 S.92-97.

567 Dreger, 1999b S.13-20; Wilson, 1999 S.127-130; McCullough, 2002 S.156-162; Creighton, 2004. Eine individuelle, an den Interessen und der Entscheidung der Patient/innen orientierte Behandlung, die allerdings das Ziel einer – wenn auch in den Methoden individuell angepassten – binären Geschlechtszuweisung verfolgt (da ein drittes Geschlecht in westlichen Kulturen nicht akzeptiert sei), vertraten: Ahmed, 2004; Ogilvy-Stuart, 2004; Rangecraft, 2003. Diese bemängelten auch, dass keine bzw. kaum Langzeit-Verlaufs-Studien vorlägen. Für einen Überblick über verschiedene Standpunkte in der Debatte um frühe geschlechtszuweisende Maßnahmen (Befürwortung solcher Maßnahmen, komplettes Moratorium oder Herstellung eines tatsächlich informierten informed consent) vgl. Greenberg, 2006 S.88-92.

gemessen werde.[568] Während die Mediziner/in oftmals viele Jahre Zeit gehabt habe, sich mit einer Thematik zu beschäftigen, sollten die Patient/in oder deren Eltern nach nur wenigen Beratungsgesprächen in der Lage sein, eine weitreichende Entscheidung über operative oder hormonelle Maßnahmen zu treffen.[569] Eine informierte, selbstbestimmte Entscheidung, in welcher Richtung auch immer, werde erzwungen. Die Entscheidung sei abhängig von der (qualifizierten) Beratung durch die Mediziner/in, abhängig auch von den zur Verfügung stehenden und vorgeschlagenen Techniken[570] und erfolge vor dem Hintergrund gesellschaftlicher und medizinischer Problematisierungen und Pathologisierungen uneindeutiger Genitalien, die nach wie vor als medizinisch, familiär, gesellschaftlich unakzeptabel angesehen werden. Damit könne die Entscheidung der Patient/in oder ihrer Eltern kaum „selbstbestimmt" genannt werden, da „eine eigensinnige Wahrnehmung, ein unabhängiges Urteil und selbständiges Handeln unmöglich" gemacht werde.[571] (Darüber hinaus sei in Rechnung zu stellen, dass Eltern bei der Entscheidung auch Eigeninteressen verfolgten, die sich nicht zwangsläufig am Wohl des Kindes orientieren müssten. Ihre Entscheidung könne von Ängsten vor Diskriminierungen [des Kindes oder von sich selbst] geprägt sein, weshalb Eltern eher zu frühen geschlechtszuweisenden Operationen tendieren könnten als diese abzulehnen.[572])

Dennoch sind im ausgehenden 20. Jh. bzw. beginnenden 21. Jh. Änderungen zu bemerken, die sich in einer stärkeren Vernetzung und Kooperation von Menschen zeigen, die sich nicht in ein Zweigeschlechtersystem einpassen wollen oder können.[573] Daraus ergeben sich auch bereits Auswirkungen bis in biologische Forschungen, in die medizinische und die juristische Praxis hinein. So treten ei-

---

568 Chase, 1999; Kipnis, 1999. Eine Meta-Betrachtung zur These eines Paradigmenwechsels lieferte: Morland, 2005.

569 Samerski, 2003; Dreger, 2006 S.76/77. Dreger (2006) führte aus, sie sei in früheren Arbeiten zu optimistisch gewesen, dass eine Änderung der medizinischen Behandlungspraxis rasch zu erreichen sei. Die Reaktion der medizinischen Community sei eher zurückhaltend ausgefallen [Dreger, 2006 S.73-75].

570 Samerski, 2003.

571 Samerski, 2003 S.217; vgl. in diesem Sinne auch Silva, 2007.

572 Vgl. Arbeitsgruppe Ethik im Netzwerk Intersexualität „Besonderheiten der Geschlechtsentwicklung", 2008. Diese Arbeitsgruppe betonte vor dem Hintergrund von Eigeninteressen der Eltern die Bedeutung der Mediziner/in im Entscheidungsprozess, deren Position vermeintlich weniger von Eigeninteresse geleitet sei als die der Eltern. Dieser Annahme ist zu widersprechen, da selbstverständlich auch Mediziner/innen – wie die Eltern – in einer zweigeschlechtlich normierten Gesellschaft leben und aus diesen Erfahrungen eigene Ableitungen treffen. Daraus schließend sind die Eigeninteressen von Eltern und Mediziner/innen zu berücksichtigen und ist von einer frühen Geschlechtszuweisung eines Kindes (einer Patient/in), sofern keine lebensbedrohliche Situation besteht, abzusehen.

573 Bedeutende Anstöße für entsprechende Aktivitäten auch in Europa kamen aus den USA; vgl. für einen Überblick über die Entwicklung der Intersexuellen-Bewegung in den USA: Karkazis, 2008 S.236-290; auch: Dreger, 2009.

nige Biolog/innen (u.a. A. Fausto-Sterling) dafür ein, dass verschiedene Formen von Hermaphroditismus als normale, nicht-pathologische Geschlechtsvarianten anerkannt werden.[574] Einige Mediziner/innen gehen zu einer besseren Beratung von Patient/innen bzw. deren Eltern über und sprechen sich nicht mehr ohne weiteres für frühe geschlechtszuweisende Operationen aus. In einer Stellungnahme (allerdings zu Transsexuellenrechten) plädierte der Generalanwalt am Europäischen Gerichtshof dafür, die traditionelle Klassifikation der gesellschaftlichen Kategorie Geschlecht in ausschließlich Mann und Frau zu verlassen.[575] Bewegungen in Richtung von Veruneindeutigungen von Geschlecht sind im Gang. Allerdings muss sich zeigen, ob diese nur ein ‚Dazwischen' zwischen Frau und Mann anzuerkennen bereit und durchzusetzen in der Lage sind – oder ob auf längere Sicht die Polaritäten Frau und Mann gesellschaftlich (aber auch biologisch-medizinisch) grundlegend erschüttert werden.

Das ‚wahre Geschlecht' im 21. Jahrhundert: Intersexuellen-Emanzipation zwischen Destabilisierung und Stabilisierung von Zweigeschlechtlichkeit

„Die fünf Geschlechter" A. Fausto-Sterlings: Ende der Pathologisierung bei Anerkennung der Pole ‚weiblich' und ‚männlich'

Mit den Artikeln von Fausto-Sterling aus den Jahren 1993 *(„The Five Sexes – Why Male and Female Are Not Enough.")*[576] und 2000 *(„The Five Sexes, Revisited – The Varieties of Sex Will Test Medical Values and Social Norms.")*[577] entwickelte sich (zunächst in den USA, mittlerweile auch in Staaten der Europäischen Union) eine breite öffentliche, teilweise auch medizinische Debatte um frühe Geschlechtszuweisungen, um Alternativen zu diesen und um alternative Geschlechtersysteme. Fausto-Sterling traf die Einteilung *Herms* (für sogenannte ‚echte Hermaphroditen'), *Ferms* (für sogenannte ‚weibliche Pseudohermaphroditen'), *Merms* (für sogenannte ‚männliche Pseudohermaphroditen'), die sie aus dem Gebrauch der medizinischen Literatur ableitete. Jede der drei Kategorien sei dabei komplex und beinhalte Individuen mit unterschiedlichen Bedürfnissen und Problemen, auf andere Menschen ‚anziehend' und ‚abstoßend' wirkenden Merkmalen, die durch die medizinische Literatur nicht erfasst würden. Fausto-Sterling schlug vor, die drei Intersex-Gruppen als drei weitere Geschlechter zu verstehen und, zusammen mit den Gruppen *Mann* und *Frau*, von fünf Geschlechtern auszugehen. Verschiedene Autor/innen griffen diese Einteilungen von

574 Vgl. Fausto-Sterling, 1993; Fausto-Sterling, 2000a; Fausto-Sterling, 2000b S.30-114, 113/114.

575 Vgl. Tolmein, 2005 S.132. Zur Diskussion möglicherweise emanzipatorischen Potenzials von Recht vgl.: Kolbe, 2008.

576 Engl., „Die fünf Geschlechter – warum Männlich und Weiblich nicht ausreichen."

577 Engl., „Die fünf Geschlechter erneut betrachtet – die Variation von Geschlecht testet medizinische Bewertungen und soziale Normen."

Fausto-Sterling in der Folge auf oder entwickelten alternative vielgeschlechtliche Theorien.[578] Fausto-Sterling stieß mit ihren *fünf Geschlechtern* 1993 eine Debatte um die Pathologisierung von intersexuellen Menschen an, stellte aber nicht die Polaritäten Mann und Frau in Frage.[579] In ihren Veröffentlichungen aus dem Jahr 2000 erweiterte Fausto-Sterling ihre Kritik an gesellschaftlichen Normierungen,[580] verankerte *Herms*, *Ferms* und *Merms* allerdings zwischen den „extremen Endpunkten" *männlich* und *weiblich* eines biologischen Kontinuums.[581] Dies führte Fausto-Sterling – analog der Studie von M. Blackless et al. (2000)[582] – soweit, Intersexualität quantitativ genau zu fassen und weitere Formen einzubeziehen, die mit uneindeutigen Geschlechtsmerkmalen in Verbindung stehen. Sie kam zu dem Ergebnis von 1,7 % Intersexuellen an der Gesamtbevölkerung.[583]

578 Vgl. Fausto-Sterling, 2000b S.78/79.

579 Fausto-Sterling, 1993 S.21.

580 Fausto-Sterling, 2000a S.22/23; Fausto-Sterling, 2000b S.75-77, 92-114.

581 „While male and female stand on the extreme ends of a biological continuum, there are many other bodies, [...], that evidently mix together anatomical components conventionally attributed to both males and females. The implications of my argument for a sexual continuum are profound. If nature really offers us more than two sexes, then it follows that our current notions of masculinity and femininity are cultural conceit." (engl., „Während Mann und Frau die extremen Endpunkte eines biologischen Kontinuums darstellen, existieren zahlreiche andere Körper, bei denen offenbar ein Gemisch anatomisch sowohl für gewöhnlich als männlich als auch als weiblich zugeschriebener Merkmale auftreten. Die Folgerungen meiner Argumentation für ein geschlechtliches Kontinuums sind tiefgreifend. Wenn die Natur uns tatsächlich mehr als zwei Geschlechter bereitgestellt hat, dann folgt, dass unsere Begriffe von Männlichkeit und Weiblichkeit eine ‚Einbildung' sind, eine Voreingenommenheit darstellen."; [Fausto-Sterling, 2000b S.31; eigene Übersetzung]).

582 Als Korrespondenz-Kontaktdaten sind bei Blackless et al. (2000) die Fausto-Sterlings angegeben.

583 Blackless, 2000; Fausto-Sterling, 2000a S.20; Fausto-Sterling, 2000b S.50-54. Niedrigere Prozentsätze von Intersexualität beim Menschen werden dadurch erreicht, dass einige Konstitutionen zwar als untersuchungswürdig betrachtet werden, allerdings in solche Klassifikationen nicht einbezogen werden sollen. Die Rede ist bspw. von spät auftretender Angeborener Nebennierenrindenhyperplasie (late-onset Congenital adrenal hyperplasia [LOCAH]), von Klinefelter- oder Turner-Syndrom (beide Syndrome werden den Aneuploidien zugerechnet; die Anzahl der ‚Geschlechtschromosomen' weicht von dem als ‚normal' betrachteten XX oder XY ab). Das Erscheinungsbild von Menschen mit den hier zugerechneten Merkmalen sei oft unauffällig ‚weiblich' oder ‚männlich', so dass sie in eine Statistik zu Intersexualität nicht einzubeziehen seien [Sax, 2002]. Eine solche Herangehensweise ist nicht sinnvoll, da sich ja auch Menschen, die mit LOCAH, Klinefelter- oder Turner-Syndrom medizinisiert werden, auf Grund als nicht ‚normal' angesehener Geschlechtsentwicklung im Blick der Medizin befinden. Insofern sind die Angaben bei M. Blackless et al. (2000) für die bzgl. Intersexualität in den Blick der Medizin geratenen Menschen glaubwürdiger, wenn auch aus anderer Perspektive zu kritisieren (*siehe im Folgenden*). Mit der Chicago Konsensus Konferenz (2005) werden nun in den medizinischen Nachfolgebegriff von ‚Intersexualität' – ‚Disorders of Sex Development' – auch zahlenmäßige Veränderun-

Diese 1,7 % Intersexuellen seien in einem schmalen Überlappungsbereich zweier Häufigkeitskurven – einer männlichen und einer weiblichen – angesiedelt, die Blackless et al. (2000) als unvollständigen Dimorphismus bezeichnete.[584]

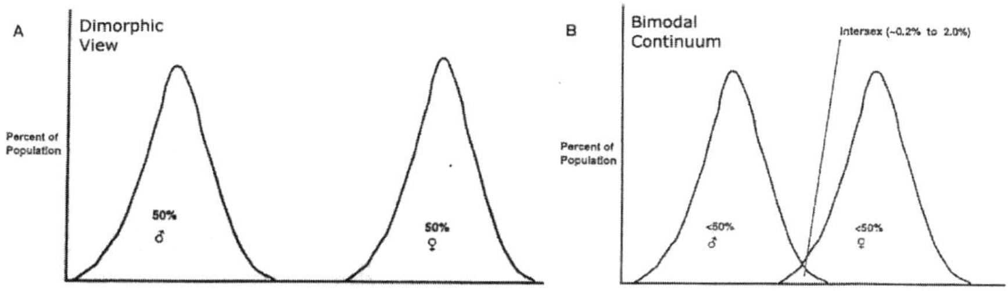

Abb. 5: Abbildung aus Blackless et al. (2000, S.162). Deutlich werden sowohl bei A als auch bei B eine dimorphe Verteilung. Lediglich die Annahme eines geringen Überlappungsbereiches zwischen männlicher und weiblicher Kurve stellt sich als Unterschied des Modells von Blackless et al. (B) zu bisher gedachten Modellen (A) dar.

Neben diesen Ausführungen zu physischem und physiologischem Geschlecht betonte Fausto-Sterling – im Anschluss an S. Kessler –, dass Genitalien und Geschlecht kulturell aufgeladen und konstruiert seien und dass daher auf kulturellen Ebenen „Akzeptanz und Freude im Kontinuum menschlicher Körper und Psychen" erreicht werden müssten.[585] Den Geistes- und Naturwissenschaften übergab Fausto-Sterling allerdings ein physisches und physiologisches Geschlechtermodell, das neben den starken Extrema Frau und Mann nur ein ‚Dazwischen', nicht einmal im Sinne eines gleichberechtigten ‚Daneben', zuließ.

Im Gegensatz dazu ließen sich mit derzeitigen biologischen Erklärungen und weiteren Forschungen auch plurale Geschlechtermodelle entwerfen, die von der Individualität von Merkmalen ausgehen. Aus einer solchen Perspektive würde ersichtlich, dass bipolare biologisch-medizinische Einteilungen von Geschlecht nur durch radikale Vereinfachungen und die Reduktion der Anzahl der betrachteten Merkmale in der Lage waren (und sind), ihre zugespitzte These bipolarer Geschlechterteilung aufrechtzuerhalten (*vgl. Kapitel III*).

gen des Chromosomenbestandes (bspw. Klinefelter-, Turner-Syndrom) einbezogen [vgl. Hiort, 2007 S.101; Hughes, 2006 S.555; *vgl. auch Fußnote 528, S.216*], und somit werden rückwirkend die Angaben von Blackless et al. (2000) bestätigt.

584 Blackless, 2000 S.162/163.

585 Fausto-Sterling, 2003 S.92; vgl. Fausto-Sterling, 2000a S.22/23; Fausto-Sterling, 2000b S.110/111.

Rebiologisierung von Geschlecht: biologische binär-geschlechtliche Argumentationen bei der Zurückweisung des frühen Behandlungsprogramms, anstatt soziologische Begründungen zu favorisieren

Der ‚Fall John/Joan'[586] wurde von Money, Hampson und Hampson als wichtiger Indikator für die Richtigkeit ihrer Theorie und ihrer Behandlungspraxis betrachtet. Im Alter von sieben Monaten verlor der zuvor ‚normal männliche' John durch einen Unfall bei beabsichtigter Beschneidung der Vorhaut den Penis. Mediziner/innen und Eltern fällten zusammen die Entscheidung, John nun weiblich als Joan aufzuziehen. Im Alter von 21 Monaten wurden zuweisende Operationen zu weiblichem Geschlecht durchgeführt. Zunächst bestätigten sich die Theorien Moneys, Hampsons und Hampsons, es prägte sich als ‚typisch weiblich' betrachtetes Verhalten aus: Joan trug gern weibliche Kleidungsstücke (insbesondere Kleider), der Zwillingsbruder von Joan (der als ‚guter Vergleich' für die Geschlechtsentwicklung von Joan angesehen wurde) war in der Beziehung zu seiner Schwester dominant etc. Später kehrte sich der anfängliche ‚Erfolg' von Moneys, Hampsons und Hampsons Theorie jedoch um: Joan machte sich selbst wieder zu John, heiratete mit 25 Jahren und adoptierte zusammen mit seiner Frau Kinder; im Jahr 2004, im Alter von 38 Jahren beging John Suizid.[587]

War es den mit Moneys „optimal gender policy" konkurrierenden Theorien[588] bis in die 1990er Jahre versagt geblieben, Einfluss auf die Praxis der Behandlung bei uneindeutigen Genitalien zu erlangen, wurde nun der Fall John/Joan wichtige

586 John/Joan als Pseudonym für D./B. Reimer [vgl. Diamond, 2006 S.593].

587 Money, 1975 (1972) S.117-122; Diamond, 1997; Colapinto, 2000; vgl. Bradley, 1998; Meyer-Bahlburg, 1999; Butler, 2001 S.622-625.

588 U.a. Diamond, 1965 (und dort aufgeführte Referenzen); vgl. Karkazis, 2008 S.64-69. Diese Theorien sind nur bedingt als ‚konkurrierend' mit denen Moneys, Hampsons und Hampsons zu bezeichnen. Sie gewichteten die Wirkung von pränatalen und postnatalen Hormonen (insbesondere Androgenen) lediglich höher. Aber auch Money schrieb pränatalen Hormonen geschlechtsspezifische Wirkungen zu: „Die im letzten Kapitel [Kapitel 4, „Fetale Hormone und Gehirn: Hormonzyklen", Money, 1975 (1972) S.61-116, Anm. HJV] mitgeteilten Befunde zeigen ziemlich eindeutig, daß einige geschlechtsspezifische Verhaltensweisen schon vor der Geburt durch Hormone beeinflußt werden. Die hormonellen Gegebenheiten diktieren jedoch nicht automatisch die Entwicklung geschlechtstypischer Verhaltensweisen nach der Geburt." [Money, 1975 (1972) S.117, auch 14f, 20f, 31] H. F. L. Meyer-Bahlburg (2002) führte für Money aus, dass sich dieser mit verschiedenen wissenschaftlichen Partner/innen seit 1964 mit Hormonwirkungen (vor allem von Androgenen) beschäftigte, und verwies auf diesbezügliche Veröffentlichungen seit den Jahren 1967/68, an denen Money beteiligt war: Ehrhardt, A. A., Money, J. (1967): *Progestin-induced hermaphroditism: IQ and psychosexual identity in a study of ten girls.* Journal of Sex Research, 3: S.83-100. Ehrhardt, A. A., Epstein, R., Money, J. (1968): *Fetal androgens and female gender identity in the early treated adrenogenital syndrome.* Johns Hopkins Medical Journal, 122: S.160-167. Ehrhardt, A. A., Evers, K., Money J. (1968): *Influence of androgen and some aspects of sexually dimorphic behavior in women with the late-treated adrenogenital syndrome.* Johns Hopkins Medical Journal, 123: S.115-122. Vgl. Meyer-Bahlburg, 2002 S.201; Money, 1975 (1972) S.61-116.

Stütze ihrer Argumentation;[589] andere ähnlich gelagerte ‚Fälle', bei denen die betroffen gemachten Menschen später keinen Geschlechtswechsel vollzogen, wurden indes nicht herangezogen und konnten keine solche Publizität erlangen.[590] Diese konkurrierenden Theorien vertraten die Auffassung, dass ein neugeborenes Kind *nicht geschlechtlich neutral* sei. Androgene (als männlich betrachtete Geschlechtshormone) sollten bereits pränatal, zumindest sehr früh postnatal, vor allem im Gehirn wirksam sein, so dass eine geschlechtsspezifische (männliche) Konstituierung erfolge.[591] M. Diamond und H. K. Sigmundson (1997)[592] führten

589 J. Butler (2001) thematisierte den entstandenen Diskurs „John/Joan", der sowohl von Befürworter/innen früher geschlechtszuweisender Operationen als auch von Gegener/innen solcher Operationen etabliert wurde. Sie regte eine neue Lesart an, bei der die Subjektpositionen Johns und Joans, medizinische, juristische und sprachliche Normen sowie das Funktionieren von Diskursen nach Foucault stärkere Berücksichtigung finden müssten [Butler, 2001 S.628ff]. Damit würden auch die Wirkung von Normen und das Verlangen von gesellschaftlich als abnormal Konstituierten nach Teilhabe an Normalität (bspw. durch gesellschaftlich voll respektiertes Teilhaben an männlichem Geschlecht durch den Besitz als männlich betrachteter Genitalien) thematisierbar.

590 Vgl. Karkazis, 2008 S.70/71.

591 U.a. Diamond, 1997; Diamond, 2000; Diamond, 2006 u.a. S.592; Bradley, 1998; Meyer-Bahlburg, 1999; Meyer-Bahlburg, 2002 S.201; Berenbaum, 2003; vgl. Wijngaard, 1997 S.27-46; Phornphutkul, 2000; McRoberts, 2002 S.283; Karkazis, 2008 S.69-86. Diamond wird beispielhaft für die Betonung biologischer Faktoren bei der Ausprägung biologischen Geschlechts (nur tw. für sexuelle- und Geschlechtsidentität) angeführt: „Thus, due to natural endocrine and genetic factors, individual animals are not psychosexually neutral at birth but programmed to behave in certain sex-specific ways [...] humans would follow this evolutionary heritage." (engl., „So sind, entsprechend endokrinen und genetischen Faktoren, [individuelle] Tiere bei Geburt psychosexuell nicht neutral, sondern programmiert, sich in bestimmten geschlechtsspezifischen Bahnen zu verhalten [...] Menschen folgen diesem evolutionärem Erbe." [Diamond, 2006 S.592; vgl. Diamond, 1965; eigene Übersetzung]). In einer Reaktion auf Kritiken J. Butlers (Butler betrachtete ihn auf Grund seiner Veröffentlichungen als jemanden, der eine hormonelle Basis auch für Geschlechtsidentität annehme [Butler, 2001 S.625-626]) führte Diamond aus: „I do believe that hormones have an important influence but, to alert researchers that hormones are not the be-all and end-all leading to sexual or gender identity" (engl., „Ich glaube, dass Hormone einen wichtigen Einfluss haben, aber warne Forschende, dass Hormone nicht das allerwichtigste Element bei der Ausbildung von sexueller und Geschlechtsidentität darstellen." [Diamond, 2006 S.596; eigene Übersetzung]) – und weiter führte Diamond zu Butlers Kritik, dass er Genitalien für die Ausprägung sexueller- und Geschlechtsidentität als sehr wichtig betrachte, aus: „The most important sex organ is not between one's legs but between one's ears. It is the brain [...] and this is molded pre- and postnatally." (engl., „Das wichtigste Geschlechtsorgan befindet sich nicht zwischen den Beinen, sondern zwischen den Ohren. Es ist das Gehirn [...], das prä- und postnatal geformt wird." [Diamond, 2006 S.596; eigene Übersetzung]). Diamond schrieb folglich auch Erziehung und Erfahrung Einfluss bei der Ausprägung von sexueller- und von Geschlechtsidentität zu, aber auch bei diesen – und *grundle-*

am ‚Fall' John/Joan aus, dass es nicht möglich sei, einen bereits durch Androgene männlich konstituierten Jungen weiblichem Geschlecht zuzuweisen. Auch für geburtlich uneindeutige Genitalien sei bei vorhandenem 46, XY-Chromosomensatz und/oder bei Wirkung männlicher Geschlechtshormone von einer frühen (weiblichen) Geschlechtszuweisung abzusehen (kritisch zu binären geschlechtlichen Signalkaskaden aus Chromosomen, Genen und Hormonen *vgl. Kapitel III*).[593] Diamond und Sigmundson formulierten das (berechtigte) Moratorium früher Geschlechtszuweisungen. Theoretisch schlossen sie aber an – die bereits betrachteten – Debatten über das durch Gonaden, deren Produkte bzw. durch Chromosomen bestimmte ‚wahre Geschlecht' (*vgl. Kapitel II, S.188ff*) an und bestärkten deren Argumentationen für deutliche, binäre geschlechtsspezifische Konstitutionen beim Menschen.[594] Nun standen vermeintlich pränatal bzw. früh postnatal, insbesondere auf das Gehirn des Embryos/des Neugeborenen wirkende Hormone im Mittelpunkt der Betrachtungen.[595] Heute (Ende des 20., Anfang des 21. Jh.) dominieren in Diskursen Postulate binärer geschlechtsspezifischer Konstituierung des Gehirns.[596]

4. Zweite Zwischenbilanz: biologisch-medizinische Theorien über Geschlecht und gesellschaftliche Normierungen

Biologisch-medizinische Theorien über Geschlecht waren und sind in gesellschaftliche Bedingungen eingebunden. Dies wurde bei der näheren Betrachtung der *Querelle des sexes* ersichtlich. Es wurde eine Reihe von Schriften vorgestellt, die nicht von Biolog/innen oder Mediziner/innen verfasst waren, sich aber naturphilosophischen und biologisch-medizinischen Geschlechtertheorien und deren

gend für physisches und physiologisches Geschlecht – betrachtete Diamond Gene und Hormone als wichtige Einflussfaktoren [Diamond, 2006].

592 Diese Arbeit wurde in zahlreichen Veröffentlichungen verschiedener Autor/innen, die sich gegen frühe geschlechtszuweisende Operationen bei uneindeutigen Genitalien aussprachen, als unterstützend für eigene Argumentationen näher ausgeführt. Sie kann damit als eine wesentliche Basis der Argumentation betrachtet werden.

593 Angemerkt sei, dass, wie schon bei Gonaden und (Erb)anlagen, männliches Geschlecht den Ausgangspunkt für Forschungen und Ausführungen über nicht berechtigte geschlechtszuweisende Operationen darstellte, wogegen weibliches Geschlecht dem Experiment ‚passiv beigefügt' wurde [siehe u.a. Meyer-Bahlburg, 2002 S.201/202].

594 Vgl. Butler, 2001.

595 Vgl. Fausto-Sterling, 2000b S.66-75; Schmitz, 2006a S.46f, 51.

596 Hierzu überblicksartig und kritisch: Schmitz, 2006b S.66-88. Für die Dominanz entsprechender Theorien im Alltag vgl. die zahlreichen populären oder populärwissenschaftlichen Bücher im Sinne „Warum Frauen dies besser können und Männer das besser können". Diese erfuhren i.d.R. zahlreiche Auflagen. Für eine solche biologistisch fundierte Argumentation in Expert/innenkreisen vgl. beispielhaft: Nabhan, 2007 u.a. S.441.

gesellschaftlichen Bezügen zuwandten. Auch biologische und medizinische Gelehrte dehnten ihre fachwissenschaftlichen Geschlechterbetrachtungen auf die Gesellschaft aus, indem sie die Rolle von Frau und Mann in ihr untersuchten. Bei Roussel und Ackermann wurde das besonders deutlich. Ganz klar traten die Wechselbeziehungen zwischen biologisch-medizinischer Wissenschaft und Gesellschaft bei den Ausführungen zum Hermaphroditismus hervor: Medizinische Diagnosen und Behandlungen erfolgten, um die gesellschaftlich geforderte eindeutige Geschlechtlichkeit – als weiblich oder männlich – herzustellen.

Herausgearbeitet wurde, dass die Merkmale, die in biologisch-medizinischen Theorien als kennzeichnend für Geschlecht betrachtet wurden, keinesfalls fest und unveränderlich waren. Sie veränderten sich mit der Entwicklung von Wissenschaft und Gesellschaft und waren auch abhängig von dem verfügbaren und eingesetzten technisch-wissenschaftlichen Instrumentarium. Besonders anschaulich wurde dies bei Versuchen der Einordnung von Menschen uneindeutigen Geschlechts. Zur medizinischen Einordnung betrachtet wurden Genitalien und deren Funktion, zahlreiche weitere körperliche Merkmale, Bewegungs- und Verhaltensweisen und die sexuelle Orientierung. Historisch wechselhaft wurden hierbei einzelne Merkmale unterschiedlich gewichtet. Theorien über die besondere Wichtigkeit einzelner Faktoren bei der Ausprägung als typisch betrachteter Geschlechtsmerkmale brachten es mit sich, dass immer mehr Menschen von einer medizinischen Diagnose ‚uneindeutigen Geschlechts' betroffen wurden, auch solche Menschen, die sich in ihrer Geschlechterrolle selbstverständlich und sicher glaubten. Gleichzeitig wurden Menschen angereizt, sich selbst auf solche, als geschlechtlich gedachten, Merkmale zu befragen und bei einer als ‚untypisch' betrachteten Entwicklung derselben Mediziner/innen aufzusuchen.

Genitalien können nicht als Indikatoren dafür gelten, ob biologisch-medizinische Theorien über Geschlecht eher auf Gleichheit oder Differenz rekurrierten. So wurde im 19. Jh. von zahlreichen Gelehrten eine gemeinsame geschlechtliche Anlage im Embryo präferiert und auf einer solchen Basis von einigen Gelehrten die Entsprechung als weiblich und männlich betrachteter Genitalien herausgearbeitet. Diese Anlage sollte sich ‚normalerweise' weiblich oder männlich ausprägen, es könnten sich aber auch sowohl weibliche wie auch männliche Kennzeichen in den Geschlechtsteilen eines Individuums finden. ‚Stärke' oder ‚Schwäche' der Geschlechter, insbesondere in Bezug auf die Verstandeskräfte, wurden außerhalb der Genitalien gesucht. Insofern ist eine auf Einteilung von Genitalien beruhende Zuordnung zu ‚Ein-' oder ‚Zwei-Geschlechter-Modellen' für Geschlechterverhältnisse wenig aussagekräftig. Anders ausgedrückt: Genitalien fokussierend, könnte ein ‚Ein-Geschlechter-Modell' für die Moderne postuliert und gut begründet werden. Damit wird klar:

Es ist hilfreich, sich von der Auffassung zu lösen, dass biologisch-medizinische Wissenschaften unbedingt eine geschlechterdifferenzierende Ordnung zu begründen suchten und daher stets Differenzen beschrieben. Dies war und ist nicht der Fall. Wie in der Gesellschaft fanden auch in biologisch-medizinischen

Wissenschaften rege Diskussionen um die Stellung der Geschlechter statt (auch: *biologisch-medizinische Querelle des sexes*). Argumente der Gleichheit waren dabei genauso vertreten wie Differenzvorstellungen. In derselben Arbeit lassen sich nicht selten sowohl Argumente der Gleichheit, als auch der Differenz ausmachen. Zwischen Forschenden, die verschiedene Auffassungen vertraten, fanden Diskussionen statt. Für historische dekonstruktivistische Forschungen ist es sinnvoll, diese Vielfalt und die Differenziertheit von biologisch-medizinischen Theorien in den Blick zu nehmen, um 1.) den Theorien besser gerecht zu werden und unterschiedliche Positionierungen und Diskussionen nachverfolgen zu können; 2.) die gesellschaftliche Einbettung der Theorien zu zeigen; 3.) ihre historische Wandelbarkeit herauszustellen; und um 4.) eine auf Vielfalt verweisende Tradition zu gewinnen. Die vermeintliche Historizität und Dauerhaftigkeit heute als dominant ausgewiesener Zweigeschlechtlichkeit kann – wie herausgearbeitet – in Zweifel gezogen werden. Sie kann mit der Aussage konfrontiert werden, dass in modernen biologisch-medizinischen Wissenschaften Theorien über Geschlecht ausgearbeitet wurden, die in der Auffassung differierten, was Geschlecht eigentlich ist, woran es festgemacht werden soll und wie die geschlechtliche Vielfalt auch beim Menschen zustande kommt.

„Auch beim Menschen" deutet auf eine Richtung in biologisch-medizinischen Theorien über Geschlecht hin. Ende des 18. Jh. wurden verschiedene Organismenarten miteinander verglichen. Hingegen wurden sie selten in eine Kette der Entwicklung eingereiht, die einen Übergang von ‚niederen' zu ‚höheren' Arten postulierte. Theorien der Höherentwicklung und möglicher Artenneubildung entstanden im Wesentlichen im 19. Jh. Mit diesen Theorien ließen sich Organe verschiedener Organismenarten aufeinander beziehen; den einzelnen Organen des Menschen entsprachen analoge Organe bei ‚niederen' Arten, jedoch in weniger vollkommener Entwicklung. Auch hier wurden Geschlechterdifferenzen eingefügt: Das weibliche Geschlecht wurde als Urzustand dargestellt, von dem aus eine männliche Höherentwicklung erfolgt sei. Theorien, die den Menschen mit Tierarten verglichen, trafen keinesfalls nur auf Zustimmung (in einer christlich-kirchlich geprägten Gesellschaft ist dies nicht verwunderlich, gilt hier doch der Mensch als ‚Krone der Schöpfung'). So lehnten zahlreiche Mediziner/innen biologische Theorien über eine vermeintlich universelle primäre Geschlechtsbestimmung ab und setzten weiterhin betrachtbare, körperliche Geschlechtsteile des Menschen (insbesondere Keimdrüsen) als zentral bei der Diagnostik uneindeutigen Geschlechts. (Das wurde etwa mit den obigen Ausführungen zu R. B. Goldschmidt belegt.)

Gemein war den biologischen und medizinischen Betrachtungen der Ansatzpunkt. Sie fokussierten Strukturen, die nur für ‚Expert/innen' sichtbar (vielmehr: deutbar) zu machen waren. Die eigentliche Geschlechtsbestimmung wurde auf Anlagen und Bildungsprozesse zurückgeführt. Mit epigenetischen Vorstellungen traten Entwicklungsprozesse in den Vordergrund. Merkmale – und ‚Abweichungen' in Merkmalen zu einer wie auch immer gearteten Norm – waren nicht mehr von Anfang an präformiert in einem der Zeugungsstoffe (bzw. dem nur einen Zeugungsstoff) vorhanden, sondern würden sich erst ausbilden. Sie wären Entwicklungsprozessen unterworfen, die geregelt – aber bei der Möglichkeit von Unregelmäßigkeiten – zur Ausbildung des Individuums führen würden. Hier nun wurde auch eine geschlechtliche Entwicklung angenommen. Es verankerte sich ein Streit, ob die Entwicklung aus einer geschlechtlich gemeinsamen Anlage erfolgen sollte oder ob sich ein angenommenes weibliches und männliches Geschlecht bereits in der ‚Uranlage' unterschieden. Noch wichtiger ist es, dass die Untersuchungsebene verlagert wurde: Nicht mehr anatomisch sichtbare (vielmehr: deutbare) Strukturen, die potenziell auch Lai/innen zugänglich waren, galten als geschlechtsbestimmende Merkmale, sondern solche Merkmale wurden in ‚unsichtbare' Strukturen verlegt (Keimdrüsen, Hormone, Chromosomen, Gene; aber auch Gehirne, die in einzelne Hirnareale und Zellen zergliedert wurden), über die von ‚Expert/innen' spekuliert wurde und die es sichtbar zu machen galt. Solch ‚simplen' anatomischen Merkmalen wie Kopf und Gehirn (und davon abgeleitete Intelligenz) oder bspw. Muskelmasse (und davon abgeleitete Körperkraft), über die vortrefflich gestritten werden konnte und bei denen gegen Emanzipationsbestrebungen von Frauen gewandten Ergebnissen rasch mit einfachen Gegenbeispielen (bspw. von gelehrten Frauen, beginnendem Frauenstudium, hart auf Feldern und in Fabriken arbeitenden Frauen) entgegnet werden konnte, entzogen sich Biologie und Medizin mit ‚unsichtbaren' Strukturen, die die ‚Wahrheit' über Geschlecht enthalten sollten. Noch immer sind Biologie und Medizin aus einem solchen Reduktionismus[597] nicht wieder aufgetaucht. Deutlich wird damit aber auch, dass anatomisch orientierte Unterscheidungen nur oberflächlich bleiben konnten, ihnen leicht und oft mit Gegenargumenten geantwortet werden konnte und wurde. Differenz wurde gleichzeitig auf anderer Ebene beschrieben. *Insofern lief emanzipatorische Geschlechterforschung fehl, die sich auf anatomische Beschreibungen moderner biologisch-medizinischer Wissenschaften stürzte. Nicht nur dass sie Arbeiten, die Geschlechterdifferenzen behaupteten, stärker rezipierte und viel zu wenig Theorien von Geschlechtergleichheit berücksichtigte, – sie widmete sich dem falschen Untersuchungsgegenstand. Nicht Anatomie, sondern Physiologie; immer kleinere, immer wieder ‚unsichtbare' Strukturen bildeten und bilden in modernen biologisch-medizinischen Wissenschaften den eigentlichen, grundsätzlichen (wenn auch nicht so schön visualisierbaren) Schauplatz der Beschreibungen von Geschlechterdifferenz.* Diesem gilt es sich theoretisch und praktisch auch mit Forschungen zu Geschlechtergleichheit zuzuwenden. Einen hierfür tauglichen Ansatz bietet das sich anschließende *dritte*

597 Reduktionismus: Forschung wird auf kleinste Untersuchungsgebiete und -objekte zergliedert; bspw. werden in der Genetik ein Ereignis oder wenige aufeinanderfolgende hierarchisch geordnete Ereignisse als merkmalsbestimmend beschrieben. Wechselwirkungen, mögliche äußere Einflüsse, der Organismus in seiner Gesamtheit werden nicht oder nicht in ausreichendem Maß betrachtet.

Kapitel, in dem die aktuellen Beschreibungen als geschlechtsbestimmend betrachteter Merkmale in den Blick genommen werden.

Kapitel III: Geschlechtsdetermination – von ‚dem hodendeterminierenden Faktor' hin zu Modellen komplex interagierender und kommunizierender molekularer Komponenten

Im *vorangegangenen Kapitel* wurde herausgearbeitet, wie seit dem 18. Jh. und verstärkt im 19. Jh. *Prozesshaftigkeit* in Konzepten der Vererbung breitere Bedeutung erhielt. Man ging von präformistischen Zeugungsauffassungen ab und wandte sich Epigenese-Theorien zu. Entwicklungsprozesse, ausgehend von ungeformter Materie, wurden nun als bedeutsam für die Ausbildung eines neuen Individuums angenommen.

Allerdings wurden in solche neueren Epigenese-Theorien auch präformistische Auffassungen integriert: Neue Techniken lenkten den Blick mit dem endenden 19. und beginnenden 20. Jh. auf als Chromosomen[1] und als Gene[2] benannte kleinste Bestandteile in den Keimzellen (der Begriff ‚Gen' wird hier zunächst als Arbeitsbegriff verwendet und später genauer beleuchtet, *vgl. Kapitel III, S.283ff*). Chromosomen und Gene sollten nun zumindest die ersten ‚Informationen' enthalten, die embryonale Entwicklungsprozesse initiierten. Andere Interpretationen der Wirkungen von Chromosomen und Genen schrieben und schreiben diesen noch weit mehr Bedeutungen zu. Solche Interpretationen rei-

1 Mit dem Begriff ‚Chromosomen' werden ‚Erbkörperchen' bezeichnet, die sich im Zellkern befinden und anfärbbar sind. Die als ‚Erbinformation' betrachtete DNA (engl. deoxyribonucleic acid; dt. Desoxyribonukleinsäure [DNS]) tritt in Chromosomen im Komplex mit Proteinen auf.

2 Mit dem Begriff ‚Gen' werden einzelne Nukleinsäuresequenzen der DNA bezeichnet, die in RNA-Sequenzen (RNA, engl. ribonucleic acid; dt. Ribonukleinsäure [RNS]) und schließlich Aminosäure-Sequenzen übertragen werden können. Dabei übersteigt die Zahl der resultierenden Aminosäure-Sequenzen die Zahl der ‚Gene' – der DNA-Sequenzen – um ein Vielfaches. Vgl. für eine ausführliche und kritische Betrachtung *S.283ff in diesem Kapitel.*

chen teilweise so weit, dass ein einzelnes Gen alle Informationen für die Ausbildung eines phänotypischen Merkmals (bspw. die Augenfarbe bei *Drosophila melanogaster* [Fachbezeichnung für: Schwarzbäuchige Taufliege, besser bekannt als Fruchtfliege]) enthalte. Hier treten *präformistische Konzepte* hervor: In kleinen Elementen – Chromosomen, Genen – seien phänotypische Merkmale bereits als ‚Informationen' enthalten und müssten nur zur Ausprägung gelangen. *Erblichkeit und Angeborensein* erhalten in solchen Konzepten einen sehr breiten Raum, hingegen sollen *Entwicklungsprozesse* erst nachgeordnet, bei der Umsetzung der in Chromosomen und Genen ‚vorliegenden' ‚Informationen', ansetzen.[3]

Andere Theorien betonen die *Prozesshaftigkeit und Komplexität* von Vererbungs- und Entwicklungsvorgängen und entlasten Chromosomen und Gene von einer weitreichenden Bedeutung. Erst in komplexer Wechselwirkung mit weiteren Komponenten könnten Gene ihre Wirkungen entfalten. Noch weiter geht die Beschränkung der Genwirkung in Auffassungen, dass erst durch weitere Komponenten ‚Informationen' entstünden: Erst durch die Wirkung *zahlreicher molekularer Komponenten, deren Kommunikation und Interaktion untereinander* sowie durch *deren Kommunikation und Interaktion mit anderen Zellen im Organismus und weiteren die Zelle und den Organismus umgebenden Faktoren* würde sich der Organismus und würden sich spezialisierte Zellen und Gewebe im Organismus *entwickeln*. Derartige Untersuchungen, *die Differenzierung und Entwicklung fokussieren*, werden in Anteilen von dem Forschungsfeld der ‚Epigenetik' beschrieben. Als ausschließender Kontrast zu Erblichkeit und Angeborensein können sie indes nicht verstanden werden, da nicht wenige in diesem Forschungsfeld Arbeitende auch solche vielfältigen molekularen Komponenten wieder erblich rückkoppeln.[4]

Anknüpfend an E. F. Keller und weitere feministische Kritiker/innen wird in dieser Arbeit davon ausgegangen, dass die Fokussierung auf Chromosomen und Gene noch kein Ende gefunden hat, sondern dass deren Hochschätzung als bedeutendes Paradigma des 20. und bisherigen 21. Jh. angesehen werden kann.[5] Daher wird in diesem Kapitel der Blick auf Chromosomen und Gene gelenkt, und es werden die ihnen zugeschriebenen Anteile an der Ausbildung von Geschlecht in der Embryonalentwicklung fokussiert.

3 Vgl. für eine Kritik an Theorien, die betonten, dass Merkmale zunächst unsichtbar vorhanden seien und sich nur ausprägen müssten (so hatte insbesondere A. Weismann argumentiert): Hertwig, 1894; vgl. auch: Hörz, 1978 S.745/746; Speybroeck, 2002a. Bei O. Hertwig (1894) finden sich auch zahlreiche weitere Literaturverweise für einen guten Einstieg in die Debatten um 1900. Für eine Kritik an aktuellen Theorien, die Erblichkeit und Angeborensein betonen, vgl.: Lewontin, 2002 (2000) u.a. S.5, 9, 107ff.

4 Vgl. Speybroeck, 2002a.

5 Vgl. insbesondere: Lewontin, 1992 (1991); Lewontin, 2002 (2000); Keller, 2001 (2000); Duden, 2001; Lemke, 2006 (2002); Brückmann, 2009 S.45.

Dabei wird die Betrachtung nicht auf simplifizierende Konzepte der Genwirkung reduziert. Vielmehr werden die Postulate zur Wirkung einzelner Gene zunächst vorgestellt, um anschließend Leerstellen aufzuzeigen und die Notwendigkeit komplexer Netzwerkmodelle herauszustellen. Es wird auch nötig sein, den Blick über die Forschungen zu Chromosomen und Genen hinaus auf zahlreiche weitere Faktoren zu richten. So sind die wenigsten der als geschlechtsbestimmend gedachten Gene auf so genannten ‚Geschlechtschromosomen'[6] lokalisiert. Auch führt ein Gen nicht zu einem, sondern in der Regel zu vielen Genprodukten mit unterschiedlicher Reaktivität und Wirkung (Stichworte: Regulationen von Transkription[7] und Translation[8], posttranskriptionale[9] und posttranslationale[10] Modifikationen) und ist es unerlässlich, sich innerhalb und außerhalb von Zellen wirkenden weiteren Einflussfaktoren zuzuwenden (hier sind u.a. maternale Hor-

---

6 Der Begriff ‚Geschlechtschromosom' bezeichnet beim Menschen und vielen anderen Säugetieren die Chromosomen X und Y. Sie werden zur Unterscheidung weiblicher und männlicher Individuen herangezogen. Die heterologe Chromosomenkonstitution findet sich beim XY-System regelmäßig (‚normalerweise') bei männlichen Individuen, die homologe Chromosomenkonstitution bei weiblichen Individuen. Andere Kombinationen sind möglich. Das XY-System wird vom ZW-System, das sich bei Vögeln findet, unterschieden. Dort findet sich die heterologe Chromosomenkonstitution regelmäßig bei weiblichen Individuen, die homologe Chromosomenkonstitution bei männlichen Individuen. Auch hier sind andere Kombinationen möglich.

7 *‚Transkription' heißt der Vorgang der Übertragung einer DNA-Sequenz in eine RNA-Sequenz.* Es wird ein einzelsträngiger RNA-Strang synthetisiert und hierfür ein Strang der DNA-Doppelhelix als Matrize verwendet. Dabei können verschiedene Produkte gebildet werden, u.a. Messenger-RNA (mRNA), Transfer-RNA (tRNA), ribosomale RNA (rRNA). Der DNA-Strang, der als Matrize dient, wird als ‚Matrizen-Strang' bzw. ‚Antisense-Strang' bezeichnet, da er die zur RNA komplementäre Nukleinsäuren-Basenabfolge enthält. Der andere DNA-Strang beinhaltet die gleiche Basenabfolge wie die neu gebildete RNA (außer dass er Thymin anstelle von Uracil enthält), daher wird er als ‚codierender Strang' bzw. ‚Sense-Strang' bezeichnet [vgl. Lewin, 1998 (1997) S.125ff]. Vgl. zur Verwendung des Begriffs ‚codieren' in dieser Arbeit: *Fußnote 36, S.249.*

8 *‚Translation' bezeichnet die Übertragung der mRNA-Sequenz in eine Aminosäuresequenz.* Die Translation erfolgt im Cytoplasma an Ribosomen, weitere molekulare Komponenten sind daran beteiligt [vgl. einführend: Lewin, 1998 (1997) S.125ff].

9 Nach der Transkription liegt das ‚Primärtranskript' vor. Dieses unterliegt, sofern es sich um eine mRNA (da es sich um das Primärtranskript handelt, wird diese als prämRNA bezeichnet) handelt, den folgenden weiteren chemischen Veränderungen (Modifikationen): So erfolgen im Zellkern, in vielen Fällen, die *3'-seitige Polyadenylierung*, die *5'-seitig stattfindende Anlagerung einer ‚Cap-Struktur'* und das *Spleißen (vgl. S.296ff in diesem Kapitel)*. Auch der Transport ins Cytoplasma ist hier hinzuzurechnen, da erst dann das ‚fertig modifizierte' Transkript der Translation zur Verfügung stehen kann – allerdings muss nach der Transkription keine Translation erfolgen.

10 Nach der Translation setzen verschiedene Modifikations-Mechanismen an. Dabei können Teile des Proteins abgespalten werden, chemische funktionelle Gruppen angelagert werden und werden spezifische Faltungen des Proteins ausgebildet (*vgl. S.296ff in diesem Kapitel*).

mone und parentales Verhalten zu benennen). Rechnung getragen werden muss auch dem Moment, dass die benannten Faktoren nicht auf eine geschlechtsdeterminierende Wirkung beschränkt werden können, sondern dass sie in der Regel vielfältige Wirkungen im Organismus entfalten. Es wird in die Diskussion gebracht, dass das Resultat von Geschlechtsdetermination nicht alternativ weiblich oder männlich ist, sondern dass sich Geschlechtsdetermination komplex, variabel und individuell unterschiedlich vollzieht.

Während der Begriff ‚Geschlechtsdetermination' (engl. ‚sex determination') Faktoren bezeichnet (favorisiert werden derzeit insbesondere Chromosomen und Gene), die initiale Momente der Ausbildung von Keimdrüsen darstellen sollen, bezeichnet ‚Geschlechtsdifferenzierung' (engl. ‚sex differentiation') die Faktoren, die zur Ausbildung eines geschlechtlichen Phänotyps[11] (oft dichotom eingeengt auf weiblich *oder* männlich) führten, insbesondere in Bezug auf innere und äußere Genitalien. Für die ‚Geschlechtsdifferenzierung' werden insbesondere von Hoden oder Eierstöcken ausgeschüttete Hormone fokussiert. Die Begriffe ‚Geschlechtsdetermination' und ‚Geschlechtsdifferenzierung' werden in ‚Expert/innenkreisen' oft nicht klar gegeneinander abgegrenzt, teilweise werden sie synonym verwendet, – damit verschwimmen die theoretischen Grenzen im praktizierten Sprachgebrauch.[12] In diesem Kapitel wird Geschlechtsdetermination in den Blick genommen, allerdings werden außer Chromosomen und Genen weitere Faktoren in die Betrachtungen einbezogen.[13]

Ebenso undeutlich wie die Abgrenzung der Begriffe ‚Geschlechtsdetermination' und ‚-differenzierung' ist in den betrachteten Artikeln oftmals, was mit ‚weiblich' und was mit ‚männlich' bezeichnet wird. Einerseits werden nach *chromosomalen oder – meist – genetischen Merkmalen* (hierzu wird meist nur ein Marker für einen Genlokus herangezogen) Zuordnungen zu Gruppen vorgenommen und diese mit ‚weiblich' (female) und ‚männlich' (male) bezeichnet. Andererseits orientiert sich die Einteilung eines ‚weiblichen' und ‚männlichen' Phänotyps an der *Ausbildung embryonaler Hoden oder Eierstöcke*. Da die Ausbildung von Keimdrüsen oftmals als Ergebnis wirkender chromosomaler und genetischer Faktoren betrachtet wird, resultieren in einigen Arbeiten die chromo-

11 ‚Phänotyp' heißt so viel wie ‚Erscheinungsbild'. Damit werden, in Abgrenzung zur chromosomalen Konstitution (den so genannten ‚Genotyp'), tatsächlich ausgebildete physische und physiologische Merkmale eines Individuums bezeichnet.

12 Vgl. zur Definition u.a.: Fausto-Sterling, 1989 S.327; Mittwoch, 1992 S.468. Vgl. für eine Diskussion von ‚Expert/innen' alternativ verwendeter Bezeichnungsweisen: Mittwoch, 1992 S.468.

13 Theorien der ‚Geschlechtsdifferenzierung' werden hier nicht betrachtet [vgl. für einen ersten Zugang: Fausto-Sterling, 2000b S.146-232; Ebeling, 2006b]; auch aktuelle Studien zu vermeintlich geschlechtlichen körperlichen Unterschieden erwachsener Menschen sollen hier nicht näher beleuchtet werden [vgl. hierzu: Fausto-Sterling, 1988 (1985); Fausto-Sterling, 2000b; Ebeling, 2006a; Schmitz, 2006b; Schmitz, 2006c].

somal verorteten Bezeichnungen „XX-" bzw. „XY-Gonaden"[14] für Keimdrüsen. Damit wird ein Rückbezug auf ‚Geschlechtschromosomen' und wird binärgeschlechtliche Fundierung deutlich. Teilweise wird der ‚weibliche' oder ‚männliche' Phänotyp aber auch an *äußeren Genitalien* oder einem *äußeren Gesamteindruck* (Körpergröße, Behaarung, Paarungsverhalten etc., die in einen vergeschlechtlichten Zusammenhang gesetzt werden) orientiert. Das Vermögen, Keimzellen zu bilden, spielt hingegen bei der Einordnung zu einem ‚weiblichen' oder ‚männlichen' Phänotyp oft keine Rolle. So wird nicht selten bspw. von der Ausbildung eines „vollkommen weiblichen Phänotyps" geschrieben und danach angefügt, dass die untersuchten Individuen steril seien. Dagegen wird an anderer Stelle die Fähigkeit zur Fortpflanzung als bedeutendes Kennzeichen ‚weiblichen' und ‚männlichen' Geschlechts herausgestellt. In diesem Sinne variieren in den folgenden Beschreibungen die Merkmale, die von einzelnen Forschenden als bedeutsam für ‚weiblich' oder ‚männlich' angeführt werden. An einigen Stellen muss gänzlich offenbleiben, was von den jeweiligen Forschenden mit ‚weiblich' und was mit ‚männlich' bezeichnet wurde.

In diese Fixierung auf Chromosomen, Keimdrüsen, ggf. auf äußeres Erscheinungsbild passt es auch, dass die Entwicklung des Genitaltraktes selbst oft als unabhängig von anderen Organen und Geweben des Organismus betrachtet wird. So wird es in den Studien untersuchter Nichtfunktionalität eines oder mehrerer Gene oft nur am Rande erwähnt, wenn die untersuchten embryonalen Strukturen oder Individuen (meist Mäuse) bereits in der Embryonalentwicklung zu Grunde gingen oder früh nach der Geburt verstarben.[15] Ursächlich hierfür waren dann fehlende oder unvollständige Bildung von Organen, bspw. des Herzens, der Nieren, der Milz, der Lunge etc.

Nach diesen Vorbemerkungen folgt zunächst ein kurzer Überblick über die beschriebenen Abläufe vergeschlechtlichter Embryonalentwicklung, um anschließend auf Chromosomen, Gene und weitere Faktoren einzugehen, die in der Geschlechtsdetermination als wichtig angesehen werden.

Nicht betrachtet werden in den folgenden Ausführungen Prozesse der Keimzellentwicklung. Auch hier sind zahlreiche Einflussfaktoren beteiligt, die dazu führen, dass sich Spermien und/oder Eizellen entwickeln. Angenommen werden auch Interaktionen zwischen somatischen Zellen und Keimzellen, so dass auch

14 ‚XX' kennzeichnet einen als typisch weiblich betrachteten Chromosomensatz, ‚XY' einen solchen, der typisch männlich sei; *ausführlich vgl. S.283ff in diesem Kapitel.*

15 Die begriffliche Unterscheidung zwischen ‚zu Grunde gehen' (diese Bezeichnung wird für die Embryonalentwicklung verwendet) und ‚sterben' (nachgeburtlich) wird getroffen, da selbstverständlich davon auszugehen ist, dass nur Individuen, die lebend geboren wurden, auch sterben können.

Keimzellen die Differenzierung somatischer Zellen sich entwickelnder Gonaden beeinflussen werden.[16]

1. Zur Differenzierung des Genitaltraktes in der Embryonalentwicklung des Menschen

In frühen Stadien der Entwicklung werden Embryonen entwicklungsbiologisch nicht geschlechtlich unterschieden. Es wird von einer *indifferenten oder bipotenten Gonadenanlage* gesprochen, die das Potenzial habe, sich sowohl in Eierstock- als auch in Hodengewebe zu entwickeln. Gleichwohl weisen der Terminus Bipotenz wie auch die zumeist vorgenommene Gegenüberstellung von Eierstock und Hoden darauf hin, dass lediglich zwei Möglichkeiten der Entwicklung in Erwägung gezogen und als ‚normale' Entwicklungslinien beschrieben werden.

In aktuellen Untersuchungen wird davon ausgegangen, dass die Gonadenanlage beim Menschen ab der vierten Woche der Embryonalentwicklung entsteht (in den sich anschließenden ausführlicheren Betrachtungen zur Geschlechtsdetermination werden zur Angabe der vergangenen Zeit der Embryonalentwicklung die standardisierten Einheiten *dpo [days post ovulation, Tage nach dem Eisprung]* bzw. bei anderen Organismen als dem Menschen, da bei diesen an Laborbedingungen orientiert, *dpc [days post coitum, Tage nach der Befruchtung]* verwendet – eine Entwicklungswoche, bezogen auf den Menschen, entspricht 7dpo). Die Gonadenanlage wird bis etwa zur siebenten Entwicklungswoche als in einem indifferenten Zustand betrachtet. An ihrer Herausbildung seien zwei Gewebe maßgeblich beteiligt: einerseits das *somatische mesenchymale Gewebe (Zölomepithel)*, das das somatische Gewebe der Keimdrüse bildet, andererseits die *Primordialkeimzellen (primordial germ cells, PGCs)*, die ins somatische Gewebe einwandern und dort die Keimzellen bilden.

Ab der vierten Woche der Embryonalentwicklung entwickle sich aus dem mittleren Abschnitt der Gonadenleiste (Genitalfurche) die Gonadenanlage: Grundlage bildet das sich zu diesem Zeitpunkt vermehrende Zölomepithel. Während der sechsten Woche der Embryonalentwicklung wandern – möglicherweise angeregt durch chemotaktische Substanzen des Zölomepithels – die Primordialkeimzellen in die Gonadenanlage ein und sind nun von dem somatischen Gewebe umgeben. Die indifferente Gonadenanlage setzt sich folglich aus Zellen unter-

16 U. Mittwoch (1992) führte aus, dass Keimzellen aus Betrachtungen der Differenzierung von Hoden und Eierstöcken scheinbar ausgeschlossen worden seien; Mittwoch bezieht demgegenüber die Fähigkeit zur Bildung funktionaler Keimzellen in ihre Betrachtungen ein: Mittwoch, 1992 u.a. S.474, 476. Vgl. für einen ersten Zugang zum aktuellen Forschungsstand über Keimzellentwicklung und möglicherweise stattfindende Interaktionen von Keimzellen und somatischen Zellen bei der Geschlechtsentwicklung: Ronfani, 2004; Brennan, 2004 S.517; Yao, 2005; Ottolenghi, 2007a; Ottolenghi, 2007b S.18/19; Lau, 2007; Durcova-Hills, 2008.

schiedlicher Herkunft, dem Zölomepithel und den Primordialkeimzellen, zusammen, die sich in ihrer weiteren Entwicklung gegenseitig beeinflussen. Ebenfalls in der indifferenten Phase bilden sich Wolffscher Gang (auch: Urnierengang; lat. Ductus mesonephricus) und Müllerscher Gang (lat. Ductus paramesonephricus) aus.[17]

Die weitere embryonale Geschlechtsentwicklung, insbesondere die Entwicklung von Gonaden, wird in aktuellen Betrachtungen dichotom unterschieden und für Hoden- und Eierstockentwicklung getrennt expliziert.

Aktuell präferierte Auffassungen zur Hodenentwicklung: Bei der weiteren Entwicklung zu Hoden proliferieren die somatischen Zellen weiter und differenzieren sich dann zu *Sertoli-Zellen.* Während der achten Woche der Embryonalentwicklung organisieren sich die Sertoli-Zellen zu *Keimsträngen,* den so genannten *Hodensträngen.* Die in den Hodensträngen eingeschlossenen Keimzellen werden zu Spermatogonien – in diesem Stadium verharren die Keimzellen bis zur Pubertät; erst beim Eintritt in die Pubertät setzen sie ihre Differenzierung fort. Die übrigen im Zölomepithel befindlichen Keimzellen gehen zu Grunde. Die Hodenstränge werden durch eine Bindegewebsschicht mit Blutgefäßen abgetrennt, aus der sich in der Folge die *Tunica albuginea* ausbildet. Die Sertoli-Zellen sind auch darüber hinaus von Belang: In ihnen wird u.a. das so genannte Anti-Müller-Hormon (AMH) sezerniert, das für die Rückbildung des Müllerschen Ganges verantwortlich gemacht wird. Im adulten Individuum (ab Pubertät) sind die Sertoli-Zellen in die Spermatogenese involviert.

Aus somatischen Zellen, die nicht an der Ausbildung der Hodenstränge beteiligt sind, differenzieren sich in der Embryonalentwicklung die *Leydigschen Zwischenzellen (Leydig-Zellen).* Sie sind zwischen den Hodensträngen gelegen und sezernieren ab der achten Woche der Embryonalentwicklung Testosteron, wobei die Testosteronbildung zunächst (und bis zur 18. bzw. 20. Woche überwiegend) durch das humane Choriongonadotropin (hCG) der mütterlichen Plazenta angeregt wird; dies geschieht sowohl bei als ‚weiblich' als auch bei als ‚männlich' eingeordneten Embryonen[18]. Später wird die Testosteron-Produktion u.a. durch das fötale Luteinisierende Hormon (LH) der Hypophyse reguliert.[19]

---

17 Vgl. u.a. Drews, 1993 S.336/337; Drews, 1995; Baumstark, 2000 S.1/2; Gilbert, 2006 S.531-534; Johnson, 2007 S.5-8.

18 Vgl. u.a. Steier, 2002; Steier, 2004. J. A. Steier beschreibt, dass im ersten und zweiten Drittel der Schwangerschaft keine hCG-Konzentrationsunterschiede in Korrelation mit weiblichem oder männlichem Geschlecht des Embryos nachweisbar seien; hingegen sei im letzten Drittel der Schwangerschaft ein Ansteigen der hCG-Konzentration in Korrelation zu weiblichem Geschlecht des Embryos feststellbar [Steier, 2002; Steier, 2004].

19 Bis zur zwölften Woche sei ausschließlich hCG nachweisbar (die Konzentrationen von LH seien gering, oder es sei nicht nachweisbar); bis zur 20. Woche seien die Konzentrationen von hCG deutlich höher als diejenigen von LH [Clements, 1976;

Sowohl hCG als auch LH binden an den LH/hCG-Rezeptor, den sie aktivieren. Das bei ausreichender Stimulation des LH/hCG-Rezeptors ausgeschüttete Testosteron der Leydig-Zellen ist an der zunehmenden Differenzierung des Wolffschen Ganges zu Nebenhoden (lat. Epididymis), Samenleiter (lat. Ductus deferens, bzw. Vas deferens), Bläschendrüse (lat. Vesicula seminalis) beteiligt und wirkt an der Entwicklung als männlich bezeichneter äußerer Geschlechtsmerkmale mit (wobei weibliche und männliche äußere Geschlechtsmerkmale sich entsprechen, einander homolog[20] sind)[21]. Testosteron kann in den Zielorganen zu Dihydrotestosteron (DHT), einem wirksamen Androgen, umgewandelt werden. Sowohl Testosteron als auch DHT entfalten ihre Wirkung durch die Bindung an den Androgenrezeptor (AR).[22]

Aktuell präferierte Auffassungen zur Eierstockentwicklung: Bei der Entwicklung der Eierstöcke verbleiben die Keimzellen im Rindenbereich[23] der sich entwickelnden Keimdrüse. Die sich bei der Entwicklung von Hoden herausbildenden Keimstränge werden bei der Eierstockentwicklung zurückgebildet, stattdessen bilden sich neue Keimstränge aus, die im Rindenbereich bleiben (*sekundäre Keimstränge*). Die im Rindenbereich gelegenen Primordialkeimzellen vermehren sich und umgeben sich mit einer einlagigen Schicht *Follikelepithelzellen*, die aus den Keimsträngen hervorgehen. Damit sind die *Primordialfollikel* gebildet. Die Keimzellen (*Eizellen, Oozyten*) treten in die Prophase der ersten Reifeteilung der Meiose ein; in diesem Stadium verharren die Keimzellen mindestens bis zur Pubertät. Auch die weitere Reifung der Follikelepithelzellen – sie sind Homologe der Sertoli-Zellen – zu *Granulosazellen* setzt für diesen Zeitraum aus. Beginnend mit der Pubertät reifen die Primordialfollikel, angeregt durch das durch die Hypophyse ausgeschüttete Follikelstimulierende Hormon (FSH), weiter zu Primär-, Sekundär- und schließlich Tertiärfollikeln. Durch die Einwirkung von FSH werden Granulosazellen angeregt, Aromatase auszuschütten, ein Enzym, das an der Umwandlung von Testosteron in Östradiol beteiligt ist.

Als weitere Zellgruppe sind die Thekazellen zu betrachten. Die Thekazellen der Eierstöcke stellen die Homologe zu den Leydigschen Zwischenzellen der

vgl. Themmen, 1996 S.533/534; Sinnecker, 1999 S.170/171; Steier, 2002; Kunow, 2007 S.4/5; Söder, 2007 S.385/386].

20 In der Biologie werden unter ‚homologen Organen' Organe derselben Grundstruktur und desselben evolutionären Ursprungs verstanden. Davon zu unterscheiden sind ‚analoge Organe'. Diese bezeichnen Organe, die einander ähnlich sind (ähnlicher Aufbau, ähnliche Wirkungsweise), aber keinen gemeinsamen evolutionären Ursprung haben.

21 Vgl. u.a. Drews, 1995.

22 Vgl. u.a. Drews, 1993 S.336/337; Drews, 1995; Sinnecker, 1999 S.170/171; Baumstark, 2000 S.1/2; Gilbert, 2006 S.531-534; Johnson, 2007 S.5-8; Kunow, 2007 S.4/5; Söder, 2007.

23 Es wird die ‚Rinde' und das ‚Mark' unterschieden. Die Rinde stellt ein zellreiches Bindegewebe dar, das die Primordialfollikel und deren Folgestadien enthält. Das Mark kennzeichnet ein lockeres Bindegewebe, das mit Nerven und Blutgefäßen durchsetzt ist.

Hoden dar. Sie bilden die äußere das Follikel umgebende Zellschicht. Wie die Leydig-Zellen der Hoden reagieren auch die Thekazellen der Eierstöcke auf Luteinisierendes Hormon (LH), das von der Hypophyse ausgeschüttet wird. Sie werden damit zur Bildung von Androgenen (Testosteron, Androstendion) angeregt.

Die auslösenden Faktoren, die bei vorhandenem Eierstock zu der als für die ‚weibliche Entwicklung' typisch betrachteten Rückbildung des Wolffschen Ganges führen, werden erst seit Ende der 1990er Jahre untersucht, zuvor wurde die Rückbildung des Wolffschen Ganges auf (vermeintlich) fehlendes[24] Testosteron zurückgeführt. Ebenso wurde die Fortentwicklung des Müllerschen Ganges mit dem Fehlen von AMH begründet. Ursächlich für die Leerstelle war die Vorannahme, dass die Eierstockentwicklung passiv, ohne aktive Entwicklungsschritte, verlaufe und stets erfolge, wenn ‚hodendeterminierende Faktoren' fehlten.[25] Erst seit den 1990er Jahren und zunehmend im ersten Jahrzehnt des 21. Jh. wird auch der Ausbildung von Eierstöcken Aufmerksamkeit zuteil. Entsprechend ist von der Ausbildung von Eierstöcken und von den daran beteiligten Faktoren (noch weit) weniger beschrieben als von der Hodenentwicklung.

Der Müllersche Gang differenziert sich zu Eileitern, Gebärmutter, Gebärmutterhals und oberer Vagina. Zudem bilden sich als ‚typisch weiblich' betrachtete äußere Geschlechtsmerkmale aus (wobei weibliche und männliche äußere Geschlechtsmerkmale Homologe darstellen)[26].[27]

2. Chromosomen und Gene in der Geschlechtsdetermination

Im Folgenden schließen sich an kurze historische hinführende Betrachtungen detailierte Beschreibungen zu einzelnen Genen und Genprodukten an, die bei der Geschlechtsdetermination derzeit als bedeutsam beschrieben werden. Hier werden für die einzelnen Gene bzw. Genprodukte jeweils die teilweise widersprüchlichen Ergebnisse aus Einzelstudien expliziert. Es wird deutlich, dass die Wirkung vieler der einzelnen Gene bzw. Genprodukte nicht auf die Ausbildung von Keimdrüsen zu beschränken ist, sondern dass sie an der Ausbildung zahlreicher

24 Die geschlechtlich dichotome Wirkungsweise von Hormonen war bereits seit den 1920er Jahren in der Kritik, nachdem als ‚weiblich' bzw. als ‚männlich' eingeordnete Hormone bei ‚beiden Geschlechtern' nachgewiesen worden waren (*vgl. Kapitel II, S.208f*).

25 Vgl. für solche Betrachtungen beispielhaft: Neumann, 1995 S.13; Schultka, 2008 S.15, 22. Kritik an einer solchen Annahme äußerten u.a.: Eicher, 1986 S.328/329, 341/342; vgl. Fausto-Sterling, 1988 (1985) S.119, 129; Rieder, 2003 (2000) S.118.

26 Vgl. u.a. Drews, 1995.

27 Vgl. Drews, 1993 S.336/337; Drews, 1995; Sinnecker, 1999 S.170/171; Baumstark, 2000 S.1/2; Gilbert, 2006 S.531-534; Johnson, 2007 S.5-8; Söder, 2007.

Organstrukturen beteiligt sind. Klar wird auch, dass viele der Gene bzw. Genprodukte nicht etwa nur bei der Ausbildung von Eierstöcken *oder* Hoden und deren Keimzellen wirken, sondern dass ihnen sowohl bei der Ausbildung von Eierstöcken als auch von Hoden und deren jeweiligen Keimzellen Bedeutung zukommt. Verschiedentlich deutlich werden auch Leerstellen in den Forschungen zu einzelnen Genen und überdies in den Modellen der Geschlechtsdetermination überhaupt, so dass zunächst weitere Untersuchungen notwendig sind, um ein einigermaßen integriertes Modell der Geschlechtsdetermination zu entwickeln. Die Betrachtungen zu den einzelnen Genen bzw. Genprodukten werden abschließend *(ab S.276 in diesem Kapitel)* tabellarisch zusammengefasst, in einer ebenfalls dort zu findenden Abbildung wird *ein mögliches* Modell interagierender Gene bzw. Genprodukte vorgestellt, aus dem ebenso zahlreiche Leerstellen ersichtlich werden. Es schließen sich dann kritische Ausführungen zur Fokussierung von Chromosomen und Genen (bzw. Genprodukten) und deren dichotomer Einordnung bei Forschungen zur Geschlechtsdetermination an.

Historische Annäherung

Für das derzeit aktuelle Verständnis der Geschlechtsdetermination beim Menschen stellten die Forschungsergebnisse T. Painters aus dem Jahr 1923 einen wichtigen Anknüpfungspunkt dar.[28] Painter formulierte, dass beim Menschen alle männlichen Individuen ein X- und ein Y-Chromosom hätten, während weibliche Individuen über zwei X-Chromosomen verfügten. Das führte zu der Schlussfolgerung, dass beim Menschen chromosomal über die Geschlechtsdetermination durch das Zusammentreffen einer Eizelle, die ein X-Chromosom enthalte, und einer Samenzelle, die entweder ein X- oder ein Y-Chromosom enthalte, entschieden werde.[29]

Einen weiteren wichtigen, und aktuell noch immer viel zitierten, Beitrag lieferte A. Jost im Jahr 1947.[30] Jost hat in Forschungen an Kaninchen die Keimdrüse als bedeutsam für die embryonale Geschlechtsentwicklung herausgestellt. Bei seinen Experimenten hatte Jost bei Kaninchen-Embryonen früher embryonaler Stadien die undifferenzierten Keimdrüsen entfernt und, unabhängig von der Chromosomenkombination, eine stets weibliche Entwicklung – mit Eileiter, Uterus, Vagina und weiblichen äußeren Genitalien – festgestellt. Daraus folgerte er, dass für eine männliche Entwicklung – mit Nebenhoden, Samenleitern und männlichen äußeren Genitalien – eine Keimdrüse notwendig sei, wohingegen für eine weibliche Entwicklung keine Keimdrüse vorhanden sein müsse. Jost beschrieb zwei Faktoren, die aktiv zu einer männlichen Entwicklung führten: Das

28 Painter, 1923.

29 Painter, 1923 insbesondere S.310-321; vgl. Mittwoch, 1996 S.7; Erickson, 2004 S.1935; Blecher, 2007 S.3056; DiNapoli, 2008.

30 Jost, 1947.

Hormon Testosteron würde die männliche Entwicklung bewirken, wohingegen ein Jost nicht genauer bekannter Faktor (heute als Anti-Müller-Hormon [AMH] bezeichnet) die weibliche Entwicklung unterdrücke.[31]

Mit Painters und Josts Beschreibungen wurde eine für die folgenden Jahrzehnte richtungsweisende Entscheidung getroffen: ‚Weibliche Entwicklung' wurde in der dominierenden Auffassung innerhalb der Biologie als ‚ohne weiteres Zutun' ablaufend angenommen, wogegen für ‚männliche Entwicklung' ein induzierender aktiver Entwicklungsschritt als notwendig betrachtet wurde. Zahlreiche Kritiken wurden gegen eine solche androzentrische Annahme vorgebracht.[32]

Mit den Betrachtungen von C. E. Ford et al. und P. A. Jacobs et al. erhielten ‚Geschlechtschromosomen' ein stärkeres Gewicht bei der Geschlechtsdetermination. In ihren Arbeiten, beide aus dem Jahr 1959, beschrieben sie Patient/innen, die nur ein X-Chromosom aufwiesen (X0: also kein zweites X- und auch kein Y-Chromosom, heute s.g. Turner-Syndrom) und phänotypisch eine weibliche Entwicklung (mit Eierstöcken) zeigten,[33] wohingegen solche mit zwei X-Chromosomen und einem Y-Chromosom (XXY, heute s.g. Klinefelter-Syndrom) die Entwicklung phänotypisch männlicher Merkmale (mit Hoden) zeigten.[34] Damit wurde das Y-Chromosom als der bedeutsame Faktor beschrieben, der eine männliche Entwicklung einleite,[35] und es stand das Y-Chromosom nachfolgend im Zentrum des Interesses.

In der Folge wurde auf dem Y-Chromosom nach Abschnitten gesucht, die für Faktoren ‚codierten'[36], aus denen sich die Ausbildung von Hoden ergab, die dann

31 Vgl. Neumann, 1995 S.13/14; O'Neill, 1996 S.30; Yao, 2005 S.91; Blecher, 2007 S.3054/3055; DiNapoli, 2008; Rosario, 2009 S.272/273.

32 Vgl. für solche Betrachtungen beispielhaft: Neumann, 1995 S.13. Für Kritiken vgl. u.a.: Eicher, 1986 S.328/329, 341/342; Fausto-Sterling, 1988 (1985) S.119, 129; Fausto-Sterling, 1989 S.327ff; Mittwoch, 1992 u.a. S.476; Capel, 1998 S.499; Rieder, 2003 (2000) S.118; Yao, 2005 S.88; Rosario, 2009.

33 Ford, 1959.

34 Jacobs, 1959.

35 Bezüglich anderer Merkmale prägte sich allerdings auf Grund der geringen Größe des Y-Chromosoms die Auffassung aus, dass das Y-Chromosom ein genetisches ‚Niemandsland' sei, dass dort also kaum Gene, schon gar keine ‚wichtigen', lokalisiert seien. Postulate finden sich, dass sich die Bedeutung des Y-Chromosoms weiter verringern oder es gänzlich verschwinden könnte [u.a. Marshall Graves, 2001; vgl. Rosario, 2009 S.276]. Solche Auffassungen beschrieben M. J. Noordam et al. (2006) als diskreditierend und führten aus, dass Regionen auf dem Y-Chromosom zumindest bei der Spermatogenese Bedeutung hätten [Noordam, 2006; vgl. mit ähnlicher Intention: Quintana-Murci, 2001].

36 Der Begriff ‚codieren' wird in der Genetik verwendet, um darzustellen, dass ein Protein auf eine bestimmte DNA-Sequenz/ein Gen zurückgehe. Dieses Gen ‚codiere' dann für das Protein. Allerdings ist der Begriff sehr vereinfachend, da komplexe Mechanismen der Transkriptions- und Translationskontrolle sowie posttranskriptionale und posttranslationale Modifikationen mit dem Begriff nicht abgebildet werden können. ‚Codieren' lädt zu der falschen, simplifizierenden Assoziation ein,

ihrerseits eine männliche Entwicklung verursachten. Diese Suche wurde als die Suche nach dem ‚hodendeterminierenden Faktor' bekannt (testis-determining factor; beim Menschen als TDF, bei der Maus als Tdy bezeichnet).[37] 1966 wurde der TDF auf den kurzen Arm des (menschlichen) Y-Chromosoms begrenzt, auf dem in der Folge verschiedene Gene ausgemacht wurden, die jeweils den eigentlichen TDF darstellen sollten.[38]

1975 schlugen S. S. Wachtel et al. das H-Y Antigen (HY, HYA, histocompatibility antigen on the Y)[39] als Produkt des Y-chromosomalen Gens TDF vor.[40] Wachtel et al. hatten postuliert, dass das H-Y Antigen nur in einigen Zellen und nur bei männlichen Säugetieren exprimiert werde. 1984 wurde der Annahme widersprochen, dass das H-Y Antigen das Produkt von TDF (bzw. Tdy) sei, da Mäuse mit XX-Chromosomen, die kein H-Y Antigen exprimierten (HYA-negativ), einen männlichen Phänotyp mit Hoden zeigten;[41] HYA-positive Menschen (d.h. solche die das H-Y Antigen enthielten) mit XY-Chromosomen wiesen einen weiblichen Phänotyp auf, was ebenfalls gegen das H-Y Antigen Gen als TDF sprach.[42]

Als weiterer Kandidat für TDF wurde 1981 Bkm (banded krait minor satellite DNA)[43] ausgemacht. In der Folge konnte aber gezeigt werden, dass die Wiederholungssequenz Bkm, die aus Schnecken isoliert wurde und nur in ‚Geschlechtschromosomen' vorhanden sein sollte, nicht in Regionen des Y-Chromosoms des Menschen vorkam, hingegen in anderen Regionen des menschlichen Genoms verbreitet anzutreffen war.[44] Bkm konnte damit nicht der gesuchte TDF auf dem Y-Chromosom sein.[45]

---

dass eine eins-zu-eins-Übertragung von Gen zu Protein erfolge, was tatsächlich nicht der Fall ist. Dennoch wird der Begriff ‚codieren' in dieser Arbeit verwendet, da die Genetik keine geeigneten anderen Begriffe anbietet, um eine Verbindung zwischen Gen und Protein *bei Berücksichtigung komplexer Mechanismen und der Möglichkeit vielfältiger Produkte* darzustellen. Um den problematischen Hintergrund des Begriffes zu verdeutlichen wird er in dieser Arbeit stets in Anführungszeichen gesetzt.

37 Vgl. Hunter, 1995 S.29ff; O'Neill, 1996 S.31; Erickson, 2004 S.1935; Blecher, 2007 S.3056; DiNapoli, 2008.

38 Jacobs, 1996; vgl. Mittwoch, 1996 S.9.

39 OMIM, 2008 (Eintrag: 426000).

40 Wachtel, 1975.

41 McLaren, 1984; vgl. Mittwoch, 1996 S.17.

42 Vgl. Wachtel, 1994 S.3-5; Hunter, 1995 S.33-38; O'Neill, 1996 S.31; Rieder, 2003 (2000) S.113; Erickson, 2004 S.1935; Blecher, 2007 S.3056.

43 OMIM, 2008 (Eintrag: 109780).

44 Das häufigste Vorkommen von Bkm-Sequenzen wurde für das autosomale Chromosom 6 (Region q21) beschrieben; mit geringerer Häufigkeit wurden sie auf dem Chromosom 11q13-11q14, auf Xp21 und auf Xq21 angetroffen; im menschlichen Genom sind sie verbreitet [OMIM, 2008 (Eintrag: 109780)].

45 Vgl. Wachtel, 1994 S.5-8; Hunter, 1995 S.39; O'Neill, 1996 S.31/32; Erickson, 2004 S.1935; Blecher, 2007 S.3056.

1987 wurde von D. C. Page et al. ein Gen in der Region Yp11.3 vorgeschlagen, das auf Grund von 13 Zinkfinger-Domänen (Domänen zur Bindung an Nukleinsäuren) des Transkripts als ZFY (Zinc Finger Protein, Y linked)[46] benannt wurde.[47] Da es wegen der Zinkfinger-Domänen in der Lage ist, DNA zu binden, wurde angenommen, dass das ZFY-Protein als Transkriptionsfaktor die Exprimierung anderer Gene reguliere – und damit eine bedeutende Rolle bei der (männlichen)[48] Geschlechtsentwicklung darstelle. Gegen das Gen ZFY als TDF sprachen allerdings wenig später gewonnene Ergebnisse. Neben widersprechenden Resultaten aus Untersuchungen von Beuteltieren, bei denen sich ZFY-Homologe auf Autosomen (‚Körperchromosomen') und nicht auf dem Gonosom (‚Geschlechtschromosom') Y-Chromosom fanden, und teilweise entgegenstehenden Resultaten aus der Untersuchung von Mäusen, bei denen das ZFY-Homolog Zfy-2 bei der Organentwicklung nicht exprimiert wurde, wohl aber Zfy-1, wurden bei vier Menschen mit XX-Chromosomen ausgebildete Hoden beschrieben, obgleich durch in der Meiose stattgefunden habende Translokation[49] nur Teile des kurzen Arms des Y-Chromosoms, und dabei nicht ZFY, im Genom vorhanden waren.[50] Weitere Studien beschrieben auf dem X-Chromosom dem ZFY-Gen ähnliche Sequenzen, die als ZFX (Zinc Finger Protein, X linked; lokalisiert in der Region: Xp22.2-p21.3)[51] benannt wurden und denen ähnliche Funktionen wie dem ZFY zugeschrieben wurden. (Eine zunächst angenommene Involvierung von ZFX in die Inaktivierung einzelner Sequenzen des X-Chromosoms konnte hingegen nicht gezeigt werden.)[52] Auch das Expressionsmuster[53], vergleichend zwischen Maus und Mensch, widersprach einer eindeutigen, konservierten Funktion des ZFY-Proteins: Während beim Menschen ZFY in den embryonalen und adulten Zellen ‚männlicher' Gonaden exprimiert wurde, war das murine[54] Zfy-1 nicht in Körperzellen der sich entwickelnden Gonaden nach-

46 OMIM, 2008 (Eintrag: 490000).

47 Page, 1987.

48 Die ‚männliche Entwicklung' wurde lange Zeit als allgemeine beschrieben, wogegen ‚weibliches Geschlecht' passiv bei Abwesenheit solcher Entwicklungsschritte erfolge. Dies zeichnet A. Fausto-Sterling explizit an dieser Studie, von D. C. Page et al. (1987), nach [vgl. Fausto-Sterling, 1989 S.327-329].

49 Translokation bedeutet, dass durch ein Crossover-Ereignis Teile eines Chromosoms auf ein anderes Chromosom übertragen werden.

50 Palmer, 1989; Koopman, 1989; vgl. Goodfellow, 1993 S.309/310; Hunter, 1995 S.39-42.

51 OMIM, 2008 (Eintrag: 314980).

52 Vgl. Goodfellow, 1993 S.309; Hunter, 1995 S.39-42; OMIM, 2008.

53 ‚Expression' bzw. ‚exprimieren' bezeichnet den Vorgang, bei dem ein Gen transkribiert, ggf. auch translatiert wird. ‚Expression' wird über den Nachweis der Produkte der Transkription (RNA, hier: mRNA) oder der Translation (Aminosäuresequenz) belegt. ‚Expressionsmuster' bezeichnet die zeitliche und räumliche Verbreitung der ‚Expression' eines Gens.

54 Murin: bezieht sich auf Maus, das Wort wird verwendet im Sinne von ‚die Maus betreffend'.

weisbar, stattdessen nur in Keimzellen exprimiert,[55] denen bislang keine größere Bedeutung bei der Hodenentwicklung zugeschrieben wird.[56] Damit schied auch ZFY aus dem Rennen um ‚den TDF' aus, der als einzelnes Gen, lokalisiert auf dem Y-Chromosom, männliche Geschlechtsentwicklung, beginnend mit embryonalen Hoden, auslösen sollte.[57]

Die fortgesetzte Suche nach dem einzelnen ‚geschlechtsdeterminierenden Gen': SRY als TDF?

Die Beobachtung, dass bei Translokation von ZFY-negativen Teilen des kurzen Arms des Y-Chromosoms in Menschen mit XX-Chromosomen die Entwicklung von Hoden stattfinden konnte, veranlasste die Suche nach einer in dieser Region befindlichen evolutionär konservierten[58] Sequenz. Eine solche Sequenz wurde von A. H. Sinclair et al. (1990) – aus der gleichen Arbeitsgruppe,[59] die zuvor dazu beigetragen hatte, ZFY als TDF zu verwerfen – in einem Menschen mit XX-Chromosomen und Hoden beschrieben und als SRY (sex-determining region Y; lokalisiert in der Region: Yp11.3)[60] bezeichnet. Im gleichen Jahr wurde von J. Gubbay et al. das SRY-Homolog der Maus (Sry) isoliert.[61]

Die Sequenz hatten Sinclair et al. (1990) auf einen 35-kb-Bereich eingeschränkt, die für ein Protein aus 204 Aminosäuren ‚codierte', wobei nur 79 Aminosäuren, die eine HMG-Box (high mobility group box; eine DNA-bindende Region) umfassten, konserviert waren. Außerhalb der 79 Aminosäuren ließen sich dagegen weit geringere Übereinstimmungen zwischen verschiedenen Säugetieren, insbesondere Mensch und Maus, feststellen.[62] (Bei anderen Organismen als Säugetieren konnte bislang kein SRY-Gen-Homolog nachgewiesen werden; auch findet sich ein SRY-Gen-Homolog nicht bei allen Säugetieren.)[63]

---

55 Vgl. Goodfellow, 1993 S.309; Hunter, 1995 S.39-42.

56 Kritisch hierzu u.a.: Mittwoch, 1992 u.a. S.474, 476.

57 Vgl. Wachtel, 1994 S.8-14; Hunter, 1995 S.39-42; Mittwoch, 1996 S.17/18; O'Neill, 1996 S.33-36; Rieder, 2003 (2000) S.113; Erickson, 2004 S.1935/1936.

58 ‚Konservierte Sequenzen' bezeichnen Sequenzen, die evolutionär nur geringe Veränderungen erfuhren; sie zeigen hohe Übereinstimmung zwischen verschiedenen Organismenarten, die verglichen werden.

59 Vgl. Palmer, 1989.

60 OMIM, 2008 (Eintrag: 480000).

61 Gubbay, 1990.

62 Vgl. Goodfellow, 1993 S.310/311; Hunter, 1995 S.42-49; O'Neill, 1996 S.36/37; Capel, 1998 S.504/505; Koopman, 2001 S.26/27, 34; Marshall Graves, 2001 S.670; Cotinot, 2002 S.159; Knower, 2003 S.187; Harley, 2003 S.468; Waters, 2007 S.395/396; OMIM, 2008 (Eintrag: 480000). Mittlerweile legen Mäuse-Experimente nahe, dass zumindest bei diesen auch Regionen des SRY-Proteins außerhalb der HMG-Box mit anderen Proteinen interagieren [Bowles, 1999; vgl. Marshall Graves, 2001 S.670; Wilhelm, 2007a S.15].

63 U.a. Just, 1995; Soullier, 1998; Sutou, 2001; Arakawa, 2002; Nakamura, 2007.

Die konservierte Struktur der HMG-Box weist auf deren mögliche Bedeutung für die Funktion des SRY-Proteins hin. SRY könnte als DNA-bindendes Protein Funktionen bei der Regulation (sowohl Aktivierung als auch Repression) der Transkription weiterer Gene übernehmen und/oder durch die Veränderung der Chromatinorganisation an der Transkription solcher Gene mitwirken.[64] SRY-Protein könnte so an Signalwegen beteiligt sein, die bei Proliferation, Migration, Zell-Zell-Organisation und Vaskularisierung (Blutgefäßbildung) in einer als ‚typisch männlich' betrachteten Entwicklung wirkten;[65] insbesondere bei der Proliferation und Differenzierung von Sertoli-Zellen wird SRY mittlerweile eine wichtige Bedeutung zugeschrieben.[66] Die Funktion von SRY (human)/Sry (murin)[67] in adulten Hoden ist nicht geklärt: Bei Mäusen komme Sry-Transkript in adulten Hoden vor, in Form zirkulärer RNA, die nicht translatiert werde.[68] Inwieweit SRY/Sry auch ein Einfluss bei der Ausbildung von anderem Gewebe als Keimdrüsengewebe zukommen könnte, ist nicht geklärt,[69] zumindest wurde SRY/Sry-Expression in verschiedenen Geweben (u.a. in der Prostata) vorgefunden.[70]

Um zu prüfen, ob das SRY/Sry-Gen ‚den TDF/Tdy' darstellen könnte, wurden Untersuchungen angeschlossen, die einerseits Menschen mit XY-Chromosomen und weiblichem Phänotyp in den Blick nahmen, um ggf. Mutationen im SRY-Gen festzustellen. Zum anderen wurden an Mäusen Untersuchungen angeschlossen, bei denen mit einem Fragment, das das SRY-Gen-Homolog in Mäusen (Sry-Gen) beinhaltete, transgene Mäuse erzeugt wurden, um festzustellen, ob dieses Fragment bei Mäusen mit XX-Chromosomen einen männlichen Phänotyp, insbesondere mit Hoden, bewirken würde.

Die Ergebnisse waren eher ernüchternd – wurden aber zunächst anders rezipiert: In der Forschungsgruppe um P. Koopman waren die Experimente mit transgenen Mäusen durchgeführt worden, bei denen die Mäuse neben dem aus

64 Vgl. Goodfellow, 1993 S.315; Capel, 1998 S.505-507; Harley, 2003 u.a. S.470; Ronfani, 2004 S.1908; Brennan, 2004 S.511/512; Wilhelm, 2007a S.14/15; DiNapoli, 2008 S.2.

65 Brennan, 1998; Capel, 1998 S.513/514.

66 Vgl. u.a. Harley, 2003 S.467; Brennan, 2004 S.511-515; Polanco, 2007 S.17/18.

67 Beachte: Allgemeiner Konvention folgend werden hier wie bisher und im Folgenden mit Großbuchstaben Gene beim Menschen (bspw. SRY) bezeichnet; zu diesen homologe Gene bei der Maus werden mit Kleinbuchstaben, die einem Großbuchstaben folgen, gekennzeichnet (bspw. Sry). Sollen beide benannt werden, so werden beide Bezeichnungen angeführt und mit einem Schrägstrich (/) getrennt. Bei Proteinen findet nach allgemeiner Konvention keine solche Unterscheidung statt. Sie werden mit Großbuchstaben bezeichnet – in dieser Arbeit wird ‚-Protein' angefügt, um die Unterscheidung deutlicher zu machen.

68 Vgl. Capel, 1998 S.501/502; Ronfani, 2004 S.1908. Bei anderen Tierarten, auch beim Menschen, wurde kein solches zirkuläres Transkript beschrieben; auch ist dessen Funktion nicht bekannt [Capel, 1998 S.501/502].

69 Sinclair, 1998 S.501; Koopman, 2001 S.30/31.

70 Vgl. Koopman, 2001 S.30/31; Knower, 2003 S.186; Ronfani, 2004 S.1908.

zwei X-Chromosomen bestehenden, als ‚typisch weiblich' betrachteten, Chromosomensatz den als Sry beschriebenen DNA-Abschnitt enthielten.[71] Für einen Einfluss von Sry auf die Geschlechtsentwicklung sprach zunächst einmal, dass eine Expression zur fraglichen Zeit spezifisch im Bereich der Genitalfurche nachgewiesen werden konnte: Bei Mäusen wurde eine Expression von Sry in der Zeit von 10,5 dpc bis 12,0/12,5 dpc gezeigt.[72] Im Vergleich: Beim Menschen wurde der Beginn der Expression eines vorhandenen SRY-Gens bei 41dpo gezeigt. Die Expression erreiche bei 44dpo ihren Höhepunkt und finde – dies im Gegensatz zu Mäusen – nachfolgend weiterhin auf niedrigem Niveau statt.[73]

Auch die übrigen Ergebnisse sprachen für einen, allerdings begrenzten, Einfluss von Sry: Von den acht bei Koopman et al. genetisch veränderten Mäusen (mit XX-Chromosomen und dem eingebrachten DNA-Abschnitt) waren zwei ‚sex reversed'[74], ihr äußeres Erscheinungsbild war in männlicher Richtung verändert. Sie zeigten „männlichen Phänotyp", „kleine Hoden", „männliches Kopulationsverhalten" und waren steril.[75] (Was in den Artikeln mit ‚weiblichem' und ‚männlichem Phänotyp' jeweils gemeint ist, wird dort nicht näher ausgeführt. Es scheint so, als würde die Entwicklung der Keimdrüsen als das klassifikatorische Merkmal des Geschlechts von Maus und Mensch betrachtet. Dabei treten Chromosomen und Gene zurück, genau wie phänotypische Merkmale des Genitaltraktes außer den Keimdrüsen keine Betrachtung finden. Bei den Keimdrüsen wird nicht genauer geklärt, ob das Erscheinungsbild für die Einordnung herangezogen wurde, ob Gewebeproben untersucht wurden, ob die Funktionstüchtigkeit eine Rolle spielte etc.)[76]

Die sechs anderen Mäuse waren nicht ‚sex reversed' – die ‚Erfolgsquote' lag also bei 25%.[77] Zusätzlich waren gänzlich ohne ‚sex reversal' solche transgenen

---

71 Koopman, 1991.

72 Vgl. Koopman, 1991 S.117; Goodfellow, 1993 S.311/312; Capel, 1998 S.500; Koopman, 2001 S.30/31. Das zeitliche Muster der Expression von Sry wurde in weiteren Studien bestätigt und wird in diesem Sinne rezipiert: Swain, 1999; vgl. Cotinot, 2002 S.159; Knower, 2003 S.186; Harley, 2003 S.467; Ronfani, 2004 S.1908; Anttonen, 2005; Polanco, 2007 S.14.

73 Hanley, 2000; vgl. Cotinot, 2002 S.159; Knower, 2003 S.186; Harley, 2003 S.467. Eine fortdauernde Expression von SRY-Gen-Homologen wurde auch bei anderen Tierarten gezeigt [vgl. Knower, 2003 S.186].

74 ‚Sex reversed' bzw. ‚sex reversal' bezeichnet eine Geschlechtsentwicklung, bei der ein als ‚typisch weiblich' oder ‚typisch männlich' betrachteter Chromosomensatz vorliegt, sich aber eine für das ‚andere Geschlecht' als gemäß betrachtete Entwicklung des Genitaltraktes und weiterer Merkmale vollzieht.

75 Koopman, 1991; vgl. O'Neill, 1996 S.39; Fausto-Sterling, 1989 S.326-329.

76 Vgl. Konferenzdiskussion bei: Reed, 1993 S.377; vgl. auch: Fausto-Sterling, 1989 S.326-329.

77 Koopman, 1991; vgl. Konferenzdiskussion bei: Reed, 1993 S.374/375; vgl. auch: Goodfellow, 1993 S.314; Hunter, 1995 S.48. Bei der Konferenzdiskussion [Reed, 1993 S.374/375] erwähnt Koopman eine Erfolgsquote, die leicht von der in dem Artikel Koopman et al. (1991) beschriebenen abweicht. Drei von elf Mäusen seien

Mäuse geblieben, die statt des murinen Sry-Gens das menschliche SRY-Gen erhalten hatten. Als mögliche Erklärung wurde hierfür herangezogen, dass auch kleine Unterschiede innerhalb der Aminosäuresequenz der konservierten HMG-Box bedeutsam für die Funktion des SRY-Proteins sein könnten und dass sich murines Sry und humanes SRY auch außerhalb der konservierten HMG-Box unterschieden und damit funktionale Unterschiede entstünden.[78] Auf solche Unterschiede weisen weitere beschriebene Merkmale von Gen und Protein hin: Bei der Maus, aber nicht beim Menschen wurde eine ausgedehnte C-terminale CAG-Trinukleotid Wiederholungssequenz beschrieben. Deren Mutation im transgenen Mäuseexperiment führte dazu, dass Sry in Mäusen mit XX-Chromosomen keinen ‚sex reversal' induzieren konnte.[79] Beim Menschen wurde gezeigt, dass das SIP-1-Protein[80] mit sieben C-terminal lokalisierten Aminosäuren des menschlichen SRY-Proteins interagieren könne. Eine solche Interaktion von SRY-Protein-Homologen mit rekombinantem SIP-1-Protein bzw. Bestandteilen aus diesem konnte in vitro für mehrere Säugetiere, jedoch nicht für Kaninchen nachgewiesen werden.[81] Es lässt sich folgern, dass auch Bereiche des SRY-Proteins außerhalb der HMG-Box bedeutsam für dessen Funktionalität sein könnten und dass es Unterschiede zwischen den biochemischen Wirkmechanismen des SRY-Proteins der Maus und den SRY-Proteinen anderer Säugetiere (u.a. dem Menschen) geben könnte.

In weiteren Experimenten wurden solche Menschen untersucht, die XY-Chromosomen und einen unvollständig ausgeprägten männlichen Phänotyp, mit partieller und kompletter Hoden-Dysgenesie (partielles oder vollständiges Funktionsdefizit embryonaler Hoden), aufwiesen. Bei ihnen sollten Mutationen des SRY-Gens festgestellt werden. 10 bis 15% wiesen entsprechende Mutationen auf.[82] Ergänzend sind die Ergebnisse von Untersuchungen von Menschen mit

‚sex reversed' gewesen, was einer ‚Erfolgsquote' von knapp 30% entspricht – aber auf die gleichen Konsequenzen hinausläuft.

78 Koopman, 1991 S.120/121; O'Neill, 1996 S.39; vgl. Lovell-Badge, 2002 S.11. Experimente von R. Lovell-Badge et al. (2002) weisen darauf hin, dass die Ursache für die Nicht-Funktionalität von humanem SRY bei Mäusen außerhalb der HMG-Box zu suchen ist [Lovell-Badge, 2002 S.11/12; vgl. Polanco, 2007 S.18].

79 Bowles, 1999; Ronfani, 2004 S.1911; vgl. Koopman, 2001 S.29/30; Marshall Graves, 2001 S.670; Knower, 2003 S.187; Waters, 2007 S.395.

80 Das SIP-1-Gen wird bezeichnet als: SRY-interacting protein 1; u.a. auch bezeichnet als: Solute carrier family 9, isoform 3, regulatory factor 2 (SLC9A3R2) und als: Sodium/hydrogen exchanger regulatory factor 2 (NHERF2); lokalisiert beim Menschen: 16p13.3 [OMIM, 2008 (Eintrag: 606553)].

81 Poulat, 1997; vgl. u.a. Marshall Graves, 2001 S.670. In neueren Experimenten wurde auch eine Interaktion von SIP-1-Protein mit murinem SRY-Protein gezeigt, wobei eine im SRY-Protein interne Erkennungssequenz (die noch genauer zu beschreiben sei) im Vgl. zu der beim Menschen C-terminal lokalisierten Sequenz postuliert wurde [Thevenet, 2005].

82 Vgl. u.a. Konferenzdiskussion bei: Reed, 1993 S.378/379; vgl. auch: Goodfellow, 1993 S.312/313; O'Neill, 1996 S.38; McElreavey, 1996 S.320-325; Sinclair, 1998

XX-Chromosomen anzuführen. Bei diesen wies nur eine Minderheit derer, die einen ‚unvollständigen männlichen Phänotyp' zeigten, das SRY-Gen auf. Die Mehrheit von ihnen hatte kein SRY-Gen im Genom. Aber auch bei einigen der untersuchten Menschen mit XX-Chromosomen und ‚vollständigem männlichem Phänotyp' war kein SRY-Gen feststellbar.[83]

Das Ergebnis müsste demnach lauten, dass SRY/Sry zwar einen Einfluss auf die Ausprägung von Hoden haben könnte, dass aber SRY/Sry auf keinen Fall einen TDF/Tdy mit dem hoch gefassten Anspruch der Auslösung der Hodenentwicklung sein kann. In dieser Weise wurden die Ergebnisse aber nicht formuliert, sondern es wurde die Bedeutung von SRY/Sry hervorgehoben, und es wurden nur wenige Beschränkungen der postulierten Bedeutung von SRY/Sry eingeräumt.

Allerdings wurden nun auch einige Zugeständnisse in Richtung Polykausalität gemacht. Unabhängig davon, ob man die oben beschriebenen Prozentzahlen von 25% bzw. 10-15% als hoch oder niedrig bewertete, wurde auch Anhänger/innen einer weitreichenden Bedeutung von SRY/Sry deutlich, dass das SRY/Sry-Gen nicht allein die Ausbildung von Hoden induziert oder gar ‚geschlechtsbestimmend' sein konnte.[84] In der Folge wurden weitere Gene bzw. Genprodukte als ‚downstream', also in einer hierarchischen Kaskade unterhalb von SRY/Sry wirkend, angenommen. Auch ‚upstream', in einer hierarchischen Kaskade oberhalb von SRY/Sry, wurden Genprodukte festgestellt, die die Exprimierung von SRY/Sry regulieren sollten. Mittlerweile wird verschiedentlich WT1 (Wilms' tumor 1; *vgl. ausführlich S.266ff*) als die Transkription von SRY aktivierend (oder zumindest steigernd) angeführt.[85] Postuliert wird in einem solchen ‚upstream'-Sinne auch, dass SF1 (Steroidogenic factor 1; *vgl. ausführlich S.259ff*) oder eine Kooperation zwischen den Proteinen SP1 (Transcription factor Sp1) und SF1 die Expression von SRY steigere.[86] ‚Zielgene' des SRY-Proteins, also Gene, auf die das SRY-Protein selbst wirken könnte, sind hingegen

S.501; Cotinot, 2002 S.159; Knower, 2003 S.187/188; Harley, 2003 S.469; Ronfani, 2004 S.1908; DiNapoli, 2008 S.2.

83 McElreavey, 1993; McElreavey, 1996 S.325f; vgl. Jordan, 2002 S.4f. K. McElreavey (1996 S.325f) listete auf, dass bei „XX males without ambiguities" bei 3 von 39 (8%) Untersuchten SRY abwesend war; dass bei „XX males with ambiguities" bei 39 von 43 (91%) Untersuchten SRY abwesend war; und dass bei „XX true hermaphrodites" bei 32 von 38 (84%) Untersuchten SRY abwesend war. Phänotypische Männer mit 46, XX-Chromosomensatz waren bereits seit Jahrzehnten im Blickpunkt der Forschung: vgl. u.a. Jones, 1971 S.193-196; Chapelle, 1972; vgl. Mittwoch, 1992 S.470f.

84 Vgl. u.a. McElreavey, 1993; McElreavey, 1996 S.326, 328; McElreavey, 1997; Sinclair, 1995; Sinclair, 1998 S.501; Vilain, 2000 u.a. S.9; Jordan, 2002 S.5ff; Erickson, 2004; Val, 2005.

85 Hammes, 2001; Hossain, 2001; Morrish, 2002 S.453; Matsuzawa-Watanabe, 2003; Wagner, 2003 S.1656; Harley, 2003 S.479-481; Polanco, 2007 S.15; Wilhelm, 2007a S.15/16.

86 Harley, 2003 S.479; Wilhelm, 2007a S.16.

bislang nicht beschrieben.[87] (Als Ziel des SRY-Proteins wird insbesondere das SOX9-Gen [SRY-related HMG-Box gene 9; *vgl. nachfolgend ausführlich, S.255ff*] hypothetisiert, experimentell konnte diese Hypothese aber bislang nicht unterlegt werden.)[88] Darüber hinaus werden mögliche Faktoren, die als Co-faktoren mit dem SRY-Protein interagieren könnten,[89] und posttranslationale Modifikationen – Phosphorylierungen und Acetylierungen – als bedeutsam für die Aktivität des SRY-Proteins herausgestellt.[90]

Allerdings wurde auch bei der Suche nach weiteren an der Geschlechtsdetermination beteiligten Genen SRY/Sry in einer Position belassen, in der es als ‚der TDF/Tdy' den eigentlichen induzierenden aktiven Entwicklungsschritt bei der Ausbildung von Hoden und eines männlichen Phänotyps darstellen sollte. Andere Faktoren sollten lediglich ergänzend wirken.[91]

Downstream von SRY – weitere Gene, die hierarchisch unterhalb von SRY als an der Hodenentwicklung beteiligt angenommen werden

SOX9: Das menschliche SOX9-Gen (SRY-related HMG-Box gene 9)[92] ist eines der ersten autosomalen Gene, dem zusätzlich zu den ‚normal'[93] auf den ‚Geschlechtschromosomen' lokalisierten Genen eine wichtige Bedeutung bei der Geschlechtsdetermination zugeschrieben wurde. SOX9 wird einer Gruppe von Genen zugeordnet, die für Proteine ‚codieren', die Ähnlichkeiten in der Aminosäuresequenz mit der konservierten HMG-Box-Region des SRY-Proteins aufweisen. Sie tragen daher ihren Namen: SRY-related HMG-Box (SOX). Die Sequenzübereinstimmung muss mehr als 60% betragen, um zu dieser Gruppe gezählt zu werden.[94]

Verortet wird das menschliche SOX9 auf dem autosomalen Chromosom 17 in der Region q24.3-q25.1. Dem SOX9-Protein wird, wie allen Mitgliedern der SOX-Gruppe, auf Grund einer HMG-Box eine Funktion als Transkriptionsfaktor

87 U.a. Ronfani, 2004 S.1911; Wilhelm, 2007a S.15.

88 Morrish, 2002 S.450; Polanco, 2007 S.16, 20; DiNapoli, 2008 S.3.

89 Als mit SRY-Protein interagierende Faktoren werden diskutiert: SIP-1, PC4 (activated RNA polymerase II transcription cofactor 4; auch bezeichnet als: SUB1, S. cerevisiae, homolog of; lokalisiert beim Menschen: 5p13.3 [OMIM, 2008 (Eintrag: 600503)]) und AR (androgen receptor, lokalisiert beim Menschen: Xq11.2-q12 [OMIM, 2008 (Eintrag: 313700)]) [vgl. Poulat, 1997; Koopman, 2001 S.29/30; Clarkson, 2002 S.110; Ronfani, 2004 S.1908; Polanco, 2007 S.19].

90 Desclozeaux, 1998; Thevenet, 2004.

91 Vgl. bspw. Drews, 1995 S.6/7; Parker, 1999; Knower, 2003; Erickson, 2004; Val, 2005; Gilbert, 2006 S.532-535; Wilhelm, 2007a S.14-17; Schultka, 2008.

92 OMIM, 2008 (Eintrag: 608160).

93 Es können Translokationen (Ortsveränderungen) bspw. durch Rekombinationsereignisse erfolgen und ein Gen so auf anderen Chromosomen nachweisbar sein.

94 Sinclair, 1998 S.501/502; Capel, 1998 S.505; Parker, 1999 S.420; Ronfani, 2004 S.1911.

zugeschrieben; zudem könnte es als Spleißfaktor wirken.[95] Mehrere vermeintliche Phosphorylierungsstellen weisen darauf hin, dass das SOX9-Protein erst durch posttranslationale Phosphorylierung eine aktivierte Form erhält.[96] Funktionell wird SOX9 eine wichtige Bedeutung bei der Entwicklung von Skelett, Knorpel und Bindegewebe und bei der Ausbildung von Hoden (und der Etablierung eines männlichen Phänotyps) zugeschrieben.[97] In neueren Arbeiten wird auch eine Bedeutung bei der Melanin-Produktion und, damit verbunden, bei der Pigmentierung der Haut postuliert.[98] Im Gegensatz zu SRY waren Homologe zu SOX9 nicht auf Säugetiere beschränkt, sondern fanden sich auch bei anderen Organismengruppen.[99]

Aus Experimenten mit transgenen Mäusen wurde bezüglich deren SOX9-Homolog (Sox9) beobachtet, dass bei beeinträchtigter Funktion des Sox9-Gens (vollständigem Verlust der Funktionalität von Sox9 *ausschließlich in den sich entwickelnden Keimdrüsen*)[100] ‚sex reversal' von einem männlichen zu einem weiblichen Phänotyp stattfinde.[101] Andere Experimente mit transgenen Mäusen zeigten, dass bei einer zusätzlichen Kopie des Sox9-Gens oder bei dessen ‚Überexpression' eine phänotypisch männliche Entwicklung erfolge, auch wenn ein als

95 Vgl. O'Neill, 1996 S.46/47; Sinclair, 1998 S.503; Gilbert, 2000 S.530; Gilbert, 2006 S.535; Koopman, 2001 S.39-43; Harley, 2003 S.473-475; Ronfani, 2004 S.1911; DiNapoli, 2008 S.2/3

96 Harley, 2003 S.475. Das SOX9-Protein weist sieben mögliche Phosphorylierungsstellen für Casein-Kinase II, fünf für Protein-Kinase C, zwei für Protein-Kinase A und eine für Tyrosin-Kinase auf [Harley, 2003 S.475]. Phosphorylierungen gehören zu den häufig vorkommenden posttranslationalen Modifikationen. Im Fall von SOX9 dienen sie eventuell der Ermöglichung des Imports in den Zellkern (wo dann SOX9 als Transkriptionsfaktor wirken könne), der Erhöhung der DNA-Bindungsaktivität und der Aktivität als Transkriptionsfaktor [Harley, 2003 S.475f].

97 Vgl. O'Neill, 1996 S.46/47; Sinclair, 1998 S.503; Gilbert, 2000 S.530; Gilbert, 2006 S.535; Koopman, 2001 S.39-43; Harley, 2003 S.476-478; Ronfani, 2004 S.1911; DiNapoli, 2008 S.2/3; OMIM, 2008 (Eintrag: 608160). Möglicherweise unterscheidet sich die Wirkungsweise des SOX9-Proteins bzgl. der Knorpelbildung von der bei der Geschlechtsdetermination. So wurde für die Knorpelbildung beschrieben, dass zwei SOX9-Protein-Moleküle dimerisierten (ggf. interagierten zwei solche SOX9-Protein-Dimere miteinander [Grenzer, 2007]); hingegen konnte solche Dimerisation in Bezug auf die Bedeutung bei der Geschlechtsentwicklung nicht beobachtet werden. Hier wurde beschrieben, dass ein SOX9-Protein-Monomer an die Enhancer-Region des SF1-Gens binde [Bernard, 2003].

98 Passeron, 2007.

99 Vgl. u.a. Koopman, 2001 S.44; Waters, 2007 S.394/395.

100 Es wurde eine solche begrenzte Veränderung vorgenommen, da der Funktionsverlust einer Genkopie von Sox9 keinen Effekt bei der Geschlechtsentwicklung zeigte (im Ggs. zu den Beobachtungen beim menschlichen SOX9, bei dem heterozygote Mutation von SOX9 zu ‚vollständigem sex reversal' führte), während der Funktionsverlust beider Genkopien letal wirke [vgl. Chaboissier, 2004 S.1892; Koopman, 2005 S.367].

101 Chaboissier, 2004; vgl. Koopman, 2005 S.367; Gilbert, 2006 S.535.

typisch weiblich betrachteter Chromosomensatz (40, XX) vorliege.[102] Ein männlicher Phänotyp konnte in diesem Fall auch erreicht werden, wenn kein funktionales Sry vorhanden war. Y. Qin et al. (2005) folgerten, dass Sox9 hinreichend für die Ausbildung eines männlichen Phänotyps (insbesondere mit Anspruch an die Entwicklung von Hoden und für die Zeugungsfähigkeit) sei.[103]

Untersuchungen von Menschen bestärkten die Annahme einer Bedeutung von SOX9/Sox9 bei der Geschlechtsdetermination. Aus Untersuchungen eines menschlichen Säuglings mit 46, XX-Chromosomensatz, ohne funktionales SRY, bei dem SOX9 durch die Duplikation eines Chromosomenabschnittes in einer zusätzlichen Kopie vorlag, postulierten B. Huang et al. (1999), dass SOX9 hinreichend für die Entwicklung embryonaler Hoden und die Ausbildung eines männlichen Phänotyps sei.[104] Allerdings wurde das neugeborene Kind auf Grund ‚unnormaler' männlicher äußerer Genitalien genauer untersucht, was als Einschränkung mitzudenken ist. Bei Menschen mit 46, XY-Chromosomensatz, die wegen „Campomele-Dysplasie" (Skelettdysplasie, verbunden mit Verkrümmung und Verbiegung von Extremitäten; der Tod tritt oft in den ersten Lebensmonaten ein) in Behandlung waren und bei denen nur eine funktionelle Kopie von SOX9 nachgewiesen werden konnte, wurde in 72% der Fälle (36 von 50) ein weiblicher oder hermaphroditischer Phänotyp diagnostiziert.[105]

‚Normalerweise' werde Sox9 in der Genitalfurche von Mäusen mit XY-Chromosomen stärker als bei solchen mit XX-Chromosomen exprimiert. Konkret wurde eine Expression bei beiden geschlechtlich unterschiedenen Gruppen gleichermaßen beginnend bei 10,0 bzw. 10,5dpc gezeigt. Bei Mäusen mit XY-Chromosomen verstärkte sich die Expression zwischen 12,0 und 13,5dpc und hielt bis zum Ende der Untersuchungsspanne (14,5dpc) bzw. während der gesamten Embryonalentwicklung und nachgeburtlich an; bei Mäusen mit XX-Chromosomen war eine Expression von Sox9 in der Zeitspanne von 10,0/10,5dpc bis 11,5dpc nachweisbar, bei 11,5dpc fiel die Expression ab.[106] Beim Menschen zeigte sich bei XY-Chromosomen eine zwischen 41 und 44dpo beginnende Expression von SOX9, die bei 44dpo und 52dpo Höhepunkte erreichte und auf hohem Niveau bis zur 18. Schwangerschaftswoche anhielt; bei Menschen mit

---

102 Bishop, 2000; Vidal, 2001; vgl. Gilbert, 2000 S.530; Morrish, 2002 S.450; Cotinot, 2002 S.161; Ronfani, 2004 S.1912; DiNapoli, 2008 S.2/3; OMIM, 2008 (Eintrag: 608160).

103 Vidal, 2001; Qin, 2005; vgl. DiNapoli, 2008 S.2/3.

104 Huang, 1999; vgl. Gilbert, 2000 S.530; Morrish, 2002 S.450; Jordan, 2002 S.6; Cotinot, 2002 S.160; Knower, 2003 S.191; Ronfani, 2004 S.1911; Gilbert, 2006 S.535.

105 Vgl. O'Neill, 1996 S.46; Gilbert, 2000 S.530; Koopman, 2001 S.42; Cotinot, 2002 S.160; Ronfani, 2004 S.1911.

106 Swain, 1999; Morrish, 2002 S.450/451; Anttonen, 2005 S.16; vgl. auch: Ronfani, 2004 S.1911.

XX-Chromosomen zeigte sich eine Expression beginnend bei 48dpo, geringe Expressionslevel wurden bei 52dpo und nachfolgend festgestellt.[107]

Sox9 wurde dabei bei Mäusen mit XY-Chromosomen in solchen Zellen exprimiert, in denen zuvor Sry-Expression nachgewiesen werden konnte.[108] Daher wird eine Regulation der Expression von Sox9 durch das SRY-Protein angenommen, allerdings konnte dafür bislang kein beweiskräftiges Argument erbracht werden.[109] Auch widersprechen die Beobachtungen ausgebildeten männlichen Phänotyps bei Mäusen und Menschen bei Abwesenheit von SRY/Sry einer solchen Annahme.

In der Maus wird Sox9, zusammen mit Sf1 (Steroidogenic factor 1) und Wt1 (Wilms' tumor 1 gene), eine Bedeutung bei der Regulation von Amh zugeschrieben.[110]

AMH: Lokalisiert wird Amh (murin)/AMH (human) (Anti-Muellerian hormone; auch bezeichnet als Mis/Mif: Mullerian-inhibiting substance/factor; beim Menschen: AMH/MIS/MIF)[111] autosomal: das murine Amh auf Chromosom 10, das menschliche AMH auf Chromosom 19 (in der Region p13.3-p13.2). Expression von AMH/Amh wurde in Sertoli-Zellen und in embryonalen und adulten Hoden gezeigt. Bei Mäusen mit XY-Chromosomen finde die Expression beginnend ab 11,5 bzw. 12,5dpc und fortdauernd während der gesamten Embryonalzeit statt, mit der Geburt werde die Expression herunterreguliert.[112] Eine Funktion wird dem AMH-Protein bei der Rückbildung des Müllerschen Ganges zugeschrieben, der sich bei Abwesenheit von AMH zu Gebärmutter, Gebärmutterhals, oberer Vagina und Eileiter entwickle.[113] Expression von AMH/Amh wurde auch nachgeburtlich in ovariellen Follikelepithelzellen nachgewiesen. Hier wird eine wichtige Bedeutung des AMH-Proteins bei der Reifung der Ovarialfollikel angenommen, und es wird die Bedeutung von AMH-Protein bei der Ausbildung von Granulosazell-Tumoren untersucht.[114]

Auf Grund der Expression in Sertoli-Zellen und embryonalen Hoden wird AMH eine Bedeutung bei der Geschlechts*differenzierung* zugeschrieben. Es wird postuliert, dass AMH im hodendeterminierenden Signalweg downstream von SRY einzuordnen sei. Ein direkter Einfluss von SRY/Sry auf die AMH-Epression wurde hingegen verworfen, da bei Mäusen Sry-Expression bereits 48h

107 Hanley, 2000.

108 Vgl. Gilbert, 2000 S.530.

109 Morrish, 2002 S.450; DiNapoli, 2008 S.3.

110 U.a. Koopman, 2001 S.46; Morrish, 2002 S.450; Knower, 2003 S.193; Chaboissier, 2004; Ronfani, 2004 S.1911/1912.

111 OMIM, 2008 (Eintrag: 600957).

112 Münsterberg, 1991; vgl. Swain, 1999; Morrish, 2002 S.450/451; Anttonen, 2005 S.16.

113 Vgl. Gilbert, 2000 S530; Cotinot, 2002 S.160/161.

114 Münsterberg, 1991; vgl. McElreavey, 1996 S.333; Morrish, 2002 S.450/451; Anttonen, 2005 S.16; Marca, 2007.

vor messbarer Amh-Expression nachweisbar war; der Abstand der Expression sei damit zu groß, als dass ein direkter Einfluss von Sry anzunehmen sei. Auch wurde ein weitreichender Einfluss von AMH bei der Ausbildung von Hoden verworfen, da zahlreiche Menschen mit 46, XY-Chromosomensatz und Mutationen im AMH-Gen bekannt sind, die über als ‚typisch männlich' betrachtete äußere Genitalien (allerdings mit oft nicht abgestiegenen Hoden) verfügten, wogegen deren innere Genitalien als ‚weiblich' eingeordnet wurden: Eileiter, Gebärmutter, Gebärmutterhals, obere Vagina.[115]

SF1: Als möglicher Faktor, der zwischen SRY/Sry und AMH/Amh zwischengeschaltet sein könnte, ist SF1/Sf1 – in Kooperation mit SOX9/Sox9 und GATA4/Gata4 (GATA-binding protein 4; *vgl. ausführlich S.261ff*) –[116] in der Diskussion.

Das Protein SF1 (Steroidogenic factor 1; auch genannt: Adrenal 4 binding protein [Ad4BP]; auch genannt: Nuclear receptor subfamily 5, Group A, Member 1 [NR5A1]; homolog zu: *Drosophila* Fushi-tarazu factor 1 [Ftz-F1])[117] wird bei Mäusen in allen primär steroidbildenden Geweben als exprimiert beschrieben. So werde es in der Nebenniere, in den testikulären Leydig-Zellen, in den ovariellen Follikelepithelzellen (später: Granulosazellen), in den ovariellen Thekazellen und im Corpus luteum (Gelbkörper) exprimiert;[118] eine Expression konnte auch u.a. in Teilen des Hypothalamus, in der Hirnanhangdrüse, in Haut und Milz gezeigt werden.[119] Bereits in der indifferenten Keimdrüse neun Tage (9-9,5 dpc) alter Mäuse-Embryonen war eine Expression des Sf1-Gens nachweisbar. Später, etwa um 13,5 bis 16,5dpc, gehe die Expression in Mäusen mit XX-Chromosomen auf ein niedriges Niveau zurück und kehre bei 18,5dpc wieder; hingegen dauere die Expression bei Mäusen mit XY-Chromosomen auch nach 13,5dpc an.[120] Verbunden mit der zeitlich frühen und variablen Expression des Sf1-Gens wurde die Annahme eines weitreichenden Einflusses bei der Geschlechtsdetermination. So sei Sf1 ggf. bei der Ausbildung der indifferenten Keimdrüse bedeutsam[121] und sei es zu einem späteren Zeitpunkt (ab 13,5 dpc bei Mäusen) zur Entwicklung von Hoden notwendig.

Beim Menschen zeigte sich keine den Beobachtungen bei Mäusen vergleichbare Absenkung der Expressionsrate des SF1-Gens bei vorhandenen XX-

115 McElreavey, 1996 S.333.

116 Vgl. Anttonen, 2005 S.17; auch: Val, 2005 S.619/620.

117 OMIM, 2008 (Eintrag: 184757).

118 Vgl. Parker, 1997 S.365/366; Parker, 1999 S.421/422; Val, 2003 S.3/4.

119 Vgl. Val, 2003 S.3-5.

120 Ikeda, 1994; vgl. Parker, 1997 S.365-367; Parker, 1999 S.422; Parker, 2002 S.21; Morrish, 2002 S.453; Val, 2003 S.3/4.

121 Vgl. u.a. Gilbert, 2000 S.530; Gilbert, 2006 S.536; Morrish, 2002 S.454; Jameson, 2003 S.58. Für eine andere Auffassung, dass Sf1 nicht für die frühe Ausbildung der Keimdrüse, aber für deren Differenzierung und Erhaltung notwendig sei, vgl.: Val, 2003 S.5.

Chromosomen. SF1 war hier sowohl bei Menschen mit XX-, als auch bei solchen mit XY-Chromosomen beginnend bei 32dpo bis zur 18. Woche der Embryonalentwicklung exprimiert, wenn auch zeit- und gewebespezifisch unterschiedlich stark.[122] (Bspw. zeigte sich SF1 in der sich herausbildenden Nebenniere um 33dpo stärker exprimiert als in der Genitalfurche; in Sertoli-Zellen werde SF1 im Vergleich zu vorangehenden Stadien und zu Leydig-Zellen weniger stark exprimiert.)[123]

Beim Menschen wird das SF1-Gen auf dem kurzen Arm des autosomalen Chromosoms 9 in der Region 33 (9p33) lokalisiert. Als Genprodukt wird ein aus 461 Aminosäuren bestehender, zu den Orphan nuclear receptors (Ligandenaktivierten Kernrezeptoren ohne identifizierten Liganden) gezählter Transkriptionsfaktor beschrieben. Postuliert wird, dass verschiedene funktionale Domänen das SF1-Protein in die Lage versetzen, DNA zu binden oder zur Stabilisierung der Bindung anderer Faktoren zu DNA beizutragen.[124] Dem SF1-Protein wird u.a. eine Beteiligung an der Regulation der Transkription der Gene AMH (bzw. MIS), DAX1 (dosage-sensitive sex reversal, adrenal hypoplasia congenita, critical region on the X chromosome; *vgl. ausführlich S.270ff*), CYP11A1 (Cytochrome P450, Subfamily XIA, Polypeptide 1)[125], STAR (Steroidogenic acute regulatory protein)[126] und von weiteren Genen, die für Hydroxylasen, Gonadotropine und P450-Aromatase (ein Enzym, das die Umwandlung von Androgenen in Östrogene katalysiert) ‚codieren', zugeschrieben.[127]

Über die Regulation der Expression von SF1/Sf1 ist hingegen wenig beschrieben. Ein möglicher Ligand, der die Aktivität des SF1-Proteins regulieren könnte, ist nicht bekannt (daher wird es zu den Orphan nuclear receptors gezählt). Zudem werden zahlreiche, ggf. gewebespezifisch unterschiedliche, Protein-Protein-Interaktionen (u.a. mit SOX9, WT1) postuliert, die ebenfalls Einfluss auf die Wirkung in zahlreichen Signalwegen haben dürften.[128] So wird es als denkbar beschrieben, dass die mögliche direkte Protein-Protein-Interaktion zwi-

---

122 Hanley, 1999 S.176/177; Hanley, 2001 S.58/59. Für die widersprechende Interpretation von P. Val et al. (2003), dass im Eierstock des Menschen wie in dem der Maus eine Verringerung der Expression von SF1 im Vgl. zum Hoden stattfinde, fehlt (auch in der von ihm hierfür angeführten Literatur) die Grundlage [vgl. Val, 2003 S.4].

123 Hanley, 1999 S.176/177.

124 Vgl. für die Beschreibung der Protein-Struktur und der funktionalen Domänen insbesondere: Ozisik, 2002 S.85/86; Jameson, 2003 S.58/59; Val, 2003 S.1-3.

125 OMIM, 2008 (Eintrag: 118485).

126 OMIM, 2008 (Eintrag: 600617).

127 Vgl. McElreavey, 1996 S.333/334; Parker, 1997 S.367/368; Sinclair, 1998 S.504; Morrish, 2002 S.453; Ozisik, 2002 S.86; Val, 2003 S.7/8; OMIM, 2008 (Eintrag: 184757).

128 Vgl. zu einer Bestandsaufnahme: Parker, 2002 S.27-29; Val, 2003 S.10-15.

schen SF1 und SOX9 bei der Aktivierung der Transkription von AMH bedeutsam ist.[129]

Eine ‚vermännlichende Wirkung' wird SF1 bei Leydig- und Sertoli-Zellen zugeschrieben. Die Bedeutung von SF1 bei der Ausbildung von Hoden beim Menschen wurde von der Untersuchung eines Menschen mit 46, XY-Chromosomensatz abgeleitet, bei dem SRY und SOX9 nicht vermindert exprimiert waren, bei dem aber eine Mutation im SF1-Gen mit unvollständig ausgebildeten Keimdrüsen bei vollkommen ausgebildeten Strukturen des Müllerschen Ganges einherging.[130] Diese Auffassung wurde in weiteren Untersuchungen von Menschen mit 46, XY-Chromosomensatz mit vollständiger oder partieller Hoden-Dysgenesie oder mit verminderter Androgenbildung bei ‚normaler' Nebennierenfunktion unterlegt. Eine Mutation von SF1 wird in diesen neueren Studien in 13% bzw. 18,5% der ‚Fälle' bei solchen medizinisierten Patient/innen beschrieben.[131]

Es wird angenommen, dass eine – spätere, spezifisch erhöhte – Expression des SF1-Gens direkt oder indirekt durch SRY beeinflusst (aktiviert) wird. Das exprimierte SF1-Protein bewirke anschließend als Transkriptionsfaktor die Ausschüttung von AMH (aus den Sertoli-Zellen) und Testosteron (aus den Leydig-Zellen). AMH und Testosteron würden ihrerseits die Ausbildung als typisch männlich betrachteter Genitalien und die Regression des Müllerschen Ganges – und damit eine Unterdrückung ‚weiblicher Entwicklung' – bewirken.[132]

GATA4 und FOG2: In In-vitro-Experimenten wurde gezeigt, dass das SF1-Gen durch GATA4-Protein (Gen: GATA-binding protein 4; beim Menschen lokalisiert auf: 8p23.1-p22)[133] aktiviert werden kann. Ebenso könne die Transkription des AMH-Gens durch Bindung von GATA4-Protein an dessen Promotor initialisiert werden, wobei für eine vollständige Aktivierung der Expression von AMH die synergistische Aktivierung durch SF1-Protein und GATA4-Protein nötig sei.[134] GATA4 wird als ein Zinkfinger-Protein beschrieben, das, wie alle Mitglieder der Familie, über eine GATA-Konsensussequenz verfügt. Funktionalität erlange es über Bindung eines Co-Faktors der FOG-Familie (FOG: Friend of GATA). Bei der Geschlechtsdetermination wurde ein Zusammenwirken von GATA4 und FOG2 (Friend of GATA 2; alternative Bezeichnung: Zinc finger protein, Multitype 2 [ZFPM2]; beim Menschen lokalisiert: 8q23)[135] und eine Bedeutung von ihnen insbesondere bei der Hodenentwicklung angenommen –

129 Santa Barbara, 1998.
130 Achermann, 1999; vgl. Ozisik, 2002 S.87/88; Gilbert, 2006 S.536.
131 Lin, 2007; Köhler, 2008.
132 Vgl. McElreavey, 1996 S.334; Gilbert, 2000 S.525, 530; Gilbert, 2006 S.536.
133 OMIM, 2008 (Eintrag: 600576).
134 Vgl. Anttonen, 2005 S.17; Val, 2005 S.619/620.
135 OMIM, 2008 (Eintrag: 603693).

Annahmen, denen mittlerweile auch widersprochen wird bzw. die zumindest ergänzt werden.[136]

Ausgehend von einem Expressionsmuster bei Mäusen, bei dem sich die Expression von Gata4, in den somatischen Zellen der undifferenzierten Gonaden beginnend, bei Exemplaren mit XY-Chromosomen während der gesamten weiteren Embryonalentwicklung und nachgeburtlich fortsetzt (hochreguliert in Sertoli-Zellen), wird von einigen Wissenschaftler/innen angenommen, dass das GATA4-Protein im Komplex mit dem FOG2-Protein an der Aktivierung des Amh-Gens in embryonalen Hoden beteiligt ist.[137] Auch sei der GATA4-FOG2-Komplex möglicherweise an der Regulation des Sry-Gens beteiligt, zumindest zeigte sich die Sry-Expression in Mäuse-Experimenten bei Tieren mit homozygoter Mutation von Gata4 und homozygotem Fehlen von Fog2 bei 11,5dpc (dem gewöhnlichen Peak einer Sry-Expression) deutlich – auf etwa 25% – reduziert.[138] Allerdings gingen die untersuchten Mäuse stets noch in der Embryonalphase wegen eines nicht ausreichend gebildeten Herzens zu Grunde. In der embryonalen Geschlechtsentwicklung zeigte sich, dass die Entwicklung von Sertoli-Zellen gehemmt war und dass wichtige Faktoren für die Steroid-Biosynthese nicht exprimiert wurden. Den Phänotyp der Gonaden interpretierten S. G. Tevosian et al. (2002) als eher XX-Gonaden als XY-Gonaden ähnlich.[139] Andere Ergebnisse aus Mäuse-Experimenten wiesen auf eine Bedeutung eines GATA4-FOG2-Komplexes zum Zeitpunkt 13,5dpc bei der Regulation des Dmrt1-Gens (Doublesex- and mab3-related transcription factor 1; *vgl. ausführlich S.264f*) hin.[140] Unter anderem auf Grund dieser Ergebnisse wurde GATA4-FOG2 als wichtig bei der Geschlechtsentwicklung, und zwar für die Ausbildung von Hoden, herausgestellt. Gleichwohl wurde auch eine Expression in den zunächst undifferenzierten Gonaden von Mäusen mit XX-Chromosomen in der entsprechenden Zeitspanne, beginnend bei 11,5dpc, gezeigt. Die Expression werde dort aber ab etwa 13,5dpc reduziert, um in adulten Eierstöcken wieder hochreguliert zu werden.[141]

M. Anttonen (2005) zeigte hingegen teilweise andere Expressionsmuster, die ihn auch zu anderen Interpretationen veranlassten: Gata4 werde in den somatischen Zellen der indifferenten Keimdrüse (bei 10,5dpc) exprimiert. Auch bei 12,5dpc, nachdem die Sry-Expression bereits eingesetzt hatte, wurden Gata4 und Fog2 sowohl bei vorhandenen XX-Chromosomen als auch bei XY-Chromosomen exprimiert. Aber während Mäuse mit XX-Chromosomen während der gesamten sich anschließenden Embryonalentwicklung eine erhöhte Expression

136 Vgl. für einen guten Überblick zu dem Gen GATA4 und Protein GATA4 und deren Einordnung sowie zu strukturellen Merkmalen des GATA4-Proteins und dessen möglichen Funktionen: Anttonen, 2005; Viger, 2008.

137 Vgl. Anttonen, 2005 S.16/17.

138 Tevosian, 2002.

139 Tevosian, 2002.

140 Lei, 2004 S.384ff.

141 Tevosian, 2002 S.4628; vgl. Anttonen, 2005 S.16.

von Gata4 *und* Fog2 aufwiesen, war bei Mäusen mit XY-Chromosomen die Expression des Fog2-Gens in den Sertoli-Zellen der sich differenzierenden Hoden ab 13,5dpc reduziert, ab 15,5dpc war in Sertoli-Zellen keine Expression mehr nachweisbar. Gata4 wurde hingegen auch bei XY-Chromosomen exprimiert.[142] Anttonen (2005) folgerte daraus, dass das FOG2-Protein die Ausbildung von Hoden unterdrücke und die Ausbildung von Eierstöcken unterstütze, wohingegen GATA4 (ohne FOG2) die Transkription von Sry und Amh aktiviere und damit die Entwicklung von Hoden befördere. Auch in menschlichem embryonalem Eierstockgewebe zeigte Anttonen (2005) die Expression des GATA4-Gens und des FOG2-Gens.[143] Aktuell wird für etwa zwei Dutzend murine Gene postuliert, dass GATA4-Protein eine Bedeutung bei deren Regulation einnehmen könne, neben Sry und Amh u.a. auch bei Sox9, Dmrt1 und Star.[144]

Vielfältige Funktionen im Eierstockgewebe wurden für das GATA4-Protein bei der Ausbildung von Ovarialfollikeln (jedoch noch nicht von Primordialfollikeln) beschrieben. Zudem könne GATA4 die Transkription von gegen Apoptose gerichteten Genen steigern und damit eine Rolle beim Schutz insbesondere von Granulosazellen und Zellen des Herzens vor Apoptose bewirken. Damit sei GATA4-Protein auch bei der Entwicklung von Tumoren bedeutsam.[145]

Neben GATA4 wird auch anderen GATA-Proteinen eine Bedeutung bei der Geschlechtsentwicklung zugeschrieben, so GATA1, GATA2, GATA6.[146]

FGF9: Ebenfalls aus Maus-Experimenten wurde ein weiterer Faktor als downstream von Sry wirkend postuliert. Dabei handelt es sich um Fgf9 (Fibroblast growth factor 9; Mensch: FGF9)[147]. Das Genprodukt von FGF9/Fgf9 wird der Gruppe der Fibroblasten-Wachstumsfaktoren (FGF) zugeordnet. In dieser Gruppe werden einkettige Polypeptide zusammengefasst, denen Signalfunktionen bei Zellwachstum und Zelldifferenzierung zugeschrieben werden. Wirksam würden sie durch die Bindung an spezifische Rezeptoren (bekannt: FGFR1-4, weitere durch alternatives Spleißen), wodurch sie intrazelluläre Signalwege in Gang setzten. Bedeutungen von Fibroblasten-Wachstumsfaktoren werden sowohl in der Embryonalentwicklung als auch bei Gewebereparaturmechanismen in adulten Organismen beschrieben.

---

142 Anttonen, 2005 S.38/39; vgl. Viger, 2008.

143 Anttonen, 2005 S.39/40. Eine Reduktion der Expression von Fog2 in solchen Zellen, in denen Sry exprimiert wurde, zeigten auch S. G. Tevosian et al. (2002), obgleich diese daraus die Notwendigkeit der Interaktion zwischen GATA4 und FOG2 zur Aktivierung der Transkription des Sry-Gens ableiteten [Tevosian, 2002]. Auch R. S. Viger et al. (2008) folgerten, dass GATA-Proteine, insbesondere GATA4, eine ‚Schlüsselrolle' bei der embryonalen Eierstockdifferenzierung spielen müsse [Viger, 2008].

144 Vgl. für eine Übersicht: Viger, 2008 S.31/32.

145 Laitinen, 2000; Anttonen, 2005 insbesondere S.40-49; Viger, 2008.

146 Vgl. Anttonen, 2005; Viger, 2008.

147 OMIM, 2008 (Eintrag: 600921).

FGF9/Fgf9 wird autosomal im Genom lokalisiert (Mensch: 13q11-q12). Es wird eine Wirkung auf die Embryonalentwicklung von Lunge, Extremitäten und anteriorer Hypophyse sowie bei der Proliferation und Migration von Zellen bei der Differenzierung der unspezifischen Gonadenanlage zu Hoden angenommen. Begründet wird dies damit, dass Fgf9-negative Mäuse mit XY-Chromosomen einen weiblichen Phänotyp zeigten; frühe Faktoren der – testikulären – Differenzierung von Sertoli-Zellen wurden nicht (so das Dhh-Gen [desert hedgehog, lokalisiert beim Menschen: 12q13.1])[148] oder vermindert (das Amh-Gen) exprimiert.[149]

Auch Mäuse mit XX-Chromosomen die mit FGF9-Protein behandelt wurden, zeigten keine Expression von Faktoren der Sertoli-Zell-Differenzierung. Daraus schlossen die Forschenden, dass Fgf9 nicht hinreichend dafür sei, downstream gelegene Entwicklungsschritte einer ‚männlichen Entwicklung' auszulösen, sondern dass upstream von Fgf9 gelegene Faktoren für die Entwicklung ebenso notwendig seien. Sie betonten die Bedeutung von Sry.[150] (Die Expression des Sry-Gens zeigte sich zudem von der Abwesenheit von Fgf9 unbeeinflusst – daher auch die Verortung von Fgf9 downstream von Sry.)[151]

Während Fgf9 zunächst sowohl in Mäusen mit XX-Chromosomen, als auch in solchen mit XY-Chromosomen vorhanden sei, werde es nach einem bestimmten Zeitpunkt (11,5 dpc) in Mäusen mit XX-Chromosomen herunterreguliert, wogegen die Expression in Mäusen mit XY-Chromosomen andauere. Angenommen wird, dass das FGF9-Protein in Mäusen mit XY-Chromosomen an FGFR2 bindet und damit intrazelluläre Signalwege in Gang setzt.[152] So postulierten Y. Kim et al. (2006a), dass zwar SOX9-Protein für die Expression von Fgf9 notwendig sei, das Umgekehrte gelte aber nicht. Allerdings beeinflussten sich SOX9- und FGF9-Protein in einer positiven Rückkopplung gegenseitig, wirke FGF9-Protein also auch stimulierend auf die Sox9-Gen-Expression. Auch wirke FGF9 stimulierend auf die Expression von Dhh und Amh.[153] In Mäusen mit XX-Chromosomen werde die Expression des Fgf9-Gens durch WNT4 (Wingless-type MMTV integration site family, Member 4; *vgl. ausführlich S.272ff*) repressiert.[154]

DMRT1: Homolog zu doublesex (dsx) in *Drosophila* und zu mab-3 in *Caenorhabditis* wird dem menschlichen DMRT1 (Doublesex- and mab3-related trans-

148 OMIM, 2008 (Eintrag: 605423); vgl. Val, 2005 S.623.
149 Vgl. u.a. Ronfani, 2004 S.1913; Ross, 2005 S.21; Kim, 2006a.
150 Vgl. Ross, 2005 S.21.
151 Kim, 2006a S.1002.
152 Colvin, 2001; Kim, 2007; vgl. Cotinot, 2002 S.161/162; Ross, 2005 S.21; Gilbert, 2006 S.535/536; Wilhelm, 2007a S.18/19.
153 Kim, 2006a S.1005; vgl. Kim, 2006b S.2295/2296.
154 Kim, 2006a S.1005; Kim, 2006b S.2295-2297.

cription factor 1)[155] eine Bedeutung bei der Hodenentwicklung zugeschrieben. Lokalisiert auf Chromosom 9 in der Region p24.3, ‚codiere' das Gen für ein Produkt mit einer DNA-bindenden Domäne und könne damit als Transkriptionsfaktor wirken. Exprimiert werde das Dmrt1-Gen bei Mäusen embryonal ausschließlich in der Genitalfurche, zunächst in der indifferenten Gonade um 10,5dpc. Während sich die Expression nach etwa 12,5dpc bei Mäusen mit XX-Chromosomen vermindere und bei 15,5dpc nur noch schwach nachweisbar sei, dauere sie bei Mäusen mit XY-Chromosomen in Sertoli-Zellen und Keimzellen der Hoden an.[156] Das DMRT1-Gen wird daher als gonaden- und geschlechtsspezifisch beschrieben: Eine höhere Expressionsrate wird mit der Entwicklung von Hoden (insbesondere von Sertoli-Zellen), eine niedrigere Expressionsrate mit der Ausbildung von Eierstöcken in Verbindung gebracht. Homologe zu DMRT1 wurden außer bei *Drosophila* und *Caenorhabditis* auch bei einigen Säugetieren, wie etwa Mäusen, bei Vögeln und Reptilien, beschrieben, so dass davon ausgegangen wird, dass es einen evolutionär konservierten Bestandteil der Geschlechtsdetermination, zumindest bei Wirbeltieren, darstellt.[157]

Einige weitere Gene/Genprodukte: Ebenfalls für die Hodenentwicklung bedeutsam hypothetisiert werden DMRT3 (Doublesex- and mab3-related transcription factor 3), auf Grund eines ähnlichen zeitlichen Expressionsmusters wie bei DMRT1,[158] und SOX8 (SRY-related HMG-Box gene 8; lokalisiert: 16p13.3)[159]. SOX8 ist wie SOX9 ein SOX-Protein. Die Expression des murinen Gens Sox8 werde bei Mäusen ca. 12h nach der Erhöhung der Expression von Sox9 gesteigert und finde zeitlich vor der Expression von Amh statt. SOX8-Protein könne, wie SOX9, an den Promotor von Amh binden, ebenso könne es mit dem SF1-Protein interagieren. Eine Wirkung wird, aus Experimenten mit Mäusen, in der Verstärkung der Wirkung von SOX9 angenommen; Mäuse mit nicht-funktionalem SOX8 zeigten allerdings keinen Effekt bei der Geschlechtsentwicklung, sondern lediglich eine geringere Körpergröße. Sox8 wird bei Mäusen in zahlreichen Geweben und Organen, wie dem Nervensystem, in Muskeln, dem Knorpel, der Nebenniere, der Niere, dem Hoden, dem Auge, dem Ohr und der Nase, exprimiert.[160] Eine spezifisch geschlechtliche Bedeutung erscheint damit als fraglich. Auch weiteren Genen, wie bspw. ATRX (ATR-X gene; alpha-

155 OMIM, 2008 (Eintrag: 602424).

156 Raymond, 1999; vgl. Morrish, 2002 S.455.

157 Vgl. Koopman, 2001 S.38; Morrish, 2002 S.455; Cotinot, 2002 S.163; Erickson, 2004 S.1937; Wilhelm, 2007a S.19; Blecher, 2007 S.3058; OMIM, 2008 (Eintrag: 602424).

158 Vgl. Wilhelm, 2007a S.19.

159 OMIM, 2008 (Eintrag: 605923).

160 Vgl. Schepers, 2003; Chaboissier, 2004; Ronfani, 2004 S.1912; Koopman, 2005 S.369; Val, 2005 S.621; Wilhelm, 2007a S.18; OMIM, 2008 (Eintrag: 605923).

thalassemia/mental retardation syndrome gene; lokalisiert: Xq13)[161] und einigen Insulin-Rezeptor-Genen (murin: Ir [insulin receptor], Igf1r [insuli-like growth factor 1 receptor], Irr [insuli receptor-related receptor]), wird eine Bedeutung bei der Etablierung eines männlichen Phänotyps zugeschrieben;[162] Menschen mit XY-Chromosomen mit Mutationen von ATRX zeigten einen mehr oder weniger vollständigen ‚sex reversal';[163] in Mäusen mit XY-Chromosomen bildete sich bei Nicht-Funktionalität der drei benannten Insulin-Rezeptor-Gene ein als weiblich betrachteter Phänotyp aus.[164]

Upstream von SRY – Gene die hierarchisch oberhalb von SRY eingeordnet werden, denen also eine Bedeutung bei der Ausbildung der Genitalfurche, der indifferenten Keimdrüse zugeschrieben wird

WT1: Auch upstream von SRY/Sry werden mittlerweile weitere Faktoren angenommen: Das murine Wt1 und das menschliche WT1 wurden als wichtige Regulatoren von Sry/SRY postuliert;[165] als weitere wichtige Ziele des WT1-Proteins in der Geschlechtsentwicklung sind die Gene Wnt4, Dax1 und indirekt die Gene Sox9 und Amh in der Diskussion.[166] Das menschliche WT1-Gen (Wilms' tumor 1 gene)[167] wird auf dem autosomalen Chromosom 11 in der Region p13 lokalisiert. Mittlerweile werden zahlreiche Genprodukte von WT1 beschrieben, die Transkriptionsfaktoren darstellten. Es werden vier verschiedene (Haupt)Isoformen des WT1-Proteins unterschieden. Insgesamt mehr als zwei Dutzend bekannte Isoformen des WT1-Proteins verdeutlichen die Komplexität der Expression des WT1-Gens und der Aktivität des WT1-Proteins.[168] Unterschiede der Isoformen zeigten sich beispielsweise in den Bindungseigenschaften zu DNA (und ggf. RNA). Die Expression des WT1/Wt1-Gens wurde embryonal bereits zum Zeitpunkt der indifferenten Gonadenanlage, beginnend bei 9,5dpc bei Mäusen bzw. 32dpo bei Menschen, in der Urniere (Mesonephros), im Keimepithel und der Genitalfurche gezeigt.[169] Bereits vor 9,5dpc wurde bei Mäusen eine

---

161 OMIM, 2008 (Eintrag: 300032).

162 Vgl. u.a. Ronfani, 2004 S.1913/1914.

163 Vgl. McElreavey, 1997 S.344; Cotinot, 2002 S.163; Brennan, 2004 S.512; OMIM, 2008 (Eintrag: 300032).

164 Vgl. Brennan, 2004 S.513; Ross, 2005 S.21.

165 Hammes, 2001; Hossain, 2001; Matsuzawa-Watanabe, 2003; Wagner, 2003 S.1656.

166 Vgl. Wagner, 2003 S.1656.

167 OMIM, 2008 (Eintrag: 607102).

168 Vgl. Scharnhorst, 1999; Parker, 1999 S.423; Bowles, 2001 S.1025.1; Cotinot, 2002 S.162; Clarkson, 2002 S.106; Wagner, 2003 S.1654; Ronfani, 2004 S.1913; Val, 2005 S.618/619.

169 Armstrong, 1993; Rackley, 1993; vgl. Swain, 1999; Hanley, 1999; Parker, 1999 S.424; Morrish, 2002 S.452-454.

starke Expression von Wt1 im mütterlichen Uterus festgestellt.[170] Beim Menschen war eine starke Expression von WT1 bis zur 15. bzw. 18. Embryonalwoche in verschiedenen Geweben des Embryos nachweisbar, so in der Urniere, in der sich entwickelnden Niere (Metanephros) und in Bereichen sich entwickelnder Hoden und Eierstöcke.[171] Bei Ausfall des Wt1-Gens in Mäusen zeigten sich ‚Abnormalitäten' in den Keimdrüsen, den Nieren, dem Herzen, der Lunge, der Milz, den Nebennieren, die meist ein Zugrundegehen des Embryos bewirkten oder früh nachgeburtlich zum Tod führten.[172] Beim Menschen wurden im Zusammenhang mit Mutationen des WT1-Gens die Entstehung von Nierentumoren im Kindesalter (Wilms-Tumore); nicht ‚normal' ausgebildete Genitalien, ggf. verbunden mit Wilms-Tumor („Denys-Drash-Syndrom"); vollständige Hoden-Dysgenesie, verbunden mit chronischen Nierenerkrankungen („fokal segmentale Glomerulosklerose"), und weitere ‚nicht normale' Nierenentwicklungen („Frasier-Syndrom") beschrieben.[173] Über Funktionen von WT1-Protein in der Myogenese und bei der Ausbildung der Netzhaut wird spekuliert.[174]

Genauer untersucht und von besonderem Interesse sind zwei der Isoformen des WT1-Proteins. Sie entstehen durch alternatives Spleißen des Exons 9 und unterscheiden sich in der Aminosäuresequenz in drei Aminosäuren (Lysin [K], Threonin [T], Serin [S]; Kurzschreibweise: KTS). Die +KTS- und die –KTS-Varianten des WT1-Proteins zeigten unterschiedliche Bindungseigenschaften zu Nukleinsäure und zu verschiedenen Proteinen. Auf die Bedeutung der +KTS-Variante wurde aus Untersuchungen von Menschen mit „Frasier-Syndrom" geschlossen. Auf Grund einer (heterozygot vorhandenen [homozygot im Mäuse-Experiment letal][175]) Mutation zeigte sich bei Menschen mit „Frasier-Syndrom" eine verminderte Bildung der +KTS-Isoform des WT1-Proteins. Das Verhältnis zwischen +KTS- und –KTS-Isoform verschob sich. Trotz eines als typisch männlich eingeordneten 46, XY-Chromosomensatzes würden Menschen mit „Frasier-Syndrom" einen weiblichen Phänotyp ausbilden.[176] Auch bei Mäusen ließen sich entsprechende Beobachtungen bei durch heterozygote Mutation verursachter Verminderung der Menge der +KTS-Isoform feststellen, wogegen vermindertes WT1(–KTS)-Protein tiefgreifende Auswirkungen auf das Ausbilden embryonaler Nieren und Gonaden (sowohl ‚weiblicher' als auch ‚männlicher') überhaupt hatte.[177]

---

170 Rackley, 1993; Rackley, 1995.

171 Armstrong, 1993; Rackley, 1993; vgl. Swain, 1999; Hanley, 1999; Parker, 1999 S.424; Morrish, 2002 S.452-454.

172 Vgl. Wagner, 2003 S.1653.

173 Vgl. u.a. Klamt, 1998.

174 Vgl. OMIM, 2008 (Eintrag: 607102).

175 Vgl. Bowles, 2001 S.1025.1; OMIM, 2008 (Eintrag: 607102).

176 Barbaux, 1997; Klamt, 1998; vgl. Parker, 1999 S.423-425; Cotinot, 2002 S.162; Ronfani, 2004 S.1913.

177 Hammes, 2001; vgl. Bowles, 2001 S.1025.2/1025.3; Clarkson, 2002 S.107; Ronfani, 2004 S.1913; Val, 2005 S.619.

Diskrepanzen zwischen Mensch und Maus zeigen sich anscheinend an anderer Stelle und verweisen darauf, dass gerade das sensible Verhältnis von +KTS- und –KTS-Isoformen (und weiteren Isoformen) des WT1-Proteins von Bedeutung sein könnte;[178] und dass weitere Forschungen notwendig sind. Während bei Mäusen beschrieben wurde, dass WT1(+KTS)-Protein für die Aktivierung der Transkription von Sry wichtig sei,[179] und aus den Beschreibungen des „Frasier-Syndroms" Ähnliches für den Menschen durchaus schlüssig zu folgern sei, postulierten A. Hossain et al. (2001) aus In-vitro-Experimenten, dass das WT1(–KTS)-Protein an den menschlichen SRY-Promotor binden und die Transkription induzieren könne.[180] Zudem wirke das menschliche WT1(–KTS)-Protein als Transkriptionsfaktor, zusammen mit SF1, an der Regulation von AMH mit.[181]

Die Annahme, dass sowohl +KTS- als auch –KTS-Isoformen Bedeutung bei der Geschlechtsdetermination haben könnten, wird dadurch gestützt, dass auch bei Mäusen WT1(–KTS)-Protein hierbei als wichtig postuliert werden konnte. So wirke es, zusammen mit LHX9-Protein, als Transkriptionsfaktor des Sf1-Gens,[182] ggf. wirke es auch aktivierend auf die Transkription von Wnt4 und von Dax1.[183] Damit wird eine Bedeutung des WT1-Proteins sowohl bei der Regulation von Genen, die dem hodendeterminierenden Signalweg zugerechnet werden, als auch solchen, die dem eierstockdeterminierenden Signalweg zugeschrieben werden, als möglich betrachtet. Eine Begründung für die Bedeutung der beiden besonders intensiv beschriebenen Isoformen des WT1-Proteins wird in verschiedenen Arbeiten für die Maus ausgeführt: Während das WT1(–KTS)-Protein direkt Transkription befördere,[184] zeige das WT1(+KTS)-Protein eine größere Affinität zu RNA (als zu DNA) und könne damit möglicherweise posttranskriptional bspw. Sry mRNA stabilisieren[185] oder in Verbindung mit Spleißosomen an der Prozessierung von RNA mitwirken.[186]

M33: Als weiteres Gen upstream von SRY/Sry ist M33 (Mouse, Homolog of; auch benannt: Chromobox homolog 2, Drosophila polycomb class [CBX2])[187],

178 Die mögliche Beziehung/Balance zwischen +KTS- und –KTS-Isoformen visualisierten K.-D. Wagner et al. (2003) sehr anschaulich als Modell einer Waage und der möglichen Funktionen der einzelnen Isoformen: Wagner, 2003 S.1655, 1657.

179 Hammes, 2001; Wagner, 2003 S.1656; vgl. Val, 2005 S.619.

180 Hossain, 2001; vgl. Morrish, 2002 S.453; Clarkson, 2002 S.106-108; Wagner, 2003 S.1656.

181 Nachtigal, 1998; vgl. Morrish, 2002 S.453; Wagner, 2003 S.1656.

182 Wilhelm, 2002; vgl. Parker, 1999 S.426/427; Wagner, 2003 S.1656; Wilhelm, 2007a S.12/13.

183 Vgl. Kim, 1999; Wagner, 2003 S.1656.

184 Vgl. Bowles, 2001 S.1025.1; Morrish, 2002 S.452; Harley, 2003 S.480; Val, 2005 S.619; Wilhelm, 2007a S.12/13.

185 Vgl. Parker, 1999 S.423/424; Bowles, 2001 S.1025.2; Wagner, 2003 S.1655; Val, 2005 S.619; Wilhelm, 2007a S.16.

186 Vgl. Bowles, 2001 S.1025.1; Morrish, 2002 S.452; Harley, 2003 S.480.

187 OMIM, 2008 (Eintrag: 602770).

ein murines Homolog zu dem Polycomb-Gen in *Drosophila*, in der Diskussion. Das menschliche Homolog wird auf 17q25 (in der Nähe von SOX9) lokalisiert. M33 wird eine Bedeutung als Transkriptionsfaktor bei der Differenzierung von Hoden zugeschrieben, gleichwohl werden auch Wirkungen bei der Ausbildung von Eierstöcken angenommen. Es wird daher upstream von SRY/Sry verortet. Mäuse mit einer homozygoten Mutation im M33-Gen zeigten bei 40, XX-Chromosomensatz die Ausbildung kleiner Eierstöcke, wohingegen solche Mäuse mit 40, XY-Chromosomensatz einen partiellen oder vollständigen ‚sex reversal' hin zu einem weiblichen Phänotyp zeigten. Möglicherweise ist M33 an der Regulation der Transkription des Sf1-Gens in Milz und Nebenniere beteiligt. Allerdings ist M33 bisher weder beim Menschen noch bei Mäusen oder anderen Tieren genauer studiert worden.[188]

LHX9: Ein weiteres Gen, dem upstream von SRY/Sry Bedeutung bei der Geschlechtsdetermination zugeschrieben wird, ist LHX9 (LIM homeobox gene 9).[189] Autosomal lokalisiert auf Chromosom 1 in der Region q31-q32, ‚codiert' LHX9 einen Transkriptionsfaktor, der – wie andere Gene der LHX-Familie – eine Homöodomäne[190] und zwei Cystein-reiche LIM-Domänen enthält und mit diesen in Protein-Protein-Interaktionen involviert ist. Im Mäuseexperiment mit nicht-funktionalem Lhx9 wurden keine Keimdrüsen (weder Eierstöcke noch Hoden) ausgebildet, der sich herausbildende Phänotyp wurde als ‚weiblich' benannt. Aus der Beobachtung, dass sich die Expression des SF1-Proteins auf ein Minimum reduziert zeigte, wurde postuliert, dass das LHX9-Protein an der Aktivierung der Transkription des Sf1-Gens beteiligt sein könnte. Das LHX9-Protein könnte zusammen mit der –KTS-Isoform des WT1-Proteins die Transkription von Sf1 regulieren und damit der Expression von Sry zeitlich vorausgehen.[191]

LIM1: LIM1 (LIM homeobox gene 9; beim Menschen lokalisiert: 11p13-p12), auch bekannt als LHX1,[192] enthält ebenfalls eine Homöodomäne. In Mäuse-Experimenten führte ein gezieltes Ausschalten von Lim1 dazu, dass Kopfstrukturen nicht ausgebildet wurden und der Embryo früh einging. Im Falle des Überdauerns von Embryonen waren bei diesen keine Nieren und Gonaden ausgebildet. Es wird angenommen, dass LIM1 Bedeutung bei der Ausbildung der

188 Vgl. Koopman, 2001 S.37; Cotinot, 2002 S.162; Erickson, 2004 S.1937; Wilhelm, 2007a S.13.

189 OMIM, 2008 (Eintrag: 606066).

190 Die Homöobox oder Homödomäne ist eine für 60 Aminosäuren ‚codierende' konservierte DNA-Sequenz. Ihren Namen führt sie, da sie zuerst in s.g. homöotischen Genen (Genen, die früh die Ausbildung spezifischer Körperbestandteile [Extremitäten, Augen etc.] beeinflussen) von *Drosophila* beschrieben wurde.

191 Vgl. Heikkilä, 2002 S.28/29; Wilhelm, 2007a S.13; OMIM, 2008 (Eintrag: 606066).

192 OMIM, 2008 (Eintrag: 601999).

Genitalfurche hat, insbesondere bei der Ausbildung von Müllerschem und Wolffschem Gang.[193]

EMX2: Auch EMX2 (Empty spiracles, Drosophila, 2, homolog of)[194] werde bereits sehr früh in der Geschlechtsentwicklung, noch vor der Expression von SRY/Sry, exprimiert. Das menschliche EMX2-Gen wird auf Chromosom 10 in der Region q26.1 lokalisiert und ‚codiere' für einen Transkriptionsfaktor mit einer Homöodomäne. Einfluss habe es insbesondere bei der Ausbildung von Strukturen des Zentralen Nervensystems sowie bei der Entwicklung des Urogenitaltraktes. Im Maus-Experiment bildeten Mäuseembryonen ohne funktionales Emx2 weder Keimdrüsen noch Genitaltrakt aus. Daher wird Emx2 als sehr früh in die Geschlechtsentwicklung involviert angenommen.[195]

Jenseits von Passivität: Auch für Eierstockentwicklung werden – mittlerweile verbreitet – genetische Faktoren als notwendig betrachtet

DAX1: Im Jahr 1980 wurde bei zwei Geschwistern ein 46, XY-Chromosomensatz beschrieben, der mit einem ‚weiblichen Phänotyp' einherging.[196] Während sich das Y-Chromosom als der Norm der biologischen Wissenschaft entsprechend darstellte, zeigten sich auf dem X-Chromosom diesbezüglich Veränderungen. So war ein Bereich auf dem kurzen Arm des X-Chromosoms dupliziert. Dieser Bereich wurde in der Folge mit der Entwicklung eines ‚weiblichen Phänotyps' (mit Eierstöcken) in Verbindung gebracht und als die Entwicklung eines ‚männlichen Phänotyps' (mit Hoden) verhindernd beschrieben, wobei die Wirkung abhängig von der Anzahl der vorhandenen funktionalen Kopien dieses Bereichs (also dosisabhängig) sei.

1994 wurde für diese Region das Gen DAX1 (dosage-sensitive sex reversal, adrenal hypoplasia congenita, critical region on the X chromosome, gene 1; auch bezeichnet als: Nuclear receptor subfamily 0, Group B, Member 1 [NR0B1])[197] beschrieben. DAX1 wird auf Chromosom X in der Region p21.3-p21.2 lokalisiert und ‚codiere' für ein aus 470 Aminosäuren bestehendes Protein, das zu den Orphan nuclear receptors (Liganden-aktivierten Kernrezeptoren ohne identifizierte Liganden) gezählt wird.[198] DAX1-Protein beinhalte als charakteristische Strukturen C-terminal eine DNA-bindende Domäne und N-terminal ein mehrfach wiederkehrendes Aminosäure-Motiv, das in Protein-Protein-Interaktionen invol-

193 Vgl. Migeon, 2000 S.113; Koopman, 2001 S.36; Cotinot, 2002 S.158; Heikkilä, 2002 S.28; Wilhelm, 2007a S.14.
194 OMIM, 2008 (Eintrag: 600035).
195 Koopman, 2001 S.36; Wilhelm, 2007a S.13; OMIM, 2008 (Eintrag: 600035).
196 Vgl. u.a. Gilbert, 2000 S.530; Yao, 2005 S.88; Gilbert, 2006 S.538.
197 OMIM, 2008 (Eintrag: 300473).
198 Vgl. Jameson, 2003 S.56/57; OMIM, 2008 (Eintrag: 300473).

viert sein könnte. DAX1 wirke transkriptionsregulierend und unterdrücke die Transkription anderer Kernrezeptoren, wie SF1, die Östrogenrezeptoren ERα und ERβ, den Androgenrezeptor und den Progesteronrezeptor. Gegebenenfalls wirke DAX1 auch posttranskriptional, indem es RNA oder Polyribosomen bindet und an deren Transport in den Zellkern beteiligt ist.[199]

Expression von Dax1 wurde bei Mäusen embryonal für zahlreiche Gewebe und Organe beschrieben. So werde es in der Hirnrinde, der Wirbelsäule, dem Thymus, dem Herzen, der Lunge, den Eierstöcken, den Hoden, der Nebennierendrüse, dem Hypothalamus, der Milz und den Nieren exprimiert.[200] Bei Mäusen mit XY-Chromosomen finde die Expression von Dax1 in einer Zeitspanne von 10,5 bis 12,5dpc statt; bei Mäusen mit XX-Chromosomen finde sie beginnend bei 10,5dpc mit zeitlich variierender Quantität bis zum Ende der Embryonalzeit und nachfolgend auch nachgeburtlich statt.[201] Auch beim Menschen finde eine (geringe) Expression von DAX1 bereits früh statt, in der indifferenten Gonadenanlage ab 33dpo. Auf niedrigem Niveau halte diese Expression bis zur 18. bzw. 15. Schwangerschaftswoche sowohl in embryonalen Hoden als auch embryonalen Eierstöcken an.[202] Bezüglich des Expressionsmusters zeigen sich also Unterschiede zwischen Mäusen und Menschen.[203]

Als Funktion wurde für das DAX1-Protein, insbesondere aus Beobachtungen beim Menschen, aber auch aus Experimenten mit transgenen Mäusen, eine antagonistische Wirkung zur Hodenentwicklung, als direkter oder indirekter Repressor von SRY/Sry, postuliert, wohingegen es die Ausbildung von Eierstöcken befördere. Damit wurde durch die Beschreibung von DAX1 auch die These erschüttert, dass die Ausbildung eines ‚weiblichen Phänotyps' ohne weiteres Zutun – passiv – verlaufe.[204]

Durch neuere Arbeiten wird die streng binäre Wirkung von DAX1/Dax1 – der Unterdrückung von Hodenentwicklung und Unterstützung von Eierstockentwicklung – in Zweifel gezogen, bzw. es wird eine unterschiedliche Wirkung des Dax1-Gens in Mäusen und des DAX1-Gens in Menschen als möglich impliziert.

---

199 Vgl. Meeks, 2003a S.1029/1030; Iyer, 2004; Ludbrook, 2004 S.117/118; Niakan, 2005 S.73; Wilhelm, 2007a S.19; McCabe, 2007.

200 Bae, 1996; vgl. Goodfellow, 2001 S.63; Morrish, 2002 S.454; Niakan, 2005 S.75.

201 Swain, 1999; Anttonen, 2005 S.16, 18; vgl. Jordan, 2002 S.5; Morrish, 2002 S.454.

202 Hanley, 2000; Hanley, 2001 S.58/59.

203 Hanley, 2000.

204 Vgl. u.a. McElreavey, 1997 S.343, 344; Swain, 1998; Gilbert, 2000 S.530; Harley, 2003 S.480, 481; Iyer, 2004 S.69; Yao, 2005 u.a. S.88; Val, 2005 S.621/622; Gilbert, 2006 S.537/538; Kim, 2006b S.2294. Eine solche Vorstellung, der Eierstockentwicklung und der Ausbildung eines als weiblich betrachteten Phänotyps als passive Prozesse, hatten bereits 1986 E. M. Eicher und L. L. Washburn in Zweifel gezogen. Sie stellten heraus, dass Eierstöcke wie andere Organe sehr komplex seien und daher aktive genetische Signalwege zu deren Ausbildung existieren müssten [Eicher, 1986 S.328/329, 341/342; vgl. Fausto-Sterling, 1988 (1985) S.119, 129; Rieder, 2003 (2000) S.118; Yao, 2005 S.88; Rosario, 2009].

Bei Experimenten an Mäusen mit nicht-funktionalem Dax1 zeigte sich – entgegen den Beobachtungen zur Wirkung von DAX1 beim Menschen – bei XX-Chromosomen kein Effekt bei der Eierstockentwicklung und der Zeugungsfähigkeit.[205] Bei Mäusen mit XY-Chromosomen führte nicht-funktionales Dax1 zu verkleinerten, unvollständig entwickelten Hoden und zu Sterilität.[206] Letzteres zeigte sich auch bei der Untersuchung von Menschen: Bei einer Patient/in mit als männlich betrachtetem Phänotyp und Sterilität sowie Nebennierenrindenhypoplasie (adrenal hypoplasia congenita, AHC)[207] war eine Deletion im Bereich des DAX1-Gens nachweisbar.[208] Die Mechanismen und Funktionen, die DAX1/Dax1 bei der Behinderung sowie Unterstützung der Hodenentwicklung und der Spermatogenese zukommen könnten, sind bislang kaum diskutiert. E. R. B. McCabe (2007) postuliert diesbezüglich, dass auf Grund der sehr großen Variabilität auftretender Phänotypen bei Menschen mit Nebennierenrindenhypoplasie eine große Komplexität anzunehmen sei, bei der weitere Genfaktoren und Umweltfaktoren die Wirkung von DAX1/Dax1 beeinflussten.[209] Auf solche Komplexität weist auch hin, dass mittlerweile zwei unterschiedliche Spleiß-Varianten von DAX1 – DAX1 und DAX1A – beschrieben werden.[210] Auch könnten spezifische Expressionslevel zu spezifischen Zeitpunkten bedeutsam sein.[211]

WNT4: WNT4 (Wingless-type MMTV integration site family, Member 4)[212], lokalisiert auf dem autosomalen Chromosom 1 in der Region p35, wird als ein in die Ausbildung ‚weiblichen Phänotyps' involviertes Gen betrachtet. Es wird angenommen, dass das Genprodukt u.a. die Transkription des DAX1-Gens aktivieren[213] und – für Mäuse postuliert – die des Fgf9-Gens unterdrücken könnte.[214] Das WNT4-Protein wird der WNT-Familie[215] zugeordnet. Es wird als cysteinreiches Glycoprotein beschrieben, das als extrazelluläres Signalmolekül fungiere und während der Embryonalentwicklung verbreitet exprimiert werde, so in

205 Vgl. Koopman, 2001 S.37; Cotinot, 2002; Iyer, 2004 S.69/70; Yao, 2005 S.88; Camerino, 2006 S.290; Kim, 2006b S.2294; Wilhelm, 2007a S.19.

206 Meeks, 2003a; Meeks, 2003b; Iyer, 2004 S.69; Bouma, 2005; vgl. Koopman, 2001 S.37; Cotinot, 2002; Jameson, 2003 S.57; Brennan, 2004 S.513/514; Yao, 2005 S.88; Val, 2005 S.622; Camerino, 2006 S.290; Kim, 2006b S.2294; Wilhelm, 2007a S.19, 21.

207 OMIM, 2008 (Eintrag: 300200).

208 Seminara, 1999; vgl. Jameson, 2003 S.57; Iyer, 2004 S.69.

209 McCabe, 2007.

210 Vgl. Iyer, 2004 S.61; McCabe, 2007 S.181. DAX1A bezeichnet ein Protein, bestehend aus 401 Aminosäuren.

211 Vgl. u.a. Ludbrook, 2004 S.119/120.

212 OMIM, 2008 (Eintrag: 603490).

213 Vgl. u.a. Anttonen, 2005 S.18; OMIM, 2008 (Eintrag: 603490).

214 Kim, 2006a S.1005.

215 Einführende Informationen zu weiteren Mitgliedern der WNT-Familie finden sich bei: Heikkilä, 2002 S.40ff; Kunow, 2007 S.7-13.

Nieren, Keimdrüsen, Müllerschem Gang, Nebennieren, Brust- und Hirnanhangdrüse.[216]

S. Vainio et al. (1999) untersuchten in Experimenten mit transgenen Mäusen solche, in denen Wnt4 mutiert war. Dabei zeigten solche transgenen Mäuse mit XX-Chromosomen eine ‚Vermännlichung': Während der Müllersche Gang abwesend war, setzte der Wolffsche Gang die Entwicklung fort.[217] Hingegen zeigten Mäuse mit XY-Chromosomen bei nicht-funktionalem Wnt4 keinen Effekt in der Geschlechtsentwicklung. Aus diesen Beobachtungen folgerten Vainio et al. (1999), dass Wnt4 zunächst in allen Individuen von Bedeutung, für die Ausbildung des Müllerschen Ganges notwendig sei. Bei mutiertem Wnt4 könne dieser nicht gebildet werden, und es könnten sich damit aus diesem auch nicht Eileiter, Gebärmutter und obere Vagina differenzieren.[218] Mäuse mit homozygot mutiertem Wnt4 starben kurz nach der Geburt an Nierendefekten.[219] In weiteren Studien wurde auch eine Bedeutung von Wnt4 bei der Keimzellentwicklung postuliert;[220] und es konnte bei mutiertem Wnt4 die Expression von Genen, die zur Biosynthese von Testosteron notwendig seien, gezeigt werden.[221] Die Keimdrüsen (Eierstöcke) bildeten Testosteron und wiesen teilweise Strukturen von Hoden auf.[222] Kim et al. (2006a; 2006b) folgerten aus Mäuse-Experimenten, dass das WNT4-Protein die Expression des Fgf9-Gens unterdrücke und damit eine ‚männliche Entwicklung' verhindere.[223]

Untersuchungen der Expression von Wnt4 stützen die Annahme einer Beteiligung an der Geschlechtsentwicklung zeitlich: So wurde im Bereich der Genitalfurche eine Expression von Wnt4 bei Mäusen mit XY-Chromosomen von 9,5dpc bis etwa 12,0dpc gezeigt; bei Mäusen mit XX-Chromosomen beginne die Expression bei 9,5dpc, halte während der gesamten Embryonalentwicklung an und finde auch nachgeburtlich statt.[224]

Ergebnisse aus der Untersuchung eines Menschen mit XY-Chromosomen und ‚sex reversal' zum ‚weiblichen Phänotyp' weisen ebenfalls auf eine Bedeutung von WNT4 hin. So wurde bei dem betreffenden Menschen eine Duplikation festgestellt, von der das WNT4-Gen betroffen war. B. K. Jordan et al. (2001) postulierten, dass eine ‚Überexpression' von WNT4 auch bei vorhandenem Y-

216 Vgl. Heikkilä, 2005 S.4016.
217 Vainio, 1999; Heikkilä, 2002 S.49-51.
218 Vainio, 1999; Heikkilä, 2002 u.a. S.56; vgl. Gilbert, 2000 S.531; Gilbert, 2006 S.538; Camerino, 2006 S.290; Kunow, 2007 S.9; Wilhelm, 2007a S.20/21; Blecher, 2007 S.3059.
219 Vainio, 1999; vgl. Kunow, 2007 S.9.
220 Heikkilä, 2002 S.51.
221 Heikkilä, 2002 S.51; Heikkilä, 2005.
222 Heikkilä, 2002 S.51, 56; Heikkilä, 2005; vgl. Kim, 2006b S.2294.
223 Kim, 2006a S.1005; Kim, 2006b S.2295-2297.
224 Heikkilä, 2002 S.49; Anttonen, 2005 S.16; vgl. Val, 2005 S.625.

Chromosom eine ‚weibliche Entwicklung' bewirke und dass WNT4, zusammen mit DAX1, an der Ausbildung eines ‚weiblichen Phänotyps' beteiligt sei.[225]

FOXL2: Ein weiteres Gen, über das ebenfalls bereits in Ansätzen geforscht wurde und zu dem einige Aussagen getroffen werden können, ist FOXL2 (Forkhead transcription factor).[226] Das menschliche FOXL2-Gen wird autosomal auf dem Chromosom 3 in der Region q23 lokalisiert. Beschrieben wurde FOXL2 in Verbindung mit dem Blepharophimose-Ptosis-Epicanthus-inversus-Syndrom (BPES), einer ‚Erkrankung', unter der seltene Stellungen des Augenlids gefasst werden. BPES wird teilweise mit Mutationen in der Region 3q23 in Verbindung gebracht. Veränderungen des Augenlids, verbunden mit heterozygoten Mutationen im FOXL2-Gen seien in einigen Fällen von BPES mit unvollständiger Eierstockentwicklung assoziiert. Bei Ziegen mit XX-Chromosomen zeigte sich bei einer Mutation in der Region 1q43, die u.a. das FOXL2-Homolog betraf, ein ‚kompletter sex reversal' zum ‚männlichen Phänotyp'.[227] Hiervon ausgehend, und in Verbindung mit auch bei Mäusen beobachteten – allerdings nachgeburtlichen – Effekten eines vollständigen Funktionsverlustes von Foxl2 auf die Eierstockentwicklung,[228] folgerten C. Ottolenghi et al. (2007b), dass FOXL2/Foxl2 möglicherweise einen wichtigen Einfluss beim ‚Umschalten' zwischen Hoden- und Eierstockentwicklung haben könnte. Sie spekulierten, dass FOXL2/Foxl2 direkt oder indirekt die Transkription von SOX9/Sox9 unterdrücken könnte,[229] sofern FOXL2/Foxl2 zuerst exprimiert werde. Werde hingegen zuerst SOX9/ Sox9 exprimiert, solle dieses die Transkription von FOXL2/Foxl2 unterdrücken.[230] Eine andere Interpretation nahmen H. H.-C. Yao (2005) und D. Wilhelm et al. (2007a) vor: Ergebnisse aus Mäuse-Experimenten rezipierend, die bei homozygot ausgeschaltetem Foxl2 in Summe bezüglich der Geschlechtsentwicklung lediglich Verzögerungen der Eizell- und Follikelentwicklung ergeben hatten,[231] führten sie aus, dass bei vollständigem Funktionsverlust von Foxl2 bei

225 Jordan, 2001; vgl. Gilbert, 2006 S.538; Wilhelm, 2007a S.21.

226 OMIM, 2008 (Eintrag: 605597).

227 Crisponi, 2001; Baere, 2003; Beysen, 2008; vgl.: Cotinot, 2002; Yao, 2005 S.88; Val, 2005 S.624; Baron, 2005; Wilhelm, 2007a S.21; Blecher, 2007 S.3060; OMIM, 2008 (Eintrag: 605597).

228 Vgl. Baron, 2005 S.380; Ottolenghi, 2005 S.2054, 2059; Ottolenghi, 2007b S.22.

229 Hinweise (veränderte Expressionslevel von Sox9) hierfür beschrieb die Arbeitsgruppe in einem anderen Artikel: Ottolenghi, 2005 S.2054/2055.

230 Ottolenghi, 2007b insbesondere S.22-24.

231 Vgl. Schmidt, 2004; Uda, 2004. Auch C. Ottolenghi et al. (2005) beschrieben bzgl. Eizell- und Follikelentwicklung lediglich Verzögerungen, die als Folge homozygoter Mutation von Foxl2 aufträten. Hingegen betonten sie, dass bei homozygoter Mutation von Foxl2 u.a. Sox9 (als ein der männlichen Geschlechtsentwicklung zugeordnetes Gen) verstärkt exprimiert werde. Eine entsprechende Erhöhung der Expression von Sox9 bei homozygoter Mutation von Foxl2 beschrieben sie für Mäuse nachgeburtlich (für die Differenzierung nicht die Determination von Gonaden), spekulierten aber aus den Studien an Ziegen und Men-

Mäusen mit XX-Chromosomen keine ‚Störungen‘ der ‚frühen Eierstockentwicklung‘ aufgetreten seien, so dass Foxl2 als ‚eierstockdeterminierender Faktor‘ (engl. ovary determining factor, ODF) auszuschließen sei.[232]

So widersprechen sich die Auffassungen über die Bedeutung von FOXL2/ Foxl2 teilweise. In jedem Fall trifft auch bei FOXL2/Foxl2 eine weitreichende Interpretation einer Bedeutung im Sinne eines alleinigen ‚eierstockdeterminierenden Faktors‘ nicht zu.

RSPO1: Nachdem DAX1, WNT4 und FOXL2 nicht eindeutig mit ‚weiblicher‘ Geschlechtsdetermination in Verbindung gebracht werden konnten, werden aus einer herkömmlichen Perspektive weitere Gene vorgeschlagen, die eine ‚weibliche‘ Geschlechtsdetermination, insbesondere assoziiert mit Eierstockentwicklung, in einem zuvor ausschließlich der ‚männlichen Entwicklung‘ vorbehaltenen Sinne, ‚anschalten‘ sollen.[233] In einem solchen Sinne wird von D. Wilhelm (2007b) RSPO1 (R-spondin family, member 1)[234], autosomal lokalisiert auf 1p34.3, vorgeschlagen. Die Wahl fiel auf dieses Gen, nachdem gezeigt wurde, dass sich bei menschlichen Patient/innen aus zwei Familien mit chromosomal als weiblich betrachtetem Genotyp (46, XX-Chromosomensatz) bei nicht-funktionalem RSPO1 ein als männlich betrachteter Phänotyp ausbildete. Bei diesen Patient/innen zeigte sich neben ‚funktionalen Hoden‘ – allerdings waren die Patient/innen steril – auch eine Maskulinisierung äußerer und innerer Genitalien; zudem zeigte sich eine verstärkte palmoplantare[235] Hornschichtbildung, und teilweise traten Plattenepithelkarzinome der Haut auf.[236]

---

schen, dass bei anderen Säugetierarten die Wirkung auch vorgeburtlich in der mehrheitlich als für die Geschlechtsdetermination als wichtig beschriebenen Zeit stattfinden könnte [Ottolenghi, 2005 S.2054-2057; vgl. Ottolenghi, 2007b S.22f].

232 Yao, 2005 S.88; Wilhelm, 2007a S.21.

233 K. McElreavey et al. (1993) postulierte einen Antagonisten zu dem SRY/Sry-Gen, der ‚hodendeterminierende Gene‘ herunterreguliere und damit eine weibliche Entwicklung bewirke; das SRY/Sry-Gen würde dessen Synthese unterdrücken bzw. dessen Aktivität hemmen [McElreavey, 1993]. Das Postulat McElreaveys et al. (1993) kann als Annahme eines aktiven Entwicklungsschritts (dem ggf. in hierarchischer Kaskade weitere folgen könnten; hierzu findet sich keine Aussage) auch zur Ausbildung von Eierstöcken und ‚weiblichem Phänotyp‘ gelesen werden, obgleich hier die Wirkung auf die Unterdrückung des SRY/Sry-Gens – also gewissermaßen auf eine ‚Verhinderung männlicher Entwicklung‘ – beschränkt wurde. Die Suche nach einem ‚eierstockdeterminierenden Gen‘ (‚ovary-determining‘, vgl.: Eicher, 1986 S.341/342; Mittwoch, 1992 S.473/474; Yao, 2005 S.91) wird in dem Review von H. H.-C. Yao (2005) pointiert herausgearbeitet: Yao, 2005; vgl. auch: Ottolenghi, 2007b insbesondere S.15/16, 22-24.

234 OMIM, 2008 (Eintrag: 609595).

235 Palmoplantar: die Handflächen und Fußsohlen betreffend.

236 Parma, 2006; vgl. Wilhelm, 2007b. S. Tomaselli et al. (2008) beschrieben eine Patient/in mit 46, XX-Chromosomensatz, die als ‚mit echtem Hermaphroditismus‘ (ovotesticular DSD [DSD: „Disorders of Sex Development“, engl., „Störungen der Geschlechtsentwicklung“]) klassifiziert wurde und bei der eine Mutation des

Die Wirkung von RSPO1 bei der Ausbildung eines ‚männlichen Phänotyps' wurde durch eine andere Untersuchung aber wieder in Frage gestellt: Es wurde hier eine Mutation von RSPO1 bei einem Menschen nachgewiesen, der bei einem 46, XY-Chromosomensatz einen als männlich betrachteten Phänotyp aufwies und zwei Kinder hatte. Das weise darauf hin, dass ein Funktionsverlust von RSPO1 zwar bei XX-Chromosomensatz, nicht aber bei XY-Chromosomensatz einen nachweisbaren (sichtbar zu machenden) Einfluss auf die Ausbildung eines als männlich betrachteten Phänotyps haben könnte. Das Genprodukt RSPO1 wird mit diesen Untersuchungen als notwendig für die Ausbildung eines als weiblich betrachteten Phänotyps herausgestellt.[237]

Expressionsanalysen aus Mäuse-Experimenten orientieren auf eine größere Komplexität der Wirkung eines RSPO1-Proteins. Rspo1 wurde bei Mäusen nicht nur in der Genitalfurche in einer für die Geschlechtsdetermination als relevant betrachteten Zeit um 12,5 dpc exprimiert, sondern bereits ab 10 dpc in zahlreichen Geweben und Körperregionen. Zum Zeitpunkt 12 dpc wurde Rspo1 bspw. auch rings um Strukturen der Nasenhöhle exprimiert.[238] Gleichwohl wurde auch in Mäuse-Experimenten die Expression in der Genitalfurche bestätigt; bei Nicht-Funktionalität von Rspo1 zeigte sich ein unvollständiger ‚sex reversal'. So bildeten sich bei Mäusen mit 40, XX-Chromosomensatz und homozygoter Nicht-Funktionalität von Rspo1 teilweise männliche Strukturen des Genitaltraktes aus und wurde in den Eierstöcken eine ‚erhöhte Expression' von Testosteron festgestellt. Die Autor/innen folgerten, dass für die Ausbildung eines vollständigen als weiblich betrachteten Phänotyps Rspo1 notwendig sei. Sie folgerten weiter, dass das RSPO1-Protein an der ‚Unterdrückung' der Ausbildung eines als männlich betrachteten Phänotyps beteiligt sei und dass es dabei womöglich eng mit WNT4 interagiere (ggf. dessen Expression stimuliere).[239]

Zusammenfassende Darstellung der als in die Geschlechtsdetermination involviert betrachteten Gene bzw. Genprodukte

In der im Folgenden angeführten Tabelle (*vgl. Tab. 1*) werden die zuvor ausführlich und differenziert dargestellten Betrachtungen zu häufig als in die Geschlechtsdetermination involviert beschriebenen Genen und Genprodukten

RSPO1-Gens festgestellt wurde, die einen partiellen Funktionsverlust des RSPO1-Proteins bewirke. Die Ergebnisse deuteten Tomaselli et al. (2008) in dem schon ausgeführten Sinne, wobei sie sich bereits bei der Hypothese darauf beschränkten, nach einem einzelnen Gen zu suchen, das den festgestellten als abweichend eingeordneten Phänotyp (neben ‚gestörter Entwicklung der Genitalien', wurden auch ‚Verhornung der Haut', ‚Hördefekt' etc. beschrieben) begründen sollte [Tomaselli, 2008 u.a. S.224].

237 Parma, 2006; vgl. Wilhelm, 2007b.

238 Kamata, 2004; vgl. OMIM, 2008 (Eintrag: 609595).

239 Tomizuka, 2008; vgl. Wilhelm, 2007b S.316/317.

zusammengefasst. Damit wird ein vergleichender Überblick ermöglicht, der allerdings auf Grund der Kürze notwendigerweise nicht in der Lage ist, die Differenziertheit und teilweise Widersprüchlichkeit der in den vorangegangenen Betrachtungen vorgestellten Ergebnisse von Einzelstudien aufzunehmen. In einer sich anschließenden graphischen Darstellung wird ein Modell des möglichen netzwerkartigen Zusammenwirkens von Genen bzw. Genprodukten visualisiert.

Tab. 1: Überblick über die häufig für Geschlechtsdetermination als wichtig beschriebenen Gene bzw. Genprodukte. (Die Tabelle stellt dabei nur einige, nämlich die hier zuvor betrachteten, Gene dar und ist nicht als vollständige Gesamtübersicht zu verstehen.)

Gen	**Genort (human)**	**humane Proteinfunktion (murin in Klammern)**	**Datenbank-Eintrag, vgl. OMIM (2008)**
Exprimierte Gene in der undifferenzierten geschlechtlichen Anlage			
WT1	11p13	Transkriptionsfaktoren, wobei mehr als zwei Dutzend verschiedene Isoformen bekannt sind, die unterschiedliche Wirkungen entfalten; WT1 ist ggf. an der Regulation der Transkription von SRY, AMH und SF1 beteiligt; zudem könnte es wichtig bei der Ausbildung der Nierenfunktion, bei der Myogenese und ggf. bei der Ausbildung der Netzhaut sein (Maus: Ggf. ist WT1-Protein auch an der Regulation von Wnt4 und Dax1 beteiligt; ggf. stabilisiert es posttranskriptional Sry mRNA; ggf. unterschiedliche Wirkung der Isoformen von Maus und Mensch)	607102
SF1	9p33	Kernrezeptor / Transkriptionsfaktor, SF1 wird eine Bedeutung bei der Ausbildung der indifferenten Keimdrüse zugeschrieben; außerdem sei es beteiligt an der Regulation von DAX1, CYP11A1, STAR, P450 Aromatase, von Hydroxylasen und Gonadropinen;	184757

		insbesondere bewirke es die Expression von AMH und die Bildung von Testosteron (Maus: Zunächst in allen steroidbildenden Geweben exprimiert, gehe die Expression von Sf1 bei XX-Chromosomen nach 12,5 dpc zurück)	
LHX9	1q31-q32	Transkriptionsfaktor, genauere Untersuchungen stehen aus (Maus: Beteiligung an der Ausbildung von Hoden und Eierstöcken zugeschrieben; ggf. an der Regulation der Transkription von SF1 beteiligt)	606066
LIM1 (LHX1)	11p13-p12	(Maus: Transkriptionsfaktor; Bedeutung wird bei der Ausbildung von Kopfstrukturen sowie von Nieren und Genitalfurche zugeschrieben)	
EMX2	10q26.1	Transkriptionsfaktor, genauere Untersuchungen stehen aus (Maus: Einflüsse bei der Ausbildung des Zentralen Nervensystems und bei der Entwicklung des Urogenitaltraktes zugeschrieben; Mäuse ohne funktionales EMX2-Protein bildeten weder Keimdrüsen noch Genitaltrakt aus)	600035
M33	17q25	Transkriptionsfaktor, genauere Untersuchungen stehen aus (Maus: Einfluss sowohl bei Hoden- als auch bei Eierstockentwicklung, daher wird angenommen, dass M33 upstream von SRY wirke)	602770
Gene, die als an einem ‚hodendeterminierenden Signalweg' beteiligt beschrieben werden			
GATA4/ ggf. mit dem Co-Faktor FOG2	8p23.1-p22 (FOG2: 8q23)	(insbesondere Maus: Transkriptionsfaktor, Expression in der indifferenten Keimdrüse; anschließend ggf. Aktivierung der Transkription von Sry und von Amh und damit Bedeutung bei der	600576 (FOG2: 603693)

		Hodenentwicklung [dies ggf. zusammen mit FOG2]; ggf. zusammen mit FOG2 Bedeutung bei der Eierstockentwicklung; zudem Bedeutung bei der Entwicklung des Herzens und bei der Ausbildung von Ovarialfollikeln beschrieben)	
SRY	Yp11.3	Transkriptionsfaktor, als bedeutsam bei der Ausbildung von Hoden beschrieben	480000
SOX9	17q24.3-q25.1	Transkriptionsfaktor, ggf. Spleißfaktor; bedeutsam bei der Ausbildung von Skelett und Bindegewebe und bei der Ausbildung von Hoden, ggf. auch bei der Melanin-Produktion; Untersuchungen von Mensch und Maus weisen darauf hin, dass SOX9 hinreichend für die Ausbildung von Hoden und einen als männlich betrachteten Phänotyp ist (dies gelte auch bei Abwesenheit von funktionalem SRY)	608160
AMH	19p13.3-p13.2	Hormon; Bedeutung wird AMH bei der Rückbildung des Müllerschen Ganges zugeschrieben; in späteren Embryonalphasen wird AMH Bedeutung bei der Ausbildung von Ovarialfollikeln zugeschrieben	600957
SF1	9p33	vgl. oben	184757
FGF9	13q11-q12	(Maus: Signalmolekül; Bedeutung in der Embryonalentwicklung sowie in adulten Organismen bei Gewebereparaturmechanismen; Beteiligung an der Ausbildung von Hoden beschrieben)	600921
DMRT1	9p24.3	(Maus und verschiedene andere Organismenarten: Transkriptionsfaktor; hohe Expressionsraten von DMRT1-Homologen in den einzelnen Organismenarten werden mit der Ausbildung	602424

		von Hoden, niedrige Expressionsraten mit der Ausbildung von Eierstöcken in Verbindung gebracht)	
DMRT3	9p24.3	(Maus und verschiedene andere Organismenarten: Transkriptionsfaktor; auf Grund eines ähnlichen Expressionsmusters wie bei DMRT1-Homologen in verschiedenen Organismenarten wird auch für DMRT3-Homologe eine Bedeutung bei der Ausbildung von Hoden postuliert)	-
SOX8	16p13.3	(Maus: Transkriptionsfaktor; die Bedeutung wird in einer Steigerung der Wirkung von SOX9-Protein gesehen; ggf. interagiere auch SOX8-Protein mit Amh und Sf1; exprimiert wird SOX8 in zahlreichen Geweben und Organen)	605923
ATRX	Xq13	Helikase, Bedeutung bei der Ausbildung von Hoden zugeschrieben	300032
DAX1	Xp21.3-p21.2	Kernrezeptoren / Transkriptionsfaktoren; zwei verschiedene Isoformen (DAX1, DAX1A) sind beschrieben; Bedeutung wird bei der Eierstockentwicklung angenommen, es wird aber auch antagonistische und unterstützende Wirkung bei Hodenentwicklung und Spermatogenese beschrieben (Maus: Auch hier wurde antagonistische und unterstützende Wirkung von DAX1 bei der Hodenentwicklung gezeigt, hingegen zeigte sich kein Einfluss auf die Ausbildung von Eierstöcken.)	300473
Gene, die als an einem ‚eierstockdeterminierenden Signalweg' beteiligt beschrieben werden			
DAX1	Xp21.3-p21.2	vgl. oben	300473

WNT4	1p35	Signalmolekül; möglicherweise aktiviert WNT4-Protein die Expression von DAX1; angenommen wird, dass WNT4 für die Ausbildung des Müllerschen Ganges notwendig sei, später an der Entwicklung von Eierstöcken mitwirke und antagonistisch zur Ausbildung von Leydig-Zellen wirke (Maus: Neben der möglichen Aktivierung von Dax1 wurde auch die Repression von Fgf9 durch das WNT4-Protein beschrieben.)	603490
GATA4-FOG2	8p23.1-p22 (FOG2: 8q23)	vgl. oben	600576 (FOG2: 603693)
FOXL2	3q23	Transkriptionsfaktor; FOXL2 könnte für die vollständige Eierstockentwicklung bedeutsam sein (Maus: Bei nicht-funktionalem Foxl2-Gen konnte kein Einfluss auf die Eierstockentwicklung festgestellt werden.)	605597
RSPO1	1p34.3	Transkriptionsfaktor; entfaltet möglicherweise in Kooperation mit anderen Faktoren antagonistische Wirkung auf die Entwicklung von Hoden (Maus: Rspo1-Gen wird in der frühen Embryonalentwicklung in zahlreichen Geweben und Körperregionen – nicht nur in der Genitalfurche – exprimiert.)	609595

Eine relativ komplexe graphische Darstellung der Wirkung von Genen bzw. Genprodukten bei der Geschlechtsdetermination *von Mäusen* (vergleichbar differenzierte Betrachtungen für menschliche Geschlechtsdetermination fanden sich nicht) stellte J. T. Klattig (2006) dar (*vgl. Abb. 6, S.282*). Sie soll hier zur Veranschaulichung herangezogen werden. Die entnommene Abbildung zeigt zum einen die Komplexität von in Netzwerken wirkenden Genen bzw. Genprodukten, sie macht zum anderen deutlich, wie wenige der Interaktionen bisher tatsächlich als ‚sicher' beschrieben werden – lediglich die durchgezogenen Linien verweisen auf Interaktionen zwischen Genen/Genprodukten, die deutlich gezeigt wurden und als ‚sicher' gelten.

Allerdings ist, wie aus den vorangegangenen Ausführungen deutlich wurde, die Positionierung von einigen Genen/Genprodukten in der Abbildung fraglich und zu überdenken (dies u.a. bei Gata4, Fog2, Dax1, Foxl2), und es ist davon auszugehen, dass einzelne Gene/Genprodukte die Funktion anderer teilweise oder vollständig ersetzen können (dies erschien in den vorangegangenen Beschreibungen u.a. bzgl. der Gene Sry und Sox9 als möglich).

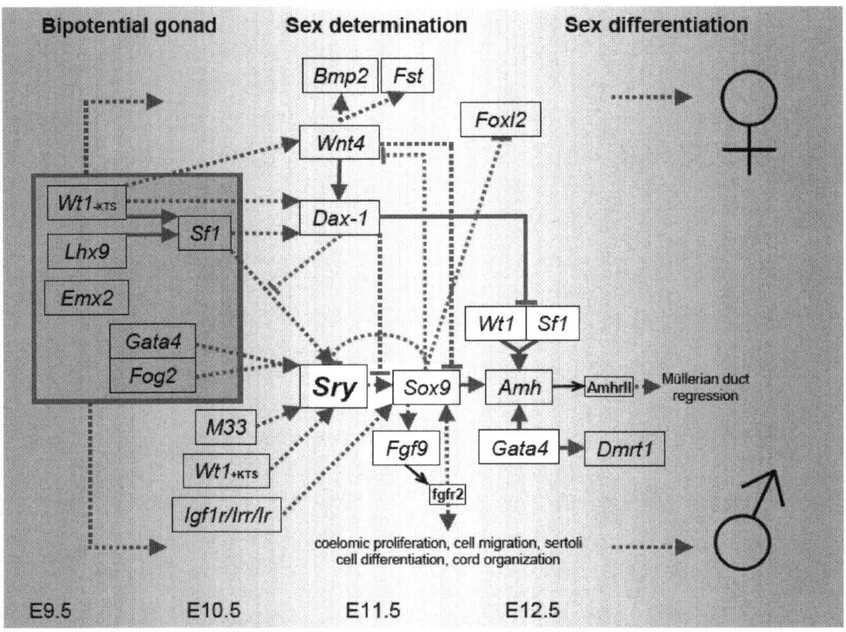

Abb. 6: Entnommen aus: Klattig, 2006, S.5. Dargestellt sind Interaktionen von Genen und Genprodukten, die bei Mäusen als in die Ausbildung der ‚bipotenten Gonade' und die Geschlechtsdetermination involviert betrachtet werden, zu den Zeitpunkten der Embryonalentwicklung (E) 9,5 bis 12,5 dpc (Geschlechtsdifferenzierung erscheint randständig, ohne mögliche Interaktionen aufzuzeigen). Pfeile verweisen auf aktivierende, die übrigen und dunkleren Verbindungslinien auf hemmende Wirkungen. Durchgezogene Linien verweisen auf Interaktionen, die deutlich gezeigt wurden, gestrichelte Linien auf solche Interaktionen, die indirekt erfolgen könnten oder lediglich angenommen werden. ♀ verweist auf ‚weibliche Geschlechtsdetermination und -differenzierung', ♂ verweist auf ‚männliche Geschlechtsdetermination und -differenzierung'.

3. Die Gene sind es nicht – weitere die Geschlechtsdetermination beeinflussende Faktoren

Bis zu dieser Stelle wurden Chromosomen und Gene angeführt, die in der Geschlechtsdetermination als wichtig betrachtet werden. Die Darstellungen waren ausführlich, um herauszustellen, dass es auch bei den unterschiedlichen als wichtig betrachteten Genen und Genprodukten widersprüchliche ‚Erkenntnisse' und Leerstellen in den Forschungen gibt und dass, auch wenn man der Annahme einer größeren Bedeutung von Genen bei Geschlechtsdetermination folgt, diese Gene als in komplexen Netzwerken interagierend verstanden werden müssen. Gleichzeitig geben die dargestellten Chromosomen und Gene auch aus Sicht der forschenden Biolog/innen nur einen kleinen Ausschnitt der Chromosomen und Gene wieder, die an der Geschlechtsdetermination beteiligt sind – insofern wäre auch aus Sicht dieser Biolog/innen die abschließend aufgeführte Liste an der Geschlechtsdetermination beteiligter Gene zu erweitern.

Im Folgenden sollen einige weiterführende Kritiken an auf Chromosomen und Genen basierten, zudem geschlechtlich dichotom ausgerichteten Theorien der Geschlechtsdetermination vorgebracht werden. Begonnen wird mit einer Kritik an der Auswahl einiger Chromosomen als ‚Geschlechtschromosomen', da – wie ersichtlich wurde – nur wenige Gene, die als wichtig für die Geschlechtsdetermination gelten, regelmäßig (‚normal') auf ‚Geschlechtschromosomen' lokalisiert sind.

Sodann wird anhand des Beispiels einer Gen-Expressionsanalyse, ihrer Inhalte und Methoden ausgeführt, wie Vorannahmen dichotomer Geschlechtlichkeit in die Forschung eingehen und ihr Ergebnis prägen.

Abschließend wird der Blick geweitet. Es wird dargestellt, welchen Faktoren neben Chromosomen und Genen bislang Beteiligung an Geschlechtsdetermination eingeräumt wird. Dabei werden u.a. epigenetische*[240] maternale, hormonelle und ‚Umweltfaktoren' genauer betrachtet.

Chromosomen in dichotom geschlechterdifferenzierenden Beschreibungen

Chromosomen werden in der Nomenklatur in ‚Gonosomen' (‚Geschlechtschromosomen') und ‚Autosomen' (‚Körperchromosomen') unterteilt, je nachdem, ob sie als geschlechterdifferent festgestellt werden konnten oder nicht. So komme bei männlichen Individuen des Menschen und vieler Säugetierarten regelmäßig (‚normalerweise') ein X- und ein Y-Chromosom vor, wohingegen bei weiblichen Individuen zwei X-Chromosomen regelmäßig vorzufinden seien.

240 *Vgl. S.296ff in diesem Kapitel*; der Begriff ‚epigenetisch*' bezieht sich auf Epigenetik [engl. epigenetics], nicht auf Epigenese [engl. epigenesis] und ist in diesem Zusammenhang mit einem „*" gekennzeichnet.

Die Benennung als ‚Geschlechtschromosomen' legt nahe, dass dort die wesentlichen chromosomalen (bzw. genetischen) Merkmale lokalisiert seien, die zu einer weiblichen oder einer männlichen Entwicklung führen könnten. Hierzu gibt es gegenläufige Beschreibungen, die andere Möglichkeiten intendieren.

Bereits aus den oben ausgeführten Beschreibungen geht hervor, dass selbst die bislang näher untersuchten Gene, denen Beiträge zur Geschlechtsdetermination zugeschrieben werden, nur in den seltensten Fällen regelmäßig (‚normalerweise') auf so genannten ‚Geschlechtschromosomen' lokalisiert sind. Vielmehr finden sie sich beim Menschen regelmäßig auf den autosomalen Chromosomen 1, 3, 8, 9, 10, 11, 13, 16, 17, 19 lokalisiert, und lediglich DAX1 und SRY werden auf den ‚Geschlechtschromosomen' X oder Y verortet.[241]

Dem regelmäßig auf dem X-Chromosom lokalisierten DAX1-Gen werden ohnehin Bedeutungen sowohl bei der Ausbildung von Eierstock- als auch von Hodengewebe zugeschrieben. Die Beteiligung von DAX1 an der Ausbildung von sowohl als weiblich wie auch als männlich betrachteten Gonaden weist darauf hin, dass die Geschlechtsdetermination nicht einfach von dem Vorkommen dieses ‚geschlechtschromosomal' lokalisierten Gens abhängig sein kann.

Das Y-Chromosom wurde als vermeintlich zusätzlicher Faktor in der regelmäßigen chromosomalen Ausstattung ‚männlicher Individuen' genaueren Untersuchungen unterzogen. Schließlich wurde das SRY-Gen auf dem Y-Chromosom lokalisiert, das als ‚hodendeterminierender Faktor' den eigentlichen geschlechtsdeterminierenden Faktor darstellen sollte. Aber auch hier wurden mittlerweile zahlreiche Einwände vorgebracht: So zeigte sich auch bei einigen Mäusen und Menschen mit einem als typisch weiblich betrachtetem Chromosomensatz (XX) und auch bei abwesendem SRY/Sry-Gen ein als männlich zugewiesener Phänotyp ausgebildet. (Dieser wurde zum Teil mit dem autosomal lokalisierten SOX9/Sox9-Gen in Verbindung gebracht.) Hingegen bildete sich bei vorhandenem SRY-Gen bzw. Sry-Gen bei Menschen und Mäusen mit als typisch männlich betrachtetem Chromosomensatz (XY) zuweilen ein als weiblich betrachteter Phänotyp aus, der zum Teil mit einer dosisabhängigen Expression des DAX1/Dax1-Gens in Verbindung gebracht wurde.

Einige Wissenschaftler/innen stellen in der Säugetierevolution eine Verringerung der Zahl vermeintlicher Gene auf dem Y-Chromosom fest und postulieren, dass das Y-Chromosom bei Säugetieren in Zukunft gänzlich verschwinden könnte.[242] Eine möglicherweise so verlaufende Entwicklung des Verlusts des Y-Chromosoms wird durch Ergebnisse an einigen Säugetieren gestützt, gleichzeitig sprechen diese Ergebnisse gegen eine für Säugetiere universelle einseitig am Y-

241 Die angeführten Chromosomen beziehen sich auf die zuvor betrachteten Gene und deren ‚normale' Lokalisation, weitere Gene auf weiteren Chromosomen wären hinzuzufügen.

242 Vgl. u.a. Marshall Graves, 2002a S.93-95; Marshall Graves, 2002b S.63; vgl. auch: Rosario, 2009 S.276.

Chromosom orientierte Geschlechtsdetermination. So wurden bei den Japanischen Landratten *Tokudaia osimensis osimensis* und *Tokudaia osimensis spp.* und bei den zu den Wühlmäusen gehörenden Mull-Lemmingen *Ellobius lutescens* und *Ellobius tancrei* weder ein Y-Chromosom noch ein SRY-Gen-Homolog festgestellt. Der Chromosomensatz war zwischen ‚weiblichen' und ‚männlichen' Individuen nicht zu unterscheiden.[243]

Bei Vogelarten – und anderen Tierarten –[244] fand sich die heterologe Kombination der ‚Geschlechtschromosomen' Z und W, im Gegensatz zu Maus und Mensch, regelmäßig nicht beim ‚männlichen Geschlecht', sondern beim ‚weiblichen Geschlecht'. Das ‚männliche Geschlecht' hatte regelmäßig zwei gleichartige ‚Geschlechtschromosomen' Z. Daher wurde auch bei Vögeln eine zu der der Säugetiere unterschiedliche Nomenklatur der ‚Geschlechtschromosomen' gewählt: Z- und W-Chromosom statt X- und Y-Chromosom. Fehlende Homologien zwischen Vogel-Z- und Mensch-X-Chromosom legten eine solche differenzierende Nomenklatur nahe.[245] Weitere Beispiele von Tieren, bei denen kein Y-Chromosom nachgewiesen werden konnte oder diesem eine bestimmende Funktion bei der ‚Hodendetermination' abgesprochen werden musste, finden sich zahlreich bspw. bei Insekten-, Amphibien- und Reptilienarten – sie sollen hier aber nicht Thema sein.[246] All das erhellt, dass auch das Y-Chromosom nicht als

243 Just, 1995; Soullier, 1998; Baumstark, 2000 S.4, 13/14; Sutou, 2001; vgl. u.a. Wilhelm, 2007a S.17. Bisher wird die Forschung darauf orientiert, den evolutionären Verlust des Y-Chromosoms nachzuweisen und zeitlich zu bestimmen sowie Vorschläge für Gene zu unterbreiten, die das SRY-Gen in der zugewiesenen Position des ‚hodendeterminierendes Gens' bei diesen Arten vertreten würden. Postuliert wird, dass Abschnitte des Y-Chromosoms evolutionär durch Translokation auf andere Chromosomen übergegangen sein könnten – hierfür gibt es Anzeichen, allerdings zeigten sich die möglicherweise ehemalig Y-lokalisierten Gene bei Einzeluntersuchungen (jeweils sehr kleiner Stichprobenzahl) von *Tokudaia osimensis osimensis* und *Tokudaia osimensis spp.* auf dem X-Chromosom *sowohl weiblicher als auch männlicher* Zelllinien [Sutou, 2001; Arakawa, 2002]. Ein SRY-Gen-Homolog konnte trotz Suche nirgendwo im Genom der aufgeführten *Ellobius*- und *Tokudaia*-Arten nachgewiesen werden [Just, 1995; Sutou, 2001; Arakawa, 2002; Nakamura, 2007]. Y. Arakawa et al. (2002) postulierten vor diesem Hintergrund eine größere Bedeutung autosomaler Gene bei der Geschlechtsdetermination (wobei ihr Fokus der Suche auf Hodendeterminierung gerichtet ist) [Arakawa, 2002].

244 Vgl. für eine Übersicht: Ezaz, 2006 u.a. S.R737; Manolakou, 2006.

245 Vgl. hierzu, mit einem evolutionärem Blick möglicher oder unmöglicher gemeinsamer Vorfahren des ‚ZW-' und ‚XY-Systems': Ezaz, 2006 u.a. S.R736.

246 Vgl. zu Theorien der Geschlechtsdetermination verschieden nach Tierklassen (und Tierarten) u.a. Mittwoch, 1986 S.113-117; Capel, 1998 S.497-499; Scherer, 2002 S.229-231; Morrish, 2002 S.447-449, 451; Ezaz, 2006; Manolakou, 2006; vgl. auch die Beiträge verschiedener Autor/innen in: Scherer, 2001 S.71ff; vgl. explizit zu verschiedenen Theorien der Geschlechtsdetermination bei Amphibienarten: Eggert, 2004; vgl. zu verschiedenen Theorien der Geschlechtsdetermination bei Reptilienarten: Sarre, 2004. Es werden unter Bezugnahme auf die als wichtig betrachteten an der Geschlechtsdetermination beteiligten Faktoren unterschieden:

singulärer, die Geschlechtsdetermination bestimmender Faktor betrachtet werden kann.

Die Möglichkeiten numerischer[247] und struktureller[248] Chromosomenaberrationen, die den ganzen Organismus oder nur einige Zellpopulationen[249] betreffen

umweltdeterminierte Geschlechtsbestimmung (bspw. durch Temperatur), maternal determinierte Geschlechtsbestimmung und verschiedene Möglichkeiten chromosomal und genetisch determinierter Geschlechtsbestimmung [vgl. für einen Überblick und eine genauere Einteilung: Beye, 2004 S.1-3; Gempe, 2006 S.6-8].

247 Numerische Chromosomenaberrationen werden auch als ‚Aneuploidie' bezeichnet. Sie bezeichnen zahlenmäßige Veränderungen des Chromosomenbestandes im Vergleich zum als ‚normal' betrachteten Chromosomenbestand. Dabei können einzelne Chromosomen oder der ganze Chromosomensatz zahlenmäßig verändert sein. Für einige teilweise als pathologisch und teilweise als unauffällig (unauffällig, da ein ‚normaler', als männlich oder weiblich betrachteter, Phänotyp vorhanden ist; die Unauffälligkeit der Genitalien trifft bspw. bei vielen Fällen von „Klinefelter-Syndrom" zu [vgl. Sax, 2002 S.176; Lee, 2007; Schaaf, 2007 S.264-267; Visootsak, 2006]) beschriebene Aneuploidien der Chromosomen X und Y beim Menschen vgl. u.a.: Schaaf, 2007 S.258-267.

248 In der Meiose, in geringerem Maße in der Mitose, kommt es regelmäßig (‚normal') zu Rekombinationsereignissen. Einerseits werden in der Meiose die elterlichen Chromosomen in der Anaphase der ersten Reifeteilung und die Chromatiden (Chromosomenabschnitte) in der zweiten Reifeteilung zufällig verteilt; andererseits kommt es in der frühen Prophase (Pachytän) der ersten Reifeteilung regelmäßig zu Chromosomenbruchstückaustausch (crossing over). Den Crossing-over-Ereignissen wird eine wichtige Bedeutung bei der Neukombination von DNA zugeschrieben. Zwei auf einem Chromosom weit voneinander entfernt lokalisierte Gene werden dabei während der Meiose mit hoher Wahrscheinlichkeit – nahe 100% – voneinander getrennt. Bei diesen Crossing-over-Ereignissen kann es dazu kommen, dass kleinere oder größere Bereiche auf einem Chromosom verlorengehen (Deletion), vervielfältigt werden (Duplikation) oder verlagert werden (Translokation). Translokationen können balanciert (d.h. ohne Deletion oder Duplikation) oder unbalanciert (d.h. mit Deletion oder Duplikation) auftreten, sie können zwischen homologen oder nicht-homologen Chromosomen stattfinden. Bei Translokationsereignissen zwischen nicht-homologen Chromosomen kann bspw. ein ‚codierender' Bereich (bspw. das Gen SRY oder Teile davon) auf ein anderes Chromosom verlagert werden und dort funktional oder nicht-funktional sein. Ggf. gelangt so ein Gen in den Einflussbereich eines anderen Promotors und kann damit verstärkt, vermindert, in anderen Geweben oder zeitlich zum ‚Ursprungsort' different etc. transkribiert werden.

249 Es wird von ‚Mixoploidie' gesprochen, wenn in einem Organismus Zellpopulationen mit einem numerisch unterschiedlichen Chromosomenbestand (bspw. einige Zellen bezüglich eines Chromosoms oder des gesamten Chromosomensatzes diploid, andere Zellen des gleichen Organismus diesbezüglich triploid) angetroffen werden [vgl. u.a. Schaaf, 2007 S.246, 263, 266; Oktem, 2007]. Des Weiteren können ‚Chimären' oder ‚Mosaiken' auftreten. Bei diesen weisen Gewebe oder Zellpopulationen eines Organismus eine unterschiedliche chromosomale oder genetische Zusammensetzung auf. Bspw. wird von einer ‚Chimäre' gesprochen, wenn in einem Organismus Zellen mit zwei X-Chromosomen neben solchen mit einem X- und einem Y-Chromosom vorliegen; von einer ‚Chimäre' kann aber auch nach einer Gewebetransplantation gesprochen werden. Bei ‚Chimären' entstammen die chromosomal bzw. genetisch unterschiedlichen Gewebe bzw. Zell-

können, und die Möglichkeiten spezifischer Aktivierung und Inaktivierung größerer Chromosomenbereiche sind weitere Momente, die nahelegen, dass die statische Betrachtung von Chromosomen als Faktoren, durch die bereits die – zudem binäre – Geschlechtsdetermination vollzogen bzw. vorgeschrieben sei, so sehr simplifiziert, dass sie nicht mehr in der Lage ist, sich tatsächlich ablaufenden physiologischen Prozessen anzunähern.

Gene in dichotom geschlechterdifferenzierenden Beschreibungen

Die oben aufgestellte Liste (*vgl. Tab. 1, S.277ff*) enthält nur einen kleinen Teil derjenigen Gene und Genprodukte, die als an der Geschlechtsdetermination beteiligt betrachtet werden müssen. In Arbeiten jüngeren Datums wurden, dank effektiverer Techniken, Zellen der Genitalfurche, der indifferenten Gonade und der sich differenzierenden Gonade auf ihre exprimierten Gene untersucht. Arbeitsgruppen nutzten verschiedene Techniken, um die Expression von Genen in spezifischen Geweben zu zeigen und ggf. Differenzen zwischen als ‚männlich' und als ‚weiblich' ausgeführten Expressionsmustern zu erhalten.[250] Einige nutzten transgene Mauslinien, in die sie die DNA-Sequenz fluoreszierender Proteine eingebracht hatten, um spezifisch nur ‚gefärbte' Zellen aussortieren und analysieren zu können.

Davon ausgehend, wurden mittlerweile von verschiedenen Arbeitsgruppen Hunderte Gene als in den indifferenten und sich differenzierenden Gonaden von Mäusen in der fraglichen Zeit der Geschlechtsdetermination exprimiert beschrieben. Ob diese Gene einen Einfluss auf Geschlechtsdetermination haben könnten, ist eine andere Frage, die mit der Feststellung der stattfindenden Expression noch nicht beantwortet ist. Damit ist klar, dass die oben beschriebenen Gene und Genprodukte nur einen kleinen Ausschnitt wiedergeben, mit dem es sich bei der Geschlechtsdetermination auseinanderzusetzen gilt. Erschienen schon die Angaben zu den oben angeführten Genen und Genprodukten an vielen Stellen lückenhaft und widersprüchlich, so ist über die übrigen Hunderte von Genen noch weitaus weniger oder gar nichts beschrieben. Dies und dichotom-geschlechtliche Voraussetzungen bei der ‚Gen-Suche' werden im folgenden Punkt deutlicher:

---

populationen *verschiedenen Zygoten (bzw. Organismen)*; hingegen haben bei ‚Mosaiken' sich chromosomal bzw. genetisch unterscheidende Gewebe bzw. Zellpopulationen ihren Ursprung *in einer gemeinsamen Zygote* [vgl. u.a. Hunter, 1995 S.239ff]. (Allerdings werden die Begriffe ‚Chimäre' und ‚Mosaik' in der wissenschaftlichen Literatur häufig synonym verwendet.)

250 Sie nutzten Real time PCRs (*vgl. Fußnote 251, S.288*), in situ hybridization screens, subtraction screens, microarrays und in silico subtractions.

Beispiel einer Gen-Expressionsanalyse, methodische Probleme und begrenzte Aussagekraft

Expressionsanalysen wie die im Folgenden dargestellte werden in der Forschung eingesetzt, um bislang nicht beschriebene Gene mit Beteiligung an Geschlechtsdetermination zu identifizieren und genaueren Untersuchungen zuzuführen. Dabei wird die Beteiligung dieser Gene an entweder eierstock- oder hodendeterminierenden Signalwegen vorausgesetzt. Nur Gene, deren Expression sich zu einem spezifischen Zeitpunkt zwischen Eierstock und Hoden deutlich (nicht unbedingt signifikant) unterscheidet, werden – als potenziell an Geschlechtsdetermination beteiligt – genauer untersucht. Vorannahmen und Methoden in einer solchen Expressionsanalyse werden im Folgenden an einem viel zitierten Beispiel dargestellt und einer kritischen Analyse unterzogen.

Als Beispiel einer Expressionsanalyse wird die Arbeit von S. Nef et al. (2005) eingehender betrachtet. Die Arbeit findet sich in der Folge häufig rezipiert, sie nutzte Methoden, die bei heutigen Expressionsanalysen im Rahmen von Fragestellungen zu Geschlechtsdetermination gebräuchlich sind. Methodisch orientierten Nef et al. (2005) auf Mikroarrays, mit der Besonderheit, dass transgene Mäusezelllinien zur Untersuchung kommen. Selbstverständlich variiert die Methodenzusammenstellung von Studie zu Studie, so verzichten bspw. einige Forschende auf Transgenierung, andere bevorzugen Real time PCR[251] oder WISH[252] zur Expressionsanalyse,[253] so dass Kritiken nicht eins zu eins übertragbar sind. Allerdings können die hier gemachten Kritiken an Vorannahmen und einige derjenigen zu den Analysebedingungen vielfach auch auf diese methodisch anders orientierten Studien angewandt werden. An der Studie von Nef et al. (2005) wird exemplarisch dargestellt, wie geschlechtliche Vorannahmen in Forschungen eingehen und dass bisher angewandte Methoden weitreichende Ungenauigkeiten aufweisen, die bei der Vorstellung der Ergebnisse nicht oder unzureichend in Rechnung gestellt werden.

251 ‚PCR' (‚Polymerase-Kettenreaktion') ist eine Vervielfältigungsmethode für Nukleinsäuren (also für DNA und RNA). Bei der ‚Real time PCR' werden im Vergleich zu einer herkömmlichen ‚PCR' zusätzlich die Mengen vorhandener Nukleinsäure bestimmt (quantifiziert). Die Mengenbestimmungen erfolgen mit Hilfe von Fluoreszenz-Messungen direkt während des PCR-Zyklus, daher ‚real time'. (Eine hohe spezifische Abstimmung der Analysebedingungen ist notwendig.)

252 Mit der WISH (whole mount in situ hybridization) kann direkt im Gewebe (in situ, an Ort und Stelle) die Expression eines Gens bestimmt werden. Damit wird eine räumliche und zeitliche Einordnung der Expression möglich. (Eine hohe spezifische Abstimmung der Analysebedingungen ist notwendig.)

253 Ein Beispiel für ein Vorgehen analog zu dem von Nef et al. (2005) und Cederroth et al. (2007) ist das bei Beverdam et al. (2006). Für die Untersuchung von Zellen unabhängig von der Sf1-Expression vgl. u.a.: Small, 2005. Für einen anders gearteten Ansatz und gleichzeitige Anknüpfungspunkte zu methodischer Kritik vgl.: Bouma, 2004. Für weitere teilweise vom Vorgehen von Nef et al. (2005) abweichende Expressionsanalysen und einer Kritik an diesen vgl. Cederroth, 2007 S.5.

Die Arbeitsgruppe um Nef et al. (2005) untersuchte *Zellen der Gonaden transgener Mäuse, die Sf1-Promotor-Aktivität aufwiesen (Sf1^{+})*. Zur Selektion brachten sie die DNA-Sequenz für ein fluoreszierendes Protein in den Einflussbereich des Sf1-Promotors. Wird Sf1 – ein Gen, das als bedeutsam bei der Geschlechtsdetermination beschrieben und dort als spezifisch in somatischen Zellen der sich entwickelnden Keimdrüsen exprimiert betrachtet wird – nun exprimiert und SF1-Protein gebildet, so sind in solchen transgenen Mäusen Sf1^{+}-Zellen auf Grund ihrer Fluoreszenz von den übrigen Zellen unterscheidbar und detektierbar. Die Expression von Sf1^{+}-Zellen untersuchten Nef et al. (2005) in einem zeitlichen Rahmen von 10,5 bis 13,5dpc, einer Zeitspanne, in der Sf1 – insbesondere in somatischen Zellen der Keimdrüsen – exprimiert werde. Nach dem Zeitpunkt 13,5dpc werde die Expression von Sf1 in Gonaden von Mäusen mit XX-Chromosomen regelmäßig (,normalerweise') herunterreguliert, so dass durch diesen Zeitpunkt die Untersuchung begrenzt wird, um ein einigermaßen vergleichbares Bild zwischen den Expressionsmustern von Mäusen mit XX-Chromosomen und solchen mit XY-Chromosomen zu erhalten (*vgl. zu Sf1 ausführlich S.259ff*).

Nef et al. (2005) nutzten zur *Geschlechtseinordnung der Mäuse*, deren Expressionsmuster sie untersuchen wollten, den gentechnischen Nachweis von zwei Genmarkern (Primern) für Gene, die regelmäßig (,normal') auf dem Y-Chromosom lokalisiert sind (für die Gene: Sry, Zfy), mittels PCR. Sry- und Zfy-positive Proben (Sry^{+}/Zfy^{+}) wurden so als ,männliche', solche ohne Nachweisbarkeit dieser Gen-Marker (Sry^{-}/Zfy^{-}) als ,weibliche' deklariert.

Als Zeitpunkte der Feststellung der Expressionsmuster wählten Nef et al. (2005) 10,5dpc, 11,0dpc, 11,5dpc, 12,5dpc und 13,5dpc. Zu diesen Zeitpunkten wurden jeweils drei unabhängige Proben für jede der zwei vergeschlechtlichten Gruppen analysiert (wobei jede dieser Proben Gewebe mehrerer Mäuse-Embryonen enthielt, *vgl. unten, S.290f*). Da es gerade bei solchen Expressionsanalysen um eine Frage von wenigen Stunden und Tagen innerhalb der Embryonalentwicklung geht, in denen sich weitreichende Veränderungen vollziehen dürften, ist eine *genaue Zuordnung zu den Entwicklungsstadien* notwendig. So stellt ,days post coitum' (dpc), eine Orientierung am Zeitpunkt der Begattung oder der Befruchtung, eine sehr ungenaue Einordnung dar. Dies in Betracht ziehend, orientierten sich Nef et al. (2005) an weiteren gebräuchlichen Bestimmungen der Zeit, die die Embryonalentwicklung bereits durchlaufen hat. Bei jüngeren Embryonen, bis etwa 13dpc, wurden ,tail somites' (ts; ,Ursegmente') distal der Hintergliedmaßen bestimmt. Von etwa 13 bis 14dpc wurde die Morphologie der Vorder- und Hintergliedmaßen betrachtet. Während Nef et al. (2005) Embryonen mit 8ts ± 2ts als Stadium 10,5dpc, mit 14 ± 2ts als 11,0dpc, mit 19 ± 2ts als 11,5dpc und mit

30 ± 3ts als 12,5dpc betrachteten,[254] weichen im Vergleich die Definitionen der Stadien bei G. J. Bouma et al. (2004), die ebenfalls die Einordnung genauer benannten, davon bereits ab. Bei Bouma et al. (2004) entspricht ~ 8ts dem Stadium 10,5dpc, ~ 18ts dem Stadium 11,5dpc und ~ 28ts dem Stadium 12,5dpc.[255] Auch A. Beverdam et al. (2006) orientierten sich an dieser Einteilung, ohne sie genauer auszuführen.[256] Deutlich wird, dass bereits über unterschiedliche Kriterien zur Bestimmung des Zeitpunktes der Embryonalentwicklung und über die zur Zuordnung genutzten Intervalle Differenzen in den Ergebnissen zwischen den Arbeitsgruppen – und innerhalb einer Arbeitsgruppe zwischen verschiedenen untersuchten Individuen – entstehen. Mit 12ts und 16ts gehörten bei Nef et al. (2005) zwei Embryonen der gleichen zeitlichen Einordnung an, wiesen aber deutliche Entwicklungsunterschiede auf. Gleichzeitig müssen sich auch nicht alle Organe und Gewebe in einem Individuum vollständig synchron entwickeln, so dass beim Vergleich verschiedener Embryonen bspw. bei 12ts ein unterschiedlicher Stand der Entwicklung der Gonaden gegeben sein kann.

Für die sich anschließenden Analysen von Mikroarrays war *ausreichend RNA (mindestens 50ng totalRNA für jede einzelne Probe)* erforderlich, um die zur Nachweisbarkeit erforderliche RNA-Menge aus etwa 50.000 bis 100.000 Zellen (hier: $Sf1^+$-Gonaden-Zellen) in einer Probe zu haben. Ein Embryo je untersuchtem Stadium war für eine solche RNA-Menge nicht ausreichend, so dass je nach Stadium der Embryonalentwicklung RNA aus den $Sf1^+$-Gonaden-Zellen von unterschiedlich vielen Embryonen gewonnen wurde. So waren für das Stadium 10,5dpc etwa 20 Embryonen nötig, wogegen für 13,5dpc nur noch etwa fünf Embryonen herangezogen werden mussten, um die erforderliche Zellzahl zu erlangen. Die Genitalfurchen der Embryonen wurden entnommen, daraus eine Zellsuspension hergestellt und die $Sf1^+$-Zellen mit Hilfe eines FACS (Fluorescence Activated Cell Sorting; fluoreszenzaktivierte Zellsortierung) zur weiteren Bearbeitung selektiert.

Das Erstellen von ‚Mischproben', um ausreichend Zellen zur Bestimmung der Expressionsrate zu erhalten, ebnet individuelle Unterschiede ein. Auch die aus den bisherigen methodischen Entscheidungen (bspw. aus den Intervallen der Bestimmung des Zeitpunktes der Embryonalentwicklung) resultierenden Unterschiede zwischen den einzelnen Individuen werden ‚unsichtbar'. Damit wird verhindert, dass im weiteren Verlauf der Untersuchung individuelle Entwicklungsunterschiede festgestellt und ggf. individuell spezifische Expressionsmuster erstellt werden können. Auch individuell vorkommende unterschiedliche Expressionsraten können nicht erfasst werden, stattdessen ist es möglich, dass bspw. eine hohe Expressionsrate in Zellen eines Embryos möglicherweise niedrige

254 Nef, 2005 S.362.
255 Bouma, 2004 S.146.
256 Beverdam, 2006 S.428.

Expressionsraten in anderen Embryonen überdeckt; statt „Effekte biologischer Variabilität" zu minimieren – wie die Forschenden ihre Vorgehensweise erläutern –,[257] könnte es vielversprechender für Forschungsvorhaben sein, Variabilität und Individualität in den Blickpunkt zu rücken bzw. zumindest nachvollziehbar zu belassen.

Ebenfalls wird es mit dieser von Nef et al. (2005) gewählten Durchführung unmöglich, die Eingruppierung der Individuen in vergeschlechtlichte Gruppen nach den Genmarkern für die Gene Sry und Zfy zu validieren. Somit ist es erstaunlich, dass selbst trotz der Vielzahl von unterschiedlichen Individuen, deren Gewebe sich in einer einzelnen Probe befand, beim Vergleich der Ergebnisse von drei so erstellten Proben *innerhalb einer Geschlechtergruppe zu einem bestimmten Zeitpunkt der Embryonalentwicklung* teilweise noch erhebliche Varianzen der Expressionsraten einzelner Gene/Genmarker beschrieben werden konnten.[258] Dies ist ein Hinweis auf möglicherweise bedeutsame (geschlechtsunabhängige) individuelle Expressionsunterschiede der untersuchten Individuen oder auf eine divergierende Probenbehandlung.

Die eigentliche Bestimmung der Expression fand in einem Mikroarray mit Hybridisierung statt.[259] Mikroarrays werden genutzt, um mRNA-Mengen spezifischer Gene nachzuweisen. In automatisierten Verfahren kann so die Expression einiger Tausend Gene gleichzeitig analysiert werden. Hierzu wird mRNA aufgereinigt und in cRNA oder cDNA umgeschrieben. Diese werden mit fluoreszierenden Farbstoffen markiert, um über das Spektrum und die Stärke der Fluoreszenz schließlich auf die Menge der mRNA und damit auf die Expressionsrate zu schließen. cRNA oder cDNA werden, i.d.R. automatisiert, auf Glasträger aufgebracht, auf denen bereits bekannte spezifische cDNA-Sequenzen (so genannte Sonden), jeweils spezifisch für Teile der Sequenz eines Gens, aufgebracht sind (diese Glasträger mit Sonden werden als Array bezeichnet und sind oft industriell vorgefertigt erhältlich). Die zu untersuchende cRNA oder cDNA bindet spezifisch an diese Sonden. Nach einer Inkubationszeit wird die nicht-gebundene cRNA bzw. cDNA abgewaschen, so dass Sonden und daran gebundene cRNA

---

257 Nef, 2005 S.363. Vor allem widerspricht eine solche Aussage eigentlich dem Ansatz der Untersuchung von Nef et al. (2005), die doch gerade Differenzen in den Blick nehmen möchte – allerdings solche, die als ‚geschlechtlich' gelten und damit offenbar vorausgesetzt (statt zumindest untersucht) werden.

258 Vgl. Nef, 2005 S.372/373.

259 Zur teilweisen Validierung wurden von Nef et al. (2005) weitere Untersuchungen durchgeführt, die allerdings nur am Rande des aufgeführten Artikels eine Rolle spielen und daher nicht näher betrachtet werden. Für eine kritische Betrachtung der hierzu angewendeten Real time PCR und der WISH vgl.: Bouma, 2004 S.144, 146.

bzw. cDNA zurückbleiben.[260] Über Stärke (und Spektrum) des Fluoreszenzsignals kann anschließend zu jeder Position auf dem Array bestimmt werden, ob und wieviel cRNA bzw. cDNA gebunden wurde. Zur Auswertung und Expressionsbestimmung ist allerdings noch die Normalisierung des erhaltenen Fluroeszensmusters notwendig, um der unterschiedlichen Qualität der Extraktion von mRNA und den unterschiedlich fortgeschrittenen Abbaueffekten (Degradation) von RNA und DNA in den verschiedenen Proben Rechnung zu tragen. Deutlich wird, dass jede Probe Unterschiede zu anderen Proben aufweisen kann, da schon in der Probenvorbereitung Anreicherung und Reinigung der mRNA in unterschiedlicher Qualität erfolgt sein können und somit pro Probe unterschiedliche Mengen und unterschiedliche Qualität von cRNA bzw. cDNA (ggf. unterschiedlich stark degradiert) zur Verfügung stehen. Mit den softwaregestützten Normalisierungsberechnungen wird lediglich eine Annäherung an mögliche Expressionswerte und -muster erreicht. G. J. Bouma et al. (2004) weisen darauf hin, dass allein durch ‚Pippetierfehler' und schlechte ‚RNA und/oder cDNA Qualität' „substanzielle Unterschiede" zwischen einzelnen Proben innerhalb einer Arbeitsgruppe und zwischen den Ergebnissen verschiedenen Arbeitsgruppen entstehen können.[261]

Nef et al. (2005) untersuchten ihre Proben auf das Vorhandensein von 34.000 Genmarkern (spezifisch jeweils für ein Transkript eines Gens, wobei teilweise mehrere Marker auf ein und dasselbe Gen verwiesen), die als die oben benannten Sonden fungierten.[262] Hiervon wurden 47% in den Sf1^{+}-Zellen der Gonaden exprimiert. Bei etwa zehn Prozent (2306) der exprimierten Gen(marker) zeigte sich ein differentes Bild zwischen Sry^{-}/Zfy^{-} bzw. ‚weiblichen' Mäusen und Sry^{+}/Zfy^{+} bzw. ‚männlichen' Mäusen. Eine solche Differenz wurde als gegeben angesehen, wenn die Expressionsrate in einer der zwei Gruppen gegenüber der anderen 1,5-fach erhöht war. Während bei 10,5dpc nur 14 Gen(marker)[263] ein solch differentes Bild zeigten (acht waren bei Sry^{+}/Zfy^{+}-Mäusen erhöht exprimiert; sechs waren es bei Sry^{-}/Zfy^{-}-Mäusen), waren es bei 11,0dpc 17 Gen(marker) (elf bei Sry^{+}/Zfy^{+}-Mäusen; sechs bei Sry^{-}/Zfy^{-}-Mäusen), bei 11,5dpc 86 Gen(marker) (61 bei Sry^{+}/Zfy^{+}-Mäusen; 25 bei Sry^{-}/Zfy^{-}-Mäusen),

260 Vgl. zur Veranschaulichung der Methoden des Mikroarrays und der Hybridisierung eine gelungene online verfügbare Animation: http://www.bio.davidson.edu/Courses/genomics/chip/chip.html (letzter Zugriff: 26.03.2009).

261 Bouma, 2004 S.146. Bouma et al. (2004) treffen diese Aussage speziell für die Real time PCR; da aber auch in den hier für Nef et al. (2005) beschriebenen Verfahren zahlreiche Anreicherungs- und Aufreinigungsschritte der RNA stattfinden, lassen sich diese Feststellungen übertragen.

262 Sie verwendeten „Mouse genome 430 2.0 Array" der Firma Affymetrix (High Wycombe, UK) [Nef, 2005 S.363].

263 Der Begriff ‚Gen' ist hier zur Feststellung von Differenz nicht treffend, da in dem ausgeführten Array mehrere der 34000 Genmarker auf ein ‚Gen' verweisen konnten. So repräsentieren die bei 10,5dpc 14 als different beschriebenen Genmarker (Nef et al. [2005] nutzten dennoch die Bezeichnung Gen) lediglich sieben Gene.

bei 12,5dpc 1138 Gen(marker) (592 bei Sry^+/Zfy^+-Mäusen; 546 bei Sry^-/Zfy^--Mäusen) und bei 13,5dpc 1948 Gen(marker) (919 bei Sry^+/Zfy^+-Mäusen; 1029 bei Sry^-/Zfy^--Mäusen). (C. R. Cederroth et al. [2007] aus der Arbeitsgruppe S. Nefs stützten sich auf die gleiche Datenbasis und führten daher die gleichen Zahlen an. Bei anderen Untersuchungen zeigen sich hingegen auch bei gleicher oder ähnlicher Methodenwahl Abweichungen zur Anzahl der zu den spezifischen Zeitpunkten exprimierten Gene/Genmarker, so bei Beverdam et al. [2006]. Bei Beverdam et al. [2006] zeigten sich zum Zeitpunkt 11,5dpc 266 Gen[marker] in Gonaden von Zfy^+-Mäusen und 242 Gen[marker] in Gonaden von Zfy^--Mäusen verstärkt exprimiert [Beverdam et al. (2006) nutzten zur Geschlechtseinordnung der Proben den Nachweis des Zfy-Gens mittels PCR].)

Keines der zu dem frühen Zeitpunkt von 10,5dpc bei Nef et al. (2005) exprimierten Gene gehört dabei zu den oben (*vgl. Tab. 1, S.277ff*) und damit in der Literatur ausführlich beschriebenen Genen. Alle der in Gonaden von $Sry^+/Zfy^+/(Sf1^+)$-Mäusen höher exprimierten Gene waren auf dem Y-Chromosom lokalisiert: Dies waren Smcy, Uty, Ddx3y, Eif2s3y.[264] Alle in Gonaden von $Sry^-/Zfy^-/(Sf1^+)$[265]-Mäusen erhöht exprimierten Gene waren auf dem X-Chromosom lokalisiert: Xist, Utx, Erdr1. Hingegen wurden 506 auf dem X-Chromosom lokalisierte Gene (oder Genmarker) nicht in unterschiedlichem Maße exprimiert.

Deutlich wird aus solchen Analysen die – im Vergleich zu den bislang in der Literatur beschriebenen in die Geschlechtsdetermination (und -differenzierung) involvierten Genen – große Anzahl der exprimierten Gene, deren Expression untersucht werden muss. Auch ihre Genprodukte sind bzgl. ihrer Struktur, möglicher Modifikationen, Interaktionen mit anderen Proteinen, DNA oder RNA und ihrer möglichen Funktion (ggf. bei der Geschlechtsdetermination) genauer zu betrachten. Ersichtlich wird auch, dass Gene oft nicht in einem On-Off-Modus entweder exprimiert oder nicht exprimiert werden; vielmehr erfolgt die Expression oft in unterschiedlicher Quantität.[266] Auch wenn Gene bei einigen Individuen hinauf- oder herabreguliert werden, so wird auch bei den anderen Individuen eine Expression weiterhin stattfinden, wenn auch nicht in demselben Maße. U.a. bei den Beschreibungen des DAX1-Gens wurde dies dargestellt. Für die Anzahl

---

264 Die hier aufgeführte Anzahl der Gene entspricht nicht den oben erwähnten acht Gen(markern), da mehrere Genmarker auf ein Gen verwiesen. Gleiches gilt für die nachfolgend aufgeführten drei Gene, die nicht mit der Zahl sechs für different exprimierte Gen(marker) übereinstimmt, die oben benannt wurde.

265 ‚$Sf1^+$' ist hier korrekt, zur Erinnerung: Nef et al. (2005) untersuchten nur solche Zellen der Gonaden transgener Mäuse, die Sf1-Promotor-Aktivität aufwiesen ($Sf1^+$).

266 Vgl. beispielhaft: Nef, 2005 S.371-373; vgl. u.a.: Ottolenghi, 2007b S.17/18. Gene können auch gar nicht exprimiert werden. Dies geschieht u.a. dann, wenn sie durch Methylierungen und spezifische Faltungen der DNA unzugänglich für die an der Transkription beteiligten Faktoren sind. Das Inaktivieren von Genen wird als ‚Silencing' bzw. ‚Gene-Silencing' bezeichnet (*vgl. nachfolgend ausführlicher, S.296ff*).

funktionaler Genkopien und die Quantität der Expression wurde hier ein Einfluss auf den ausgebildeten Phänotyp beschrieben. Für andere Gene liegen ebenfalls Befunde vor, die einen Einfluss der Quantität der Expression auf die Ausprägung des Phänotyps nahelegen.[267]

Unterschiede in den Expressionsmustern können individuell sein, von äußeren Rahmenbedingungen abhängen (bspw. von maternalen Hormonkonzentrationen) oder vielleicht auch ‚geschlechtlich' (allerdings wäre erst noch zu zeigen, ob binär) sein. *Bedeutsam sind gewählte Voraussetzungen und Analysebedingungen.* Einen wichtigen Faktor, der die Untersuchungsergebnisse beeinflusst, wird bei den hier vorgestellten Untersuchungen die *vergeschlechtlichte Vorauswahl* darstellen. Mit der Eingruppierung der Proben nach Markern für ein oder zwei Y-chromosomal lokalisierte Gene (Sry, Zfy) werden diese Gene in der Geschlechtsunterscheidung bereits vor Beginn der Expressionsanalyse zentral gesetzt: Das erwartete Resultat wird damit im Forschungsprozess schon vorausgesetzt. Jede bereits vor der Expressionsanalyse vorgenommene geschlechtliche Einteilung in (zwei) Gruppen (anhand welcher Merkmale auch immer) führt dazu, dass andere Interpretationen der Resultate als binär-geschlechtliche nicht möglich sind.

Ebenfalls eine beeinflussende Vorauswahl stellt die *Orientierung an Sf1-exprimierenden Zellen* dar; diese waren auf Grund der Fluoreszenz herausgefiltert worden. Bereits die Orientierung an der Quantität der Expression von Sf1 führt dazu, dass zahlreiche Zellen nicht der Untersuchung zugeführt werden (dies war beabsichtigt, um nicht sämtliche Zelltypen der undifferenzierten und sich differenzierenden Gonaden unspezifisch untersuchen zu müssen)[268]. Damit erhält man – als erwünschten oder unerwünschten – Effekt das Abbild einer ggf. SF1-Protein-abhängigen Expression weiterer Gene. Der Nachweis der Expression des Sf1-Gens stellt sich auch gerade deshalb als problematisch heraus, da darüber spekuliert wird, dass das Sf1-Gen durch SRY aktiviert werden und ‚hodendeterminierende' Wirkungen entfalten könnte (*vgl. zu Sf1 ausführlich S.259ff*). Zugleich zeigten sich deutlich divergierende Expressionsmuster von Sf1 im Vergleich von Maus und Mensch – während es bei der Maus in verschiedenen Untersuchungen als geschlechtsdifferent exprimiert beschrieben wurde, zeigte sich keine solche Differenz bei Untersuchungen von Menschen. Eine Orientierung an der Sf1-Expression erscheint damit in besonderem Maße als ungeeignet. Einflüsse auf das Expressionsmuster durch das Nutzen transgener Organismen sind ebenfalls nicht auszuschließen.

Auch in einem Gewebe wird nicht in allen Zellen gleichermaßen die Expression eines Gens hinauf- oder herunterreguliert. Vielmehr kann sich durch eine starke Expression in einigen Zellen oder in Zellen eines angrenzenden Gewebes

267 Vgl. beispielhaft: Bouma, 2007 u.a. S.14994.

268 Für die Untersuchung von Zellen unabhängig von der Sf1-Expression vgl.: Small, 2005.

ein *Gradient von höherer zu niedrigerer Konzentration* eines Genproduktes ausbilden und sich darüber eine, ebenfalls zu differenzierende, Wirkung in diesem ganzen Gewebe – bspw. die Aktivierung weiterer Faktoren – oder auch außerhalb des exprimierenden Gewebes entfalten. Eine solche Wirkungsweise und deren Bedeutung wurde beispielhaft für die Ausbildung posteriorer und anteriorer Regionen sowie ventraler und dorsaler Regionen in den ersten Embryonalphasen verschiedener Organismen beschrieben.[269] Möglicherweise spielen gerade ausgebildete Gradienten bei der Geschlechtsdetermination eine wesentliche Rolle. Dies kann mit der Zusammenfassung von Zellen und der Betrachtung eines Durchschnittes nicht berücksichtigt werden – ein Mangel, der durch die WISH nur teilweise ausgeglichen werden kann (auch hier wäre eine intensive Fehleranalyse nötig, die an dieser Stelle nicht vorgenommen werden soll, da die WISH bei Nef et al. [2005] eher randständig zur Anwendung kommt)[270].

Die bereits angesprochene Orientierung an den Genen Sry, Zfy (und der Expression des Sf1-Gens) begrenzt mögliches Wissen, gibt aber auch Aufschluss über Vorannahmen, die bewusst oder unbewusst in den Untersuchungsprozess einfließen. So bemühen sich die erwähnten Autor/innen zwar, explizit herauszustellen, dass nun auch die ‚weibliche Geschlechtsentwicklung' als aktiver Prozess erkannt wurde, ihre Untersuchungen sind indes nicht so angelegt. Sie orientieren sich zur geschlechtlichen Unterscheidung der Versuchsgruppe weiterhin ausschließlich an Markern, die in Tradition auf dem als männlich determinierend betrachteten Y-Chromosom lokalisiert werden und denen wichtige Funktionen bei der Hodendetermination zugeschrieben wurden. Die diesbezüglich positiven Individuen werden der Gruppe der ‚männlichen Mäuse' zugeordnet, alle übriggebliebenen kommen in die Gruppe der ‚weiblichen Mäuse'. Deutlich wird, dass die lange bestehende Favorisierung männlichen Geschlechts fortwirkt. Selbst bei die Eierstockdetermination fokussierenden Untersuchungen, wie derjenigen von Nef et al. (2005), die unter dem Titel *„Gene expression during sex determination reveals a robust female genetic program at the onset of ovarian development."*[271] veröffentlicht wurde, bleiben Faktoren zentral, die bei ‚männlicher Geschlechtsentwicklung' als bedeutsam betrachtet werden.

Nachdem weithin angenommen wird, dass nicht jeweils ein Gen allein die Ausbildung von Eierstock- und Hodengewebe bewirkt, werden Expressionsanalysen – wie die dargestellte – als wirksames Instrument begriffen, um zunächst viele

269 Vgl. für *Drosophila melanogaster* u.a.: Lewin, 1998 S.945-976.

270 Die WISH wird nicht näher analysiert, da sie für die Ergebnisse der Expressionsanalyse von Nef et al. (2005) eine randständige Position einnimmt und lediglich zur Validierung der Ergebnisse der Mikroarrays herangezogen wird. Einige Anregungen für eine Kritik finden sich bei: Bouma et al. (2004).

271 Engl., „Die Gen-Expression während der Geschlechtsdetermination verweist auf ein robustes weibliches genetisches Programm bei der einsetzenden Eierstockentwicklung".

potenzielle weitere Gene, die an der Ausbildung von Eierstock- *oder* Hodengewebe beteiligt sind, zu identifizieren.[272] Diesen Zweck erfüllen die Untersuchungen mehr oder weniger gut (einige Kritikpunkte auch hieran wurden in den vorausgegangenen Ausführungen dargestellt), mehr leisten sie nicht. Wissentlich oder unwissentlich setzen solche Untersuchungen bereits voraus, dass sich die Expressionsmuster in Eierstock- *oder* Hodengewebe dichotom geschlechtsspezifisch unterscheiden. Erst aus dem Vergleich der Expressionsmuster dieser beiden Gewebe identifizieren sie die Gene, die als in einem der Gewebe spezifisch, also als ‚erhöht' im Vergleich zum anderen Gewebe, exprimiert beschrieben werden.[273] Oder aber die Untersuchungen gehen – wie in dem vorangestellten Beispiel geschehen – gar bereits von als geschlechtsspezifisch verschieden exprimiert beschriebenen Genen aus, nutzen diese zur Gewebeselektion und versuchen weitere Gene, die entweder auf Eierstock- *oder* Hodenentwicklung hinwirken könnten, herauszufinden. Damit erfüllen solche Expressionsanalysen die Aufgabe, weitere dichotom geschlechtsspezifisch exprimierte Gene zu identifizieren, sie einer genaueren Analyse zuzuführen und sie ggf. in eine Signalkaskade oder in ein Netzwerk der Eierstock- *oder* Hodenentwicklung einzubinden. Schon gegenüber Genen, die in Eierstock- *und* Hodengewebe *gleichermaßen* exprimiert werden, sind so angelegte Expressionsanalysen ‚blind', auch wenden sie sich der eigentlichen Frage nach der Geschlechtsentwicklung und ob diese stets in eine von zwei angenommenen Richtungen verlaufen muss, nicht zu. Trotz Ergebnissen aus der Erforschung von ‚Intersexualität', die die Annahme sich vollständig dichotom unterscheidender Eierstock- *oder* Hodenentwicklung in Zweifel ziehen, wurde die Forschungsfrage bisher nicht erweitert. Als geradezu paradox erscheint es, sieht man auf die Auseinandersetzungen um die Bedeutung von Keimdrüsen oder (Erb-)Anlagen in den 1920er Jahren (*vgl. Kapitel II, S.200ff*) zurück, dass derzeit in der Genetik die Entwicklung von Eierstock- *oder* Hodengewebe dermaßen zentral gesetzt wird und dass diese Gewebe als einzig die weitere ‚geschlechtsspezifische Entwicklung' bestimmend betrachtet werden.

Was ist ein ‚Gen'? – Ohne Zelle ‚nichts'. Komplexe zelluläre Prozesse (und umgebende Einflüsse) bestimmen, welche DNA-Sequenzen zu ‚Genen' werden und welche ‚Informationen' aus einem solchen ‚Gen' gezogen werden

In den vorangegangenen Ausführungen blieben die Begriffe ‚Chromosom' und ‚Gen' unhinterfragt. Als ‚Chromosomen' werden ‚Erbkörperchen' bezeichnet, die sich im Zellkern befinden und anfärbbar sind. Die als ‚Erbinformation' betrachtete DNA tritt in Chromosomen im Komplex mit Proteinen auf. ‚Gene' stellen einzelne Nukleinsäuresequenzen der DNA dar, die in RNA-Sequenzen und

272 Koopman, 2002 u.a. S.240/241.
273 Koopman, 2002 u.a. S.240/241.

schließlich Aminosäure-Sequenzen übertragen werden können.[274] Dabei übersteigt die Zahl der resultierenden Aminosäure-Sequenzen die Zahl der ‚Gene' – der DNA-Sequenzen – um ein Vielfaches. In Expert/innenkreisen wird der Begriff ‚Gen' allerdings sehr unterschiedlich definiert und verwendet. Mal werden mit ‚Gen' nur die erwähnten DNA-Sequenzen bezeichnet, mal werden auch Assoziationen der Eins-zu-eins-Übertragbarkeit in RNA-Sequenzen und in Aminosäure-Sequenzen daran geknüpft; manchmal werden Assoziationen bis hin zum tatsächlichen körperlichen Erscheinungsbild eines Merkmals auf eine DNA-Sequenz rückbezogen und mit dem Begriff ‚Gen' bezeichnet.[275]

Die Notwendigkeit, den Begriff ‚Gen' genauer zu betrachten, wird nachfolgend noch deutlicher werden. Bis in die 1990er Jahre wurde – und in populären Auffassungen, die durchaus von ‚Expert/innen' auch aus ökonomischen und Status-Erwägungen[276] heraus angereizt werden, wird noch immer –[277] von der DNA ein Bild gezeichnet, nach dem in ihr wie in einem Buch alle Informationen zur Ausbildung und Funktion des Organismus ‚aufgeschrieben' seien. Gene sollten Abschnitte der DNA darstellen, die bestimmte Informationen beinhalteten. Die „Ein-Gen-ein-Enzym-Hypothese" aus den 1940er Jahren wurde zwar ab Ende der 1950er Jahre durch die Unterscheidung von „Strukturgenen" (diese würden Proteine ‚codieren', die am Aufbau des Organismus beteiligt seien) und „Regulatorgenen" (diese würden die Expression einzelner Strukturgene regulieren) abgelöst, und es wurde auch bald angenommen, dass in unterschiedlichen Geweben und Organen differenziell unterschiedliche Gene ‚angeschaltet' seien.[278] Allerdings blieb ein Verständnis vorherrschend, bei dem im einfachsten Fall ein Gen für ein phänotypisch sichtbar werdendes Merkmal ‚codieren' sollte. In komplizierteren Fällen wurde die hierarchische Aufeinanderfolge mehrerer Gene und ihrer Wirkungen zur Ausbildung von Merkmalen angenommen.[279] (Diese Annahmen wurden bei den Beschreibungen der Geschlechtsdetermination ersichtlich. Zunächst wurde das Gen SRY zentral gesetzt. Nachdem offensichtlich wurde, dass die ‚Entscheidung' zwischen Hodenentwicklung und Eierstockentwicklung nicht allein auf dem Gen SRY beruhen könne, wurden weitere Gene erkannt und in hierarchische, weitgehend lineare Signalwege eingebunden [*vgl. Kapitel III, S.245ff*].)

---

274 Bei Viren kann auch ein Bereich der RNA als ‚Gen' bezeichnet werden, insofern ist die angeführte Definition auf Prokaryonten und Eukaryonten zu beschränken.

275 Vgl. Keller, 2001 (2000) S.8/9, 66-98; Duden, 2001.

276 Vgl. u.a. Lewontin, 1992 (1991) S.51ff; Lemke, 2006 (2002) S.35/36; auch: Voß, 2008 S.238/239.

277 Vgl. zu den Beiträgen von Expert/innen in der populärwissenschaftlichen Diskussion zur Bedeutung von DNA und Genen: Bock von Wülfingen, 2007; vgl. auch: Lemke, 2006 (2002) S.35/36.

278 Vgl. Keller, 2001 (2000) S.66-82.

279 Vgl. für Kritiken an solch simplifizierenden Vorstellungen u.a.: Lewontin, 1992 (1991); Lewontin, 2002 (2000); Rollo, 1995 (1994); Keller, 2001 (2000); vgl. kritisch auch: Duden, 2001; Lemke, 2006 (2002).

Dieses einfache Genmodell wurde bereits vielfältig erschüttert. So scheinen nur wenige Prozent – geschätzt vier bis fünf Prozent –[280] der DNA-Sequenz des Menschen tatsächlich zunächst in RNA-Sequenz und ggf. später in Aminosäure-Sequenz übertragen zu werden. Die übrigen 95 % der DNA-Sequenz werden nicht in eine RNA-Sequenz übertragen. Zuweilen wurde diese DNA daher als „Müll-DNA" bezeichnet, mittlerweile werden ihr aber verschiedene Funktionen, u.a. die Beeinflussung des Maßes der Expression von DNA-Sequenzen, zugeschrieben.[281] Einen nicht geringen Anteil der nicht-‚codierenden' DNA-Sequenz, beim Menschen etwa 35 bis 40 %, machen transposable Elemente aus.[282] Sie zeichnen sich dadurch aus, dass sie ihren Ort im Genom verändern und sich dabei ggf. replizieren können. Dabei können bei der Integration in einen ‚codierenden' DNA-Bereich Mutationen (bspw. Veränderungen des ‚Leserasters') entstehen, ggf. angrenzende ‚codierende' DNA-Bereiche dupliziert werden oder ein ‚codierender' DNA-Bereich unter den Einfluss des Promotors[283] des Transposons gelangen. Allerdings wird nur ein geringer Anteil der transposablen Elemente der menschlichen DNA-Sequenz als zum ‚Springen' fähig beschrieben, die übrigen seien inaktiviert.[284] *Deutlich wird, dass DNA keinen beständigen, unveränderlichen ‚Text' darstellt, den es nur zu ‚lesen' gilt, vielmehr ist sie innerhalb des Organismus in Veränderung begriffen. Außerdem wird bereits hier ersichtlich, dass Prozesse notwendig sind, um in der Zelle bzw. im Organismus aus einer DNA-Sequenz erst einmal verwertbare ‚Information' für eine RNA-Sequenz zu machen.*

Auch liegt die DNA in eukaryontischen Zellen nicht ‚frei' und ‚offen' im Zellkern vor und ‚wartet' nur auf ihre Expression. *Vielmehr tritt DNA dort als Chromatin auf.* Im Chromatin bilden je etwa 200bp (bp, Abkürzung für Basenpaare) DNA mit Histon-Proteinen einen Komplex – ein so genanntes Nucleosomen. Die Nucleosomen sind in einer helikalen Reihe angeordnet, durch eine weitere ‚Aufwicklung' wird ein Packungsverhältnis um den Faktor 1.000 bis 10.000 erreicht, weitere Proteine – Nichthistone – treten hinzu. In dieser gepackten Form sind die meisten DNA-Sequenzen für die Transkription strukturell unzugänglich.[285] Erst wenn und an den Stellen, an denen die Chromatin-Struktur – durch komplexe Mechanismen – umgestaltet (gelockert) wird, ist es überhaupt

280 Vgl. u.a. Bestor, 1998 S.188; Shapiro, 2002 S.119; Allis, 2007 S.44. In den 4 bis 5 % sind sowohl Exons als auch Introns enthalten.

281 Vgl. Keller, 2001 (2000) S.81-89.

282 Vgl. u.a. Bestor, 1998 S.188-190; Mikkelsen, 2007 S.169. ‚Transposons' bezeichnen bewegliche Elemente, s.g. ‚springende Gene'. Um die Beschreibung beweglicher Elemente in der DNA-Sequenz hat sich B. McClintock verdient gemacht. Mehr als 30 Jahre nach ihren diesbezüglichen Beschreibungen erhielt sie dafür 1983 den Nobelpreis für Medizin.

283 Bereich der DNA-Sequenz zur Transkriptionsregulation.

284 Vgl. u.a. Bestor, 1998 S.188-190; Mikkelsen, 2007; vgl. ausführlich zu Transposons: Lewin, 1998 S.455-480.

285 Die Aussage wird auf ‚meist' beschränkt, da Ausnahmen beschrieben wurden; vgl. für einen Überblick: Grewal, 2007.

möglich, dass ein Gen zur Expression gelangt.[286] Auch der *Methylierungsstatus* scheint für die Ermöglichung oder Verhinderung der Transkription von Bedeutung zu sein. Einerseits scheinen Modifikationen, darunter Methylierungen, der Histon-Proteine für die Chromatinorganisation bedeutsam zu sein.[287] Andererseits wird auch der Methylierung von DNA-Sequenzen/Genen Bedeutung für die Transkription beigemessen. So würden methylierte DNA-Sequenzen/Gene in den meisten Fällen nicht zur Expression gelangen; vor der Transkription müsse daher eine Demethylierung erfolgen.[288] Auch für die benannten transposablen Elemente wird der Einfluss der Methylierung als bedeutsam dafür beschrieben, dass die meisten nicht aktiv, also nicht beweglich seien.[289] Wenn Methylierungen der DNA erfolgen, so erfolgen sie an der Basenfolge 5'-CG-3' (5'-Cytosin-Guanin-3'). Dies ist hier insofern relevant, als für methyliertes Cytosin dieser Bereiche eine erhöhte Mutationsrate beschrieben wird. Sie seien so genannte ‚Mutation hotspots'. Es fänden hier Basen-Substitutionen (von Cytosin zu Thymin) besonders häufig statt.[290] Insofern könnte der Methylierung, neben einem Einfluss auf die Ermöglichung der Transkription von DNA-Sequenzen/Genen, auch eine Bedeutung dabei zukommen, DNA-Sequenz zu verändern.

Wird schließlich ein DNA-Bereich/Gen exprimiert, so ist keineswegs etwas über das entstehende Transkript und dessen Funktionalität ausgesagt. Zunächst wirken bei der Übertragung einer DNA-Sequenz in eine mRNA-Sequenz komplexe Mechanismen mit. *So sind verschiedene Molekülkomplexe daran beteiligt, die Transkription zu regulieren (‚Regulation'), sie zu initiieren (‚Initiation'), mit ihr fortzufahren (‚Elongation') und sie schließlich spezifisch abzubrechen (‚Termination').*[291] Involviert sind ebenfalls *komplexe ‚Reparaturmechanismen'*,

286 Vgl. Keller, 2001 (2000) S.120-123; Turner, 2001 S.44-100; Gilbert, 2000 S.109/110; Gilbert, 2006 S.101/102; Lewin, 1998 (1997) S.617ff; Lewin, 2008 S.757ff, 796ff; Jablonka, 2005 (1995) S.90-99, 94/95; Allis, 2007 S.29-41. Vgl. zur Betonung von Prozesshaftigkeit bei der Ermöglichung der Expression, bei Transkription und bei Translation und der Beteiligung komplexer Mechanismen an diesen Prozessen auch: Lewontin, 1992 (1991) S.48-51; Lemke, 2006 (2002) S.32-39. Auch K. Rieder (2003 [2000]) betont die Bedeutung von Prozesshaftigkeit und Wechselwirkungen, verbleibt aber bei deren Beschreibungen weitgehend auf der Ebene von DNA und Genen und belässt es bei der Heraushebung der Bedeutung von DNA und Genen [vgl. Rieder, 2003 (2000) S.138-149].

287 Vgl. u.a. Allis, 2007 S.36-39, 42; ausführlich: Kouzarides, 2007; Berger, 2007.

288 Vgl. Laird, 1999; Turner, 2001 S.196-205; Bird, 2002; Lewin, 1998 (1997) S.704-706; Lewin, 2008 S.632-635; Allis, 2007 S.41/42; Li, 2007.

289 Vgl. Bestor, 1998 S.190ff; Bird, 2002 S.10/11.

290 Vgl. u.a. Yang, 1996; Li, 2007 S.352. Für die mögliche Bedeutung der Veränderung der Methylierung bei der Entwicklung und Ausbreitung von Tumoren vgl. u.a.: Esteller, 2005.

291 Vgl. einführend: Lewin, 1998 (1997) S.649-710; Lewin, 2008 S.609-666.

die daran beteiligt sind, eine spezifische (Un-)Genauigkeit der Transkription herzustellen.[292]

Das nun erhaltene *Primärtranskript* (die pre-mRNA, dt. prä-mRNS, auch bezeichnet als hnRNA [heterogenous nuclear RNA]) erfährt in der Folge *Modifikationen*, bevor es der Translation im Cytoplasma zur Verfügung stehen kann. Bei diesen Modifikationen des Primärtranskripts, die alle im Zellkern stattfinden, handelt es sich um die *3'-seitig stattfindende Polyadenylierung*, die *5'-seitig stattfindende Anlagerung einer ‚Cap-Struktur'* (engl., für ‚Kappe') und das *Spleißen*. Bei der Polyadenylierung werden, orientiert an spezifischen Erkennungssequenzen der pre-mRNA, bei Eukaryonten etwa 200 Adenin-Nucleotide ohne Matrize an das 3'-Ende der pre-mRNA-Sequenz angehängt. Es wird vermutet, dass die Poly(A)-Sequenz Einfluss auf die Stabilität der späteren mRNA hat. Manche pre-mRNAs erfahren keine Polyadenylierung.[293] An das 5'-Ende der pre-mRNA wird eine so genannte ‚Cap-Struktur' angelagert. Die Nukleotid-Sequenz der ‚Cap-Struktur' variiert dabei nach pre-mRNA. Sie wird als notwendig betrachtet, um die pre-mRNA zu stabilisieren, ihren Transport aus dem Zellkern ins Cytoplasma zu gewährleisten und den Ribosomen für die Translation die Anlagerung zu ermöglichen. Mit der Anlagerung der ‚Cap-Struktur' sind Methylierungen der pre-mRNA verbunden.[294] Ein weiterer Mechanismus posttranskriptionaler Modifikation bei Eukaryonten, ebenfalls im Zellkern stattfindend, ist das ‚Spleißen'. Dabei werden einzelne Sequenzbereiche des Primärtranskripts ‚herausgeschnitten' und ‚verworfen' (Introns). Die verbleibenden Bereiche (Exons) werden miteinander verknüpft – und erst die so prozessierte mRNA bildet das Transkript, das später im Cytoplasma als Matrize für die Übertragung in eine Aminosäure-Sequenz zur Verfügung steht. Durch eine besondere Form des ‚Spleißens', das ‚alternative Spleißen', können bzgl. der Sequenz aus einem Primärtranskript zahlreiche verschiedene prozessierte mRNA-Transkripte gebildet werden. Beim ‚alternativen Spleißen' werden bei einigen pre-mRNAs neben Introns auch Exons des Primärtranskripts ‚verworfen', so dass durch Auslassung aus einer pre-mRNA unterschiedliche mRNAs gebildet werden können.[295] U.a. wird ‚alternativem Spleißen' eine Bedeutung bei der Geschlechtsentwicklung bei *Drosophila melanogaster* zugeschrieben.[296] Nach Abschluss der Modifikationen

---

292 Vgl. einführend: Lewin, 1998 (1997) S.409-428; Lewin, 2008 S.499-520; vgl. auch: Keller, 2001 (2000) S.42-49.

293 Vgl. Lewin, 1998 (1997) S.138/139, 736-738; Lewin, 2008 S.139/140, 695-697.

294 Vgl. Lewin, 1998 (1997) S.139-141; Lewin, 2008 S.138/139.

295 Vgl. Keller, 2001 (2000) S.82-89; Lewin, 1998 (1997) S.141-143, 711-740; Lewin, 2008 S.667-705; Gilbert, 2000 S.130-133; Gilbert, 2006 S.125-130.

296 Vgl. Lewin, 1998 (1997) S.727-729; Lewin, 2008 S.686-688; Gilbert, 2000 S.133; Gilbert, 2006 S.129. Hiervon ausgehend hypothetisieren Lalli et al. (2003), dass Spleißen auch bei Säugetieren bei der Geschlechtsentwicklung Bedeutung haben könnte, in dem Sinne, dass bspw. SRY-Protein als Spleiß-Faktor wirken könnte [Lalli, 2003]. Die Bedeutung von Spleißen auch für Faktoren, denen Einfluss auf

ist ein *Transport der pre-mRNA ins Cytoplasma* notwendig, wobei die Translokation in komplexen Mechanismen über ‚Erkennungssequenzen' der mRNA vermittelt wird – ohne Translokation kann keine Translation erfolgen. Allerdings muss sich nicht notwendigerweise nach Transkription und Modifikationen eine Translation anschließen. Oft wird die resultierende ‚reife' mRNA rasch (innerhalb weniger Minuten) abgebaut, teilweise ohne dass auch nur eine einzige Translation erfolgt ist.[297] Gewebespezifisch kann mRNA aber auch viele Stunden überdauern.[298]

Bei der Translation sind ebenfalls zahlreiche Molekülkomplexe in die Regulation, Initiation, Elongation und Termination involviert. Und auch die Translation kennzeichnet keinesfalls den Endpunkt der Übertragung einer DNA-Sequenz über eine mRNA-Sequenz in eine Aminosäure-Sequenz. Stattdessen setzen auch *nach der Translation (posttranslational) verschiedene Modifikations-Mechanismen an*, mit denen aus einer Aminosäure-Sequenz mehrere Peptide oder Proteine unterschiedlicher Faltungen und unterschiedlicher chemischer funktioneller Gruppen gebildet werden.[299] *So können Teile des Peptids/Proteins abgespalten werden (ein weithin bekanntes Beispiel ist das Insulin), einzelne Aminosäuren können an- oder zwischengelagert werden, es können weitere strukturelle Änderungen bspw. durch die Bildung von Disulfidbrücken erfolgen, und es können funktionelle Gruppen angelagert werden (bspw. können Lipide oder Kohlenhydrate angelagert werden, oder es können Methylierungen, Phosphorylierungen, Acetylierungen, Ubiquitinierungen,*[300] *SUMOylierungen*[301] *etc. erfolgen).* Beeinflusst werden durch diese Modifikationen die sterische Formung sowie chemische und physikalische Eigenschaften des nach der Translation erhaltenen Produkts.

Deutlich wurde, dass aus einem ‚Gen' – wie es oben im Sinne einer DNA-Sequenz definiert wurde – zahlreiche verschiedene Produkte (Proteine) mit unterschiedlichen Eigenschaften (u.a. unterschiedlichen Bindungseigenschaften zu Proteinen, zu RNA, zu DNA; mit unterschiedlicher Aktivität, Reaktivität und Stabilität; und mit verschiedener Lokalisation in der Zelle) gebildet werden können. Bedeutsam sind hierbei komplexe Mechanismen, an denen vielfältige Komponenten beteiligt sind, u.a. auf den Ebenen der Umgestaltung der Chromatin-Struktur, der Transkription, der Translation sowie posttranskriptionaler und posttranslationaler Modifikationen. Der Begriff ‚Gen' kann folglich zwar einen bestimmten DNA-Bereich benennen, sagt allerdings nichts (bzw. nur sehr wenig)

die Geschlechtsentwicklung zugeschrieben wird, wurde beispielhaft bei WT1 deutlich (*vgl. S.266ff in diesem Kapitel*).

297 Vgl. Lewin, 1998 (1997) S.141-143; Lewin, 2008 S.145/146.

298 Vgl. Gilbert, 2006 S.130; Lewin, 2008 S.137.

299 Vgl. Keller, 2001 (2000) S.89/90.

300 Ubiquitinierung bezeichnet die Anlagerung des kleinen Proteins Ubiquitin, vgl. anschaulich: Hecker, 2006.

301 SUMOylierung bezeichnet die Anlagerung eines kleinen, Ubiquitin-ähnlichen Proteins, vgl. anschaulich: Hecker, 2006.

über das entstehende Produkt der Transkription (mRNA) und Translation (Protein) und dessen Lokalisation, Aktivität und Reaktivität aus.

Sowohl das ‚Gen' als auch die DNA-Sequenz sind somit von einer weitreichenden Bedeutung zu entlasten: Sie ‚codieren' keine Proteine. Stattdessen wurde deutlich, dass *Prozesse und Wechselwirkungen* in den Blick genommen werden müssen.[302] Erst diese führen dazu, dass Proteine spezifischer Lokalisation, Aktivität und Reaktivität gebildet werden, und in ihre Bildung sind zahlreiche komplexe Mechanismen involviert. Dabei ist in den dargestellten Prozessabläufen noch nicht einmal der auslösende Faktor – bspw. ein chemischer oder physikalischer Reiz – für solche Prozesse einbezogen. Auch auslösende Faktoren werden komplexe *Prozesse und Wechselwirkungen* in Gang setzen, denen simple Modelle aufeinanderfolgender ‚Gen'-Wirkungen nicht gerecht werden können.

Die *Epigenetik* könnte als ein solches, sich aktuell rasch entwickelndes, Forschungsfeld gelten, das sich der Interaktion und Komplexität molekularer Komponenten widmet. Die Epigenetik wurde dabei seit den 1940er Jahren[303] beschrieben und zunächst entwicklungsbiologisch gedeutet.

C. H. Waddington fasste unter ‚Epigenetik' Forschungsfragen, die sich allen Faktoren des Cytoplasmas widmeten, die mit Genen bei deren Wirkungen interagierten. Gene sind nach Waddington auf das Cytoplasma angewiesen. Allerdings seien sie dennoch die bestimmende Kraft, die Faktoren des Cytoplasmas würden ergänzend im Sinne von „Arbeitsmaschinen" (engl., „drilling-machines")[304] wirken, die durch die Gene angetrieben würden.[305]

In aktuellen Publikationen wird der Begriff ‚Epigenetik' für zahlreiche Forschungsfragen verwendet, u.a. für die – oben beschriebenen – Einflussfaktoren auf den Ebenen der Umgestaltung der Chromatin-Struktur, der Transkription und der Translation sowie posttranskriptionaler und posttranslationaler Modifikationen. Ergänzt werden Mechanismen, die Veränderungen der DNA-Sequenz regulieren, zulassen (u.a. Rekombination, Transposition) oder verhindern (diese werden als Reparaturmechanismen ausgeführt).[306] Damit ermöglicht ‚Epigenetik'

302 Vgl. sehr deutlich u.a.: Shapiro, 2002 S.112/113.

303 Auch zuvor waren die Betrachtungen nicht unbedingt auf eine singuläre Wirkung von (Chromosomen und) Genen eingeengt. Das wurde aus den *im zweiten Kapitel* der Arbeit erfolgten Betrachtungen zur „Drehpunkt-Theorie" R. Goldschmidts deutlich. In der „Drehpunkt-Theorie" beschrieb Goldschmidt bzgl. des geschlechtlichen Phänotyps eine „lückenlose Reihe von Übergängen", trotz einer als eindeutig ‚weiblich' oder eindeutig ‚männlich' angenommenen chromosomalen Konstitution (*vgl. Kapitel II, S.212ff*).

304 Waddington, nach: Speybroeck, 2002b S.65.

305 Vgl. Speybroeck, 2002b S.65, 63ff. Ähnlich führen dies auch E. Jablonka et al. (2002) aus. Sie betonen, dass in Waddingtons Auffassung das Cytoplasma die chemischen Bestandteile darbiete, um die Informationen der Gene spezifisch für jedes Gewebe zur Entwicklung zu bringen [Jablonka, 2002 S.83ff; vgl. auch: Jablonka, 2005 (1995) S.30-37].

306 Vgl. Shapiro, 2002 S.121-124; Jablonka, 2002 S.89; Jablonka, 2005 (1995) S.72ff.

aktuell auch Deutungen im Sinne eines komplexen Netzwerkes vielfältiger molekularer Komponenten.

Allerdings werden innerhalb der ‚Epigenetik' bislang oftmals die Debatten ausschließlich eingeengt auf die, ebenfalls oben beschriebenen, Prozesse der Umgestaltung der Chromatin-Struktur (Histon-Modifikationen), der Methylierung der DNA und wenige weitere Mechanismen, die direkt die Transkription beeinflussen.[307] Die Definition von ‚Epigenetik' wird entsprechend beschränkt: DNA und Gene werden zentral gesetzt, es wird lediglich thematisiert, dass und wie Umgestaltungen der Chromatin-Struktur und Änderungen der DNA-Methylierung an der Regulation der Expression von DNA-Bereichen/Genen (deren Aktivierung und Deaktivierung) beteiligt seien.[308] Diese epigenetischen* Anteile an der Regulation der Expression von DNA-Bereichen/Genen werden überdies erblich eingeordnet – sie erscheinen neben der DNA als zweite Komponente, die an der Vererbung von Merkmalen beteiligt sei,[309] und werden von einigen Forschenden, in Anlehnung an den aus der Genetik stammenden Begriff ‚Genom', als ‚Epigenom' bezeichnet.[310] So werden bspw. beim ‚Genomic Imprinting' mütterliche und väterliche DNAs als mit unterschiedlichen Methylierungsmustern ausgestattet beschrieben. Die spezifischen elterlichen Methylierungen würden auf den Embryo übertragen – vererbt. Als Folge würde es bei dem sich entwickelnden Embryo bei einigen DNA-Bereichen/Genen einen Unterschied machen, ob solche, die auf mütterliche oder solche, die auf väterliche Anteile im Genom der Zygote zurückgingen, exprimiert würden. Für das gleiche Gen werden unterschiedliche Wirkungen beschrieben, je nachdem ob es auf die Mutter oder den Vater zurückgeht.[311] Im Gegensatz zu den Ausführungen zu Be-

307 Dies resümiert: Morange, 2002 S.53, 58/59. Vgl. für Beispiele solcher – weitgehend – eingeschränkter Perspektiven u.a.: Russo, 1996; Novartis Foundation Symposium, 1998; Anway, 2006; Whitelaw, 2006; Feinberg, 2007; Szyf, 2007; Mathers, 2008; Lewin, 2008 S.818-844; Wilson, 2008 S.1515; Szyf, 2008.

308 Vgl. u.a.: Bird, 2007; Feinberg, 2007 S.433; Felsenfeld, 2007 S.16; Allis, 2007 u.a. S.24. Die Begrenzung ist durchaus beabsichtigt, u.a. um die Forschungsrichtung der Epigenetik gegenüber der Entwicklungsbiologie abzugrenzen. Dies wird deutlich bei: Bird, 2007; Feinberg, 2007 S.433; Felsenfeld, 2007 S.16.

309 Vgl. u.a.: Jablonka, 2005 (1995), u.a. S.79-110, 111-132; Wong, 2005; Feinberg, 2007. M. D. Anway et al. (2006) beschreiben, wie Umweltfaktoren Methylierungsstatus verändern könnten. Diese veränderten Methylierungsstatus könnten erblich weitergegeben werden [Anway, 2006; in einem solchen Sinne vgl. auch: Bossdorf, 2008]. Anway et al. (2006) eröffnen die Vision, dass mit einem Verständnis möglicher Erblichkeit epigenetischer* Faktoren neue Behandlungsmöglichkeiten für Krankheiten entwickelt werden könnten [Anway, 2006 u.a. S.S46 (dort findet sich auch eine umfassende aktuelle Literaturübersicht)].

310 U.a. bei: Szyf, 2007; Szyf, 2008; Wilson, 2008; Mathers, 2008.

311 Vgl. aus kritischer Perspektive: Mauss, 2001; Mauss, 2004; Mauss, 2008. Vgl. auch: Jablonka, 2005 (1995) S.111-132; Joyce, 1999; Turner, 2001 S.236-247; Reik, 2003a; Lewin, 1998 S.707; Lewin, 2008 S.832-834; Gilbert, 2006 S.117f; Barlow, 2007; Feinberg, 2007; Wilson, 2008 S.1516.

ginn dieses Kapitels (*vgl. S.245ff*) wonach einzelne oder hierarchisch aufeinanderfolgende Gene bzw. Genprodukte in der Forschung als geschlechtsspezifisch beschrieben wurden, werden mit der Theorie des ‚Genomic Imprinting' mehr Gene, spezifisch methyliert, als geschlechtlich different angesehen. Hierzu gibt es aus Perspektive der Geschlechterforschung erste Kritiken.[312]

Bei einer solchen, auf Chromatin-Struktur, DNA-Methylierung und wenige weitere, direkt die Transkription beeinflussende Mechanismen begrenzten Definition von ‚Epigenetik' wird nicht die Frage gestellt, wie Zellen eines sich entwickelnden Organismus bzw. der gesamte Organismus mit Differenzierung und Entwicklung auf spezifische umgebende Bedingungen reagieren. Eigentlicher Komplexität interagierender molekularer Komponenten wird weiterhin nicht Rechnung getragen. Die DNA bleibt zentral; ‚Zelle', ‚Organismus', ‚Umwelt bzw. Umgebung' und deren Einflüsse auf die Ausbildung komplexer Strukturen und Funktionen bleiben randständig oder ganz außerhalb des Blickes.

In diesem Sinne gilt es, auf eine weite Definition von Epigenetik hinzuwirken, wobei *komplexe Mechanismen* (u.a. auf den Ebenen der Umgestaltung der Chromatin-Struktur, der Transkription und der Translation sowie posttranskriptionaler und posttranslationaler Modifikationen), *deren Prozesshaftigkeit, Wechselwirkung und Kommunikation* sowie *ihre Einbindung in den Organismus und in die umgebende Umwelt* mit einzubegreifen sind. Explizit heißt dies, sich Ansichten prozesshafter *Entwicklung und Differenzierung* zuzuwenden, anstatt weiterhin auf die weitgehende Präformation eines Organismus in ‚Genom' oder ‚Epigenom' zu simplifizieren.

Prominent, aber selten expliziert gehen die beschriebenen, die Bedeutung von DNA relativierenden Betrachtungen übrigens in aktuelle Klonierungs-Experimente mit embryonalen Zellen ein. Bei diesen wird darauf fokussiert, dass DNA einer adulten Zelle in eine Eizelle eingebracht werden muss, um einen ‚genetisch identischen' Nachkommen oder ‚genetisch identisches' Gewebe zur Transplantation zu erzeugen. Dabei wird – und das stützt die hier gemachten Ausführungen – davon ausgegangen, dass das *umgebende Zellplasma* der Eizelle von großer Bedeutung bei der, von den Forschenden erhofften, stattfindenden embryonalen Entwicklung ist. Wird die DNA in eine andere Zelle als die Eizelle eingebracht, sind selbst die minimalen Aussichten einsetzender embryonaler Entwicklung nicht gegeben.[313]

Für die in dieser Arbeit zentrale Frage der Geschlechtsentwicklung ergeben sich diese Folgerungen: Es reicht nicht aus, Chromosomen und Gene als beteiligt an der Geschlechtsentwicklung auszuweisen, sondern es gilt zu betrachten und zu untersuchen, 1) durch welche – auch äußere – Faktoren und Prozesse einzelne

---

312 Vgl. Mauss, 2001; Mauss, 2004; Mauss, 2008.

313 Für einen Überblick über entsprechende Forschungen vgl.: Niemann, 2008; vgl. auch: Reik, 2003a; Reik, 2003b S.27/28.

Gene in spezifischen Geweben in bestimmtem Maße exprimiert werden; 2) welchen Prozessabläufen die Produkte von Transkription und Translation unterliegen und 3) welche Bedeutungen anderen molekularen Komponenten als Genen zukommen. Außerdem ist 4) die Abkehr von der Voraussetzung binärer Geschlechtlichkeit in Forschungsfragen und Methoden nötig. Bei der Erstellung eines Experiments ist zu beachten, dass ein homozygot nicht-funktionales Gen keine – oder nicht die erwartete – Auswirkung auf den Phänotyp haben muss, da in *komplexen Netzwerken* andere Faktoren die entstandene Lücke ‚ausgleichen können'.[314] Besser und weitgehender formuliert heißt dies: Hunderte oder Tausende molekulare Komponenten zeigen sich in die Ausbildung komplexer Strukturen und Funktionen involviert, meist sind sie dabei nicht spezifisch zu diesen, sondern wirken auch an der Ausbildung anderer, ebenso komplexer Strukturen und Funktionen mit.[315] Insofern erwächst ihre jeweilige Funktion erst aus der Interaktion mit anderen molekularen Komponenten, und es ist wegen der Involvierung zahlreicher molekularer Komponenten und deren Interaktion davon auszugehen, dass sich von Individuum zu Individuum ein individuell unterschiedliches Bild der Qualität und Quantität dieser jeweils wirkenden molekularen Komponenten ergibt. Schließlich sind 5) in einer Zelle ablaufende Prozesse mit der Interaktion zu anderen Zellen des Organismus – und entsprechenden eingehenden und ausgehenden Informationen (Reizen) – in Verbindung zu setzen.

Erst durch die Betrachtung von *Interaktion und Komplexität*, von *Netzwerken* und von *Kommunikation* ist es möglich, *vorübergehend überzeugende* Erklärungen auch für Vorgänge wie Geschlechtsentwicklung zu erhalten.

‚Umgebende Einflüsse' beeinflussen komplexe molekulare Komponenten

‚Umwelt', ‚Umgebung', ‚umgebende Einflüsse' wurden bislang nur mitbenannt aber nicht weiter spezifiziert. Sie sollen hier nicht unbetrachtet vorausgesetzt bleiben.

Die offensichtlichen Einflüsse der Ernährung, der Wirkung von chemischen Substanzen (bspw. ‚Giften'), von physikalischen Einwirkungen (bspw. ‚Druck', ‚Laut-' oder ‚Lichtreizen'), der ganzen Lebensweise auf den Organismus sind bekannt. Diese Einflüsse wirken an der Ausformung und Entwicklung des Organismus mit und rufen Reaktionen auch auf molekularer Ebene hervor. A. Fausto-Sterling hat dies bspw. für geschlechtsspezifische Sozialisation und Trainings ausgeführt. Diese hätten Auswirkungen auf die Ausbildung von Muskel- und Fettgewebe und würden sich in der körperlichen Konstitution und der Leistungsfähigkeit des Organismus spiegeln.[316] Neurowissenschaftler/innen haben die Be-

314 Vgl. Keller, 2001 (2000) S.143-148, 143-169; Keller, 2002.

315 Morange, 2002 S.57/58.

316 Fausto-Sterling, 1988 (1985) S.300-312.

deutung der Sozialisation für die Ausbildung der Hirnstruktur expliziert. Es zeige sich auch an der Gehirnstruktur, ob etwa im frühen Kindesalter oder erst später eine Zweitsprache gelernt werde, oder ob ein Kind bereits früh lerne, zwei Hände synchron beim Musizieren zu verwenden.[317]

Auch in der Embryonalentwicklung spielen umgebende Einflüsse eine Rolle. Ersichtlich wird dies beispielhaft an der Einnistung der Eizelle sowie an vielfältigen Interaktionen zwischen Embryo und Mutter, die sich nicht auf die Ernährung beschränken lassen. Für die Geschlechtsentwicklung wurden Interaktionen zwischen Embryo und maternalen Einflüssen bereits zu Beginn dieses Kapitels angedeutet. So erfolge die als geschlechtlich bedeutsam angenommene Testosteron-Produktion zunächst angeregt durch das maternale Hormon Choriongonadotropin (hCG) (*vgl. S.243f*). Solche Interaktionen gehören zu den Bedingungen, die die Embryonalentwicklung erst ermöglichen, und sie sind auch für die Geschlechtsentwicklung bedeutsam.

Die epigenetischen* Betrachtungen haben gezeigt, dass auch auf der Ebene miteinander wechselwirkender molekularer Komponenten – DNA eingeschlossen – umgebende Einflüsse eine Rolle spielen (*vgl. den vorangegangenen Punkt, S.296ff*). Deutlich werden solche Einflüsse an Untersuchungen eineiiger Zwillinge. Bei diesen konnten keine vollständigen phänotypischen Übereinstimmungen beschrieben werden. Auch auf epigenetischer* Ebene – selbst dann, wenn mit verengtem Blick DNA-Methylierungsmuster und Histon-Modifikationen fokussiert wurden – wird ersichtlich, dass sich bspw. die Methylierungsmuster der DNA und Acetylierungsmuster der Histon-Proteine mit zunehmendem Alter bei solchen Zwillingen mehr und mehr unterscheiden.[318] Für Ratten wurde beschrieben, dass sich der Methylierungsstatus von DNA-Sequenzen auf Grund von Verhaltensweisen verändere. Bezüglich des Glucorticoid-Rezeptor-Promotors in Bereichen des Hippocampus zeigte sich bei in den ersten Lebenstagen intensiv geleckten und gesäuberten Jungtieren eine Abnahme der DNA-Methylierung und

---

317 Vgl. bspw. Schmitz, 2006b; Schmitz, 2006c. Interessant ist auch, dass es Hinweise darauf gibt, dass Musik schon vor der Geburt vom Embryo wahrgenommen werden kann, er diese wiedererkennen kann und sie möglicherweise zu Entspannung führt [vgl. einführend: Spitzer, 2009 (2002) S.152-156].

318 Fraga, 2005; vgl. Whitelaw, 2006 S.R134; Bird, 2007 S.396/397; Zoghbi, 2007 S.449/450; mit einigen kritischen Nachfragen vgl.: Petronis, 2006 S.347/348. Bei einigen Forschenden erscheint Epigenetik – eingeschränkt auf DNA-Methylierung und Histon-Modifikationen – voraussetzungslos als eine ‚dritte Komponente' neben Genen und Umwelt/Umgebung. Epigenetische* Faktoren erscheinen als Teil molekularer Kontrolle über den Phänotyp und werden weder als in komplexe Prozesse eingebunden betrachtet, noch werden sie mit umgebenden Einflüssen in Verbindung gesetzt. So argumentieren bspw.: Singh, 2002; Wong, 2005. Andere Forschende betrachten Epigenetik – eingeschränkt auf DNA-Methylierung und Histon-Modifikationen – ebenfalls abgetrennt, beschreiben sie aber explizit und ausführlich als von Umwelt/Umgebung beeinflusst. So bspw.: Wilson, 2008; Szyf, 2008.

eine Zunahme der Histon-Acetylierung.[319] Auch die Reaktion auf Stress wird als abhängig von dem Pflegeverhalten beschrieben, das ein Ratten-Junges in den ersten Lebenstagen erfährt. Hier zeigte sich der Methylierungsstatus des untersuchten Glucorticoid-Rezeptor-Promotors im Hippocampus noch verändert, wenn die Jungtiere älter wurden;[320] die unterschiedliche Expression von zahlreichen Genen (die Zahl von 900 Genen wird genannt) in Bereichen des Hippocampus wurde auf unterschiedliches Pflegeverhalten zurückgeführt.[321] Neben einem solchen Einfluss beschreiben I. C. G. Weaver et al. (2004, 2005) Änderungen des Methylierungsstatus als flexibel, auch im späteren Alter dynamisch erfolgend.[322]

Bislang lässt sich die Wirkung umgebender Einflüsse auf die Embryonalentwicklung, auch auf die Geschlechtsentwicklung, nur erahnen, da nur wenig Forschung auf solche Interaktionen verwandt wurde und wird. Sicher ist jedoch, dass umgebenden Bedingungen ein weit größerer Einfluss auf molekulare Komponenten – DNA eingeschlossen – zukommt, als bislang in der Genetik thematisiert wird.[323] Die wenigen epigenetischen* Erkenntnisse geben hierfür einen ersten Eindruck, und dies obwohl sich derzeit auch epigenetische* Forschung meist auf eine enge Definition der Epigenetik – auf DNA-Methylierungsstatus und Histon-Modifikation – beschränkt und Prozesshaftigkeit, Wechselwirkungen und Kommunikationen nur wenig Betrachtung finden.

4. Dritte Zwischenbilanz: Geschlechtsdetermination als Resultat von Prozessen, Interaktionen, Kommunikationen zahlreicher molekularer Komponenten in der Zelle, im Organismus und mit der ‚Umwelt'

In diesen aktuellen Betrachtungen wurde dargestellt, wie *dichotome geschlechtliche Determination in Untersuchungen vorausgesetzt wurde und weiterhin wird.* In den Ausführungen zu einzelnen Genen und bei der genauen Betrachtung der Expressionsanalyse von Nef et al. (2005) wurde ersichtlich, wie stets in eine hoden- und eine eierstockdeterminierende Entwicklung unterschieden wurde. Erkenntnisse aus Untersuchungen ‚uneindeutigen Geschlechts' (von Intersexualität) wurden – in dieser und in entsprechenden Analysen anderer Forscher/innen – nicht in Rechnung gestellt. Deutlich wurde – wegen der Überschneidungen von Genen und deren Produkten in den Entwicklungswegen –, dass sich die beschriebenen Gene nicht untergliedern lassen in solche, die in der indifferenten Gonade,

319 Francis, 1999; Weaver, 2004; Weaver, 2005; vgl. Weaver, 2007; Bird, 2007 S.397; Zoghbi, 2007 S.450/451; Szyf, 2007 S.15; Szyf, 2008 S.51ff.

320 Francis, 1999; Weaver, 2004; Weaver, 2005; vgl. Weaver, 2007; Szyf, 2007 S.15.

321 Weaver, 2006; vgl. Szyf, 2007 S.15.

322 Weaver, 2004; Weaver, 2005; vgl. Weaver, 2007; Szyf, 2007 S.15/16.

323 In diesem Sinne auch: Whitelaw, 2006 S.R134/R135; Zoghbi, 2007 S.449/450.

solche, die bei der Hodendetermination und solche, die bei der Eierstockdetermination exprimiert werden. Vielmehr haben die Genprodukte der aufgeführten Gene vielfältige Wirkungen, häufig sowohl bei der Hoden- als auch bei der Eierstockentwicklung. Und selbst darauf sind sie in vielen Fällen nicht zu reduzieren, da sie oft in zahlreichen Geweben und Organen des sich differenzierenden Organismus exprimiert werden.

Anhand der Darstellung der Suche nach dem ‚hodendeterminierenden Faktor', der schließlich zu Beginn der 1990er Jahre auf das Gen SRY beschränkt wurde, ist augenscheinlich geworden, dass *eine ‚männliche' Entwicklung das zentrale Interesse bei der Erforschung der Geschlechtsentwicklung* fand. ‚Weibliche' Entwicklung wurde über Jahrzehnte, in denen bereits aktive chromosomale und genetische Mechanismen für die ‚männliche' Geschlechtsentwicklung herausgestellt wurden, als passiv ablaufend beschrieben, ohne die Notwendigkeit der Involvierung aktivierender Faktoren. Erst in den 1990er Jahren fand hier ein Umdenken statt. Nun wird auch für die ‚weibliche' Geschlechtsentwicklung weithin die Notwendigkeit aktiver Entwicklungsschritte beschrieben. Über einige diesbezüglich involvierte Gene wird gemutmaßt. Ersichtlich wird hier, wie die schon in den konstituierenden biologisch-medizinischen Wissenschaften des 19. Jh. zu findende Annahme, ‚männliche' Entwicklung stelle eine superiore Fortentwicklung aus einer basalen ‚weiblichen' Entwicklung dar, Forschung in der Weise behindert hat, dass es lange Zeit als undenkbar oder unwahrscheinlich erschien, auch zu ‚weiblicher' Geschlechtsentwicklung aktive Entwicklungsschritte als notwendig anzunehmen. Wie aus der näheren Betrachtung der Expressionsanalyse von Nef et al. (2005) ersichtlich wurde, werden nach wie vor Faktoren, die als bedeutsam für einen ‚männlichen' Entwicklungsweg angenommen werden, in Untersuchungen zentral gesetzt, solche für einen ‚weiblichen' Entwicklungsweg hingegen vernachlässigt.

Das Gen SRY, das seit den beginnenden 1990er Jahren als ‚Master' postuliert wurde, der den Switch zwischen ‚weiblicher' und ‚männlicher' Geschlechtsentwicklung darstelle, wurde in nachfolgenden Untersuchungen von einer solch erhabenen Position entlastet. Weitere Gene und deren Produkte wurden als bedeutsam in der Geschlechtsentwicklung postuliert, diese wurden downstream, aber auch upstream von SRY verortet. Es bildete sich die Vorstellung von in einem Netzwerk wirkenden Faktoren heraus. Erst durch die Vielzahl wirkender Faktoren werde eine typisch ‚weibliche' oder typisch ‚männliche' Geschlechtsentwicklung erreicht. Mittlerweile werden Betrachtungen dominant, die nicht mehr nur von interagierenden Genen und Genprodukten in solchen Netzwerken ausgehen, sondern weitere molekulare Komponenten in den Blick nehmen, die sich insbesondere in den DNA- und Histon-Modifikationen, aber auch auf posttranskriptionaler und posttranslationaler Ebene darstellen.

Damit wird es möglich, an der Geschlechtsentwicklung mitwirkende molekulare Komponenten als Resultat komplexer Prozesse und als eingebunden in komplexe Prozesse wahrzunehmen. Prozesse, Wechselwirkungen, Kommunikationen verschiedener molekularer Komponenten in der Zelle, im Organismus und mit der ‚Umwelt' werden so in Forschungen nachvollziehbar; daraus können sich neue Impulse für Inhalte und Methoden von Forschungen zur Geschlechtsentwicklung ergeben.

Dabei gilt es aber, nicht alte ‚Fehler', im Sinne von durch Vorannahmen geleiteten Beschränkungen der Forschung, zu wiederholen. So zeichnet sich in den Arbeiten der ‚Epigenetik' des beginnenden 21. Jh. ab, dass komplexe molekulare Komponenten und deren Interaktionen und Kommunikationen nicht im Blickfeld bleiben. Stattdessen werden statische Auffassungen der Genetik übertragen, ist gar in Anlehnung an diese von einem ‚Epigenom' die Rede. Epigenetische* Faktoren werden in einer solchen Sicht auf DNA- und Histon-Modifikationen reduziert. Sie seien lediglich dazu notwendig, die ‚Informationen' der DNA ‚lesbar' zu machen und um, durchaus auch auf umgebende Einflüsse reagierend, eine spezifische Expression von Genen zu gewährleisten. Auch sie, die epigenetischen* Faktoren, werden als vererbbar gekennzeichnet, und auch auf dieser Ebene wird zunächst begonnen, nach – geschlechterdifferent – unterschiedlichen elterlichen Beiträgen zur Vererbung zu suchen.[324] Dabei wird vernachlässigt, dass erst durch verschiedene komplexe Prozesse ‚Information' aus Sequenzen der DNA entsteht. Erst dadurch, dass man diese Prozesse in den Blick rückt, kann verständlich werden, warum und wie Proteine mit verschiedener Lokalisation, Aktivität und Reaktivität aus einer DNA-Sequenz gebildet werden können. Forschungen zu solchen komplexen Prozessen finden statt, allerdings werden sie bislang nicht oder nur unwesentlich in Forschungen zur Geschlechtsentwicklung gewürdigt.

Nicht in den Blick genommen werden bislang Interpretationen der Geschlechtsentwicklung, die sich von einer dichotomen geschlechtlichen Vorstellung lösen. In den vorausgegangenen Beschreibungen wurde aufgezeigt, wie zahlreich die molekularen Komponenten, deren Interaktionen und Kommunikationen sind, die als in der Geschlechtsentwicklung bedeutsam betrachtet werden müssen. Komplexe Prozesse, die bspw. in der Meiose als regulär, ‚normal' beschrieben werden, wie Rekombinationsereignisse zwischen Chromosomen, werden bzgl. der Geschlechtsentwicklung als störende, pathologische Ereignisse angesehen, und es werden bspw. Translokationen von Bereichen des Y-Chromosoms problematisiert. Als hinderlich erweist sich hierbei auch, dass Intersexualität (oder neu: ‚Disorders of Sex Development', Abkürzung: DSD, engl., ‚Störungen der Geschlechtsentwicklung') noch immer als pathologische Fehlentwicklung wahrgenommen wird. Warum sollte das Resultat vielfältiger komplexer Mechanismen, mit Interaktionen, Kommunikationen, mit Reaktionen auf umgebende Einflüsse etc. ausschließlich die Ausformung zweier Möglichkei-

---

324 Vgl. die Betrachtungen zu ‚Genomic Imprinting' *auf S.303f in diesem Kapitel*; vgl. auch Beschreibungen sich geschlechtsspezifisch unterscheidender Methylierungsmuster als Reaktion auf Stress: Mueller, 2008 u.a. S.9064.

ten sein? Eine unverstellte Sicht, die nicht die gesellschaftliche Voraussetzung zweier dichotom zu unterscheidender Geschlechter unhinterfragt in ihre Forschungen übernimmt und die so Offenheit auch für nicht-dichotome geschlechtliche Erklärungen lässt, ist in jedem Fall besser geeignet, vorübergehend überzeugende Darstellungen der Geschlechtsentwicklung zu geben.

Als problematisch – da unzulässig normalisierend – tritt auch die dominante Sprachgebung in der Genetik hervor. So ist es nur mit besonderem Aufwand und auch dann nicht in befriedigendem Maße möglich, normalisierende Begriffe zu meiden. ‚Normalität' wird stets in einem solchen Sinne vorausgesetzt, dass sie besonders häufige Ereignisse beschreibt. Sie tritt bereits dort hervor, wo bestimmte Gene auf bestimmten Chromosomen verortet werden oder wo seltenere Merkmalskombinationen als Abweichungen klassifiziert werden. ‚Normalität' wird auch dort erzeugt, wo bestimmte Quantitäten der Expression eines Gens als ‚zu viel' oder ‚zu wenig' beschrieben werden. Dies geschieht u.a. mit dem Begriff ‚Überexpression'. Mit solchen vereinfachenden Begrifflichkeiten werden individuelle Varianzen innerhalb eines bestimmten Rahmens als ‚normal' eingeordnet, individuelle Varianzen außerhalb dieses Rahmens als ‚unnormal', als Abweichungen beschrieben und ggf. pathologisiert. Ebenfalls wenig Unterscheidungsmöglichkeit belassen die sprachlichen Bezeichnungen für ‚Gene' und ‚deren' ‚Genprodukte'. ‚Genprodukte' werden mit der gleichen Bezeichnung wie die ‚codierenden' ‚Gene' belegt, womit eine große Nähe angedeutet wird. Die komplexen Mechanismen der Regulation von Transkription und Translation sowie posttranskriptionaler und posttranslationaler Modifikationen sind schon begrifflich ausgeschlossen. So befördert auch die Sprachgebung Modelle, die simplifizierende Deutungen der Genwirkungen und normalisierende Interpretationen unterstützen.

Neben der mangelnden Thematisierung von Komplexität erweist es sich als grundsätzlich problematisch, dass andere Säugetiere als mögliche Modellorganismen für den Menschen betrachtet werden. Dies gilt auch für Untersuchungen der Geschlechtsentwicklung. Einige Diskrepanzen, insbesondere zwischen Maus und Mensch, wurden in den Betrachtungen zu Genen und Genprodukten dargestellt. Augenscheinlich wurde, dass Ergebnisse des einen Organismus nicht einfach auf einen anderen übertragbar sind, auch in Bezug auf unterschiedliche Chromosomen-Konstitutionen von Säugetieren. Bei einigen Säugetieren konnten keine Unterscheidungen für die als ‚weiblich' und als ‚männlich' bezeichneten Chromosomensätze gefunden werden, bei anderen Säugetieren werden diese Unterscheidungen hingegen als bedeutsam betrachtet. Neben der Komplexität beteiligter Faktoren gilt es, in den Betrachtungen auch deutlichere Abgrenzungen zwischen einzelnen Tierarten vorzunehmen.

Neben einem methodischen Schwenk, der komplexen Komponenten sowie Interaktionen und Kommunikationen zwischen diesen Rechnung trägt, erscheint es so als unausweichlich, auch grundlegende Änderungen bzgl. der Voraussetzungen von ‚Normalität' und ‚Abweichung' und der Vergleichbarkeit zwischen verschiedenen Tierarten vorzunehmen. Dies muss sich in den Forschungsfragen, den Methoden, aber auch in der Sprachgebung widerspiegeln.

Schlussfolgerungen

Aus den vorangegangenen Betrachtungen lassen sich Ableitungen treffen, die für aktuelle Untersuchungen der Geschlechterforschung und von Biologie und Medizin dienlich sein können. Das wird an dieser Stelle geschehen. Die Ableitungen gehen über die bereits am Ende der einzelnen Kapitel vorgestellten Zwischenbilanzen hinaus (*vgl. Kapitel I, S.83ff; II, S.232ff; III, S.307ff*), der Schwerpunkt liegt hier auf Kontextualisierungen und Verknüpfungen. Angeschlossen an diese Folgerungen werden Vorschläge für vertiefende Forschungsarbeiten.

In der vorliegenden Arbeit wurde gezeigt:

1) Naturphilosophische und biologisch-medizinische Geschlechtertheorien sind eingebunden in gesellschaftliche Zusammenhänge zu betrachten, kurz gefasst: Sie werden gesellschaftlich hergestellt. Dies wurde für die historischen naturphilosophischen bzw. biologisch-medizinischen Geschlechtertheorien deutlich und gilt auch für diejenigen, die aktuell erdacht werden. Analog zu einer *gesellschaftlichen Querelle des sexes* wurde eine *biologisch-medizinische Querelle des sexes* aufgezeigt. In dieser wurden Diskussionen zu Geschlecht, zur Gleichheit oder Differenz zweier Geschlechter, deutlich; Argumente zur gesellschaftlichen Rolle und Funktion von Frau und Mann wurden in solche Debatten einbezogen. Im *zweiten Kapitel* zeigte sich, wie naturphilosophische und biologisch-medizinische Argumente in Schriften auch außerhalb der Experten- (später: Expert/innen)-Kreise eingingen.
2) Bei den naturphilosophischen bzw. biologisch-medizinischen Geschlechtertheorien handelte und handelt es sich in der jeweiligen Zeit um keinen monolithischen Block. Vielmehr konnte in allen Kapiteln, für die dort betrachteten Zeitabschnitte, deutlich gezeigt werden, dass jeweils unterschiedliche naturphilosophische bzw. biologisch-medizinische Geschlechtertheorien erarbeitet wurden und dass zwischen den einzelnen Vertretern (später Vertreter/innen) solcher Theorien Aushandlungen und Diskussionen stattfanden. Diese Betrachtungen betrafen sowohl ‚Differenz' als auch ‚Gleichheit' zwi-

schen ‚weiblichem' und ‚männlichem' Geschlecht; für keinen Zeitpunkt der betrachteten Zeitabschnitte konnte festgestellt werden, dass ausschließlich ‚Geschlechterdifferenz' oder aber ausschließlich ‚Geschlechtergleichheit' favorisiertes Argument in der Diskussion war.

3) Gleichwohl wurde deutlich, dass ‚männliches' Geschlecht in der überwiegenden Anzahl der gesellschaftlichen und der naturphilosophisch bzw. biologisch-medizinischen Beschreibungen gegenüber ‚weiblichem' Geschlecht erhöht wurde (und wird). In den unterschiedlichen Ausformungen naturphilosophischer bzw. biologisch-medizinischer Geschlechtertheorien wurde ‚männliches' Geschlecht mit Gedanken der vollkommenen Entwicklung bzw. der Fortentwicklung belegt. Ihm wurde ‚Aktivität' zugeschrieben und diese als besser bewertet, wogegen ‚weiblichem' Geschlecht eine als schlechter bewertete ‚Passivität' zugewiesen wurde. Dies geschah vor einem gesellschaftlichen Hintergrund, in dem in all den betrachteten gesellschaftlichen Kontexten, wenn auch in je unterschiedlicher Weise und Ausprägung, die Position der Frau in der Gesellschaftsordnung beschränkt war (und ist).

4) Deutlich wurde das Beharrungsvermögen, dass sich bzgl. ‚Geschlecht', zudem in einer dichotomen Interpretation ‚weiblich – männlich', zeigte. In allen betrachteten Zeitabschnitten befasste man sich mit ‚Geschlecht', und dies durchaus prominent. Die beharrliche naturphilosophische und biologisch-medizinische Beschäftigung mit ‚Geschlecht' ist aus derzeitiger dominanter gesellschaftlicher Perspektive in westlichen Gesellschaften erstaunlich, erscheint doch im breiten Verständnis klar, was ‚Geschlecht', insbesondere was ‚weiblich' und was ‚männlich' eigentlich sei. In Naturphilosophie, Biologie und Medizin war und ist dies keineswegs klar, in diesen fanden und finden Diskussionen und Aushandlungen statt.

5) Gezeigt wurde im *dritten Kapitel*, wie das Beharren auf dichotom-geschlechtlichen Vorstellungen in aktuellen biologisch-medizinischen Forschungen offene und möglichst vorurteilsfreie Interpretationen bzgl. ‚Geschlecht' verstellt. Die stete Voraussetzung ‚weiblichen' und ‚männlichen' Geschlechts hindert, selbst solche Geschlechtertheorien zu überwinden, die sich als unhaltbar herausgestellt haben. So bleiben etwa trotz der in Expert/innenkreisen weithin bekannten Lückenhaftigkeit genetischer Modelle, die auch bzgl. der Geschlechtsdetermination seit mindestens zwei Jahrzehnten offensichtlich ist und immer deutlicher zu Tage tritt, weiterhin Chromosomen und Gene zentral, werden weitere Komponenten der Zelle, des Organismus, der Umwelt, wenn überhaupt, nur am Rande einbezogen.[1] Die

1 T. S. Kuhn (1976 [1962]) erkannte: „Die normale Wissenschaft strebt nicht nach neuen Tatsachen und Theorien und findet auch keine, wenn sie erfolgreich ist." [Kuhn, 1976 (1962) S.65] Auch wenn ein Paradigma in die ‚Krise' komme, sich also zunehmend mit Kritik konfrontiert sehe und als unhaltbar herausstelle, werde es nicht überwunden. Es werde erst abgelöst, wenn ein geeigneter Vorschlag für ein Nachfolgeparadigma vorliege [Kuhn, 1976 (1962) 79ff, 90ff].

Betrachtung von Prozessen, Wechselwirkungen, Kommunikationen verschiedener Komponenten deutet bereits jetzt einen Ausweg – mit Tradition – an, der überzeugendere Theorien der Geschlechts*entwicklung* verspricht, als es bisherige sind. Forschungen werden dann dorthin gelangen, wenn sie einem *Entwicklungsgedanken folgen, der das Ergebnis offenlässt.* Das setzt voraus, sich in biologisch-medizinischer Forschung von der steten gesellschaftlichen Voraussetzung dichotomen Geschlechts als Vorannahme zu lösen.

6) Entwicklungsgedanken wurden im *zweiten Kapitel* als bedeutsam für die Etablierung moderner Wissenschaften herausgearbeitet. ‚Entwicklung', in einer aktuellen Epigenese-Interpretation, bedeutet, dass kein Merkmal bereits vorgeprägt ist, sondern zu jeder Zeit der Entwicklung verschiedene Einflüsse wirken und an der Entwicklung teilhaben können. Eine auf Entwicklung fokussierte Betrachtung erlaubt es, die sich tatsächlich variabel und individuell darstellenden Merkmale von Menschen zu erklären. Das heißt nicht, Möglichkeiten der Vererbung (einen ‚präformierten Rahmen'[2]) vollends zu leugnen, bedeutet aber Vererbung zu beschränken, diese als in Prozesse eingebunden – besser: als Resultat von Prozessen – wahrzunehmen. Vererbung wurde überbetont, auch dank der weitreichenden materiellen Förderung der Genetik in den vergangenen Jahrzehnten, Entwicklung trat in den Hintergrund.[3] In diesem Sinne wäre es durchaus zu befürworten, nun vorübergehend Forschungen zu Entwicklung überdimensional zu fördern. So ließen sich komplexere Antworten auf die Frage gewinnen, wie Entwicklung vonstattengeht, und dabei Vorannahmen der Determination in ‚kleinen Bestandteilen', von denen ausgehend erst Entwicklung erfolge, verlassen. Erst mit Fokussierung auf Entwicklung wird auch der ‚präformierte Rahmen' zugänglich: *Durch Entwicklung* werden kleine determinierende Bestandteile zu ‚Informationen'; sie sind Teile *in der Entwicklung* und tragen als Faktoren *in Entwicklungsprozessen, neben zahlreichen anderen Einflussfaktoren*, dazu bei, dass Bildungen variabel erfolgen.

7) Ob mit Theorien der Präformation oder der Entwicklung, es wurden in den modernen biologisch-medizinischen Wissenschaften immer kleinere Bestandteile als für die Geschlechtsausbildung bedeutsam postuliert. Keimzellen und deren Bildungsorte wurden als geschlechtsbestimmend wahrgenommen, schließlich Chromosomen und Gene innerhalb der Keimzellen als bedeutsam für die Geschlechtsentwicklung postuliert. Wie im *zweiten Kapitel* dargestellt wurde, konnte Kritik von Seiten emanzipatorischer Strömun-

2 So benannt bei: Enke, 2002 S.215.

3 Vgl. Speybroeck, 2002b S.62. Für die etablierte Förderung der Genetik vgl. beispielhaft die Angaben des „Bundesministeriums für Bildung und Forschung": http://www.gesundheitsforschung-bmbf.de/de/149.php (Stand: 22.03.2009); im Vergleich die noch geringe Förderung von systembiologischen Fragestellungen durch dasselbe Ministerium (dies auch im Vergleich mit der internationalen Förderung): BMBF, 2002; BMBF, 2003.

gen, die weitreichende Differenzen zwischen Frau und Mann ablehnten, bezüglich solcher Merkmale weniger Ansatzpunkte finden, als dies bei Behauptungen körperlicher, sichtbarer Unterschiede zwischen zwei Geschlechtern der Fall war. Argumenten aus solch emanzipatorischen Richtungen, die sich auf diese kleinen, nur für Expert/innen sichtbar (vielmehr: deutbar) zu machenden, Bestandteile, richteten, konnte entgegnet werden, dass sie sich nicht auf das gleiche – mikroskopische – Untersuchungsinventar stützten. Chromosomen, Gene, Keimdrüsen, Hormone als bedeutsame Faktoren in der Geschlechtsentwicklung anzusehen gehört auch heute zum populären Allgemeingut. Damit ist es auch für Forschung, die *nicht* darauf zielt, möglichst viele und möglichst weitreichende Differenzen zweier Geschlechter zu begründen, bedeutsam, sich mit den Untersuchungen zu solch kleinen Bestandteilen zu befassen und diese zu reflektieren – denn erst so lassen sich die Argumente gewinnen, mit denen Differenzen beschreibende Ausführungen auf gleicher Ebene zurückgewiesen werden können. Wie im *dritten Kapitel* deutlich wurde, ist eine solche Kritik an derzeitiger dichotome Geschlechterdifferenz betonender Forschung zu Geschlechtsdetermination begründet und erforderlich. Gleichwohl heißt die kritische Reflexion und Untersuchung auch kleiner Bestandteile nicht, dass man makroskopische Merkmale – und biologisch-medizinische Beschreibungen von Geschlechterdifferenzen in diesen – aus den Augen verlieren sollte. Auch makroskopische Merkmale spielen in populären Auffassungen eine bedeutende Rolle, und auch zu diesen werden weiterhin biologisch-medizinische Arbeiten veröffentlicht, die dichotome geschlechtliche Differenzen behaupten. Allerdings sind bei solchen Merkmalen auch biologisch-medizinische Expert/innen-Kreise eher bereit, eine Bedeutung von Umwelt und Sozialisation anzuerkennen, sie also nicht als ‚natürlich' – vorgegeben und unabänderlich – einzustufen.

8) Wurde im *zweiten Kapitel* gezeigt, dass Intersexualität einen wichtigen Zugang zu Beschreibungen als ‚normal' eingeordneter Erscheinungsformen des Geschlechts darstellte, so wurde mit den Betrachtungen von Intersexualität auch deutlich, dass innerhalb von Biologie und Medizin, selbst zum gleichen Zeitpunkt und im gleichen kulturellen Kontext, unterschiedliche Merkmale als die bedeutsamsten das Geschlecht kennzeichnenden Merkmale bewertet wurden. So wurden äußeres Gesamterscheinungsbild des Menschen, Bewegung, Verhalten und äußere Genitalien oftmals in Diagnosen einbezogen, kristallisierten sich im 19. und 20. Jh. zudem innere Genitalien, Gonaden, Chromosomen und Gene als das Geschlecht eines Menschen wesentlich charakterisierend heraus, ohne auf die vorgenannten Merkmale vollständig zu verzichten. Dass diese vielfältigen als geschlechtlich untersuchten und bewerteten Merkmale keineswegs in die gleiche – ‚weibliche' *oder* ‚männliche' – Richtung weisen müssen, war und ist Wissenschaftler/innen (zunächst nur Wissenschaftlern) aus Biologie und Medizin klar.

Auch waren sich Mediziner/innen im spezifischen praktischen ‚Fall' oftmals nicht einig, ob es sich nun um einen Menschen vorwiegend ‚weiblichen' *oder* einen vorwiegend ‚männlichen' Geschlechts handelte; auch heute sind sie in der überwiegenden Anzahl der ‚Fälle' nicht in der Lage, eine eindeutige Diagnose zu treffen.[4] Deutlich wurde, dass sich naturphilosophische und biologisch-medizinische Wissenschaftler (später Wissenschaftler/innen) mit einer Vielzahl von Merkmalen konfrontiert sahen und noch immer sehen, die sie nicht eindeutig ‚weiblich' oder ‚männlich' kategorisieren und in Verbindung zueinander setzen konnten und können.

Es zeigte sich u.a. bei den kurzen Anmerkungen zu dem pathologisierten und als Klinefelter-Syndrom bezeichneten Erscheinungsbild des Chromosomenbestandes, dass Menschen erst spät Mediziner/innen aufsuchen, womöglich unterlassen sie dies ganz, so dass die Medizin nur eine sehr unvollständige Kenntnis davon hat, wie und in welcher Häufigkeit sich der Genitaltrakt in welchem Phänotyp darstellt. Anstatt an die Unkenntnis tatsächlicher Häufigkeiten eine Vermutung anzuschließen, wie ein ‚weibliches' und ‚männliches' Erscheinungsbild ‚normalerweise' sei, zudem in einem solch dichotomen Verständnis, erscheint es sinnvoll, an die sich offenkundig darbietende und aus biologischen und medizinischen Forschungen bekannte Variabilität anzuknüpfen.

9) Gesellschaftlich hoch gewichtet wird das Ideal geschlechtlicher Fortpflanzung. Das muss biologisch-medizinische Geschlechtertheorien nicht verunsichern und hat es auch bislang nicht, wie im *dritten Kapitel* ersichtlich wurde. Bei Beschreibungen von untersuchten Individuen (überwiegend Mäusen, aber auch Menschen) wurde in solchen Theorien oftmals die eindeutige ‚weibliche' oder ‚männliche' Gestalt der Keimdrüsen oder übriger Merkmale betont und gleichzeitig darauf verwiesen, dass die betrachteten Individuen infertil seien. Das weist darauf hin, dass ‚weiblich' und ‚männlich' auch, und nicht selten, *ohne Fertilität* in Theoriebildung biologischer und medizinischer Wissenschaften einbezogen wurde und wird. Es gibt andere – gute – Gründe von der Voraussetzung von Fertilität abzugehen. So zeigt sich allein aus Statistiken zur Inanspruchnahme von Techniken künstlicher Befruchtung, dass der ‚Eigen-Gen-Kinder'-Wunsch von ‚gegengeschlechtlichen' Paaren und dessen Umsetzung weit auseinanderklaffen.[5]

4 Eine endgültige Diagnosestellung sei aktuell lediglich bei 40% der wegen ‚Störungen der Geschlechtsentwicklung' untersuchten Kinder möglich [vgl. Hiort, 2007 S.103].

5 So nahmen in der Bundesrepublik Deutschland Behandlungen mit Techniken der künstlichen Befruchtung, die zu einer Eizell-Behandlung führten, von 51.788 im Jahr 1999 (insgesamt wurden 36.933 Frauen behandelt) auf 94.721 im Jahr 2003 (insgesamt wurden 63.111 Frauen behandelt) zu. Mit einer Gesetzesänderung, mit der die Finanzierung solcher Techniken beschränkt wurde, sank die Zahl der Behandlungen ab, sie liegt seitdem jährlich bei ca. 53.000, im Jahr 2006 waren es 54.021 Behandlungen (2006 wurden insgesamt 38.551 Frauen behandelt) [Bühler,

10) ‚Häufigkeit' wirkte und wirkt in den Beschreibungen biologisch-medizinischer Wissenschaften konstituierend für ‚Normalität'. Einerseits wandte und wendet man sich insbesondere den als selten wahrgenommenen Ausprägungen des Erscheinungsbildes der Genitalien und der übrigen als geschlechtlich gewerteten Zeichen zu, um hiervon ausgehend Beschreibungen allgemeiner Schritte der Geschlechtsentwicklung zu formulieren. Andererseits interpretierte und interpretiert man häufige Ereignisse der Entwicklung als ‚normal', seltenere als ‚unnormal'. Dies zeigte sich bereits bei dem in der Genetik gebräuchlichen Vokabular, das bspw. bezüglich der Expressionsniveaus von Genen auf ein ‚Weniger' oder ‚Mehr', ausgehend von einem als ‚normal' betrachteten Niveau, verweist. Solches Vokabular und ein solches Vorgehen berücksichtigen nicht, dass auch als ‚normal' betrachtete Niveaus aus Mittelwerten einer Vielzahl von Individuen resultieren, die, für dieses Beispiel, unterschiedliche Expressionsniveaus aufweisen. Besser wäre es, sich in Forschungsfragen der Individualität und Variabilität von Erscheinungen zuzuwenden und bspw. auch zu untersuchen warum, trotz vielfältig als ‚unnormal' betrachteter Expressionslevel eines Gens ein als ‚normal' betrachtetes Erscheinungsbild von Merkmalen resultieren kann. Solche Fragen bleiben derzeit oftmals außerhalb des Blickes, da Individuen eines als ‚normal' betrachteten Erscheinungsbildes in der Biologie seltener untersucht werden oder lediglich zu Mittelwerten einer Vergleichsbasis subsumiert werden und weil Menschen eines als ‚normal' betrachteten Erscheinungsbildes seltener einen Grund haben, wegen dieses Merkmals Mediziner/innen zu konsultieren. Auch an dieser Stelle erscheint es als sinnvoll, von Entwicklungen auszugehen und die Frage in den Mittelpunkt zu rücken, wie *Individualität und Variabilität* – individuelle Ausgestaltung von Merkmalen eines Individuums im Vergleich zu anderen Individuen – und *Stabilität* – Ähnlichkeit von Merkmalen im Vergleich verschiedener Individuen – in Entwicklungen bedeutsam sind.[6] Dabei wird sich voraussichtlich zeigen – Ergebnisse, die in eine solche Richtung deuten, liegen bereits vor und einige wurden hier vorgestellt –, dass auch ‚ähnliche' phäntypische Merkmale auf individuell unterschiedliche Entwicklungsgeschichten verweisen; die ihnen zugeschriebene ‚Normalität' erscheint damit sekundär und ihre individuellen, ‚unnormalen' Entwicklungsgeschichten ergänzen diejenigen von anderen, bei denen auch der Phänotyp als ‚unnor-

2008; DIR, 1999 S.8; DIR, 2003 S.9; DIR, 2006 S.15; vgl. auch: Berg, 2003 S.24f]. Weltweit wird die Zahl der Paare, die bis zum Jahr 2002 Unterstützung durch Reproduktionsmedizin gesucht haben auf 35 bis 40 Millionen geschätzt, etwa eine Million Kinder sollen hieraus resultieren [vgl. Berg, 2003 S.21]. Für einen Überblick über Erwartungen an Reproduktionsmedizin und für Gefahren der Behandlung vgl.: Graumann, 2003; Bock von Wülfingen, 2007.

6 Der Frage der Bedeutung von *Variabilität* und *Stabilität (Robustheit)* von Entwicklungsvorgängen widmete sich Keller (2000 [2001]), allerdings mit Fokus auf und einer Hochbewertung von DNA und Genen.

mal' bewertet wird. In jedem Fall stellt die Zuschreibung ‚normal'/‚unnormal' eine verallgemeinernde Vorannahme dar, die in Untersuchungen von Entwicklungsvorgängen wesentliche Einsichten – Fragen nach *Stabilität, Variabilität, Individualität* – versperrt. Häufigeres oder selteneres Auftreten eines phänotypischen Merkmals weist nicht darauf hin, dass ein Merkmal ‚normaler' oder ‚unnormaler' ist – dies ist lediglich eine wertende Aussage; man sollte es bei Beschreibungen auf einer nicht-normativen Ebene der Feststellung von Häufigkeit belassen. (Auch hier ist der Fehler zu vermeiden, das Resultat von Entwicklungen durch Vorannahmen zu begrenzen und vorwegzunehmen.)

11) Die Ausführungen dieser Arbeit zu den theoretischen biologischen und medizinischen Geschlechtertheorien weisen darauf hin, dass Linearität und Simplizität bisheriger Forschungen und die daraus resultierende Lückenhaftigkeit der Ergebnisse ein Verständnis von Prozessen der Geschlechtsdetermination verstellen. Bedeutsamer noch sind aber die praktischen Auswirkungen solcher Theorien: Sie tragen Mitverantwortung dafür, dass in derzeitigen westlichen Gesellschaften Säuglinge und Kleinkinder zum Zwecke eindeutiger Geschlechtszuweisung operiert und hormonell behandelt werden; solche ‚medizinischen' Maßnahmen werden von vielen Betroffenen (Betroffen-Gemachten) rückblickend als schmerzhaft und traumatisch beschrieben. Oft schließen sich zeitlebens andauernde medizinische Behandlungen an. Für solche Behandlungen trägt auch eine theoretische Wissenschaft Verantwortung, da sie mit dem Aufrechterhalten einer popularisierten Sicherheit, dass, was ‚Geschlecht' ausmache, bekannt und dass ‚Geschlecht' binär – als ‚weiblich' *oder* ‚männlich' – zu interpretieren sei, das Fundament[7] für solche Eingriffe liefert. Mit den in dieser Arbeit vorgelegten Ausführungen ist die bisher verbreitete Auffassung, wonach sich ‚Geschlecht' ‚weiblich' *oder* ‚männlich' auspräge, widerlegt. Es wurde dargelegt, dass sich ‚Geschlecht' individuell und im Vergleich mehrerer Individuen vielgestaltig ausprägt. Neben einer humanistischen Positionierung von Mediziner/innen gegen diese geschlechtszuweisenden Eingriffe, die vor dem Hintergrund des Hippokratischen Eides eigentlich selbstverständlich sein sollte, sprechen somit auch biologisch-medizinische Erkenntnisse gegen solche vermeintlich ‚medizinischen' Behandlungen von Menschen im Säuglings- und Kindesalter.

Weitere Schlussfolgerungen, die zu fortgesetzten Untersuchungen anregen:

1) Die vorliegende Arbeit hat naturphilosophische und biologisch-medizinische Geschlechtertheorien als veränderlich ausgewiesen und aufgezeigt, dass innerhalb von Naturphilosophie sowie Biologie und Medizin

7 S. Hirschauer (1994) legte dezidiert dar, das und wie Biologie ein ‚Fundament' für gesellschaftliche Geschlechterordnung liefert.

Diskussionen um ‚Geschlecht' stattfanden und stattfinden. Gleichzeitig wurde deutlich, dass sich beharrlich mit ‚Geschlecht' auseinandergesetzt wurde. Damit ist die Grundlage geschaffen, sich auf vielfältige Weise der Kontinuität und dem Wandel von Argumenten in solchen Geschlechtertheorien zuzuwenden. Als besonders interessant erscheint hierbei die Feststellung und Analyse von Diskursübergängen: Keine strikte Abgrenzung moderner biologisch-medizinischer Wissenschaft von vorangegangenen wissenschaftlichen Betrachtungen voraussetzend, ist es interessant, die Frage zu untersuchen, welche Theorien der Ausbildung und Ausgestaltung von Geschlecht wann und in welchem gesellschaftlichen Kontext dominanter bzw. präsent werden konnten. Hierbei werden gesellschaftliche – u.a. religiöse – Veränderungen, philosophische Erklärungen und technische Entwicklungen von Interesse sein. U.a. die deutliche Formulierung von Präformationstheorien im 17. Jh. und der Übergang zu Epigenesetheorien im 18. Jh. wird *einen oder mehrere* solcher für Geschlechtertheorien relevanten Diskursübergänge darstellen. Bereits eine Einzeluntersuchung der von 1778 bis 1804 veröffentlichten und in der vorliegenden Arbeit nur in Bezug auf wenige Stichworte betrachteten *„Deutschen Encyclopädie oder Allgemeines Real-Wörterbuch aller Künste und Wissenschaften von einer Gesellschaft Gelehrten"* verspricht für Forschungen zu Geschlechtertheorien ertragreich zu sein, u.a. weil in der Zeitspanne ihres Erscheinens auch einige der in dieser Untersuchung als bedeutsam beschriebenen Arbeiten Blumenbachs, Roussels und Ackermanns publiziert wurden. In der *„Deutschen Encyclopädie"* zeigten sich Veränderungen der Argumentation in der Abfolge der einzelnen Bände, die möglicherweise auf den Übergang von präformistischen zu entwicklungsgeschichtlichen Konzeptionen zurückgehen.

2) Letztlich gilt es, verschiedene exemplarische Einzelstudien anzustellen, in denen einzelne naturphilosophische und biologisch-medizinische Wissenschaftler/innen, die Geschlechtertheorien erarbeiteten, auf ihre Geschlechterbetrachtungen hin untersucht werden, dies jeweils selbstverständlich mit gesellschaftlicher und biographischer Einbindung. In dieser Arbeit wurden hierfür u.a. Arbeiten Ackermanns und Roussels neu betrachtet, allerdings mussten auf Grund der Schwerpunktsetzung der Arbeit die Untersuchungen zu beiden Gelehrten beschränkt werden, so dass sich auch zu diesen Gelehrten weitere Forschungen mit Schwerpunktsetzung auf ihre Geschlechterbetrachtungen anbieten. Auch die Diskussionen um Bischoff, Dohm, Möbius und Olberg und diejenigen um Weininger, Möbius, Meisel-Heß erscheinen weiterer Vertiefung und Erweiterung würdig, wobei der Fokus insbesondere auf die Auseinandersetzungen und die gegenseitigen Bezugnahmen (oder unterbleibenden Verweise) gelegt werden sollte. Hiermit wäre ggf. die in aktuellen rückblickenden Betrachtungen oftmals vorgenommene Abgrenzung ‚wissenschaftlicher' von ‚literarischen' Diskussionen in Zweifel zu ziehen.

3) Nur angedeutet werden konnten in dieser Arbeit naturphilosophische und biologisch-medizinische Bezugnahmen in Romankulturen bzw. populären Zeitschriften. Diese, sowohl die historischen als auch die aktuellen, harren einer Analyse. Solche Betrachtungen können Aufschluss darüber bringen, *ob* – das wurde bereits in dieser Untersuchung belegt – und *wie* naturphilosophische und biologisch-medizinische Argumentationen zu ‚Geschlecht' in andere gesellschaftliche Bereiche, so eben auch in Romankulturen und populäre Zeitschriften, aufgenommen wurden. Es könnte hier betrachtet werden, in welchem Zusammenhang und bei welchen konkreten Einzelfragen auf naturphilosophische und biologisch-medizinische Theorien bezüglich Geschlecht verwiesen wurde, ob nur dominante oder auch eher marginalisierte Argumentationen naturphilosophischer und biologisch-medizinischer Wissenschaften präsent waren, ob und wie Romankulturen und populäre Zeitschriften auf Expert/innen-Diskurse Einfluss hatten etc. Mit solchen Betrachtungen würde aller Voraussicht nach die gesellschaftliche Verschränktheit von Wissenschaft und anderer gesellschaftlicher Bereiche deutlicher werden.
4) Für weitere Forschungen wird es interessant sein, sich von vornherein dem komplexen Wechselspiel von philosophischen, theologischen und sozialen Entwicklungen zuzuwenden. Bspw. zeichneten sich im 18. Jh. Übergänge zu Entwicklungstheorien in verschiedenen Wissenschaften und in verschiedenen gesellschaftlichen Bereichen ab. Es wurde augenscheinlich, dass gesellschaftliche (auch wissenschaftliche) Verhältnisse zunehmend nicht als vorgegeben und unabänderlich, sondern als veränderlich angesehen wurden. Dies scheint sich in verschiedenen gesellschaftlichen Bereichen ausgeprägt zu haben und wird möglicherweise auch bedeutsam dafür gewesen sein, bspw. neue Erziehungs-Modelle und eine stärkere Gewichtung von Mutterschaft und elterlicher Verantwortung zu begründen. Solche Untersuchungen können für verschiedene Zeiträume angestellt werden. Auch können Traditionslinien, Bezugnahmen aufgegriffen und vertieft analysiert werden.
5) Bislang waren vielfach Frauen im Fokus historischer Geschlechterforschung, und es wurden Theorien insbesondere in dem Sinne interpretiert, dass Frauen in ihnen gegenüber Männern erniedrigt, Männer gegenüber Frauen erhöht wurden. Arbeiten außerhalb der Geschlechterforschung wandten sich entsprechenden Fragen oftmals gar nicht zu oder bewerteten Männer selbst hoch. Dass die bloße Feststellung der Herabwürdigung von Frauen um differenzierte Auseinandersetzungen mit Fragen zum Verhältnis von ‚Differenz' und ‚Gleichheit' zu ergänzen ist, wurde in dieser Arbeit deutlich. Interessant ist es nun, auch solche Ausführungen einzubeziehen, in denen auch Männer und Männlichkeiten teilweise negativ belegt wurden, u.a. mit den Attributen ‚triebgesteuert', ‚unmoralisch', ‚schroff'. Erste Betrachtungen innerhalb einer sich aktuell verstärkenden Männerforschung

liegen vor.[8] Untersuchungen auch zu ‚negativ' konnotierter Männlichkeit führen dazu, Geschlechterbetrachtungen aus vielfältigen Perspektiven in den Blick zu bekommen, und tragen dazu bei, die einseitige Verbindung von Geschlechtlichkeit und Frau zu lösen und Geschlechtlichkeit sowohl mit Mann als auch mit Frau zu verbinden. Das ist gerade für die aktuelle Ausgestaltung von Geschlechterverhältnissen relevant, sowohl für solche, die auf eine Gleichberechtigung von Frau und Mann orientieren, als auch für diejenigen, die hierzu ergänzend auf eine Überwindung der Kategorie ‚Geschlecht' zielen.

6) Mit dem Abrücken von der Vorstellung radikaler Brüche, so eines (vermeintlichen) radikalen Bruches um 1800, und der Thematisierung von Kontinuität und Wandel werden weitere Fragen zugänglich. Die These, dass bis zu einer bestimmten Zeit naturphilosophisch insbesondere ‚Gleichheit', danach insbesondere naturphilosophische und biologisch-medizinische ‚Differenz' bezüglich Geschlecht betrachtet wurde, versperrt nun nicht mehr weitere Nachfragen. So wird es mit dem Fokus auf Kontinuität und Wandel möglich, in einzelnen Arbeiten, bei einzelnen Gelehrten, in Diskursen und an Diskursübergängen Fragen nachzugehen, *wo und wie* sich argumentative naturphilosophische und biologisch-medizinische Elemente von ‚Gleichheit' und *wo und wie* sich solche Elemente von ‚Differenz' finden. Wie wurden bspw. in Arbeiten Argumente der ‚Differenz' abgemildert, etwa vor dem Hintergrund gesellschaftlicher Debatten, wie wurden sie dennoch argumentativ unterlegt und – in gesellschaftlichem Kontext akzeptabel oder inakzeptabel – begründet?[9] Wie verhielt sich Entsprechendes bezüglich ‚Gleichheit'? Wie stellten sich die Verhandlungen und Argumentationen zu ‚Gleichheit' und ‚Differenz' einzelner Merkmale bezüglich des Geschlechts im Vergleich unterschiedlicher Spezialdisziplinen und -forschungen biologischer und medizinischer Wissenschaften dar. Hier ist u.a. die Auseinandersetzung um physische und physiologische Bisexualitäts-Theorien relevant.

7) Nur angedeutet wurden in dieser Untersuchung Einflüsse arabischer, persischer und indischer Medizin. Hinzuzufügen wären, auf Grund räumlicher Nähe, auch solche Einflüsse afrikanischen Wissens, die noch weit weniger im Blickpunkt aktueller Wissenschaft sind. Zu fragen wäre, welches Wissen aus solchen Wissensbeständen Eingang in europäische Wissenschaft gefunden hat und welches nicht aufgegriffen wurde. Bzgl. arabischer Wissenschaft des Mittelalters wurde deutlich, dass dort auch für Geschlechterbetrachtungen relevantes Wissen entstanden ist, das sich keineswegs auf eine Übertragung antiker Texte beschränken lässt. Dies in den Blick zu nehmen, einerseits diese Arbeiten um ihrer selbst willen zu interpretieren, aber sie

8 Vgl. u.a. Bauer, 2007; Kucklick, 2008.

9 Bspw. die Arbeiten von N. Venette (1979 [1687/1738]) und von D. W. H. Busch (1839) laden zu einer solchen Analyse ein.

andererseits auch in geschichtliche Betrachtungen westlicher europäischer Wissenschaft einzubeziehen, verspricht einiges Potenzial für Untersuchungen, die sich mit Expert/innen-Wissen um ‚Geschlecht' auseinandersetzen. Zahlreiche Übersetzungen von Arbeiten aus dem arabischen Mittelalter, auch solcher Schriften, die sich mit Medizin befassen, in das Lateinische, später auch in verschiedene europäische Landessprachen, deuten darauf hin, dass arabisches Wissen bedeutenden Einfluss auf europäisches Wissen des Mittelalters und der Aufklärung genommen hat, dies voraussichtlich auch bezüglich der Geschlechtertheorien. Dieses Forschungsfeld ist, mit Bezug zu europäischen Wissenschaften, bislang nur in Ansätzen[10] reflektiert worden und bietet ein breites Betätigungsspektrum und Erkenntnispotenzial.

8) Bisherige medizinhistorische Arbeiten zu Intersexualität haben es versäumt, sich auch historisch mit der medizinischen Behandlung von Säuglingen und Kindern auf Grund als ‚uneindeutig' gewerteten Geschlechts auseinanderzusetzen. Im *zweiten Kapitel* wurde angedeutet, dass Behandlungen von Säuglingen und Kleinkindern vorkamen, womöglich waren sie nicht selten. Für hier anknüpfende Forschungsarbeiten bietet sich an, medizinische und autobiographische Unterlagen sowie Zeitschriftenmaterial auszuwerten, um die Frage zu beantworten, ob und unter welchen Bedingungen solche Behandlungen stattfanden. Von Interesse ist dabei gerade, wie eine solche medizinische Behandlung herbeigeführt wurde, wer mit welchen Argumenten auf eine solche Behandlung hingewirkt hat und wie (überlebende) so behandelte Menschen in späteren Jahren mit den Behandlungserfahrungen umgingen. Einen guten ersten Anknüpfungspunkt, von dem ausgehend man sich Primärquellen annähern könnte, stellen die Fall- und Literatursammlungen von F. L. von Neugebauer (1905, 1906 und 1908) dar. Eine umfassende Auswertung dieser Schriften unter verschiedenen Gesichtspunkten (rechtliche, soziale oder nicht näher erörterte persönliche Gründe von Patient/innen, auf Genitalkorrekturen hinzuwirken; rechtliche Anordnungen solcher Maßnahmen; Gründe von Patient/innen, von Medizinern vorgeschlagenen Genitalkorrekturen zuzustimmen oder diese abzulehnen etc.) könnte ein erweitertes Verständnis von der Bedeutung von ‚Geschlecht' und insbesondere des Umgangs mit Menschen nicht eindeutigen Geschlechts in verschiedenen kulturellen Kontexten sowie des Umgangs solcher Menschen mit den gesellschaftlichen Bedingungen bezüglich ‚Geschlecht' ermöglichen.

9) Deutlich wurde im *dritten Kapitel*, dass mittlerweile – wenn auch zögerlich – feministische Kritiken an der androzentrischen Hochbewertung des Mannes in die Forschungen von Biologie und Medizin aufgenommen werden.

10 Vgl. u.a. Bloch, 1952; Ley, 1953; Brentjes, 1972 u.a. S.9-14; Brentjes, 1979 u.a. S.89/90; Kügelgen, 1994; Hendrich, 2005.

Auch die ‚weibliche' Entwicklung wird in biologisch-medizinischen Theorien der Geschlechtsdetermination inzwischen als mit aktiven Entwicklungsschritten erfolgend beschrieben. Hier ist es interessant, ob tatsächlich – und warum – die feministischen Kritiken ankamen. War der gesellschaftliche Druck so stark? Oder kamen Theorien ‚männlicher Fortentwicklung' von einer basalen ‚weiblichen' Stufe durch sich widersprechende Ergebnisse in der eigenen wissenschaftlichen Disziplin ins Wanken?

Gleichzeitig wurden und werden neben den Theorien genetischer Determination auch Theorien der Einwirkung umgebenden Einflusses entwickelt, die inzwischen auch im Diskurs Verbreitung finden. Woran liegt die zunehmende Rezeption solcher Theorien? Schließlich zeigt sich dennoch bedeutendes Beharrungsvermögen bei Theorien zu geschlechtlicher Determination. Worin liegen hierfür die Ursachen? Die hier vorgestellten Fragen richten sich auf die Faktoren, die die Verbreitung und Überwindung von Theorien verschiedener Disziplinen, stets mit Fokus ‚Geschlecht', beeinflussten. Solche Betrachtungen können hilfreich sein, aus Perspektive der Wissenschaftsforschung besser zu verstehen, unter welchen Bedingungen sich bestimmte wissenschaftliche Theorien durchsetzen können.

10) In dieser Untersuchung wurde erarbeitet, dass sich mit Fokus auf genetische Determination keine überzeugenden Theorien der Geschlechtsdetermination vorlegen ließen und lassen. Es wurde angeregt, den Blick für Komplexität – für Prozesse, Interaktionen und Kommunikationen – zu öffnen. Ergebnisse unterschiedlicher Spezialforschungen, u.a. zu posttranskriptionalen und posttranslationalen Modifikationen, liegen vor. Allerdings werden sie bislang nicht oder kaum in biologisch-medizinische Theoriebildung der Geschlechtsdetermination einbezogen. Hier ist es geboten, interdisziplinäre Arbeiten anzustrengen. In Abstimmung zwischen verschiedenen biologisch-medizinischen, aber auch chemischen, physikalischen und mathematischen Spezialdisziplinen und -forschungen ist ein Methodenspektrum zu erarbeiten, das in der Lage ist, die geforderte Komplexität abzubilden.

Gleichzeitig wird es erforderlich sein, weitgehend quantitative Erhebungen zu Gunsten qualitativer Einzelstudien abzulösen. Damit kann Individualität in den Blick gelangen, können Entwicklungsvorgänge auf beeinflussende Faktoren hin untersucht werden. Hierbei gilt es, Langzeitstudien anzustrengen, bei denen Proband/innen bspw. Auskunft über Lebensgewohnheiten, Ernährung, Lebenssituation während der Schwangerschaft geben und damit ggf. die Möglichkeit zur Extraktion von Einflussfaktoren erlauben. Mit Hilfe computergestützter mathematischer Modelle können biochemische Interaktionen molekularer Komponenten und Faktoren, die diese Interaktionen beeinflussen, besser, insbesondere kontinuierlich und komplex, analysiert werden, als es durch im Labor erfolgende Sonden-Untersuchungen (Arrays) möglich ist. Erst in einem zweiten Schritt sollten solche ermittelten Interaktionen und die sie beeinflussenden Faktoren im

Labor validiert werden. Diese Punkte bilden Anregungen, wie ein Übergang von einfachen zu komplexen biologischen Modellen gewährleistet werden kann, ohne dass eine nicht mehr erfassbare Datenmenge resultiert. Solche Strategien müssen dezidiert ausgearbeitet werden, auch wird es erforderlich sein, über einen längeren Zeitraum entsprechende abgestimmte Methoden zu erarbeiten. (Auch für die mittlerweile leistungsstarken Techniken der Genetik waren Zeit und Investitionen notwendig.)

Die Notwendigkeit zur Veränderung des Methodenspektrums sowie einige Anregungen hierzu gehen aus der Betrachtung der Studie von Nef et al. (2005) im *dritten Kapitel* hervor. Es erwies sich dabei als problematisch, dass, trotz anderslautender Bekundungen der Autor/innen, ‚männliche' Entwicklung zentral blieb. Ebenso problematisch war es, dass RNA zahlreicher Mäuse die Grundlage einer untersuchten Einzelprobe bildete und dass sich innerhalb einer solchen Probe RNA von Mäusen befand, deren Entwicklungsstadien sich nennenswert unterschieden. Hier zeigt sich mit besonderer Deutlichkeit die Notwendigkeit, zu *qualitativen Einzelanalysen* überzugehen. Ein solcher Schwenk ist notwendig, um nicht mit Mittelwerten und dem Hang zur Ermittlung spektakulärer Ergebnisse Varianzen und Individualitäten zu minimieren oder gar gänzlich aus der Forschungsarbeit auszuschließen. Es ist notwendig, in jeder wissenschaftlichen Veröffentlichung eine *umfassende Methodendiskussion* durchzuführen, bislang findet diese oft nur in Ansätzen statt. Eine Methodenreflexion, die in jeder wissenschaftlichen Veröffentlichung erfolgen muss, kann und sollte mit spezifischen Arbeiten, die sich explizit den Voraussetzungen und methodischen Problemen der Forschung zuwenden, unterlegt werden.

Möglicherweise wäre es hilfreich, ein Netzwerk zu schaffen, in dem Forschungsergebnisse mit besonderem Gewicht auf die Methoden interdisziplinär durch unbeteiligte Forscher/innen evaluiert werden.

Auch reflektierte Forschung, in der versucht wird, Voraussetzungen zu minimieren, ist als in gesellschaftlichen Kontext eingebunden zu betrachten. Sie ist Bestandteil gesellschaftlicher Ordnung, unterliegt Beschränkungen durch das, was in einer Gesellschaft überhaupt denkbar ist und nimmt ihrerseits an der Beschränkung des gesellschaftlich Denkbaren teil. Sie gehört damit schon zu einem ‚Nebel', der von den Bedürfnissen von Menschen wegführt und Dir und Mir Kategorien und Institutionen zur Selbstbeschreibung nahelegt. In diesem Sinne beschreiben auch biologisch-medizinische Geschlechtertheorien die gesellschaftlich bedeutsame Kategorie und Institution ‚Geschlecht' – mehr nicht. Eigenschaften, Bedürfnisse, Merkmale – auch körperliche – von Dir und Mir, von Menschen, werden nicht erfasst; auch sie werden aber von gesellschaftlich bedeutsamen Kategorien und Institutionen beeinflusst und erscheinen oftmals nicht mehr von ihnen ablösbar. Wenn Du und Ich dies reflektieren, stärker Eigenschaften, Bedürfnisse und Merkmale konkret benennen, die Dir und Mir wichtig sind, auf die sich Dein und Mein Begehren richten, dann sind wir schon dabei, über Dich und Mich, über Uns, über Menschen zu sprechen – und nicht über ‚Geschlecht'.

Ausführliches Personenverzeichnis

Ackermann, Jacob Fidelis (1765-1815), aus Rüdesheim/Rhein, besuchte in Köln die Schule, studierte von 1784-1787 Medizin, zunächst in Würzburg, später in Mainz. 1787 promovierte er bei S. T. von Soemmerring mit der hier näher betrachteten anatomischen Schrift. Nach der Veröffentlichung zweier weiterer anatomischer Schriften unternahm Ackermann eine zweijährige Bildungsreise, die ihn nach Göttingen, Wien und Pavia führte. In Pavia besuchte er Veranstaltungen u.a. von J. P. Frank, die Ackermann prägten (so widmete er seine Schrift *„Versuch einer physischen Darstellung der Lebenskräfte organisirter Körper"* [1. Teil, 1797] Frank). Vermutlich auf Anregung Franks führte Ackermann die Reise in die Schweiz, wo er sich mit ‚Kretinismus' beschäftigte. 1789, zurück in Mainz, erhielt Ackermann eine Privatdozentur für gerichtliche Medizin und medizinische Polizei; 1792 übernahm er dort die ordentliche Professur für Botanik. 1795 heirateten Ackermann und M. E. T. Linn in Rüdesheim. Zur Zeit der Frz. Revolution, nach dem Einmarsch frz. Truppen in Mainz positionierte sich Ackermann durch die Beteiligung am Mainzer Freiheitsfest und die Mitgliedschaft im Jakobinerklub; der Abzug der frz. Truppen brachte ihm 1794 eine Untersuchung der kurfürstlichen Behörden, 1795 das Verbot des Praktizierens und einer öffentlichen Anstellung im Kurfürstentum ein. Dennoch konnte er 1797, noch während kurfürstlicher Herrschaft, die Nachfolge auf die Professur für Anatomie von Soemmerring antreten [vgl. insbesondere: Schweigard, 2007 S.124-126]. Mit dem Friedensschluss von Campo-Formio wurden die linksrheinischen Gebiete – so auch Mainz – unter frz. Verwaltung gestellt. 1798 wurde die Universität Mainz aufgehoben, Ackermann wurde zum Präsidenten der Professoren der neu gegründeten Zentral- und Spezialschule in Mainz ernannt. 1804 folgte Ackermann einem Ruf auf eine Professur für Anatomie und Chirurgie an die Universität Jena. Diese Position gab er bereits 1805 wieder auf und folgte – aus familiären Gründen – einem Ruf an die Universität Heidelberg. Dort übernahm er ebenfalls 1805 die Leitung einer ambulatorischen Klinik.

Ackermann starb in Rüdesheim. Er hatte drei Kinder. Er war entschiedener Anhänger eines ‚chemischen Standpunktes', den er für verschiedene Spezialgebiete ausführte, und kritisierte ebenso entschieden die Phrenologie und Kraniologie F. J. Galls. Vgl. Allgemeine Literatur-Zeitung, 1815 S.791-792; Zielinski, 1954; Schief, 1969 S.11-18, 19ff; Hofmann, 2004 S.83-93, 141-144; Schweigard, 2007 S.124-126.

Aetios von Amida (480-556), war kaiserlicher Leibarzt am byzantinischen Hof. Er gab ein medizinisches Sammelwerk heraus, in dem er im Wesentlichen Galenos von Pergamon exzerpierte. Vgl. Irmscher, 1999; Eckart, 1994 S.74.

Agrippa von Nettesheim, Henricus Cornelius (1488-1535), aus Köln, war u.a. auf den Gebieten der Theologie, des Rechts und der Medizin gelehrt. Agrippa von Nettesheim wuchs in Köln auf, wo er auch studierte. Nach Aufenthalten in Frankreich und Spanien unterrichtete er 1509 an der Universität Dóle (Bourgogne, Frankreich), wo er *„Declamatio de nobilitate et praecellentia foeminei sexus"* (lat., 1540 in dt.: „Vom Adel vnd Fürtreffen Weibliches geschlechts") verfasste, eine feministisch viel zitierte Schrift, die allerdings erst 1529 in Druck ging. Seine Vorlesungen über J. Reuchlin, sein Einsatz gegen Hexenprozesse sowie eine Schrift, in der er die Medizin seiner Zeit kritisierte, ließ Agrippa von Nettesheim wiederholt bei Kirche und Universität anecken, so dass er häufig Wohn- und Wirkungsstätte wechseln musste, mit Gefängnis bedroht und diesem auch kurzzeitig ausgesetzt war. Er starb in Grenoble (Frankreich). Vgl. Jungmayr, 1988 S.33-35; Agrippa von Nettesheim, 1988 (1540).

Alexandros von Tralleis (525-605), verfasste eine aus zwölf Büchern bestehende Heilkunde, in der er innere Erkrankungen und Fieber behandelte. Zudem schrieb er über Augenerkrankungen und Eingeweidewürmer. Alexandros zeichnete sich durch eine Auseinandersetzung mit antiken Überlieferungen aus, bei der er auch kritische Positionen bezog. Vgl. Irmscher, 1999; Temkin, 1973 S.118-120.

Alkmaion von Kroton (um 500 v.u.Z.), *vgl. ausführlich S.52f.*

Al-Māgusī, Alī ben ibn al Abbās (latinisiert: Haly Abbas) (gest. 994), war bedeutender arabischer Arzt, persischer Herkunft und schrieb das umfangreiche medizinische Werk *„al-Kitāb al-Malakī"* (arab., „Das königliche Buch [der medizinischen Kunst]"). Vgl. Campbell, 1926 S.74/75; Ullmann, 1978 S.55-71, 86-106.

Anaxagoras von Klazomenai (um 500 - 428 v.u.Z.), war ein griech. Naturphilosoph. Er erklärte Phänomene materialistisch und nicht über Götter. So sah er auch Sonne, Mond, Sterne und Meteoriten als glühende Steinmassen an. In seinem Hauptwerk, das sich vermutlich *„Über die Natur"* nannte, beschrieb Anaxagoras, dass es lediglich ein Verbinden und Trennen von verschiedenen Stoffen gebe, nicht jedoch ein Entstehen, Vergehen oder eine qualitative Veränderung dieser Stoffe. Als ursprünglich und ewig betrachtete er Homöomerien (auch Spermata, ‚Samen') in unendlicher Vielfalt und chaotischer

Ordnung. Anaxagoras wurde wegen Gottlosigkeit verbannt. Vgl. Gurst, 1965 S.47-53; Irmscher, 1999.

Anttonen, Mikko, promovierte 2005 an der Universität Helsinki (Finnland), bei M. Heikinheimo. Die Arbeiten zur Dissertation führte Anttonen von 1997 bis 2005 am „Research Laboratory of the Hospital for Children and Adolescents" der Universität Helsinki durch [vgl. Anttonen, 2005 S.52]. Er arbeitet weiterhin in der Forschungsgruppe M. Heikinheimos. Vgl. http://research.med.helsinki.fi/wh/heikinheimo/members.htm (letzter Zugriff: 26.03.2009).

Arnaud de Ronsil, George (1698-1774), Chirurg, wirkte in Paris und war Mitglied der Pariser „Académie Royale de Chirurgie" (frz., Königliche Akademie für Chirurgie). In den 1740er Jahren ging Arnaud de Ronsil nach London, wo er ebenfalls chirurgisch arbeitete. Arbeitsschwerpunkte bildeten Leistenbruch und Hermaphroditismus. Er starb in London. Vgl. Arnaud de Ronsil, 1750 S.I, III; Arnaud de Ronsil, 1777 Vorwort.

Aristoteles (384 - 322 v.u.Z.), *vgl. ausführlich S.61ff.*

Ar-Rāzi (latinisiert: Rhazes) (865-925), war bedeutender persischer Arzt, Naturwissenschaftler, Philosoph und Schriftsteller. Er verfasste u.a. *„Kitāb al-Hāwī" (arab.* ‚Das die Medizin enthaltende Buch'), eine Enzyklopädie der praktischen und therapeutischen Medizin, die die Erkenntnisse der Medizin zu Beginn des 10. Jahrhunderts zusammenfasste. Vgl. Campbell, 1926 S.65-72; Hendrich, 2005 S.48-57.

Astell, Mary (1666-1731), aus Newcastle (England), war Tochter einer im Kohlehandel aktiven katholisch geprägten Familie. Astell erhielt im Elternhaus eine gute Bildung. Nach dem Tod der Eltern, ohne große Hinterlassenschaft, ging Astell nach London, um dort als Schriftstellerin Geld zu verdienen. Astell setzte sich insbesondere mit Schriften Platons und von Humanist/innen wie Descartes auseinander und veröffentlichte Schriften insbesondere zur Ehe und zur Verbesserung der Stellung von Frauen. Die Schriften erschienen anonym. Sie erfreuten sich eines regen Interesses. 1731 starb Astell in London. Vgl. die Einleitung von P. Springborg zu: Astell, 2002 (1694/1697) S.9-46, 9-11, 43-46; vgl. auch: Springborg, 2006 u.a. S.XVII-XIX.

Athenaios von Attaleia (ca. 1. Jh. v.u.Z.), gilt als Begründer der pneumatischen medizinischen Lehre und verfasste mindestens 30 Bücher zur Heilkunde, von denen allerdings nur wenig überliefert ist. Seine Zeugungs- und Vererbungsvorstellungen sind durch Zitate in den Schriften Galenos' überliefert. Nach den Zitaten bei Galenos folgte Athenaios den Lehren Aristoteles' (Hämatogene Samenlehre, Form-Stoff-Gegensatz der Zeugungsbeiträge), wobei er die Erkenntnisse der alexandrinischen Anatomen mit einband. Nach Athenaios' Auffassung sind die ‚weiblichen Hoden' Rückbildungen, die ihre Funktion verloren hätten. Athenaios führte zahlreiche Kreuzungsexperimente durch. Vgl. Lesky, 1950 S.173-177.

Augustus (63 v.u.Z. - 14 u.Z.), setzte sich nach der Ermordung G. I. Caesars, dessen Haupterbe er war, auch in den Machtkämpfen um dessen Nachfolge durch. Er regierte 40 Jahre lang das Römische Reich, setzte innenpolitische Reformen durch, stabilisierte die außenpolitische Macht und etablierte sich als Kaiser. Vgl. ausführlich: Irmscher, 1999.

Baer, Karl Ernst von (1792-1876), aus Piibe (Estland), studierte Medizin an der Universität Dorpat/Tartu (Estland) und Vergleichende Anatomie und Zoologie an der Universität Würzburg (u.a. bei I. Döllinger [Felten, 1970 S.7/8]). 1819 erhielt er eine außerordentliche Professur, 1822 eine ordentliche Professur für Zoologie an der Universität Königsberg (Preußen; heute: Kaliningrad, Russland), 1831 erhielt er eine Professur für Vergleichende Anatomie und Physiologie an der Medizinisch-Chirurgischen Akademie St. Petersburg. Bekannt wurde Baer für Beschreibung und Studium des Säugereies. Er starb in Dorpat/Tartu. Vgl. Jahn, 2004 (1998) S.769; Ziolkowski, 2004 S.153/154.

Benedikt von Nursia (um 480-547), forderte unbedingte klösterliche Zucht und Strenge. Nach mehrjährigem Leben als Eremit wurde er von Mönchen des Klosters Vicovaro gebeten, die Nachfolge ihres verstorbenen Abtes anzutreten. Die Tyrannei des neuen Abtes ging zu weit; so verübten Mönche einen Giftmordanschlag, dem Benedikt von Nursia aber entging. Er verließ das Kloster und gründete 529 mit ihm Getreuen das Kloster Monte Cassino. Er verfasste strenge *„Regula"* für das Kloster, die beinhalteten, dass die Mönche dauerhaft im Kloster verbleiben und tätig sein müssten. Sie forderten Abkehr vom weltlichen Leben, Verzicht auf persönliches Eigentum, Keuschheit, Demut, Schweigsamkeit. Neue Mönche wurden erst nach einjährigem Noviziat aufgenommen. Vgl. Biographisch-Bibliographischen Kirchenlexikon, 2007.

Beverdam, Annemiek, arbeitet als PostDoc an der „School of Biomedical Sciences" der University of Queensland (Australien). Beverdam kooperiert u.a. mit P. Koopman und D. Wilhelm. Ihre Forschungsschwerpunkte liegen im Bereich der Organogenese. Vgl. http://www.uq.edu.au/uqresearchers/researcher/beverdama.html (letzter Zugriff: 26.03.2009); http://www.uq.edu.au/sbms/developmental-biology (letzter Zugriff: 26.03.2009).

Bischoff, Theodor Ludwig Wilhelm von (1807-1882), aus Hannover, studierte Medizin, Naturwissenschaften und Philosophie an den Universitäten Bonn (u.a. bei J. Müller) und Heidelberg (u.a. bei F. Tiedemann). 1829 promovierte er zum Dr. phil., 1832 zum Dr. med. Sein Staatsexamen legte er in Berlin ab und übernahm anschließend Privatdozenturen in Bonn und Heidelberg. 1843 wurde er auf eine ordentliche Professur für Physiologie (ab 1844 auch Anatomie) an die Universität Gießen berufen. 1854 folgte er einem Ruf nach München, wo er auch starb. Bedeutung erlangten Bischoffs Arbeiten über die Entwicklung des Eies und zum Bau und der Struktur des Gehirns. Vgl. ADB, 1875-1912 Bd. 46 S.570; Jahn, 2004 S.779.

Blackless, Melanie, arbeitete zur Zeit der Veröffentlichung der in dieser Arbeit zitierten Publikation in der Arbeitsgruppe von A. Fausto-Sterling in der Abteilung für Molekular- und Zellbiologie und Biochemie der Brown University of Rhode Island (Providence, USA).

Blumenbach, Johann Friedrich (1752-1840), aus Gotha, studierte Medizin in Jena und Göttingen. 1775 promovierte Blumenbach zum Dr. med., wurde 1776 Aufseher des zur Universität gehörenden Naturalien-Kabinetts und erhielt im gleichen Jahr eine außerordentliche Professur und 1778 eine ordentliche Professur der Medizin in Göttingen. 1783 bereiste Blumenbach die Schweiz, später England, wo er 1788 „Kgl. Großbritannischer Hofrat" wurde. Blumenbach war „Kgl. Großbritannischer und Hannoverscher Ober-Medizinalrat", seit 1816 im Rang eines Justizrates, und wurde mit zahlreichen Auszeichnungen bedacht. Er starb in Göttingen. [Vgl. ADB, 1875-1912 Bd. 2 S.748-751; Callisen, 1830-45 Bd. 2, S.345-356; Jahn, 2004 S.780; Itterheim, 2005.] Blumenbach war Anhänger epigenetischer Theorien, sorgte insbesondere mit seiner Theorie vom „Bildungstrieb" für Aufsehen. Er wandte sich gegen Schriften, die die gemeinsame Art von Menschen verschiedener geographischer Herkunft in Zweifel zogen und führte aus, dass alle Menschen eine Art bildeten. Allerdings führte er (auch) die Klassifikation von Menschen in „Rassen"/„Varietäten" durch, die er jedoch weniger als andere Gelehrte seiner Zeit zu hierarchisieren suchte. [Vgl. Blumenbach, 1798 insbesondere S.203-224; vgl. auch: Schiebinger, 1993 (1990) S.49-55; Fabbri Bertoletti, 1994 S.107-118; Itterheim, 2005 S.606; Junker, 2007; Brückmann, 2009 S.22-27.] (Eine Höherbewertung einer „Kaukasischen Varietät", zu der er in Europa lebende Menschen zählte, nahm Blumenbach aber vor, mit Verweis darauf, dass diese die ursprünglichste sei. Aber auch schon allein auf Grund der besonderen Merkmalszuschreibungen nach Herkunft ist es gerechtfertigt, Blumenbachs Theorie aus heutiger Perspektive als rassistisch zu bezeichnen. *Vgl. auch Fußnote 336, S.169.*)

Bouma, Gerrit J., studierte am „Van Hall Institute" (Niederlande) ‚Environmental Sciences'. 2003 promovierte er an der University of Idaho (Moscow, USA). Bouma arbeitet aktuell als Assistant Professor am „Department of Biomedical Sciences" der Colorado State University (Fort Collins, Colorado, USA) und befasst sich mit Forschungen zur Geschlechtsdetermination und -differenzierung. Vgl. http://www.cvmbs.colostate.edu/bms/bouma.htm (letzter Zugriff: 26.03.2009).

Boveri, Theodor (1862-1915), aus Bamberg (Oberfranken), studierte Medizin und Zoologie an der Universität München, promovierte 1885 zum Dr. med., anschließend Studienaufenthalt in Napoli (Italien). 1887 habilitierte sich Boveri, 1891 erhielt er eine Assistenzstelle bei R. Hertwig an der Universität München. Seit 1893 hatte Boveri eine ordentliche Professur für Zoologie und Vergleichende Anatomie in Würzburg inne – wo er auch starb. Boveri beschäftigte sich insbesondere mit Fragen der Befruchtung und Vererbung und mit der Zellgenetik. Vgl. Jahn, 2004 (1998) S.784.

Brandes, Ernst (1758-1810), aus Hannover, studierte Jura. Er war im Staatsdienst und geschäftlich tätig. Brandes gilt als konservativer Denker der Zeit, und veröffentlichte u.a. *„Ueber die Weiber"* (1787), *„Betrachtungen über das weibliche Geschlecht und dessen Ausbildung in dem gesitteten Leben"* (1802). Er starb in Hannover. Vgl. ADB, 1875-1912 Bd.3 S.241/242.

Buffon, Georges Louis Leclerc de (1707-1788), aus Montbard (Frankreich), studierte bis 1726 Jura in Dijon (Frankreich), anschließend Medizin, Mathematik und Botanik in Angers (Frankreich). Er beschäftigte sich insbesondere mit Naturgeschichte, lehnte Theorien der Präformation ab und entwickelte eine Gesamtsicht auf ‚Natur'. Buffon war Mitglied der Pariser Akademie der Wissenschaften und leitete den Pariser Botanischen Garten und die königliche Naturaliensammlung. Vgl. Jahn, 2004 S.790; bookRags, 2007 (Suchwort: „Georges Buffon").

Butler, Judith (*1956), aus Cleveland (Ohio, USA), studierte Philosophie an der Yale University (New Haven, Connecticut, USA), promovierte dort 1984. 1983 erhielt Butler eine Assistenzprofessur für Literatur an der Wesleyan University (Middletown, Connecticut, USA), 1986 eine Assistenzprofessur für Philosophie an der George Washington University (Washington, USA). Von 1989 bis 1993 lehrte und arbeitete Butler an der Johns Hopkins University (Baltimore, Maryland, USA); zunächst hatte sie dort eine Assistenzprofessur, seit 1991 eine Professur für Humanwissenschaften inne. Dort veröffentlichte Butler 1990 ihr viel beachtetes Buch *„Gender Trouble"* (dt. 1991: „Das Unbehagen der Geschlechter"). 1993 erhielt Butler eine Professur, zunächst für Rhetorik, an der University of California (Berkeley, California, USA). Dort hat sie aktuell einen Lehrstuhl für Rhetorik und Vergleichende Literaturwissenschaft („Rhetoric and Comparative Literature") inne. Vgl. Bublitz, 2002 S.152-154; http://rhetoric.berkeley.edu/faculty_bios/judith_butler.html (letzter Zugriff: 26.03.2009); http://www.litencyc.com/php/speople.php?rec=true&UID=5173 (letzter Zugriff: 26.03.2009).

Campe, Joachim Heinrich (1746-1818), aus Deensen (Braunschweig-Lüneburg), studierte evangelische Theologie. Er war Schriftsteller, Pädagoge, Verleger. Er starb in Braunschweig. Vgl. ADB, 1875-1912 Bd. 3 S.733-737.

Carus, Carl Gustav (1779-1868), aus Leipzig, studierte an den Universitäten Leipzig und Halle Medizin und promovierte 1811 zum Dr. med. Im gleichen Jahr habilitierte er sich und erhielt eine außerordentliche Professur an der Universität Leipzig; 1814 folgte er einem Ruf auf eine Professur für Gynäkologie der medizinisch-chirurgischen Akademie Dresden und übernahm die Leitung der dem Institut angegliederten Frauenklinik. 1827 wurde er Leibarzt der königlichen Familie. Carus starb in Dresden. Carus begründete die „Versammlungen deutscher Naturforscher und Ärzte" mit und hatte ab 1862 die Präsidentschaft der „Leopoldina" inne. Er galt als vielseitiger Arzt und als an ganzheitlichen Vorstellungen interessiert. Vgl. ADB, 1875-1912 Bd. 4 S.37/38; Jahn, 2004 S.794.

Cederroth, Christopher R., promoviert am „Department of Genetic Medicine and Development" der Universität Genf (Schweiz) in der Arbeitsgruppe S. Nefs und hat in dieser eine Assistenzstelle inne. Er befasst sich mit der Wirkung exogener Östrogene auf die Geschlechtsentwicklung. Vgl. http://nef.unige.ch (letzter Zugriff: 26.03.2009); http://network.nature.com/people/http-network-nature-comprofileradjah/profile (letzter Zugriff: 26.03.2009).

Celsus, Aulus Cornelius (25 v.u.Z. - ca. 50 u.Z.), *vgl. ausführlich S.71.*

Constantinus Africanus (ca. 1015 - ca. 1087), übertrug Schriften aus dem Arabischen ins Lateinische. Bei der Übertragung ging Constantinus freizügig vor, da er ‚Kompilationen' und zweckentsprechende ‚Kompositionen' für den Schulgebrauch anfertigen wollte. Als Hauptwerk gilt *„Liber pantegni"* (lat. im Sinne ‚das Ganze der ärztlichen Kunst umfassende Buch'). Dies stellte eine Zusammenstellung des griechischen und arabischen Heilwissens dar, die im Wesentlichen auf dem Buch *„al-Kitāb al-Malakī"* von Al-Māgusī basiert. Vgl. Cadden, 1993 S.57-70; Biographisch-Bibliographisches Kirchenlexikon, 2007.

Darwin, Charles Robert (1809-1882), aus Shrewsbury (Großbritannien), studierte Medizin an der Universität Edinburgh und Theologie an der Universität Cambridge. Von 1831 bis 1836 nahm er an einer Weltumsegelung teil. Diese lieferte das Material, das er in der Folge für die Ausführungen der Artentstehungs- und Abstammungslehre nutzte. Ab 1843 lehrte er privat in seinem Landhaus in Down (Großbritannien), wo er auch starb. Vgl. Jahn, 2004 S.804/805.

Demokritos von Abdera (460 - 371 v.u.Z.), gilt als Hauptvertreter der Atomistik und der Philosophenschule von Abdera. Nach seinen Lehren besteht die Welt aus Atomen und der ebenso materiellen Leere. Auch die Seele begründete Demokritos auf Atome, die fein, glatt und rund, ähnlich dem Feuer, seien. Durch Einwirkung auf die Seele entstehe Wahrnehmung und damit das ebenfalls materielle Denken. Allein das Denken sei in der Lage, zur Erkenntnis der atomaren Struktur vorzudringen. Demokritos suchte sinnliche und rationale Erkenntnis zu fassen und rationale Erkenntnis als höherwertige zu beschreiben. Vgl. Gurst, 1965 S.54-59; Irmscher, 1999.

Derrida, Jacques (1930-2004), aus El-Biar (bei Algier, Algerien), war Kind einer jüdischen Familie. Während des Vichy-Regimes durfte er die Schule nicht fortführen. 1949 ging er nach Paris und studierte dort an der „École Normale Supérieure" Philosophie, u.a. besuchte er Vorlesungen bei L. Althusser und M. Foucault; das Examen bestand er im zweiten Anlauf 1952. Anschließend lehrte Derrida an der „École Normale Supérieure". 1983 begründete er in Paris das für *jeden* Menschen offene (unabhängig von Zertifikaten besuchbare) „Collège international de philosophie" mit. Bekannt wurde Derrida Ende der 1960er, Anfang der 1970er Jahre durch die Schriften *„De la grammatologie"* (frz., „Grammatologie"), *„La Voix et le phénomène"* (frz., „Die Stimme und das Phänomen") und *„L'écriture et la différence"* (frz., „Die Schrift und die

Differenz"). 1980 fand die Verteidigung der Doktorarbeit statt; mittlerweile war Derrida weithin bekannt. Derrida gilt als Begründer der Dekonstruktion. Er starb in Paris. Vgl. http://plato.stanford.edu/entries/derrida/ (letzter Zugriff: 26.03.2009); http://www.sueddeutsche.de/kultur/668/407444/text/ (letzter Zugriff: 26.03.2009).

Descartes, René (1596-1650), aus La Haye/Touraine (Frankreich), stammte aus einer kleinadligen Familie, absolvierte eine Internatsschule mit klassischer scholastischer, aristotelischer und mathematischer Ausbildung. Er studierte Jura, 1616 legte er an der Universität von Poitiers das Examen ab. Anschließend lernte er Fechten, Reiten und Tanzen und diente in Armeen verschiedener Adliger. Das Quartiersleben im Winter verbrachte er mit mathematischen und naturwissenschaftlichen Studien, wobei er durch den Kontakt mit verschiedenen Gelehrten gefördert wurde. 1620 gab er den Kriegsdienst auf und widmete sich umfassender den geistigen Tätigkeiten, wofür er sich nach zahlreichen Reisen von 1625 bis 1628 in Paris niederließ. 1629 ging er in die Niederlande, wo er die Zeit seines bedeutendsten Schaffens zubrachte. 1649 folgte er der Einladung von C. von Schweden ans schwedische Königshaus in Stockholm. Dort starb er vermutlich an einer Lungenentzündung. Seine philosophischen, naturwissenschaftlichen und mathematischen Schriften brachten ihm schon zu Lebzeiten Anerkennung und Feindschaft ein (Letzteres insbesondere von Seiten katholischer und protestantischer Kirche). Descartes suchte eine rational fundierte universelle Methode zur Erforschung der Wahrheit zu entwickeln. Dabei betrachtete er mathematisch-logische Prinzipien als wichtige Kriterien. Seine Lehre wird auch als Cartesianismus bezeichnet. Vgl. Biographisch-Bibliographisches Kirchenlexikon, 2007; bookrags, 2007 (Suchwort: „René Descartes").

Diamond, Milton (*1934), aus New York, studierte Biophysik am City College of New York und promovierte 1962 in Anatomie und Psychologie an der University of Kansas (Lawrence, Kansas, USA). Diamond hat eine Professur für Anatomie und Fortpflanzungsbiologie an der „John A. Burns School of Medicine" der University of Hawai (USA) inne. Die größte Beachtung fanden seine Arbeiten zu Trans- und Intersexualität, u.a. die Arbeiten zu John/Joan. Das Hauptaugenmerk Diamonds richtet sich auf endokrinologische Aspekte von Verhalten. Vor diesem Hintergrund befasste sich Diamond mit Transsexualität, Intersexualität, sexueller Orientierung, HIV/Aids, Pornographie, Abtreibung. Vgl. Diamond, 2002 S.320.

Diogenes von Apollonia (499/98-428/27 v.u.Z.) war griech. Philosoph und genoss als Arzt großes Ansehen. Vgl. Irmscher, 1999.

Dohm, Hedwig (geb. Schlesinger, 1831-1919), aus Berlin, war aus einer bzgl. des Geschlechterverhältnisses konservativ geprägten Familie. Lesen und lernen musste Dohm zu Hause heimlich, mit 15 Jahren musste sie die Schule verlassen, um mit Heimarbeit auf ihr späteres Leben als Ehefrau und Mutter vorbereitet zu werden. 1853 heiratete sie E. Dohm, mit dem sie fünf Kinder hatte.

Alle die Kindheit überlebenden Kinder erhielten eine Berufsausbildung, um ein selbstbestimmtes Leben führen zu können. 1867 veröffentlichte Dohm ihre erste wissenschaftliche Arbeit: *„Die spanische Nationalliteratur in ihrer geschichtlichen Entwicklung"*. Weitere, feministische – wissenschaftlich fundierte, aber populär aufbereitete – Schriften folgten; außerdem veröffentlichte Dohm Lustspiele. Auch in der stärker werdenden Frauenbewegung war sie aktiv. Vor dem Hintergrund des Ersten Weltkrieges wandte sie sich gegen die Grauen des Krieges. Dohm starb in Berlin. Vgl. Meißner, 1987 zur Biographie S.18-56; Glaser, 2005 S.15-17; FemBio, 2008.

Döllinger, Ignaz (1770-1841), aus Bamberg (Oberfranken), aus einer medizinisch geprägten Familie, studierte Naturwissenschaften und Medizin in Bamberg, Würzburg, Wien und Pavia, schulte sich aber auch in Philosophie. 1794 promovierte er in Bamberg und erhielt dort kurz darauf eine Professur. Als Bamberg an Bayern fiel, wurde die dortige Universität aufgehoben. 1803 folgte Döllinger einem Ruf auf eine Professur der Anatomie nach Würzburg (die durch F. W. J. Schelling geprägt war [vgl. Struck, 1977 S.50-55; vgl. zu Schellings Naturphilosophie mit Bezug zu Geschlecht: Palm, 2008]). 1823 ging Döllinger an die Akademie der Wissenschaften in München, an der er Soemmerrings Nachfolge antrat. Döllinger starb in München. Döllinger war Gegner gedankenloser Anwendung von Empirie und versuchte Beobachtungen in allgemeine Begündungszusammenhänge zu setzen. Vgl. ADB, 1875-1912 Bd. 5 S.315-318; Felten, 1970 S.7/8; Struck, 1977; Jahn, 2004 S.809; Ziolkowski, 2004 S.151/152.

Ehrhardt, Anke A., aus Hamburg, studierte in München und Hamburg Psychologie (Diplom 1964). Sie promovierte 1969 an der Universität Düsseldorf. Bereits 1966 ging Ehrhardt an die Johns Hopkins-Universität, Baltimore (Maryland, USA) und arbeitete dort u.a. mit Money zusammen. Seit 1970 arbeitete Ehrhardt an der State University of New York (Buffalo, New York, USA), wo sie 1970 Research Assistent Professor für Psychologie, 1973 Clinical Associate Professor für Psychologie, 1976 Associate Professor für Psychologie war. Seit 1977 arbeitet Ehrhardt am Department für Psychiatrie am „College of Physicians and Surgeons" der Columbia University in New York (New York, USA) und ist Forschungswissenschaftlerin am „New York State Psychiatric Institute". 1981-1995 hatte Ehrhardt eine Professur für klinische Psychologie inne, 1995 übernahm sie eine Professur für medizinische Psychologie an der Columbia University (New York, USA), seit 1987 leitet sie das „HIV Center for Clinical and Behavioral Studies". Schwerpunkt der Arbeiten Ehrhardts bilden beeinflussende Faktoren für (sexuelles) Risikoverhalten bei Kindern, Heranwachsenden, heterosexuellen und homosexuellen Männern und Frauen. Vgl. Money, 1975 (1972) S.277; vgl. http://www.hivcenternyc.org/people/ankeherhardt.html (letzter Zugriff: 26.03.2009).

Empedokles von Akragas (ca. 495 - 435 v.u.Z.), war griech. Politiker, Arzt und Philosoph. Er vertrat die Ansicht, dass man nur heilen könne, wenn man die

Natur des Menschen und die den Menschen umgebende Natur erkenne. Feuer, Luft, Erde und Wasser seien Ursprung aller Dinge. Vgl. Gurst, 1965 S.40-46; Irmscher, 1999.

Erasistratos von Keos (um 300 - 240 v.u.Z.), *vgl. ausführlich S.66f.*

Erb, Karl (bzw. Carl) August (1791-1873), aus Heidelberg. Sein Vater Ludwig Erb hatte eine Professur für Staatswirtschaft an der Universität Heidelberg inne. K. A. Erb studierte Rechtswissenschaft und wurde Privatdozent an der Juristischen Fakultät in Göttingen. 1814 erhielt Erb eine außerordentliche Professur an der Juristischen Fakultät in Heidelberg, 1816 eine außerordentliche Professur an der Philosophischen Fakultät, und 1820 eine ordentliche Professur für Philosophie an der gleichen Universität. 1844 trat er in den Ruhestand. Erb starb in Schwetzingen. Vgl. Callisen, 1830-45 Bd. 6 S.88; Baumgarten, 2001 S.97; Honegger, 1991 S.193.

Fausto-Sterling, Anne (*1944), hat eine Professur für Biologie und Geschlechterforschung in der Abteilung für Molekular- und Zellbiologie und Biochemie der Brown University of Rhode Island (Providence, USA) inne. Sie arbeitet zu genetischer Entwicklung und Entwicklungsökologie, zur sozialen Konstruktion biologischen Wissens und zur Rolle von ‚Rasse' und ‚Geschlecht' bei der Konstruktion biologischen Wissens. Vgl. Fausto-Sterling, 2003 S.123; http://bms.brown.edu/faculty/f/afs/afs_home.html (letzter Zugriff: 26.03.2009); http://research.brown.edu/myresearch/Anne_Fausto-Sterling (letzter Zugriff: 26.03.2009).

Feijóo y Montenegro, Benito Jerónimo (1676-1764), aus Casdemiro (Spanien), war Benediktiner-Mönch und hatte in Oviedo (Spanien) eine Professur für Theologie und Philosophie inne. Bereits im Alter von zwölf Jahren war Feijóo y Montenegro in ein benediktinisches Kloster gekommen. Er war Anhänger der Aufklärung und verbreitete deren Gedanken in Spanien. Er schloss sich insbesondere den Lehren F. Bacons und R. Descartes' an und war der Auffassung, dass religiöse Schriften und wissenschaftliche Untersuchungen sich nicht widersprechen müssten. Seine mehrbändigen aufklärerischen Schriften fanden breites Interesse. 1764 starb er in Oviedo. Vgl. Montes de Sommer, 2006 S.62; Ökumenisches Heiligenlexikon, 2007 (Suchwort: „Feijóo y Montenegro").

Ferrero, Guglielmo (1871-1942), aus Portica (Piemont, Italien), studierte Jura an den Universitäten Pisa, Bologna und Turin. 1889 traf er erstmalig C. Lombroso, 1893 veröffentlichte er mit ihm *„La donna delinquente, la prostituta e la donna normale"*, ein Werk, das bereits 1894 in deutscher Sprache erschien: „Das Weib als Verbrecherin und Prostituirte...". Später heiratete er G. Lombroso, die Tochter C. Lombrosos. Ferrero studierte bei Auslandsaufenthalten die Rechtsgeschichte verschiedener europäischer Länder, er war in der italienischen sozialistischen Bewegung aktiv und Gegner des italienischen Faschismus. 1925 wurde er unter Hausarrest gestellt. Nach Intervention u.a. des belgischen Königshauses konnte Ferrero den erhaltenen Ruf auf eine Professur der Universität Genf annehmen. Er starb in Mont-Pelerin-sur-Vevey (Frankreich). Ferrero veröffentlichte Novellen und zahlreiche politische Schriften. Vgl. bookRags, 2007 (Suchwort: „Guglielmo Ferrero").

Flemming, Rebecca, Ph.D. in London, lehrt an der „Faculty of Classics" der University of Cambridge (Großbritannien). Forschungsschwerpunkte sind u.a. Sozial- und Kulturgeschichte des Römischen Reiches, antike Medizin und Frauen und Geschlecht in Antike und Moderne. Vgl. http://www.classics.cam.ac.uk/faculty/staff-bios/academic-research-staff/rebecca_flemming/ (letzter Zugriff: 13.05.2009); http://www.jesus.cam.ac.uk/contacts/fellows/profiles/flemming.html (letzter Zugriff: 13.05.2009).

Fonte, Moderata (bzw. Modesta Pozzo d'i Zorzi, 1555-1592), aus Venezien (Italien), war eine hochgebildete Schriftstellerin. Der Vater Fontes war Jurist, die Mutter entstammte einer einflussreichen großbürgerlichen Familie – allerdings verstarben beide Eltern, als Fonte ein Jahr alt war. Ihr Bruder und sie wurden von Verwandten mütterlicherseits aufgenommen, später kam Fonte in ein Kloster, wo sie rasch lernte und Besucher/innen des Klosters als besonders gelehrige ‚Attraktion' vorgeführt wurde. Mit neun Jahren verließ sie das Kloster wieder, kam zu den Verwandten zurück, übte sich in Dichtung und lernte Latein (u.a. musste ihr Bruder, der an einer Lateinschule lernte, ihr täglich berichten, was er gelernt hatte; der Onkel unterstützte sie, indem er Bücher bereitstellte). Fonte heiratete den im Amtsdienst stehenden F. d'i Zorzi, und sie hatten drei Kinder. Bei der Geburt eines vierten Kindes starb Fonte 1592 in Venedig. Fonte veröffentlichte mehrere Dichtungen, darunter *„Il Merito delle Donne"* (ital., „Das Verdienst der Frauen" [vgl. Fonte, 2001 (1600)], 1592 fertiggestellt, 1600 durch ihre Familie (vermutlich als Reaktion auf die Schrift G. Passis von 1599) veröffentlicht. In diesem Dialog zwischen sieben Freundinnen wurden Eigenschaften von Frauen und Männern in gleichem Maße diskutiert und die Vortrefflichkeit von Frauen herausgestellt (Fonte deutete u.a. die Temperamentenlehre zu Gunsten von Frauen). Vgl. Huber-Legnani, 1988 S.124-126, zur Temperamentenlehre: 129ff; Zimmermann, 1995 S.25-31.

Ford, Charles Edmund (1912-1999), aus London, studierte in London und promovierte zu Pflanzen-Zytogenetik am Kings College London. Kriegsbedingt setzte er seine genetischen Arbeiten am Rubber Research Institute auf Ceylon (Sri Lanka) fort. Auf Grund seines Interesses an der Auswirkung radioaktiver Strahlung auf Chromosomen ging er 1946 ans „Department of Atomic Energy at Chalk River" (Kanada). Nach Großbritannien zurückgekehrt, leitete er von 1947-1971 das Zytogenetische Labor der „Medical Research Council Radiobiology Unit", einer Kernenergieforschungsstation, auf Harwell. 1965 wurde er zum Mitglied der „Royal Society" gewählt. Bekannt wurde Ford mit seinen Beiträgen zur Bestimmung der Zahl der Chromosomen des menschlichen Genoms und durch die Beschreibung von Menschen mit einer vom ‚regulären' Chromosomensatz abweichender Zahl von Chromosomen, u.a. beschäftigte er sich mit dem „Turner-“ und dem „Klinefelter-Syndrom“. Er war verheiratet und hatte vier Kinder. Er starb in Abingdon (Oxfordshire, Großbritannien). Vgl. Kent-First, 1999.

Forel, Auguste Henri (1848-1931), aus La Gracieuse (Schweiz), studierte Medizin an den Universitäten Zürich und Wien. In Wien promovierte er 1872 zum Dr. med., 1873 erhielt er eine Assistenzstelle an der Kreisirrenanstalt München, ab 1877 eine Privatdozentur an der Universität München. 1879 folgte er einem Ruf auf eine Professur für Psychiatrie an die Universität Zürich; dort übernahm er auch die Leitung der Irrenanstalt „Burghölzli“. Er starb in Yvorne (Schweiz). Sein Werk *„Die sexuelle Frage“* (1905) fand weite internationale Verbreitung, war aber nur eine seiner zahllosen Veröffentlichungen. Vgl. Jahn, 2004 S.823.

Freud, Sigmund (1856-1939), aus Freiberg (Mähren; heute: Pribor, Tschechische Republik), studierte Medizin und Physiologie an der Universität Wien und promovierte 1881 zum Dr. med. Er arbeitete in Wien als Arzt, 1885 habilitierte er sich und übernahm eine Privatdozentur für Neuropathologie an der Universität Wien. 1902 erhielt Freud dort die außerordentliche Professur für Neuropathologie. Freud wird als Begründer der Psychoanalyse zitiert und arbeitete psychoanalytisch. Bei der 1933 von nationalsozialistischem Mob durchgeführten Bücherverbrennung wurden auch Freuds Werke verbrannt. 1938 emigrierte Freud nach Großbritannien, wo er in London starb. Vgl. Dannecker, 1993; LeMO, 2007 (Stichwort: „Sigmund Freud“).

Galenos von Pergamon (2. Jh. u.Z.), *vgl. ausführlich S.72ff.*

Gall, Franz Joseph (1758-1828), aus Tiefenbrunn (bei Pforzheim), studierte in Strasbourg (Deutsches Reich; heute [wie bis 1871]: Frankreich) und Wien Medizin. Nach seiner Promotion 1785 eröffnete er in Wien eine ärztliche Praxis. Gall widmete sich insbesondere Schädel- und Gehirnuntersuchungen und -beschreibungen. Er gilt als Begründer der Phrenologie, in der er versuchte Charaktereigenschaften einem bestimmten Gehirnareal zuzuordnen; er stellte eine Verbindung zwischen Gehirn- und Schädelform und Charaktereigenschaften her. Seine Lehre verbreitete Gall in Vorträgen in Wien (bis ihm dort, durch kaiserlichen Erlass, die Vortragstätigkeit untersagt wurde), ab 1805 an verschiedenen deutschen Universitäten, ab 1807 in Paris. Er starb in Montrouge bei Paris. Vgl. ADB, 1875-1912 Bd. 8 S.315/316; zur Phrenologie Galls, dessen europäischer Vortragsreise und den Reaktionen anderer Gelehrter vgl. Mann, 1985; Hagner, 1997 insbesondere S.89-129.

Gedicke, Simon (1551-1631), aus Wurzen (Sachsen), besuchte die Thomasschule in Leipzig und studierte anschließend mit einem Stipendium von St. Nicolai an der Universität Leipzig Theologie. 1573 übernahm Gedicke die Pfarrei an der Leipziger Johanniskirche und erhielt anschließend das Diakonat an der St.-Thomas-Kirche. 1575 heirateten er und C. Braun – sie lebten 43 Jahre zusammen und hatten neun Kinder. 1620 ging Gedicke eine zweite Ehe mit A. Böttiger ein. 1581 wurde Gedicke auf eine Professur für hebräische Sprache an die Universität Leipzig berufen, 1585 folgte er einem Ruf als „Pastore Primario" und „geistlicher Kirchenrat" nach Halle. 1592 promovierte Gedicke an der Universität Leipzig in Theologie, 1598 wurde er als Oberhofprediger, Konsistorialrat und Domprobst nach Cölln (brandenburgische Residenz) in brandenburgisch-kurfürstlichen Dienst genommen – daraus aber nach anhaltenden Meinungsverschiedenheiten 1614 entlassen. Anschließend wurde Gedicke ins sächsische Meißen berufen, übernahm die dortige Pfarrei und Superintendenz, 1616 übernahm er die Superintendenz im Stift Merseburg, wo er 1631 starb. Vgl. Drexl, 2006 S.146ff.

Geoffroy Saint-Hilaire, Isidore (1805-1861), aus Paris (Frankreich), war Sohn des Rechtswissenschaftlers, Mediziners und Zoologen Étienne Geoffroy Saint-Hilaire. Isidore Geoffroy Saint-Hilaire wandte sich der Naturgeschichte und Medizin zu und wurde 1824 Assistent am Lehrstuhl seines Vaters. 1829 erlangte Geoffroy Saint-Hilaire den medizinischen Doktortitel und lehrte im Folgenden Zoologie und Teratologie in Paris. 1833 wurde er Mitglied der Pariser „Académie des sciences" (frz., Akademie der Wissenschaften), 1840 deren Inspektor. In der Nachfolge seines Vaters wurde Geoffroy Saint-Hilaire 1841 Professor am „Muséum national d'Histoire naturelle" (frz., Nationalmuseum für Naturgeschichte), 1850 wurde er zum Professor für Zoologie an der Pariser Universität berufen. Schwerpunkt der Arbeiten Goffroy Saint-Hilaires bildete die Teratologie. Er starb in Paris. Vgl. u.a. Dreger, 2003 (1998) S.140/141.

Georget, Étienne Jean (1795-1828), studierte in Tours und Paris Medizin und fand anschließend eine Anstellung an der Salpêtrière. Dort wurden kranke, unheilbare und geistesgestörte Frauen eingewiesen – im Jahr 1822 waren es etwa 5000. Vor diesem Hintergrund versuchte er in *„De la physiologie du système nerveux et spécialement du cerveau: recherches sur les maladies nerveuses en général et en particulier sur le siège, la nature et le traitement de l'hystérie, de l'hypochondrie, de l'épilepsie et de l'asthme convulsif"* (frz., „Über die Physiologie des Nervensystems und insbesondere des Gehirns: Untersuchungen über die Nervenkrankheiten überhaupt und vornehmlich über den Sitz und die Natur und Behandlung der Hysterie, Hypochondrie, Epilepsie und des krankhaften Asthma.", frz. 1821, dt. 1823) das Gehirn als Sitz von Nervenkrankheiten nachzuweisen. Vgl. Ostermaier, 2005 S.52/53.

Goldschmidt, Richard Benedict (1878-1958), aus Frankfurt/Main, studierte Medizin und Zoologie an den Universitäten Heidelberg und München, promovierte 1903 in Heidelberg. Nach einer Assistenz bei R. Hertwig erhielt Goldschmidt 1909 eine außerordentliche Professur für Zoologie an der Universität München. 1914 übernahm er die Leitung der Abteilung für Genetik der Tiere am neu gegründeten Kaiser-Wilhelm-Institut (KWI) in Berlin, 1919 wurde er zweiter Direktor des Instituts. Auf Grund des nationalsozialistischen Antisemitismus musste Goldschmidt 1936 seine Stellung am KWI aufgeben. Goldschmidt emigrierte in die USA (dort war er unfreiwillig bereits während des

Ersten Weltkrieges und nutzte die Zeit tw. zu Studien [Goldschmidt, 1963 (1960) S.174ff; Satzinger, 2004 S.10]), wo er eine Professur für Genetik und Zytologie an der University of California (Berkeley, Kalifornien, USA) übernahm; er starb hier. Goldschmidt war in vielen biologischen Disziplinen produktiv. Für sein Forschungsinteresse der Geschlechtsbestimmung/Intersexualität führte er in den 1910/20er Jahren Kreuzungsexperimente mit *Lymantria dispar* (Schwammspinner) durch. Er verwendete unterschiedliche *Lymantria-dispar*-Populationen, die er geographisch als ‚Rassen' unterschied – und bei denen er unterschiedliche Stärken der Weiblichkeits- und Männlichkeitsfaktoren beschrieb. Von daran ansetzenden ‚rassenhygienischen' (*vgl. Fußnote 544, S.220*) Deutungen seiner Arbeiten versuchte sich Goldschmidt abzugrenzen [Satzinger, 2004 S.13/14, 24-26]. Erwähnt sei, dass Goldschmidt Alternativen zum Morgan'schen Genmodell entwickelte (Thomas Hunt Morgan [1866-1945], bekannt für seine Kreuzungsexperimente mit *Drosophila melanogaster*; er vertrat die ‚ein-Gen-ein-Enzym-Hypothese'): Goldschmidts Theorien zu Genen sahen diese eher im Kontext des gesamten Genoms und des gesamten Organismus, Gene wirkten auf verschiedenen Hierarchieebenen. Vgl. Goldschmidt, 1963 (1960) insbesondere S.333-348, und 349-360 für eine umfassende Bibliographie; Stern, 1980 (ebenfalls mit einer Bibliographie: S.89-99); Jahn, 2004 (1998) S.834; Dietrich, 2003; Satzinger, 2004.

Gouges, Olympe de (1748-1793), geborene Marie Gouze in Montauban (Frankreich), verheiratete Marie Aubry (ihr Ehemann starb früh, die Ehe empfand Gouges als unglücklich [Blanc, 1989 (1981) S.23]), war Schriftstellerin, Verfasserin von Theaterstücken, Revolutionärin. Gouges setzte sich für die republikanische Staatsform in Frankreich ein, wendete sich aber auch vehement gegen die Todesurteile während der Revolutionsjahre – was sie umstritten und angreifbar machte. Sie stritt für die Rechte unterdrückter Menschen, so setzte sie sich u.a. gegen die Sklaverei ein. Ihre *„Erklärung der Rechte der Frau und Bürgerin"* sind eines der einflussreichsten Werke der Frauenemanzipationsbewegung. 1793 wurde Gouges wegen unterstellter Feindseligkeit gegenüber der Volkssouveränität (gegenüber der republikanischen Staatsform) zum Tode verurteilt und hingerichtet; eine (sonst übliche) anwaltliche Vertretung war ihr von dem Gericht vorenthalten wurden, ihre zahlreichen entlastenden – weil offensiv für die republikanische Staatsform eintretenden – Schriften wurden vom Gericht nicht berücksichtigt. Einige Monate vor ihrem Tod veröffentlichte Gouges eine Schrift, die sie als *„Politisches Testament"* überschrieb und die einen Blick auf die humorvolle, kritisch denkende, lebende und stolze Gouges ermöglicht – dort schrieb sie u.a.: „Mein Herz vermache ich dem Vaterland, meine Aufrichtigkeit den Männern (sie brauchen sie), meine Seele den Frauen – ich mache ihnen kein gleichgültiges Geschenk; meinen künstlerischen Geist den Dramatikern – er wird ihnen nutzen, vor allem meine theatergerechte Logik dem berühmten Chénier; mein Desinteresse den Ehrgeizigen; meine Philosophie den Verfolgten; meinen Geist den Fanatikern; meine Religion den Atheisten; meine offene Fröhlichkeit den Frauen in den Wechseljahren und all die ärmlichen Überreste, die mir von einem anständigen Vermögen geblieben sind, vermache ich meinem natürlichen Erben, meinem Sohn, wenn er mich überlebt." [Gouges, nach: Blanc, 1989 (1981) S.162] Vgl. Blanc, 1989 (1981); Henry, 1989 S.41-49.

Gournay, Marie le Jars de (1565-1645), aus Paris, war Philosophin, Schriftstellerin und Frauenrechtlerin. Geboren in Paris, verzog sie mit ihrer Familie bald in die Picardie, wo Gournay aufwuchs und von ihrer Mutter alles für Frauen als notwendig Erachtete – d.h. Hausarbeit – erlernen sollte. Latein eignete sich Gournay, wie andere Sprachen und Wissensbereiche, selbst an. Eindruck hinterließ bei Gournay die Lektüre der *„Essais"* von M. de Montaigne. Mit Montaigne nahm sie Kontakt auf und betrachtete ihn als ‚geistigen Vater'. Nach seinem Tod gab sie wiederholt die *„Essais"* heraus, nicht ohne diese kritisch zu würdigen. Bekannt – für die heutige Zeit – wurde Gournay durch ihre feministischen Schriften. Nachdem Gournays Vater früh verstorben war, nahm die Mutter Schulden auf, die dazu beitrugen, dass Gournay zeitlebens in verarmten adligen Verhältnissen lebte. Eine Altersrente sicherte ihr ab den 1620er Jahren das Auskommen. Gournay heiratete nie; sie starb in Paris. Vgl. Gössmann, 1998 (1984) S.33-37; Rauschenbach, 2000.

Graaf, Regnier de (1641-1673), aus Schoonhoven (Niederlande), studierte Medizin an den Universitäten in Utrecht, Leiden (beide Niederlande), Paris und Angers (Frankreich). 1665 promovierte er in Angers zum Dr. med. und praktizierte anschließend in Delft. Er starb vermutlich an Pest. Graaf beschäftigte sich insbesondere mit dem Pankreas und den Geschlechtsteilen. Vgl. Jahn, 2004 S.836; bookRags, 2007 (Suchwort: „Regnier de Graaf").

Gubbay, John, erarbeitete seine ‚Erkenntnisse' über das murine Homolog zum humanem SRY-Gen am „Laboratory of Eukaryotic Molecular Genetics" des „National Institute for Medical Research" (London) in der Forschungsgruppe von R. Lovell-Badge. Mitte der 1990er Jahre arbeitete er am „Howard Hughes Medical Institute" der „Rockefeller University" (New York, USA) in der Forschungsgruppe von N. Heintz.

Haeckel, Ernst (1834-1919), aus Potsdam, studierte an den Universitäten Berlin, Würzburg und Wien Medizin. 1858 promovierte Haeckel zum Dr. med., 1861 Privatdozentur, 1862 außerordentliche Professur für vergleichende Anatomie, ab 1865 (bis 1909) ordentliche Professur für Zoologie an der Universität Jena. Er starb in Jena. Angeregt durch die Arbeiten J. Müllers und A. Koellikers widmete sich Haeckel insbesondere Forschungen zu Meerestieren, bekannt wurde er für das „biogenetische Grundgesetz". [Vgl. Jahn, 2004 S.840/841.] Er vertrat monistische Auffassungen und begründete 1906 den „Deutschen Monistenbund" [vgl. Kleeberg, 2005]. Haeckel vertrat rassistische Auffassungen [u.a. Haeckel, 1905 (1904) S.449ff] und argumentierte eugenisch [u.a. Haeckel, 1905 (1904) S.23, 135/136; vgl. Kleeberg, 2005

S.199-207]; 1905 wurde er Ehrenpräsident der „Gesellschaft für Rassenhygiene“ [vgl. Weingart, 2006 (1988) S.76, 80, 191, 196].

Hagner, Michael (*1960), aus Bochum, studierte an der FU Berlin Medizin und Philosophie, promovierte zum Dr. med. Tätig war Hagner in Berlin, London, Lübeck und Göttingen, in Göttingen habilitierte er sich. 2003 wurde Hagner auf eine Professur für Wissenschaftsforschung an die ETH Zürich berufen, die er derzeit innehat. Seine Forschungsschwerpunkte bilden die Epistemologie der Humanwissenschaften, Visualisierungsstrategien in den Lebenswissenschaften, die Geschichte der Kybernetik und das Verhältnis von Kunst und Wissenschaft. Vgl. http://www.ethz.ch/people/index (Suchwort: „Michael Hagner“; letzter Zugriff: 26.03.2009).

Halban, Josef (1870-1937), aus Wien, erhielt seine geburtshilflich-gynäkologische Ausbildung von 1898 bis 1903 an der Universitäts-Frauenklinik Wien. 1903 habilitierte sich Halban. 1909 wurde er auf eine Universitätsprofessur berufen, 1910 übernahm Halban die ärztliche Leitung der Gynäkologischen Abteilung des Wiener Krankenhauses. Diese Stellung behielt er bis zu seinem Tod. Bekannt wurde Halban für seine endokrinologischen Arbeiten und für die Beschreibung der Plazenta als innersekretorisches Organ. Vgl. Pecher, 1985 S.2.

Hampson, Joan G., Dr. med., in den 1950er Jahren am Department für Psychiatrie der „Johns Hopkins University School of Medicine“ der Johns Hopkins-University (Baltimore, Maryland, USA); bekannt für die Beschreibung geschlechtlicher Neutralität von Säuglingen und die Entwicklung eines Behandlungsprogramms zur operativen und hormonellen Geschlechtszuweisung bereits im Säuglingsalter. Vgl. Fausto-Sterling, 2000a S.20.

Hampson, John L., Dr. med., in den 1950er Jahren am Department für Psychiatrie der „Johns Hopkins University School of Medicine“ angestellt. Auch J. L. Hampson ist für die Beschreibung geschlechtlicher Neutralität von Säuglingen und die Entwicklung eines Behandlungsprogramms zu früher Geschlechtszuweisung von Säuglingen bekannt. Vgl. Fausto-Sterling, 2000a S.20.

Hansson, Laura (geb. Mohr, 1854-1928), aus Riga (Russland; heute: Lettland), erhielt in ihrer Familie eine umfassende Bildung und absolvierte ein Lehrerinnenseminar. Als deutschsprachige lettische Russin setzte sie nach einem erfolgreichen Theaterstück ihre Publikationstätigkeit fort und veröffentlichte Zeitungsartikel. Seit 1885 lebte sie in Kopenhagen und heiratete 1889 O. Hansson, mit dem sie ein Kind hatte. Sie lebte zwischenzeitlich in verschiedenen europäischen Ländern, war erfolgreiche Journalistin und Schriftstellerin. Sie starb in Majorendorf bei Riga. Vgl. für eine ausführliche Biographie: Brantly, 1991.

Hartsoeker, Nicolas (1656-1725), aus Gouda (Niederlande), war wissenschaftlich insbesondere mikroskopisch tätig. Von 1704-1716 hatte er eine Professur für Mathematik und Physik an der Universität Heidelberg inne, anschließend in Utrecht, wo er starb. Bekannt wurde er für seine Beschreibungen und Zeichnungen von Spermatozoen. Vgl. Jahn, 2004 S.845/846.

Harvey, William (1578-1657), aus Folkstone (England), studierte Medizin in Cambridge (England) und Padua (Italien), wo er 1602 promovierte. Anschließend ging Harvey nach London und praktizierte dort als Arzt. 1607 wurde er Mitglied im „Royal College of Physicians", dessen Präsidentschaft er 1654 übernahm. 1609 wurde er an das „Saint Bartholomew Hospital" berufen. Er war Hofmediziner von James I. und Charles I. Er starb in Roehampton (heute zu London, England). Bekannt wurde Harvey für die Beschreibung des Blutkreislaufes (1628). Vgl. Jahn, 2004 S.846; bookRags, 2007 (Suchwort: „William Harvey").

Hegar, Alfred (1830-1914), aus Darmstadt, studierte in Gießen, Heidelberg, Berlin und Wien Medizin und promovierte 1852 in Gießen zum Dr. med. In Darmstadt eröffnete er eine medizinische Praxis und widmete sich insbesondere der Geburtshilfe. 1858 heirateten er und E. Merck. 1864 erhielt er einen Ruf auf eine Professur für Gynäkologie und Geburtshilfe an der Universität Freiburg i. Br.; dort übernahm er 1868 auch die Leitung der neu gegründeten Universitätsfrauenklinik. Hegar wurde 1904 zum Ehrenbürger der Stadt Freiburg i. Br. ernannt, 1905 begründete er die „Oberrheinische Gesellschaft für Geburtshilfe und Gynäkologie" mit. Er starb in Schirkenhof bei Oberried (Breisgau, Baden). [Vgl. Ludwig, 2004; Jung, 2007 S.20-22, 107-118.] Bekannt ist Hegar für seine Beiträge zur Geburtshilfe, er befürwortete eugenische Maßnahmen [Hegar, 1894 S.142-154; vgl. Weingart, 2006 (1988) S.40, 122/123; Jung, 2007 S.112-117], er war Ehrenmitglied der internationalen „Gesellschaft für Rassenhygiene" [vgl. Jung, 1007 S.116].

Hegel, Georg Wilhelm Friedrich (1770-1831), aus Stuttgart, studierte Theologie (und Philosophie) in Tübingen. Er gilt mit seinen Werken, die sich in Wissenschaften der Logik, in Naturphilosophie und in Philosophie des Geistes untergliedern lassen, als bedeutender Philosoph. Er starb in Berlin. Vgl. ADB, 1875-1912 Bd. 11 S.254-274.

Henking, Hermann (1858-1942), aus Jerxheim bei Braunschweig, studierte Naturwissenschaften an den Universitäten Göttingen, Leipzig und Freiburg i. Br., promovierte zum Dr. phil. in Göttingen. Zunächst unterrichtete er in Blankenburg, dann erhielt er eine Assistenzstelle in der Zoologie der Universität Göttingen, 1886 erhielt er eine Privatdozentur für Zoologie, ab 1892 war er Sekretär der Sektion für Hochsee- und Küstenfischerei des Dt. Seefischerei-Vereins. Henking starb in Berlin. Henking arbeitete zu Befruchtung und Zellteilung bei Cheliceraten (Kieferklauenträger, zur Gruppe der Gliederlosen [Arthropoden] gehörend) und Insekten. Vgl. Jahn, 2004 (1998) S.850.

Herophilos von Chalkedon (ca. 330/320 - 260/250 v.u.Z.), *vgl. ausführlich S.66f.*

Hertwig, Oscar (1849-1922), aus Friedberg (Hessen), studierte Medizin und Zoologie an den Universitäten Jena, Zürich und Bonn – wo er zum Dr. med. promovierte. 1878 erhielt er eine außerordentliche, 1881 eine ordentliche

Professur für Anatomie an der Universität Jena. 1888 erhielt er eine Professur für Vergleichende Anatomie an der Universität Berlin und wurde 1892 Direktor des späteren Anatomisch-biologischen Instituts. Hertwig starb in Berlin. Er forschte insbesondere zu Befruchtungs- und Vererbungsvorgängen und wurde bekannt für die Beschreibung von Befruchtung und Teilung des tierischen Eies. [Vgl. Jahn, 2004 (1998) S.852-853.] Hertwig lehnte Darwinismus ab, – und er nahm eine deutliche Gegnerschaft zu ‚Rassenhygiene' ein [vgl. Weingart, 2006 (1988) S.312, 314-316].

Hildegard von Bingen (1098-1179), ihre bekanntesten Arbeiten sind *„Causae et curae"* (lat. ‚Ursachen und Heilungen') und *„Physica"* (lat. ‚Naturkunde'). In ihren Schriften knüpfte sie an antike Überlieferungen (hippokratisch, galenisch) und benediktinische Traditionen an. Sie beschrieb, basierend auf der Humoralbiologie, in *„Causae et curae"* Physiologie und Pathologie des Menschen [Bingen, B; Cadden, 1993 S.70-88]. In ihrer naturkundlich-medizinischen Arbeit *„Physica"* beschrieb sie darüber hinaus heilsam wirkende Mineral-, Tier- und Pflanzensubstanzen [Bingen, A]. Hildegard von Bingen war auch bemerkenswert, weil sie – für die damalige Zeit nicht nur für Frauen unüblich – mit Päpsten, Erzbischöfen, Kaisern und Königen ohne Demutsbekundungen kommunizierte. Vgl. Lerner, 1995b S.73-77; Biographisch-Bibliographisches Kirchenlexikon, 2007.

Hippel, Theodor Gottlieb (von) (1741-1796), aus Gerdauen (bei Königsberg; heute: Kaliningrad), stammte aus einfachen Verhältnissen. 1756 ging Hippel für ein Studium der Theologie, Mathematik und Philosophie nach Königsberg (Preußen; 1758-1760 russisch; heute: Kaliningrad). Nebenbei lehrte Hippel privat bei der Familie Woyt, was ihn in Kontakt zur Jurisprudenz brachte, mit der er sein Studium auch fortsetzte. Kontakte der Familie Woyt ermöglichten Hippel auch einen Aufenthalt 1760/61 in St. Petersburg. In St. Petersburg verkehrte Hippel am kaiserlichen Hof, und er nahm nach seiner Rückkehr nach Königsberg (1761), wo er wiederum nebenbei privat lehren musste, Standes-Kontraste deutlicher wahr als zuvor. Wegen Standesunterschieden wurde ihm eine Liebes-Heirat verwehrt (seine einzige Liebe, wie Hippel später ausführte [Berg, 2004 S.95ff]). Hippel erlangte rasch Anerkennung als Rechtsanwalt, trat später in den höheren Verwaltungsdienst über, wurde 1771 Assessor am Königsberger Hofgericht, schließlich Kommissar der von Preußen annektierten polnischen Gebiete. Seit 1780 hatte Hippel das „dirigierende" Bürgermeisteramt und die Leitung der Polizei von Königsberg inne. Bereits 1780 hatte Hippel bei der preußischen Regentschaft um die Wiederherstellung des alten Familienadels nachgesucht, 1790 wurde seinem Bruder, den Vettern und ihm dieser Wunsch gewährt. Hippel starb wohlhabend. Seine herausragende politisch-gesellschaftliche Stellung brachte ihn in Kontakt mit zahlreichen bekannten Persönlichkeiten der Zeit. Neben dem offiziellen Leben veröffentlichte Hippel anonym (die Anonymität wählte Hippel auf Grund einer vernichtenden Kritik, die sein Werk *„Willefordt und Amalia"*

[1768] erfahren hatte [Berg, 2004 S.107]) erfolgreiche Schriften, wie die in dieser Arbeit betrachteten Schriften *„Über die Ehe"* und *„Über die bürgerliche Verbesserung der Weiber"*. Vgl.: Greiner, 1958; Honegger, 1991 S.78/79; Spitzer, 2002 S.108-110; Berg, 2004.

Hippokrates von Kós (und Corpus Hippocraticum) (um 460 - 370 v.u.Z.), *vgl. ausführlich S.57.*

Hippon von Metapontum (wohl identisch mit Hippon von Rhegium) (im 5. Jh. v.u.Z.), war Philosoph und Anhänger Pythagoras'. Feuer und Wasser bildeten für Hippon die Grundlage aller Dinge [Smith, 1870]. Seine Aussagen zu Zeugung und zu den Geschlechtsanteilen überlieferte Censorinus (238 u.Z.): *„De die natali"*.

Hirschfeld, Magnus (1868-1935), aus Kolberg (Preußen; heute: Kolobrzeg, Polen), studierte Philosophie, Philologie und Medizin in Strasbourg, München, Heidelberg und Berlin. Hirschfeld ist Mitbegründer des Wissenschaftlich-humanitären Komitees (WhK, 1897), gab das Jahrbuch für sexuelle Zwischenstufen heraus (1899-1923) und war einer der Begründer des Instituts für Sexualwissenschaft in Berlin (1919). Hirschfeld engagierte sich für die Entkriminalisierung von Homosexualität und führte medizinische Ehe- und Sexualberatungen durch. 1933 emigrierte er vor dem nationalsozialistischen Terror – am 6. Mai 1933 war das Institut für Sexualwissenschaft durch Studierende der Berliner Hochschule für Leibesübungen geplündert, die Bücher bei der Bücherverbrennung am 10. Mai 1933 verbrannt, das Institut geschlossen worden. In Paris (Frankreich) versuchte Hirschfeld eine Institutsneugründung (1933), scheiterte jedoch damit. Er starb 1935 in Nice (Frankreich). [Vgl. Dannecker, 1983; Herzer, 1992; Hergemöller, 2001 (1998) S.358-360; Kotowski, 2004; Online-Ausstellung „Institut für Sexualwissenschaft", 2007.] Hirschfelds Wirken ist umstritten: Neben seinem Engagement für die Entkriminalisierung von Homosexualität war er auch Anhänger eugenischer Maßnahmen und empfahl bspw. homosexuellen Menschen, sich nicht fortzupflanzen. Auch distanzierte sich Hirschfeld nicht vollkommen vom Nationalsozialismus. So kommentierte er das nationalsozialistische Rassengesetz „Gesetz zur Verhütung erbkranken Nachwuchses" vom 14. Juli 1933 im Jahre 1934 aus dem Exil mit den Worten: „ob zum Wohle der Bevölkerung Deutschlands, kann erst die Zukunft lehren" [Online-Ausstellung „Institut für Sexualwissenschaft", 2007]. Hirschfeld war Eugeniker, lehnte aber rassistisch orientierte Theorien und Maßnahmen sowie Zwangsmaßnahmen ab; seine Kritik an ‚Rasse'-Konzepten wird aus der postum erschienenen Schrift *„Racism"* (1938) besonders deutlich. Vor dem Hintergrund der Widersprüchlichkeit von Hirschfeld ist ein heutiger undifferenzierter positiver oder negativer Rückbezug auf Hirschfeld kritisch zu sehen. Vgl. zu einer kritisch-positiven Einordnung Hirschfelds: Lautmann, 2004.

Holst, Amalia (geb. von Justi, 1758-1829), erhielt in ihrem Elternhaus eine gute Bildung. Seit 1792 führte sie mit ihrem Ehemann L. Holst zusammen verschiedene Erziehungsinstitute. Holst veröffentlichte mehrere Schriften, in denen sie sich für die Bildung von Frauen aussprach und die diesbezüglichen Ausführungen Rousseaus kritisierte, wogegen sie seine allgemeinen Ausführungen zur Erziehung unterstützte. Holst starb in Timkenberg bei Boitzenburg (Mecklenburg). Vgl. ADB, 1875-1912 Bd. 14 S.752; Spitzer, 2002 S.164-166.

Honegger, Claudia (*1947), aus Wald (Kanton Zürich), studierte von 1967 bis 1970 Nationalökonomie, Soziologie und Philosophie an der Universität Zürich, von 1970 bis 1975 Soziologie, Sozialpsychologie, Philosophie und Politikwissenschaften an der Universität Frankfurt/Main. 1975 bis 1980 war Honegger Postgraduierten-Studentin bei P. Bourdieu an der „Ecole des Hautes Etudes en Sciences Sociales“ in Paris. In dieser Zeit studierte sie auch Geschichte, publizierte und war als Außenlektorin und Übersetzerin für den Suhrkamp-Verlag tätig. Honegger promovierte 1979 an der Universität Bremen; seit 1983 arbeitete sie an der Universität Frankfurt/Main an der Habilitationsschrift. 1990 habilitierte sich Honegger und wurde sie auf eine Professur für Soziologie an der Universität Bern berufen. Diese hat sie derzeit inne und ist Mit-Direktorin des Instituts für Soziologie. Sie ist Herausgeberin der Zeitschrift *„Feministische Studien“*. Bekannt und viel rezipiert ist Honegger für *„Die Ordnung der Geschlechter. Die Wissenschaften vom Menschen und das Weib 1750 – 1850“*. Vgl. http://www.soz.unibe.ch/content/ueber_uns/honegger/index_ger.html (letzter Zugriff: 26.03.2009).

Hossain, Anwar, vom „Department of Biochemistry and Molecular Biology“ des „University of Texas M. D. Anderson Cancer Center“.

Huang, Bing, arbeitet bei „Genzyme Genetics“ (Orange, California, USA) [vgl. http://www.genzyme.com (letzter Zugriff: 26.03.2009)] und an der „Division of Medical Genetics“ der University of California, Irvine (USA).

Humboldt, Friedrich Wilhelm Christian Carl Ferdinand von (1767-1835), aus Potsdam, studierte mit den Schwerpunkten Jura, Philosophie, Geschichte. Später im Staatsdienst tätig, u.a. maßgebend in die Reformierung der Bildung und die Begründung der heutigen HU Berlin involviert. Er starb in Tegel (Berlin, Preußen). Vgl. ADB, 1875-1912 Bd. 13 S.338-358; ausführlich und aktuell: Rosenstrauch, 2009.

Hunain ibn Ishāq (latinisiert: Johannitius) (809-873), war Arzt. Er übersetzte zahlreiche Schriften Galenos', Aristoteles', Platons und aus dem Corpus Hippocraticum ins Syrische und Arabische. Eigene Schriften verfasste Hunain ibn Ishāq zu Augenheilkunde, Diätetik und über Heilmittel; bekannt wurde er im lateinischen Mittelalter durch *„Kitāb al-mudhal fi't-tibb“* (arab. ‚Einleitung in die Medizin‘). Vgl. Campbell, 1926 S.61-63; Ullmann, 1978 S.8-11.

Huschke, Emil (1797-1858), aus Weimar, der Vater war Leibarzt der herzoglichen Familie. Er studierte in Weimar und Jena Medizin und promovierte 1818 in Jena. Nach einem Paris-Aufenthalt habilitierte sich Huschke in Jena.

1824 erhielt er eine außerordentliche Professur, 1826 eine ordentliche Honorarprofessur, 1827 eine ordentliche Professur für Anatomie in Jena. Er übernahm auch die Leitung des anatomischen Institutes. Huschke widmete sich insbesondere der Forschung über Schädel, Hirn und Seele, veröffentlichte aber auch zu entwicklungsgeschichtlichen Themen. Er gilt als jemand, der empirische Methoden fortentwickelt hat und der sich zeitlebens auch mit Philosophie, insbesondere im Kant'schen Sinne, befasste. Während des Studiums war er in Burschenschaften aktiv und nahm am Wartburgfest teil. Vgl. ADB, 1875-1912 Bd. 13 S.449-451.

Huxley, Thomas Henry (1825-1895), aus Ealing (Großbritannien), studierte Medizin an der Universität in London (BC 1845). Von 1846 bis 1850 nahm er als Schiffsarzt an einer Australienreise teil, 1854 erhielt er eine Professur für Naturgeschichte an der Bergwerksschule London. 1895 starb er in Hodeslea (Eastbourne, Großbritannien). Er beschäftigte sich insbesondere mit Untersuchungen von wirbellosen Meerestieren, später auch von Wirbeltieren. Er beschrieb eine entwicklungsgeschichtliche Abstammung der Vögel von den Reptilien. In wissenschaftlichen und populärwissenschaftlichen Schriften setzte sich Huxley für die Darwin'sche Abstammungslehre ein. Vgl. Jahn, 2004 S.860; bookRags, 2007 (Suchwort: „Thomas Henry Huxley").

Ibn al-Jazzār (ca. 900-980), war Autor insbesondere auf dem Gebiet der Medizin. Sein bedeutendstes Werk war *„Zád al-musāfir wa-qúit al-hāidīr"* (arab. ‚Vorkehrungen für den Reisenden und Ernährung für die Reise'), ein umfassendes medizinisches Handbuch, dass entgegen dem Titel nicht nur Hinweise für den Reisenden bereithielt. Es wurde im 11. und 12. Jh. ins Griechische, Hebräische und Lateinische übersetzt. Die wichtigsten Grundlagen für Ibn al-Jazzārs Werk bildeten die Schriften Galenos' und Paulos von Aiginas. Vgl. Bos, 1993.

Ibn Rushd (latinisiert: Averroes) (1126-1198), arabischer Philosoph, Arzt und Jurist aus Córdoba, war Anhänger Aristoteles' und beeinflusste das lateinische Mittelalter. Er wies religiöse Einwände gegen antike griechische Lehren zurück und trat in seinen Arbeiten für die Möglichkeit der Vereinbarkeit von Religion und Philosophie ein. Gleichzeitig eckte er mit religiösen Dogmen an, u.a. weil er die Annahme einer individuellen ewigen ‚Einzelseele' zurückwies und sich für eine überdauernde ‚Gattungsseele' aussprach [vgl. hierzu: Kügelgen, 1994 S.47ff; Hendrich, 2005 S.115-118]. Vgl. zu Ibn Rushd insbesondere: Kügelgen, 1994; vgl. auch: Campbell, 1926 S.92-96; Gurst, 1965 S.92-96; Hendrich, 2005 S.108-118; Biographisch-Bibliographisches Kirchenlexikon, 2007; Islamic Philosophy Online, 2006.

Ibn Sīnā (latinisiert: Avicenna) (980-1037), war persischer Arzt und Philosoph und gilt als Vollender der galenischen Humoralbiologie. Als sein wichtigstes medizinisches Werk gilt der *„Kitāb al-Qānūn fi 'ilm al-tibb"* (arab. ‚Kanon über die Kunst der Medizin'), der die Theorie der Medizin, Krankheiten (deren Pathologie und Therapie) und Heilmittel zusammenfasste und erweiterte.

Vgl. als gute Einführung: Bloch, 1952 u.a. S.9-12; Ley, 1953; Brentjes, 1979; vgl. auch: Campbell, 1926 S.77-82; Levy, 1957; Gurst, 1965 S.86-91; Siraisi, 1987; Hendrich, 2005 S.75-85; Kirsch, 2005; Islamic Philosophy Online, 2006. Zu Ibn Sīnās Betrachtungen zu Geschlecht, Zeugung und Vererbung vgl.: Kirsch, 2005.

Isidor von Sevilla (560-636), förderte die asketische und wissenschaftliche Ausbildung von Geistlichen und gründete bischöfliche Schulen, die er mit umfangreichen Bibliotheken ausstattete. Bekannt wurde er durch sein umfangreiches wissenschaftliches Werk, in dem er sich mit naturwissenschaftlichen, sprachlichen, historischen und theologischen Themen befasste. Seine bedeutendste und für das Mittelalter einflussreichste naturwissenschaftliche Schrift war *„Etymologiae"* (lat. ‚Etymologien'). Vgl. Thomasset, 1993 S.55; Biographisch-Bibliographisches Kirchenlexikon, 2007.

Ith, Johann Samuel (1747-1813), aus Bern, war Sohn in einer Handwerkerfamilie. Der Vater starb früh. Finanziell dazu gezwungen, Privatunterricht zu geben, studierte Ith Theologie. 1770 ging er nach Göttingen und Berlin, studierte dort Philosophie. Zurück in Bern wurde er 1778 Oberbibliothekar an der Stadtbibliothek, später erhielt er eine Professur für Philosophie an der dortigen Akademie und übernahm deren Leitung. Er leitete Reformen in der Organisation ein und erstellte Vorschläge für Schulreformen. Eine in den Revolutionsjahren angetragene Ministerstelle für Künste und Wissenschaften in der Schweizer Republik lehnte Ith ab. Er starb in Bern. Er war Anhänger aufklärerischer Gedanken, jedoch nicht so radikal, um sich unmittelbar in die Revolution in der Schweiz einzubringen. Von seinen Schriften wurde *„Versuch einer Anthropologie oder Philosophie des Menschen nach seinen körperlichen Anlagen"* aus den Jahren 1794/1795 sehr bekannt, der erste Band wurde 1803 erneut aufgelegt. Vgl. ADB, 1875-1912 Bd. 14 S.643/644.

Jacobs, Patricia A. (*1934), aus London, studierte Zoologie und machte 1956 in Zoologie ihren B.A. Jacobs arbeitete nachfolgend auf genetischem Gebiet und promovierte 1966 mit einer zytogenetischen Arbeit an der St. Andrew's University (Schottland, Großbritannien). Jacobs folgte einem Ruf auf eine Professur für Anatomie und Fortpflanzungsbiologie nach Hawaii (USA); später übernahm sie eine Professur an der University of Southampton, Salisbury District Hospital (England, Großbritannien). 1981 erhielt Jacobs den „William Allan Memorial Award" der „American Society of Human Genetics", 1993 wurde sie, als eines der wenigen weiblichen Mitglieder, in die „Royal Society" aufgenommen. Bereits bis 1982 hatte Jacobs 116 Artikel veröffentlicht, bekannt wurde sie insbesondere durch Arbeiten zum Klinefelter-Syndrom. Vgl. Hamerton, 1982; http://www.southampton.ac.uk/mediacentre/guidetoexpertise/patricia_jacobs.html (letzter Zugriff: 26.03.2009).

Jones, Howard Wilber (*1910), studierte am Amherst College (Amherst, Massachusetts, USA) und machte dort 1931 seinen BA, 1935 folgte an der Johns Hopkins University School of Medicine (Baltimore, Maryland, USA) sein

M.D. Neben einer gemeinsam geführten privaten Praxis arbeiteten Jones und seine Ehefrau G. S. Jones seit 1948 im Bereich der Gynäkologie und Geburtshilfe der Johns Hopkins University School of Medicine. 1960 gaben sie ihre private Praxis auf und wurden Vollzeit-Mitglieder an der Johns Hopkins University School of Medicine; Jones – wie seine Ehefrau [vgl. zu G. S. Jones: Damewood, 2005] – hatte dort später eine Vollprofessur inne. 1978 gingen beide an die Eastern Virginia Medical School (Norfolk, Virginia, USA) und führten dort das erste In-vitro-Fertilisations-Programm der USA ein. H. W. Jones wurde mehrfach geehrt und ist heute emeritierter Professor der Eastern Virginia Medical School. Vgl. http://www.medicalarchives.jhmi.edu/papers/jones.html (letzter Zugriff: 05.05.2009); http://www.jonesinstitute.org/staff-howard-jones.html (letzter Zugriff: 05.05.2009); vgl. auch: Damewood, 2005.

Jordan, Brian K., arbeitete bei E. Vilain an der University of California (Los Angeles, USA) als technischer Assistent, bevor er sich zum Studium entschloss. Er ist in der Forschungsgruppe Vilains tätig und arbeitet auf seine Promotion hin. Vgl. http://www.gdnet.ucla.edu/asis/profile/hgen.htm (letzter Zugriff: 26.03.2009); http://www.spotlight.ucla.edu/students/brian-jordan_genetics/ (letzter Zugriff: 26.03.2009).

Jost, Alfred (1916-1991), aus Strasbourg (Frankreich), besuchte die Schule in Saint-Cloud, Belfort und Strasbourg. Er studierte am Collège de France (Paris) und widmete sich bereits dabei insbesondere der Endokrinologie. Von 1945 bis 1949 war er Vize-Direktor des Labors für allgemeine Physiologie am „Musée National d'Histoire Naturelle", 1949 erhielt er eine Dozentur für Biologie, 1956 eine Professur für vergleichende Physiologie an der „Faculté des Sciences de Paris", 1974 eine Professur für Physiologie und Entwicklung am Collège de France. Bekannt und viel zitiert wurde Jost insbesondere für seine Beschreibungen geschlechtsspezifisch wirksamer Hormone in Kaninchen. Vgl. http://www.college-de-france.fr/default/EN/all/ins_dis/alfred_jost .htm (letzter Zugriff: 26.03.2009); Josso, 2008.

Kant, Immanuel (1724-1804), aus Königsberg (Preußen, heute: Kaliningrad, Russland), studierte Philosophie, Naturwissenschaften und Mathematik. Er gilt als bedeutender Philosoph der Aufklärung. Er starb in Königsberg. Vgl. ADB, 1875-1912 Bd. 15 S.81-97.

Keller, Evelyn Fox (*1936), aus New York (USA), studierte Physik und erlangte ihren B.A. 1957 an der Brandeis University (Waltham, Massachusetts, USA) und ihren Ph.D. in Physik 1963 an der Harvard University (Cambridge, Massachusetts, USA). Keller arbeitete an der University of New York und wechselte anschließend auf die State University of New York. An der University of California (Berkeley, USA) hatte Keller von 1988 bis 1992 eine Professur am „Department of Rhetoric, History, and Women's Studies". Seitdem arbeitete Keller am „Massachusetts Institute of Technology" (Cambridge) und ist dort mittlerweile als Professorin emeritiert. Ihren Ph.D. machte sie zu einem molekularbiologischen Thema, arbeitete anschließend zu biomathematischen Themen. Bekannt wurde Keller insbesondere durch feministische wissenschaftskritische Arbeiten, in die auch die Biographie über B. McClintocks einzuordnen ist, und durch das Buch *„The Century of the Gene"* (dt.: „Das Jahrhundert des Gens"). Keller erhielt verschiedene Auszeichnungen. Vgl. Keller, 1998 und die Homepage des „Massachusetts Institute of Technology", dort: http://web.mit.edu/sts/faculty/info/Keller_Evelyn-css.html.

Kessler, Suzanne J., studierte an der Carnegie-Mellon University (Pittsburgh, Pennsylvania, USA) und promovierte 1974 an der City University of New York. Kessler hat eine Professur für Psychologie inne und ist Dekanin der „School of Natural and Social Sciences" am Purchase College der State University of New York. Sie arbeitet u.a. zu Psychologie sozialen Geschlechts, zur sozialen/kulturellen Konstruktion von Geschlecht, mit besonderem Fokus auf Kategorien, die westlichen sozialen zweigeschlechtlichen Annahmen zuwiderlaufen. Vgl. Kessler, 1998 S.195; http://www.purchase.edu/departments/AcademicPrograms/faculty/SuzanneKessler/SuzanneKessler.aspx (letzter Zugriff: 26.03.2009).

Kim, Yuna, studierte Biologie (Mikrobiologie) an der Chungnam National University (Südkorea). Sie promovierte am „Department of Cell Biology" des Duke University Medical Center (Durham, North Carolina, USA) in der Arbeitsgruppe von B. Capel. Schwerpunkt der Arbeitsgruppe sind downstream von Sry verortete Gene, die möglicherweise an der Geschlechtsdetermination beteiligt sind. Vgl. http://www.cellbio.duke.edu/Faculty/Research/Capel.html (letzter Zugriff: 26.03.2009); http://www.cellbio.duke.edu/faculty/Capel/people.html (letzter Zugriff: 26.03.2009).

Kirchhoff, Arthur, war ein in Berlin lebender Journalist. Er befürwortete höhere Mädchenbildung und das Frauenstudium [Heinsohn, 2005 S.96]. Kirchhoff wurde bekannt für die 1897 veröffentlichte Studie „Die Akademische Frau. Gutachten hervorragender Universitätsprofessoren, Frauenlehrer und Schriftsteller über die Befähigung der Frau zum wissenschaftlichen Studium und Berufe". Er veröffentlichte weitere Schriften.

Klattig, Jürgen Thomas, studierte an der Technischen Universität München Biologie und promovierte an der Universität Jena mit der hier zitierten Arbeit. Vgl. Klattig, 2006 S.86.

Klebs, Edwin Theodor Albrecht (1834-1913), aus Königsberg (Preußen; heute: Kaliningrad, Russland), studierte Medizin an den Universitäten Königsberg, Würzburg und Berlin und promovierte zum Dr. med. bei R. Virchow (1856). Klebs hatte Professuren an verschiedenen europäischen und US-amerikanischen Universitäten inne und arbeitete zu mikroskopischen bakteriologischen Schwerpunkten. 1911 zog er nach Lausanne, 1913 nach Bern, wo er starb. Vgl. Jahn, 2004 (1998) S.871.

Kleisthenes (Ende 6. Jh. v.u.Z.), als Angehöriger der aus Athen vertriebenen Alkmainoiden verbrachte Kleisthenes die Kindheit außerhalb Athens. Nachdem der Tyrann Hippias 510 v.u.Z. entmachtet und vertrieben worden war, kehrten die Alkmainoiden nach Athen zurück, Kleisthenes wurde deren Anführer. Durch politische Reformen erwarb er sich Ansehen – sie führten zur vollen Entfaltung der athenischen Sklavenhalterdemokratie. Vgl. Irmscher, 1999.

Knox, Robert (1791-1862), aus Edinburgh, der Vater lehrte Mathematik, studierte an der University of Edinburgh Medizin. Nach seinem Scheitern bei der Anatomie-Prüfung vertiefte er seine diesbezüglichen Anstrengungen und Interessen und schloss sein Studium 1814 ab. 1815 bis 1821 ging er zum Militär, wobei er auch nach Südafrika gelangte, was sein Interesse an Anatomie weiter bestärkte. Zurück in Edinburgh, setzte er seine Studien fort. In der Anatomie erhielt Knox eine Assistenzstelle, beteiligte sich an der Gründung eines Museums für vergleichende Anatomie, in dem er Konservator wurde. Für seine Lehre an der Universität war er beliebt. Nach dem Tod seiner Ehefrau (M. Russell) und eines Kindes und weil die Zuhörendenschaft bei seinen Vorlesungen abnahm, ging er nach London, wo er auch starb. Sein wissenschaftliches Interesse galt insbesondere vergleichender Anatomie, wozu er vor allem im Edinburgh Medical Journal veröffentlichte. Vgl. Maclaren, 2000.

Kölliker, Rudolf Albert von (1817-1905), aus Zürich, studierte Botanik und Zoologie an den Universitäten Zürich, Bonn und Berlin. 1844 übernahm er die Professur für Physiologie und Vergleichende Anatomie an der Universität Zürich; 1847 wurde er an die Universität Würzburg berufen, wo er starb. Bekannt ist er für die Beschreibung der Rolle von Spermatozoen als Geschlechtsprodukte (1841), der Teilung des Eies und der Bedeutung des Kerns in der Embryogenese (1844). Vgl. Jahn, 2004 (1998) S.874.

Koopman, Peter, studierte mit den Hauptfächern Biochemie und Genetik an der University of Melbourne (Australien) und schloss 1981 sein Studium ab. Er promovierte am „Birth Defects Research Institute“ (heute „Murdoch Institute“, Australien). Für die PostDoc ging Koopman nach London, arbeitete zunächst am „MRC Mammalian Development Unit“ in der Forschungsgruppe von A. McLaren, setzte die Postdoc dann am „MRC National Institute for Medical Research“ in der Forschungsgruppe von R. Lovell-Badge fort. Koopman trug dazu bei, Zfy als TDF zu verwerfen, und schlug stattdessen, als Ergebnis transgener Mäuse-Experimente, Sry als TDF vor. 1992 kehrte Koopman nach Australien zurück und begründete eine Arbeitsgruppe an der University of Queensland, wo er auch eine Professur erhielt. Nach wie vor arbeitet Koopman zu Geschlechtsdetermination, insbesondere zu dem Gen Sry und weiteren Genen der Sox-Gruppe. Er erhielt verschiedene Auszeichnungen. Vgl. http://www.asbmb.org.au/awards/koopman.html (letzter Zugriff: 26.03.2009); http://www.imb.uq.edu.au/index.html?id=12016 (letzter Zugriff: 26.03.2009); http://www.imb.uq.edu.au/groups/koopman/html/peterkoopman.html (letzter Zugriff: 26.03.2009).

Laqueur, Thomas Walter (*1945), aus Istanbul, studierte am Swarthmore College (Pennsylvania, USA) und machte dort 1967 seinen BA; 1968 machte er seinen MA an der Princeton University (New Jersey, USA). Laqueur schloss dort eine Promotion an, die er 1973 am Nuffield College der Oxford University (Oxford, Großbritannien) beendete. Seit 1973 ist er an der University of California (Berkeley, Kalifornien, USA) beschäftigt, zunächst als Assistant Professor, anschließend als Associate Professor, schließlich mit einer Vollprofessur für Geschichte, die er aktuell innehat. Laqueurs ist Kultur- und Wissenschaftshistoriker; bekannt wurde er durch seine Arbeit *„Making Sex: Body and Gender from the Greeks to Freud"*; eine weitere bedeutende Arbeit ist *„Solitary Sex: A Cultural History of Masturbation"*. Vgl. http://history.berkeley.edu/faculty/Laqueur/ (letzter Zugriff: 26.03.2009).

Leeuwenhoek, Antoni van (1632-1723), aus Delft (Niederlande), war Sohn einer Handelsfamilie (Korbherstellung). In Amsterdam machte er eine Lehre im Tuchhandel. 1654 kehrte er nach Delft zurück und betrieb einen eigenen Textilhandel. 1660 gab er diesen auf und wurde Kammerbewahrer (städtische Anstellung) in Delft; 1669 erhielt er eine Zulassung zur Landvermessung und arbeitete seit 1679, bei einträglichem Gehalt, in städtischer Anstellung zur Eichung der in die Stadt Delft hereinkommenden Fässer. Leeuwenhoek fertigte daneben Linsen, die er für mikroskopische Studien nutzte. Durch seine mikroskopischen Untersuchungen, von Protozoen über Spermatozoen und Blut bis hin zu Organbestandteilen wurde Leeuwenhoek zu seiner Zeit bekannt. Er starb in Delft. Vgl. Meyer, 1998 S.15-24; Jahn, 2004 S.884.

Leibniz, Gottfried Wilhelm (1646-1716), aus Leipzig, studierte Philosophie und Jura in Leipzig, Jena und Altdorf. 1666 promovierte er zum Dr. iur., übte verschiedene Tätigkeiten aus, u.a. war er an den Entwürfen für Pläne wissenschaftlicher Akademien in Berlin und St. Petersburg beteiligt. Er starb in Hannover. Leibniz war Anhänger der Aufklärung und engagierte sich wissenschaftlich insbesondere in der Mathematik und in der Philosophie und trug zu zahlreichen Neuerungen in diesen und anderen Disziplinen bei. Vgl. Jahn, 2004 S.885; bookRags, 2007 (Suchwort: „Wilhelm Leibniz").

Leporin, Dorothea Christiane (verh. Erxleben) (1715-1762), aus Quedlinburg, wurde schon früh von ihrem Vater, der selbst als Mediziner tätig war, in Heilkunde unterrichtet – mit großem Erfolg. Dennoch blieb ihr die Universität zunächst verwehrt, bis 1741 von Friedrich II. einem Gesuch des Vaters nachgegeben wurde. Mittlerweile mit J. C. Erxleben verheiratet, der vier (oder fünf) Kinder mit in die Ehe brachte und mit dem sie vier weitere gemeinsame Kinder hatte, machte Leporin davon zunächst keinen Gebrauch. 1742 veröffentlichte sie *„Gründliche Untersuchung der Ursachen, die das weibliche Geschlecht vom Studiren abhalten"*. Nach dem Tod des Vaters übernahm sie dessen Praxis. Erst 1754, nach wiederholten, von missgünstigen männlichen Ärzten vorgebrachten Vorwürfen medizinischer Pfuscherei, promovierte Leporin zur Dr. med. (die königliche Genehmigung ermöglichte dies ausnahmsweise). Bis zu ihrem Tod führte sie eine erfolgreiche Praxis in Quedlinburg. Vgl. Nachwort von G. Rechenberg zu: Leporin, 1977 (1742) S.241-250; ADB, 1875-1912 Bd. 6 S.334/335; Strohmeier, 1998 S.97.

Leuckart, Rudolf Karl Georg Friedrich (1822-1898), aus Helmstedt (bei Braunschweig/Magdeburg), die Eltern besaßen eine Buchdruckerei, studierte Medizin an der Universität Göttingen. Nach Abschluss des Studiums erhielt er dort eine Assistenzstelle, habilitierte sich 1847 und folgte 1850 einem Ruf auf eine außerordentliche Professur an die Universität Gießen; ab 1855 hatte er dort eine ordentliche Professur inne. 1868 folgte Leuckart einem Ruf nach Leipzig, wo er auch die Leitung des Zoologischen Museums übernahm und die Gründung des Zoologisches Institutes vorantrieb. Er starb in Leipzig. Leuckart lieferte Beiträge zur Anatomie und Entwicklungsgeschichte und war u.a. für seine Arbeiten zu Zeugung und zu Befruchtungsvorgängen anerkannt. Vgl. ADB, 1875-1912 Bd. 51 S.672-675; Jahn, 2004 S.886.

Leukippos von Milet (oder Abdera; um 460 v.u.Z.), war vermutlich griech. Philosoph. Er war Lehrer Demokritos und Begründer der Atomistik. Allerdings ist von seinen Lehren nichts mehr bekannt und wurden seine Schriften schon im 4. Jh. v.u.Z. nicht mehr von denen Demokritos' unterschieden. Vgl. Irmscher, 1999.

Lombroso, Cesare (1835-1909), aus Verona (Italien), studierte an den Universitäten Padua, Wien und Paris Medizin. 1859 ging er freiwillig als Mediziner zum Militär. 1867 erhielt er eine Professur für Psychiatrie in Pavia, 1876 folgte er einem Ruf auf eine Professur für Forensische Medizin und Hygiene der Universität Turin. Lombroso begründete mit seiner Annahme einer erblichen Anlage zu Kriminalität die Kriminalanthropologie und erhielt 1905 den Turiner Lehrstuhl für diese Disziplin. Er starb in Turin. Vgl. Carra, 2004; Biographisch-Bibliographisches Kirchenlexikon, 2007; bookRags, 2007 (Suchwort: „Cesare Lombroso").

Lorenz, Konrad (1903-1989), aus Wien (Österreich), war bekennender Anhänger des Nationalsozialismus und nutzte seine rassistische, antisemitische, menschenverachtende Gesinnung als Basis seiner Forschungen und seiner Karriere – und er behielt diese Ansichten zeitlebens bei [Taschwer, 2003 S.78-92, 276]. Lorenz hielt sich nach dem Schlüpfen von Jungvögeln unentwegt in deren Nähe auf und erreichte, dass diese ihm überallhin nachfolgten. Er legte damit den Grundstein für das heutige Verständnis der ‚Prägung', als in einem eng umgrenzten Zeitabschnitt ablaufender Lernprozess, der auf einen Schlüsselreiz hin erfolge [vgl. Lorenz, 1935]. 1973 erhielt Lorenz gemeinsam mit K. von Frisch und N. Tinbergen für ‚Entdeckungen' zu Aufbau und Auslösung individueller und sozialer Verhaltensmuster den Nobelpreis für Physiologie und Medizin.

Lourbet, Jacques, veröffentlichte 1895 „La femme devant la science contemporaine" (frz.; dt. 1897: „Die Frau vor der Wissenschaft") und 1900 „Le Problème des sexes" (frz., „Das Problem der Geschlechter").

Malpighi, Marcello (1628-1694), aus Crevalcuora (bei Bologna, Italien), studierte an der Universität Bologna Medizin und promovierte dort 1653 zum Dr. med. 1655 lehrte Malpighi Logik an der Universität Bologna, wechselte anschließend nach Pisa, wo er theoretische Medizin lehrte. Nach einem Forschungs- und Lehraufenthalt in Messina (1662-1666) kehrte er nach Bologna zurück, wo er seine Forschungen und seine Lehrtätigkeit fortsetzte. Von 1691 bis 1694 war Malpighi Leibarzt von Papst Innozenz XII. im Vatikan in Rom, wo er starb. Bekannt wurde Malpighi insbesondere für seine mikroskopischen Arbeiten. Vgl. Jahn, 2004 S.895; bookRags, 2007 (Suchwort: „Marcello Malpighi").

Marinella, Lucretia (1571-1653), aus Venedig, Tochter in einer philosophisch und medizinisch geprägten Familie, nutzte die umfangreiche elterliche Bibliothek, um sich selbst zu bilden. Aus dem Jahr 1595 stammt ihre erste veröffentlichte Schrift: *„La colomba sacra, poema eroico"* (ital., „Die heilige Taube, ein heroisches Gedicht"); 1600 antwortete sie mit *„Le nobiltà et eccellenze delle donne et i diffetti, e mancamenti de gli huomini"* (ital., „Über Adel und Vortrefflichkeit der Frauen, Fehler und Mängel der Männer") auf eine ein Jahr zuvor erschienene Frauen verunglimpfende Schrift G. Passis. Durch diese Schrift ist sie bis heute bekannt. Insbesondere zwischen 1603 und 1606 veröffentlichte sie zahlreiche weitere Schriften. Verheiratet war Marinella mit G. Vacca; sie hatten zwei Kinder. Sie starb 1653. Vgl. Gössmann, 1987 S.50-53; Zimmermann, 1995 S.25-31; Stuurman, 2005a S.372/373; Rodriguez Bonal, 2008.

McCabe, Edward R. B., studierte von 1963-1967 an der Johns Hopkins University (Baltimore, Maryland, USA), promovierte 1972 an der University of Southern California (Los Angeles, California, USA) und erhielt den M.D. 1974 an der USC School of Medicine. 1976 ging er an das „University of Colorado Health Science Center" (Colorado, USA), wurde dort 1978 Assistant Professor, 1982 Associate Professor. 1986 wechselte McCabe zum „Baylor College of Medicine" (Houston, Texas, USA) und erhielt dort 1988 eine Professur. 1994 wechselte er zur „David Geffen School of Medicine at UCLA Medical Center" (Los Angeles, California, USA) und arbeitet dort aktuell mit einer Professur am „Department of Pediatrics" und am „Department of Human Genetics". McCabes Forschungsschwerpunkte richten sich auf ein komplexes, systemisches biologisches Verständnis von Erkrankungen. Vgl. http://dgsom.healthsciences.ucla.edu/research/institution/personnel?personnel_id=9210 (letzter Zugriff: 26.03.2009).

McClung, Clarence Erwin (1870-1946), aus Clayton (Kalifornien, USA), promovierte an der University of Kansas. 1898 erhielt McClung dort eine Assistenzprofessur für Zoologie, 1901 eine assoziierte Professur, 1906 eine Vollprofessur. Bekannt wurde McClung mit seiner Arbeit von 1901, in der er beschrieb, dass ein zusätzliches Chromosom für die Geschlechtsbestimmung verantwortlich sei. Er starb in Swarthmore (Pennsylvania, USA). Vgl. bookRags, 2007 (Suchwort: „Clarence Erwin McClung"); Mittwoch, 2000 S.188.

Meckel, Johann Friedrich, genannt der Jüngere (1781-1833), aus Halle (Saale), aus einer Familie anatomisch Forschender, u.a. mit einer großen Präparatesammlung, studierte an den Universitäten Halle und Göttingen (u.a. bei Blumenbach) Medizin. Nach Tod des Vaters (1803) musste Meckel diesen, testamentarisch veranlasst, sezieren. Nach einer Studienreise durch Europa (u.a. Paris, Tübingen) erhielt er 1806 eine Professur für Anatomie an der Universität Halle; in Halle starb er. Meckel führte insbesondere vergleichende anatomische Studien durch, verglich 1811 Embryoanalstadien mit Formen ‚niederer' Organismen, verbreitete epigenetische Ansichten. Schwerpunkt seiner Forschungen waren von ihm als ‚normal' und ‚abnormal' betrachtete Bildungen – er gilt als einer der Begründer moderner „wissenschaftlicher Teratologie" (den Begriff „Teratologie" prägte hingegen I. Geoffroy Saint-Hilaire, der seinerseits an Arbeiten seines Vaters E. Geoffroy Saint-Hilaire anknüpfte [vgl. Zürcher, 2004 S.163]). Vgl. ADB, 1875-1912 Bd. 21 S.160-162; Schierhorn, 1984; Jahn, 2004 S.899.

Mehlmann, Sabine, studierte Sozialwissenschaften, Kunstpädagogik und Erziehungswissenschaften und promovierte 2005 an der Universität Paderborn. (Die Dissertation ist 2006 als Buch erschienen: „Unzuverlässige Körper – zur Diskursgeschichte des Konzepts geschlechtlicher Identität".) Seit 2005 ist Mehlmann Mitarbeiterin der Arbeitsstelle Gender Studies an der Universität Gießen, dort ist sie für die Programmkoordination zur Umsetzung des Gleichstellungskonzeptes zuständig. Forschungsschwerpunkte bilden Konstruktionen von Geschlecht, Sexualität und Normalität im 19. und 20. Jh., aktuell arbeitet sie zum ‚Krisendiskurs' von Männlichkeit seit den 1970er Jahren. Vgl. Mehlmann, 2006 hintere Umschlagseite; Brunotte, 2008 S.290; http://www.uni-giessen.de/cms/org/beauftragte/frb/ueber-uns/das-team (letzter Zugriff: 05.05.2009).

Meisel-Heß, Grete (1879-1922), aus Prag, Tochter einer Fabrikantenfamilie. 1893 übersiedelte die Familie nach Wien, wo Meisel-Heß eine Schulausbildung genoss und anschließend als Gasthörerin Vorlesungen in Philosophie, Soziologie und Biologie besuchte. Anfang des 20. Jh. erschienen ihre ersten Werke, in denen sie sich gegen frauenfeindliche Thesen aussprach. Zahlreiche Schriften folgten. Meisel-Heß thematisierte voreheliche Beziehungen als zur Selbstfindung junger Menschen notwendig, zu der Zeit radikale und kritisierte Thesen. Seit 1908 lebte Meisel-Heß in Berlin, 1909 heiratete sie O. Gellert. Sie starb in Berlin. Vgl. Ariadne, 2008.

Milne Edwards, Henri (1800, Brügge [Belgien] – 1885, Paris [Frankreich]), studierte Medizin in Paris, ab 1841 Professur für Entomologie, ab 1862 Professur für Zoologie, ab 1864 auch Leitung der Abteilung der höheren Wirbeltiere am Museé d'Histoire Naturelle in Paris. Vgl. Jahn, 2004 S.903/904.

Möbius, Paul Julius (1853-1907), aus Leipzig, studierte an den Universitäten Leipzig, Jena und Marburg Theologie, Philosophie und Medizin und promovierte zum Dr. phil. und Dr. med. Nachdem er kurzzeitig Militärarzt war, eröffnete Möbius 1879 in Leipzig eine Praxis für Neurologie und Elektrotherapie, die er bis kurz vor seinem Tod betrieb. 1883 habilitierte sich Möbius und erhielt eine Privatdozentur an der Medizinischen Fakultät. In der Folge bekam er aber ‚nur' eine Assistenzstelle und wurde bei der Besetzung von Professur und Leitung wiederholt nicht berücksichtigt, worauf er seine Lehrtätigkeit aufgab und die Lehrbefugnis 1893, unter Protest, an die Fakultät zurückgab. Die Schriften von Möbius fanden hingegen Gehör und zahlreiche zustimmende und ablehnende Reaktionen. Möbius erwarb sich insbesondere auf Gebieten von ‚Nervenkrankheiten' Ansehen. Seine Ehe scheiterte, nach einem langen Krebsleiden starb er in Leipzig. Vgl. Steinberg, 2004; Steinberg, 2005 S.159-193; Bläske, 2007.

Mondino de Luzzi (1275-1326), führte als Professor der Medizin in Bologna die Sektion menschlicher Leichen ein. 1316 schrieb Mondino die *„Anathomia"*, ein Lehrbuch der Sektion. Mondino war Anhänger Galenos' und wollte mit der Sektion vor allem die Gültigkeit von Galenos' Lehren demonstrieren [Debus, 1978 S.57-59; Carlino, 1999 S.9-20; Cunningham, 2001]. Bei seinen Beschreibungen der Gebärmutter schloss er sich in salernischer Tradition an die Auffassung der Siebenkammerigkeit an und bezeugte sie in seinen anatomischen Arbeiten. Vgl. Thomasset, 1993 S.66/67.

Money, John (1921-2006), aus Morrinsville (Neuseeland), studierte an der Victoria-Universität und lehrte anschließend an der Universität Otago (Neuseeland). Ein Jahr studierte er an der Universität von Pittsburgh (USA). Money promovierte 1952 an der Harvard-Universität (Cambridge, Massachusetts, USA). Von 1951 bis zu seinem Tod hatte Money eine Professur für medizinische Psychologie inne und war Associate Professor für Pädiatrie im Department für Psychiatrie und Verhaltensforschung der Johns Hopkins-Universität, Baltimore (Maryland, USA). Money starb in Towson (Baltimore County, Maryland, USA). Bekannt wurde Money durch seine Arbeiten zu Intersexualität, in denen er die geschlechtliche Neutralität von Säuglingen beschrieb und frühe operative und hormonelle Maßnahmen zur Geschlechtszuweisung empfahl. Vgl. Money, 1975 (1972) S.277.

Montaigne, Michel Eyquem de (1533-1592), geboren, aufgewachsen und gestorben in Schloss Montaigne (bei Périgord, Frankreich), studierte in Bordeaux und Toulouse von 1546 bis 1554 Jura, bekleidete verschiedentlich Staatsämter und vermittelte in diesen Funktionen wiederholt zwischen streitenden Parteien der Hugenottenkriege (1562-1598). 1571 zog er sich, finanziell unabhängig, auf sein Schloss zurück, wo er die Bände der *„Essais"* verfasste, die seit 1572 erschienen (letzter Band 1588). 1588 folgte eine überarbeitete Neuauflage. Für die *„Essais"* und die darin dargestellten vernunftbasierten Vorstellungen wurde Montaigne weithin bekannt; er gilt heute als einer der bedeutendsten Schriftsteller der frz. Renaissance. Vgl. Biographisch-Bibliographisches Kirchenlexikon, 2007; bookRags, 2007 (Suchwort: „Eyquem de Montaignes").

Moszkowicz, Ludwig (1873-1946), Mediziner, Chirurg, bekannt für seine Technik der Krampfaderoperation. Vgl. Hohlbaum, 1998 S.146.

Müller, Johannes (1801-1858), aus Koblenz, der Vater war Schuhmacher, studierte an der Universität Bonn Medizin und promovierte 1823 zum Dr. med. Nach einer Assistenzanstellung in Berlin habilitierte er sich 1824 in Bonn und wurde 1826 auf eine außerordentliche Professur an der dortigen Universität berufen. 1830 erhielt er eine ordentliche Professur in Bonn. 1833 wurde er auf eine Professur der Anatomie und Physiologie an die Universität Berlin berufen; dort übernahm er auch die Leitung des Anatomisch-zootomischen Museums. Bekannt wurde er insbesondere durch seine vergleichenden anatomischen Studien sowie seine Ausführungen zur Embryonalentwicklung, vor allem einer Entwicklungsgeschichte der Genitalien. Vgl. ADB, 1875-1912 Bd. 22 S.625-628; Jahn, 2004 S.908.

Mußmann, Frank, studierte Soziologie, Germanistik und Sozialwissenschaften, promovierte 1994 am Soziologischen Seminar der Universität Göttingen mit der Arbeit *„Komplexe Natur – Komplexe Wissenschaft. Selbstorganisation, Chaos, Komplexität und der Durchbruch des Systemdenkens in den Naturwissenschaften"*, aktuell leitet er die „Kooperationsstelle Hochschulen und Gewerkschaften an der Universität Göttingen".

Naegeli, Carl Wilhelm von (1817-1891), aus Kilchberg bei Zürich, studierte Medizin und Biologie an den Universitäten Zürich, Genf, Berlin und Jena. 1848 erhielt er eine außerordentliche Professur für Botanik an der Universität Zürich, 1852 eine ordentliche Professur an der Universität Freiburg i. Br., später lebte und arbeitete er in Zürich und München – wo er starb. Er führte insbesondere anatomisch-mikroskopische Untersuchungen durch und beschrieb Zellteilung und Zellwachstum. Vgl. Jahn, 2004 (1998) S.910.

Needham, John Tuberville (1713-1781), aus London, studierte Theologie und besuchte ein Priesterseminar, das er 1738 abschloss. Er führte zahlreiche mikroskopische Untersuchungen durch und war mit G. Buffon bekannt. 1768 gründete Needham in Brüssel die spätere königliche Akademie der Wissenschaften. Er starb in Brüssel. Vgl. Jahn, 2004 S.911; bookRags, 2007 (Suchwort: „John Tuberville Needham").

Nef, Serge, ist Assistant Professor am „Department of Genetic Medicine and Development" der Universität Genf (Schweiz). Er leitet eine Forschungsgruppe, die sich mit Geschlechtsdetermination befasst. Vgl. http://www.medecine.unige.ch/recherche/groupes/b_donnees/sujet_778_4.html (letzter Zugriff: 26.03.2009); http://nef.unige.ch (letzter Zugriff: 26.03.2009).

Nemesios von Emesa (gest. um 400), über ihn ist wenig bekannt. Erhalten ist sein Werk *„De natura hominis"* (lat., ‚Über die Natur des Menschen'), das er auf Griechisch verfasste. In diesem verband Nemesios Auffassungen antiker Gelehrter zur menschlichen Natur mit eigenen Bewertungen zu einer christlich-philosophischen Anthropologie. Im Mittelalter hatte *„De natura hominis“* große Bekanntheit und Einfluss. Vgl. Thomasset, 1993 S.57; Biographisch-Bibliographisches Kirchenlexikon, 2007.

Neugebauer, Franciszek Ludwik (Franz Ludwig) von (1856-1914), aus Kalisz (Polen), studierte in Warszawa (Warschau, Polen) und Dorpat (heute: Tartu, Estland) Medizin. In Dorpat promovierte Neugebauer zum Dr. med. Seine Studien vertiefte Neugebauer in Leipzig, Dresden, Berlin, Paris, London und Wien. 1897 übernahm er die Leitung des Gynäkologischen Institutes des Evangelischen Krankenhauses in Warszawa, die er bis zu seinem Tod 1914 innehatte. Wichtiges Arbeitsgebiet Neugebauers war Hermaphroditismus. Der umfassende Band *„Hermaphroditismus beim Menschen“* (1908) fand weithin Beachtung. Vgl. Dreger, 2003 (1998) S.61/62.

Nye, Robert A., studierte Geschichte, erlangte akademische Grade 1964 an der San Jose State University (Kalifornien, USA) und 1965 und 1969 an der University of Wisconsin (Madison, Wisconsin, USA). 25 Jahre lehrte er an der University of Oklahoma (Norman, Oklahoma, USA) und wurde dort 1992 „George Lynn Cross Research Professor“. 1994 wechselte er an die Oregon State University (Corvallis, Oregon, USA) und ist dort mittlerweile emeritierter „Horning Professor of the Humanities and Professor of History“. 1999 hatte er eine Gastprofessur in Canberra, 2004 eine in Berlin inne. Er forscht zu Geistesgeschichte und zur Geschichte von Sexualität insbesondere mit Fokus auf Frankreich und Westeuropa. Wichtige Veröffentlichungen sind u.a. *„Masculinity and Male Codes of Honor in Modern France“* und das von Nye herausgegebene Buch *„Sexuality“*. Vgl. http://oregonstate.edu/cla/history/faculty/nyer/index.php (letzter Zugriff: 26.03.2009).

Oken, Lorenz (eigentlich: Okenfuß) (1779-1851), aus Bohlsbach (bei Offenburg), Sohn einer Bäuer/innenfamilie, studierte Medizin an den Universitäten Freiburg i. Br., Würzburg und Göttingen, 1804 promovierte er in Freiburg i. Br. zum Dr. med. Seit 1805 Privatdozent, seit 1807 Dozent an der Universität Göttingen, wurde Oken 1807 auf eine außerordentliche Professur für Medizin in Jena berufen, 1812 erhielt er dort eine ordentliche Professur für Naturgeschichte. Er gab die naturwissenschaftliche Zeitschrift *„Isis“* (1816 bis 1848) heraus, in der er auch politisch agierte und deren Unterdrückung auch J. W. von Goethe der weimarischen Regierung empfohlen hatte, und nahm am Wartburgfest teil. Oken wurde von der weimarischen Regierung vor die Alternative gestellt, die Zeitschrift zu schließen oder seine Professur niederzulegen. Er zog 1819 Letzteres vor und widmete sich nachfolgend wissenschaftlichen Publikationen und der Herausgabe der *„Isis“*, die er nach einem Verbot nach Leipzig verlegte. In Leipzig war er 1822 Mitbegründer der „Versammlung deutscher Naturfreunde und Ärzte“. 1828 erhielt Oken einen Ruf auf eine Professur für Philosophie an die Universität München. 1832 wurde er, wiederum wegen politischer Differenzen, entlassen; er folgte einem

Ruf an die neu gegründete Universität Zürich, wo er 1833 eine ordentliche Professur für Philosophie erhielt. Dort starb er. Neben anatomischen und entwicklungsgeschichtlichen Forschungsarbeiten widmete sich Oken der Naturphilosophie in Schelling'scher Perspektive. Vgl. ADB, 1875-1912 Bd. 24 S.216-226; Jahn, 2004 S.916; Ziolkowski, 2004 S.149-151.

Olberg, Oda (1872-1955), aus Bremerhaven. In einer konservativen Familie aufgewachsen engagierte sich Olberg in der sozialistischen Bewegung. Bereits im Alter von 17 Jahren veröffentlichte sie Artikel. 1896 heiratete Olberg (verh. Lerda, bzw. Olberg-Lerda) und hatte mit ihrem Ehemann vier Kinder. Vor dem Ersten Weltkrieg arbeitete Olberg als freie Journalistin und Italien-Korrespondentin und veröffentlichte in zahlreichen Zeitschriften, insbesondere der *„Arbeiter-Zeitung"*. Während des Ersten Weltkrieges arbeitete sie als Krankenschwester, danach wieder als Journalistin in Italien. Vor Verfolgung im italienischen Faschismus emigrierte Olberg nach Argentinien, kehrte 1929 nach Europa, nach Wien, zurück und arbeitete als Redakteurin der *„Arbeiter-Zeitung"*. Wegen der politischen Entwicklungen in Österreich kehrte Olberg von einem Besuch bei ihrem Sohn in Argentinien nicht mehr nach Europa zurück. Auf Grund schwerer Krankheit war ihr eine Rückkehr auch nach dem Ende des Nationalsozialismus versagt; sie starb in Buenos Aires (Argentinien). [Vgl. Ariadne, 2008.] Olberg war auch Anhängerin von Eugenik. Sie ging von einer milieubedingten (u.a. Obdachlosigkeit, Alkoholismus) und einer kulturbedingten (ein Mensch aus ihrer Zeit könne nicht mehr in einer Gesellschaft von vor tausenden Jahren leben) „Entartung" (mit negativer Konnotation, im Ggs. zu dem Verständnis von Blumenbach etc. um 1800) aus und formulierte daraus das vermeintliche Interesse sozialistischer Gesellschaft an Eugenik [vgl. Olberg, 1926; Schwartz, 1995 S.52-62; Mocek, 2002 S.261-301; Weingart, 2006 (1988) S.108-114]. Kritisch stand sie hingegen dem Nationalsozialismus gegenüber [vgl. Olberg, 1932 u.a. S.23/24; Olberg, 1948 S.27; Mocek, 2002 S.300].

Oreibasios von Pergamon (325-395), war griechischer Arzt in Konstantinopel. Im Auftrag des Kaisers Iulianus Apostata stellte er die Lehren der bedeutendsten antiken Ärzte zusammen. Von erstellten 70 Büchern sind neun erhalten. Vgl. Temkin, 1973 S.62-65; Irmscher, 1999; Eckart, 1994 S.74.

Ottolenghi, Chris, arbeitet am Laboratory of Genetics des „National Institute on Aging" (Baltimore, Maryland, USA) in der Forschungsgruppe von D. Schlessinger. Vgl. http://www.grc.nia.nih.gov (letzter Zugriff: 26.03.2009); http://www.grc.nia.nih.gov/branches/irp/dschlessinger.htm (letzter Zugriff: 26.03.2009); http://www.grc.nia.nih.gov/branches/lg/lgstaff.htm (letzter Zugriff: 26.03.2009).

Page, David C. (*1956), aus Harrisburg (Pennsylvania, USA), besuchte von 1974 bis 1978 das Swarthmore College (Swarthmore, Pennsylvania, USA) und sammelte bereits dort Labor-Erfahrungen durch eigene Experimente. Über verschiedene Stationen setze er seine Forschungen u.a. an der „University of Massachusetts Medical School" (Worcester, USA) fort, 1984 machte er seinen M.D. und erhielt eine Anstellung am neu gegründeten „Whitehead Institute for Biomedical Research" in Massachusetts (Cambridge, USA). Seit Ende 2005 ist er dessen Direktor, im gleichen Jahr wurde er auch in die „National Academy of Sciences" der USA gewählt. Er ist Professor für Biologie am Massachusetts Institute of Technology und forscht am Howard Hughes Medical Institute. Pages Forschungsschwerpunkte liegen auf dem Gebiet der ‚Geschlechtschromosomen' bei Säugetieren, Beiträge leistete er u.a. durch die Katalogisierung von Genen auf dem Y-Chromosom. Vgl. Trivedi, 2006; http://www.wi.mit.edu/research/faculty/page.html (letzter Zugriff: 26.03.2009).

Painter, Theophilus (Shickel) (1889-1969), aus Salem (Virginia, USA), Kind von Franklin Verzelius Newton and Laura Trimble (Shickel) Painter. Painter erhielt seinen B.A. 1908 am Roanoke College. Er interessierte sich früh für Chemie und studierte an der Yale University (New Haven, Connecticut, USA), wo er seinen M.A. 1909, seinen Ph.D. 1913 ablegte. An der Yale University erhielt er auch die Möglichkeit, mikroskopisch zu arbeiten; weitere zoologische Erfahrungen sammelte er 1913/1914 bei T. Boveri an der Universität Würzburg. 1916 ging er an die University of Texas, wo er zunächst eine Assistenzstelle innehatte. Nach der Rückkehr aus dem Ersten Weltkrieg (auf Seiten der USA) wurde er an der University of Texas 1921 Associate Professor, 1925 erhielt er eine Voll-Professur für Zoologie. 1946 wurde er Präsident der Universität. Bekannt wurde Painter u.a. für die Bestimmung der Chromosomenzahl, die er für den Menschen mit 48 angab. Er starb 1969 in Fort Stockton (Texas, USA). Vgl. u.a. http://www.tshaonline.org/handbook/online/articles/PP/fpa10.html (letzter Zugriff: 26.03.2009); http://www.utexas.edu/faculty/council/2000-2001/memorials/SCANNED/painter.pdf (letzter Zugriff: 26.03.2009).

Paré, Ambroise (um 1510-1590), wurde in Bourg-Hersant (bei Laval, Frankreich) geboren. Paré erlernte das Barbier-Handwerk. Als Wundarzt nahm er an mehreren Kriegen teil. Obwohl er keine theoretische Ausbildung genossen hatte und des Lateinischen unkundig war, erlangte er großes Ansehen – und wurde königlicher Chirurg von Heinrich II., Karl IX. und Heinrich III. 1554 wurde Paré an das chirurgische Kollegium der Pariser Medizinischen Fakultät („Collège de Saint-Côme") berufen. Paré führte neue chirurgische Techniken ein. So ersetzte er das zum Stillen von Wunden gebräuchliche Ausglühen durch ein Abbinden und wandte sich gegen ein Ausgießen von Schussverletzungen mit siedendem Öl. Seine Schriften erlangten, da in Französisch abgefasst, auch in der ‚normalen Bevölkerung' Verbreitung. 1590 starb Paré in Paris. Vgl. Biographisch-Bibliographisches Kirchenlexikon, 2007.

Park, Katherine, machte einen BA in Geschichte und Literatur am Radcliffe College (Cambridge, Massachusetts, USA), einen MA am Warburg Institute der University of London und promovierte an der Harvard University (Cambridge, Massachusetts, USA). Aktuell hat sie am Department of History of

Science der Havard University die Professur „Samuel Zemurray, Jr. and Doris Zemurray Stone Radcliffe“ inne. Sie arbeitet zur Kultur-, Sozial- und Geistesgeschichte von Wissenschaft und Medizin des europäischen Mittelalters und der Renaissance. Park ist u.a. Autorin des Buches *„Secrets of Women: Gender, Generation, and the Origins of Human Dissection“* und Co-Autorin des Buches *„Wonders and the Order of Nature, 1150-1750“*. Vgl. http://www.fas.harvard.edu/~hsdept/bios/park.html (letzter Zugriff: 26.03.2009).

Parmenides von Elea (um 540 - 480 v.u.Z.), war griech. Philosoph. Er war von pythagoreischen Lehren beeinflusst und gilt als Hauptvertreter der eleatischen Lehre. Neben Heraklit war Parmenides der Erste, der eine strenge Unterscheidung zwischen Wahrnehmung und Denken vollzog. Nach seiner Auffassung könne nur das Denken zur Wahrheit führen. Das Denken entspreche einem stofflichen, ewigen und unveränderlichen Sein. Den Gegensatz zum Sein bilde eine Erscheinungswelt, die den Sinnen offenbar werde und eine reine Sinnestäuschung darstelle. Zwischen der Erscheinungswelt und dem Sein bestehe keine Beziehung. Vgl. Irmscher, 1999; Bormann, 1971; Austin, 1986.

Paulos von Aigina (600-650), war ein von der Insel Aigina stammender Arzt, der in Alexandria wirkte. Er verfasste eine medizinische Enzyklopädie, die sieben Bücher zu Hygiene, Diätetik, Fieber, Krankheiten, Toxikologie, Chirurgie und medikamentöser Therapeutik umfasste. Diese orientierte sich am Werk von Oreibasios. Vgl. Eckart, 1994.

Pizan, Christine de (ca. 1365-1430), aus Venedig. Der Vater hatte in Bologna einen Lehrstuhl für Astrologie inne und bekleidete später ein einflussreiches politisches Amt in Venedig, 1365 folgte er einem Ruf Karls V. von Frankreich an den frz. Königshof in Paris. 1368 folgte die Familie. In Paris wurde C. de Pizan durch ihren Vater eine sehr gute Bildung zu teil, im Alter von 15 Jahren wurde sie mit E. du Castel verheiratet. Durch den Tod von Karl V. fielen dessen Schutz und zahlreiche Vergünstigungen für die Familie weg. 1387 starb der Vater, 1389 der Ehemann – Pizan blieb mit drei Kindern und in einer schlechten finanziellen Lage zurück. Um Geld zu verdienen, begann sie zu schreiben. Pizan veröffentlichte Lyrik, historische und politische Schriften, auch zu weiblicher Erziehung und zur Frauenfrage. Sie errang rasch Ansehen und fand einflussreiche Gönnende. 1418 verstummte unvermittelt Pizans schriftstellerische Tätigkeit (vermutlich zog sie sich aufs Land zurück), bis sie 1429 ihre letzte Schrift *„Dictié en l'honneur de la Pucelle“* (bzw. *„Le Dictié de Jehanne d'Arc“*) zur Lobpreisung Jeanne d'Arcs, veröffentlichte; 1430 starb sie. Vgl. die Einführung von M. Stummer zu Pizan, 1987 (1399) S.6-9; und die Einführung von M. Zimmermann zu Pizan, 1990 (1405) S.9-19.

Platon (427-347 v.u.Z.), war einer der bedeutendsten antiken Denker. Für ausführliche Informationen vgl. Irmscher, 1999.

Plinius der Ältere (Gaius Plinius Secundus) (23 u.Z. - 79 u.Z.), *vgl. ausführlich S.71.*

Pockels, Carl (Karl) Friedrich (1757-1814), aus Wörmlitz bei Halle, aus einem kirchlich geprägten Elternhaus, studierte 1776-1779 an der Universität Halle Theologie. 1780 übertrug ihm die herzogliche Familie zu Braunschweig und Lüneburg die Erziehung der beiden jüngsten Kinder, wobei er eines der Kinder, den bereits früh erblindeten August, zeitlebens begleitete und bei ihm eine Position als Gesellschafter innehatte. Er war verheiratet mit M. D. Niemeyer, mit der er zahlreiche Kinder hatte. 11 der Kinder überlebten ihn, er starb in Braunschweig. Vgl. ADB, 1875-1912 Bd. 26 S.338/339.

Poullain de La Barre, Francois (1647-1723), wuchs in Paris auf und studierte dort zunächst Theologie (in scholastischer Lehrtradition), ging ca. 1666 aber zu einer an Descartes orientierten Philosophie über. Poullain de La Barre verzichtete auf eine Promotion und übernahm 1680 eine Landpfarrei. Vermutlich wegen Festhaltens an den Lehren Descartes' wurde Poullain de La Barre 1685 in eine unbedeutende Pfarrei strafversetzt. 1688 trat Poullain de La Barre zum Protestantismus über und tauchte in Paris unter, verließ es wenig später in Richtung des für Calvinisten offenen Genf (wo er offenbar gute Kontakte hatte). Dort heiratete er 1690, hatte zwei Kinder, verfasste bis zu seinem Tod theologische Schriften und gab Sprachunterricht. Bekannt wurde Poullain de La Barre durch seine feministischen Schriften. Vgl. MacLean, 1988 S.11-13; Hierdeis, 1993 S.14, 23; Ferrari Schiefer, 1998 S.177-192; Stuurman, 2004 S.5-7, 24-51.

Pusch, Luise F. (*1944), aus Gütersloh, studierte 1963-1972 Anglistik, Latinistik und Allgemeine Sprachwissenschaft an der Universität Hamburg, promovierte 1972 an der Universität Hamburg zum Dr. phil. (Anglistik) und habilitierte 1978 an der Universität Konstanz in Sprachwissenschaft. Nach einigen Vertretungsprofessuren in Hannover und Konstanz und erfolglos bleibenden Bewerbungen auf reguläre Professuren entschied sich Pusch 1985 für die freiberufliche Tätigkeit und arbeitet seitdem als Publizistin. Sie veröffentlichte zahlreiche Bücher insbesondere auf den Gebieten der feministischen Linguistik und der Frauenbiographieforschung. Vgl. http://www.luisepusch.de (letzter Zugriff: 13.05.2009); interessant auch: http://www.fembio.org (letzter Zugriff: 13.05.2009).

Qin, Yangjun, studierte in China, an der Chongqing Medical University (Chongqing, China) und am „Beijing University Health Science Center" (Beijing, China). Sie arbeitet am „Department of Obstetrics & Gyneacology" des „Baylor College of Medicine" (Houston, Texas, USA) und forscht insbesondere zur Bedeutung von Sox9 und anderen Genen ‚downstream' von Sry in der Geschlechtsdetermination. Vgl. http://www.mouse-genome.bcm.tmc.edu/bartmice/LabPeople.asp?MID=4 (letzter Zugriff: 26.03.2009).

Rousseau, Jean-Jacques (1712-1778), aus Genf, war Sohn von S. Rousseau (geborene Bernard) und I. Rousseau. Die Mutter starb wenige Tage nach der

Geburt J.-J. Rousseaus. Dieser wuchs zunächst bei seinem Vater auf, der nach einer begangenen Körperverletzung Genf verließ, um einer Gerichtsverhandlung zu entgehen. Rousseau wurde einem Onkel anvertraut und von diesem an eine Pfarrei zur Erziehung übergeben – rückblickend bewertete Rousseau diese Zeit negativ. 1724 wurde Rousseau in Lehre gegeben, aus der er ein Jahr später entlassen wurde; einer weiteren Lehre entfloh Rousseau. In Madame des Warens fand Rousseau eine Unterstützerin, zu der er in den folgenden Jahren, von zahlreichen Reisen kommend, wiederholt zurückkehrte und mit der ihn schließlich eine Liebesbeziehung verband, die sie 1738 löste. Das wissenschaftliche Interesse Rousseaus richtete sich zunächst auf Musik: Er schrieb 1743 *„Dissertation sur la musique moderne"* (frz., „Abhandlung über die moderne Musik"), veröffentlichte zwei Opern, machte Bekanntschaft mit D. Diderot und weiteren Mitarbeitern der *„Encyclopédie"* der Aufklärer. Seit den 1760er Jahren wandte er sich gesellschaftlichen Anliegen zu und entwarf 1762 im *„Contrat social"* (frz., „Der Gesellschaftsvertrag") eine Ordnung, die Menschen (er meinte: Männern) möglichst viel Freiheit versprach – im selben Jahr erschien der Roman *„Émile ou de l'Éducation"*. Diese Schriften, die später die Französische Revolution beeinflussen sollten, fanden sowohl Anhänger/innen als auch entschiedene Gegner/innen – in Genf wurden sie von den Protestanten öffentlich verbrannt. 1768 heiratete Rousseau die langjährige Lebensgefährtin (seit 1745) T. Levasseur, mit der er fünf Kinder hatte; diese brachten sie alle ins Findelhaus. Er starb in Ermenonville (Frankreich). 1781 erschienen seine *„Confessions"* (frz., „Bekenntnisse"), ein autobiographisches Werk, das in der Übersetzung von Knigge fünf Jahre später auch auf Deutsch ein großer Erfolg wurde. Rousseaus Leben war von einer steten Wanderschaft gekennzeichnet; er kannte zahlreiche Gelehrte seiner Zeit, mit denen ihn innige Freundschaften verbanden, die aber oft von Zerwürfnissen abgelöst wurden. Seine Schriften erregten Aufsehen. Heute gilt Rousseau als wegbereitend für die Aufklärung, insbesondere als wichtiger Schriftsteller und Pädagoge. Vgl. Biographisch-Bibliographisches Wörterbuch, 2007; bookRags, 2007 (Suchwort: „Jean-Jacques Rousseau"); und biographische Zeittafel in: Rousseau, 1991 (1762) S.550-560.

Roussel, Pierre (1742-1802), studierte in Toulouse Philosophie, in Montpellier Medizin, wo er zum Dr. med. promovierte. Anschließend ging er nach Paris. Er verdiente sein Geld mit Gelegenheitsveröffentlichungen, am bekanntesten und erfolgreichsten wurde seine 1775 veröffentlichte und 1786 auch in deutscher Sprache erschienene Schrift *„Système physique et moral de la femme"*. Er starb in Chateaudun. Vgl. Honegger, 1991 S.143/144.

Roux, Wilhelm (1850-1924), aus Jena, studierte Naturwissenschaften und Medizin an den Universitäten Jena, Berlin und Strasbourg. Er promovierte zum Dr. med. an der Universität Jena. 1886 erhielt er eine außerordentliche Professur an der Universität Breslau (heute: Wroclaw, Polen), 1889 eine Professur für Anatomie an der Universität Innsbruck, ab 1895 war er an der Universität Halle. Dort starb er. Vgl. Jahn, 2004 (1998) S.940.

Rufos von Ephesos (um 100 u.Z.), *vgl. ausführlich S.71f.*

Schiebinger, Londa, machte 1974 ihren BA an der University of Nebraska am Department of English, 1977 ihren MA an der Harvard University am Department of History. Dort promovierte sie 1984. Aktuell hat Schiebinger eine Professur für Geschichte der Wissenschaften an der Stanford University inne, und sie ist dort „The Barbara D. Finberg Director" am „Michelle R. Clayman Institute for Gender Research". Ihre Forschungsschwerpunkte liegen auf der Geschichte der Partizipation von Frauen an Wissenschaften, der Struktur wissenschaftlicher Institutionen und der Frage danach, wie vergeschlechtlicht Wissensbestände sind. Schiebinger verfasste zahlreiche Bücher, u.a. *„The Mind Has No Sex? Women in the Origins of Modern Science"*. Vgl. http://www.stanford.edu/dept/HPST/schiebinger.html (letzter Zugriff: 26.03.2009).

Schmidt, Alfred (*1931), aus Berlin, studierte Geschichte, Anglistik, klassische Philologie, Philosophie und Soziologie in Frankfurt/Main, u.a. bei M. Horkheimer und T. W. Adorno, bei denen er von 1957 bis 1960 auch seine Doktorarbeit zum *„Begriff der Natur in der Lehre von Marx"* verfasste (1962 erstveröffentlicht). Seit 1972 hat Schmidt eine Professur für Philosophie und Soziologie an der Universität Frankfurt/Main inne, mittlerweile ist er emeritiert. Die Forschungsschwerpunkte von Schmidt sind insbesondere im Bereich der Kritischen Theorie und des Materialismus angesiedelt. Schmidt veröffentlichte zahlreiche Bücher. Vgl. Schmidt, 1984 (hintere Umschlagseite); Schmidt, 1993 (1962) S.2 des Vorspanns; vgl. auch: http://idw-online.de/pages/de/news8250 (letzter Zugriff: 26.03.2009); http://www.hr-online.de/website/rubriken/kultur/index.jsp?rubrik=5710&key=standard_document_22324298 (letzter Zugriff: 26.03.2009).

Schopenhauer, Arthur (1788-1860), aus Danzig (heute: Gdansk, Polen), studierte zunächst Medizin, dann Philosophie. Er gilt als ein bedeutender Philosoph. Er starb in Frankfurt/Main. Vgl. ADB, 1875-1912 Bd. 32 S.333-346.

Schubert, Gotthilf Heinrich von (1780-1860), aus Hohenstein (Schönburg, sächsisches Erzgebirge), war Sohn einer Pfarrfamilie und erhielt Unterricht in Grätz und in Weimar. Seit 1799 studierte er in Leipzig Theologie, wechselte aber 1800 zu einem Studium der Medizin. Ab 1801 setzte er dieses in Jena fort. Nach seinem Studium praktizierte er, inzwischen verheiratet mit H. J. Martin, in Altenburg, gab seine Praxis allerdings wieder auf und absolvierte ein Lehrjahr an der Bergakademie Freiberg. 1806 ging er nach Dresden und widmete sich dort freier wissenschaftlicher Tätigkeit. Schubert war Anhänger der Naturphilosophie F. W. J. Schellings und wurde durch *„Vorlesungen für Gebildete"* (1807-1809) über Dresden hinaus bekannt. Auf Empfehlung Schellings übernahm Schubert 1809 das Rektorat des in Nürnberg neu gegründeten Realinstituts. Nach Schließung des Instituts wurde er 1816-1818 zur Erziehung der Prinzess/innen Maria und Albert von Mecklenburg-Schwerin in Ludwigslust angestellt. 1819 wurde er, nun verheiratet mit J. Steuernagel, auf eine Professur der Naturgeschichte nach Erlangen berufen. 1827 folgte er einem Ruf auf eine Professur für Allgemeine Naturgeschichte an die Universität München; zudem beaufsichtigte er die zoologischen Sammlungen und war in die Kindererziehung am Hof der kgl. Familie einbezogen. 1853 zog er sich zurück. Er starb auf dem Gut Laufzorn (bei München). Schubert veröffentlichte zahlreiche Schriften, darunter u.a. ca. 80 Bücher. Er war bedeutendes Mitglied der süddeutschen religiösen Erweckungsbewegung. Sein Interesse galt einer übergreifenden philosophischen und naturphilosophischen Einordnung. Er pflegte regen Austausch u.a. mit F. W. J. Schelling und G. W. F. Hegel. Vgl. Callisen, 1830-45 Bd. 7 S.250-253, Bd. 32 S.218/219; ADB, 1875-1912 Bd. 32 S.631-635; Biographisch-Bibliographisches Kirchenlexikon, 2007; Ziolkowski, 2004 S.154-161.

Schurman, Anna Maria van (1607-1678), aus Köln, war Universalgelehrte und Künstlerin. Sie wuchs in einer reformierten Familie auf: Der Vater stammte aus einer Antwerpener Kaufmannsfamilie, die nach Köln geflüchtet war, die Mutter war von Adel, aus dem Herzogtum Jülich. 1610 zog die Familie nach Schloss Dreiborn (Jülich), nach 1613 zog sie weiter nach Utrecht (Niederlande), wo Schurman aufwuchs. Bereits mit drei Jahren konnte Schurman Deutsch lesen, später lernte sie Niederländisch und zehn weitere Sprachen – Latein sprach Schurman am besten in der ganzen Stadt Utrecht (weshalb sie ein lateinisches Gedicht bei der Gründung der Akademie Utrecht vortrug). Am bekanntesten wurde Schurman mit ihren Schriften *„De vitae termino"* (lat., „Über das Lebensende", 1639) und *„Rivetum de capacitate ingenii muliebris ad scientias"* (lat., „Darf eine christliche Frau studieren?") – letztere Schrift wurde wahrscheinlich 1641 erstmalig veröffentlicht; 1646 wurde sie ins Französische, 1659 ins Englische übersetzt; 1648 wurden ihre bis dahin erschienen Schriften – u.a. die zwei hier benannten – gesammelt veröffentlicht, wovon schon 1650 und 1652 Neuauflagen erschienen. Schurman setzte sich intensiv für die Rechte von Frauen auf Bildung ein, wobei sie aber, um nicht vom Broterwerb abzuhalten, nur auf Frauen des Adels und des wohlhabenden Bürgertums abzielte. Schurman kam aus einer religiösen Familie und war selbst religiös. 1669 schloss sie sich der calvinistischen Labadisten-Gemeinde an, wofür sie ihr eigenes Haus verkaufte und in das der Gemeinde in Amsterdam einzog – und mit dieser (wegen Argwohn in der Bevölkerung) nach Herford (Westfalen), nach Altona (Dänemark) und schließlich wieder in die Niederlande – in das Schloss Walta bei Wieuwerd – zog. Dort starb sie. In zahlreichen europäischen Ländern galt Schurman als ehrenwerte Universalgelehrte. Vgl. Gössmann, 1987 S.155-157; Gössmann, 1998 (1984) S.76-84, 76-142; vgl. Mülhaupt, 1970; Rang, 1996.

Sichtermann, Barbara (*1943), aus Erfurt, wuchs in Kiel auf, machte 1963 Abitur. Anschließend besuchte sie in Bochum eine Schauspielschule und spielte

Theater. 1968 ging sie nach Berlin, u.a. gründete sie dort die anarchistische Zeitschrift „Schwarze Protokolle“ mit und studierte Volkswirtschaftslehre (Abschluss 1976). 1973 zog Sichtermann nach Hannover, zu ihrem späteren Ehemann P. Brückner; mit ihm hat sie ein gemeinsames Kind. Nach dem Tod ihres Ehemannes ging Sichtermann nach Berlin, adoptierte später zwei weitere Kinder. Seit den 1970er Jahren ist Sichtermann schriftstellerisch tätig. Sie schreibt für Zeitungen und Zeitschriften, arbeitet für den Hörfunk und veröffentlichte zahlreiche Bücher. Vgl. http://www.barbarasichtermann.de/ (letzter Zugriff: 05.05.2009).

Sigmundson, H. Keith, Dr. med., Psychiater, veröffentlichte 1969 und 1994 Arbeiten zu Pharmazeutika. Bekannt wurde sein Name durch zwei Arbeiten, die er zusammen mit M. Diamond zur medizinischen Behandlung von Intersexualität veröffentlichte.

Simpson, James Young (1811-1870), aus Bathgate (nahe Glasgow und Edinburgh, Großbritannien), seine Eltern besaßen eine Dorfbäckerei. Bereits im Alter von 14 Jahren begann Simpson an der University of Edinburgh ein Studium zunächst mit dem ‚Standardlehrplan‘ von Mathematik, Literatur, Griechisch und Latein, dazu kam nach einem Jahr eine Vorlesung über Anatomie, die ihn zum Medizinstudium – von 1828 bis 1832 – anregte. Für weitere medizinische Studien ging Simpson nach London, Oxford, Paris und Brüssel. Nach Edinburgh zurückgekehrt, eröffnete er eine Geburtshilfepraxis und lehrte privat. 1835 wurde ihm die Präsidentschaft der „Royal Medical Society“ (engl., „Königlich Medizinische Gesellschaft“) übertragen, 1840 wurde er auf die Professur für Medizin, Geburtshilfe und Frauen- und Kinderkrankheiten an der University of Edinburgh berufen. Simpson führte neue Techniken in die Geburtshilfe ein. So experimentierte er mit Chloroform und setzte sich dafür ein, dass es in der Geburtshilfe Anwendung finde. Bekannt ist Simpson auch für Beschreibungen von ‚Pathologien‘ bei Säuglingen und von Hermaphroditismus. Er starb in London. Vgl. Dreger, 2003 (1998) S.143; bookRags, 2007 (Suchwort: „James Young Simpson“).

Sinclair, Andrew Henrik, erhielt 1981 an der Monash University (Australien) seinen B.A., seinen Ph.D. erhielt er 1988 an der La Trobe University (Melbourne, Australien). Seit 2005 hat er eine Professur an der University of Melbourne inne. Seine Forschungsschwerpunkte liegen im Bereich der Geschlechtsdetermination, bekannt wurde er durch die Beschreibung und Benennung des Gens SRY. Vgl. http://www.findanexpert.unimelb.edu.au/researcher/person72.html (letzter Zugriff: 26.03.2009).

Sinnecker, Gernot Herbert Günther (*1954), Dr. med., war Privat-Dozent an der Klinik für Pädiatrie der Medizinischen Universität zu Lübeck und ist inzwischen Professor an der Klinik für Kinder- und Jugendmedizin des Klinikums Wolfsburg. Dort ist Sinnecker Arzt für Kinder- und Jugendmedizin, Neonatologie und pädiatrische Intensivmedizin. Sinnecker ist im Vorstand der Arbeitsgemeinschaft Kinder- und Jugendgynäkologie e.V. Bekannt ist er für seine praktischen Behandlungshinweise zu Intersexualität, die sich an einer möglichst frühen Behandlung, ggf. operativen und hormonellen Geschlechtszuweisung orientieren.

Soemmerring, Samuel Thomas von (1755-1830), aus Thorn/Torun (Polen), studierte von 1774-1778 in Göttingen Medizin, promovierte dort zum Dr. med. und wurde anschließend zur Lehre der Anatomie am Collegium Carolinum in Kassel angestellt. 1784 erhielt er einen Ruf auf eine Professur für Anatomie und Physiologie in Mainz. Während der Jahre der Frz. Revolution fand er die Verhältnisse zum Studium in Mainz nicht günstig und siedelte sich in Frankfurt/Main an. Zahlreiche andere Angebote ausschlagend, folgte Soemmerring 1805 einem Ruf an die Akademie der Wissenschaften nach München. 1820 zog er sich nach Frankfurt/Main zurück, wo er starb. Soemmerring wird insbesondere für seine vergleichenden anatomischen Untersuchungen viel zitiert. Vgl. ADB, 1875-1912 Bd. 34 S.610-615; Hergemöller, 2001 (1998) S.665/666.

Solon (640-560 v.u.Z.), war athenischer Dichter und Politiker. Er entstammte einem vornehmen aber verarmten Adelsgeschlecht. Bekannt ist er für seine politischen Reformen, die die innere Krise der athenischen Polis beruhigten. Vgl. Irmscher, 1999.

Soranos von Ephesos (um 100 u.Z.), *vgl. ausführlich S.72.*

Spinoza, Baruch (1632-1677), wurde in Amsterdam als Kind einer jüdischen Familie geboren, die vor Verfolgungen aus Portugal geflohen war. In Amsterdam besuchte er von 1637 an eine portugiesisch-jüdische Gemeindeschule. Bereits 1638 starb Spinozas Mutter, 1654 auch der Vater. 1647 und 1656 wurden Mitglieder aus der Amsterdamer jüdischen Gemeinde ausgeschlossen, u.a. weil sie die Unsterblichkeit der Seele geleugnet hatten. Mit Prado, dem 1656 zunächst Buße auferlegt und der später ausgeschlossen wurde, war Spinoza verbunden. Spinoza wurde 1656 ebenfalls zur Buße gedrängt, da er diese ablehnte, wurde er ausgeschlossen. 1660 zog er nach Rijnsburg, bei Leiden, später – 1670 – nach Den Haag. Einen 1673 erhaltenen Ruf auf eine Professur in Heidelberg lehnte er ab; die Berufung war an die Bedingung geknüpft worden, nicht die öffentlich geltende Religion zu stören. Während Spinoza sich den Lebensunterhalt mit dem Schleifen von Linsen verdiente, verfasste er ethische, politische Schriften, die ihm viel Gegnerschaft (insbesondere von Seiten christlicher Kirchen und jüdischer Synagoge) einbrachten. Nur die erste Schrift *„Renati Descartes principiorum philosophiae mori geometrico demonstrata"* (lat., „Descartes' Grundlagen der Philosophie auf geometrische Weise begründet") erschien unter seinem Namen, die folgenden anonym. Er setzte sich in seinen Schriften u.a. für Frieden, Selbstbestimmung des Menschen, Gedanken- und Redefreiheit ein. Den größten Missmut erregte er mit seinem Einsatz gegen religiöse Dogmen und wegen seiner monistischen Theorie, dass *Körper (Ausdehnung) und Geist (Denken) Attribute einer einzigen Substanz sind* und dass *alles in Gott ist.* ‚Gott' sei in allem Seiendem, ein solcher ‚Gott‘ passte somit nicht in die christlichen und jüdischen theologischen Lehren. Spinoza starb möglicherweise an einer Lungenerkrankung. [Vgl. Gurst, 1965 S.115-120; Moreau, 1978 (1975); Moreau, 1994 (1975) S.9-13, 15ff, 44ff, 77ff; Deleuze, 1988 (1981).] Sein aufgeklärter Monismus fand um 1800 Verbreitung, wurde aufgegriffen und fortentwickelt [vgl. u.a. Schmidt, 1984 S.79ff].

Stahl, Georg Ernst (1659 oder 1660 - 1734), aus Ansbach (Mittelfranken), studierte in Jena Chemie und Medizin, promovierte 1683. Er war Leibarzt am Hof Sachsen-Weimar, wirkte seit 1693 an der neu gegründeten Universität Halle. 1716 wurde Stahl Leibarzt des preußischen Königs in Berlin, in Berlin lebte und wirkte er bis zu seinem Tod. Er widmete sich insbesondere chemischen Forschungen. Stahl gewichtete psychische Einflüsse, die Seele, hoch und wandte sich gegen mechanistische Auffassungen; geschlechtlich beschrieb er Sensibilität als Ausdruck der Seele der Frau. Vgl. Honegger, 1991 S.144; Jahn, 2004 S.962; ADB, 1875-1912 Bd. 35 S.780-786.

Starling, Ernest Henry (1866-1927), aus London, besuchte von 1880 bis 1882 die Kings' College School London, immatrikulierte sich 1882 für ein Studium der Medizin am Guy's Hospital Medical College London, das er 1889 beendete. Von 1890 bis 1899 lehrte er dort Physiologie; 1899 wurde er auf den Lehrstuhl für Physiologie des University College London berufen, wo er bis zu seinem Tod arbeitete. Aufenthalte in Heidelberg (1885) und insbesondere Breslau (heute: Wroclaw, Polen) (1892) hatten Einfluss auf Starlings Werk. In Breslau arbeitete er bei dem Physiologen R. Heidenhain, wiederholte dessen Lymph-Experimente, gelangte aber zu grundsätzlich anderen Ergebnissen. Am University College London arbeitete Starling mit W. M. Bayliss zusammen und beschrieb und benannte mit ihm zusammen „Sekretin“ (1902). 1905 ordnete Starling „Sekretin“ als Substanz ein, die Informationen von einem Teil zu einem anderen Teil des Körpers übertrage; auf diese Weise wirkende Substanzen benannte er allgemein als „Hormone“. Seit 1891 war Starling mit F. A. Wooldridge Sieveking verheiratet, die ihn maßgeblich bei seinen Experimenten unterstützte. Sie hatten zusammen vier Kinder. Er starb an Bord eines Schiffes und wurde auf Jamaika beigesetzt. Vgl. Henderson, 2005; BookRags, 2007 (Suchwort: „Ernest Henry Starling“).

Steenstrup, Johannes Japetus Smith (1813-1897), aus Vang (Dänemark), studierte an der Universität Kopenhagen Medizin. 1841 erhielt er eine Anstellung zur Lehre von Zoologie und Mineralogie an der Akademie in Sorö (Dänemark). 1846 folgte er einem Ruf auf eine Professur für Zoologie der Universität Kopenhagen; dort übernahm er auch die Leitung des Naturhistorischen Museums. Er starb in Kopenhagen. [Vgl. Jahn, 2004 S.963/964.] Bekannt und im 19. Jh. viel zitiert wurde Steenstrups Auffassung, es gebe im Tierreich keinen echten Hermaphroditismus in dem Sinne, dass zur gleichen Zeit in ein und demselben Individuum weibliches und männliches Geschlecht, zur Zeugung fähig, vereinigt seien.

Steinach, Eugen (1861-1944), studierte in Genf Naturwissenschaften und in Wien Medizin. Steinach promovierte in Innsbruck und habilitierte sich in Prag, wo er zunächst eine außerordentliche, später eine ordentliche Professur übernahm. 1912 folgte Steinach einem Ruf auf eine ordentliche Professur in Wien und übernahm dort auch die Leitung der tierphysiologischen Abteilung der „Biologischen Versuchsanstalt der Akademie der Wissenschaften". Wichtige Arbeitsgebiete Steinachs waren Sinnes-, Nerven und Sexualphysiologie. Er führte umstrittene Gewebe- und Organverpflanzungen auch beim Menschen durch. 1938 konnte Steinach, der Österreich für einen Schweiz-Aufenthalt verlassen hatte, nicht wieder zurückkehren, seine Labor- und privaten Unterlagen wurden vom nationalsozialistischen Mob geplündert und vernichtet. Steinach starb in Territet (Schweiz). Vgl. Pecher, 1985 S.170; Stoff, 2004 S.33-36.

Stevens, Nettie Maria (1861-1912), aus Cavendish (Vermont, USA), studierte (ab dem Alter von 35 Jahren) an der Stanford University, am Hopkins Seaside Laboratory (Pacific Grove, Kalifornien) und am Bryn Mawr College (Pennsylvania, USA). Nach Auslandsaufenthalten in Napoli (Italien) und Würzburg promovierte sie 1903 am Bryn Mawr College. Ihre Forschungen wurden – bis zu ihrem Tod – von der Carnegie Institution unterstützt. Sie starb in Baltimore (Maryland, USA). Stevens Hauptinteressen galten zunächst der Morphologie und der Taxonomie, später in der Zytologie insbesondere den Chromosomen und ihrer Rolle bei der Vererbung. Vgl. bookRags, 2007 (Suchwort: „Nettie Maria Stevens"); Mittwoch, 2000 S.188.

Stolberg, Michael, schloss 1984 ein Medizinstudium an der Universität München ab und promovierte 1986 medizinhistorisch zum Dr. med. Nach einer Tätigkeit als Arzt an Münchner Krankenhäusern schloss er 1987 ein, durch ein Stipendium gefördertes, Postdoc-Forschungsprojekt an. 1989 bis 1995 war er wissenschaftlicher Mitarbeiter am Institut für Geschichte der Medizin und Medizinischer Soziologie der TU München und studierte zeitgleich Neuere Geschichte, Mittelalterliche Geschichte und Philosophie an der Universität München (LMU). 1992 folgte die Habilitation, 1994 eine Promotion zum Dr. phil. Nach sich anschließenden Forschungsprojekten erhielt Stolberg 2004 eine Professur für Geschichte der Medizin an der Universität Würzburg. Vgl. http://www.medizingeschichte.uni-wuerzburg.de/stolberg.html (Stand: 18.03.2009).

Swammerdam, Jan (1637, Amsterdam [Niederlande] – 1680, Amsterdam), studierte Medizin an der Universität Leiden und promovierte 1667 zum Dr. med. Bekannt und später viel zitiert wurde er durch seine Naturgeschichte der Insekten (1669) und als Anhänger der Präformationstheorie. Vgl. bookRags, 2007 (Suchwort: „Jan Swammerdam").

Talleyrand-Périgord, Charles-Maurice de (1754-1838), aus Paris, studierte am Priesterseminar. Er war eine wichtige Persönlichkeit bei der politischen Umgestaltung Frankreichs in der Französischen Revolution; er setzte sich u.a. für die Verstaatlichung von Kirchenbesitz ein. Vgl. bookRags, 2007 (Suchwort: „Talleyrand-Périgord").

Tevosian, Sergei G., promovierte 1997 an der Tufts University (Medford, Massachusetts, USA), hatte später eine Assistenzprofessur am „Department of Genetics" der Dartmouth Medical School (Hanover, New Hampshire, USA) inne und ist dort inzwischen Associate Professor. Tevosian beschäftigt sich mit genetischen Faktoren in der embryonalen Herz- und Keimdrüsen-Entwicklung. Vgl. http://www.dartmouth.edu/~genetics/faculty/sergei.html (letzter Zugriff: 26.03.2009); http://www.dartmouth.edu/~tevosian/sergei_tevosian.htm (letzter Zugriff: 26.03.2009); http://www.cancer.dartmouth.edu/members/Tevosian.shtml (letzter Zugriff: 26.03.2009).

Thompson, Helen Bradford (1874-1947), aus Chicago (Illinois, USA), der Vater war Schuhmacher, wuchs als eines von drei Geschwistern auf. Durch einen exzellenten Schulabschluss gewann sie ein Stipendium für die University of Chicago. Während ihrer Studienzeit dort wurden ihr Stipendien für Psychologie und Physik angeboten, von denen sie das Erstere wählte und 1897 ihren Bachelor, 1900 ihren – ausgezeichneten – Ph.D. in Psychologie an der Universität von Chicago erlangte. Ihre Dissertationsschrift veröffentlichte sie 1903, 1905 erschien sie in deutscher Sprache [vgl. Thompson, 1905 (1903)]. Thompson folgte einer Einladung nach Europa, wo sie zunächst ein Jahr in Berlin, dann ein Jahr in Paris ihre Forschungen vorantrieb. Anschließend kehrte sie in die USA zurück und lehrte am „Mount Holyoke College" (South Hadley, Massachusetts), 1902 wurde sie dort Direktorin eines neu gegründeten Psychologischen Labors. 1905 heiratete sie in Japan P. G. Woolley, beide gingen auf die Philippinen, wo sie ihre Forschungen betrieben; 1907 gingen sie nach Thailand, 1908 zurück in die USA, wo sie sich in Nebraska niederließen, bevor sie später nach Ohio (Cincinnati) und nachfolgend nach Detroit (Michigan) umzogen. In den USA setzte Thompson-Woolley ihre experimentellen psychologischen Untersuchungen fort, sie führte u.a. groß angelegte Studien mit Jugendlichen während der Adoleszenz durch und betätigte sich in der Frauenrechtsbewegung (Mitglied und Vorsitzende der „Ohio Woman Suffrage Association"); 1921 wurde sie stellvertretende Direktorin der „Merrill-Palmer-School" (Detroit, Michigan), 1925 nahm sie einen Ruf zur Rektorin des „Institute of Child Welfare Research" an der Columbia University in New York an. Eine psychische Erkrankung zwang sie dazu, ihre Stellung 1930 aufzugeben; von 1930 bis zu ihrem Tod lebte sie bei einer ihrer beiden Töchter in Havertown (Pennsylvania). Vgl. Milar, 2004.

Tiedemann, Friedrich (1781-1861), aus Kassel, nach der Aufhebung des Collegium Carolinum verzog die Familie nach Marburg. Er studierte seit 1798 an den Universitäten Marburg, Bamberg und Würzburg Medizin und besuchte dabei u.a. Veranstaltungen von F. J. Gall, F. W. J. Schelling und S. T. von Soemmerring; er hörte außerdem bei G. Cuvier in Paris. 1804 promovierte er zum Dr. med. und habilitierte sich. 1807 erhielt er eine Professur für Anatomie und Zoologie an der Universität Landshut; in Landshut arbeitete er auch als Arzt. 1816 folgte er einem Ruf auf eine Professur für vergleichende Anatomie, Physiologie und Zoologie an die Universität Heidelberg, die er bis 1849 innehatte. In Frankfurt/Main, später München setzte sich Tiedemann zur Ruhe. Er starb in München. Vgl. ADB, 1875-1912 Bd. 38 S.277/278; Einführung von H.-K. Schmutz in Tiedemann, 1984 (1837) S.XVII-XX; Jahn, 2004 S.972/973.

Vainio, Seppo, hat eine Professur für Entwicklungsbiologie an dem Biocenter Oulu der University of Oulu (Finnland) inne. Der Forschungsschwerpunkt der von ihm geleiteten Arbeitsgruppe ist die „Genetische Kontrolle der Organogenese", u.a. die Nieren- und die Keimdrüsenentwicklung. Vgl. http://www.biocenter.oulu.fi/projects/vainio.html (letzter Zugriff: 26.03.2009).

Vesalius, Andreas (1514-1564), gilt als Begründer der modernen Anatomie. Bei seinen Lehrern J. Guenther (1505-1574) und J. Dubois (1478-1555) lernte er vor allem die galenische Medizin und Anatomie kennen. Schon früh führte er Sektionen durch. Er kam zu dem Schluss, dass Galenos keine anatomischen Untersuchungen am Menschen durchgeführt hatte. Nach seiner Auffassung konnten nur an der menschlichen Leiche gewonnene Erkenntnisse verwertbare Aussagen über die menschliche Anatomie liefern [Cunningham, 2001]. Sein Ansinnen war es jedoch nicht, Galenos zu widerlegen, sondern dessen Arbeiten zu ergänzen und zu präzisieren. In seinem Buch *„De humani corporis fabrica libri septem"* deckte Vesalius 200 ‚Fehler' der bisherigen Anatomie auf. Das Buch enthielt Abbildungen von 14 ‚Muskelmännern' und drei Skeletten. Seinen Zeichnungen eines nackten Mannes und einer nackten Frau fügte er ein menschliches Skelett bei. Dieses kennzeichnete er ohne Geschlechterdifferenzierung, obwohl er an anderer Stelle darauf hinwies, dass es sich um das Skelett eines 18 jährigen Mannes handle. Vesalius ging davon aus, dass außer den Geschlechtsmerkmalen alle Organe gleichartig und nicht geschlechtlich verschieden seien. Er schloss sich der mit Galenos begründeten herrschenden Auffassung an, dass die weiblichen Geschlechtsmerkmale nach innen gestülpte Äquivalente der männlichen seien. Vgl. u.a. O'Malley, 1964; Herrlinger, 1964; Debus, 1978 S.59-63; Schiebinger, 1986 S.46-51; Schiebinger, 1993 (1989) S.229-236; Sawday, 1990; Sawday, 1995 S.188-229; Honegger, 1991 S.179; Carlino, 1999 S.39-53; Laqueur, 2003 (1990) S.81ff.

Virchow, Rudolf Ludwig Karl (1821-1902), aus Schivelbein (Pommern; heute: Swidwin, Polen), studierte Medizin am militärärztlichen Friedrich-Wilhelm-Institut Berlin. Virchow promovierte 1843 zum Dr. med., 1846 wurde er Prosektor an der Charité Berlin. 1847 habilitierte sich Virchow und wurde 1849 auf eine ordentliche Professur für pathologische Anatomie an die Universität Würzburg berufen. 1847 begründete Virchow das „Archiv für pathologische Anatomie, Physiologie und klinische Medicin" (Virchows Archiv) mit. 1856 gründete er das Pathologische Institut der Charité Berlin und übernahm dessen Leitung. Virchow betätigte sich überdies politisch und begründete die „Deutsche Fortschrittspartei" mit. Virchow starb in Berlin. Vgl. Jahn, 2004 S.981; LeMO, 2007 (Suchwort: „Rudolf Virchow").

Vogt, Carl (Karl) (1817-1895), aus Gießen, studierte zunächst an der Universität Gießen Medizin. Durch das freiheitlich orientierte Engagement seiner Brüder war auch Vogt von Verfolgung betroffen, der Vater verlor den Lehrstuhl der Medizin in Gießen. Vogt setzte das Studium in Bern fort und promovierte dort 1839 zum Dr. med. Er unternahm Studienreisen nach Frankreich und Italien. 1847 erhielt er einen Ruf auf eine Professur für Zoologie an der Universität Gießen. Durch politische Aktivitäten (Unterbringung von „Patrioten", Leitung der „Gießener Bürgergarde", Beteiligung an der Nationalversammlung) musste Vogt 1848 aus den deutschen Staaten fliehen. Er floh nach Bern, ging für zoologische Studien nach Nizza, erhielt 1852 eine Professur für Geologie, ab 1872 eine Professur für Paläontologie und Anatomie an der Universität Genf. In Genf starb er. Er führte zunächst anatomische, später vor allem entwicklungsgeschichtliche Forschungen durch. Bekannt wurde er durch seine populärwissenschaftlichen Vortragsreihen und Publikationen. Seine wissenschaftlichen biologischen Schriften werden durch politische (*„Die politischen Aufgaben der Opposition in unserer Zeit"*, 1849) ergänzt und tragen selbst deutlich politische Züge (bspw. in *„Untersuchungen über Thierstaaten"*, 1851). Vgl. ADB, 1875-1912 Bd. 40 S.181-189; Jahn, 2004 S.982.

Wachtel, Stephen S., trug mit zahlreichen Veröffentlichungen zur Forschung über Geschlechtsdetermination bei. Er arbeitete zeitweise am „Center and Department of Pediatrics" des New Yorker Medical Center (New York, USA). Seine Forschungen und die Veröffentlichungstätigkeit setzte er im Rahmen einer Professur an der University of Tennessee (Memphis, USA) fort. Inzwischen ist Wachtel emeritiert.

Waddington, Conrad Hal (1905-1975), aus Evesham (England, Großbritannien), wuchs zunächst auf einer Farm seiner Eltern in Südindien auf, später bei Tante und Onkel in Sedgeborrow (England). Der Onkel war begeisterter Naturforscher und regte auch Waddingtons Interesse an Naturforschung an. Während des Ersten Weltkrieges bei der Großmutter lebend, erprobte sich Waddington bei ersten chemischen und physikalischen Experimenten; in einem nahe gelegenen Museum befasste er sich mit Fossilien. Waddington lernte an der privaten „Clifton College School", an der sein Interesse an arabischer und alexandrinischer Metaphysik geweckt wurde. Diese vielfältigen Interessen zeigten sich auch bei seinem Studium an der University of Cambridge (England). Er studierte Naturwissenschaften, Paläontologie, Philosophie, Literatur und Kunst. Er promovierte zu einem Thema aus der Paläontologie. Seit den 1930er Jahren befasste sich Waddington mit Embryologie. Während des Zweiten Weltkriegs arbeitete er im „Royal Air Force Coastal Command" und versuchte die Effektivität bei der Bekämpfung von U-Booten zu verbessern. Nach dem Zweiten Weltkrieg erhielt Waddington an der University of Edinburgh (Schottland, Großbritannien) eine Professur für Tiergenetik. 1947 wurde er als Mitglied in die „Royal Society" aufgenommen. Waddington interessierte sich insbesondere für Prozesse, die eine Verbindung zwischen Genetik und Zellbiologie sowie Embryologie herstellen sollten. Trotz seiner erfolgreichen Forschungen wurden die Ergebnisse aber durch neu entwickelte Techniken in der Genetik – und den Glauben an diese – überdeckt. Waddington starb in Edinburgh. Er war zweimal verheiratet und hatte zwei Kinder. Vgl. Slack, 2002; Speybroeck, 2002b S.61/62, 63ff.

Waldeyer, Heinrich Wilhelm Gottfried (ab 1916 *von Waldeyer-Hartz*) (1836-1921), aus Hehlen (bei Braunschweig), studierte Naturwissenschaften und Medizin an den Universitäten Göttingen, Greifswald und Berlin. Seit 1865 hatte er eine außerordentliche, seit 1867 eine ordentliche Professur für Pathologische Anatomie an der Universität Breslau (jetzt: Wroclaw, Polen) inne. 1872 folgte er einem Ruf der Universität Strasbourg (Deutsches Reich; heute [wie bis 1871]: Frankreich), 1883 ging er nach Berlin – wo er auch starb. [Vgl. Jahn, 2004 (1998) S.985.] Waldeyer gehörte zu den Lehrenden, die sich an der Berliner Medizinischen Fakultät bis 1909 gegen das Studium von Frauen aussprachen [Burchardt, 1996 S.282/283].

Weaver, Ian C. G., aus Winchester (Großbritannien), machte seinen Master an der University of Bristol (Großbritannien). Er promovierte in Neurowissenschaften am „Department of Neurological Sciences" der McGill University (Kanada), unter Betreuung von M. Meaney und M. Szyf. Sein Forschungsinteresse umfasst Gen-Umwelt-Interaktionen und wie diese sich auf molekularer Ebene darstellen. Er hat eine PostDoc-Anstellung an dem „Hospital for Sick Children" (Toronto, Kanada) inne. Vgl. http://www.cihr-irsc.gc.ca/e/28041.html (letzter Zugriff: 26.03.2009); Bulletin of the centre of excellence for early childhood development, 6 (3): S.2 (Online: http://www.excellence-jeunesenfants.ca/documents/BulletinVol6No3Dec07ANG.pdf [letzter Zugriff: 26.03.2009]).

Weininger, Otto (1880-1903), aus Wien, der Vater war Goldschmied, studierte ab 1898 Philosophie. Außerdem hörte er u.a. psychologische, anatomische und physiologische Vorlesungen. 1902 promovierte er zum Dr. phil. Seine Dissertation bildete die Grundlage der späteren, weite Verbreitung findenden Schrift *„Geschlecht und Charakter. Eine prinzipielle Untersuchung"* (1903). 1902 wechselte er von der jüdischen zur christlich-protestantischen Religion. Weininger suizidierte sich in Wien. Vgl. Le Rider, 1985 (1982) innere Umschlagseite, S.11-58; Sengoopta, 2000 S.13-20; Hergemöller, 2001 (1998) S.727-729; Biographisch-Bibliographisches Kirchenlexikon, 2007.

Welcker, Hermann (1822-1899), aus Gießen, studierte in Gießen und Heidelberg Naturwissenschaften und Medizin und promovierte 1851 in Gießen zum Dr. med. 1853 Privatdozentur in Heidelberg, 1859 außerordentliche, 1866 (bis 1893) ordentliche Professur für Anatomie in Halle. 1866 übernahm er auch die Leitung des anatomischen Instituts. Welcker starb in Winterstein (Thüringen). Zunächst wandte sich Welcker insbesondere der Mikroskopie zu, nach Fertigstellung des anatomischen Instituts in Halle und Übernahme von dessen Leitung beschäftigte sich Welcker mit dem Aufbau einer Präparatesammlung, vertiefte sich in beschreibender anatomischer Forschung und verfasste u.a. Schriften, in denen er Teile des Skeletts, insbesondere des Schädels, beschrieb. Diesbezüglich wurde er oft zitiert. Vgl. ADB, 1875-1912 Bd. 55 S.38-41.

Wilhelm, Dagmar, arbeitet an ihrer PostDoc in der Arbeitsgruppe von P. Koopman und leitet eine eigene Arbeitsgruppe an der University of Queensland (Australien). Ihre Forschungsschwerpunkte sind Geschlechtsdetermination, Keimdrüsenentwicklung und die Rolle nicht-‚codierender' RNAs hierbei. Vgl. http://www.imb.uq.edu.au/?page=90880&pid=90880 (letzter Zugriff: 26.03.2009).

Wilson, Edmund Beecher (1856-1939), aus Geneva (Illinois, USA), studierte an der Sheffield Scientific School of Yale University (New Haven, Connecticut, USA), zeitweise auch in Chicago Biologie (insbesondere Embryologie und Morphologie) und promovierte an der Johns Hopkins University (Baltimore, Maryland, USA). Studienaufenthalte führten Wilson nach Cambridge (Großbritannien), Leipzig (Deutsches Reich) und Napoli (Italien), wo er u.a. Boveri kennenlernte. 1891 erhielt Wilson eine Assistenzprofessur für Zoologie an der Columbia University (New York, USA), an der seine weitere Karriere erfolgte. Sein wichtigstes Werk ist *„The Cell in Development and Inheritance"* (engl. „Die Zelle in Entwicklung und Vererbung"). Er starb 1939 in New York. Vgl. bookRags, 2007 (Suchwort: „Edmund Beecher Wilson"); Mittwoch, 2000 S.188.

Wolff, Caspar Friedrich (1734-1794), aus Berlin, studierte ab 1753 am Collegium medico-chirurgicum Berlin. 1755 ging er an die medizinische Fakultät nach Halle, an der er 1759 seine Dissertationsschrift *„Theoria generationis"* vorlegte, in der er Präformationstheorien widersprach und eine eigene Theorie der Entwicklung beschrieb. 1764 gab Wolff diese Schrift in überarbeiteter Fassung – als Verteidigung und zum fortgesetzten Beweis der Aussagen in der Dissertation – in Deutsch heraus und antwortete damit insbesondere auf Einwürfe A. von Hallers (Haller unterstütze Präformationstheorien; Wolff hatte ihm seine Schrift [1759] zur Kritik selbst geschickt) [vgl. beide Schriften, sowie ein kommentierendes Vorwort u.a. zu dem Briefwechsel mit Haller von R. Herrlinger in: Wolff, 1966 (1759/64)]. 1767 folgte Wolff einem Ruf nach St. Petersburg, wo er den Lehrstuhl für Anatomie und Physiologie übernahm. Er beschäftigte sich weiterhin mit der Theorie der Entwicklung und starb in St. Petersburg. Vgl. Jahn, 2004 (1998) S.995-996; vgl. Herrlingers Einführung in: Wolff, 1966.

Wollstonecraft, Mary (1759-1797), aus Hoxton (bei London, Großbritannien), war Tochter in einer verarmten Weber/innenfamilie. Ihr Vater tyrannisierte die Familie. Sie besuchte eine Volksschule und bildete sich selbst. Schon früh musste sich Wollstonecraft als Gesellschafterin verdingen, eine Position, die ihr nicht zusagte. Eine zusammen mit ihrer Schwester eröffnete Schule, in der sie privat unterrichtete, musste sie aus finanziellen Nöten nach wenigen Jahren wieder schließen. Durch die Veröffentlichung von *„Mary, A Fiction"* (engl., „Mary, eine Fiktion"), eine Schrift zur Mädchenerziehung, sowie eine Tätigkeit als Verlagsassistentin, Journalistin und Übersetzerin konnte sich Wollstonecraft unabhängig machen und ein bescheidenes Einkommen sichern. Die Jahre 1792-1795 verbrachte Wollstonecraft in Paris und veröffentlichte ihr am bekanntesten gewordenes Werk *„A vindication of the rights of woman"*. Dort pflegte sie auch eine Liebesbeziehung und bekam ein uneheliches Kind. 1795 kehrte sie nach London zurück. Depressiv wegen der Trennung, und auch in Zusammenhang mit Kritiken und Diffamierungen auf Grund ihrer emanzipatorischen Schriften, unternahm Wollstonecraft zwei Suizidversuche. 1797 heiratete sie W. Godwin, einige Wochen nach der Geburt des gemeinsamen Kindes (die später ebenfalls als Schriftstellerin bekannt gewordene Mary Shelley) starb Wollstonecraft an Kindbettfieber. Bekannt wurde Wollstonecraft durch ihre radikalen Schriften für Mädchenbildung und Gleichstellung der Frauen. Vgl. Priester, 2005; Patten, 2008.

Yao, Humphrey Hung-Chang, studierte zunächst an der Fu-Jen University Taipei (Taiwan) und machte dort seinen Bachelor. An der University of Illinois (USA) setzte er mit einem Master-Studium fort und schloss eine Promotion an. Dort arbeitet Yao heute insbesondere zu Geschlechtsdetermination. Vgl. http://www.life.uiuc.edu/repro/faculty/yao.php (letzter Zugriff: 26.03.2009); http://vetmed.illinois.edu/faculty/vb/hhyao.html (letzter Zugriff: 26.03.2009).

Zayas y Sotomayor, María de (vermutlich 1590-1661/1669), war aus Madrid. Viel ist über sie nicht bekannt. 1590 wurde eine Maria de Zayas in Madrid getauft, doch ob es sich dabei tatsächlich um die spätere Dichterin handelte, kann nicht sicher gesagt werden. 1661 und 1669 starben je eine Maria de Zayas; ob eine davon bzw. ggf. welche die Dichterin war, kann nicht sicher bestimmt werden. Bekannt sind hingegen Zayas y Sotomayors Novellen, die sie 1637 und 1647 veröffentlichte. In diesen entgegnete sie einer verbreiteten Schrift von F. L. de León (*„La perfecta casada"* [span., „Über die vollkommene Ehefrau", 1583]), in der Frauen auf Grund ‚natürlicher Veranlagung' Vernunft abgesprochen wurde. Zayas y Sotomayor führte aus, dass eine gute Bildung – statt einer verdummenden Erziehung – Frauen für alle Tätigkeiten und Ämter ebenso geeignet mache wie Männer. Vgl. Nachwort von G. Poppenberg zu: Zayas y Sotomayor, 1991 (1637/1647) S.313-329, 313/314; vgl. auch: Hassauer, 1997 S.210-212; Bolufer Peruga, 2005 S.391/392.

Zürcher, Urs, ist Historiker und lehrt an der Universität Basel zu Geschichte und Philosophie. 2003 promovierte er, begutachtet von Prof. Dr. J. Tanner und PD (jetzt Prof.) Dr. M. Hagner mit der hier betrachteten Arbeit (Zürcher, 2004) zum Dr. phil.

Literaturverzeichnis

ABGB (1811): Allgemeines bürgerliches Gesetzbuch für die gesammten deutschen Erbländer der Oesterreichischen Monarchie. I. Theil, II. Theil, III. Theil. k.k. Hof- und Staats-Druckerey, Wien.

Achermann, J. C., Ito, M., Ito, M., Hindmarsh, P. C., Jameson, J. L. (1999): A mutation in the gene encoding steroidogenic factor-1 causes XY sex reversal and adrenal failure in humans. Nature Genetics, 22: S.125-126.

Ackermann, J. F. (1788): Ueber die körperliche Verschiedenheit des Mannes vom Weibe außer den Geschlechtstheilen; Uebersetzt nebst einer Vorrede und einigen Bemerkungen von J. Wenzel. Winkoppische Buchhandlung, Mainz.

Ackermann, J. F. (1790): Über die Kretinen, eine besondre Menschenabart in den Alpen. in der Ettingerschen Buchhandlung, Gotha.

Ackermann, J. F. (1804): Über die Erleichterung schwerer Geburten, vorzüglich über das ärztliche Vermögen auf die Entwicklung des Foetus; Ein Schreiben an den Kurfürstlich-Pfalzbayrischen Stabschirurgus Herrn Dr. Brünninghausen in Würzburg. Jena, 1804.

Ackermann, J. F. (1805 [Erstauflage Bd. 1: 1797; Bd. 2: 1800]): Versuch einer physischen Darstellung der Lebenskräfte organisirter Körper (mit einem Nachtrag versehene Ausgabe). Friedrich Frommann, Jena.

Ackermann, J. F. (1805b): Infantis androgyni historia et ichnographia: acc. de sexu et generatione disquisitiones physicologicae et V. Tabulae. Maucke, Jenae.

Ackermann, J. F. (1806): Die Gall'sche Hirn- Schedel- und Organenlehre vom Gesichtspunkte der Erfahrung aus beurtheilt und widerlegt. Mohe und Zimmer, Heidelberg; Mohr, Frankfurt.

Ackermann, J. F. (1816 [lat. 1810]): Rede von der durch die Studien der Wissenschaften und freien Künste fortzubildenden Würde der menschlichen Natur (De Humanae Naturae Dignitate Literarum Et Bonarum Artium Studiis Extollenda: Oratio Academica Die XXII. Novembris MDCCCX Festis Natalitiis Octogesimis Tertiis Magni Badarum Ducis Habita Qua Ad Festivos

Actus Invitaverat D. Jacob Fidelis Ackermann). In: Sammlung der wichtigsten kleineren lateinischen Schriften des J. F. Ackermann. Übersetzt von C. Hoffmann. J. C. Kolb, Speyer. (Zeitlich eingeordnet bei „Historische Kommission der Bayerischen Akademie der Wissenschaften", Online: http://www.historische-kommission-muenchen-editionen.de/rektoratsreden/anzeige/index.php?type=rede&id=1579 [letzter Zugriff: 26.05.2009].)

ADB (1875-1912): Allgemeine Deutsche Biographie, herausgegeben durch die Historische Commission bei der königl. Akademie der Wissenschaften, Duncker und Humblot, München, Leipzig, (Online: http://mdz1.bib-bvb.de/~ndb/ [letzter Zugriff: 26.03.2009]).

Adelman, J. (1999): Making Defect Perfection: Shakespeare and the One-Sex-Model. In: Comensoli, V., Russel, A. (Hrsg.): Enacting Gender on the English Renaissance Stage. University of Illinois Press, Urbana, Chicago, S.23-52.

AG gegen Rassismus in den Lebenswissenschaften (Hrsg., 2009): Gemachte Differenz: Kontinuitäten biologischer „Rasse"-Konzepte. unrast-Verlag, Münster.

Agrippa von Nettesheim, H. C. (1988 [dt. Erstauflage 1540]): Vom Adel vnd Fürtreffen Weibliches geschlechts, 1540, Übersetzung von: Declamatio de nobilitate et praecellentia Foeminei sexus, 1529. (Kommentiert von J. Jungmayr.) In: Gössmann, E. (Hrsg., 1988): Archiv für philosophie- und theologie-geschichtliche Frauenforschung. Band 4: Ob die Weiber Menschen seyn, oder nicht? iudicum verlag, München, S.53-95.

Ahmed, S. F., Morrison, S., Hughes, I. A. (2004): Intersex and gender assignment; the third way? Archives of disease in childhood, 89: S.847-850.

Aitken, J. (1785): Principles of midwifery, or puerperal medicine. The second edition, enlarged and illustrated with engravings Edinburgh. (Online: http://galenet.galegroup.com.proxy.nationallizenzen.de/servlet/ECCO [letzter Zugriff: 26.03.2009]).

Alexander, T. (1997): The Medical Management of Intersexed Children: An Analogue for Childhood Sexual Abuse. (Online: http://www.isna.org/articles/analog.html [letzter Zugriff: 26.03.2009]).

Allen, T. (1666/1667): An Exact Narrative of an Hermaphrodite Now in London. Philosophical Transactions, 2: S.624-625. Auch in: Royal Society (1745, Hrsg.): Medical essays and observations relating to the practice of physic and surgery: abridg'd from the Philosophical transactions, from their first publication ... The Latin papers are English'd, some occasional remarks are made, and the whole illustrated with necessary copper-plates. Vol. 1 of 2, printed for J. Newbery, London, (Online: http://galenet.galegroup.com.proxy.nationallizenzen.de/servlet/ECCO [letzter Zugriff: 26.03.2009]).

Allgemeine deutsche Real-Encyklopädie (1837): Allgemeine deutsche Real-Encyklopädie für die gebildeten Stände (Conversations-Lexicon) in zwölf Bänden, Zwölfter Band. Brockhaus, Leipzig.

Allgemeine Encyclopädie der Wissenschaften und Künste (1829): Section 2, Teil 6, Heräa - Herpes. J. F. Gleditsch, Leipzig. (Insgesamt erschienen von 1818 bis 1889 167 Text-Bände und ein Tafel-Band dieser Encyclopädie, zunächst hrsg. von J. S. Ersch und J. G. Gruber, später vom Brockhaus-Verlag. Die Encyclopädie blieb unvollständig.) Digitalisiert online: http://resolver.sub.uni-goettingen.de/purl?PPN345284054 (letzter Zugriff: 25.05.2009).

Allgemeine Literatur-Zeitung (1815): Band III, September bis December 1815, Halle und Leipzig, (Online bei: http://www.books.google.com [letzter Zugriff: 26.03.2009]).

Allis, C. D., Jenuwein, T., Reinberg, D. (2007): Overview and Concepts (Chapter 3). In: Allis, C. D., Jenuwein, T., Reinberg, D., Caparros, M.-L. (Hrsg.): Epigenetics. Cold Spring Harbor Laboratory Press, S.23-61.

American Academy of Pediatrics (2000): Evaluation of the Newborn With Developmental Anomalies of the External Genitalia. Pediatrics, 106 (1): S.138-142.

Angerer, M.-L. (1999): The Body of Gender: oder The Body of What? Zur Leere des Geschlechts und seiner Fassade. In: genus – Münsteraner Arbeitskreis für gender studies (Hrsg.): Kultur, Geschlecht, Körper. agenda Verlag, Münster, S.64-76.

Annerl, C. (1991): Das neuzeitliche Geschlechterverhältnis. Eine philosophische Analyse. Campus Verlag, Frankfurt/Main, New York.

Anttonen, M. (2005): Ovarian development, function, and Granulosa cell tumorgenesis: Role of GATA transcription factors Anti-Müllerian Hormone. Dissertation, University of Helsinki.

Anway, M. D., Skinner, M. K. (2006): Epigenetic Transgenerational Actions of Endocrine Disruptors. Endocrinology, 147 (6) (Supplement): S.S43-S49.

Arakawa, Y., Nishida-Umehara, C., Matsuda, Y., Sutou, S., Suzuki, H. (2002): X-chromosomal localization of mammalian Y-linked genes in two XO species of the Ryukyu spiny rat. Cytogenet and Genome Research, 99 (1-4): S.303-309.

Arbeitsgruppe Ethik im Netzwerk Intersexualität „Besonderheiten der Geschlechtsentwicklung“ (2008): Ethische Grundsätze und Empfehlungen bei DSD – Therapeutischer Umgang mit Besonderheiten der Geschlechtsentwicklung/Intersexualität bei Kindern und Jugendlichen. Monatsschrift Kinderheilkunde, 3: S.241-245, (Online auf: http://www.netzwerk-is.de unter: http://www.netzwerk-dsd.uk-sh.de/fileadmin/documents/netzwerk/ag/pdf/AG_Ethik_Empfehlungen.pdf [letzter Zugriff: 26.03.2009]).

Ariadne (2008): Serviceeinrichtung der Österreichischen Nationalbibliothek, in der diese sich des „frauenspezifischen Bestandes“ annimmt (Online: http://www.onb.ac.at/ariadne/index.htm [letzter Zugriff: 26.03.2009]./Zu „Oda Olberg“ vgl. online: http://www.onb.ac.at/ariadne/vfb/bio_olberg.htm [letzter Zugriff: 26.03.2009]./Zu „Grete Meisel-Heß“ vgl. online: http://www.onb.ac.at/ariadne/vfb/bio_meiselhess.htm [letzter Zugriff: 26.03.2009]).

Aristoteles A: *De Generatione Animalium*. Translated by Arthur Platt. In: Smith, J.A. (1912): The Works of Aristotle. Oxford, 1912; *beginnend mit S.715a im Corpus Aristotelicum,* (Online: http://etext.lib.virginia.edu/toc/modeng/public/AriGene.html [letzter Zugriff: 26.03.2009]).

Aristoteles B: *Historia Animalium (Geschichte der Tiere)*. Übersetzt, erläutert und hrsg. unter dem Titel „Tierkunde" von P. Gohlke. Ferdinand Schöning Paderborn, 1949; *beginnend mit S.486a im Corpus Aristotelicum,* (Online in der Fassung: *Historia Animalium.* Translated by D'Arcy Wentworth Thompson. In: Smith, J.A. [1912]: The Works of Aristotle. Oxford, 1912, unter: http://etext.virginia.edu/toc/modeng/public/AriHian.html [letzter Zugriff: 26.03.2009]).

Aristoteles C: *De Partibus Animalium*. Translation by William Ogle. In: Smith, J.A. (1912): The Works of Aristotle. Oxford, 1912; *beginnend mit S.639a im Corpus Aristotelicum,* (Online: http://etext.virginia.edu/toc/modeng/public/AriPaan.html [letzter Zugriff: 26.03.2009]).

Aristoteles D: *Politica*. Translation by Benjamin Jowett; *beginnend mit S.1252a im Corpus Aristotelicum,* (Online: http://etext.library.adelaide.edu.au/a/aristotle/a8po/ [letzter Zugriff: 26.03.2009]).

Armstrong, C. N., Marshall, A. J. (1964): Intersexuality in Vertebrates Including Man. Academic Press, London, New York.

Armstrong, J. F., Pritchard-Jones, K., Bickmore, W. A., Hastie, N. D., Bard, J. B. (1993): The expression of the Wilms' tumour gene, WT1, in the developing mammalian embryo. Mechanisms of Development, 40 (1-2): S.85-97.

Arnaud de Ronsil, G. (1777 [frz. 1768; engl. 1750]): Anatomisch-chirurgische Abhandlung über die Hermaphroditen. Aus dem Französischen übersetzt. Verlegt A. König, Straßbourg. *(auf Grund der Anmerkungen des Übersetzers wurde zum Abgleich auch die engl. Fassung genutzt: Arnaud de Ronsil, G. [1750]: A Dissertation on Hermaphrodites. Printed for A. Millar, London, [Online: http://galenet.galegroup.com.proxy.nationallizenzen.de/servlet/ECCO (letzter Zugriff: 26.03.2009)]).*

Arnim, B. von (1982 [Erstveröffentlicht 1843]): Dies Buch gehört dem König. (Hrsg. und eingeleitet von I. Staff.) Insel Verlag, Frankfurt/Main.

Astell, M. (2002 [Erstveröffentlicht 1694/1697]): A Serious Proposal to the Ladies (Hrsg. und eingeleitet von P. Springborg.) Broadview Press, Peterborough u.a..

Astruc, J. (1767): A treatise on the diseases of women; in which it is attempted to join a just theory to the most safe and approved practice: with two dissertations on several passages in the Treatise on the diseases of women; Volume III; translated from the French original. printed for J. Nourse, London, (Online: http://galenet.galegroup.com.proxy.nationallizenzen.de/servlet/ECCO [letzter Zugriff: 26.03.2009]).

Austin, S. (1986) Parmenides – Being, Bounds, and Logic. Yale University Press, New Haven, London.

Autenrieth, J. H. F. (1807): Bemerkungen über die Verschiedenheit beyder Geschlechter und ihrer Zeugungsorgane, als Beytrag zu einer Theorie der Anatomie. Archiv für Physiologie, 7 (1): S.1-139.

Baader, R. (1980): Die Literatur der Frau oder die Aufklärung der kleinen Schritte. In: Stackelberg, J. v. (Hrsg.): Europäische Aufklärung III (Neues Handbuch der Literaturwissenschaft Bd. 13). Akademische Verlagsgesellschaft Athenaion, Wiesbaden, S.79-106.

Baader, R. (1995): Heroinen der Literatur – Die französische Salonkultur im 17. Jahrhundert. In: Baumgärtel, B., Neysters, S. (Hrsg.): Die Galerie der Starken Frauen – Die Heldin in der französischen und italienischen Kunst des 17. Jahrhunderts (Ausstellungskatalog). Kimkhardt & Biermann, Düsseldorf, S.34-50.

Babka, A. (2003): Geschlecht als Konstruktion. Eine Annäherung aus der Sicht der Dekonstruktion. (Online: http://differenzen.univie.ac.at/u/1065968932-6fb6bd2a660b4b6c3011536def541fcd/Babka_Geschlecht_als_Konstruktion.pdf [letzter Zugriff: 26.03.2009]).

Babka, A. (2007): Gender(-Forschung) und Dekonstruktion. Vorläufige Überlegungen zu den Zusammenhängen zweier Reflexionsräume. (Online: http://differenzen.univie.ac.at/u/1213194112-d916641cf1b48b6836044eb1de239188/Proddiff%20Gender%20und%20Dekonstruktion.pdf [letzter Zugriff: 26.03.2009]).

Bae, D. S., Schaefer, M. L., Partan, B. W., Muglia, L. (1996): Characterization of the mouse DAX-1 gene reveals evolutionary conservation of a unique amino-terminal motif and widespread expression in mouse tissue. Endocrinology, 137 (9): S.3921-3927.

Baere, E. de, Beysen, D., Oley, C., Lorenz, B., Cocquet, J., Sutter, P. de, Devriendt, K., Dixon, M., Fellous, M., Fryns, J. P., Garza, A., Jonsrud, C., Koivisto, P. A., Krause, A., Leroy, B. P., Meire, F., Plomp, A., Maldergem, L. van, Paepe, A. de, Veitia, R., Messiaen, L. (2003): FOXL2 and BPES: mutational hotspots, phenotypic variability, and revision of the genotype-phenotype correlation. American journal of human genetics, 72 (2): S.478-487.

Baerenbach, F. von (1877): Das Problem einer Naturgeschichte des Weibes. Verlag von H. Dufft, Jena.

Baillie, M. (1793): The morbid anatomy of some of the most important parts of the human body. printed for J. Johnson, London, (Online: http://galenet.galegroup.com.proxy.nationallizenzen.de/servlet/ECCO [letzter Zugriff: 26.03.2009]).

Baillie, M. (1798): An appendix to the first edition of the Morbid anatomy of some of the most important parts of the human body. printed for J. Johnson and G. Nicol, London, (Online: http://galenet.galegroup.com.proxy.nationallizenzen.de/servlet/ECCO [letzter Zugriff: 26.03.2009]).

Baltrusch, E. (2007): „Den Männern Freund ist in allem mein Gemüt". Geschlecht und Alter im Klassischen Athen. In: Hartmann, E., Hartmann, U.,

Pietzner, K. (Hrsg.): Geschlechterdefinitionen und Geschlechtergrenzen in der Antike. Franz Steiner Verlag, Stuttgart, S.153-168.

Barbaux, S., Niaudet, P., Gubler, M. C., Grünfeld, J. P., Jaubert, F., Kuttenn, F., Fékété, C. N., Souleyreau-Therville, N., Thibaud, E., Fellous, M., McElreavey, K. (1997): Donor splice-site mutations in WT1 are responsible for Frasier syndrome. Nature Genetics, 17 (4): S.467-470.

Barfurth, D. (1910): Regeneration und Transplantation in der Medizin. Verlag von Gustav Fischer, Jena.

Barfurth, D. (1914): Regeneration und Transplantation. In: Merkel, F., Bonnet, R. (Hrsg.): Anatomische Hefte – Beiträge und Referate zur Anatomie und Entwicklungsgeschichte, zweite Abteilung: Ergebnisse der Anatomie und Entwicklungsgeschichte, Band XXII. Verlag von J. F. Bergmann, Wiesbaden, S.356-601.

Barlow, D. P., Bartolomei, M. S. (2007): Genomic Imprinting in Mammals (Chapter 19). In: Allis, C. D., Jenuwein, T., Reinberg, D., Caparros, M.-L. (Hrsg.): Epigenetics. Cold Spring Harbor Laboratory Press, S.357-375.

Baron, D., Batista, F., Chaffaux, S., Cocquet, J., Cotinot, C., Cribiu, E., Baere, E. de, Guiguen, Y., Jaubert, F., Pailhoux, E., Pannetier, M., Vaiman, D., Vigier, B., Veitia, R., Fellous, M. (2005): Foxl2 gene and the development of the ovary: a story about goat, mouse, fish and woman. Reproduction, Nutrition, Development, 45 (3): S.377-382.

Bartels, E. (1809): Physiologie der menschlichen Lebensthätigkeit. Ein Lehrbuch für akademische Vorlesungen. Graz und Gerlach, Freyberg.

Bauer, R., Hoenes, J., Woltersdorff, V. (Hrsg., 2007): Unbeschreiblich männlich: Heteronnormativitätskritische Perspektiven. Männerschwarm Verlag, Hamburg.

Baumgarten, M. (2001): Professoren und Universitäten im 19. Jahrhundert. Vandenhoeck & Ruprecht, Göttingen.

Baumgartinger, P. P. (2007): Geschlechtergerechte Sprache? Über queere widerständige Strategien gegen diskriminierenden Sprachalltag. (Online: http://minderheiten.at/index.php?option=com_content&task=view&id=29&Itemid=33%23Baumgartinger#Baumgartinger [letzter Zugriff: 26.03.2009]).

Baumstark, A. (2000): Molekulargenetische Untersuchungen zur Geschlechtsdeterminierung bei Patienten mit Swyer-Syndrom und im Tiermodell Ellobius lutescens. Dissertation, Universität Ulm.

Baxmann, I. (1983): Von der Egalité im Salon zur Citoyenne – Einige Aspekte der Genese des bürgerlichen Frauenbildes. In: Kuhn, A., Rüsen, J. (Hrsg.): Frauen in der Geschichte III. Schwann, Düsseldorf.

Beauvoir, S. de (1989 [frz. 1949]): Das andere Geschlecht. Sitte und Sexus der Frau. Verlag Volk und Welt, Berlin.

Bebel, A. (1893 [Erstauflage 1879]): Die Frau und der Sozialismus (Die Frau in der Vergangenheit, Gegenwart und Zukunft). Verlag von J. H. W. Dietz, Stuttgart.

Beck, T. R. (1827): Theod. Romeyn Beck's Elemente der gerichtlichen Medizin. Nach der zweiten von W. Dunlop mit Noten und Zusätzen versehenen Ausgabe aus dem Englischen übersetzt. Band 1. Verlag des Großh. priv. Landes-Industrie-Comptoirs, Weimar.

Becker, S. (2005): Weibliche und männliche Sexualität. In: Quindeau, I., Sigusch, V. (Hrsg.): und das Sexuelle – Neue psychoanalytische und sexualwissenschaftliche Perspektiven. Campus Verlag, Frankfurt/Main, New York. S.36-79.

Becker, T. (2005): Mann und Weib – schwarz und weiß. Die wissenschaftliche Konstruktion von Geschlecht und Rasse 1650-1900. Campus Verlag, Frankfurt/Main, New York.

Becker-Cantarino, B. (2007): Ästhetik, Geschlecht und literarische Wertung, oder: warum hat Elfriede Jelinek den Nobelpreis erhalten? In: Saul, N., Schmidt, R. (Hrsg.): Literarische Wertung und Kanonbildung. Königshausen & Neumann, Würzburg, S.125-149.

Bennent-Vahle, H. (1991): Die Differenz ist ausgeschlossen. Aktuelle Überlegungen zur Geschlechteranthropologie Kants. In: Konnertz, U. (Hrsg.): Grenzen der Moral. Ansätze feministischer Vernunftkritik. edition diskord, Tübingen, S.31-57.

Berard, T. J. (1999): Michel Foucault, The History of Sexuality, and the Reformulation of Social Theory. Journal for the Theorie of social Behaviour, 29 (3): S.203-227.

Berenbaum, S. A., Bailey, J. M. (2003): Effects on Gender Identity of Prenatal Androgens and Genital Appearance: Evidence from Girls with Congenital Adrenal Hyperplasia. The Journal of Clinical Endocrinology & Metabolism, 88 (3): S.1102-06.

Berg, G. (2003): Neue Reproduktionstechniken – zwischen Hilfe bei unfreiwilliger Kinderlosigkeit und Technisierung der Fortpflanzung. In: Graumann, S., Schneider, I. (Hrsg.): Verkörperte Technik – Entkörperte Frau: Biopolitik und Geschlecht. Campus Verlag, Frankfurt/Main, S.21-40.

Berg, U. von (2004): Theodor Gottlieb von Hippel – Stadtpräsident und Schriftsteller in Königsberg (1741-1796). In: Lessing-Akademie (Hrsg.): Kleine Schriften zur Aufklärung, 13. Wallstein Verlag, Göttingen.

Berger, S. L. (2007): The complex language of chromatin regulation during transcription. Nature Supplements (Epigenetics), 447 (7143): S.407-412 (DOI: 10.1038/nature05915).

Bernard, P., Tang, P., Liu, S., Dewing, P., Harley, V. R., Vilain, E. (2003): Dimerization of SOX9 is required for chondrogenesis, but not for sex determination. Human Molecular Genetics, 12 (14): S.1755-1765.

Berriot-Salvadore, E. (1994): Der medizinische und andere wissenschaftliche Diskurse. In: Duby, G., Perrot, M., Farge, A., Zemon Davis, N. (Hrsg.): Geschichte der Frauen – Band III Frühe Neuzeit. Campus Verlag, Frankfurt/Main, New York, S.367-407.

Berthold, A. A. (1845): Seitliche Zwitterbildung (Hermaphroditismus lateralis) beim Menschen beobachtet. In: Abhandlungen der Königlichen Gesellschaft zu Göttingen, Band 2. Dieterichsche Buchhandlung, Göttingen, S.99-114.

Bestor, T. H. (1998): The host defence function of genomic methylation patterns. Novartis Foundation Symposium, 214 (Epigenetics): S.187-199.

Beverdam, A., Koopman, P. (2006): Expression profiling of purified mouse gonadal somatic cells during the critical time window of sex determination reveals novel candidate genes for human sexual dysgenesis syndromes. Human Molecular Genetics, 15 (3): S.417-431.

Beye, M. (2004): Untersuchungen zur genetischen Grundlage der haplodiploiden Geschlechtsbestimmung und des sozialen Verhaltens. Habilitation, Universität Halle-Wittenberg, (Online: http://nbn-resolving.de/urn/resolver.pl?urn =nbn%3Ade%3Agbv%3A3-000007945 [letzter Zugriff: 26.03.2009]).

Beysen, D., Jaegere, S. de, Amor, D., Bouchard, P., Christin-Maitre, S., Fellous, M., Touraine, P., Grix, A. W., Hennekam, R., Meire, F., Oyen, N., Wilson, L. C., Barel, D., Clayton-Smith, J., Ravel, T. de, Decock, C., Delbeke, P., Ensenauer, R., Ebinger, F., Gillessen-Kaesbach, G., Hendriks, Y., Kimonis, V., Laframboise, R., Laissue, P., Leppig, K., Leroy, B. P., Miller, D. T., Mowat, D., Neumann, L., Plomp, A., Regemorter, N. van, Wieczorek, D., Veitia, R. A., Paepe, A. de, Baere, E. de (2008): Identification of 34 novel and 56 known FOXL2 mutations in patients with blepharophimosis syndrome. Human Mutation, 29 (11): S.E205-E219 (DOI: 10.1002/humu.20819).

Bingen, A: Hildegard von Bingen's Physica: The Complete English Translation of Her Classic Work on Health and Healing. Hrsg. P. Throop. Healing Arts Press, 1998.

Bingen, B: Heilwissen. Die Schrift der Aebtissin Hildegard über Ursachen und Behandlung der Krankheiten. Übersetzt von Dr. phil. Paul Kaiser. Therapeutische Monatshefte, 16. Jahrgang, 1902, Berlin (Teile 1-5), (Online: http:// gutenberg.spiegel.de/autoren/hildegar.htm [letzter Zugriff: 26.03.2009]).

Biographisch-Bibliographisches Kirchenlexikon (2007): www.bautz.de/bbkl (letzter Zugriff: 26.03.2009).

Bird, A. (2002): DNA methylation patterns and epigenetic memory. Genes & Development, 16: S.6-21 (DOI: 10.1101/gad.947102).

Bird, A. (2007): Perceptions of epigenetics. Nature Supplements (Epigenetics), 447 (7143): S.396-398 (DOI: 10.1038/nature05913).

Bischoff, T. L. W. von (1842): Entwicklungsgeschichte der Säugethiere und des Menschen (Samuel Thomas von Sömmerring vom Baue des menschlichen Körpers, Bd. 7). Verlag von L. Voß, Leipzig.

Bischoff, T. L. W. von (1872): Das Studium und die Ausübung der Medicin durch Frauen. Literarisch-artistische Anstalt (T. Riedel), München.

Bischoff, T. L. W. von (1880): Das Hirngewicht des Menschen: eine Studie. P. Neusser, Bonn.

Bishop, C. E., Whitworth, D. J., Qin, Y., Agoulnik, A. I., Agoulnik, I. U., Harrison, W. R., Behringer, R. R., Overbeek, P. A. (2000): A transgenic insertion upstream of sox9 is associated with dominant XX sex reversal in the mouse. Nature Genetics, 26 (4): S.490-494.

Blackless, M., Charuvastra, A., Derryck, A., Fausto-Sterling, A., Lauzanne, K., Lee, E. (2000): How Sexually Dimorphic Are We? Review and Synthesis. American Journal of Human Biology, 12: S.151-166.

Blanc, O. (1989 [frz. 1981]): Olympe de Gouges. Aus dem Frz. von S. Oppolzer-Ohnmacht. Promedia, Wien.

Bläske, M. P. (2007): Paul Julius Möbius. Der Leipziger Gelehrte und Neurologe starb vor 100 Jahren. KVS-Mitteilungen, 1: S.11.

Blecher, S. R., Erickson, R. P. (2007): Genetics of Sexual Development: A New Paradigm (Research Review). American Journal of Medical Genetics Part A, 143A: S.3054-3068.

Bloch, E. (1952): Avicenna und die aristotelische Linke. Rütten & Loening, Berlin.

Bluestone, N. H. (1987): Women and the ideal society: Plato's Republic and modern myths of gender. University of Massachusetts Press.

Blumenbach, J. F. (1971 [Erstveröffentlicht 1781]): Über den Bildungstrieb und das Zeugungsgeschäfte. Gustav Fischer Verlag, Stuttgart.

Blumenbach, J. F. (1798): D. Joh. Friedr. Blumenbach königl. grosbrittannischer Hofrath und Prof. zu Göttingen über die natürlichen Verschiedenheiten im Menschengeschlechte: Mit Kupfern (nach der dritten Ausgabe und den Erinnerungen des Verfassers übersetzt, und mit einigen Zusätzen und erläuternden Anmerkungen herausgegeben von Johann Gottfried Gruber Doktor der Philosophie). Breitkopf und Härtel, Leipzig, (Online bei: „Monographien digital" der Herzogin Anna Amalia Bibliothek Weimar: http://ora-web.swkk.de/digimo_online/digimo.entry [letzter Zugriff: 26.03.2009]).

Blumenbach, J. F. (1805): Handbuch der vergleichenden Anatomie. H. Dieterich, Göttingen.

BMBF (2002): Bundesministerium für Bildung und Forschung (Hrsg.): Systeme des Lebens – Systembiologie. Druckerei Hörning, Heidelberg, (Online: http://www.bmbf.de/pub/systembiologie.pdf [letzter Zugriff: 26.03.2009]).

BMBF (2003): Bundesministerium für Bildung und Forschung (Hrsg.): Proteomforschung – Die Werkzeuge des Lebens nutzen. Druckerei Hörning, Heidelberg, (Online: http://www.bmbf.de/pub/proteomforschung.pdf [letzter Zugriff: 26.03.2009]).

Bock, G., Zimmermann, M. (Hrsg., 1997a): Querelles – Jahrbuch für Frauenforschung 1997. Die europäische Querelle des Femmes – Geschlechterdebatten seit dem 15. Jahrhundert. J.B. Metzler Verlag, Stuttgart, Weimar.

Bock, G., Zimmermann, M. (1997b): Die *Querelle des Femmes* in Europa. Eine begriffs- und forschungsgeschichtliche Einführung. In: Bock, G., Zimmermann, M. (Hrsg., 1997a): Querelles – Jahrbuch für Frauenforschung 1997.

Die europäische Querelle des Femmes – Geschlechterdebatten seit dem 15. Jahrhundert. J. B. Metzler Verlag, Stuttgart, Weimar, S.9-38.

Bock, G. (2005 [Erstauflage 2000]): Frauen in der europäischen Geschichte – Vom Mittelalter bis zur Gegenwart. C. H. Beck, München.

Böcker, F. W. (1857): Lehrbuch der gerichtlichen Medicin mit Berücksichtigung der gesammten Deutschen, und Rheinischen Gesetzgebung als Leitfaden zu seinen Vorlesungen und zum Gebrauche für Aerzte und Juristen. Verlag von J. Bedeker, Iserlohn.

Bock von Wülfingen, B. (2007): Genetisierung der Zeugung – eine Diskurs- und Metaphernanalyse reproduktionsgenetischer Zukünfte. transcript Verlag, Bielefeld.

Body, N. O. (1993 [Erstveröffentlicht 1907]): Aus eines Mannes Mädchenjahren. Hentrich, Berlin.

Bolufer Peruga, M. (2005): ‚Neither Male Nor Female': Rational Equality in the Early Spanish Enlightenment. In: Knott, S., Taylor, B. (Hrsg.): Women, Gender and Enlightenment. Palgrave Macmillan, Houndmills, New York, S.389-409.

bookRags, Biographies (2007): http://www.bookrags.com/browse/biography/ (letzter Zugriff: 26.03.2009).

Bormann, K. (1971): Parmenides – Untersuchungen zu den Fragmenten. Felix Meiner Verlag, Hamburg.

Borsche, T. (1990): Wilhelm von Humboldt. C. H. Beck, München.

Bossdorf, O., Richards, C. L., Pigliucci, M. (2008): Epigenetics for ecologists. Ecology Letters, 11: S.106-115 (DOI: 10.1111/j.1461-0248.2007.01130.x).

Bouma, G. J., Hart, G. T., Washburn, L. L., Racknagel, A. K., Eicher, E. M. (2004): Using real time RT-PCR analysis to determine multiple gene expression patterns during XX and XY mouse fetal gonad development. Gene Expression Patterns, 5: S.141-149.

Bouma, G. J., Albrecht, K. H., Washburn, L. L., Recknagel, A. K., Churchill, G. A., Eicher, E. M. (2005): Gonadal sex reversal in mutant Dax1 XY mice: a failure to upregulate Sox9 in pre-Sertoli cells. Development, 132 (13): S.3045-3054.

Bouma, G. J., Washburn, L. L., Albrecht, K. H., Eicher, E. M. (2007): Correct dosage of Fog2 and Gata4 transcription factors is critical for fetal testis development in mice. Proceedings of the National Academy of Sciences of the United States of America, 104 (38): S.14994-14999.

Bowles, J., Cooper, L., Berkman, J., Koopman, P. (1999): Sry requires a CAG repeat domain for male sex determination in Mus musculus. Nature Genetics, 22 (4): S.405-408.

Bowles, J., Koopman, P. (2001): New clues to the puzzle of mammalian sex determination. Genome Biology, 2 (9): S.(Reviews)1025.1-1025.4.

Boylan, M. (1984) The Galenic and Hippocratic Challenges to Aristotele's Conception Theory. Journal of the history of biology, 17: S.83-112.

Bradley, S. J., Oliver, G. D., Chernick, A. B., Zucker, K. J. (1998): Experiment of Nurture: Ablatio Penis at 2 Months, Sex Reassignment at 7 Months, and a Psychosexual Follow-up in Young Adulthood. Pediatrics, 102 (1): S.e9.

Brand, T. (1787): The Case of a Boy, Who Had Been Mistaken for a Girl; With Three Anatomical Views of the Parts, Before and After the Operation and Cure. J. Murray and J. Bew, London.

[Brandes, E.] (1787; anonym erschienen): Ueber die Weiber. Weidmanns Erben und Reich, Leipzig.

Brandes, E. (1802): Betrachtungen über das weibliche Geschlecht und dessen Ausbildung in dem geselligen Leben. Erster Theil. Buchhandlung der Gebrüder Hahn, Hannover.

Brantly, S. (1991): The Life and Writings of Laura Marholm (Beiträge zur nordischen Philologie, 21. Band). Helbing & Lichtenhahn Verlag, Basel, Frankfurt/Main.

Braun, L. (1979 [Erstveröffentlicht 1901]): Die Frauenfrage: ihre geschichtliche Entwicklung und wirtschaftliche Seite. Verlag J. H. W. Dietz Nachf., Berlin, Bonn, (Auch online: http://www.gutenberg.org/etext/14075 [letzter Zugriff: 26.03.2009]).

Bräutigam, W. (1964): Körperliche, seelische und soziale Einflüsse auf die Geschlechtszugehörigkeit des Menschen. Der Internist, 5/4: S.171-182.

Bremmer, J.N. (1987): The Old Women of Ancient Greece. In: Blok, J., Mason, P. (Hrsg.): Sexual asymmetry – studies in ancient society. Gieben, Amsterdam, S.191-215.

Brennan, J., Karl, J., Martineau, J., Nordqvist, K., Schmahl, J., Tilmann, C., Ung, K., Capel, B. (1998): Sry and the testis: molecular pathways of organogenesis. The Journal of experimental zoology, 281 (5): S.494-500.

Brennan, J., Capel, B. (2004): One tissue, two fates: molecular genetic events that underlie testis versus ovary development. Nature reviews, 5 (7): S.509-521.

Brentjes, B. (1972): Die orientalische Welt. Von den Anfängen bis Tschinggis-Khan. VEB Deutscher Verlag der Wissenschaften, Berlin.

Brentjes, B., Brentjes, S. (1979): Ibn Sina (Avicenna). Der fürstliche Meister aus Buchara (Biographien hervorragender Naturwissenschaftler, Techniker und Mediziner, Band 40). BSB B G. Teubner Verlagsgesellschaft, Leipzig.

Brinkmann, L., Schweizer, K., Richter-Appelt, H. (2007): Geschlechtsidentität und psychische Belastungen von erwachsenen Personen mit Intersexualität: Ergebnisse der Hamburger Intersex Studie. Zeitschrift für Sexualforschung, 20 (2): S.129-144.

Brisson, L. (2002): Sexual Ambivalence – Androgyny and Hermaphroditism in Graeco-Roman Antiquity. Translation by J. Lloyd. University of California Press, Berkley u.a..

Brooten, B.J. (1996): Love between women – early christian responses to female homoeroticism. The University of Chicago Press, Chicago, London.

Brozyna, M.A. (2005): Gender and Sexuality in the Middle Ages – a medieval source document reader. McFarland, Jefferson.

Brückmann, T., Maetzky, F., Plümecke, T. (2009): Rassifizierte Gene: Zur Aktualität biologischer „Rasse"-Konzepte in den neuen Lebenswissenschaften. In: AG gegen Rassismus in den Lebenswissenschaften (Hrsg.): Gemachte Differenz: Kontinuitäten biologischer „Rasse"-Konzepte. unrast-Verlag, Münster, S.20-64.

Brunotte, U., Herrn, R. (Hrsg., 2008): Männlichkeiten und Moderne. Geschlecht in den Wissenskulturen um 1900. transcript Verlag, Bielefeld.

Bruys, F. (1730 [frz. 1729]): The art of knowing women: or, the female sex dissected, in a faithful representation of their virtues and vices. London, (Online: http://galenet.galegroup.com.proxy.nationallizenzen.de/servlet/ECCO [letzter Zugriff: 26.03.2009]).

Bublitz, H. (2002): Judith Butler zur Einführung. Junius Verlag, Hamburg.

Büchler, A., Cottier, M. (2005): Intersexualität, Transsexualität und das Recht – Geschlechtsfreiheit und körperliche Integrität als Eckpfeiler einer neuen Konzeption. Freiburger Frauenstudien, 17 (Queering Gender - Queering Society): S.115-140.

Büchner, L. (1879): Die Frau. Ihre natürliche Stellung und gesellschaftliche Bestimmung. Die neue Gesellschaft – Monatsschrift für Socialwissenschaft, 2 (1): S.1-12.

Buffon, G.-L. Leclerc de (2008 [frz., Nachdruck der dt. Ausgabe 1771-1774]): Allgemeine Naturgeschichte. Nachdruck der Ausgabe 1771-1774 („Herrn von Buffons allgemeine Naturgeschichte", erschienen bei Joachim Pauli, Berlin). Zweitausendeins, Frankfurt/Main.

Bühler, K., Bals-Pratsch, M., Kupka, M., Dahncke, W. (2008): Das Deutsche IVF-Register (DIR) 2007. Journal für Reproduktionsmedizin und Endokrinologie, 5 (1): S.45-48.

Bummel, J. (1999): Zeugung und pränatale Entwicklung des Menschen nach Schriften mittelalterlicher muslimischer Religionsgelehrter über die „Medizin des Propheten". Dissertation, Hamburg.

Burchardt, A. (1996): Männliche Lehrende – Weibliche Studierende: Die Berliner Professoren und die ersten Medizinstudentinnen, 1896-1918. In: Meinel, C., Renneberg, M. (Hrsg.): Geschlechterverhältnisse in Medizin, Naturwissenschaft und Technik. GNT-Verlag, Bassum, Stuttgart, S.280-287.

Burns, W. E. (1999) The King's Two Monstrous Bodies: John Bulwer and the English Revolution. In: Platt, P. G. (Hrsg.): Wonders, Marvels, and Monsters in Early Modern Culture. Associated University Presses, Cranbury, London, Ontario, S.187-202.

Busch, D. W. H. (1839): Das Geschlechtsleben des Weibes in physiologischer, pathologischer und therapeutischer Hinsicht. Erster Band: Physiologie und allgemeine Pathologie des weiblichen Geschlechtslebens. F. A. Brockhaus, Leipzig.

Butler, J. (1991 [engl. 1990]): Das Unbehagen der Geschlechter. Suhrkamp Verlag, Frankfurt/Main.

Butler, J. (1997 [engl. 1993]): Körper von Gewicht. Suhrkamp Verlag, Frankfurt.

Butler, J. (2001): Doing Justice to Someone - Sex Reassignment and Allegories of Transsexuality. GLQ: A Journal of Lesbian and Gay Studies, 7 (4): S.621-636. (auch abgedruckt in: Butler, J. [2004]: Undoing Gender. Routledge, New York, London, S.57-74, Anmerkungen S.253; in deutsche Sprache übersetzt in: Butler, J. [2002]: Jemandem gerecht werden – Geschlechtsangleichung und Allegorien der Transsexualität. Das Argument, Heft 242.)

Büttner, A., Titze, G. (1948): Zur Anzeigestellung operativer Eingriffe bei Hermaphroditismus. Langenbecks Archiv für klinische Chirurgie, 261 (3-4): S.378-402.

Cadden, J. (1993): Meanings of Sex Difference in the Middle Ages – Medicine, science and culture. Cambridge University Press.

Cadden, J. (1995): Und er schuf sie als Mann und als Weib: Geschlecht und Wissenschaft im Werk der Hildegard von Bingen. In: Orland, B., Scheich, E. (Hrsg.): Das Geschlecht der Natur. Suhrkamp, Frankfurt/Main, S.224-239.

Callisen, A. C. P. (1830-45): Medicinisches Schriftsteller-Lexicon der jetzt lebenden Aerzte, Wundärzte, Geburtshelfer, Apotheker und Naturforscher aller gebildeten Völker. Gedruckt im Königl. Taubstummeninstitute zu Schleswig, Copenhagen.

Camerino, G., Parma, P., Radi, O., Valentini, S. (2006): Sex determination and sex reversal. Current Opinion in Genetics & Development, 16: S.289-292.

Campbell, D. (1926): Arabian Medicine – and its influence on the Middle Ages. Kegan Paul, Trench, Trubner Co, London.

Canty, T.G. (1977): The Child with Ambiguous Genitalia - A Neonatal Surgical Emergency. Annals of Surgery, 186 (3): S.272-279.

Capel, B. (1998): Sex in the 90s: SRY and the switch to the male pathway. Annual review of physiology, 60: S.497-523.

Carlino, A. (1999 [ital. 1994]): Books of the Body. University of Chicago Press.

Carra, G., Barale, F. (2004): Cesare Lombroso, M.D., 1835–1909. The American journal of psychiatry, 161 (4): S.624.

Carson, A. (1990): Putting Her in Her Place: Woman, Dirt, and Desire. In: Halperin, D.M., Winkler, J.J., Zeitlin, F.I. (Hrsg.): Before sexuality - the construction of erotic experience in the ancient Greek world. Princeton University Press, S.135-169.

Cartledge, P. (2001): Spartan Reflections. Druckworth, London.

Carus, C. G. (1841): Grundzüge einer neuen und wissenschaftlich begründeten Cranioscopie (Schädellehre). Verlag der Balz'schen Buchhandlung, Stuttgart.

Carus, C. G. (1858 [Erstauflage 1853]): Symbolik der menschlichen Gestalt. Ein Handbuch zur Menschenkenntniß. F. A. Brockhaus, Leipzig.

Catholic Encyclopedia (2006): http://www.newadvent.org/cathen (Stichwort: *Medicine*) (letzter Zugriff: 26.03.2009).

Cederroth, C. R., Pitetti, J. L., Papaioannou, M. D., Nef, S. (2007): Genetic programs that regulate testicular and ovarian development. Molecular and cellular endocrinology, 265/266: S.3-9.

Celsus, A.C., A: *De Medicina (On Medicine)*. In: Loeb Classical Library, 1935 (Auch online: http://penelope.uchicago.edu/Thayer/E/Roman/Texts/Celsus/ [letzter Zugriff: 26.03.2009]).

Censorinus A: *De die natali (Betrachtungen zum Tag der Geburt)*. Hrsg. von Klaus Sallmann. Teubner Verlag Leipzig, 1988, (Auch online: http:// 12koerbe.de/arche/censorin.htm#IV [letzter Zugriff: 26.03.2009]).

Chaboissier, M.-C., Kobayashi, A., Vidal, V. I. P., Lützkendorf, S., Kant, H. J. G. van de, Wegner, M., Rooij, D. G. de, Behringer, R. R., Schedl, A. (2004): Functional analysis of Sox8 and Sox9 during sex determination in the mouse. Development, 131 (9): S.1891-1901.

Chapelle, A. de la (1972): Analytic Review: Nature and Origin of Males with XX Sex Chromosomes. American journal of human genetics, 24: S.71-105.

Chase, C. (1999): Surical Progress Is Not the Answer to Intersexuality. In: Dreger, A.D. (Hrsg.): Intersex in the Age of Ethics. University Publishing Group, Hagerstown, S.147-160.

Cheselden, W. (1713): The anatomy of the humane body. Illustrated with twenty-three copper-plates of the most considerable parts; all done after the life. By W. Cheselden. Printed for N. Cliff, and D. Jackson, and W. Innys, London, (Online: http://galenet.galegroup.com.proxy.nationallizenzen.de/servlet/ ECCO [letzter Zugriff: 26.03.2009]).

Cheselden, W. (1722): The anatomy of the humane body. With XXXI copper-plates. By W. Cheselden, The second edition. Printed by S. Collins, London, (Online: http://galenet.galegroup.com.proxy.nationallizenzen.de/servlet/ ECCO [letzter Zugriff: 26.03.2009]).

Ciecierski, A. (1918): Verpflanzung von Keimdrüsen auf Individuen des anderen Geschlechtes. Inaugural-Dissertation, Medizinische Fakultät der Universität Leipzig. Edelmann, Leipzig.

Clarkson, M. J., Harley, V. R. (2002): Sex with two SOX on: SRY and SOX9 in testis development. TRENDS in Endocrinology & Metabolism, 13 (3): S.106-111.

Clements, J. A., Reyes, F. I., Winter, J. S., Faiman, C. (1976): Studies on human sexual development. III. Fetal pituitary and serum, and amniotic fluid concentrations of LH, CG, and FSH. The Journal of clinical endocrinology and metabolism, 42 (1): S.9-19.

Cohen, D. (1994 [Erstauflage 1991]): Law, sexuality, and society – the enforcement of morals in classical Athens. Cambridge University Press.

Colapinto, J. (2000 [engl. 2000]): Der Junge der als Mädchen aufwuchs. Übersetzt aus dem Amerikanischen von S. Schuhmacher und R. Seuß. Walter Verlag, Düsseldorf, Zürich.

Cole, S.G. (1981): Could Greek women read and write? In: Foley, H.P. (Hrsg.): Reflections of Women in Antiquity. Gordon and Breach Science Publishers, New York, London, Paris, S.219-245.

Colvin, J. S., Green, R. P., Schmahl, J., Capel, B., Ornitz, D. M. (2001): Male-to-female sex reversal in mice lacking fibroblast growth factor 9. Cell, 104 (6): S.875-889.

Cook, J. (1730): An anatomical and mechanical essay on the whole animal oeconomy; in one view. Wherein is shewn the most wonderfull conduct of nature in all the phænomena attending human bodies. Printed for W. Meadows, London, (Online: http://galenet.galegroup.com.proxy.nationallizenzen.de/servlet/ECCO [letzter Zugriff: 26.03.2009]).

Cooper, K. and Leyser, C. (2000): The Gender of Grace: Impotence, Servitude, and Manliness in the Fifth-Century West. Gender & History, 12 (3): S.536-551.

Cote, A. (2000): Telling the Truth? Disclosure, Therapeutic Privilege and Intersexuality in Children. Health Law Journal, 8: S.199-216.

Cotinot, C., Pailhoux, E., Jaubert, F., Fellous, M. (2002): Molecular genetics of sex determination. Seminars in reproductive medicine, 20 (3): S.157-168.

Craik, E. (1995): Diet, Diaita and Dietetics. In: Powell, A. (Hrsg.): The Greek World. Routledge, London, New York, S.387-402.

Creighton, S. (2001): Managing intersex. BMJ (Clinical research ed.), 323: S.1264-1265.

Creighton, S. (2001b): Surgery for Intersex. Journal of the Royal Society of Medicine, 94: S.218-220.

Creighton, S., Liao, L.-M. (2004): Changing attitudes to sex assignment in intersex. BJU International, 93: S.659-664.

Crisponi, L., Deiana, M., Loi, A., Chiappe, F., Uda, M., Amati, P., Bisceglia, L., Zelante, L., Nagaraja, R., Porcu, S., Ristaldi, M. S., Marzella, R., Rocchi, M., Nicolino, M., Lienhardt-Roussie, A., Nivelon, A., Verloes, A., Schlessinger, D., Gasparini, P., Bonneau, D., Cao, A., Pilia, G. (2001): The putative forkhead transcription factor FOXL2 is mutated in blepharophimosis/ptosis/epicanthus inversus syndrome. Nature genetics, 27 (2): S.159-166.

Culpeper, N. (1701): A directory for midwives: or, a guide for women, in their conception, bearing, and suckling their children. Printed for J. and A. Churchill, London, (Online: http://galenet.galegroup.com.proxy.nationallizenzen.de/servlet/ECCO [letzter Zugriff: 26.03.2009]).

Cunningham, A. (2001): The End of the Sacred Ritual of Anatomy. CBMH/BCHM, 18: 2001, S.187-204.

Czapla, R. G., Burkard, G. (2006): Valens Acidalius – Disputatio nova contra mulieres, qua probatur eas homines non esse – Neue Disputation gegen die Frauen zum Erweis, dass sie keine Menschen sind. Lateinisch und deutsch, mit der Übersetzung von G. Burkard. Manutius Verlag, Heidelberg.

Damewood, M. D., Rock, J. A. (2005): In memoriam: Georgeanna Seegar Jones, M.D.: her legacy lives on. Fertility and Sterility, 84 (2): S.541-542.

Dannecker, M. (1983): Vorwort. In: Schmidt, W. J. (Neu-Hrsg.): Jahrbuch für sexuelle Zwischenstufen – Herausgegeben im Namen des wissenschaftlich-humanitären Comitées von Magnus Hirschfeld – Auswahl aus den Jahrgängen 1899-1923. Qumram Verlag, Frankfurt/Main, Paris, Band 1, S.5-15.

Dannecker, M. (1993): Sigmund Freud über Inversion und Homosexualität. In: Lautmann, R. (Hrsg., 1993): Homosexualität. Campus Verlag, Frankfurt/Main, New York, S.159-167.

Darwin, C.R. (1951 [Erstveröffentlicht 1871]): Die Abstammung des Menschen und die geschlechtliche Zuchtwahl. Übersetzt von C. W. Neumann (Stuttgart 1871). Neudruck der 1. Auflage, Verlag von P. Reclam jun., Leipzig, 1951.

Dasen, V. (1997): Multiple Births in Graeco-Roman Antiquity. Oxford Journal of Archaeology, 16 (1): S.49-63.

Daston, L., Park, K. (1985): Hermaphrodites in Renaissance France. Critical matrix, 1 (5): S.1-19.

Daston, L., Park, K. (1995): The Hermaphrodite and the Orders of Nature. Sexual Ambiguity in Early Modern France. GLQ, 3 (1): S.419-438.

Daston, L., Park, K. (2002 [engl. 1998]): Wunder und die Ordnung der Natur. Eichborn, Berlin.

Dean-Jones, L.A. (1992): The politics of pleasure: female sexual appetite in the Hippocratic Corpus. Helios, 19 (1 and 2): S.72-91.

Dean-Jones, L.A. (1994): Women's Bodies in Classical Greek Science. Clarendon Press, Oxford.

Debus, A.G. (1978): Man and Nature in the Renaissance. Cambridge University Press, London, New York, Melbourn.

Delcourt, M. (1961 [frz. 1956]): Hermaphrodite – myths and rites of the bisexual figure in classical Antiquity. Studio Books, London.

Deleuze, G. (1988 [frz. 1981]): Spinoza: Praktische Philosophie. Merve Verlag, Berlin.

Derrida, J. (2003): Schurken. Suhrkamp Verlag, Frankfurt/Main.

De Santo, N. G., Bisaccia, C., De Santo, L. S., De Santo, R. M., Di Leo, V. A., Papalia, T., Cirillo, M., Touwaide, A. (1999): Berengario da Carpi. American Journal of Nephrology, 19 (2): S.199-212.

Desclozeaux, M., Poulat, F., Santa Barbara, P. de, Capony, J. P., Turowski, P., Jay, P., Méjean, C., Moniot, B., Boizet, B., Berta, P. (1998): Phosphorylation of an N-terminal motif enhances DNA-binding activity of the human SRY protein. The Journal of Biological Chemistry, 273 (14): S.7988-7995.

Deslauriers, M. (1998): Sex and Essence in Aristotle's *Metaphysics* and Biology. In: Freeland, C. A. (Hrsg.): Feminist Interpretations of Aristotle. The Pennsylvania State University Press, S.138-167.

Deutsche Encyclopädie (1786/1787): Deutsche Encyclopädie oder Allgemeines Real-Wörterbuch aller Künste und Wissenschaften von einer Gesellschaft

Gelehrten. Elfter Band/Zwölfter Band. Varrentrapp und Wenner, Frankfurt/Mayn.

Deutsche Encyclopädie (1801/1802): Deutsche Encyclopädie oder Allgemeines Real-Wörterbuch aller Künste und Wissenschaften von einer Gesellschaft Gelehrten. Ein und zwanzigster Band / Zwey und zwanzigster Band. Varrentarpp und Wenner, Frankfurt/Mayn.

Dewhurst, C.J., Gordon, R.R. (1969): The intersexual disorders. Baillière Tindall & Cassell, London.

Diamond, M. (1965): A critical evaluation of the ontology of human sexual behavior. The Quarterly Review of Biology, 40 (2): S.147-175.

Diamond, M., Sigmundson, K. (1997): Sex Reassignment at Birth: A Long Term Review and Clinical Implications. Archives of Pediatric and Adolescent Medicine, 151 (3): S.289-304.

Diamond, M. (2000): Sex Reassignment: Patterns, Identity and Orientation. Zeitschrift für Humanontogenetik, 3 (1/2): S.54-60.

Diamond, M. (2002): Sex and Gender are Different: Sexual Identity and Gender Identity are Different. Clinical Child and Psychiatry, 7 (3): S.320-334.

Diamond, M. (2006): Biased-Interaction Theory of Psychosexual Development: „How Does One Know if One is Male or Female?“. Sex Roles, 55: S.589-600.

Diekwisch, T. (2004): Biologische Beiträge zum Leib-Seele-Problem. Eine wissenschaftshistorische und -theoretische Untersuchung unter besonderer Berücksichtigung der Molekularen Genetik und Theoretischen Biologie. Inauguraldissertation, Universität Bielefeld.

Dietrich, M. R. (2003): Richard Goldschmidt: hopeful monsters and other ‚heresies‘. Nature, 4: S.68-74.

DiNapoli, L., Capel, B. (2008): SRY and the Standoff in Sex Determination. Molecular Endocrinology, 22 (1): S.1-9.

DIR (1999): DIR – Deutsches IVF Register, Jahrbuch 1999. Online: http://www.meb.uni-bonn.de/frauen/DIR_downloads/dirjahrbuch1999.pdf (letzter Zugriff: 26.03.2009).

DIR (2003): DIR – Deutsches IVF Register, Jahrbuch 2003. Online: http://www.meb.uni-bonn.de/frauen/DIR_downloads/dirjahrbuch2003.pdf (letzter Zugriff: 26.03.2009).

DIR (2006): DIR – Deutsches IVF Register, Jahrbuch 2006. Online: http://www.meb.uni-bonn.de/frauen/DIR_downloads/dirjahrbuch2006.pdf (letzter Zugriff: 26.03.2009).

Doctor Theologiæ [Koch, Christian Gottlieb] (1706): Eines Doctoris theologiae Bedencken von der Ehe eines Zwitters oder so genannten Hermaphroditen. Gedruckt bey Johann Holwein, hoch-Fürstl. Hoff-Buchdrucker, Schleswig.

Dohm, H. (1873): Der Jesuitismus im Hausstande: ein Beitrag zur Frauenfrage. Wedekind & Schwieger, Berlin.

Dohm, H. (1874): Die wissenschaftliche Emancipation der Frau. Wedekind & Schwieger, Berlin.

Dohm, H. (1974 [Reprint der Ausgabe von 1918; Erstauflage 1902]): Die Antifeministen. Ein Buch der Verteidigung. Verlag Arndtstraße, Frankfurt/Main.

Döllinger, I. (1816): Versuch einer Geschichte der menschlichen Zeugung. Deutsches Archiv für die Physiologie, 2 (3): S.388-402.

Dost, F.H. (1964): Differentialdiagnose des Symptoms: intersexuelles äußeres Genitale. In: Catel, W. (Hrsg.): Differentialdiagnose von Krankheitssymptomen bei Kindern und Jugendlichen, Band 3. Thieme, Stuttgart, S.147-157.

Dover, K.J. (1978): Greek Homosexuality. Vintage Books, New York.

Drake, J. (1707): Anthropologia nova; or, a new system of anatomy. Describing the animal oeconomy, and a short rationale of many distempers incident to human bodies. Volumes I and II (of 2). Printed for S. Smith and B. Walford, London, (Online: http://galenet.galegroup.com.proxy.nationallizenzen.de/servlet/ECCO [letzter Zugriff: 26.03.2009]).

Dreger, A. D. (1997): Hermaphrodites in Love: The Truth of the Gonads. In: Rosario, V. A. (Hrsg.): Science and Homosexualities. Routledge, New York, London, S.46-66.

Dreger, A. D. (1998): „Ambiguous Sex" – or Ambivalent Medicine? The Hastings Center Report, 28 (3): S.24-35.

Dreger, A.D. (2003, Erstauflage 1998): Hermaphrodites and the Medical Invention of Sex. Harvard University Press, Cambridge, Massachusetts, London.

Dreger, A.D. (Hrsg., 1999a): Intersex in the Age of Ethics. University Publishing Group, Hagerstown.

Dreger, A.D. (1999b): A History of Intersex: From the Age of Gonads to the Age of Consent. In: Dreger, A.D. (Hrsg.): Intersex in the Age of Ethics. University Publishing Group, Hagerstown, S.5-22.

Dreger, A. D. (2006): Intersex and Human Rights: The Long View. In: Sytsma, S. E. (Hrsg.): Ethics and Intersex. Springer, S.73-86.

Dreger, A. D., Herndon, A. M. (2009): Progress and Politics in the Intersex Rights Movement: Feminist Theory in Action. GLQ, 15 (2): S.199-224, (DOI: 10.1215/10642684-2008-134).

Drews, U. (1993): Taschenatlas der Embryologie. Georg Thieme Verlag, Stuttgart, New York.

Drews, U. (1995): Morphologische Entwicklung der Sexualorgane. Der Gynäkologe, 28 (1): S.5-11.

Drexl, M. (2004): Die ‚Disputatio nova contra mulieres, Qua probatur eas Homines non esse' und ihre Gegner. *Querelle des Femmes* in der konfessionellen Polemik um 1600. In: Engel, G., Hassauer, F., Rang, B., Wunder, H. (Hrsg.): Geschlechterstreit am Beginn der europäischen Moderne – Die Querelle des Femmes. Ulrike Helmer Verlag, Königstein/Taunus, S.122-135.

Drexl, M. (2006): Weiberfeinde – Weiberfreunde? Die Querelle des femmes im Kontext konfessioneller Konflikte um 1600. Campus Verlag, Frankfurt/Main, New York.

Drijvers (1987): Virginity and Asceticism in Late Roman Western Elites. In: Blok, J., Mason, P. (Hrsg.): Sexual asymmetry – studies in ancient society. Gieben, Amsterdam, S.241-273.

Ducrotay de Blainville, H. M. (1819 [frz. 1818]): Bemerkungen über die Zeugungstheile. Deutsches Archiv für die Physiologie, 5 (3): S.385-393.

Duby, G., Perrot, M. et al. (Hrsg., 1993 [frz. 1990]): Geschichte der Frauen. Fünf Bände. Campus Verlag, Frankfurt/Main, New York.

Duden, B. (1987): Geschichte unter der Haut: Ein Eisenacher Arzt und seine Patientinnen um 1730. Klett-Cotta, Stuttgart.

Duden, B. (2001): Mein Genom und ich – Fragen der Historikerin des Körpers. Das Argument, 43 (4/5, Nr. 242): S.634-639.

Dulong, C. (1994 [frz. 1991]): Salonkultur und Literatur von Frauen. In: Duby, G., Perrot, M., Farge, A., Zemon Davis, N. (Hrsg.): Geschichte der Frauen – Band III Frühe Neuzeit. Campus Verlag, Frankfurt, New York, S.415-440.

Duncker, A. (2003): Gleichheit und Ungleichheit in der Ehe: Persönliche Stellung von Frau und Mann im Recht der ehelichen Lebensgemeinschaft 1700-1914. Böhlau Verlag, Köln u.a..

Durcova-Hills, G., Capel, B. (2008): Development of Germ Cells in the Mouse. Current Topics in Developmental Biology, 83: S.185-212 (DOI: 10.1016/S0070-2153(08)00406-7).

Ebbersmeyer, S. (2002): Lateinische Werke über Frauen in deutschen Übersetzungen der Renaissance. Beitrag zum Kongress: Germania latina - Latinitas teutonica. Politik, Wissenschaft, humanistische Kultur vom späten Mittelalter bis in unsere Zeit. (Online: http://www.phil-hum-ren.uni-muenchen.de/GermLat/Acta/Ebbersmeyer.htm [letzter Zugriff: 26.03.2009]).

Ebeling, K. S. (2002): Die Fortpflanzung der Geschlechterverhältnisse. Das metaphorische Feld der Parthenogenese in der Evolutionsbiologie (NUT-Schriftenreihe Band 9). Talheimer Verlag, Mössingen-Thalheim.

Ebeling, K. S., Schmitz, S. (Hrsg., 2006a): Geschlechterforschung und Naturwissenschaften – Einführung in ein komplexes Wechselspiel. VS Verlag für Sozialwissenschaften, Wiesbaden.

Ebeling, K. S. (2006b): Wenn ich meine Hormone nehme, werde ich zum Tier. Zur Geschichte der Geschlechtshormone. In: Ebeling, K. S., Schmitz, S. (Hrsg.): Geschlechterforschung und Naturwissenschaften – Einführung in ein komplexes Wechselspiel. VS Verlag für Sozialwissenschaften, Wiesbaden, S.235-246.

Eckart, W. U. (1994): Geschichte der Medizin. Springer, Heidelberg.

Eggert, C. (2004): Sex determination: the amphibian models. Reproduction, Nutrition, Development, 44 (6): S.539-549.

Eicher, E. M., Washburn, L. L. (1986): Genetic control of primary sex determination in mice. Annual review of genetics, 20: S.327-360.

Encyclopädisches Wörterbuch der medicinischen Wissenschaften (1837, hrsg. von D. W. H. Busch, C. F. v. Gräfe, E. Horn, H. F. Link, J. Müller, E. Osann), 16. Band. Verlag von Veit et Comp., Berlin.

Enke, U. (2002): Von der Schönheit der Embryonen: Samuel Thomas Soemmerrings Werk *Icones embryonum humanorum* (1799). In: Duden, B., Schlumbohm, J., Veit, P. (Hrsg.): Geschichte des Ungeborenen: Zur Erfahrungs- und Wissenschaftsgeschichte der Schwangerschaft. Vandenhoek & Ruprecht, Göttingen, S.205-235.

Epstein, J. (1990): Either/Or – Neither/Both: Sexual Ambiguity and the Ideology of Gender. Genders, 7: S.99-142.

Epstein, J. (1995): Altered conditions: disease, medicine, and storytelling. Routledge, New York, London.

Erb, K. A. (1824): Forschungen über Geschlechts-Natur (vorläufig abgedrucktes erstes Bruchstück einer Sammlung dieses Titels). Neue Akademische Buchhandlung von Karl Groos, Heidelberg.

Erichsen, A. von, Weiße, O. (1904): Die Führung der Standesregister: praktische Anleitung für Standesbeamte; die Vorschriften des Gesetzes über die Beurkundung des Personenstandes und die Eheschließung in der vom 1. Januar 1900 an geltenden Fassung/von A. von Erichsen/an der Hand der einschlägigen weiteren Gesetze, Verordnungen und Entscheidungen, der in der Zeitschrift „Der Standesbeamte" niedergelegten Erfahrungen, sowie der vorhandenen Kommentare/erläutert und mit zahlreichen vermehrten Musterbeispielen versehen von Otto Weiße (neunte, vollständig neu bearbeitete Auflage). Grosser, Berlin.

Erickson, R. P., Blecher, S. R. (2004): Genetics of sex determination and differentiation. In: Polin, R. A., Fox, W. W., Abman, S. H. (Hrsg.): Fetal and neonatal physiology, Vol. 2, Third Ed.. Saunders, Philadelphia, S.1935-1941.

Esteller, M. (Hrsg., 2005): DNA Methylation, Epigenetics and Metastasis. Springer, Dordrecht.

Ezaz, T., Stiglec, R., Veyrunes, F., Marshall Graves, J. A. (2006): Relationships between vertebrate ZW and XY sex chromosome systems. Current Biology, 16 (17): S.R736-R743.

Fabbri Bertoletti, S. (1994): The anthropological theory of Johann Friedrich Blumenbach. In: Poggi, S. (Hrsg.): Romanticism in science: science in Europe, 1790-1840. Kluwer Acad. Publ., Dordrecht.

Fabricius, J. (2007): Grenzziehungen. Zu Strategien somatischer Geschlechterdiskurse in der griechischen und römischen Kultur. In: Hartmann, E., Hartmann, U., Pietzner, K. (Hrsg.): Geschlechterdefinitionen und Geschlechtergrenzen in der Antike. Franz Steiner Verlag, Stuttgart, S.65-86.

Fausto-Sterling, A. (1988 [engl. 1985]): Gefangene des Geschlechts? Was biologische Theorien über Mann und Frau sagen. Aus dem Amerikanischen von B. Stein. Piper, München, Zürich.

Fausto-Sterling, A. (1989): Life in the XY Corral. Women's studies international forum 12 (3): S.319-331.

Fausto-Sterling, A. (1993): The Five Sexes – Why Male and Female Are Not Enough. The Sciences, 33 (2): S.19-25.

Fausto-Sterling, A. (2000a): The Five Sexes, Revisited – The Varieties of Sex Will Test Medical Values and Social Norms. The Sciences, July/August 2000, S.17-23.

Fausto-Sterling, A. (2000b): Sexing the Body – Gender Politics and the Construction of Sexuality. Basic Books, New York.

Fausto-Sterling, A. (2003): „Ich glaube nicht, dass Menschen je ihr Geschlecht frei wählen können" Ein Gespräch mit Anne Fausto-Sterling. Die Philosophin, 14 (28): S.90-94, 123 (kurzbiographische Angaben).

Feder, E. K. (2009): Imperatives of Normality: From „Intersex" to „Disorders of Sex Development". GLQ, 15 (2): S.225-247, (DOI: 10.1215/10642684-2008-135).

Feiler, J. (1820): Ueber angeborne menschliche Mißbildungen im Allgemeinen und Hermaphroditen insbesondere. Ein Beitrag zur Physiologie, pathologischen Anatomie, und gerichtlichen Arzneiwissenschaft. Druck bei Philipp Krüll, Landshut.

Feinberg, A. P. (2007): Phenotypic plasticity and the epigenetics of human disease. Nature Supplements (Epigenetics), 447 (7143): S.433-440 (DOI: 10.1038/nature05919).

Felsenfeld, G. (2007): A Brief History of Epigenetics (Chapter 2). In: Allis, C. D., Jenuwein, T., Reinberg, D., Caparros, M.-L. (Hrsg.): Epigenetics. Cold Spring Harbor Laboratory Press, S.15-22.

Felten, B. von (1970): Ignatius D. Doellingers Vorlesung über Pathologie (1807). Inaugural-Dissertation, Universität Zürich. Juris Druck & Verlag, Zürich.

FemBio (2008): FemBio – Frauen.Biographieforschung, Online: http://www.fembio.org (letzter Zugriff: 26.03.2009). Zu „Hedwig Dohm" online: http://www.fembio.org/biographie.php/frau/biographie/hedwig-dohm/ (letzter Zugriff: 26.03.2009).

Fender, H. (1986): Intersexualität bei Karyotyp 46, XY – klinische und endokrinologische Untersuchungen bei zehn Patientinnen mit männlichem Kerngeschlecht. Inaugural-Dissertation, Friedrich-Wilhelms-Universität zu Bonn.

Ferrari Schiefer, V. (1998a): La Belle Question. Die Frage nach der Gleichheit der Geschlechter bei Francois de la Barre (1647-1723) vor dem Hintergrund der (früh-)neuzeitlichen Querelle des Femmes. Edition Exodus, Luzern.

Ferrari Schiefer, V. (1998b): Gleichheit, Differenz und Gleichwertigkeit der Geschlechter – Ein philosophie- und theologiegeschichtlicher Beitrag zu einer nach wie vor kontroversen Diskussion. Schweizerische Kirchenzeitung, 14, (Online: http://www.kath.ch/skz-1998/theologie/th14.htm [letzter Zugriff: 26.03.2009]).

Fichtner, G. (1990): Corpus Galenicum (Verzeichnis der galenischen und pseudogalenischen Schriften). Institut für Geschichte der Medizin, Tübingen.

Fietze, K. (1991): Spiegel der Vernunft – Theorien zum Menschsein der Frau in der Anthropologie des 15. Jahrhunderts. Schöningh, Paderborn u.a.

Finley, M.I. (dt. 1994 [dt. Erstauflage 1980; engl. 1960]) : Die Sklaverei in der Antike. Geschichte und Probleme. C. H. Beck, München.

Fischer, K.-D. (1998): Mensch und Heilkunde bei Hildegard von Bingen (Teil 1). In: Ärzteblatt Rheinland-Pfalz, Kirchheim-Verlag; März/Mai 1998, S.101-104, 165-168.

Fischer-Homberger, E. (1977 [Erstauflage 1975]): Geschichte der Medizin. Springer Verlag, Berlin, Heidelberg, New York.

Fischer-Homberger, E. (1979): Krankheit Frau – und andere Arbeiten zur Medizingeschichte der Frau. Verlag Hans Huber, Bern, Stuttgart, Wien.

Fischer-Homberger, E. (1988 [Erstauflage 1983]): Medizin vor Gericht. Zur Sozialgeschichte der Gerichtsmedizin. Luchterhand, Darmstadt.

Fischer-Homberger, E. (2001): Harvey's Troubles with the Egg (Evening Lecture Series 4). University of Sheffield.

Fisher, N. (1995): Hybris, Status and Slavery. In: Powell, A. (Hrsg.): The Greek World. Routledge, London, New York, S.44-84.

Flemming, R. (2000): Medicine and the making of Roman women: gender, nature and authority from Celsus to Galen. University Press, Oxford.

Fliess, W. (1906): Der Ablauf des Lebens. Grundlegung zur exakten Biologie. Franz Deuticke, Leipzig, Wien.

Föllinger, S. (1996): Differenz und Gleichheit – Das Geschlechterverhältnis in der Sicht griechischer Philosophen des 4. bis 1. Jahrhunderts v. Chr.. Franz Steiner Verlag, Stuttgart.

Fonte, M. (2001 [ital. 1600]): Das Verdienst der Frauen. Warum Frauen würdiger und vollkommener sind als Männer. Nach der italienischen Ausgabe von 1600 erstmals vollständig übersetzt, erläutert sowie herausgegeben von D. Hacke. C. H. Beck, München.

Fontes da Costa, P. (2004): ‚Mediating Sexual Difference': the Medical Understanding of Human Hermaphrodites in Eighteenth-century England. In: Blécourt, W. De, Usborne, C. (Hrsg.): Cultural Approaches to the History of Medicine in Early Modern and Modern Europe. Palgrave Macmillan, Houndmills, New York, S.127-147.

Ford, C. E., Jones, K. W., Polani, P. E., Almeida, J. C. de, Briggs, J. H. (1959): A sex-chromosome anomaly in a case of gonadal dysgenesis (Turner's syndrome). Lancet, 1: S.711-713.

Forel, A. (1913 [Erstauflage 1905]): Die sexuelle Frage (gekürzte Volksausgabe). E. Reinhardt, München.

Foucault, M. (1977, frz. 1975): Überwachen und Strafen – Die Geburt des Gefängnisses. Suhrkamp, Frankfurt/Main.

Foucault, M. (1983, frz. 1976): Der Wille zum Wissen - Sexualität und Wahrheit 1. Suhrkamp, Frankfurt/Main.

Foucault, M. (1984 [frz. 1982]): Der Kampf um die Keuschheit. In: Ariès, P., Béjin, A. (Hrsg.): Die Masken des Begehrens und die Metamorphosen der Sinnlichkeit – zur Geschichte der Sexualität im Abendland. S. Fischer Verlag, Frankfurt/Main, S.25-39.

Foucault, M. (1986): Die Athleten der Enthaltsamkeit. Zeitschrift „Die Zeit", 11/1986.

Foucault, M. (1989a [dt. Erstauflage 1986; frz. 1984]): Der Gebrauch der Lüste – Sexualität und Wahrheit 2. Suhrkamp, Frankfurt/Main.

Foucault, M. (1989b [dt. Erstauflage 1986; frz. 1984]): Die Sorge um sich – Sexualität und Wahrheit 3. Suhrkamp, Frankfurt/Main.

Foucault, M. (1998 [frz. 1978; engl. 1980]): Über Hermaphrodismus – Der Fall Barbin. Suhrkamp, Frankfurt/Main.

Foucault, M. (2003a [1978]): Sexualität und Macht. In: Foucault, M. (2003): Schriften in vier Bänden – Dits et Ecrits. Band III, 1976-1979. Suhrkamp, Frankfurt/Main, S.695-718.

Foucault, M. (2003b [1976]): Das Abendland und die Wahrheit des Sexes. In: Foucault, M. (2003): Schriften in vier Bänden – Dits et Ecrits. Band III, 1976-1979. Suhrkamp, Frankfurt/Main, S.135-140.

Foucault, M. (2003c [1974]): Die Geburt der Sozialmedizin. In: Foucault, M. (2003): Schriften in vier Bänden – Dits et Ecrits. Band III, 1976-1979. Suhrkamp, Frankfurt/Main, S.272-298.

Foucault, M. (2003d [1979]): Die Gesundheitspolitik im 18. Jahrhundert. In: Foucault, M. (2003): Schriften in vier Bänden – Dits et Ecrits. Band III, 1976-1979. Suhrkamp, Frankfurt/Main, S.908-928.

Foucault, M. (2003e [1975; frz. Erstdruck 1999]): Vorlesung vom 22. Januar 1975. In: Die Anormalen – Vorlesungen am Collège de France (1974-1975). Suhrkamp, Frankfurt/Main, S.76-107.

Foucault, M. (2007 [frz. 1984]): Zur Genealogie der Ethik: Ein Überblick über die laufende Arbeit. Übersetzt von H.-D. Gondek. In: Defert, D., Ewald, F., Lagrange, J. (Hrsg.): Michel Foucault – Ästhetik der Existenz: Schriften zur Lebenskunst. Suhrkamp, Frankfurt/Main, S.191-219.

Fox, M. (1998): The constrained man. In: Foxhall, L., Salmon, J. (Hrsg.): Thinking Men - Masculinity and its Self-Representation in the Classical Tradition. Routledge, London, New York, S.6-22.

Fraga, M. F., Ballestar, E., Paz, M. F., Ropero, S., Setien, F., Ballestar, M. L., Heine-Suñer, D., Cigudosa, J. C., Urioste, M., Benitez, J., Boix-Chornet, M., Sanchez-Aguilera, A., Ling, C., Carlsson, E., Poulsen, P., Vaag, A., Stephan, Z., Spector, T. D., Wu, Y. Z., Plass, C., Esteller, M. (2005): Epigenetic differences arise during the lifetime of monozygotic twins. Proceedings of the National Academy of Sciences of the United States of America, 102 (30): S.10604-10609.

Francis, D., Diorio, J., Liu, D., Meaney, M. J. (1999): Nongenomic Transmission Across Generations of Maternal Behavior and Stress Responses in the Rat. Science, 286: S.1155-1158.

Freud, S. (1947 [Erstveröffentlicht 1905]): Drei Abhandlungen zur Sexualtheorie. Franz Deuticke, Wien.

Frevert, U. (1995): Mann und Weib, und Weib und Mann: Geschlechter-Differenzen in der Moderne. C. H. Beck, München.

Frewer, A., Säfken, C. (2005): Identität, Intersexualität, Transsexualität: Medizinhistorische und ethisch-rechtliche Aspekte der Geschlechtsumwandlung. In: Stahnisch, F./Steger, F. (Hrsg.): Medizin, Geschichte und Geschlecht: Körperhistorische Rekonstruktionen von Identitäten und Differenzen. Steiner Verlag, Stuttgart, S.137-156.

Frietsch, U. (2002): Die Abwesenheit des Weiblichen. Epistemologie und Geschlecht von Michel Foucault zu Evelyn Fox Keller. Campus Verlag, Frankfurt/Main, New York.

Fulda, A. (2004): Jacob und Christian Thomasius als Verfechter der intellektuellen Ebenbürtigkeit der Frau. In: Engel, G., Hassauer, F., Rang, B., Wunder, H. (Hrsg.): Geschlechterstreit am Beginn der europäischen Moderne – Die Querelle des Femmes. Ulrike Helmer Verlag, Königstein/Taunus, S.245-255.

Galenos, A: *De usu partium (On the Usefullness of the Parts of the Body)*. Translation by Margaret Tallmadge. Cornell University Press, Ithaca, 1968.

Garfinkel, H. (2007 [Erstauflage 1967]): Studies in Ethnomethodology. Polity, Cambridge.

Gasteiger, L. (2008): Michel Foucaults interpretative Analytik und das unbestimmte Ethos der Kritik. In: Freikamp, U., Leanza, M., Mende, J., Müller, S., Ullrich, P., Voß, H.-J. (Hrsg.): Kritik mit Methode? Forschungsmethoden und Gesellschaftskritik (Texte 42). Karl Dietz Verlag, Berlin, S.33-51.

Gawlick, G. (2002): Einige Bemerkungen über Christian Wolffs Verhältnis zu Spinoza. In: Schürmann, E., Waszek, N., Weinreich, F. (Hrsg.): Spinoza im Deutschland des achtzehnten Jahrhunderts. Zur Erinnerung an Hans-Christian Lucas (Spekulation und Erfahrung. Texte und Untersuchungen zum Deutschen Idealismus. Abteilung II: Untersuchungen, Band 44). frommann-holzboog, Stuttgart-Bad Cannstatt, S.109-119.

Gegenbaur, C. (1859): Grundzüge der Vergleichenden Anatomie. Wilhelm Engelmann, Leipzig.

Gegenbaur, C. (1883): Lehrbuch der Anatomie des Menschen. Wilhelm Engelmann, Leipzig.

Gempe, T. (2006): Vollständige Charakterisierung des geschlechtsbestimmenden Lokus der Honigbiene Apis mellifera. Inauguraldissertation, Universität Düsseldorf, (Online: http://docserv.uni-duesseldorf.de/servlets/DerivateServlet/Derivate-4431/Dissertation_Gempe.pdf [letzter Zugriff: 26.03.2009]).

Genzer, M. A., Bridgewater, L. C. (2007): A Col9a1 enhancer element activated by two interdependent SOX9 dimers. Nucleic Acids Research, 35 (4): S.1178-1186.

Georget, E. J. (1823 [frz. 1821]): Über die Physiologie des Nervensystems und insbesondere des Gehirns: Untersuchungen über die Nervenkrankheiten überhaupt und vornehmlich über den Sitz und die Natur und Behandlung der Hysterie, Hypochondrie, Epilepsie und des krankhaften Asthma. Aus d. Franz. von G. F. Kummer. Kummer, Leipzig.

Geyer, S. (2006): Vom „Wesen der Ehe". Das französische Eherecht in der Rechtssprechung des deutschen Reichsgerichts. In: Dölemeyer, B., Mohnhaupt, H., Somma, A. (Hrsg.): Richterliche Anwendung des Code civil in seinen europäischen Geltungsbereichen außerhalb Frankreichs. Klostermann, Frankfurt/Main, S.173-196.

Gibson, T. (1703 [Erstveröffentlicht 1682]): The anatomy of humane bodies epitomized. Wherein all the parts of man's body, with their actions and uses, are succinctly described, according to the newest doctrine of the most accurate and learned modern anatomists. The sixth edition, corrected and improved, both in the discourse and figures. printed by T. W. for Awnsham and John Churchill, London, (Online: http://galenet.galegroup.com.proxy.nationallizenzen.de/servlet/ECCO [letzter Zugriff: 26.03.2009]).

Giese, F. (1917): Wilhelm von Humboldt, Über den Geschlechtsunterschied. Über die männliche und weibliche Form. Mit einer Einführung, nebst Beigaben und Anmerkungen (In: Giese, F. [Hrsg.]: Neudrucke zur Psychologie, Band 1). Verlag von Wendt Klauwell, Langensalza.

Giese, F. (1919): Der romantische Charakter. Erster Band: Die Entwicklung des Androgynenproblems in der Frühromantik. Wendt & Klauwell, Langensalza.

Gilbert, R. (1999): Seeing and Knowing: Science, Pornography and Early Modern Hermaphrodites. In: Fudge, E., Gilbert, R., Wiseman, S. (Hrsg.): At the Borders of the Human – Beasts, Bodies and Natural Philosophy in the Early Modern Period. Macmillan Press, Houndmills, S.150-170.

Gilbert, R. (2002): Early Modern Hermaphrodites – Sex and other Stories. Pallgrave, Houndmills, Basingstoke, Hampshire, New York.

Gilbert, S. F. (2000): Developmental Biology. Sinauer Associates, Sunderland.

Gilbert, S. F. (2006): Developmental Biology. Sinauer Associates, Sunderland.

Glaser, E. (2005): Hedwig Dohm: Die wissenschaftliche Emancipation der Frau. In: Löw, M., Mathes, B. (Hrsg.): Schlüsselwerke der Geschlechterforschung. VS Verlag für Sozialwissenschaften, Wiesbaden, S.13-25.

Goldschmidt, R. B. (1911): Einführung in die Vererbungswissenschaft – in zwanzig Vorlesungen für Studierende, Ärzte, Züchter. Wilhelm Engelmann, Leipzig.

Goldschmidt, R. B. (1916a): A Preliminary Report on Further Experiments in Inheritance and Determination of Sex. Proceedings of the National Academy of Sciences of the United States of America, 2 (1): S.53-58.

Goldschmidt, R. B. (1916b): Die biologischen Grundlagen der konträren Sexualität und des Hermaphroditismus beim Menschen. In: Archiv für Rassen- und Gesellschaftsbiologie einschließlich Rassen- und Gesellschaftshygiene, 12 (1): S.1-14.

Goldschmidt, R. B. (1917): Crossing Over ohne Chiasmatypie. Genetics, 2 (1): S.82-95.

Goldschmidt, R. B. (1920): Mechanismus und Physiologie der Geschlechtsbestimmung. Gebrüder Borntraeger, Berlin.

Goldschmidt, R. B. (1927): Physiologische Theorie der Vererbung. Julius Springer, Berlin.

Goldschmidt, R. B. (1931): Die sexuellen Zwischenstufen. Julius Springer, Berlin.

Goldschmidt, R. B. (1938): The Time-Law of Intersexuality. Genetica, Nederlandsch Tijdschrift voor Erfelijkheids- en Afstammingsleer: S.1-50. *(Goldschmidts Beitrag in Englisch.)*

Goldschmidt, R. B. (1963 [engl. 1960]): Im Wandel das Bleibende – Mein Lebensweg. Verlag Paul Parey, Hamburg, Berlin. *(Goldschmidt hatte die Autobiographie 1958, kurz vor seinem Tod, fertiggestellt.)*

Goltz, B. (1859): Zur Charakteristik und Natur-Geschichte der Frauen. Otto Janke, Berlin.

Goodfellow, P. N., Koopman, P., Sinclair, A. H., Harley, V. R., Hawkins, J. R., Lovell-Badge, R. (1993): Identification and characterization of the mammalian testis-deterimining factor. In: Reed, K. C., Marshall Graves, J. A. (Hrsg.): Sex chromosomes and sex-determining genes. Harvood Academic Publishers, Camberwell u.a..

Goodfellow, P. N., Camerino, G. (2001): DAX-1, an „antitestis" gene. In: Scherer, G., Schmid, M. (Hrsg.): Genes and Mechanisms in Vertebrate Sex Determination. Birkhäuser Verlag, Basel, S.57-69.

Gordon, C. (1987): The Soul of the Citizen: Max Weber and Michel Foucault on Rationality and Government. In: Lash, S., Whimster, S. (Hrsg.): Max Weber, Rationality and Modernity. Allen & Unwin, London.

Gössmann, E. (1987): Die Diskussion um Frau und Wissenschaft im 17./18. Jahrhundert. In: Huffmann, U., Frandsen, D., Kuhn, A. (Hrsg.): Frauen in Wissenschaft und Politik. Patmos-Schwann Verlag, Düsseldorf.

Gössmann, E. (1988): Einleitung – zu den Texten dieses Bandes und ihrem Rezeptionszusammenhangs. In: Gössmann, E. (Hrsg.): Archiv für philosophie- und theologie-geschichtliche Frauenforschung. Band 4: Ob die Weiber Menschen seyn, oder nicht? iudicum verlag, München, S.7-32.

Gössmann, E. (1998 [Erstauflage 1984]): Archiv für philosophie- und theologiegeschichtliche Frauenforschung. Band 1: Das wohlgelahrte Frauenzimmer. iudicum verlag, München.

Gould, S. J. (1983 [engl. 1981]): Der falsch vermessene Mensch. Aus dem Amerikanischen übersetzt von G. Seib. Birkhäuser Verlag, Basel u.a..

Gournay, M. le Jars de (1997 [frz. 1622/1626]): Zur Gleichheit von Frauen und Männern. Hrsg. und übersetzt von F. Hervé und I. Nödinger. ein-FACH-verlag, Aachen.

Graaf, R. de (1972 [lat. 1672]): A New Traetise Concerning the Generative Organs of Women. In: Jocelyn, H. D., Setchell, B. P. (Hrsg., 1972): Regnier de Graaf on the Human Reproductive Organs (Journal of Reproduction and Fertility Supplement No. 17). Blackwell Scientific Publications, Oxford, London, Edinburgh, Melbourne, S.77-209.

Graumann, S., Schneider, I. (Hrsg., 2003): Verkörperte Technik – Entkörperte Frau. Biopolitik und Geschlecht. Campus Verlag, Frankfurt/Main.

Greenberg, J. A. (2003): Legal Aspects of Gender Assignment. The Endocrinologist, 13 (3): S.277-286.

Greenberg, J. A. (2006): International Legal Developments Protecting the Autonomy Rights of Sexual Minorities: Who Should Determine the Appropriate Treatment for an Intersex Infant? In: Sytsma, S. E. (Hrsg.): Ethics and Intersex. Springer, Dordrecht, S.87-101.

Greene, E. (1996): Sappho, Foucault and Women's Erotics. Arethusa, 29: S.1-14.

Greenidge, C. W. W. (1958): Slavery. Allen & Unwin, London.

Greiner, M. (1958): Theodor Gottlieb von Hippel (1741-1796). Münchowsche Universitätsdruckerei, Gießen.

Grewal, S. I. S., Elgin, S. C. R. (2007): Transcription and RNA interference in the formation of heterochromatin. Nature Supplements (Epigenetics), 447 (7143): S.399-406 (DOI: 10.1038/nature05914).

Groneberg, M. (2008): Mythen und Wissen zur Intersexualität – Eine Analyse relevanter Begriffe, Vorstellungen und Diskurse. In: Groneberg, M., Zehnder, K. (Hrsg.): „Intersex" – Geschlechtsanpassung zum Wohl des Kindes? Erfahrungen und Analysen. Academic Press Fribourg/Paulusverlag, Freiburg (Schweiz), S.83-145.

Gross, S. D. (1852): Case of Hermaphroditism, involving the Operation of Castration and illustrating a new principle in Juridical Medicine. The American journal of the medical sciences, 24: S.386-390.

Grundmann, S. (2006): Geschlecht und Sexualität in den medizinischen Schriften Galens. Bulletin - Texte 31: S.78-95.

Gubbay, J., Collignon, J., Koopman, P., Capel, B., Economou, A., Münsterberg, A., Vivian, N., Goodfellow, P., Lovell-Badge, R. (1990): A gene mapping to the sex-determining region of the mouse Y chromosome is a member of a novel family of embryonically expressed genes. Nature, 346: S.245-50.

Gurst, G. (Hrsg., 1965): Große Materialisten. Zur Geschichte des vormarxistischen Materialismus. VEB Bibliographisches Institut, Leipzig.

Haeckel, E. (1988 [Erstveröffentlicht 1866]): Generelle Morphologie der Organismen. De Gruyter, Berlin, New York.

Haeckel, E. (1905 [Erstauflage 1904]): Die Lebenswunder. Gemeinverständliche Studien über Biologische Philosophie. Ergänzungsband zu dem Buche über die Welträthsel. Alfred Kröner Verlag, Stuttgart.

Haffner, T. (1997): Die Epigenesisanalogie in Kants Kritik der reinen Vernunft. Eine Untersuchung über Herkunft und Bedeutung der Begriffe Epigenesis und Präformation in Kants transzendentaler Deduktion. Dissertation, Universität des Saarlandes.

Hagemann-White, C. (1984): Sozialisation: weiblich – männlich? Leske/Budrich, Opladen.

Hagner, M. (1997): Homo cerebralis. Der Wandel vom Seelenorgan zum Gehirn. Berlin Verlag, Berlin.

Hagner, M. (2005 [Erstauflage 1995]): Vom Naturalienkabinett zur Embryologie. Wandlungen des Monströsen und die Ordnung des Lebens. In: Hagner, M. (Hrsg.): Der falsche Körper. Beiträge zu einer Geschichte der Monstrositäten. Wallstein Verlag, Göttingen, S.73-107.

Hahn, P. (1823): Betrachtungen über die Theorien der Epigenese und Evolution. Eine Inaugural-Abhandlung. Carl Wilhelm Becker, Universitätsdrucker, Würzburg.

Halban, J. (1903): Die Entstehung der Geschlechtscharaktere. Eine Studie über den formativen Einfluss der Keimdrüse. Archiv der Gynäkologie, 70: S.205-308.

Hallett, J. P. (1997): Female Homoeroticism and the Denial of Roman Reality in Latin Literature. In: Skinner, M. B., Hallett J. P. (Hrsg.): Roman Sexualities. Princeton University Press, S.255-273.

Halperin, D.M., Winkler, J.J., Zeitlin, F.I. (Hrsg., 1990): Before sexuality - the construction of erotic experience in the ancient Greek world. Princeton University Press.

Hamer, D. H., Hu, S., Magnuson, V.L., Hu, N., Pattatucci, A. M. L. (1993): A linkage between DNA markers on the X chromosome and male sexual orientation. Science, 261: S.321-327.

Hamer, D. H. (1999): Genetics and Male Sexual Orientation. Science, 285: S.803a (drei Seiten).

Hamerton, J. L. (1982): The William Allan Memorial Award Presented to Patricia A. Jacobs, D.Sc., at the annual meeting of the American Society of Human Genetics (Dallas, October 28-31, 1981). American Journal of Human Genetics, 34: S.683-688.

Hammes, A., Guo, J. K., Lutsch, G., Leheste, J. R., Landrock, D., Ziegler, U., Gubler, M. C., Schedl, A. (2001): Two splice variants of the Wilms' tumor 1 gene have distinct functions during sex determination and nephron formation. Cell, 106 (3): S.319-329.

Hanke, C. (2007): Zwischen Auflösung und Fixierung – Zur Konstitution von ‚Rasse' und ‚Geschlecht' in der physischen Anthropologie um 1900. transcript Verlag, Bielefeld.

Hanley, N. A., Ball, S. G., Clement-Jones, M., Hagan, D. M., Strachan, T., Lindsay, S., Robson, S., Ostrer, H., Parker, K. L., Wilson, D. I. (1999): Expression of steroidogenic factor 1 and Wilms' tumour 1 during early human gonadal development and sex determination. Mechanisms of Development, 87: S.175-180.

Hanley, N. A., Hagan, D. M., Clement-Jones; M., Ball, S. G., Strachan, T., Salas-Cortés, L., McElreavey, K., Lindsay, S., Robson, S., Bullen, P., Ostrer, H., Wilson, D. I. (2000): SRY, SOX9, and DAX1 expression patterns during human sex determination and gonadal development. Mechanisms of Development, 91: S.403-407.

Hanley, N. A., Rainey, W. E., Wilson, D. I., Ball, S. G., Parker, K. L. (2001): Expression profiles of SF-1, DAX1, and CYP17 in the human fetal adrenal gland: potential interactions in gene regulation. Molecular Endocrinology, 15 (1): S.57-68.

Hanson, A.E. (1990): The Medical Writers' Woman. In: Halperin, D.M., Winkler, J.J., Zeitlin, F.I. (Hrsg.): Before sexuality - the construction of erotic experience in the ancient Greek world. Princeton University Press, S.309-338.

Hanson, A. E. (1991): The restructuring of female physiology at Rome. In: Mudry, P., Pigeaud, J. (Hrsg.): Les ecoles medicales a Rome. Actes du 2ème Coloque international sur les textes médicaux latins antiques, Lausanne, septembre 1986. Librairie Droz S.A., Geneve, S.255-268.

Hansson, L. [unter Pseudonym: Marholm, L.] (1897-1903): Zur Psychologie der Frau. Duncker, Berlin.

Hansson, L. [unter Pseudonym: Marholm, L.] (1900): Die Frauen in der socialen Bewegung. Kirchheim, Mainz.

Harding, S. (Hrsg., 1993): The „Racial" Economy of Science. Toward a Democratic Future. Indiana University Press, Bloomington, Indianapolis.

Harley, V. R., Clarkson, M. J., Argentaro, A. (2003): The molecular action and regulation of the testis-determining factors, SRY (sex-determining region on the Y chromosome) and SOX9 (SRY-related high-mobility group [HMG] box 9). Endocrine Reviews, 24 (4): S.466-487.

Hartmann, A. (2005 [Erstauflage 1995]): Im falschen Geschlecht. Männliche Scheinzwitter um 1900. In: Hagner, M. (Hrsg.): Der falsche Körper. Beiträge zu einer Geschichte der Monströsitäten. Wallstein Verlag, Göttingen, S.187-220.

Hartmann, E. (2002): Heirat, Hetärentum und Konkubinat im klassischen Athen. Campus, Frankfurt/Main, New York.

Hartmann, E. (2007a): Geschlechterdefinitionen im attischen Recht. Bemerkungen zur sogenannten *kyrieia*. In: Hartmann, E., Hartmann, U., Pietzner, K. (Hrsg.): Geschlechterdefinitionen und Geschlechtergrenzen in der Antike. Franz Steiner Verlag, Stuttgart, S.37-53.

Hartmann, E. (2007b): Frauen in der Antike – weibliche Lebenswelten von Sappho bis Theodora. C. H. Beck, München.

Hartmann, U. (2007): Kynische Grenzüberschreitungen. Die griechische Philosophin Hipparchia. In: Hartmann, E., Hartmann, U., Pietzner, K. (Hrsg.): Geschlechterdefinitionen und Geschlechtergrenzen in der Antike. Franz Steiner Verlag, Stuttgart, S.229-246.

Hassauer, F. (1994): Homo. Academica. Geschlechterkontrakte, Institution und die Verteilung des Wissens. Passagen Verlag, Wien.

Hassauer, F. (1997): *Die Seele ist nicht Mann, nicht Weib.* Stationen der *Querelles des Femmes* in Spanien und Lateinamerika vom 16. zum 18. Jahrhundert. In: Bock, G., Zimmermann, M. (Hrsg., 1997a): Querelles – Jahrbuch für Frauenforschung 1997. Die europäische Querelle des Femmes – Geschlechterdebatten seit dem 15. Jahrhundert. J.B. Metzler Verlag, Stuttgart, Weimar, S.203-238.

Hausen, K. (1986): Warum Männer Frauen zur Wissenschaft nicht zulassen wollten. In: Hausen, K., Nowotny, H. (Hrsg.): Wie männlich ist die Wissenschaft? Suhrkamp, Frankfurt/Main, S. 31-40.

Hauser, M. (1992): Gesellschaftsbild und Frauenrolle in der Aufklärung. Passagen Verlag, Wien.

Hausman, B.L. (1995): Changinig sex. Transsexualism, technology, and the idea of gender in the 20th Century. Duke University Press, Durham, London.

Hecker, C.-M., Dikic, I. (2006): Spezifität der Ubiquitin- und SUMO-Bindungsdomänen. BIOspektrum, 12 (2): S.154-157.

Hegar, A. (1878): Die Castration der Frauen. In: Volkmann, R. (Hrsg.): Sammlung klinischer Vorträge in Verbindung mit deutschen Klinikern, No. 136-138, S.925-1068.

Hegar, A. (1894): Der Geschlechtstrieb. Eine social-medicinische Studie. Verlag von Ferdinand Enke, Stuttgart.

Hegar, A. (1903): Korrelation der Keimdrüsen und Geschlechtsbestimmung. Beiträge zur Geburtshilfe und Gynaekologie, 7 (2): S.201-221.

Hegel, G. W. F. (1987 [Erstveröffentlicht 1805/1806]): Naturphilosophie. In: Horstmann, R.-P. (Hrsg.): Georg Wilhelm Friedrich Hegel – Jenaer Systementwürfe III – Naturphilosophie und Philosophie des Geistes. Felix Meiner Verlag, Hamburg, S.3-169.

Hegel, G. W. F. (1983 [Erstauflage 1830]): Werke in zwanzig Bänden, Bd. 9; Enzyklopädie der philosophischen Wissenschaften II. Suhrkamp Verlag, Frankfurt/Main.

Heikkilä, M. (2002): Development of the Adrenogenital System: Female sex determination, ovarian and adrenal gland ontogeny regulated by Wnt-4 in mice. Dissertation, University of Oulu, (Online: http://herkules.oulu.fi/isbn9514268 44X/ [letzter Zugriff: 26.03.2009]).

Heikkilä, M., Prunskaite, R., Naillat, F., Itäranta, P., Vuoristo, J., Leppäluoto, J., Peltoketo, H., Vainio, S. (2005): The partial female to male sex reversal in Wnt-4-deficient females involves induced expression of testosterone biosynthetic genes and testosterone production, and depends on androgen action. Endocrinology, 146 (9): S.4016-4023.

Heinsohn, D. (2005): Physikalisches Wissen im Geschlechterdiskurs. Thermodynamik und Frauenstudium um 1900. Campus Verlag, Frankfurt/Main, New York.

Heinz, M. (2002): Die Trennung von *oikos* und *polis*: Aristoteles. In: Doyé, S., Heinz, M., Kuster, F. (Hrsg.): Philosophische Geschlechtertheorien – Ausgewählte Texte von der Antike bis zur Gegenwart. Reclam, Stuttgart.

Heinz, M. (2002): Gleichheit der Natur von Mann und Frau: Platon. In: Doyé, S., Heinz, M., Kuster, F. (Hrsg.): Philosophische Geschlechtertheorien – Ausgewählte Texte von der Antike bis zur Gegenwart. Reclam, Stuttgart.

Hemelrijk, E.A. (1987): Women's Demonstrations in Republican Rome. In: Blok, J., Mason, P. (Hrsg.): Sexual asymmetry – studies in ancient society. Gieben, Amsterdam, S.217-240.

Hemetsberger, L. (2007): Zu Dialektik und Geschlecht bei Hegel. Hegels dialektischer Geschlechtsbegriff in der Wissenschaft der Logik und der Naturphilosophie von 1830. Peter Lang, Frankfurt/Main u.a..

Henderson, J. (2005): A Life of Ernest Starling. Oxford University Press.

Hendrich, G. (2005): Arabisch-islamische Philosophie: Geschichte und Gegenwart. Campus Verlag, Frankfurt/Main, New York.

Henke, A. (1812): Lehrbuch der gerichtlichen Medicin: zum Behuf akademischer Vorlesungen und zum Gebrauch für gerichtliche Ärzte und Rechtsgelehrte. J. E. Hitzig, Berlin.

Henke, A. (1845 [Erstauflage 1812]): Lehrbuch der gerichtlichen Medicin: zum Behuf akademischer Vorlesungen und zum Gebrauch für gerichtliche Ärzte und Rechtsgelehrte. 11. Auflage. Dümmler, Berlin.

Henke, K.-D. (2008): Tödliche Medizin im Nationalsozialismus. Von der Rassenhygiene zum Massenmord. Böhlau Verlag, Köln u.a..

Henry, R. (1989): Zwischen Straße und Salon – Olympe de Gouges und Germaine de Staël. In: Stephan, I., Weigel, S. (Hrsg.): Die Marseillaise der Weiber – Frauen, die Französische Revolution und ihre Rezeption. Argument-Verlag, Hamburg, Berlin, S.37-54.

Hergemöller, B.-U. (2001 [Erstauflage 1998]): Mann für Mann. Biographisches Lexikon. Suhrkamp, Frankfurt/Main.

Herrn, R. (1991): Über genetische Erklärungsansätze der Homosexualität. Mitteilungen der Magnus-Hirschfeld-Gesellschaft, 16: S.21-50.

Herrn, R. (1995): Vom Geschlechtsumwandlungswahn zur Geschlechtsumwandlung. pro familia magazin, 2: S.14-18.

Herrn, R. (2005a): Das Geschlecht ruht nicht im Körper, sondern in der Seele – Magnus Hirschfelds Strategien bei Hermaphroditengutachten. In: 1-0-1 [one 'o one] intersex – Das Zwei-Geschlechter-System als Menschenrechtsverletzung. Neue Gesellschaft für Bildende Kunst, Berlin, S.55-71.

Herrn, R. (2005b): Schnittmuster des Geschlechts: Transvestitismus und Transsexualität in der frühen Sexualwissenschaft (mit einem Geleitwort von Volkmar Sigusch). Psychosozial-Verlag, Gießen.

Herrn, R. (2008): Magnus Hirschfelds Geschlechterkosmos: Die Zwischenstufentheorie im Kontext hegemonialer Männlichkeit. In: Brunotte, U., Herrn, R. (Hrsg.): Männlichkeiten und Moderne. Geschlecht in den Wissenskulturen um 1900. transcript Verlag, Bielefeld, S.173-196.

Hertwig, O. (1894): Zeit- und Streitfragen der Biologie. Heft 1: Präformation oder Epigenese? Grundzüge einer Entwicklungstheorie der Organismen. Gustav Fischer, Jena.

Hervé, F., Nödinger, I. (1997): Frühaufklärerin und Feministin: Marie le Jars de Gournay. In: Gournay, M. Le Jars de (1997 [frz. 1622/1626]): Zur Gleichheit von Frauen und Männern. Hrsg. und übersetzt von F. Hervé und I. Nödinger. ein-FACH-verlag, Aachen.

Herzer, M. (1992): Magnus Hirschfeld – Leben und Werk eines jüdischen, schwulen und sozialistischen Sexologen. Campus Verlag, Frankfurt/Main, New York.

Hester, J. D. (2004): Intersex(e) und alternative Heilungsstrategien. Ethik in der Medizin, 16: S.48-67.

Hester, J. D. (2006): Intersex and the Rhetorics of Healing. In: Sytsma, S. E. (Hrsg.): Ethics and Intersex. Springer, Dordrecht, S.47-71.

Heße, K. (2006): Die Stimme der Natur. Veränderungen in der Ordnung der Geschlechter im Kontext der spanischen Aufklärung. In: Klinger, J., Thiemann, S. (Hrsg.): Geschlechtervariationen – Gender-Konzepte im Übergang zur Neuzeit (Potsdamer Studien zur Frauen- und Geschlechterforschung, Neue Folge 1). Universitätsverlag, Potsdam, S.299-322.

Hierdeis, I. (1993): ‚Die Gleichheit der Geschlechter' und ‚Die Erziehung der Frauen' bei Poullain de La Barre (1647 – 1723). Peter Lang, Frankfurt u.a.

Hildebrandt, K. (1959): Platon – Logos und Mythos. Walter de Gruyter & Co, Berlin.

Hippokrates A: *De Morbo Sacro (On the sacred Disease)*. Translation by Francis Adams, (Online: http://etext.library.adelaide.edu.au/h/hippocrates/h7w/ [letzter Zugriff: 26.03.2009]).

Hippokrates B: *De Aëre, Aquis, Locis (On Airs, Waters, and Places)*. Translation by Francis Adams, (Online: http://etext.library.adelaide.edu.au/h/hippocrates/h7w/ [letzter Zugriff: 26.03.2009]).

Hippokrates C: Hippokrates – Ausgewählte Schriften. Übersetzt von H. Diller. Reclam, Ditzingen 1994.

Hippokrates D: *Aphorismi (Aphorisms)*. Translation by Francis Adams, (Online: http://etext.library.adelaide.edu.au/h/hippocrates/h7w/ [letzter Zugriff: 26.03.2009]).

Hiort, O. (2007): Störungen der Geschlechtsentwicklung: Konsequenzen der neuen Nomenklatur und Klassifikation. Ergebnisse der Chicago Konsensus Konferenz 2005. Zeitschrift für Sexualforschung, 20 (2): S.99-106.

[Hippel, T. G. von] (1776 [Erstauflage 1775]): Über die Ehe. 2. Auflage. Voß, Berlin.

[Hippel, T. G. von] (1977 [Erstveröffentlicht 1793]): Über die bürgerliche Verbesserung der Weiber. Syndikat, Frankfurt/Main.

[Hippel, T. G. von] (1976 [Nachdruck der Ausgabe 1796; Erstauflage 1775]): Über die Ehe. Nachdruck der 4. Auflage. Notos Verlagsbuchhandlung, Selb.

Hirsch, W. (1994): „26. unveränderte Auflage". Bemerkungen zur Textgeschichte von Otto Weiningers *Geschlecht und Charakter*. Mitteilungen aus dem Brenner-Archiv, 13: S.59-73.

Hirschauer, S. (1992): Konstruktivismus und Essentialismus. Zur Soziologie des Geschlechtsunterschieds und der Homosexualität. Zeitschrift für Sexualforschung, 5: S.331-345.

Hirschauer, S. (1994): Die soziale Konstruktion der Zweigeschlechtlichkeit. Kölner Zeitschrift für Soziologie und Sozialpsychologie, 46 (4): S.668-692.

Hirschauer, S. (1999 [Erstauflage 1993]): Die soziale Konstruktion der Transsexualität. Suhrkamp, Frankfurt/Main.

Hirschauer, S. (2001): Das Vergessen des Geschlechts. Zur Praxeologie einer Kategorie sozialer Ordnung. In: Heintz, B. (Hrsg.): Geschlechtersoziologie (Kölner Zeitschrift für Soziologie und Sozialpsychologie, Sonderheft 41/2001). Westdeutscher Verlag, Wiesbaden, S.208-235.

Hirschfeld, M. (1906a): Die gestohlene Bisexualität. Wiener klinische Rundschau, 38: S.706-707.

Hirschfeld, M. (1906b): Zur Theorie und Geschichte der Bisexualität. In: Hirschfeld, M.: Vom Wesen der Liebe. Zugleich ein Beitrag zur Lösung der Frage der Bisexualität. Verlag von Max Spohr, Leipzig.

Hirschfeld, M. (1918): Sexualpathologie, Teil 2 – Sexuelle Zwischenstufen: das männliche Weib und der weibliche Mann. Marcus und Webers, Bonn.

Hirschfeld, M. (1926-1930): Geschlechtskunde. Band I bis V. Julius Püttmann, Stuttgart.

Hirschfeld, M. (1984 [Erstveröffentlicht 1923]): Die intersexuelle Konstitution. Erweiterung eines am 16. März 1923 im hygienischen Institut der Universität Berlin gehaltenen Vortrags (gekürzte Fassung des im Original 1923 schriftlich erschienen Beitrags). In: Schmidt, W. J. (Hrsg.): Jahrbuch für sexuelle Zwischenstufen: eine Auswahl aus den Jahrgängen 1899-1923. Qumran Verlag, Frankfurt/Main, Paris, Band 2, S.9-26.

Hodkinson, S.J. (1986): Land tenure and inheritance in Classical Sparta. Classical Quarterly, 36: S.378-406.

Hodkinson, S.J. (2000): Property and Wealth in Classical Sparta. Druckworth, London.

Hoff, W. (2005): Claudia Honegger: Die Ordnung der Geschlechter. In: Löw, M., Mathes, B. (Hrsg.): Schlüsselwerke der Geschlechterforschung. VS Verlag für Sozialwissenschaften, Wiesbaden, S.267-282.

Hoffmann, V. (1983): Elisa und Robert oder das Weib und der Mann, wie sie sein sollten. Anmerkungen zur Geschlechtercharakteristik der Goethezeit. In: Richter, K., Schönert, J. (Hrsg.): Klassik und Moderne: die Weimarer Klassik als historisches Ereignis und Herausforderung im kulturgeschichtlichen Prozeß (Walter Müller-Seidel zum 65. Geburtstag). Metzler, Stuttgart, S.80-97.

Hofmann, M. (2004): Der Arzt Jakob Fidelis Ackermann (1765-1815) und seine Vorstellungen vom „Scheintod". Inaugural-Dissertation, Medizinische Fakultät der Universität Regensburg.

Hohlbaum, G. G. (1998): Pathogenetische Theorien und chirurgische Therapie der Varizen im 19. und 20. Jahrhundert, Teil 1. Phlebologie, 27: S.138-46.

Holst, A. (1984 [Erstveröffentlicht 1802]): Über die Bestimmung des Weibes zur Höhern Geistesbildung. Ala-Verlag, Zürich.

Holterhus, P. M., Köhler, B., Korsch, E., Richter-Unruh, A. (2007): Leitlinien der Gesellschaft für Kinderheilkunde und Jugendmedizin – Störungen der Geschlechtsentwicklung. Online: http://www.uni-duesseldorf.de/WWW/AWMF/ll/027-022.htm (letzter Zugriff: 02.04.2009).

Holthöfer, E. (1997): Die Geschlechtsvormundschaft. Ein Überblick von der Antike bis ins 19. Jahrhundert. In: Gerhard, U. (Hrsg.): Frauen in der Geschichte des Rechts – von der frühen Neuzeit bis zur Gegenwart. C. H. Beck, München, S.390-451.

Honegger, C. (1989): „Weiblichkeit als Kulturform". Zur Codierung der Geschlechter in der Moderne*. In: Haller, M., Hoffmann-Nowotny, H.-J., Zapf, W. (Hrsg.): Kultur und Gesellschaft: Verhandlungen des 24. Deutschen Soziologentags, des 11. Österreichischen Soziologentags und des 8. Kongresses der Schweizerischen Gesellschaft für Soziologie in Zürich 1988. Campus, Frankfurt/Main, New York, S.142-155.

Honegger, C. (1991): Die Ordnung der Geschlechter. Die Wissenschaften vom Menschen und das Weib 1750 – 1850. Campus, Frankfurt/Main, New York.

Horowitz, M.C. (1976): Aristotle and Woman. Journal of the History of Biology, 9 (2): 193-213.

Hörz, H., Löther, R., Wollgast, S. (Hrsg., 1978): Philosophie und Naturwissenschaften. Wörterbuch zu den philosophischen Fragen der Naturwissenschaften. Dietz Verlag, Berlin.

Hossain, A., Saunders, G. F. (2001): The human sex-determining gene SRY is a direct target of WT1. The Journal of biological chemistry, 276 (20): S.16817-16823.

Hoyer, N. (1954 [Erstauflage 1932]): Wandlung. Eine Lebensbeichte. Tauchnitz Verlag, Stuttgart.

Huang, B., Wang, S., Ning, Y., Lamb, A. N., Bartley, J. (1999): Autosomal XX sex reversal caused by duplication of SOX9. American journal of medical genetics, 87 (4): S.349-353.

Huber-Legnani, M. (1988): Moderata Fonte: Il Merito delle Donne, 1600. Vorgestellt und in Auszügen übersetzt von M. Huber-Legnani. In: Gössmann, E. (Hrsg.): Archiv für philosophie- und theologie-geschichtliche Frauenforschung. Band 4: Ob die Weiber Menschen seyn, oder nicht? iudicum verlag, München, S.124-165.

Hufeland, C. W. (Hrsg., 1806): Bibliothek der practischen Heilkunde. Siebenzehnter Band. Commission bei L. W. Wittich, Berlin.

Hufton, O. (1994 [frz. 1991]): Arbeit und Familie. In: Duby, G., Perrot, M., Farge, A., Zemon Davis, N. (Hrsg.): Geschichte der Frauen – Band III Frühe Neuzeit. Campus Verlag, Frankfurt/Main, New York, S.27-59.

Hughes, I. A., Houk, C., Ahmed, S. F., Lee, P. A. (2006): Consensus statement on management of intersex disorders. Archives of disease in childhood, 91: S.554-563.

Humboldt, W. von (1959a [Erstveröffentlicht 1795]): Ueber den Geschlechtsunterschied und dessen Einfluß auf die organische Natur. Die Horen, 1: S.215-248. (In: Raabe, P. [Hrsg., 1959]: Fotomechanisch hergestellte Neuausgabe von „Die Horen". Wissenschaftliche Buchgesellschaft, Darmstadt, Band 1/2.)

Humboldt, W. von (1959a [Erstveröffentlicht 1795]): Ueber die männliche und weibliche Form. Die Horen, 1: S.332-355 und Bd. 2: S.378-404. (In: Raabe, P. [Hrsg., 1959]: Fotomechanisch hergestellte Neuausgabe von „Die Horen". Wissenschaftliche Buchgesellschaft, Darmstadt, Band 1/2.)

Hunter, R. H. F. (1995): Sex determination, differentiation and intersexuality in placental mammals. Cambridge University Press, Cambridge.

Hünemörder, C. (1987): Zur Nachwirkung des Aristoteles bei den Biologen im 19. und 20. Jahrhundert. In: Wiesner, J. (Hrsg.): Aristoteles Werk und Wirkung. Zweiter Band: Kommentierung, Überlieferung, Nachleben. Walter de Gruyter, Berlin, New York, S.621-631.

Hunter, R.H.F. (2003): Physiology of the Graafian Follicle and Ovulation. Cambridge University Press.

Huschke, E. (1854): Schaedel, Hirn und Seele des Menschen und der Thiere nach Alter, Geschlecht und Race: dargestellt nach neuen Methoden und Untersuchungen. F. Mauke, Jena.

Huxley, T. H. (1877): Schwarze und weisse Emancipation. In: Huxley, T. H. (Hrsg.): Reden und Aufsätze naturwissenschaftlichen, pädagogischen und philosophischen Inhalts. T. Grieben, Berlin, S.19-26.

Ikeda, Y., Shen, W. H., Ingraham, H. A., Parker, K. L. (1994): Developmental expression of mouse steroidogenic factor-1, an essential regulator of the steroid hydroxylases. Molecular endocrinology (Baltimore, Md.), 8 (5): S.654-662.

Ilberg, J. (1910): Die Überlieferung der Gynäkologie des Soranos von Epheos. Teubner, Leipzig; In: Abhandlungen der Königlich Sächsischen Gesellschaft der Wissenschaften zu Leipzig, philologisch-historische Klasse, XXVIII. VIII.

Irmscher, J. (1999): Lexikon der Antike. Directmedia.

Islamic Philosophy Online (2006): www.muslimphilosophy.com (letzter Zugriff: 26.03.2009).

Ith, J. (1803): Versuch einer Anthropologie oder Philosophie des Menschen nach seinen körperlichen Anlagen. Steinerische Buchhandlung, Winterthur.

Itterheim, R. (2005): Geschätzt von Kant und Goethe: Johann Friedrich Blumenbach (1752-1840). Ärzteblatt Thüringen, 16 (12): S.606-608.

Iyer, A. K., McCabe, E. R. (2004): Molecular mechanisms of DAX1 action. Molecular genetics and metabolism, 83 (1-2): 60-73.

J. K. (1805): Rezension zu „Jena b. Mauke: Infantis androgyni historia et ichnographia. Accedunt de sexu et generatione disquisitiones physicologicae et tabulae 5 aeri incifae. Auctore Jacobo Fidele Ackermann, Philos. Et Med. D. - in Univers. Heidelbergensi Anat. Et physiol. Prof. O. 1805. 103S. fol. (3 Rthrl.)". Jenaische Allgemeine Literatur-Zeitung, 266: S.257-264, (Online bei: Thüringer Universitäts- und Landesbibliothek Jena, http://www.urmel-dl.de [letzter Zugriff: 26.03.2009]).

Jablonka, E., Lamb, M. J. (2002): The Changing Concept of Epigenetics. Annals of the New York Academy of Sciences (From Epigenesis to Epigenetics. The Genome in Context.), 981: S.82-96.

Jablonka, E., Lamb, M. J. (2005 [Erstauflage 1995]): Epigenetic Inheritance and Evolution. The Lamarckian Dimension. Oxford University Press.

Jacob, G. (1718): Tractatus de Hermaphroditis: or a treatise of hermaphrodites. In: Meibom, J. H. (main part): A treatise of the use of flogging in venereal affairs: also of the office of the loins and reins. Written to the famous Christianus Cassius, Bishop of Lubeck, and privy-councellor to the Duke of Holstein. To which is added, a treatise of hermaphrodites. Printed for E. Curll, London.

Jacobs, P. A., Strong, J. A. (1959): A case of human intersexuality having a possible XXY sex-determining mechanism. Nature, 183: S.302-303.

Jacobs, P. A., Ross, A. (1966): A structural abnormalities of the Y chromosome in man. Nature, 210: S.352-354.

Jacquart, D., Thomasset, C. (1988 [frz. 1985]): Sexuality and medicine in the Middle Ages. Polity Press, Cambridge.

Jagose, A. (2001): Queer theory – Eine Einführung. Querverlag, Berlin.

Jahn, I. (Hrsg., 2004 [Erstauflage 1998]): Die Geschichte der Biologie. Nikol, Hamburg.

Jameson, J. L., Achermann, J. C., Ozisik, G., Meeks, J. J. (2003): Battle of the sexes: new insights into genetic pathways of gonadal development. Transactions of the American Clinical and Climatological Association, 114: S.51-63.

Johnson, M. (2005): This is Not a Hermaphrodite: The Medical Assimilation of Gender Difference in Germany around 1800. CBMH/BCHM, 22/2, S.233-252.

Johnson, M. H. (2007 [Erstauflage 1980]): Essential Reproduction. 6. Auflage. Blackwell Publishing, Malden, Oxford, Carlton.

Jones, A. R., Stallybrass, P. (1991): Fetishizing Gender: Constructing the Hermaphrodite in Renaissance Europe. In: Epstein, J., Straub, K. (Hrsg.): Body guards: the cultural politics of gender ambiguity. Routledge, New York, London, S.80-111.

Jones, H. W., Scott W. W. (Hrsg., 1958): Hermaphroditism, Genital Anomalies and Related Endocrine Disorders. The Williams & Wilkins Company, Baltimore.

Jones, H. W., Scott W. W. (Hrsg., 1971): Hermaphroditism, Genital Anomalies and Related Endocrine Disorders. The Williams & Wilkins Company, Baltimore.

Joppich, I. (2002): Leitlinien für Diagnostik und Therapie der Deutschen Gesellschaft für Kinderchirurgie. In der aktuellen Version nachlesbar auf: http://www.awmf-leitlinien.de (letzter Zugriff: 05.03.2007; mittlerweile sind sie nicht mehr online verfügbar, ich habe sie als pdf-Dokument vorliegen; für aktuelle Leitlinien vgl. Holterhus, P. M. et al. [2007]).

Jordan, B. K., Mohammed, M., Ching, S. T., Délot, E., Chen, X. N., Dewing, P., Swain, A., Rao, P. N., Elejalde, B. R., Vilain, E. (2001): Up-regulation of WNT-4 signaling and dosage-sensitive sex reversal in humans. American journal of human genetics, 68 (5): S.1102-1109.

Jordan, B. K., Vilain, E. (2002): Sry and the genetics of sex determination. In: Zderic, S. A., Canning, D. A., Carr, M. C., Snyder, H. McC. (Hrsg.): Pediatric Gender Assignment – A Critical Reappraisal (Advances in experimental medicine and biology vol. 511). Kluwer Publishers, New York. S.1-14.

Jörg, J. C. G. (1809): Handbuch der Krankheiten des menschlichen Weibes nebst einer Einleitung in die Physiologie und Psychologie des weiblichen Organismus. Carl Cnobloch, Leipzig.

Josso, N. (Hrsg., 1981): The Intersex Child. S. Karger, Basel.

Josso, N. (2008): Professor Alfred Jost: The Builder of Modern Sex Differentiation. Sexual Development, 2: S.55-63.

Jost, A. (1947): Recherches sur la differentiation sexuelle de l'embryon de lapin. Archives d'anatomie microscopique et de morphologie expérimentale, 36: S.271-315.

Joyce, J. A., Ferguson-Smith, A. C. (1999): Genomic Imprinting: Its Role in Development and Disease. In: Russo, V. E. A., Cove, D. J., Edgar, L. G., Jaenisch, R., Salaminin, F. (Hrsg.): Development: Genetics, Epigenetics and Environmental Regulation. Springer, Berlin u.a., S.421-434.

Jung, G. (1850): Geschichte der Frauen. Erster Theil: Geschichte der Unterdrückung der Frauen und ihrer allmähligen Selbstbefreiung, bis zur Erscheinung des Christentums. Literarische Anstalt (J. Rütten), Frankfurt/Main.

Jung, J. S. (2007): Erfolg und Scheitern der Hegar-Operation: eine wissenschaftsgeschichtliche Untersuchung über die Kastration der Frau im 19. Jahrhundert (Medizingeschichte im Kontext 14). Peter Lang, Frankfurt/Main u.a..

Jungmayr, J. (1988): Einführung zu Henricus Cornelius Agrippa von Nettesheim, Valens Acidalius und zu ... Ob die Weiber Menschen seyn, oder nicht? In: Gössmann, E. (Hrsg.): Archiv für philosophie- und theologie-geschichtliche Frauenforschung. Band 4: Ob die Weiber Menschen seyn, oder nicht? iudicum verlag, München, S.33-51.

Junker, T. (2007): Johann Friedrich Blumenbach, Stephen Jay Gould und die natürliche Einheit der Menschen. In: Kaasch, M., Kaasch, J., Rupke, N. A. (Hrsg.): Physische Anthropologie – Biologie des Menschen. Beiträge zur 14. Jahrestagung der DGGTB in Göttingen 2005 (Verhandlungen zur Geschichte und Theorie der Biologie Bd. 13). Verlag für Wissenschaft und Bildung, Berlin, S.17-28.

Just, R. (1989): Women in Athenian Law and Life. Routledge, London, New York.

Just, W., Rau, W., Vogel, W., Akhverdian, M., Fredga, K., Graves, J. A., Lyapunova, E. (1995): Absence of Sry in species of the vole Ellobius. Nature Genetics, 11 (2): S.117-118.

Kamata, T., Katsube, K., Michikawa, M., Yamada, M., Takada, S., Mizusawa, H. (2004): R-spondin, a novel gene with thrombospondin type 1 domain, was expressed in the dorsal neural tube and affected in Wnts mutants. Biochimica et biophysica acta, 1676 (1): S.51-62.

Kammerer, A. (1998): Vorstellungen und Anleitungen zur willkürlichen Geschlechtsdetermination im 18. Jahrhundert. Inaugural-Dissertation an der Medizinischen Fakultät der Universität Tübingen.

Karkazis, K. (2008): Fixing Sex: Intersex, Medical Authority, and Lived Experience. Duke University Press, Durham, London.

Karras, R.M. (2000): Active/Passive, Acts/Passions: Greek and Roman Sexualities. The American Historical Review, 105 (4): S.1250-1265.

Kass, S. U., Wolffe, A. P. (1998): DNA methylation, nucleosomes and the inheritance of chromatin structure and function. Novartis Foundation Symposium, 214 (Epigenetics): S.22-45.

Keele, K.D. (1964): Leonardo da Vinci's influence on renaissance anatomy. Medical history, 8 (4): S.360-370.

Keller, E.F. (1995): Geschlecht und Wissenschaft: Eine Standortbestimmung. In: Orland, B., Scheich, E. (Hrsg.): Das Geschlecht der Natur – feministische Beiträge zur Geschichte und Theorie der Naturwissenschaften. Suhrkamp, Frankfurt/Main. S.64-91.

Keller, E. F. (1998): „Ich hasse den Szientismus“, Interview mit Heureka, S. Löffler. Heureka, 6, (Online: http://www.falter.at/web/heureka/archiv/98_6/05.php [letzter Zugriff: 26.03.2009]).

Keller, E. F. (2001 [engl. 2000]): Das Jahrhundert des Gens. Campus Verlag, Frankfurt/Main, New York.

Keller, E. F. (2002): Developmental Robustness. Annals of the New York Academy of Sciences (From Epigenesis to Epigenetics. The Genome in Context.), 981: S.189-201.

Kember, O. (1971): Right and Left in the Sexual Theories of Parmenides. Journal of Hellenic Studies 91, 1971, S.70-79.

Kent-First, M. (1999): Charles Edmund Ford Ph.D., FRS. In loving memory of my mentor and friend. Cytogenetics and Cell Genetics, 85: S.193-195.

Kessler, S.J., McKenna, W. (1985 [Erstauflage 1978]): Gender – an Ethnomethodological Approach. The University of Chicago Press, Chicago, London.

Kessler, S.J. (1990): The Medical Construction of Gender: Case Management of Intersexed Infant. Signs: Journal of Women in Culture and Society.

Kessler, S.J. (1998): Lessons from the Intersexed. Rutgers University Press, New Brunswick, New Jersey, London.

Kim, J., Prawitt, D., Bardeesy, N., Torban, E., Vicaner, C., Goodyer, P., Zabel, B., Pelletier, J. (1999): The Wilms' tumor suppressor gene (wt1) product regulates Dax-1 gene expression during gonadal differentiation. Molecular and Cellular Biology, 19 (3): S.2289-2299.

Kim, Y., Kobayashi, A., Sekido, R., DiNapoli, L., Brennan, J., Chaboissier, M.-C., Poulat, F., Behringer, R. R., Lovell-Badge, R., Capel, B. (2006a): Fgf9 and Wnt4 act as antagonistic signals to regulate mammalian sex determination. PLoS biology, 4 (6): S.1000-1009 (DOI: 10.1371/journal.pbio.0040187).

Kim, Y., Capel, B. (2006b): Balancing the bipotential gonad between alternative organ fates: a new perspective on an old problem. Developmental Dynamics, 235 (9): S.2292-2300.

Kim, Y., Bingham, N., Sekido, R., Parker, K. L., Lovell-Badge, R., Capel, B. (2007): Fibroblast growth factor receptor 2 regulates proliferation and Sertoli differentiation during male sex determination. PNAS, 104 (42): S.16558–16563 (DOI: 10.1073/pnas.0702581104).

King, H. (1998): Hippocrates' woman: reading the female body in ancient Greece. Routledge London, New York.

Kipnis, K., Diamond, M. (1999): Pediatric Ethics and the Surgical Assignment of Sex. In: Dreger, A.D. (Hrsg.): Intersex in the Age of Ethics. University Publishing Group, Hagerstown, S.173-194.

Kirchhoff, A. (1897): Die Akademische Frau. Gutachten hervorragender Universitätsprofessoren, Frauenlehrer und Schriftsteller über die Befähigung der Frau zum wissenschaftlichen Studium und Berufe. H. Steinitz Verlag, Berlin.

Kirsch, E. (2005 [erstveröffentlicht als Dissertation: 1964]): Avicennas Lehren von der Sexualmedizin. Edition Avicenna, München.

Klamt, B., Koziell, A., Poulat, F., Wieacker, P., Scambler, P., Berta, P., Gessler, M. (1998): Frasier syndrome is caused by defective alternative splicing of

WT1 leading to an altered ratio of WT1 +/–KTS splice isoforms. Human Molecular Genetics, 7 (4): S.709-714.

Klattig, J. T. (2006): On the role of Wt1, Dmrt8 and Sox9 during murine gonad development and sex determination. Dissertation, Universität Jena.

Klebs, E. (1876): Handbuch der Pathologischen Anatomie. Band 1, Abteilung 2: Pancreas, Nebennieren, Harn- u. Geschlechtsapparat. Hirschwald, Berlin.

Kleeberg, B. (2005): Theophysis. Ernst Haeckels Philosophie des Naturganzen. Böhlau Verlag, Köln u.a..

Klinger, C. (2000): Die Ordnung der Geschlechter und die Ambivalenz der Moderne. Online: http://www.uni-tuebingen.de/uni/f07/download/klinger-mod pol.pdf (letzter Zugriff: 26.03.2009), Nummerierung: S.1-43. (Unter gleichem Titel aber in anderer Fassung gedruckt, In: Becker, S., Kleinschmidt, G., Nord, I., Schneider-Ludorff, G. [Hrsg.]: Das Geschlecht der Zukunft. Zwischen Frauenemanzipation und Geschlechtervielfalt. Kohlhammer, Stuttgart, S.29-63.)

Klöppel, U. (2002a): ‚Störfall' Hermaphroditismus und Trans-Formationen der Kategorie Geschlecht. Überlegungen zur Analyse der medizinischen Diskussionen über Hermaphroditismus um 1900 mit Deleuze, Guattari und Foucault. Potsdamer Studien zur Frauen- und Geschlechterforschung, 6: S.137-150.

Klöppel, U. (2002b): XX0XY ungelöst – Störungsszenarien in der Dramaturgie der zweigeschlechtlichen Ordnung. In: polymorph (Hrsg.): (K)ein Geschlecht oder viele? Transgender in politischer Perspektive. Querverlag, Berlin, S.153-180.

Klöppel, U. (2005): ‚Strenge Objektivität und extremste Subjektivität konkurrieren' – Hermaphroditismusbehandlung in der Nachkriegszeit und die Durchsetzung von *gender by design*. In: 1-0-1 [one 'o one] intersex – Das Zwei-Geschlechter-System als Menschenrechtsverletzung. Neue Gesellschaft für Bildende Kunst, Berlin, S.168-185.

Klöppel, U. (2006): Die Formierung von *gender* am ‚Naturexperiment' Intersexualität in der zweiten Hälfte des 20. Jahrhunderts. NTM (internationale Zeitschrift für Geschichte und Ethik der Naturwissenschaft), 14 (4): S.231-240.

Klöppel, U. (2007): Problematische Körper? Überlegungen zur Historiographie von Problematisierungsweisen im Anschluss an Foucault. In: Junge, T., Schmincke, I. (Hrsg.): Marginalisierte Körper – Beiträge zur Soziologie und Geschichte des *anderen* Körpers. Unrast Verlag, Münster, S.45-62.

Klöppel, U. (2008): XX0XY ungelöst. Die medizinisch-psychologische Problematisierung uneindeutigen Geschlechts und Trans-/Formierungen der Kategorie Geschlecht von der Zeit der Aufklärung bis in die Gegenwart. Dissertation, Berlin. (Noch unveröffentlicht, ich danke U. Klöppel für die freundliche Bereitstellung!)

Knorr-Cetina, K. (1984 [engl. 1981]): Die Fabrikation von Erkenntnis. Zur Anthropologie der Naturwissenschaft. Suhrkamp Verlag, Frankfurt/Main.

Knower, K. C., Kelly, S., Harley, V. R. (2003): Turning on the male – SRY, SOX9 and sex determination in mammals. Cytogenetic and Genome Research, 101 (3/4): S.185-198.

Knox, R. (1830): An outline of Dr. Knox's theory of Hermaphroditism, and the application of its principles to the generative and respiratory organs. Edinburgh journal of science, 2: S.322-326.

Kobelt, G. L. (1847): Der Neben-Eierstock des Weibes, dass längst vermisste Seitenstück des Neben-Hodens des Mannes entdeckt. Ein Beitrag zur Entwicklungsgeschichte der Genitalien und zur Aufklärung der Zwitterbildungen beim Menschen und den Säugethieren. Julius Groos, Heidelberg.

Kohler, B., Lin, L., Ferraz-de-Souza, B., Wieacker, P., Heidemann, P., Schroder, V., Biebermann, H., Schnabel, D., Gruters, A., Achermann, J. C. (2008): Five novel mutations in steroidogenic factor 1 (SF1, NR5A1) in 46,XY patients with severe underandrogenization but without adrenal insufficiency. Human mutation, 29: S.59-64.

Kolbe, A. (2008): Empowerment durch Recht? Intersexualität im juristischen Diskurs. Liminalis, 2: S.4-23.

Kollesch, J., Nickel, D. (1981): Antike Heilkunst. Ausgewählte Texte aus dem medizinischen Schrifttum der Griechen und Römer. Verlag Philipp Reclam jun., Leipzig.

Kollesch, J. (1987): Galens Auseinandersetzung mit der aristotelischen Samenlehre. In: Wiesner, J. (Hrsg.): Aristoteles Werk und Wirkung. Zweiter Band: Kommentierung, Überlieferung, Nachleben. Walter de Gruyter, Berlin, New York, S.17-26.

Kölliker, A. (1861): Entwicklungsgeschichte des Menschen und der höheren Thiere. Akademische Vorträge gehalten von Albert Kölliker. Wilhelm Engelmann, Leipzig.

Koopman, P., Gubbay, J., Collignon, J., Lovell-Badge, R. (1989): Zfy gene expression patterns are not compatible with a primary role in mouse sex determination. Nature, 342 (6252): S.940-942.

Koopman, P., Gubbay, J., Vivian, N., Goodfellow, P., Lovell-Badge, R. (1991): Male development of chromosomally female mice transgenic for Sry. Nature, 351: S.117-121.

Koopman, P. (2001): Sry, Sox9 and mammalian sex determination. In: Scherer, G., Schmid, M. (Hrsg.): Genes and Mechanisms in Vertebrate Sex Determination. Birkhäuser Verlag, Basel, S.25-56.

Koopman, P., Bullejos, M., Loffler, K., Bowles, J. (2002): Expression-based strategies for discovery of genes involved in testis and ovary development. Novartis Foundation Symposium 244 (The Genetics and Biology of Sex Determination): S.240-257.

Koopman, P. (2005): Sex determination: a tale of two Sox genes. Trends in Genetics, 21 (7): S.367-370.

Kotowski, E.-V., Schoeps, J. H. (Hrsg., 2004): Magnus Hirschfeld – ein Leben im Spannungsfeld von Wissenschaft, Politik und Gesellschaft. be.bra wissenschaft verlag GmbH, Berlin.

Kottow, A. (2006): Der kranke Mann. Medizin und Geschlecht in der Literatur um 1900. Campus Verlag, Frankfurt/Main, New York.

Kouzarides, T., Berger, S. L. (2007): Chromatin Modifications and Their Mechanism of Action (Chapter 10). In: Allis, C. D., Jenuwein, T., Reinberg, D., Caparros, M.-L. (Hrsg.): Epigenetics. Cold Spring Harbor Laboratory Press, S.191-209.

Krafft-Ebing, R. von (1984 [Erstveröffentlicht 1886; Nachdruck der Ausgabe 1912]): Psychopathia sexualis (mit besonderer Berücksichtigung der konträren Sexualempfindung – eine medizinisch-gerichtliche Studie für Ärzte und Juristen). Matthes & Seitz Verlag, Berlin.

Krahmer, L. (1857 [Erstauflage 1851]): Handbuch der gerichtlichen Medizin. Für Aerzte und Juristen. C. A. Schwetschke & Sohn, Braunschweig.

Krämer, F.. (2005): „Under so viel wunderlichen und seltsamen Sachen ist mir nichts wunderbarlichers unnd seltsameres fürkommen" - vom Auftauchen des ‚Hermaphroditen' in der Frühen Neuzeit. In: 1-0-1 [one 'o one] intersex – Das Zwei-Geschlechter-System als Menschenrechtsverletzung. Neue Gesellschaft für Bildende Kunst, Berlin, S.150-157.

Krause, A. (1998): Intersexualität im Kindesalter: Präzisierung der Diagnostik durch den Androgenresistenztest und molekulargenetische Untersuchungen bei Pseudohermaphroditismus masculinus und Hermaphroditismus versus. Dissertation, Universität Leipzig.

Kristeller, P.O. (1950): „The school of Salerno", In: Studies in Renaissance Thought and Letters, Rome, 1950, S.495-552. (Zuvor veröffentlicht in: Bulletin of the history of medicine (1945), 17: S.138-94.)

Kroll, R. (1995): Von der Heerführerin zur Leidensheldin – Die Domestizierung der Femme forte. In: Baumgärtel, B., Neysters, S. (Hrsg.): Die Galerie der Starken Frauen – Die Heldin in der französischen und italienischen Kunst des 17. Jahrhunderts (Ausstellungskatalog). Kimkhardt & Biermann, Düsseldorf, S.51-63.

Krüger-Fürhoff, I. M. (2005): Körper. In: Braun, C. von, Stephan, I. (Hrsg.): Gender@Wissen: Ein Handbuch der Gender-Theorien. Böhlau Verlag, Köln u.a., S.66-80.

Krus, J. (1705): Abgenöthigter Bericht wegen eines so genannten Hermaphroditen, von welchem eine unbegründete mit Unfug angemaßte Censur, in einer Dissertatione Medica de Pericardii, Pulmonis et Partum Genitalum Anomaliis, Herr Carol Friderich Luther [...] herausgegeben hat; in einem Send-Schreiben an einen guten Freund kürzlich entworffen. Johann Holwein, Schleßwig.

Kucklick, C. (2008): Das unmoralische Geschlecht: Zur Geburt der Negativen Andrologie. Suhrkamp Verlag, Frankfurt/Main.

Kuczynski, J. (1947): Die Geschichte der Lage der Arbeiter in Deutschland – von 1800 bis in die Gegenwart. Die Freie Gewerkschaft Verlagsgesellschaft mbH, Berlin (3., erweiterte Auflage).

Kuczynski, J. (1949): Die Geschichte der Lage der Arbeiter in England – von 1640 bis in die Gegenwart. Die Freie Gewerkschaft Verlagsgesellschaft mbH, Berlin.

Kuczynski, J. (1997): Was wird aus unserer Welt? Betrachtungen eines Wirtschaftswissenschaftlers. Schwarzkopf & Schwarzkopf Verlag, Berlin.

Kügelgen, A. von (1994): Averroes und die arabische Moderne. Ansätze zu einer Neubegründung des Rationalismus im Islam. E.J. Brill, Leiden, New York, Köln.

Kuhn, T. S. (1976 [1962]): Die Struktur wissenschaftlicher Revolutionen. Suhrkamp Verlag, Frankfurt/Main.

Kuhnle, U., Krahl, W. (2002): The Impact of Culture on Sex Assignment and Gender Development in Intersex Patients. Perspecitves in Biology and Medicine, Johns Hopkins University Press, 45 (1): S.85-103.

Kullmann, W. (1998): Aristoteles und die moderne Wissenschaft. Franz Steiner Verlag, Stuttgart.

Kunow, L. (2007): Molekulargenetische Untersuchungen zur Rolle des WNT2 Gens bei der menschlichen Geschlechtsentwicklung. Dissertation, Universität Lübeck.

Kunst, C. (2007): Wenn Frauen Bärte haben. Geschlechtertransgression in Rom. In: Hartmann, E., Hartmann, U., Pietzner, K. (Hrsg.): Geschlechterdefinitionen und Geschlechtergrenzen in der Antike. Franz Steiner Verlag, Stuttgart, S.247-261.

Kutzer, M. (1996): Gehirnanatomie und „ein Ausflug in das geistige Land“: Anthropologie der Geschlechter im Werk Emil Huschkes. In: Meinel, C., Renneberg, M. (Hrsg.) Geschlechterverhältnisse in Medizin, Naturwissenschaft und Technik. GNT-Verlag, Bassum, Stuttgart, S.133-141.

Laird, P. W. (1999): DNA Methylation. In: Russo, V. E. A., Cove, D. J., Edgar, L. G., Jaenisch, R., Salaminin, F. (Hrsg.): Development: Genetics, Epigenetics and Environmental Regulation. Springer, Berlin u.a., S.395-405.

Laitinen, M. P., Anttonen, M., Ketola, I., Wilson, D. B., Ritvos, O., Butzow, R., Heikinheimo, M. (2000): Transcription factors GATA-4 and GATA-6 and a GATA family cofactor, FOG-2, are expressed in human ovary and sex cord-derived ovarian tumors. The Journal of clinical endocrinology and metabolism, 85 (9): S.3476-3483.

Lalli, E., Ohe, K., Latorre, E., Bianchi, M. E., Sassone-Corsi, P. (2003): Sexy splicing: regulatory interplays governing sex determination from Drosophila to mammals. Journal of Cell Science, 116: S.441-445 (DOI: 10.1242/jcs.00249).

Lammers, H. J. (1959): Neue Perspektiven in der Intersexuellenforschung. In: Illchmann-Christ, Lammers, H. J., Rasch, W.: Beiträge zum Problem der Intersexualität. Ferdinand Enke Verlag, Stuttgart. S.1-20.

Landau, T. (1903): Ueber Hermaphroditen. Nebst einigen Bemerkungen über die Erkenntniss und rechtliche Stellung dieser Individuen. Berliner klinische Wochenschrift, 15: S.339-343.

Landau, T. (1904): Mann oder Weib? Bemerkungen zu dem Aufsatz v. Neugebauer's in d. Bl. 1904 Nr. 2. Zentralblatt für Gynäkologie, 7: S.203-204.

Laqueur, T. (1986): Orgasm, Generation, and the Politics of Reproductive Biology. Representations, 14: S.1-41.

Laqueur, T. (2003 [Erstauflage 1990]): Making Sex – body and gender from the Greeks to Freud. Harvard University Press, Cambridge u.a.

Laqueur, T. (2003): Sex in the Flesh. Isis, 94: S.300-306.

Latour, B., Woolgar, S. (1986 [Erstveröffentlicht 1979]): Laboratory Life. The Construction of Scientific Facts. Princeton University Press.

Latour, B. (2000 [engl. 1999]): Die Hoffnung der Pandora. Untersuchungen zur Wirklichkeit der Wissenschaft. Aus dem Englischen übersetzt von G. Roßler. Suhrkamp Verlag, Frankfurt/Main.

Lau, Y.-F. C., Chan, W.-Y. (Hrsg., 2007): The Y Chromosome and Male Germ Cell Biology in Health and Diseases. World Scientific Publishing Co., New Jersey u.a..

Laurent, E. (1896): Die Zwitterbildungen – Gynaekomastie, Feminismus, Hermaphroditismus. Georg H. Wigands Verlag, Leipzig.

Lautmann, R. (Hrsg., 1993): Homosexualität. Campus Verlag, Frankfurt/Main, New York.

Lautmann, R. (2004): „Mit dem Strom – gegen den Strom. Magnus Hirschfeld und die Sexualkultur nach 1900. In: Kotowski, E.V., Schoeps, J.H. (Hrsg.). Der Sexualforscher Magnus Hirschfeld. Ein Leben im Spannungsfeld von Wissenschaft, Politik und Gesellschaft. be.bra Wissenschaft Verlag, S.293-313.

Le Clerc, C. G. (1701): The compleat surgeon: or, the whole art of surgery explain'd in a most familiar method. Translated from French, with remarks. printed for W. Freeman and others, London, (Online: http://galenet.galegroup.com.proxy.nationallizenzen.de/servlet/ECCO [letzter Zugriff: 26.03.2009]).

Leduc, C. (1993): Heirat im antiken Griechenland. In: G. Duby, M. Perrot, P. S. Pantel (Hrsg.): Geschichte der Frauen – Band I Antike. Campus Verlag, Frankfurt/Main, New York, S.263-320.

Lee, K. (2003): Weiblichkeitskonzeptionen und Frauengestalten im theoretischen und literarischen Werk Friedrich Schillers. Inaugural-Dissertation, Universität Marburg.

Lee, Y. S., Cheng, A. W., Ahmed, S. F., Shaw, N. J., Hughes, I. A. (2007): Genital anomalies in Klinefelter's syndrome. Hormone research, 68 (3): S.150-155.

Lefkowitz, M.R. (dt. 1995; engl. 1986): Die Töchter des Zeus – Frauen im alten Griechenland. DTV, München.

Lefkowitz, M.R., Fant M.B. (Hrsg., 1992): Women's Life in Greece and Rome: A Source Book in Translation. Johns Hopkins University Press, Baltimore.

Lei, N., Heckert, L. L. (2004): Gata4 Regulates Testis Expression of Dmrt1. Molecular and cellular biology, 24 (1): S.377-388.

Leitsch, D. (1996): Die Intersexualität – Diagnostik und Therapie aus kinderchirurgischer Sicht. Inaugural-Dissertation, Universität zu Köln.

Lemke, T. (2006 [Erstveröffentlicht 2002]): Mutationen des Gendiskurses. Der genetische Determinismus nach dem Humangenomprojekt. In: Kaschinski, K., Spehr, C. (Hrsg.): Gene gibt es nicht (Alaska: Materialien). Asta-Druckerei, Hannover, S.32-49.

LeMO: Lebendiges virtuelles Museum Online (2007): http://www.dhm.de/lemo/ (letzter Zugriff: 26.03.2009).

Leporin, D. C. (1977 [Erstveröffentlicht 1742]): Gründliche Untersuchung der Ursachen, die das weibliche Geschlecht vom Studiren abhalten. Georg Olms Verlag, Hildesheim, New York.

Le Rider, J. (1985, frz. 1982): Der Fall Otto Weininger. Wurzeln des Antifeminismus und Antisemitismus (mit der Erstveröffentlichung der *Rede auf Otto Weininger* von Heimito von Doderer). Löcker Verlag, Wien, München.

Lerner, G. (1995a; engl. 1986): Die Entstehung des Patriarchats. Campus Verlag, Frankfurt/Main, New York.

Lerner, G. (1995b; engl. 1993): Die Entstehung des feministischen Bewusstseins – vom Mittelalter bis zur Ersten Frauenbewegung. Campus Verlag, Frankfurt/Main, New York.

Lesky, E. (1950): Die Zeugungs- und Vererbungslehre der Antike und ihr Nachwirken. In: Abhandlungen der Geistes- und Sozialwissenschaftlichen Klasse, 19: S.1225-1425 (eigene Nummerierung: S.1-201).

Leuckart, R. (1847): Zur Morphologie und Anatomie der Geschlechtsorgane (abgedruckt aus den Göttinger Studien, 1847). Vandenhoeck und Ruprecht, Göttingen.

Leuckart, R. (1853): Zeugung. In: Wagner, R. (Hrsg.): Handwörterbuch der Physiologie mit Rücksicht auf physiologische Pathologie. Vierter Band. F. Vieweg und Sohn, Braunschweig, S.707-1000.

LeVay, S. (1991): A difference in hypothalamic structure between heterosexual and homosexual men. Science, 253 (5023): S.1034-7.

Levy, R. (1957): Avicenna – his life and times. Medical history, 1 (3): S.249-261.

Lewin, B. (1998 [engl. 1997]): Molekularbiologie der Gene. Spektrum Akademischer Verlag, Heidelberg, Berlin.

Lewin, B. (2008): Genes IX. Jones and Bartlett Publishers, Sudbury.

Lewontin, R. C. (1992 [Erstaufl. 1991]): Biology as ideology. The doctrine of DNA. Harper Collins Publishers, New York.

Lewontin, R. C. (2002 [engl. 2000]): Die Dreifachhelix – Gen, Organismus und Umwelt. Springer, Berlin, Heidelberg, New York.

Ley, H. (1953): Avicenna. Aufbau-Verlag, Berlin.

Li, E., Bird, A. (2007): DNA Methylation in Mammals (Chapter 18). In: Allis, C. D., Jenuwein, T., Reinberg, D., Caparros, M.-L. (Hrsg.): Epigenetics. Cold Spring Harbor Laboratory Press, S.341-356.

Lichtenstern, R. (1924): Die Überpflanzung der männlichen Keimdrüse. Julius Springer, Wien.

Lin, L., Philibert, P., Ferraz-de-Souza, B., Kelberman, D., Homfray, T., Albanese, A., Molini, V., Sebire, N. J., Einaudi, S., Conway, G. S., Hughes, I. A., Jameson, J. L., Sultan, C., Dattani, M. T., Achermann, J. C. (2007): Heterozygous missense mutations in steroidogenic factor 1 (SF1/Ad4BP, NR5A1) are associated with 46,XY disorders of sex development with normal adrenal function. The Journal of clinical endocrinology and metabolism, 92: S.991-999.

Lipp, C. (1986): „Fleißige Weibsleut" und „liederliche Dirnen". Arbeits- und Lebensperspektiven von Unterschichtsfrauen. In: Lipp, C. (Hrsg.): Schimpfende Weiber und patriotische Jungfrauen. Frauen im Vormärz und in der Revolution 1848/49. Elster Verlag, Moos, S.25-55.

Lloyd, G. E. R. (1962): Right and Left in Greek Philosophy. Journal of the history of sexuality, 82: S.56-66.

Lloyd, G. E. R. (1964): The Hot and the Cold, the Dry and the Wet in Greek Philosophy. Journal of the history of sexuality, 84: S.92-106.

Lombroso, C., Ferrero, G. (1894 [ital. 1893]): Das Weib als Verbrecherin und Prostituierte. Anthropologische Studien, gegründet auf eine Darstellung der Biologie und Psychologie des normalen Weibes. Übersetzt von H. Kurella. Verlagsanstalt und Druckerei A.-G. (vorm. J. F. Richter), Hamburg.

Long, K. P. (1999): Sexual Dissonance: Early Modern Scientific Accounts of Hermaphrodites. In: Platt, P. G. (Hrsg.): Wonders, Marvels, and Monsters in Early Modern Culture. Associated University Presses, Cranbury, London, Ontario, S.145-163.

Long, K. P. (2006): Hermaphrodites in Renaissance Europe. Ashgate Publishing Company, Hampshire, Burlington.

Long Hall, D. (1973): Biology, sex hormones and sexism in the 1920's. The philosophical forum: a quarterly, 1-2: S.81-96.

Longo, L. D. (1984): The Rise and Fall of Battey's Operation: A Fashion in Surgery. In: Leavitt, J. W. (Hrsg.): Women and Health in America. Historical Readings. The University of Wisconsin Press, Madison, S.270-284.

Lonie, I.M. (1977): A structural pattern in Greek dietetics and the early history of Greek medicine. Medical History, 1977, 21: 235-260.

Lorenz, K. (1935): Der Kumpan in der Umwelt des Vogels – Der Artgenosse als auslösendes Moment sozialer Verhaltungsweisen. Journal of Ornithology, 83/2: 137-213.

Lourbet, J. (1998 [erstveröffentlicht frz. 1895; dt. 1897]): Die Frau vor der Wissenschaft. Übersetzt von D. Lande. August Schupp, München, Leipzig. (Mikrofiche Edition, Harald Fischer Verlag, Erlangen 1998.)

Lovell-Badge, R., Canning, C., Sekido, R. (2002): Sex-determining genes in mice: building pathways. Novartis Foundation Symposium 244 (The Genetics and Biology of Sex Determination): S.4-22.

Ludbrook, L. M., Harley, V. R. (2004): Sex determination: a „window" of DAX1 activity. TRENDS in Endocrinology and Metabolism, 15 (3): S.116-121.

Ludwig, H. (2004): Alfred Hegar (1830-1914): Ein Name wurde zum Begriff. Der Gynäkologe, 37 (2): S.176-177.

Luther, K. F. (1705): Prodromus apologiae, oder warhaft und gründl. Anzeige des Anfangs und Fortgangs des zwischen Ihm und Herrn Johann Krusen, [...] entstandenen Streits, durch Veranlassung des so genandten Abgenöthigten Berichts, wegen eines Hermaphroditen [...]. B. Reuther, Kiel.

MacLean, G. M. (1988): Introduction. In: Poullain de La Barre, F. (1988 [frz. 1673; engl. 1677]): The Woman as Good as the Man – Or, the Equality of Both Sexes. Edited with an Introduction by G. M. MacLean. Wayne State University Press, Detroit.

Maclean, I. (1977): Woman Triumphant. Feminism in French Literature 1610-1652. Clarendon Press, Oxford.

Maclean, I. (1995 [Erstauflage 1980]): The Renaissance Notion of Woman. A study in the fortunes of scholasticism and medical science in European intellectual life. Cambridge University Press, Cambridge.

Maclean, I. (1999): The Notion of Woman in Medicine, Anatomy, and Physiology. In: Hutson, L. (Hrsg.): Feminism and Renaissance Studies. Oxford University Press.

Maclearen, I. (2000): Robert Knox MD, FRCSEd, FRSEd 1791-1862: The first Conservator of the College Museum. Journal of the Royal College of Surgeons of Edinburgh, 45 (6): S.392-397.

Maienschein, J. (1984): What Determines Sex? A Study of Converging Approaches, 1880-1916. Isis, 75 (3): S.457-480.

Mak, G. (2004): Das vergeschlechtlichte Selbst als Nebenprodukt der medizinischen Geschlechter-Konstruktion. Hermaphroditen in klinischen Begegnungen im 19. Jahrhundert. Invertito, 6: S.95-109.

Mak, G. (2005): „So we must go behind even what the microscope can reveal" The Hermaphrodite's „Self" in Medical Discourse at the Start of the Twentieth Century. GLQ, 11 (1): S.65-94.

Mak, G. (2006): Doubting Sex from Within: A Praxiographic Approach to a Late Nineteenth-Century Case of Hermaphroditism. Gender & History, 18 (2): S.332-356.

Mann, G. (1985): Franz Joseph Gall (1758-1828) und Samuel Thomas Soemmerring: Kranioskopie und Gehirnforschung zur Goethezeit. In: Mann, G., Dumont, F. (Hrsg.): Samuel Thomas Soemmerring und die Gelehrten der Goethezeit. Beiträge eines Symposions in Mainz vom 19. bis 21. Mai 1983 (Soemmerring-Forschungen. Beiträge zur Naturwissenschaft und Medizin der Neuzeit, Band 1). Gustav Fischer Verlag, Stuttgart, New York, S.149-189.

Mann, J. C. (2006): How to Look at a Hermaphrodite in Early Modern England. Studies in English literature 1500-1900, 46 (1): S.67-91.

Manolakou, P., Lavranos, G., Angelopoulou, R. (2006): Molecular patterns of sex determination in the animal kingdom: a comparative study of the biology of reproduction. Reproductive Biology and Endocrinology, 4 (59), (DOI: 10.1186/1477-7827-4-59).

Mantl, E. (1998): Heirat als Privileg. Obrigkeitliche Heiratsbeschränkungen in Tirol und Vorarlberg 1820-1920. Sozial- und wirtschaftshistorische Studien, Bd. 23. Oldenbourg Verlag, München.

Marca, A. la, Volpe, A. (2007): The Anti-Mullerian hormone and ovarian cancer. Human Reproduction Update, 13 (3): S.265-273.

Marshall Graves, J. A. (2001): From brain determination to testis determination: evolution of the mammalian sex-determining gene. Reproduction, Fertility, and Development, 13: S.665-672.

Marshall Graves, J. A. (2002a): Evolution of the testis-determining gene – the rise and fall of SRY. Novartis Foundation Symposium 244 (The Genetics and Biology of Sex Determination): S.86-101.

Marshall Graves, J. A. (2002b): The rise and fall of SRY. Trends in Genetics, 18 (5): S.259-264.

Marx, K., Engels, F. (1986 [Erstveröffentlicht 1848]): Manifest der Kommunistischen Partei. Dietz Verlag, Berlin.

Mathers, J. C. (2008): Symposium on ‚The challenge of translating nutrition research into public health nutrition' – Session 2: Personalised nutrition. Epigenomics: a basis for understanding individual differences. Proceedings of Nutrition Society, 67: S.390-394.

Matsuzawa-Watanabe, Y., Inoue, J., Semba, K. (2003): Transcriptional activity of testis-determining factor SRY is modulated by the Wilms' tumor 1 gene product, WT1. Oncogene, 22 (39): S.7900-7904.

Matta, C. (2005): Ambiguous Bodies and Deviant Sexualities: hermaphrodites, homosexuality, and surgery in the United States, 1850–1904. Perspectives in Biology and Medicine, 48 (1): S.74-83.

Mauriceau, F. (1710 [frz. 1668]): The diseases of women with child. printed for Andrew Bell, London, (Online: http://galenet.galegroup.com.proxy.nationallizenzen.de/servlet/ECCO [letzter Zugriff: 26.03.2009]).

Mauss, B. (2001): Die kulturelle Bedingtheit genetischer Konzepte. Das Beispiel Genomic Imprinting. Das Argument, 43 (242): S.584-592.

Mauss, B. (2004): Genomic Imprinting im Kontext feministischer Kritik. In: Schmitz, S., Schinzel, B. (Hrsg.): Grenzgänge. Genderforschung in Informatik und Naturwissenschaften. Helmer, Königstein, S.149-163.

Mauss, B. (2008): Ursprung und Geschlecht: Paradoxien in der Konzeption von Geschlecht in Erzählungen der Molekularbiologie. In: Esders, K., Lucht, P., Paulitz, T. (Hrsg.): Recodierungen des Wissens: Stand und Perspektiven der

Geschlechterforschung in Naturwissenschaft und Technik. Campus Verlag, Frankfurt/Main, New York, S.213-229.

Mauvillon, J. (1791): Mann und Weib nach ihren gegenseitigen Verhältnissen geschildert. Ein Gegenstück zu der Schrift: Ueber die Weiber. Verlage der Dykischen Buchhandlung, Leipzig.

Mayhew, H. (1996 [Auszüge aus der engl. Erstveröffentlichung 1861/1862]): Die Armen von London. Ein Kompendium der Lebensbedingungen und Einkünfte derjenigen, die arbeiten wollen, derjenigen, die nicht arbeiten können, und derjenigen, die nicht arbeiten wollen. Eichborn Verlag, Frankfurt/Main.

Mayhew, R. (2004): The female in Aristotle's biology – reason or rationalization. The University of Chicago Press, Chicago and London.

McCabe, E. R. B. (2007): DAX1: Increasing Complexity in the Roles of this Novel Nuclear Receptor. Molecular and cellular endocrinology, 265-266: S.179-182.

McCullough, L. B. (2002): A framework for the ethically justified clinical management of intersex conditions. In: Zderic, S. A., Canning, D. A., Carr, M. C., Snyder, H. McC. (Hrsg.): Pediatric Gender Assignment – A Critical Reappraisal. Kluwer Publishers, New York. S.149-173.

McElreavey, K., Vilain, E., Abbas, N., Herskowitz, I., Fellous, M. (1993): A regulatory cascade hypothesis for mammalian sex determination: SRY represses a negative regulator of male development. Proceedings of the National Academy of Sciences of the United States of America, 90 (8): S.3368-3372.

McElreavey, K. (1996): Mechanisms of sex determination in mammals. Advances in genome biology (Genetics of sex determination), 4: S.305-354.

McElreavey, K., Fellous, M. (1997): Sex-determining genes. Trends in endocrinology and metabolism, 8 (9): S.342-346.

McGrath, R. (2002): Seeing her sex: Medical archives and the female body. Manchester University Press, Manchester, New York.

McIntosh, M. (1991): Der Begriff gender. Das Argument, 33 (6; Heft: 190): S.845-860.

McLaren, A., Simpson, E., Tomonari, K., Chandler, P., Hogg, H. (1984): Male sexual differentiation in mice lacking H-Y antigen. Nature, 312: S.552-555.

McRoberts, J. W., Sadove, R. C. (2002): Penile reconstruction with a free sensate Osteocutaneous fibula flap in the surgical management of the intersex patient. In: Zderic, S. A., Canning, D. A., Carr, M. C., Snyder, H. McC. (Hrsg.): Pediatric Gender Assignment – A Critical Reappraisal. Kluwer Publishers, New York. S.283-288.

Meckel, J. F. (1812a): Ueber die Zwitterbildungen. Archiv für die Physiologie, 11 (3): S.263-340.

Meckel, J. F. (1816): Handbuch der pathologischen Anatomie, Bd. 2 (1). C. H. Reclam, Leipzig.

Meckel, J. F. (1821): System der vergleichenden Anatomie. Erster Theil: Allgemeine Anatomie. Rengersche Buchhandlung, Halle.

Medvei, V. C. (1993): The history of clinical endocrinology. A comprehensive account of endocrinology from earliest times to the present day. The Parthenon Publishing Group, Lancs, New York.

Meeks, J. J., Crawford, S. E., Russell, T. A., Morohashi, K., Weiss, J., Jameson, J. L. (2003a): Dax1 regulates testis cord organization during gonadal differentiation. Development, 130 (5): S.1029-1036.

Meeks, J. J., Weiss, J., Jameson, J. L. (2003b): Dax1 is required for testis determination. Nature genetics, 34 (1): S.32-33.

Mehlmann, S. (1996): Das vergeschlechtlichte Individuum – Thesen zur historischen Genese des Konzepts männlicher Geschlechtsidentität. In: Bublitz, H. (Hrsg.): Das Geschlecht der Moderne. Genealogie und Archäologie der Geschlechterdifferenz. Campus Verlag, Frankfurt/Main, New York, S.95-118.

Mehlmann, S. (2006): Unzuverlässige Körper – zur Diskursgeschichte des Konzepts geschlechtlicher Identität. Ulrike Helmer Verlag, Königstein/Taunus.

Mehlmann, S. (2008): Das sexu(alis)ierte Individuum – Zur paradoxen Konstruktionslogik moderner Männlichkeit. In: Brunotte, U., Herrn, R. (Hrsg.): Männlichkeiten und Moderne. Geschlecht in den Wissenskulturen um 1900. transcript Verlag, Bielefeld, S.37-55.

Meisel-Heß, G. (1904): Weiberhaß und Weiberverachtung. Eine Erwiderung auf die in Dr. Otto Weiningers Buche „Geschlecht und Charakter" geäußerten Anschauungen über „Die Frau und ihre Frage" (2. Auflage). Verlag Die Wage, Wien.

Meißner, J. (1987): Mehr Stolz, Ihr Frauen! Hediwg Dohm – eine Biographie. Schwann-Bagel, Düsseldorf.

Meuser, M., Neusüß, C. (Hrsg.; 2004) : Gender Mainstreaming – Konzepte, Handlungsfelder, Instrumente. Bundeszentrale für politische Bildung, Bonn.

Meyer, K. (1998): Geheimnisse des Antoni van Leeuwenhoek. Pabst Science Publishers, Lenerich.

Meyer-Bahlburg, H. F. L. (1999): Gender assignment and reassignment in 46,XY pseudohermaphroditism and related conditions. The Journal of clinical endocrinology and metabolism, 84 (10): S.3455-3458.

Meyer-Bahlburg, H. F. L. (2002): Gender assignment and reassignment in intersexuality: controversies, data and guidelines for research. In: Zderic, S. A., Canning, D. A., Carr, M. C., Snyder, H. McC. (Hrsg.): Pediatric Gender Assignment – A Critical Reappraisal. Kluwer Publishers, New York, S.199-223.

Migeon, C. J., Wisniewski, A. B. (2000): Human sex differentiation: from transcription factors to gender. Hormone Research, 53 (3): S.111-119.

Mikkelsen, T. S., Wakefield, M. J., Aken, B., Amemiya, C. T., Chang, J. L., Duke, S., Garber, M., Gentles, A. J., Goodstadt, L., Heger, A., Jurka, J., Kamal, M., Mauceli, E., Searle, S. M., Sharpe, T., Baker, M. L., Batzer, M. A., Benos, P. V., Belov, K., Clamp, M., Cook, A., Cuff, J., Das, R., Davidow,

L., Deakin, J. E., Fazzari, M. J., Glass, J. L., Grabherr, M., Greally, J. M., Gu, W., Hore, T. A., Huttley, G. A., Kleber, M., Jirtle, R. L., Koina, E., Lee, J. T., Mahony, S., Marra, M. A., Miller, R. D., Nicholls, R. D., Oda, M., Papenfuss, A. T., Parra, Z. E., Pollock, D. D., Ray, D. A., Schein, J. E., Speed, T.P., Thompson, K., VandeBerg, J. L., Wade, C. M., Walker, J. A., Waters, P. D., Webber, C., Weidman, J. R., Xie, X., Zody, M. C., Graves, J. A., Ponting, C. P., Breen, M., Samollow, P. B., Lander, E. S., Lindblad-Toh, K. (2007): Genome of the marsupial Monodelphis domestica reveals innovation in non-coding sequences. Nature, 447 (7141): S.167-77.

Milar, K. S. (2004): Breaking the Silence: Helen Bradford Thompson Woolley. In: Dalton, T. C., Evans, R. B. (Hrsg.): The Life Cycle of Psychological Ideas. Understanding Prominence and the Dynamics of Intellectual Change. Kluwer Academic/Plenum Publishers, New York, S.301-328.

Mildenberger, F. (2002): ...in der Richtung der Homosexualität verdorben. Psychiater, Kriminalpsychologen und Gerichtsmediziner über männliche Homosexualität 1850 – 1970. MännerschwarmSkript Verlag, Hamburg.

Mildenberger, F. (2005): Diskursive Deckungsgleichheit – Hermaphroditismus und Homosexualität im medizinischen Diskurs (1850 – 1960). In: Stahnisch, F., Steger, F. (Hrsg.): Medizin, Geschichte und Geschlecht: Körperhistorische Rekonstruktionen von Identitäten und Differenzen; Symposium Anatomie, Körper, Geschlechterdifferenz. Medizinhistorische Perspektiven von der Antike bis Heute. Steiner, Stuttgart, S.259-283.

Mildenberger, F. (2006): Günter Dörner – Metamorphosen eines Wissenschaftlers. In: Setz, W. (Hrsg.): Homosexualität in der DDR – Materialien und Meinungen. Männerschwarm Verlag, Hamburg, S.237-272.

Mittwoch, U. (1985): Erroneous theories of sex determination. Journal of Medical Genetics, 22: S.164-170.

Mittwoch, U. (1986): Males, Females and Hermaphrodites. Annals of Human Genetics, 50: S.103-121.

Mittwoch, U. (1992): Sex determination and sex reversal: genotype, phenotype, dogma and semantics. Human Genetics, 89: S.467-479.

Mittwoch, U. (1996): Genetics of sex determination: an overview. Advances in genome biology (Genetics of sex determination), 4: S.1-28.

Mittwoch, U. (2000): Three thousand years of questioning sex determination. Cytogenetics and Cell Genetics, 91: S.186-191.

Mittwoch, U. (2005): Sex determination in mythology and history. Arquivos brasileiros de endocrinologia e metabologia, 49 (1): S.7-13.

Möbius, P. J. (1900): Ueber den physiologischen Schwachsinn des Weibes. Sammlung zwangloser Abhandlungen aus dem Gebiete der Nerven- und Geisteskrankheiten, 3 (3): 3-26.

Möbius, P. J. (1903a): Geschlecht und Kopfgrösse (Beiträge zur Lehre von den Geschlechtsunterschieden, Heft 5). In: Möbius, P. J. (Hrsg.): Beiträge zur

Lehre von den Geschlechtsunterschieden, Heft 5 bis 8. Verlag von C. Marhold, Halle a. d. Saale.

Möbius, P. J. (1903b): Über die Wirkungen der Castration (Beiträge zur Lehre von den Geschlechtsunterschieden, Heft 3/4). In: Möbius, P. J. (Hrsg.): Beiträge zur Lehre von den Geschlechtsunterschieden, Heft 1 bis 4. Verlag von C. Marhold, Halle a. d. Saale.

Möbius, P. J. (1905): Ueber den physiologischen Schwachsinn des Weibes. 7. Auflage. C. Marhold, Halle/Saale.

Möbius, P. J. (1907 [Erstauflage 1904]): Geschlecht und Unbescheidenheit : Beurteilung des Buches von O. Weininger „Ueber Geschlecht und Charakter". C. Marhold, Halle/Saale.

Mocek, R. (2002): Biologie und soziale Befreiung. Zur Geschichte des Biologismus und der *Rassenhygiene* in der Arbeiterbewegung (Philosophie und Geschichte der Wissenschaften – Studien und Quellen, Band 51). Peter Lang, Frankfurt/Main u.a..

Money, J., Hampson J.G., Hampson, J.L. (1955a): Hermaphroditism: Recommendations concerning assignment of sex, change of sex, and psychologic management. Bulletin of the Johns Hopkins Hospital, Baltimore, 97 (4): S.284-300.

Money, J., Hampson J.G., Hampson, J.L. (1955b): An examination of some basic sexual concepts: The evidence of human hermaphroditism. Bulletin of the Johns Hopkins Hospital, Baltimore, 97 (4): S.301-319.

Money, J., Hampson J.G., Hampson, J.L. (1957): Imprinting and the Establishment of Gender Role. AMA archives of neurology and psychatry, Chicago, 77: S.333-336.

Money, J. Ehrhardt, A.A. (1975 [engl. 1972]): Männlich – Weiblich: Die Entstehung der Geschlechtsunterschiede. Rowohlt Taschenbuch Verlag, Reinbek bei Hamburg.

Monro, A. (1726): The anatomy of the humane bones. printed by Mr. Thomas Ruddiman, Edinburgh, (Online: http://galenet.galegroup.com.proxy.nationallizenzen.de/servlet/ECCO [letzter Zugriff: 26.03.2009]).

Montes de Sommer, M. (2006): Das Projekt des lateinamerikanischen Denkens. Zum Verhältnis von Mythos und Rationalität. Inauguraldissertation, Universität Kassel.

Morange, M. (2002): The Relations between Genetics and Epigenetics: A Historical Point of View. Annals of the New York Academy of Sciences (From Epigenesis to Epigenetics. The Genome in Context.), 981: S.50-60.

Moravia, S. (1989 [frz. 1970]): Beobachtende Vernunft. Philosophie und Anthropologie in der Aufklärung. Fischer, Frankfurt/Main.

Moreau, P.-F. (1978 [frz. 1975]): Marx und Spinoza. VSA-Verlag, Hamburg.

Moreau, P.-F. (1994 [dt. erstveröffentlicht 1978; frz. 1975]): Spinoza. Versuch über die Anstößigkeit seines Denkens. S. Fischer, Frankfurt/Main.

Morland, I. (2005): Narrating Intersex – on the Ethical Critique of the Medical Management of Intersexuality 1985-2005. Dissertation, University of London.

Morrish, B. C., Sinclair, A. H. (2002): Vertebrate sex determination: many means to an end. Reproduction, 124 (4): 447-457.

Moscoso, J. (2005 [Erstauflage 1995]): Vollkommene Monstren und unheilvolle Gestalten. Zur Naturalisierung der Monströsität im 18. Jahrhundert. In: Hagner, M. (Hrsg.): Der falsche Körper. Beiträge zu einer Geschichte der Monströsitäten. Wallstein Verlag, Göttingen, S.56-72.

Moszkowicz, L. (1929): Intersexualitätslehre und Hermaphroditismus und ihre Bedeutung für die Klinik. Klinische Wochenschrift, 8 (7): S.289-294 und 8 (8): S.337-342.

Moszkowicz, L. (1934): Soll man die Hypospadie operieren? Der Chriurg, 6 (11): S.401-402.

Mottek, H. (1987): Wirtschaftsgeschichte Deutschlands – Ein Grundriß. Band II: Von der Französischen Revolution bis zur Zeit der Bismarckschen Reichsgründung. VEB Deutscher Verlag der Wissenschaften, Berlin.

Mratschek, S. (2007): ‚Männliche' Frauen. Außenseiterinnen in Philosophenmantel und Melote. In: Hartmann, E., Hartmann, U., Pietzner, K. (Hrsg.): Geschlechterdefinitionen und Geschlechtergrenzen in der Antike. Franz Steiner Verlag, Stuttgart, S.211-227.

Mueller, B. R., Bale T. L. (2008): Sex-specific programming of offspring emotionality after stress early in pregnancy. The Journal of Neuroscience, 28 (36): S.9055-9065.

Mülhaupt, E. (1970): Anna Maria von Schürmann, eine Rheinländerin zwischen zwei Frauenleitbildern. Monatshefte für evangelische Kirchengeschichte des Rheinlandes, 19: S.149-161.

Müller, J. (1830): Bildungsgeschichte der Genitalien aus anatomischen Untersuchungen an Embryonen des Menschen und der Thiere. Arnz, Düsseldorf.

Müller, J., Sternweiler, A. (2000): Homosexuelle Männer im KZ Sachsenhausen. Hrsg. vom Schwulen Museum Berlin. Verlag Rosa Winkel, Berlin.

Müller-Sievers, H. (1993): Epigenesis. Naturphilosophie im Sprachdenken Wilhelm von Humboldts. Ferdinand Schöningh, Paderborn.

Münsterberg, A., Lovell-Badge, R. (1991): Expression of the mouse antimüllerian hormone gene suggests a role in both male and female sexual differentiation. Development, 113 (2): S.613-624.

Murphy, L. (1964): Leonardo da Vinci and the anatomy of the genito-urinary system. The Medical journal of Australia, 11: 556–560.

Muscarella, F., Fink, B., Grammer, K., Kirk-Smith, M. (2001): Homosexual Orientation in Males: Evolutionary and Ethological Aspects. Neuroendocrinology Letters, 22: S.393–400.

Mustanski, B. S., Chivers, M. L., Bailey, J. M. (2002): A Critical Review of Recent Biological Research on Human Sexual Orientation. Annual review of sex research, 12: S.89-140.

Mußmann, F. (1995): Komplexe Natur – Komplexe Wissenschaft. Selbstorganisation, Chaos, Komplexität und der Durchbruch des Systemdenkens in den Naturwissenschaften. Leske & Budrich, Opladen.

Nabhan, Z. M., Lee, P. A. (2007): Disorders of sex development. Current opinion in obstetrics & gynecology, 19 (5): S.440-445.

Nachtigal, M. W., Hirokawa, Y., Enyeart-VanHouten, D. L., Flanagan, J. N., Hammer, G. D., Ingraham, H. A. (1998): Wilms' tumor 1 and Dax-1 modulate the orphan nuclear receptor SF-1 in sex-specific gene expression. Cell, 93 (3): S.445-454.

Nakamura, T., Kuroiwa, A., Nishida-Umehara, C., Matsubara, K., Yamada, F., Matsuda, Y. (2007): Comparative chromosome painting map between two Ryukyu spiny rat species, Tokudaia osimensis and Tokudaia tokunoshimensis (Muridae, Rodentia). Chromosome research, 15 (6): S.799-806.

Nederman, C.J., True, J. (1996): The Third Sex: The Idea of the Hermaphrodite in Twelfth-Century Europe. Journal of the history of sexuality, University of Texas Press, S.497-517.

Nef, S., Schaad, O., Stallings, N. R., Cederroth, C. R., Pitetti, J. L., Schaer, G., Malki, S., Dubois-Dauphin, M., Boizet-Bonhoure, B., Descombes, P., Parker, K. L., Vassalli, J. D. (2005): Gene expression during sex determination reveals a robust female genetic program at the onset of ovarian development. Developmental biology, 287 (2): S.361-377.

Neils, J. (2000): Others Within the Other: An Intimate Look at Hetairai and Maenads. In: Cohen, B. (Hrsg.): Not the classical ideal - Athens and the Construction of the Other in Greek Art. Brill, Leiden u.a., S.203-226.

Neugebauer, F. L. von (1904): Mann oder Weib? Sechs eigene Beobachtungen von Schweinzwittertum und „Erreur de sexe“ aus dem Jahre 1903. Zentralblatt für Gynäkologie, 2: S.33-51.

Neugebauer, F. L. von (1905): Zusammenstellung der Literatur über Hermaphroditismus beim Menschen. Jahrbuch für sexuelle Zwischenstufen, 7: S.473-670.

Neugebauer, F. L. von (1906): Zusammenstellung der Literatur über Hermaphroditismus beim Menschen (Nachtrag). Jahrbuch für sexuelle Zwischenstufen, 8: S.687-700.

Neugebauer, F. L. von (1908): Hermaphroditismus beim Menschen. Dr. Werner Klinkhardt, Leipzig.

Neugebauer, F. L. von (1916): Hermaphroditismus und Pseudohermaphroditismus. In: Dittrich, P. (Hrsg.): Handbuch der ärztlichen Sachverständigen-Tätigkeit, Band 5, Teil 1. W. Braumüller, Wien, Leipzig, S.199-295.

Neumann, F. (1995): Endokrinologie der Geschlechtsentwicklung. Der Gynäkologe, 28 (1): S.12-16.

Neumann, J. (2008): Intersexualität bei Kindern: fremder Körper und gesellschaftliches Verhalten – Versuch eines historischen Zugangs. In: Finke, R.,

Höhne, S.-O. (Hrsg.): Intersexualität bei Kindern. Uni-Med Verlag AG, Bremen, S.44-54.

Newman, K., Randolph, J., Anderson, K. (2001): The Surgical Management of Infants and Children With Ambiguous Genitalia Lessons Learned From 25 Years. Annals of surgery, 215 (6): S.644-653.

Niakan, K. K., McCabe, E. R. B. (2005): DAX1 origin, function, and novel role. Molecular Genetics and Metabolism, 86: S.70-83.

Nickel, D. (1989): Untersuchungen zur Embryologie Galens (Schriften zur Geschichte und Kultur der Antike 27). Akademie-Verlag, Berlin.

Nicholson, L. (1994): Was heißt Gender? In: Geschlechterverhältnisse und Politik. Institut für Sozialforschung Frankfurt, Frankfurt/Main, S.188-220.

Nieden, S. zur (2005): Erbbiologische Forschungen zur Homosexualität an der Deutschen Forschungsanstalt für Psychiatrie während der Jahre des Nationalsozialismus – zur Geschichte von Theo Lang. Ergebnisse 25. Vorabdrucke aus dem Forschungsprogramm „Geschichte der Kaiser-Wilhelm-Gesellschaft im Nationalsozialismus", Berlin.

Niemann, H., Tian, X. C., King, W. A., Lee, R. S. (2008): Epigenetic reprogramming in embryonic and foetal development upon somatic cell nuclear transfer cloning. Reproduction, 135 (2): S.151-163.

Noordam, M. J., Repping, S. (2006): The human Y chromosome: a masculine chromosome. Current Opinion in Genetics & Development, 16: S.225-232.

Novartis Foundation Symposium (1998), 214 (Epigenetics).

Nutton, V. (1971): Velia and the school of Salerno. Medical history, 15(1): 1-11.

Nutton, V. (2005): The Fatal Embrace: Galen and the History of Ancient Medicine. Science in Context, 18 (1): 111-121.

Oakley, J.H. (2000): Some ‚Other' Members of the Athenian Household: Maids and Their Mistresses in Fifth-century Athenian Art. In: Cohen, B. (Hrsg.): Not the classical ideal - Athens and the Construction of the Other in Greek Art. Brill, Leiden u.a., S.227-247.

Ogden, D. (1995): Women and Bastardy in Ancient Greece and the Hellenistic World. In: Powell, A. (Hrsg.): The Greek World. Routledge, London and New York, S.219-244.

Ogilvy-Stuart, A. L., Brain, C. E. (2004): Early assessment of ambiguous genitalia. Archives of disease in childhood, 89: S.401-7.

Ohno, S. (2001): The one-to-four rule and paralogues of sex-determining genes. In: Scherer, G., Schmid, M. (Hrsg.): Genes and Mechanisms in Vertebrate Sex Determination. Birkhäuser Verlag, Basel, Boston, Berlin, S.1-10.

Oken, L. (1805): Die Zeugung. J. A. Goebhardt, Bamberg, Würzburg.

Oken, L. (1831 [Erstveröffentlicht 1809-1811]): Lehrbuch der Naturphilosophie. F. Frommann, Jena.

Oktem, O., Paduch, D. A., Xu, K., Mielnik, A., Oktay, K. (2007): Normal female phenotype and ovarian development despite the ovarian expression of the sex-determining region of Y chromosome (SRY) in a 46,XX/69,XXY diploid/triploid mosaic child conceived after in vitro fertilization-intracytoplasmic sperm injection. The Journal of clinical endocrinology and metabolism, 92 (3): S.1008-1014.

Ökumenisches Heiligenlexikon (2007): http://www.heiligenlexikon.de (letzter Zugriff: 26.03.2009).

Olberg, O. (1902): Das Weib und der Intellectualismus. Akademischer Verlag für sociale Wissenschaften (Dr. J. Edelheim), Berlin, Bern.

Olberg, O. (1926): Die Entartung in ihrer Kulturbedingtheit – Bemerkungen und Anregungen. Reinhart, München.

Olberg, O. (1932): Nationalsozialismus. Hess & Co Verlag, Wien, Leipzig.

Olberg, O. (1948): Der Mensch – sein eigener Feind. Betrachtungen über Gerechtigkeit. Nest-Verlag, Nürnberg.

Olry, R. (1997): Medieval neuroanatomy: the text of Mondino dei Luzzi and the plates of Guido da Vigevano. Journal of the history of the neurosciences, 6 (2): S.113-123.

O'Malley, C.D., Saunders, J.B. (1952): Leonardo Da Vinci on the Human Body – the anatomical, physiological and embryological drawings of Leonardo da Vinci. Schuman, New York.

O'Malley, C.D. (1964): Andreas Vesalius of Brussels – 1514 - 1564. Berkley University of California Press.

OMIM (2008): Online Mendelian Inheritance in Man Database, of the Johns Hopkins University. Online: http://www.ncbi.nlm.nih.gov/sites/entrez?db =omim (letzter Zugriff: 26.03.2009).

O'Neill, M., Sinclair, A. (1996): The testis determining gene, SRY. Advances in genome biology (Genetics of sex determination), 4: S.29-51.

Online-Ausstellung „Institut für Sexualwissenschaft" (2007): http://www. hirschfeld.in-berlin.de/institut/de/personen/pers_01.html (letzter Zugriff: 26.03.2009).

Online Etymology Dictionary (2008): http://www.etymonline.com (letzter Zugriff: 26.03.2009).

Osborne, R. (1995): The Economics and Politics of Slavery at Athens. In: Powell, A. (Hrsg.): The Greek World. Routledge, London, New York, S.27-43.

Osiander, F. B. (1795): Denkwürdigkeiten für die Heilkunde und Geburtshülfe (aus den Tagebüchern der königlichen praktischen Anstalten zur Erlernung dieser Wissenschaften in Göttingen). 2. Band, 1. Stück. Vandenhoek-Ruprechtischer Verlag, Göttingen.

Osiander, F. B. (1799): Neue Denkwürdigkeiten für Aerzte und Geburtshelfer. Band 1, Bogenzahl 2. Johann Georg Rosenbusch, Göttingen.

Ostermaier, G. (2005): Über Nervosität: zur Geschichte der funktionellen Nervenkrankheiten. Books on Demand, Norderstedt.

Ott, K. A. (1980): Der Rosenroman. Wissenschaftliche Buchgesellschaft, Darmstadt.

Ottolenghi, C., Omari, S., Garcia-Ortiz, J. E., Uda, M., Crisponi, L., Forabosco, A., Pilia, G., Schlessinger, D. (2005): Foxl2 is required for commitment to ovary differentiation. Human Molecular Genetics, 14 (14): S.2053-2062.

Ottolenghi, C., Colombino, M., Crisponi, L., Cao, A., Forabosco, A., Schlessinger, D., Uda, M. (2007a): Transcriptional control of ovarian development in somatic cells. Seminars in reproductive medicine, 25 (4): S.252-263.

Ottolenghi, C., Uda, M., Crisponi, L., Omari, S., Cao, A., Forabosco, A. (2007b): Determination and stability of sex. BioEssays, 29 (1): S.15-25.

Oudshoorn, N. (1993): Labortests und die gemeinsame Klassifikation von Sexualität und Geschlecht. Übersetzt von M. Hagner. In: Rheinberger, H.-J., Hagner, M. (Hrsg.): Die Experimentalisierung des Lebens. Experimentalsysteme in den biologischen Wissenschaften 1850/1950. Akademie Verlag, Berlin, S.150-161.

Oudshoorn, N. (1994): Beyond the natural body: An archeology of sex hormones. Routledge, London, New York.

Ozisik, G., Achermann, J. C., Jameson, J. L. (2002): The role of SF1 in adrenal and reproductive function: insight from naturally occurring mutations in humans. Molecular genetics and metabolism, 76 (2): S.85-91.

Page, D. C., Mosher, R., Simpson, E. M., Fisher, E. M. C., Mardon, G., Pollack, J., McGillivray, B., Chappele, A. de la, Brown, L. G. (1987): The sex-determining region of the human Y chromosome encodes a finger protein. Cell, 51: S.1091-1104.

Pagel, W. (1958): Paracelsus – an introduction to philosophical medicine in the era of the Renaissance. Karger, Basel.

Pagel, W., Rattansi, P. (1964): Vesalius and Paracelsus. Medical history, 8 (4): S.309-328.

Painter, T. S. (1923): Studies in mammalian spermatogenesis. II. The spermatogenesis of man. Journal of Experimental Zoology, 37 (3): S.291-336.

Palm, K. (2008): Das Geschäft der Pflanze ist dem *Weib* übertragen … die Pflanze selbst hat aber kein Leben – Zur vergeschlechtlichten Stufenordnung des Lebens im ausgehenden 18. Jahrhundert. In: Lucht, P., Paulitz, T. (Hrsg.): Recodierungen des Wissens. Stand und Perspektiven der Geschlechterforschung in Naturwissenschaften und Technik. Campus, Frankfurt/Main, New York, S.197-211.

Palmer, M. S., Sinclair, A. H., Berta, P., Ellis, N. A., Goodfellow, P. N., Abbas, N. E., Fellous, M. (1989): Genetic evidence that *ZFY* is not the testis-determining factor. Nature, 342: S.937-939.

Paré, A. (1982 [frz. 1573; Nachdruck der engl. Ausgabe 1840]): On Monsters and Marvels. Translated by J. L. Pallister, based on „Des Monstres et prodiges“. The University of Chicago Press.

Park, K., Nye, R. A. (1991): Destiny is Anatomy, Review of Laqueurs Making Sex: Body and Gender from the Greeks to Freud. The New Republic, 18: S.53-57.

Park, K. (2006): Secrets of Women: Gender, Generation, and the Origins of Human Dissection. Zone Books, New York.

Parker H. N. (1997): The Teratogenic Grid. In: Skinner, M.B., Hallett J.P. (Hrsg.): Roman Sexualities. Princeton University Press, S.47-65.

Parker, K. L., Schimmer, B. P. (1997): Steroidogenic factor 1: a key determinant of endocrine development and function. Endocrine reviews, 18 (3): S.361-377.

Parker, K. L., Schedl, A., Schimmer, B. P. (1999): Gene interactions in gonadal development. Annual review of physiology, 61: S.417-433.

Parker, K. L., Rice, D. A., Lala, D. S., Ikeda, Y., Luo, X., Wong, M., Bakke, M., Zhao, L., Frigeri, C., Hanley, N. A., Stallings, N., Schimmer, B. P. (2002): Steroidogenic factor 1: an essential mediator of endocrine development. Recent progress in hormone research, 57: S.19-36.

Parma, P., Radi, O., Vidal, V., Chaboissier, M. C., Dellambra, E., Valentini, S., Guerra, L., Schedl, A., Camerino, G. (2006): R-spondin1 is essential in sex determination, skin differentiation and malignancy. Nature genetics, 38 (11): S.1304-1309.

Parsons, J. (1741): A mechanical and critical enquiry into the nature of hermaphrodites. Printed for J. Walthoe, London.

Passeron, T., Valencia, J. C., Bertolotto, C., Hoashi, T., Le Pape, E., Takahashi, K., Ballotti, R., Hearing, V. J. (2007): SOX9 is a key player in ultraviolet B-induced melanocyte differentiation and pigmentation. Proceedings of the National Academy of Sciences of the United States of America, 104 (35): S.13984-13989.

Patten, V. (2008): Mary Wollstonecraft (1759-1797). (Online: http://www.chawton.org/library/biographies/wollstonecraft.html [letzter Zugriff: 26.03.2009]).

Patterson, C.B. (1998): The Family in Greek History. Harvard University Press, Cambridge, Massachusetts, London.

Pecher, N. (1985): Halbans Lehre von der protektiven Wirkung der Sexualhormone – Eine frühe Konzeption über den Wirkungsmechanismus der Hormone. Inaugural-Dissertation, Universität Erlangen-Nürnberg.

Perry, R. (2005): Mary Astell and Enlightenment. In: Knott, S., Taylor, B. (Hrsg.): Women, Gender and Enlightenment. Palgrave Macmillan, Houndmills, New York, S.357-370.

Petersen, S. (1990): Frauendifferenzen in der Revolution. In: Gerhard, U., Jansen, M., Maihofer, A., Schmid, P., Schultz, I. (Hrsg.): Differenz und Gleichheit – Menschenrechte haben (k)ein Geschlecht. Ulrike Helmer Verlag, Frankfurt/Main, S.68-74.

Petronis, A. (2006): Epigenetics and twins: three variations on the theme. Trends in Genetics, 22 (7): S.347-350.

Pfeiffer, C. (1901): Die Verpflanzung des Eierstocks; Inaugural Dissertation an der medizinischen Fakultät in Tübingen. F. Pietzcker, Tübingen.

Phornphutkul, C., Fausto-Sterling, A., Gruppuso, P. A. (2000): Gender Self-Reassignment in an XY Adolescent Female Born With Ambiguous Genitalia. Pediatrics, 106: S.135-137.

Pinsky, L., Erickson, R. P., Schimke, R. N. (1999): Human Disorders of Human Sexual Development. Oxford University Press.

Pinto-Correia, C. (1997): The Ovary of Eve. Egg and Sperm and Preformation. The University of Chicago Press, Chicago, London.

Pizan, C. de (1987 [frz. 1399]): Der Sendebrief vom Liebesgott (L'Epistre au Dieu d'Amours). Übersetzt, eingeleitet und kommentiert von M. Stummer. Schriftenreihe des Instituts für Geschichte, Leykam Verlag, Graz.

Pizan, C. de (1990 [frz. 1405]): Das Buch von der Stadt der Frauen (mit einer Einleitung von M. Zimmermann). dtv, München.

Platon A: *Politeia (Der Staat)*. In: Platon – Sämtliche Dialoge. Übersetzt von Otto Apelt. Felix Meiner Verlag, Leipzig, 1923; unveränderter Nachdruck, Felix Meiner Verlag, Hamburg, 2004.

Platon B: *Phaidon (oder: Über die Unsterblichkeit der Seele)*. In: Platon – Sämtliche Dialoge. Übersetzt von Otto Apelt. Felix Meiner Verlag, Leipzig, 1923; unveränderter Nachdruck, Felix Meiner Verlag, Hamburg, 2004.

Platon C: *Alkibiades der Erste*. In: Platon – Sämtliche Dialoge. Übersetzt von Otto Apelt. Felix Meiner Verlag, Leipzig, 1922; unveränderter Nachdruck, Felix Meiner Verlag, Hamburg, 2004.

Platon D: *Das Gastmahl, oder Von der Liebe (Symposion)*. Übertragen von Kurt Hildebrandt. Philipp Reclam jun., Stuttgart, 1979.

Plett, K. (2001): Intersexualität aus rechtlicher Perspektive. Gigi, Zeitschrift für sexuelle Emanzipation, 13, S.24-27.

Plett, K. (2007): Rechtliche Aspekte der Intersexualität. Zeitschrift für Sexualforschung, 20 (2): S.162-175.

Plinius A: *Naturalis Historia (Pliny the Elder – The Natural History)*. Translation and Edition by J. Bostock et al., London, 1855, (Online: http://www.perseus.tufts.edu/cgi-bin/ptext?lookup=Plin.+Nat.+toc [letzter Zugriff: 26.03.2009]).

Pockels, C. F. (1805-1808): Der Mann: ein anthropologisches Charaktergemälde seines Geschlechts. Ein Gegenstück zu der Charakteristik des weiblichen Geschlechts. Richtersche Buchhandlung, Hannover.

Poeter, E. (1991): „Der Frauen Wissenschaft ist der Mann" – Phantasie und Wirklichkeit weiblicher Bildung. Dissertation. University of California, Berkeley.

Polanco, J. C., Koopman, P. (2007): Sry and the hesitant beginnings of male development. Developmental Biology, 302: S.13-24 (DOI: 10.1016/j.ydbio.2006.08.049).

Pomeroy, S.B. (1995 [Erstauflage 1975]): Goddesses, Whores, Wives, and Slaves – Women in Classical Antiquity. Schocken Books, New York.

Poulat, F., Barbara, P. S., Desclozeaux, M., Soullier, S., Moniot, B., Bonneaud, N., Boizet, B., Berta, P. (1997): The human testis determining factor SRY binds a nuclear factor containing PDZ protein interaction domains. The Journal of Biological Chemistry, 272 (11): S.7167-7172.

Poullain de La Barre, F. (1993 [frz. 1673]): Die Gleichheit der Geschlechter. In: Hierdeis, I. (1993): ‚Die Gleichheit der Geschlechter' und ‚Die Erziehung der Frauen' bei Poullain de La Barre (1647-1723). Peter Lang, Frankfurt/Main u.a., S.85-164.

Powell, A. (Hrsg.): The Greek World. Routledge, London, New York.

Preus, A. (1977): Galen's Criticism of Aristotele's Conception Theory. Journal of the history of biology, 10: S.65-85.

Pusch, L. (1984): Das Deutsche als Männersprache – Aufsätze und Glossen zur feministischen Linguistik. Suhrkamp, Frankfurt/Main.

Preves, S. E. (2003): Intersex and Identity – The Contested Self. Rutgers University Press, New Brunswick, New Jersey, London.

Priester, K. (2005): Leben und Werk der englischen Frauenrechtlerin Mary Wollstonecraft (1759-1797). Frauenvorträge an der FernUniversität Hagen, 51.

Qin, Y., Bishop, C. E. (2005): Sox9 is sufficient for functional testis development producing fertile male mice in the absence of Sry. Human molecular genetics, 14 (9): S.1221-1229.

Quintana-Murci, L., Fellous, M. (2001): The Human Y Chromosome: The Biological Role of a „Functional Wasteland". Journal of Biomedicine & Biotechnology, 1 (1): S.18-24.

Rackley, R. R., Flenniken, A. M., Kuriyan, N. P., Kessler, P. M., Stoler, M. H., Williams, B. R. (1993): Expression of the Wilms' tumor suppressor gene WT1 during mouse embryogenesis. Cell Growth & Differentiation, 4 (12): S.1023-1031.

Rang, B. (1986): Zur Geschichte des dualistischen Denkens über Mann und Frau. Kritische Anmerkungen zu den Thesen von Karin Hausen zur Herausbildung der Geschlechtscharaktere im 18. und 19. Jahrhundert. In: Dalhoff, J., Frey, U., Schöll, I. (Hrsg.): Frauenmacht in der Geschichte. Schwann, Düsseldorf. S.194-204.

Rang, B. (1987): Ausschließende Einschließung. Frauen und Wissenschaften. In: Hauser, K. (Hrsg.): Viele Orte Überall? Feminismus in Bewegung. Festschrift für Frigga Haug. Argument Verlag, Berlin, Hamburg. S.177-194.

Rang, B. (1996): In Distanz zur Moderne: Die gelehrte Anna Maria van Schurman (1607-1678). Querelles: Jahrbuch für Frauen und Geschlechterforschung, 1: S.23-47.

Rang, B. (2004): Querelle des Femmes in den Lexika gelehrter Frauen des 17. und 18. Jahrhunderts. In: Engel, G., Hassauer, F., Rang, B., Wunder, H. (Hrsg.): Geschlechterstreit am Beginn der europäischen Moderne – Die Querelle des Femmes. Ulrike Helmer Verlag, Königstein/Taunus, S.256-271.

Rangecraft, L. (2003): Surgical management of ambiguous genitalia. Archives of disease in childhood, 88: S.799-801.

Rath, G. (1964): Charles Estienne – contemporary of Vesalius. Medical history, 8 (4): S.354-359.

Rathke, H. (1825): Beobachtungen und Betrachtungen über die Entwicklung der Geschlechtswerkzeuge bei den Wirbelthieren. Rengersche Verlags-Buchhandlung, Halle.

Rathke, H. (1861): Entwicklungsgeschichte der Wirbelthiere (Mit einem Vorwort von A. Kölliker). W. Engelmann, Leipzig.

Rauschenbach, B. (2000): Der Traum und sein Schatten. Frühfeministin und geistige Verbündete Montaignes. Marie de Gournay und ihre Zeit. Ulrike Helmer Verlag, Königstein/Taunus.

Raymond, C. S., Kettlewell, J. R., Hirsch, B., Bardwell, V. J., Zarkower, D. (1999): Expression of Dmrt1 in the genital ridge of mouse and chicken embryos suggests a role in vertebrate sexual development. Developmental Biology, 215 (2): S.208-220.

Raymond, J. (1979): The Transsexual Empire: The Making of the She-Male. Beacon Press, Boston.

Reclam, C. (1879 [Erstauflage 1870]): Der Leib des Menschen – dessen Bau und Leben. Vorträge für Gebildete. J. Hoffmann (K. Thienemann's Verlag), Stuttgart.

Reed, K. C., Marshall Graves, J. A. (Hrsg., 1993): Sex chromosomes and sex-determining genes. Harvood Academic Publishers, Camberwell u.a..

Reik, W., Santos, F., Mitsuya, K., Morgan, H., Dean, W. (2003a): Epigenetic asymmetry in the mammalian zygote and early embryo: relationship to lineage commitment? Philosophical transactions of the Royal Society of London Series B Biological sciences, 358 (1436): S.1403-1409.

Reik, W., Santos, F., Dean, W. (2003b): Mammalian epigenomics: reprogramming the genome for development and therapy. Theriogenology, 59 (1): S.21-32.

Reis, E. (2005): Impossible Hermaphrodites: Intersex in America, 1620-1960. The Journal of American History, 92 (2): S.411-441.

Reis, E. (2007): Divergence or Disorder? the politics of naming intersex. Perspectives in Biology and Medicine, 50 (4): S.535-543.

Reuter, J. (1885): Ein Beitrag zur Lehre vom Hermaphroditismus. In: Verhandlungen der physikalisch-medicinischen Gesellschaft zu Würzburg, 1886, XIX (2): 48 Seiten.

Rheinberger, H.-J., Müller-Wille, S. (2009): Vererbung. Geschichte und Kultur eines biologischen Konzepts. S. Fischer, Frankfurt/Main.

Richardson, L. McDowell (1929): The Forerunners of Feminism in French Literature of the Renaissance: From Christine of Pisa to Marie de Gournay. Dissertation, In: The Johns Hopkins Studies in Romance Literatures and Languages, Volume XII. The Johns Hopkins Press, Baltimore; Les Presses Universitaires, Paris.

Richlin, A. (1981): Approaches to the sources on adultery at Rome. In: Foley, H.P. (Hrsg.): Reflections of Women in Antiquity. Gordon and Breach Science Publishers, New York, London, Paris, S.379-404.

Richlin, A. (1991): Zeus and Metis: Foucault, Feminism, Classics. Helios, 18 (2): S.160-180.

Richlin, A. (1997): Pliny's Brassiere. In: Skinner, M.B., Hallett J.P. (Hrsg.): Roman Sexualities. Princeton University Press, S.197-220.

Richter-Unruh, A., Engel, K. (2007): Hormonelle Behandlung bei verschiedenen Störungen der Geschlechtsentwicklung (DSD). Zeitschrift für Sexualforschung, 20 (2): S.107-112.

Rieben, J. (2008): Die Genese der Geschlechtsidentität – Eine individuelle kognitive Leistung im soziokulturellen Kontext. In: Groneberg, M., Zehnder, K. (Hrsg.): „Intersex" – Geschlechtsanpassung zum Wohl des Kindes? Erfahrungen und Analysen. Academic Press Fribourg/Paulusverlag, Freiburg (Schweiz), S.146-177.

Rieder, K. (2003 [Erstauflage 2000]): Teil II: Der X-Y-Mythos – Konstruktion von Geschlecht in der Genetik. In: Burren, S., Rieder, K. (Hrsg.): Organismus und Geschlecht in der genetischen Forschung. Eine wissenssoziologische Studie. Institut für Soziologie, Bern, S.88-189.

Riha, O. (2005): Pole, Stufen, Übergänge – Geschlechterdifferenz im Mittelalter. In: Stahnisch, F./Steger, F. (Hrsg.): Medizin, Geschichte und Geschlecht: Körperhistorische Rekonstruktionen von Identitäten und Differenzen. Steiner Verlag, Stuttgart, S.159-180.

Rintoul, N. E., Crombleholme, T. M. (2002): Prenatal diagnosis and treatment of intersex states. In: Zderic, S. A., Canning, D. A., Carr, M. C., Snyder, H. McC. (Hrsg.): Pediatric Gender Assignment – A Critical Reappraisal. Kluwer Publishers, New York. S.225-238.

Ritter, S. (2005): Weibliche Devianz im Fin de Siècle: Lombrosos und Ferreros Konstruktion der ‚donna delinquente' (Hamburger Studien zur Kriminologie und Kriminalpolitik, Band 37). Lit Verlag, Münster.

Robin, D. (1997): Woman, Space, and Renaissance Discourse. In: Gold, B. K., Miller, P. A., Platter, C. (Hrsg.): Sex and Gender in Medieval and Renaissance Texts – The Latin Tradition. State University of New York Press, S.165-187.

Rodriguez Bonal, S. (2008): Lucrezia marinelli (1571-1653). Online: http://www.escritorasypensadoras.com/downloadpdf.php/145 (letzter Zugriff: 26.03.2009).

Rollo, C. D. (1995 [Erstauflage 1994]): Phenotypes: Their Epigenetics, Ecology and Evolution. Chapman & Hall, London.

Römer, L. S. A. M. v. (1903): Über die androgynische Idee des Lebens. Jahrbuch für sexuelle Zwischenstufen, 5 (2): S.709-939.

Ronfani, L., Bianchi, M. E. (2004): Molecular mechanisms in male determination and germ cell differentiation. Cellular and Molecular Life Sciences, 61: 1907-1925.

Rosario, V. A. (Hrsg., 1997): Science and Homosexualities. Routledge, New York, London.

Rosario, V. A. (2009): Quantum Sex: Intersex and the Molecular Deconstruction of Sex. GLQ, 15 (2): S.267-284, (DOI: 10.1215/10642684-2008-138).

Rosenmüller, J. C. (1810): Ueber die Analogie der männlichen und weiblichen Geschlechtstheile. Abhandlungen der Physikalisch-Medicinischen Societät zu Erlangen, 1: S.47-51.

Rosenstrauch, H. (2009): Wahlverwandt und ebenbürtig: Caroline und Wilhelm von Humboldt. Eichborn, Frankfurt/Main.

Rosenthal, F. (1965): Das Fortleben der Antike im Islam. Artemis, Düsseldorf.

Rosenthal, F. (1990): Science and Medicine in Islam: A Collection of Essays. Variorum Reprints, London.

Ross, A. J., Capel, B. (2005): Signaling at the crossroads of gonad development. Trends in Endocrinology and Metabolism, 16 (1): S.19-25.

Rothärmel, S. (2006): Rechtsfragen der medizinischen Intervention bei Intersexualität. Medizinrecht, 24 (5): S.274-284.

Rothschuh, K. E. (1968): Physiologie. Der Wandel ihrer Konzepte, Probleme und Methoden vom 16. bis 19. Jahrhundert. Karl Alber, Freiburg, München.

Rousseau, J.-J. (1991 [frz. 1762]): Emil oder Über die Erziehung. Schöningh, Paderborn, München, Wien, Zürich.

Roussel, P. (1786 [frz. 1775]): Physiologie des weiblichen Geschlechts. Aus dem Französischen übersetzt von C. F. Michaelis. F. Vieweg, Berlin.

Rousselle, A. (1989 [engl. 1983]): Der Ursprung der Keuschheit. Kreuz Verlag, Stuttgart.

Rousselle, A. (1993): Der Körper und die Politik. In: G. Duby, M. Perrot, P. S. Pantel (Hrsg.): Geschichte der Frauen – Band I Antike. Campus Verlag, Frankfurt/Main, New York, S.323-372.

Rubritius, H. (1934): Wann soll man die Hypospadie operieren? Der Chriurg, 6 (11): S.402-403.

Rüdinger, N. (1877): Vorläufige Mittheilungen über die Unterschiede der Grosshirnwindungen nach dem Geschlecht beim Foetus und Neugeborenen mit Berücksichtigung der angeborenen Brachycephalie und Dolichocephalie. Beiträge zur Anthropologie und Urgeschichte Bayerns: Organ der Münchener Gesellschaft für Anthropologie, Ethnologie und Urgeschichte, 1: S.286-307.

Russo, V. E. A., Martienssen, R. A., Riggs, A. D. (Hrsg.): Epigenetic Mechanisms of Gene Regulation. Cold Spring Harbor Laboratory Press.

Sachse, C., Massin, B. (2000): Biowissenschaftliche Forschung an Kaiser-Wilhelm-Instituten und die Verbrechen des NS-Regimes – Informationen über den gegenwärtigen Wissensstand. Ergebnisse 3. Vorabdrucke aus dem

Forschungsprogramm „Geschichte der Kaiser-Wilhelm-Gesellschaft im Nationalsozialismus“, Berlin.

Safranski, R. (2007): Romantik. Eine deutsche Affäre. Carl Hanser Verlag, München.

Samerski, S. (2003): Entmündigende Selbstbestimmung. Wie die genetische Beratung schwangere Frauen zu einer unmöglichen Entscheidung befähigt. In: Graumann, S., Schneider, I. (Hrsg.): Verkörperte Technik – Entkörperte Frau. Biopolitik und Geschlecht. Campus Verlag, Frankfurt/Main, S.213-229.

Samuel, E. (1891): Die Castration der Frauen insbesondere bei Neurosen, Inaugural-Dissertation der medicinischen Facultät Strassburg. Preuss, Berlin.

Santa Barbara, P. de, Bonneaud, N., Boizet, B., Desclozeaux, M., Moniot, B., Sudbeck, P., Scherer, G., Poulat, F., Berta, P. (1998): Direct interaction of SRY-related protein SOX9 and steroidogenic factor 1 regulates transcription of the human anti-Müllerian hormone gene. Molecular and cellular biology, 18 (11): S.6653-6665.

Santa Barbara, P. de, Moniot, B., Poulat, F., Berta, P. (2000): Expression and subcellular localization of SF-1, SOX9, WT1, and AMH proteins during early human testicular development. Developmental dynamics, 217 (3): S.293-298.

Sarre, S. D., Georges, A., Quinn, A. (2004): The ends of a continuum: genetic and temperature-dependent sex determination in reptiles. Bioessays, 26 (6): S.639-645.

Satzinger, H. (2004): Rasse, Gene und Geschlecht – zur Konstituierung zentraler biologischer Begriffe bei Richard Goldschmidt und Fritz Lenz, 1916-1936. Ergebnisse 15. Vorabdrucke aus dem Forschungsprogramm „Geschichte der Kaiser-Wilhelm-Gesellschaft im Nationalsozialismus“, Berlin.

Sauerbrei, J., Thomasius, J., Smalcius, J. (1998 [1984, 1671]): De foeminarum eruditone 1671/1676. In: Gössmann, E. (Hrsg.): Archiv für philosophie- und theologie-geschichtliche Frauenforschung. Band 1: Das wohlgelahrte Frauenzimmer. iudicum verlag, München, S.192-235.

Saunders, T.J. (1995): Plato on Women in the Laws. In: Powell, A. (Hrsg.): The Greek World. Routledge, London, New York, S. 591-609.

Saupe, H. (1937): Hermaphroditismus, sexuelle Hypoplasie und Intersexualität. Inaugural-Dissertation, Druck an der Universität, Leipzig.

Sawday, J. (1990): The Fate of Marsyas: Dissecting the Renaissance Body. In: Gent, L., Llewellyn, N. (Hrsg.): Renaissance Bodies. Reaktion Books, London, S.111-135.

Sawday, J. (1995): The Body Emblazoned: Dissection and the Human Body in Renaissance Culture. Routledge, London.

Sax, L. (2002): How common is intersex? a response to Anne Fausto-Sterling. Journal of Sex Research, 39 (3): S.174-178.

Schaaf, C. P., Zschocke, J. (2007): Basiswissen Humangenetik. Springer, Berlin.

Scharnhorst, V., Dekker, P., Eb, A. J. van der, Jochemsen, A. G. (1999): Internal translation initiation generates novel WT1 protein isoforms with distinct biological properties. The Journal of biological chemistry, 274 (33): S.23456-23462.

Schaufler, B. (2002). „Schöne Frauen – Starke Männer". Zur Konstruktion von Leib, Körper und Geschlecht. Leske & Budrich, Opladen.

Scheich, E. (1993): Naturbeherrschung und Weiblichkeit. Denkformen und Phantasmen der modernen Naturwissenschaften (Feministische Theorie und Politik, Band 6). Centaurus-Verlagsgesellschaft, Pfaffenweiler.

Scheid, J. (1993): Die Rolle der Frauen in der Römischen Religion. In: G. Duby, M. Perrot, P. S. Pantel (Hrsg.): Geschichte der Frauen – Band I Antike. Campus Verlag, Frankfurt/Main, New York, S.417-449.

Schepers G, Wilson M, Wilhelm D, Koopman P. (2003): SOX8 is expressed during testis differentiation in mice and synergizes with SF1 to activate the Amh promoter in vitro. The Journal of biological chemistry, 278 (30): S.28101-28108.

Scherer, G., Schmid, M. (Hrsg., 2001): Genes and Mechanisms in Vertebrate Sex Determination. Birkhäuser Verlag, Basel.

Scherer, G. (2002): The molecular genetic jigsaw puzzle of vertebrate sex determination and its missing pieces. Novartis Foundation Symposium 244 (The Genetics and Biology of Sex Determination): S.225-239.

Schiebinger, L. (1986): Skeletons in the Closet: The First Illustration of the Female Skeleton in Nineteenth-Century Anatomy. Representations, 14: S.42-82.

Schiebinger, L. (1993 [engl. 1989]): Schöne Geister – Frauen in den Anfängen der modernen Wissenschaft. Klett-Cotta, Stuttgart.

Schiebinger, L. (1993 [engl. 1990]): Anatomie der Differenz. „Rasse" und Geschlecht in der Naturwissenschaft des 18. Jahrhunderts. Übersetzt von C. Opitz. Feministische Studien, 11 (1): S.48-64.

Schiebinger, L. (1995 [engl. 1993]): Am Busen der Natur: Erkenntnis und Geschlecht in den Anfängen der Wissenschaft. Übersetzt von M. Bergner und M. Noll. Klett-Cotta, Stuttgart.

Schiebinger, L. (1995): Das private Leben der Pflanzen: Geschlechterpolitik bei Carl von Linné und Erasmus Darwin. In: Orland, B., Scheich, E. (Hrsg.): Das Geschlecht der Natur – feministische Beiträge zur Geschichte und Theorie der Naturwissenschaften. Suhrkamp, Frankfurt/Main, S.245-269.

Schiebinger, L. (2003): Skelettstreit. Isis, 94: S.307-313.

Schief, A. (1969): Jacob Fidelis Ackermann (1765-1815). Arzt zwischen Aufklärung und Naturphilosophie. Inaugural-Dissertation an der Hohen Medizinischen Fakultät der Universität Heidelberg.

Schierhorn, H. (1984): Johann Friedrich Meckel d. J. als Begründer der wissenschaftlichen Teratologie. Gegenbaurs morphologisches Jahrbuch, 130 (3): S.399-439.

Schlange-Schöningen, H. (2004): Die römische Gesellschaft bei Galen. Biographie und Sozialgeschichte. De Gruyter, Berlin, New York.

Schleiner, W. (2000): Early Modern Controversies about the One-Sex Model. Renaissance quarterly, 53 (1): S.180-191, (Online: http://www.thefreelibrary.com/Early+Modern+Controversies+about+the+One-Sex+Model-a064057477 [letzter Zugriff: 26.03.2009]).

Schlicht, A. (2008): Die Araber und Europa: 2000 Jahre gemeinsamer Geschichte. W. Kohlhammer, Stuttgart.

Schmersahl, K. (1998): Medizin und Geschlecht. Zur Konstruktion der Kategorie Geschlecht im medizinischen Diskurs des 19. Jahrhunderts (Sozialwissenschaftliche Studien, Heft 36). Leske & Budrich, Opladen.

Schmidt, A. (1984): Goethes herrlich leuchtende Natur: Philosophische Studie zur deutschen Spätaufklärung. Carl Hanser Verlag, München, Wien.

Schmidt, A. (2006): Geschlecht und Sexualität. In: Foljanty, L., Lembke, U. (Hrsg.): Feministische Rechtswissenschaft: ein Studienbuch. Nomos Verlags Gesellschaft, Baden-Baden, S.174-192.

Schmidt, D., Ovitt, C. E., Anlag, K., Fehsenfeld, S., Gredsted, L., Treier, A. C., Treier, M. (2004): The murine winged-helix transcription factor Foxl2 is required for granulosa cell differentiation and ovary maintenance. Development, 131 (4): S.933-942.

Schmidt, V. H. (1819): Ueber den Kritiker Valens Acidalius; besonders über seinen Antheil an der Schrift eines Ungenannten, daß die Weiber keine Menschen sind. Journal für Deutschland, historisch-politischen Inhalts, Berlin, 13: S.113-148.

Schmitt Pantel, P., Späth, T. (2007): Geschlecht und antike Gesellschaften im 21. Jahrhundert. In: Hartmann, E., Hartmann, U., Pietzner, K. (Hrsg.): Geschlechterdefinitionen und Geschlechtergrenzen in der Antike. Franz Steiner Verlag, Stuttgart, S.23-36.

Schmitz, S. (2006a): Geschlechtergrenzen. Geschlechtsentwicklung, Intersex und Transsex im Spannungsfeld zwischen biologischer Determination und kultureller Konstruktion. In: Ebeling, S., Schmitz, S. (Hrsg.): Geschlechterforschung und Naturwissenschaften – Einführung in ein komplexes Wechselspiel. VS Verlag für Sozialwissenschaften, Wiesbaden, S.33-56.

Schmitz, S. (2006b): Hirnbilder im Wandel. Kritische Gedanken zum ‚sexed brain'. In: Mauss, B., Petersen, B. (Hrsg.): Das Geschlecht der Biologie. NUT-Schriftenreihe Band 11. Talheimer Verlag, Mössingen-Thalheim, S.61-92.

Schmitz, S. (2006c): Frauen- und Männergehirne. Mythos oder Wirklichkeit? In: Ebeling, S., Schmitz, S. (Hrsg.): Geschlechterforschung und Naturwissenschaften – Einführung in ein komplexes Wechselspiel. VS Verlag für Sozialwissenschaften, Wiesbaden, S.211-234.

Schneider, [?] (1809): Der Hermaphroditismus, in gerichtlich-medizinischer Hinsicht. Jahrbuch der Staatsarzneikunde, 2: S.139-168.

Schneider, K. M., Becker, J. M., Krasna, I. H. (1968): Surgical Management of Intersexuality in Infancy and Childhood. Annals of Surgery, 168 (2): S.255-261.

Schnell, R. (1997): Text und Geschlecht – Eine Einleitung. In: Schnell, R. (Hrsg.): Text und Geschlecht – Mann und Frau in Eheschriften der frühen Neuzeit. Suhrkamp, Frankfurt/Main, S.6-46.

Schnurr-Redford, C. (1996): Frauen im klassischen Athen: Sozialer Raum und reale Bewegungsfreiheit. Akademie Verlag, Berlin.

Schober, J. M. (1999a): A Surgeon's Response to the Intersex Controversy. In: Dreger, A. D. (Hrsg.): Intersex in the Age of Ethics. University Publishing Group, Hagerstown, S.161-168.

Schober, J. M. (1999b): Long-term outcomes and changing attitudes to intersexuality. BJU International, 83 (3): S.39-50.

Schröder, R. (2005): Einführung in die Rechtsgeschichte – Quellensammlung zur Vorlesung mit Erläuterungen. o. O..

Schubert, G. H. von (1806): Ahndungen einer allgemeinen Geschichte des Lebens. Erster Theil. C. H. Reclam, Leipzig.

Schubert, W. (2006): Die Rechtsprechung der Trierer Cour d'appel in Familien- und Erbrechtssachen nach den Urteilssammlungen von Johann Birnbaum. In: Dölemeyer, B., Mohnhaupt, H., Somma, A. (Hrsg.): Richterliche Anwendung des Code civil in seinen europäischen Geltungsbereichen außerhalb Frankreichs. Klostermann, Frankfurt/Main, S.129-172.

Schultheiss, D., Laurenza, D., Götte, B., Jonas, U. (1999): Review – The Weimar anatomical sheet of Leonardo da Vinci (1452–1519): an illustration of the genitourinary tract. BJU International, 84: S.595-600.

Schultka, R. (2008): Genese und Entwicklung der Geschlechtsorgane. In: Finke, R., Höhne, S.-O. (Hrsg.): Intersexualität bei Kindern. Uni-Med Verlag AG, Bremen, S.15-30.

Schurig, V. (2007): Konkurrierende Begründungen einer Sonderstellung der Anthropologie im System der Biowissenschaften. In: Kaasch, M., Kaasch, J., Rupke, N. A. (Hrsg.): Physische Anthropologie – Biologie des Menschen. Beiträge zur 14. Jahrestagung der DGGTB in Göttingen 2005 (Verhandlungen zur Geschichte und Theorie der Biologie Bd. 13). Verlag für Wissenschaft und Bildung, Berlin, S.29-54.

Schutte, H., Herman, J.R. (1979): Urogenital drawings by Leonardo da Vinci. New York state journal of medicine, 79: S.402-405.

Schwartz, M. (1995): Sozialistische Eugenik. Eugenische Sozialtechnologien in Debatten und Politik der deutschen Sozialdemokratie 1890-1933 (Forschungsinstitut der Friedrich-Ebert-Stiftung, Reihe Politik- und Gesellschaftsgeschichte, Band 42). J. H. W. Dietz Nachfolger, Bonn.

Schweigard, J. (2007): Aufklärung und Revolutionsbegeisterung: Die katholischen Universitäten in Mainz, Heidelberg und Würzburg im Zeitalter der

Französischen Revolution (1789-1792/93-1803). Dissertation. Grin Verlag, München.

Schweiger, M. (1982): Zur Chirurgie der Intersexualität. Inaugural-Dissertation, Ludwig Maximilians Universität zu München.

Schweizer, K., Brinkmann, L., Richter-Appelt, H. (2007): Zum Problem der männlichen Geschlechtszuweisung bei XX-chromosomalen Personen mit Adrenogenitalem Syndrom (AGS). Zeitschrift für Sexualforschung, 20 (2): S.145-161.

Scott, J. W. (1994): Die Arbeiterin. In: Duby, G., Perrot, M., Fraisse, G. (Hrsg.): Geschichte der Frauen – Band IV 19. Jahrhundert. Campus Verlag, Frankfurt/Main, New York, S.451-479.

Seebold, E. (2002): Kluge – Etymologisches Wörterbuch der deutschen Sprache. De Gruyter, Berlin, New York.

Seminara, S. B., Achermann, J. C., Genel, M., Jameson, J. L., Crowley, W. F. Jr. (1999): X-linked adrenal hypoplasia congenita: a mutation in DAX1 expands the phenotypic spectrum in males and females. The Journal of clinical endocrinology and metabolism, 84 (12): S.4501-4509.

Sengoopta, C. (2000): Otto Weininger. Sex, Science, and Self in Imperial Vienna. University of Chicago Press, Chicago, London.

Sengoopta, C. (2006): The Most Secret Quintessence of Life. Sex, Glands, and Hormones, 1850-1950. The University of Chicago Press, Chicago, London.

Shapiro, J. A. (2002): Genome Organization and Reorganization in Evolution. Formatting for Computation and Function. Annals of the New York Academy of Sciences (From Epigenesis to Epigenetics. The Genome in Context.), 981: S.111-134.

Shaw, G. (2001): Theodor Gottlieb von Hippel (1741-1796) als Wegbereiter der Frauenbewegung in Deutschland: ‚Lachender Philosoph' oder ‚Prophet'? German Life and Letters, 54 (4): S.273-290.

Shields, S. A. (1975): Functionalism, Darwinism, and the Psychology of Women: A Study in Social Myth. American Psychologist, 30: S.739-754.

Sichtermann, B. (1999): Nachwort. In: Wollstonecraft, M. (1999 [engl. 1792]): Ein Plädoyer für die Rechte der Frau. Aus dem Englischen neu übertragen von Irmgard Hölscher. Hermann Böhlaus Nachfolger, Weimar.

Sichtermann, H. (1993): Altertumswissenschaft. In: Lautmann, R. (Hrsg.): Homosexualität – Handbuch der Theorie und Forschungsgeschichte. Campus Verlag, Frankfurt/Main, New York, S.198-203.

Sideras (1994): Rufus von Ephesos und sein Werk im Rahmen der antiken Medizin. In: Temporini, H., Haase, W. (Hrsg.): Aufstieg und Niedergang der Roemischen Welt, Teil II: Principat, Band 37.2. De Gruyter, Berlin, New York, S.1077-1253.

Siebold, E. von (1821 [Erstauflage 1811]): Handbuch zur Erkenntniß und Heilung der Frauenzimmerkrankheiten, Band 1. F. Varrentrapp, Frankfurt/Main.

Sigusch, V. (2005): Freud und die Sexualwissenschaft seiner Zeit. In: Quindeau, I., Sigusch, V. (Hrsg.): Freud und das Sexuelle – Neue psychoanalytische und sexualwissenschaftliche Perspektiven. Campus Verlag, Frankfurt/Main, New York. S.15-35.

Silva, A. de (2007): Physische Integrität und Selbstbestimmung: Kritik medizinischer Leitlinien zur Intersexualität. Zeitschrift für Sexualforschung, 20 (2): S.176-185.

Simon, H. (1993): Wer war N. O. Body? In: Body, N. O. (1993, hrsg. von Simon, H.): Aus eines Mannes Mädchenjahren. Hentrich, Berlin, S.167-246.

Simon, H. (2004): N. O. Body. Aus eines Mannes Mädchenjahren. In: Kotowski, E.-V., Schoeps, J. H. (Hrsg.): Magnus Hirschfeld – ein Leben im Spannungsfeld von Wissenschaft, Politik und Gesellschaft. be.bra wissenschaft verlag GmbH, Berlin, S.241-252.

Simpson, J. Y. (1856 [Erstveröffentlicht 1839]): Hermaphroditism. In: Priestley, W. O., Storer, R. (Hrsg.): The obstetric memoirs and contributions of James Y. Simpson, Volume II. J. B. Lippincott & Co, Philadelphia, S.203-327.

Simpson, J. Y. (1871): Anaesthesia, hospitalism, hermaphroditism – and a proposal to stamp out small-pox and other contagious diseases. Adam and Charles Black, Edingburgh.

Sinclair, A. H, Berta, P., Palmer, M. S., Hawkins J. R., Griffiths B. L., Smith M. J., Foster J. W., Frischauf, A. M., Lovell-Badge, R., Goodfellow, P. N. (1990): A gene from the human sex-determining region encodes a protein with homology to a conserved DNA-binding motif. Nature, 346: S.240-244.

Sinclair, A. H. (1995): New genes for boys. American Journal of Human Genetics, 57 (5): S.998-1001.

Sinclair, A. H. (1998): Human sex determination. The Journal of experimental zoology, 281 (5): 501-505.

Singh, S. M., Murphy, B., O'Reilly, R. (2002): Epigenetic contributors to the discordance of monozygotic twins. Clinical Genetics, 62: S.97-103.

Sinnecker, G. H. G. (1994): Praktisches Vorgehen bei Intersexualität. Monatsschrift Kinderheilkunde, 142: S.623-642.

Sinnecker, G. H. G. (1999): Störungen der Keimdrüsen und der sexuellen Entwicklung. In: Kruse, K. (Hrsg.): Pädriatrische Endokrinologie. Georg Thieme Verlag, Stuttgart, New York, S.167-226.

Siraisi, N. G. (1987): Avicenna in Renaissance Italy – the Canon and Medical Teaching in Italian Universities after 1500. Priceton University Press.

Sissa, G. (1993): Platon, Aristoteles und der Geschlechtsunterschied. In: G. Duby, M. Perrot, P. S. Pantel (Hrsg.): Geschichte der Frauen – Band I Antike. Campus Verlag, Frankfurt/Main, New York, S.67-102.

Sissa, G. (1999): Sexual Bodybuilding: Aeschines against Timarchus. In: Porter, J. I. (Hrsg.): Constructions of the Classical Body. University of Michigan Press, S.147-168.

Slack, J. M. (2002): Conrad Hal Waddington: the last Renaissance biologist? Nature Reviews Genetics, 3 (11): S.889-895.

Small, C. L., Shima, J. E., Uzumcu, M., Skinner, M. K., Griswold, M. D. (2005): Profiling Gene Expression During the Differentiation and Development of the Murine Embryonic Gonad. Biology of reproduction, 72: S.492–501.

Smith, W. (Hrsg., 1867): Dictionary of Greek and Roman Biography and Mythologie. Online: http://www.ancientlibrary.com/smith-bio/index.html (letzter Zugriff: 26.03.2009).

Smith, W. (2002): The Hippocratic Tradition. First published 1979, electronic edition, revised, Philadelphia. Online: www.bium.univ-paris5.fr/amn/Hippo2.pdf (letzter Zugriff: 26.03.2009).

Söder, O. (2007): Sexual dimorphism of gonadal development. Best Practice & Research Clinical Endocrinology & Metabolism, 21 (3): S.381-391.

Soemmerring, S. T. (1784): Über die körperliche Verschiedenheit des Mohren vom Europäer. Mainz.

Soemmerring, S. T. (1788): Hirn und Rückenmark. P. A. Winkopp und Komp., Mainz.

Sonnet, M. (1994 [frz. 1991]): Mädchenerziehung. In: Duby, G., Perrot, M., Farge, A., Zemon Davis, N. (Hrsg.): Geschichte der Frauen – Band III Frühe Neuzeit. Campus Verlag, Frankfurt/Main, New York, S.119-150.

Soranos, A (1956): Soranus' Gynecology. Translated by Owsei Temkin. The Johns Hopkins Press, Baltimore.

Soullier, S., Hanni, C., Catzeflis, F., Berta, P., Laudet, V. (1998): Male sex determination in the spiny rat Tokudaia osimensis (Rodentia: Muridae) is not Sry dependent. Mammalian Genome, 9 (7): S.590-592.

Speybroeck, L. van, Waele, D. de, Vijver, G. van de (2002a): Theories in Early Embryology: Close Connections between Epigenesis, Preformationism, and Self-Organization. Annals of the New York Academy of Sciences (From Epigenesis to Epigenetics. The Genome in Context.), 981: S.7-49.

Speybroeck, L. van (2002b): From Epigenesis to Epigenetics: The Case of C. H. Waddington. Annals of the New York Academy of Sciences (From Epigenesis to Epigenetics. The Genome in Context.), 981: S.61-81.

Spitzer, E. (2002): Emanzipationsansprüche zwischen Querelle des Femmes und der modernen Frauenbewegung: Wandel des Gleichheitsbegriffs am Ausgang des 18. Jahrhunderts. Kassel University Press.

Spitzer, M. (2009 [Erstauflage 2002]): Musik im Kopf. Hören, Musizieren, Verstehen und Erleben im neuronalen Netzwerk. Schattauer, Stuttgart, New York.

Splett, T. (2005): Leipziger Weichenstellungen: Der Beitrag von Paul Möbius zur neuen Auffassung von Ätiologie und Therapie der Hysterie. In: Steinberg, H. (Hrsg.): Leipziger Psychatriegeschichtliche Vorlesungen (Beiträge zur Leipziger Universitäts- und Wissenschaftsgeschichte Bd. 7). Evangelische Verlagsanstalt, Leipzig, S.103-128.

Spörri, M. (2003): N. O. Body, Magnus Hirschfeld und die Diagnose des Geschlechts: Hermaphroditismus um 1900. L`Homme. Zeitschrift für Feministische Geschichtswissenschaft, 14 (2): S.244-261.

Spranger, E. (1909): Wilhelm von Humboldt und die Humanitätsidee. Reuther & Reichard, Berlin.

Springborg, P. (2006): Mary Astell. Theorist of Freedom from Domination. Cambridge University Press.

Staden, H. von (1989): Herophilus: The Art of Medicine in Early Alexandria. Cambridge University Press.

Stahlmann, I. (1997): Der gefesselte Sexus – Weibliche Keuschheit und Askese im Westen des Römischen Reiches. Akademie Verlag, Berlin.

Stahnisch, F. (2005): Über die neuronale Natur des Weiblichen – Szientismus und Geschlechterdifferenz in der anatomischen Hirnforschung (1760-1850). In: Stahnisch, F., Steger, F. (Hrsg.): Medizin, Geschichte und Geschlecht: Körperhistorische Rekonstruktionen von Identitäten und Differenzen. Steiner Verlag, Stuttgart, S.197-224.

Stahnisch, F. (2007): Über die Natur des weiblichen Gehirns. Geschlechterpolitik im Werk des Mainzer Anatomen Jacob Fidelis Ackermann (1765-1815). In: Schultka, R., Neumann, J. N., Weidemann, S. (Hrsg.): Anatomie und Anatomische Sammlungen im 18. Jahrhundert. Anlässlich der 250. Wiederkehr des Geburtstages von Philipp Friedrich Theodor Meckel (1755-1803). Lit Verlag, Berlin, S.421-435.

Steenstrup, J. J. S. (1846): Untersuchungen über das Vorkommen des Hermaphroditismus in der Natur. Ein naturhistorischer Versuch. Übersetzt aus dem Dänischen von C. F. Hornschuh. F. Otte, Greifswald.

Steier, J. A., Ulstein, M., Myking, O. L. (2002): Human chorionic gonadotropin and testosterone in normal and preeclamptic pregnancies in relation to fetal sex. Obstetrics and Gynecology, 100 (3): S.552-556.

Steier, J. A., Bergsjø, P. B., Thorsen, T., Myking, O. L. (2004): Human chorionic gonadotropin in maternal serum in relation to fetal gender and utero-placental blood flow. Acta obstetricia et gynecologica Scandinavica, 83 (2): S.170-174.

Steinach, E. (1910): Geschlechtstrieb und echt sekundäre Geschlechtsmerkmale als Folge der innersekretorischen Funktion der Keimdrüsen. Zentralblatt für Physiologie, 24 (13): S.551-566.

Steinach, E. (1912): Willkürliche Umwandlung von Säugetier-Männchen in Tiere mit ausgeprägt weiblichen Geschlechtscharakteren und weiblicher Psyche. Pflüger's Archiv für die gesamte Physiologie des Menschen und der Tiere, Berlin, 144 (3/4): S.71-108.

Steinach, E. (1913): Feminierung von Männchen und Maskulierung von Weibchen. Zentralblatt für Physiologie, Leipzig und Wien, 27 (14): S.717-723.

Steinach, E. (1917): Pubertätsdrüsen und Zwitterbildung. Archiv für Entwicklungsmechanik der Organismen, 42: S.307-332.

Steinach, E., Lichtenstern, R. (1918): Umstimmung der Homosexualität durch Austausch der Pubertätsdrüsen. Münchener Medizinische Wochenschrift, 6: S.145-148.

Steinach, E. (1920): Künstliche und natürliche Zwitterdrüsen und ihre analogen Wirkungen. Archiv für Entwicklungsmechanik der Organismen, 46: S.12-28.

Steinberg, H. (2004): Zum 150. Geburtstag des Leipziger Neurologen, Psychiaters und Medizinschriftstellers Paul Julius Möbius. Ärzteblatt Sachsen, 2 (2004): S.68-70.

Steinberg, H. (2005): Paul Julius Möbius (1853-1907) und seine zwei wesentlichen die Psychiatrie prägenden Beiträge – die ätiologische Einteilung der Krankheiten und die Psychogenie der Hysterie. In: Angermeyer, M. C., Steinberg, H. (Hrsg.): 200 Jahre Psychiatrie an der Universität Leipzig: Personen und Konzepte. Springer Medizin Verlag, Heidelberg, S.155-243.

Steinbrügge, L. (1987): Das moralische Geschlecht – Theorien und literarische Einwürfe über die Natur der Frau in der französischen Aufklärung. Beltz Verlag, Weinheim, Basel.

Steinbrügge, L. (1990): Wer kann die Frauen definieren? Die Debatte über die weibliche Natur in der französischen Aufklärung. In: Gerhard, U., Jansen, M., Maihofer, A., Schmid, P., Schultz, I. (Hrsg.): Differenz und Gleichheit – Menschenrechte haben (k)ein Geschlecht. Ulrike Helmer Verlag, Frankfurt/Main, S.224-240.

Stern, C. (1980): Richard Benedict Goldschmidt (1878-1958): a Biographical Memoir. In: Piternick, L. K. (Hrsg.): Richard Goldschmidt – Controversial Geneticist and Creative Biologist. A Critical Review of His Contributions with an Introduction by Karl von Frisch. Birkhäuser Verlag, Basel u.a., S.68-99.

Stoff, H. (2004): Ewige Jugend – Konzepte der Verjüngung vom späten 19. Jahrhundert bis ins Dritte Reich. Böhlau Verlag, Köln u.a..

Stolberg, M. (2003a): A Woman Down to Her Bones. The Anatomy of Sexual Difference in the Sixteenth and Early Seventeenth Centuries. Isis, 94: S.274-299.

Stolberg, M. (2003b): Homo patiens. Krankheits- und Körpererfahrung in der Frühen Neuzeit. Böhlau Verlag, Köln u.a..

Stoller, R. J., Rosen, A. C. (1959): The Intersexed Patient. California Medicine, 91 (5): S.261-265.

Stoller, R. J., Garfinkel, H., Rosen, A. C. (1961): Psychiatric Management of Intersexed Patients. California Medicine, 96 (1): S.30-34.

Stricker, W. (1882): Literaturhistorische Studien über Zwitterbildung beim Menschen, 1554-1831. Virchows Archiv für pathologische Anatomie und Physiologie und für klinische Medizin, 88 (1): S.184-191.

Strohmeier, R. (1998): Lexikon der Naturwissenschaftlerinnen und naturkundigen Frauen Europas. H. Deutsch, Thun, Frankfurt/Main.

Struck, E. (1977): Ignaz Döllinger 1770 – 1841. Ein Physiologe der Goethe-Zeit und der Entwicklungsgedanke in seinem Leben und Werk. Inaugural-Dissertation, Universität München.

Stübig, F. (1990): Was geschah eigentlich vor 200 Jahren? Ein Rückblick auf die Französische Revolution auch aus weiblicher Sicht. In: Gerhard, U., Jansen, M., Maihofer, A., Schmid, P., Schultz, I. (Hrsg.): Differenz und Gleichheit – Menschenrechte haben (k)ein Geschlecht. Ulrike Helmer Verlag, Frankfurt/Main, S.30-45.

Stuurman, S. (2004): Francois Poulain de la Barre and the Invention of Modern Equality. Harvard University Press, Cambridge, London.

Stuurman, S. (2005a): The Deconstruction of Gender: Seventeenth-Century Feminism and Modern Equality. In: Knott, S., Taylor, B. (Hrsg.): Women, Gender and Enlightenment. Palgrave Macmillan, Houndmills, New York, S.371-388.

Stuurman, S. (2005b): The Soul Has No Sex: Feminism and Catholicism in Early-Modern Europe. In: Knott, S., Taylor, B. (Hrsg.): Women, Gender and Enlightenment. Palgrave Macmillan, Houndmills, New York, S.416-433.

Sullivan, R. (1996): Thales to Galen: A brief journey through rational medical philosophy in ancient Greece. Proceedings of the Royal College of Physicians of Edinburgh, 26: S.135-142 und S.309-315.

Sutou, S., Mitsui, Y., Tsuchiya, K. (2001): Sex determination without the Y chromosome in two Japanese rodents Tokudaia osimensis osimensis and Tokudaia osimensis spp. Mammalian genome, 12 (1): S.17-21.

Sutton, R.F. (2000): The Good, the Base, and the Ugly: The Drunken Orgy in Attic Vase Painting and the Athenian Self. In: Cohen, B. (Hrsg.): Not the classical ideal - Athens and the Construction of the Other in Greek Art. Brill, Leiden u.a., S.180-202.

Swain, A., Narvaez, V., Burgoyne, P., Camerino, G., Lovell-Badge, R. (1998): Dax1 antagonizes Sry action in mammalian sex determination. Nature, 391: S.761-767.

Swain, A., Lovell-Badge, R. (1999): Mammalian sex determination: a molecular drama. Genes & development, 13: S.755-767.

Swammerdam, J. (1758 [holl. 1669]): The book of nature; or, the history of insects. With the life of the author, by H. Boerhaave, translated by T. Flloyd. Printed for C. G. Seyffert, London, (Online bei: http://galenet.galegroup.com.proxy.nationallizenzen.de/servlet/ECCO [letzter Zugriff: 26.03.2009]).

Sytsma, S. E. (Hrsg., 2006): Ethics and Intersex. Springer, Dordrecht.

SZ (2007): Ein Held der Frauen – Der Dresdner Gynäkologe Kurt Warnekros machte einst Furore – mit Babybildern aus dem Mutterleib und einer der ersten Geschlechtsumwandlungen weltweit. Sächsische Zeitung, Magazin, vom 24./25.11.2007.

Szyf, M., Weaver, I., Meaney, M. (2007): Maternal care, the epigenome and phenotypic differences in behavior. Reproductive Toxicology, 24 (1): S.9-19.

Szyf, M., McGowan, P., Meaney, M. J. (2008): The Social Environment and the Epigenome. Environmental and Molecular Mutagenesis, 49: S.46-60 (DOI: 10.1002/em.20357).

Taruffi, C. (1908 [aus dem Ital.]): Hermaphrodismus und Zeugungsunfähigkeit. Eine systematische Darstellung der Missbildungen der menschlichen Geschlechtsorgane (autorisierte deutsche Ausgabe von R. Teuscher). 2. Auflage. H. Barsdorf, Berlin.

Taschwer, K., Föger, B. (2003): Konrad Lorenz: Biographie. Paul Zsolnay Verlag, Wien.

Taussig, F. J. (1904): Shall a Pseudo-hermaphrodite be allowed to decide to which sex he or she shall belong? American journal of obstetrics and diseases of women and children, 49: S.162-165.

Temkin, O. (1973): Galenism: rise and decline of a medical philosophy. Cornell University Press, Ithaca.

Tevosian, S. G., Albrecht, K. H., Crispino, J. D., Fujiwara, Y., Eicher, E. M., Orkin, S. H. (2002): Gonadal differentiation, sex determination and normal Sry expression in mice require direct interaction between transcription partners GATA4 and FOG2. Development, 129: S.4627-4634.

Themmen, A. P. N., Brunner, H. G. (1996): Luteinizing hormone receptor mutations and sex differentiation. European Journal of Endocrinology, 134: S.533-540.

Thevenet, L., Méjean, C., Moniot, B., Bonneaud, N., Galéotti, N., Aldrian-Herrada, G., Poulat, F., Berta, P., Benkirane, M., Boizet-Bonhoure, B. (2004): Regulation of human SRY subcellular distribution by its acetylation/deacetylation. The EMBO Journal, 23 (16): S.3336-3345.

Thevenet, L., Albrecht, K. H., Malki, S., Berta, P., Boizet-Bonhoure, B., Poulat, F. (2005): NHERF2/SIP-1 interacts with mouse SRY via a different mechanism than human SRY. The Journal of biological chemistry, 280 (46): S.38625-38630.

Thiemann, S. (2006): Sex trouble: Die bärtige Frau bei José de Ribera, Luis Vélez de Guevara und Huarte de San Juan. In: Klinger, J., Thiemann, S. (Hrsg.): Geschlechtervariationen – Gender-Konzepte im Übergang zur Neuzeit. (Potsdamer Studien zur Frauen und Geschlechterforschung, neue Folge, 1). Universitätsverlag, Potsdam. S.47-82.

Thomas, Y. (1993): Die Teilung der Geschlechter im römischen Recht. In: G. Duby, M. Perrot, P. S. Pantel (Hrsg.): Geschichte der Frauen – Band I Antike. Campus Verlag, Frankfurt/Main, New York, S.105-171.

Thomasset, C. (1993): Von der Natur der Frau. In: G. Duby, M. Perrot, C. Klapisch-Zuber (Hrsg.): Geschichte der Frauen – Band II Mittelalter. Campus Verlag, Frankfurt/Main, New York, S.55-83.

Thompson, E. P., Yeo, E. (1971): The Unknown Mayhew – Selections from the *Morning Chronicle* 1849-1850. Merlin Press, London.

Thompson, H. B. (1905 [engl. 1903]): Vergleichende Psychologie der Geschlechter. Experimentelle Untersuchungen der normalen Geistesfähigkeiten bei Mann und Weib. Autorisierte Übersetzung von J. E. Kötscher. A. Stuber's Verlag (C. Kabitzsch), Würzburg.

Tiedemann, F. (1813). Anatomie der kopflosen Missgeburten. Thomann, Landshut.

Tiedemann, F. (1984 [Erstauflage 1837]): Das Hirn des Negers mit dem des Europäers und Orang-Utans verglichen (mit einer Einführung von H.-K. Schmutz). Basilisken-Presse, Marburg (Lahn).

Tobies, R. (Hrsg., 1997) Aller Männerkultur zum Trotz' – Frauen in Mathematik und Naturwissenschaften. Campus Verlag, Frankfurt/Main, New York.

Tolmein, O. (2005): Recht und Geschlecht – ein Plädoyer für die Anerkennung von Hermaphroditen. In: 1-0-1 [one 'o one] intersex – Das Zwei-Geschlechter-System als Menschenrechtsverletzung. Neue Gesellschaft für Bildende Kunst, Berlin, S.128-135.

Tomaselli, S., Megiorni, F., Bernardo, C. de, Felici, A., Marrocco, G., Maggiulli, G., Grammatico, B., Remotti, D., Saccucci, P., Valentini, F., Mazzilli, M. C., Majore, S., Grammatico, P. (2008): Syndromic true hermaphroditism due to an R-spondin1 (RSPO1) homozygous mutation. Human mutation, 29 (2): S.220-226.

Tomizuka, K., Horikoshi, K., Kitada, R., Sugawara, Y., Iba, Y., Kojima, A., Yoshitome, A., Yamawaki, K., Amagai, M., Inoue, A., Oshima, T., Kakitani, M. (2008): R-spondin1 plays an essential role in ovarian development through positively regulating Wnt-4 signaling. Human molecular genetics, 17 (9): S.1278-1291.

Trivedi, B. (2006): Profile of David C. Page. Pnas, 103 (8): S.2471-2473 (DOI: 10.1073/pnas.0600615103).

Tuana, N. (1995): Der schwächere Samen – Androzentrismus in der Aristotelischen Zeugungstheorie und der Galenschen Anatomie. In: Orland, B., Scheich, E. (Hrsg.): Das Geschlecht der Natur. Suhrkamp, Frankfurt/Main, S.203-223.

Tubbs, R. S., Salter, E. G. (2006): Charles Estienne (Carolus Stephanus) (ca.1504-1564): physician and anatomist. Clinical anatomy, 19 (1): S.4-7.

Turner, B. M. (2001): Chromatin and Gene Regulation. Mechanisms in Epigenetics. Blackwell Science, Oxford, London, Edinburgh.

Uda, M., Ottolenghi, C., Crisponi, L., Garcia, J. E., Deiana, M., Kimber, W., Forabosco, A., Cao, A., Schlessinger, D., Pilia, G. (2004): Foxl2 disruption causes mouse ovarian failure by pervasive blockage of follicle development. Human Molecular Genetics, 13 (11): S.1171-1181 (DOI: 10.1093/hmg/ddh124).

Uhl, K. (2003): Das „verbrecherische Weib" – Geschlecht, Verbrechen und Strafen im kriminologischen Diskurs 1800-1945. Lit-Verlag, Münster.

Ullmann, M. (1978): Islamic Medicine. Edingburgh University Press.

Ullrich, P. (2008): Diskursanalyse, Diskursforschung, Diskurstheorie. Ein- und Überblick. In: Freikamp, U., Leanza, M., Mende, J., Müller, S., Ullrich, P., Voß, H.-J. (Hrsg.): Kritik mit Methode? Forschungsmethoden und Gesellschaftskritik (Texte 42). Karl Dietz Verlag, Berlin, S.19-31.

Vacherie, M. (1750): An account of the famous hermaphrodite, or, Parisian boy-girl, aged sixteen, named Michael-Anne Drouart, at this time (November, 1750.) upon show in Carnaby-Street, London. With its portrait engraved from the life. printed for Sam. Johnson; and William Smith, London, (Online: http://galenet.galegroup.com.proxy.nationallizenzen.de/servlet/ECCO [letzter Zugriff: 26.03.2009]).

Vainio, S., Heikkilä, M., Kispert, A., Chin, N., McMahon, A. P. (1999): Female development in mammals is regulated by Wnt-4 signalling. Nature, 397: S.405-409.

Val, P., Lefrançois-Martinez, A.-M., Veyssière, G., Martinez, A. (2003): SF-1 a key player in the development and differentiation of steroidogenic tissues. Nuclear Receptor, 1 (1): S.8ff (eigene Nummerierung: S.1-23).

Val, P., Swain, A. (2005): Mechanisms of Disease: normal and abnormal gonadal development and sex determination in mammals. Nature Clinical Practice Urology, 2 (12): S.616-627.

Valentin, G. (1835): Handbuch der Entwickelungsgeschichte des Menschen mit vergleichender Rücksicht der Entwickelung der Säugethiere und Vögel. A. Rücker, Berlin.

Valentin, G. (1850 [Erstauflage 1846]): Grundriß der Physiologie des Menschen. Für das erste Studium und zur Selbstbelehrung. F. Vieweg und Sohn, Braunschweig.

Van de Warker, E. (1906): The fetich of the ovary. American journal of obstetrics and diseases of women and children, 54: S.366-373.

Venette, N. (1979 [Erstauflage frz. 1687; Erstauflage dt. 1698; Nachdruck der dt. Auflage 1738]): Abhandlung von Erzeugung der Menschen. Christoph Gottfried Eckart, Königsberg und Leipzig. (Fotomechanischer Neudruck der Originalausgabe 1738, Zentralantiquariat der Deutschen Demokratischen Republik, Leipzig.)

Verdier, C. (1753): An abstract of the anatomy of the human body: containing a short, but exact and satisfactory description of all the parts. printed for John Clarke; and James Hodges, London (Online: http://galenet.galegroup.com.proxy.nationallizenzen.de/servlet/ECCO [letzter Zugriff: 26.03.2009]).

Veyne, P. (1984 [frz. 1982]): Homosexualität im antiken Rom. In: Ariès, P., Béjin, A. (Hrsg.): Die Masken des Begehrens und die Metamorphosen der Sinnlichkeit – zur Geschichte der Sexualität im Abendland. S. Fischer Verlag, Frankfurt/Main, S.40-50.

Vidal, V. P., Chaboissier, M. C., Rooij, D. G. de, Schedl, A. (2001): Sox9 induces testis development in XX transgenic mice. Nature Genetics, 28 (3): S.216-217.

Viger, R. S., Guittot, S. M., Anttonen, M., Wilson, D. B., Heikinheimo, M. (2008): Role of the GATA family of transcription factors in endocrine development, function, and disease. Molecular endocrinology, 22 (4): S.781-798.

Vilain, E. (2000): Genetics of sexual development. Annual review of sex research, 11: S.1-25.

Virchow, R. (1847): Der puerperale Zustand. Das Weib und die Zelle. In: Virchow, R. (1856): Gesammelte Abhandlungen zur wissenschaftlichen Medicin. Meidinger Sohn & Comp., S.735-779 (unter der Hauptüberschrift „V. Zur Gynäkologie", ab S.733ff).

Virchow, R. (1853): Prostata-Concretionen beim Weib. Archiv für pathologische Anatomie und Physiologie und für klinische Medicin, 5 (3): S.403-404.

Visootsak, J., Graham, J. M. Jr. (2006): Klinefelter syndrome and other sex chromosomal aneuploidies. Orphanet Journal of Rare Diseases, 1 (42) (DOI: 10.1186/1750-1172-1-42).

Vogel, U. (1997): Gleichheit und Herrschaft in der ehelichen Vertragsgesellschaft – Widersprüche der Aufklärung. In: Gerhard, U. (Hrsg.): Frauen in der Geschichte des Rechts – von der frühen Neuzeit bis zur Gegenwart. C. H. Beck, München, S.265-292.

Vogt, A. (2003): Von der Ausnahme zur Normalität? Wissenschaftlerinnen in Akademien und in der Kaiser-Wilhelm-Gesellschaft (1912 bis 1945). In: Wobbe, T. (Hrsg.): Zwischen Vorderbühne und Hinterbühne. Beiträge zum Wandel der Geschlechterbeziehungen in der Wissenschaft vom 17. Jahrhundert bis zur Gegenwart. transcript Verlag, Bielefeld, S.159-188.

Vogt, C. (1863): Vorlesungen über den Menschen, seine Stellung in der Schöpfung und in der Geschichte der Erde. Erster Band. J. Ricker'sche Buchhandlung, Gießen.

Voigtel, F. G. (1804/1805): Handbuch der pathologischen Anatomie. Hemmerde und Schwetschke, Halle.

Voß, H.-J. (2004): Queer zwischen kritischer Theorie und Praxisrelevanz. In: Hertzfeld, H., Schäfgen, K., Veth, S. (Hrsg.): Geschlechter Verhältnisse – Analysen aus Wissenschaft, Politik und Praxis. Karl Dietz Verlag, Berlin, S.66-76.

Voß, H.-J. (2005): Queer politics zwischen kritischer Theorie und praktischer (Un)Möglichkeit. UTOPIE kreativ, 182: S.1108-1114, (Online: http://www.rosaluxemburgstiftung.de/cms/fileadmin/rls_uploads/pdfs/182Voss.pdf [letzter Zugriff: 26.03.2009]).

Voß, H.-J. (2008): Feministische Wissenschaftskritik am Beispiel der Naturwissenschaft Biologie. In: Freikamp, U., Leanza, M., Mende, J., Müller, S., Ullrich, P., Voß, H.-J. (Hrsg.): Kritik mit Methode? Forschungsmethoden und Gesellschaftskritik (Texte 42). Karl Dietz Verlag, Berlin, S.233-252.

Wachtel, S. S., Ohno, S., Koo, G. C., Boyse, E. A. (1975): Possible role of H-Y antigen in primary sex determination. Nature, 257: S.235-236.

Wachtel, S. S., Tiersch, T. R. (1994): The Search fort he Male-Determining Gene. In: Wachtel, S. S. (Hrsg.): Molecular Genetics of Sex Determination. Academic Press Inc., San Diego u.a.

Wacke, A. (1989): Vom Hermaphroditen zum Transsexuellen – Zur Stellung von Zwittern in der Rechtsgeschichte. In: Festschrift für Kurt Rebmann zum 65. Geburtstag. C. H. Beck, München. S.861-903.

Wagner, A. (1858): Geschichte der Urwelt mit besonderer Berücksichtigung der Menschenrassen und des Mosaischen Schöpfungsberichtes. Zweiter Theil: Das Menschengeschlecht und das Thier- und Pflanzenreich der Urwelt. Leopold Voss, Leipzig.

Wagner, K. D., Wagner, N., Schedl, A. (2003): The complex life of WT1. Journal of cell science, 116 (Pt9): S.1653-8.

Waldeyer, H. W. G. (1870): Eierstock und Ei: ein Beitrag zur Anatomie und Entwicklungsgeschichte der Sexualorgane. W. Engelmann, Leipzig.

Walters, J. (1997): Invading the Roman Body: Manliness and Impenetrability in Roman Thought. In: Skinner, M.B., Hallett J.P. (Hrsg.): Roman Sexualities. Princeton University Press, S.29-43.

Waters, P. D., Wallis, M. C., Marshall Graves, J. A. (2007): Mammalian sex – Origin and evolution of the Y chromosome and *SRY*. Seminars in Cell & Developmental Biology, 18: S.389-400.

Weaver, I. C. G., Cervoni, N., Champagne, F. A., D'Alessio, A. C., Sharma, S., Seckl, J. R., Dymov, S., Szyf, M., Meaney, M. J. (2004): Epigenetic programming by maternal behavior. Nature Neuroscience, 7 (8): S.847-854 (DOI: doi:10.1038/nn1276).

Weaver, I. C. G.,Champagne, F. A., Brown, S. E., Dymov, S., Sharma, S., Meaney, M. J., Szyf, M. (2005): Reversal of Maternal Programming of Stress Responses in Adult Offspring through Methyl Supplementation: Altering Epigenetic Marking Later in Life. The Journal of Neuroscience, 25 (47): S.11045–11054 (DOI: 10.1523/JNEUROSCI.3652-05.2005).

Weaver, I. C. G., Meaney, M. J., Szyf, M. (2006): Maternal care effects on the hippocampal transcriptome and anxiety-mediated behaviors in the offspring that are reversible in adulthood. Pnas, 103 (9): S.3480-3485 (DOI: 10.1073/pnas.0507526103).

Weaver, I. C. G. (2007): Epigenetic Programming by Maternal Behavior and Pharmacological Intervention. Nature Versus Nurture: Let's Call The Whole Thing Off, Epigenetics, 2 (1): S.22-28.

Weber, M. (2007 [Erstveröffentlicht 1905]): Die protestantische Ethik und der Geist des Kapitalismus. area Verlag, Erftstadt.

Weckel, U. (2000): Gleichheit auf dem Prüfstand. Zur zeitgenössischen Rezeption der Streitschriften von Theodor Gottlieb von Hippel und Mary Wollstonecraft in Deutschland. In: Opitz, C., Weckel, U., Kleinau, E. (Hrsg.): Tugend, Vernunft und Gefühl. Geschlechterdiskurse der Aufklärung und weibliche Lebenswelten. Waxmann Verlag, Münster, S.209-247.

Weimann, E., Horneff, G. (2002): Endokrinologische und immunologische Krankheitsbilder in der Pädiatrie. Schattauer, Stuttgart, New York.

Weingart, P., Kroll, J., Bayertz, K. (2006 [Erstauflage 1988]): Rasse, Blut und Gene. Geschichte der Eugenik und Rassenhygiene in Deutschland. Suhrkamp Verlag, Frankfurt/Main.

Weininger, O. (1903): Geschlecht und Charakter. Eine prinzipielle Untersuchung. W. Braumüller, Wien, Leipzig.

Weininger, O. (1905 [Erstauflage 1903]): Geschlecht und Charakter. Eine prinzipielle Untersuchung (6. Auflage). W. Braumüller, Wien, Leipzig.

Weismann, A. (1892): Das Keimplasma. Eine Theorie der Vererbung. Gustav Fischer, Jena.

Weiss, S. F. (2004): Humangenetik und Politik als wechselseitige Ressourcen – das Kaiser-Wilhelm-Institut für Anthropologie, menschliche Erblehre und Eugenik im ‚Dritten Reich'. Ergebnisse 17. Vorabdrucke aus dem Forschungsprogramm „Geschichte der Kaiser-Wilhelm-Gesellschaft im Nationalsozialismus", Berlin.

Weiss, S. F. (2005): ‚The Sword of Our Science' as a Foreign Policy Weapon – The Political Function of German Genetictsts in the International Arena During the Third Reich. Ergebnisse 22. Vorabdrucke aus dem Forschungsprogramm „Geschichte der Kaiser-Wilhelm-Gesellschaft im Nationalsozialismus", Berlin.

Weiss-Amer, M. (1993): Medieval Women's Guides to Food during Pregnancy: Origins, Texts, and Traditions*. CBMH/BCHM, 10: S.5-23.

Weisser, U. (1983): Zeugung, Vererbung und pränatale Entwicklung in der Medizin des arabisch-islamischen Mittelalters. Lülig, Erlangen.

Weiß, V. (2007): „Eine weibliche Seele im männlichen Körper" – Archäologie einer Metapher als Kritik der medizinischen Konstruktion der Transsexualität. Dissertation, FU Berlin, online: http://www.diss.fu-berlin.de/diss/receive/FUDISS_thesis_000000003792 (letzter Zugriff: 26.03.2009).

Welcker, H. (1862): Untersuchungen über Wachsthum und Bau des menschlichen Schädels. 1. Theil: Allgemeine Verhältnisse des Schädelwachsthums und Schädelbaues. – Normaler Schädel deutschen Stammes. Engelmann, Leipzig.

Wernhard, M. (1997): Die syrischen Fragmente des Rufus von Ephesos. München.

Wessel, J. (1916): Der menschliche Hermaphroditismus, sein Wesen und seine Ätiologie. Inaugural-Dissertation, Universität zu Breslau.

Westenfelder, M. (2004): Zum aktuellen Stand der Intersextherapie. Der Urologe [A], 43 S.379-393.

Wetterer, A. (2004): Konstruktion von Geschlecht: Reproduktionsweisen der Zweigeschlechtlichkeit. In: Becker, R., Kortendiek, B. (Hrsg.): Handbuch Frauen- und Geschlechterforschung – Theorie, Methoden, Empirie. VS Verlag für Sozialwissenschaften, Wiesbaden, S.122-131.

Whitelaw, N. C., Whitelaw, E. (2006): How lifetimes shape epigenotype within and across generations. Human Molecular Genetics, 15 (2) (Review Issue): R131-R137 (DOI: 10.1093/hmg/ddl200).

Whitelaw, W. A. (2001): The Proceedings of the 10th Annual History of Medicine Days. University of Calgary.

Wiesemann, C., Ude-Koeller, S. (2008): Richtlinien für medizinische Interventionen bei Kindern und Jugendlichen mit besonderer Geschlechtsentwicklung (Intersexualität): Was nützt der best-interest standard? In: Groß, D., Neuschaefer-Rube, C., Steinmetzer, J. (Hrsg.): Transsexualität und Intersexualität – Medizinische, ethische, soziale und juristische Aspekte. Medizinisch Wissenschaftliche Verlagsgesellschaft, Berlin, S.13-21.

Wiesner, H. (2002): Die Inszenierung der Geschlechter in den Naturwissenschaften – Wissenschafts- und Genderforschung im Dialog. Campus Verlag, Frankfurt/Main, New York.

Wiesner, H. (2008): Bühne Natur- und Technikwissenschaften: Neuere Ansätze aus dem Gender-Diskurs. In: Lucht, P., Paulitz, T. (Hrsg.): Recodierungen des Wissens. Stand und Perspektiven der Geschlechterforschung in Naturwissenschaften und Technik. Campus Verlag, Frankfurt/Main, New York.

Wijngaard, M. van den (1997 [holl. 1991]): Reinventing the sexes: the biomedical construction of feminity and masculinity. Indiana University Press.

Willers, G. (1887): Ueber die Berechtigung der Castration der Frauen zur Heilung von Neurosen und Psychosen bei intactem Sexualsystem, Inaugural-Dissertation an der medicinischen Facultät der Universität Freiburg i.B.. Fr. Wagner'sche Buchdruckerei, Freiburg i.Br.

Wilhelm, D., Englert, C. (2002): The Wilms tumor suppressor WT1 regulates early gonad development by activation of Sf1. Genes & development, 16 (14): S.1839-1851.

Wilhelm, D., Palmer, S., Koopman, P. (2007a): Sex Determination and Gonadal Development in Mammals. Physiological reviews, 87: S.1-28.

Wilhelm, D. (2007b): R-spondin1 – discovery of the long-missing, mammalian female-determining gene? BioEssays, 29 (4): S.314-318.

Wilhelm, E. (1909): Die rechtliche Stellung der (körperlichen) Zwitter (Juristisch-psychiatrische Grenzfragen. Zwanglose Abhandlungen. VII. Band, Heft 1). Carl Marhold Verlagsbuchhandlung, Halle a. S..

Wilson, A. G. (2008): Epigenetic regulation of gene expression in the inflammatory response and relevance to common diseases. Journal of periodontology, 79 (8) (Supplement): S.1514-1519.

Wilson, B. E., Reiner, W. G. (1999): Management of Intersex: A Shifting Paradigm. In: Dreger, A.D. (Hrsg.): Intersex in the Age of Ethics. University Publishing Group, Hagerstown, S.119-136.

Wilson, G., Rahman, Q. (2005): Born Gay – the Psychobiology of Sex Orientation. Peter Owen, London, Chester Springs.

Winkler, J.J. (1990): The constraints of desire – the anthropology of sex and gender in ancient Greece. Routledge, New York.

Winslow, J. B. (1733): An anatomical exposition of the structure of the human body, Volume I. Translated from the French original, by G. Douglas, Printed for N. Prevost, London, (Online: http://galenet.galegroup.com.proxy.nationallizenzen.de/servlet/ECCO [letzter Zugriff: 26.03.2009]).

Witt, C. (1998): Form, Normativity, and Gender in Aristotle: A Feminist Perspective. In: Freeland, C. A. (Hrsg.): Feminist Interpretations of Aristotle. The Pennsylvania State University Press, S.118-137.

Wolff, C. F. (1966 [Erstveröffentlicht 1759/1764]): Theorie von der Generation in zwei Abhandlungen erklärt und bewiesen/Theoria Generationis. Nachdruck mit einer Einführung von R. Herrlinger. Georg Olms Verlagsbuchhandlung, Hildesheim.

Wolff, K. D. (Hrsg., 2001): Napoleons Gesetzbuch – Code Napoléon. Faksimile-Nachdruck der Original-Ausgabe von 1808. Stroemfeld Verlag, Frankfurt/Main.

Wollstonecraft, M. (1999 [engl. 1792]): Ein Plädoyer für die Rechte der Frau. Aus dem Englischen neu übertragen von Irmgard Hölscher. Hermann Böhlaus Nachfolger, Weimar.

Woltersdorff, V. (2003): Queer theory und Queer politics. Utopie kreativ, 156: S.914-923.

Wong, A. H. C., Gottesman, I. I., Petronis, A. (2005): Phenotypic differences in genetically identical organisms: the epigenetic perspective. Human Molecular Genetics, 14 (1) (Review Issue): S.R11-R18 (DOI: 10.1093/hmg/ddi116).

Wood, D. S. (1997): In Praise of Woman's Superiority: Heinrich Cornelius Agrippa's *De nobilitate* (1529). In: Gold, B. K., Miller, P. A., Platter, C. (Hrsg.): Sex and Gender in Medieval and Renaissance Texts – The Latin Tradition. State University of New York Press, S.189-206.

Yang, A. S., Jones, P. A., Shibata, A. (1996): The Mutational Burden of 5-Methylcytosine. In: Russo, V. E. A., Martienssen, R. A., Riggs, A. D. (Hrsg.): Epigenetic Mechanisms of Gene Regulation. Cold Spring Harbor Laboratory Press, S.77-94.

Yao, H. H.-C. (2005): The pathway to femaleness: current knowledge on embryonic development of the ovary. Molecular and Cellular Endocrinology, 230: S.87-93.

Zaidman, L. B. (1993): Die Töchter der Pandora. Die Frauen in den Kulten der Polis. In: G. Duby, M. Perrot, P. S. Pantel (Hrsg.): Geschichte der Frauen – Band I Antike. Campus Verlag, Frankfurt/Main, New York, S.375-415.

Zangger, H. (1905): Über einen Fall von Pseudohermaphroditismus masculinus externus in pathologisch-anatomischer, psychologischer und forensischer Hinsicht. Schweizerische Zeitschrift für Strafrecht, 8 (4): S.303-314.

Zayas y Sotomayor, M. de (1991 [span. 1637/1647]): Erotische Novellen. Exemplarische Liebesnovellen (aus dem Spanischen von C. Brentano. Hrsg.

und mit einem Nachwort versehen von G. Poppenberg. Insel Verlag, Frankfurt/Main, Leipzig.

Zedler'sches Lexicon (1732-1754): Grosses vollständiges Universal Lexicon Aller Wissenschafften und Künste. (64 Bände und 4 Supplement-Bände). Verlegt von J. H. Zedler, Leipzig, Halle, (Online: http://mdz10.bib-bvb.de/~zedler/zedler2007/index.html [letzter Zugriff: 26.03.2009]).

Zeitlin. F. I. (1999): Reflections on Erotic Desire in Archaic and Classical Greece. In: Porter, J. I. (Hrsg.): Constructions of the Classical Body. University of Michigan Press, S.50-76.

Zeller, R. (2004): Frauenbildung als Männerideal in der frühen Neuzeit. In: Bosshart-Pfluger, C., Grisard, D., Späti, C. (Hrsg.): Geschlecht und Wissen – Genre et Savoir – Gender and Knowledge (Beiträge der 10. Schweizerischen Historikerinnentagung 2002). Chronos Verlag, Zürich.

Zielinski, W. (1954): Jacob Fidelis Ackermann – Loders Nachfolger in Jena. Inaugural-Dissertation, Medizinische Fakultät der Universität Jena.

Zimmermann, M. (1995): Vom Streit der Geschlechter – Die französische und italienische Querelle des Femmes des 15. bis 17. Jahrhunderts. In: Baumgärtel, B., Neysters, S. (Hrsg.): Die Galerie der Starken Frauen – Die Heldin in der französischen und italienischen Kunst des 17. Jahrhunderts (Ausstellungskatalog). Kimkhardt & Biermann, Düsseldorf, S.14-33.

Ziolkowski, T. (2004): Clio the Romantic muse: historicizing the faculties in Germany. Cornell University Press, Ithaca, London.

Zoghbi, H. Y., Beaudet, A. L. (2007): Epigenetics and Human Disease (Chapter 23). In: Allis, C. D., Jenuwein, T., Reinberg, D., Caparros, M.-L. (Hrsg.): Epigenetics. Cold Spring Harbor Laboratory Press, S.435-456.

Zucker, K. J. (2006): Gender Identity and Intersexuality. In: Sytsma, S. E. (Hrsg.): Ethics and Intersex. Springer, S.165-181.

Zürcher, U. (2004): Monster oder Laune der Natur: Medizin und die Lehre von den Missbildungen 1780-1914. Campus Verlag, Frankfurt/Main, New York.

Personenregister

KörperKulturen

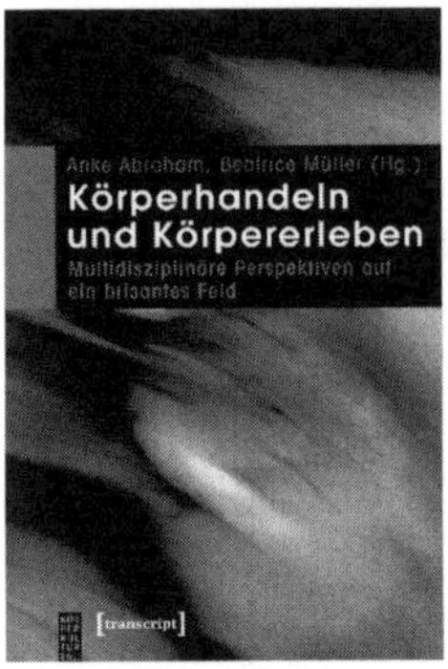

Anke Abraham, Beatrice Müller (Hg.)
Körperhandeln und Körpererleben
Multidisziplinäre Perspektiven auf ein brisantes Feld

Januar 2010, 394 Seiten, kart.,
zahlr. z.T. farb. Abb., 32,80 €,
ISBN 978-3-8376-1227-1

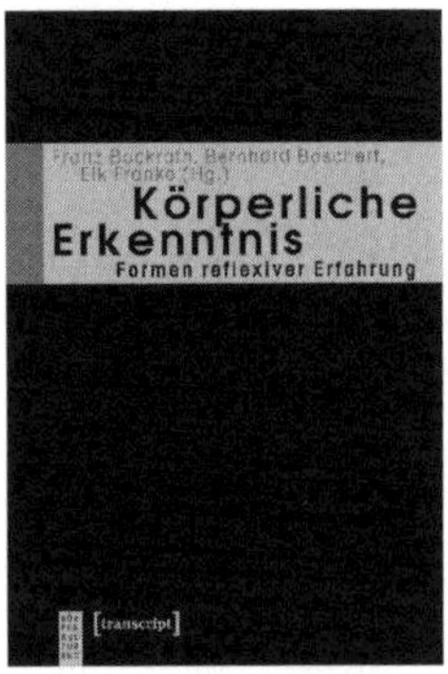

Franz Bockrath, Bernhard Boschert, Elk Franke (Hg.)
Körperliche Erkenntnis
Formen reflexiver Erfahrung

2008, 252 Seiten, kart., 25,80 €,
ISBN 978-3-89942-227-6

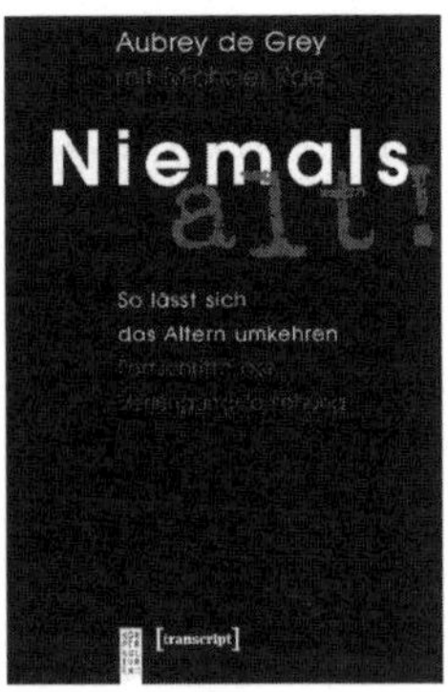

Aubrey de Grey, Michael Rae
Niemals alt!
So lässt sich das Altern umkehren.
Fortschritte der Verjüngungsforschung

März 2010, ca. 378 Seiten, kart., ca. 21,80 €,
ISBN 978-3-8376-1336-0

Leseproben, weitere Informationen und Bestellmöglichkeiten finden Sie unter www.transcript-verlag.de

KörperKulturen

Corinna Bath, Yvonne Bauer, Bettina Bock von Wülfingen, Angelika Saupe, Jutta Weber (Hg.)
Materialität denken
Studien zur technologischen Verkörperung – Hybride Artefakte, posthumane Körper
2005, 222 Seiten, kart., 23,80 €,
ISBN 978-3-89942-336-5

Karl-Heinrich Bette
Körperspuren
Zur Semantik und Paradoxie moderner Körperlichkeit
2005, 298 Seiten, kart., 26,80 €,
ISBN 978-3-89942-423-2

Bettina Bock von Wülfingen
Genetisierung der Zeugung
Eine Diskurs- und Metaphernanalyse reproduktionsgenetischer Zukünfte
2007, 374 Seiten, kart., 30,80 €,
ISBN 978-3-89942-579-6

Claudia Franziska Bruner
KörperSpuren
Zur Dekonstruktion von Körper und Behinderung in biografischen Erzählungen von Frauen
2005, 314 Seiten, kart., 27,80 €,
ISBN 978-3-89942-298-6

Michael Cowan, Kai Marcel Sicks (Hg.)
Leibhaftige Moderne
Körper in Kunst und Massenmedien 1918 bis 1933
2005, 384 Seiten, kart., zahlr. Abb., 27,80 €,
ISBN 978-3-89942-288-7

Karen Ellwanger, Heidi Helmhold, Traute Helmers, Barbara Schrödl (Hg.)
Das »letzte Hemd«
Zur Konstruktion von Tod und Geschlecht in der materiellen und visuellen Kultur
Dezember 2009, 360 Seiten, kart., zahlr. z.T. farb. Abb., 35,80 €,
ISBN 978-3-8376-1299-8

Nicholas Eschenbruch, Dagmar Hänel, Alois Unterkircher (Hg.)
Medikale Räume
Zur Interdependenz von Raum, Körper, Krankheit und Gesundheit
Februar 2010, ca. 200 Seiten, kart., zahlr. Abb., ca. 24,80 €,
ISBN 978-3-8376-1379-7

Gerrit Kamphausen
Unwerter Genuss
Zur Dekulturation der Lebensführung von Opiumkonsumenten
September 2009, 294 Seiten, kart., 32,80 €,
ISBN 978-3-8376-1271-4

Swen Körner
Dicke Kinder – revisited
Zur Kommunikation juveniler Körperkrisen
2008, 230 Seiten, kart., 24,80 €,
ISBN 978-3-89942-954-1

Stefanie Richter
Essstörung
Eine fallrekonstruktive Studie anhand erzählter Lebensgeschichten betroffener Frauen
2006, 496 Seiten, kart., 32,80 €,
ISBN 978-3-89942-464-5